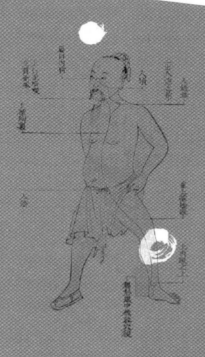

孙朝宗

孙朝宗 著

奇经八脉

学验专辑

下册

奇经病证治疗经验

古今奇经验案选编

人民卫生出版社

图书在版编目（CIP）数据

孙朝宗奇经八脉学验专辑:全2册/孙朝宗著.—北京:人民卫生出版社,2017

ISBN 978-7-117-24026-0

Ⅰ.①孙… Ⅱ.①孙… Ⅲ.①奇经八脉-医案-汇编

Ⅳ.①R224.1

中国版本图书馆 CIP 数据核字（2017）第 012215 号

| 人卫智网 | www. ipmph. com | 医学教育、学术、考试、健康，购书智慧智能综合服务平台 |
| 人卫官网 | www. pmph. com | 人卫官方资讯发布平台 |

孙朝宗奇经八脉学验专辑
（上、下册）

著　　者：孙朝宗
出版发行：人民卫生出版社（中继线 010-59780011）
地　　址：北京市朝阳区潘家园南里 19 号
邮　　编：100021
E - mail：pmph @ pmph. com
购书热线：010-59787592　010-59787584　010-65264830
印　　刷：北京画中画印刷有限公司
经　　销：新华书店
开　　本：710×1000　1/16　总印张：65　总插页：6
总 字 数：1238 千字
版　　次：2017 年 4 月第 1 版　2019 年 8 月第 1 版第 2 次印刷
标准书号：ISBN 978-7-117-24026-0/R·24027
定价（上、下册）：179.00 元

打击盗版举报电话：010-59787491　E-mail：WQ @ pmph. com
（凡属印装质量问题请与本社市场营销中心联系退换）

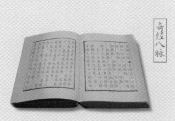

十二经脉以外的八道脉络，即督脉、任脉、冲脉、带脉、阴维脉、阳维脉、阴跷脉、阳跷脉，称奇经八脉。它一方面是补充十二经脉循行流注之不足，另一方面又有维系十二经脉气血运行的作用。奇经除了一般的温养脏腑，濡润膝理之外，更与体内某些脏器有着全身之气，为卫气之本，其脉下属于肾，通乎命门。肾与命门为水火之脏，二者合而不离，合之以见阴阳之不离，合之以见阴阳之不离。可以分，可以合，分之以见阴阳之有子午。犹天地之有子午。

任脉为阴脉之海，三阴经、阴维与冲脉均会于任脉，故有调节阴气的功能。

经八脉，是指十二经脉以外的八道脉络，即督脉、任脉、冲脉、带脉、阴跷脉、阳跷脉、阴维脉、阳维脉，它相互错综于人体的另一系列经脉，它一方面是十二经脉的相互和调节十二经脉气血盈虚的作用。

奇经除了一般的温养脏腑，濡润腠理之外，史与体内某些脏器有着密切的关系。其脉下属于肾，通于命门，肾与命门为水火之脏，二者内藏真阴真阳，为之以见阴阳之不离合之，以见阴阳之不离合之。任主妊养，冲脉为十二经之海，冲脉为血海。

督脉统全身之阳气，为卫气之本，其脉下属于肾，通于命门。任脉为阴脉之海，三阴经在下腹部均与任脉相交，有调节阴经气血的功能。冲脉为十二经之海，冲脉为血海，其病多为气逆里及，冲脉为十二经之海。

带脉围腰一周，其病多为带下，其治疗多从肝肾二经论治。阴维脉、阳维脉主一身之表里，阳维主表证，阴维主里证，其病多为寒热，阳维为病苦寒热，阴维为病苦心痛，其治疗多从调和营卫、调理阴阳论治。阴跷脉、阳跷脉主一身左右之阴阳，其治疗以益气养阴、调和阴阳。

奇经病证治疗经验

孙朝宗 著

孙松生 孙震 协助整理

序

　　奇经八脉，是指在十二经脉以外的八道脉络，即督脉、任脉、冲脉、带脉、阴维脉、阳维脉、阴跷脉、阳跷脉。它们是相互错综于人体的另一系列经脉，它一方面是补充十二经脉循行流注之不足，另一方面又有维系十二经脉的相互关系和调节十二经脉气血盈虚的作用。奇经除了一般的温养脏腑，濡润腠理之外，更与体内某些脏器有着密切的关系。

　　八脉特点：督脉统全身之阳气，为卫气之本，其脉下属于肾，通乎命门。肾与命门又为水火之脏，二者内藏真阴真阳。滑伯仁指出："人身之有任督，犹天地之有子午，可以分，可以合，分之以见阴阳之不离，合之以见浑沦之无间，一而二，二而一者也。"任脉为阴脉之海，三阴经、阴维与冲脉均会于任，故有调节阴气的功能。"任主妊养""任主胞胎"，概括了任脉的功能，任脉偏于下焦少腹部位，所以治疗多从肾之阴阳盛衰求得治疗。冲脉为十二经之海，主渗灌溪谷，主女之胞宫与经水，又为血海，又主男子之精室，隶于胃、肾、肝三经，其为病多为气逆里急、奔豚、月经病、经闭、崩漏等，治疗偏补阴血以益冲脉。带脉发起于章门穴，回身一周，主约束诸脉，系胞固胎，其病多为带证、足痿、白淫、左右绕脐痛、腰痛、疝气、阴挺、阴吹、崩冲、漏下、肾着等。阴维起于诸阴之交，阴维为病主心痛，其治必结合阴经辨证治疗。阳维发起于诸阳之会，阳维为病苦寒热，阳维卫气失调，必结合诸阳经辨证治疗。阴跷主一身左右之阴气，而司运动，阴跷发于少阴，阴气紊乱，夜发癫痫，治从少阴调补阴跷。阳跷主一身左右之阳气，而司寤与矫健，其病多为失寐、昼发痫证、邪气痹阻，治疗当益气血，壮筋骨，调其阳跷。

　　督脉为阳脉之海，任脉为阴脉之海，冲脉为十二经之海，阴维维于阴，阳维维于阳，阴跷主一身左右之阴气，阳跷主一身左右之阳气，共同维持人体经脉气血的平衡。

八脉之间虽然无配偶关系，但在临床应用时，八脉之间也有一定的相对性与实用性，如《素问·骨空论》："督脉生病治督脉，治在骨上，甚者在脐下营。"张隐庵云："骨谓脊背之骨穴也。"我们认为督脉与任脉相对，冲（任）与带脉相对，阴维与阳维相对，阴跷与阳跷相对，临床治疗时尤当注意，它们的相对实用性尤为重要。

　　八脉与十二经联系互动，又必联属于脏腑，脏腑病而及八脉，八脉病而及脏腑，又必权衡轻重缓急，以八纲辨治。古人的治疗经验必须重视，如八脉之间还有一个通假关系，《杂病源流犀烛》指出："奇经八脉，所以总持十二经，不明乎此，并不知十二经之纲维，十二经之出入。如肝藏血，其人本血病，治其肝而勿愈，必求其源冲，冲为血海也……其任带跷维六经，可以类推。"朱祥麟先生指出："类推之，则肾藏精，其人本精病，治其肾不应，必求其源于任，任主胞胎（精室）也。脾胃主湿土，斡旋四周，其人本湿病，治其脾胃而勿愈，必求其源于带，带脉居中，总约诸脉，统领六合也。三阳主气属卫，其人本卫病，治其三阳勿愈，必求其源于阳维，阳维维系诸阳也。三阴主血属营，其人本营病，治其三阴勿愈，必求其源于阴维，阴维维系诸阴也。五脏主藏神，其人本神病，治其五脏勿愈，必求其源于阴跷阳跷，二跷主寤寐也。"所以八脉诸多之证，除按脏腑辨证治疗之外，都可结合奇经而求得治疗。

　　根据我们几十年的临床观察，发现奇经学说与六经学说关系密不可分。又参考了古圣后贤一些论述，形成了奇经与六经融为一体进行辨证论治的思维，在临床医疗实践中往往取得良好疗效。

　　杂沓数言，疏漏、不足之处，敬请读者正之。

孙朝宗

2016 年 11 月

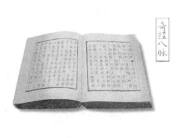

奇经八脉

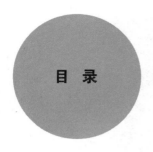

目　录

足痿、舌缓、左右绞脐痛、腰痛气、阴挺、阴疝、其治此症合阴经辨证论治，阳维发走于诸阳之会，阳维为病苦寒热，贯冲、肾俞等，阴维起于诸阴之交，阴维为病苦失热，阴维卫气失调必结合诸阴经辨证论治，阳跷主一身左右之阳，阴跷主一身左右之阴，而司运动，阴跷发于中阴，阴气养乱，夜发癫痫，治从主阴调补阴跷，阳跷主一身左右之阳……

主一身左右之阴气，而司运动，阴盛发于少阴，阴气养乱，夜发癫痫，治从主阴调补阴跷，阳跷主一身左右之阳

病经阴维阴跷……循脉发走于头……一周主一身左右之阴……脉与跷健，其病多为失眠，盗汗痫证，肥气癥瘕，治疗当益气血，壮肤腠，调其阳跷。

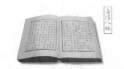

八脉证治引言

一、督脉病证治

督脉的分布部位在脊背正中，对于两侧的太阳经起统率作用。《难经》杨玄操注："督之为言督也，是人阳脉之都纲，人脉比于水，故吕氏（广）曰'阳脉之海'。"说明督脉行于脊背，有统率各阳经及全身阳脉的作用。督脉循行脊柱，上属于脑，故主脑与脊背病状。《素问·骨空论》指出："督脉为病，脊强反折。"《灵枢·经脉》言："实则脊强，虚则头重。"脑为髓海，髓海的病证可属于督脉为病。《灵枢·海论》言："髓海有余，则轻劲多力，自过其度。髓海不足，则脑转耳鸣，胫酸眩冒，目无所见，懈怠安卧。"脑髓属督，下属于肾，脑主髓，肾藏精，所以对于督脉的治疗，又多以益精补肾为主。《脉经》言："大人癫病，小儿风痫疾。"又多关系到脑的病变。《医述》引《医参》指出："髓海实则思易得，过思则心火烁脑，头眩、眼花、耳鸣之象立见而髓伤矣，髓本精生，下通督脉，命火温养，则髓益充。"所论脑、肾与督脉的关系是密切的。因督脉与冲脉、任脉相通达，督脉与任脉基上是一条脉络，前者称之为任，后者称之为督，张志聪指出"此天道之包乎地外也"一言而概之。

李时珍《本草纲目》称鹿乃"纯阳多寿之物，能通督脉"。叶天士更推而广之，选用了羊、牛、猪脊髓等。针灸常取大椎穴、脐下多取关元穴以温阳气，《素问·骨空论》说："督脉生病治督脉，治在骨上，甚者在脐下营。"张志聪说："骨谓脊背之骨穴也。"大椎穴为诸阳经之会，关元穴为诸阴经之会，近于少阴肾，因而督脉之病证，又多从足太阳经与少阴经论治。

督脉用方如桂枝汤、参茸固本丸、斑龙丸、鹿角汤、大补阴丸等。《得配本草》药多选用鹿茸、鹿角胶、鹿角霜、羊脊骨、附子、细辛、苍耳子、白果、藁本、黄芪、肉桂等。

二、任脉病证治

任脉又称妊脉，此脉行人身之前，各阴经均行于身前，与任脉相通达，所以任脉又称之为阴脉之海。

任脉与冲脉同起于胞中，下行出于会阴穴，任脉之气所发者二十八穴。

《甲乙经》称会阴穴为"任脉别络，侠督脉、冲脉之会"。意思是指任脉、督脉、冲脉三脉同出于此穴。任脉为阴脉之海，各阴经以足三阴经为主，共同交会于任脉的中极穴与关元穴。足厥阴经又交会于曲骨穴，足太阴经又交会于下脘穴，足少阴经又交会于长强穴，正是由此说明了足三阴经的联系既有其共同点，又有其各自的重点。各阴经还通阴维之脉与任脉，又交会于天突穴、廉泉穴。《素问·骨空论》指出："任脉为病，男子内结七疝，女子带下瘕聚。"又说："其女子不孕，癃、痔、遗溺、嗌干。"

任冲二脉同起胞中，循行的关系甚为密切，但其间又有其各自的特点。所以王冰说："冲为血海，任主胞胎，二者相资，故能有子。"正是由于此，在妇科病证中，特别重视冲任二脉。冲任脉发起于下而上行，人体下腹部属于下焦，而关元等穴即主治生殖、泌尿方面的病证。上腹部属于中焦，而中脘等穴即主治消化方面的各种病证。胸部及咽喉部属于上焦，其膻中等穴即主治呼吸、循环方面的病证。

任脉方面的用药多以龟板为主，李时珍指出："龟首常藏向腹，能通任脉。"清代叶天士又将鳖甲、阿胶、鱼胶、蚌水、淡菜等药列入任脉，名为"血肉填阴"。再如知母、元参、黄柏、生地降火药亦归之，紫河车、紫石英、艾叶暖宫药亦归之。由于任冲同起胞中，这些药又可归于冲脉。其成方有大补阴丸、大补元煎、温经汤、当归补血汤、当归生姜羊肉汤、胶艾汤、三圣温海汤、八珍汤等，临床可加减用之。

三、冲脉病证治

冲脉起于"肾下胞中"。为脐下肾间动气，其深伏于脊内者为"伏冲之脉"。杨上善指出："脐下肾间动气，人之生命，是十二经脉根本，此冲脉血海，是五脏六腑十二经脉之海也，渗于诸阳，灌于诸经，故五脏六腑皆禀而有之。是则脐下动气，在于胞也……上下行者为冲脉也。"其浮见于外者，循腹上行，散于胸中，会于咽喉，络于唇口，"渗诸阳，灌诸经"。三阳中以阳明血气最盛，与冲脉关系特重，下行与少阴肾经并行而"渗三阴"。《素问·痿论》指出："冲脉者，经脉之海也，主渗灌溪谷，与阳明合于宗筋……会于气街。"又冲脉上输于大杼，下输于上下巨虚，其联系甚为广泛。《灵枢·五音五味》指出："血气盛则充肤热肉，血独盛则淡渗皮肤，生毫毛。"妇人因为冲任不营于中，故须不生。冲脉还概括了内分泌腺的功能。"血海有余，则常想其身大，怫然不知其所病；血海不足，亦常想其身小，狭然不知其所病。"说明了其盛衰会影响人体全身的强与弱，例如虚劳病的"腹痛里急"也是结合主治作用而言。

冲脉病的用药，李东垣主用调中益气汤，着重以当归理血，甘草缓急。叶天士又着重于"利气通络"论治，谓："冲脉为病，络虚则胀，气阻则痛，非辛香何以入络，苦温可以通降。"如元胡、川楝、香附、郁金、降香、乌药、茺蔚子、桃仁、青皮、吴茱萸、青葱管、小茴香一类均是。《得配本草》还有木香、当归、白术、芦荟、槟榔等。吴鞠通说："当归、茴香补冲脉。"朱小南认为入冲有吴茱萸、巴戟天、枸杞子、甘草、鹿茸、紫河车、肉苁蓉、石英、杜仲、当归、鳖甲、乌药等。其方有奔豚汤、清经汤、温海汤等，根据证候临时加减用之。

四、带脉病证治

带脉的功能主约束诸经脉。其发病则为腰腹胀满，下肢不利。《难经》指出："带脉不引，足痿不用"。带脉受到损伤，就会出现腰以下诸证，但主要是小腹部位之女科之证，人们所称的带下病，就是对妇科病而言，男女生殖泌尿均可与带脉有关，赤白带下，白淫、腰冷病、腹胀、水肿、疝气、下元虚冷均属之。也正如《难经》所谓："带之为病，腹满，腰溶溶若坐水中。"《素问·痿论》所谓"冲脉者……而阳明为之长，皆属于带脉"，故"阳明虚则宗筋纵，带脉不引，故足痿不用"。《诸病源候论》指出："胞络伤损，子脏虚冷，气下冲则令阴挺出，谓之下脱。亦有因产而用力偃气，而阴下脱者。"其如血崩、漏下者，也关系到带脉。

临床用药，多以固摄下焦为主。《得配本草》将当归、白芍、川断、龙骨、艾叶、升麻、五味子等，都归之带脉。其常用方有肾着汤、胃苓汤、吴茱萸汤、内补丸、易黄汤、世补斋止带方、胜湿丸、鹤顶丸等，临床可加减用之。

五、阴维脉病证治

《难经》曰："阳维阴维者，维络于身，溢畜不能环流灌溉诸经者也……阴维起于诸阴之交。"又曰："阴维维于阴……阴维为病苦心痛。"张洁古曰："营为阴，主里，阴维受邪为病在里，故苦心痛。"又曰："阴维为病苦心痛，治在三阴之交，太阴证则理中汤，少阴证则四逆汤，厥阴证则当归四逆汤、吴茱萸汤主之。"

李时珍注解谓："盖阴维之脉，虽交三阴而行，实与任脉同归。故心痛多属少阴、厥阴、任脉之气上冲而然。暴痛无热，久痛无寒；按之少止者为虚，不可按近者为实。凡寒痛，兼少阴及任脉者，四逆汤；兼厥阴者，当归四逆汤；兼太阴者，理中汤主之。凡热痛，兼少阴及任脉者，金铃散、延胡索散；兼厥阴者，失笑散；兼太阴者，承气汤主之。若营血内伤，兼夫任、冲、手厥阴者，则宜四物汤、养营汤、妙香散之类。因病药之，如此则阴阳虚实，庶乎其不差矣。"

阴维脉主药：延胡索、金铃子、蒲黄、五灵脂、阿胶、白薇、朱砂、麦冬、大黄、萆薢、淫羊藿、天冬、人参、当归、川芎等。阴维脉主方：四逆汤、当归四逆汤、吴茱萸汤、理中汤、金铃散、延胡索散、失笑散、承气汤、四物汤、养营汤、妙香散或四逆散、桔梗汤、灵枢饮、白薇甘草汤、白头翁汤，以及痢下通治法等。

六、阳维脉病证治

《难经》曰："阳维起于诸阳之会。"会是指头肩部的交会穴，如臑俞、天髎、肩井、阳白、本神、头临泣、正营、脑空、风池、风府、哑门。"阳维维于阳"、"阳维为病苦寒热"，三阳俱属表，与阳维交会主要在头，故其为寒热、头痛。细分为太阳、阳明、少阳的不同证候，太阳有发热恶寒、阳明有壮热恶寒、少阳有寒热往来。李时珍解释为："阳维之脉，与手足三阳相维，而足太阳、少阳，则始终相联附者。寒热之证，惟二经有之，故阳维为病亦苦寒热。盖卫气昼行于阳，夜行于阴，阴虚则内热，阳虚则外寒。邪气在经，内与阴争而恶寒，外与阳争而发热。则寒热之在表而兼太阳证者，有汗当用桂枝，无汗当用麻黄；寒热之在半表半里而兼少阳证者，当用小柴胡加减治之。若夫营卫惵卑，而病寒热者，黄芪建中及八物汤之类主之。"

阳维脉主药：桂枝、麻黄、柴胡、秫米、半夏、姜、枣、黄芪等。阳维脉主方：桂枝汤、麻黄汤、小柴胡汤、柴胡加龙牡汤、达原饮、黄芪建中汤、八物汤等。

七、阴跷脉病证治

跷脉起于足跟部，与足的健步行走有关。杨玄操曰："跷，捷疾也，言此脉是人行走之机要，动足之所由。"这是对于跷脉的解释。跷脉的主要功能，概而述之，既表现在足的行动，又表现在目的开合，实际上关系着脑的清醒与睡眠。

《难经》曰："阴跷为病，阳缓而阴急。"《脉经》曰："阴跷……脉急，当从内踝以上急，外踝以上缓。"又曰："（寸口脉）后部左右弹者，阴跷也，动苦癫痫，寒热，皮肤淫痹。"又为"少腹痛，里急，腰及髋窌下相连阴中痛，男子阴疝，女子漏下不止"。阴跷脉为足少阴之别，主一身左右之阴气，又主卫气行于阴，行于五脏。寸口脉，后部左右弹者，乃肝肾之病，会发生脑病癫痫，阴跷感其邪会发生皮肤淫湿痹痛。阴跷通贯五脏，脏气衰，卫气留滞，会出现里急，少腹痛，女子漏下，阴中痛，男子寒疝等。

张洁古曰："阴跷在肌肉之下，阴脉所行，通贯五脏，主持诸里，故名为阴跷之络。阴跷为病，阴急则阴厥胫直，五络不通，表和里病。"阴跷为卫气行于阴，通贯五脏，主里。五络主足少阴大钟，足太阴公孙，足厥阴蠡沟，阴跷之络照海，任脉之络屏翳。

《灵枢·热病》曰："目中赤痛，从内眦始，取之阴跷。"目中赤痛，发于内眦，乃邪客于阴跷，其脉络壅滞所致，治疗取交信穴。交信乃少阴阴跷之穴。又曰："阴跷阳跷，阴阳相交，阳入阴，阴出阳，交于目锐眦……阴气盛则瞑目。"《甲乙经》曰："目闭不得视者何也？卫气行于阴，不得入于阳，行于阴则阴气盛，阴气盛则阴跷满，不得入于阳则阳气虚，故目闭焉。"患者目闭不得视，乃卫气留于阴跷，阴跷盛满，卫气不行于阳，所以也就目闭（瞑目）。

阴跷脉主药：肉桂、补骨脂、当归、人参、紫河车、紫石英、穿山甲等。阴跷脉主方：甘草干姜汤、四物汤、奇效四物汤、大寄生汤等。

八、阳跷脉病证治

《难经》曰："阳络者，阳跷之络。"又曰："阳跷为病，阴缓而阳急。"王叔和曰："阳跷……脉急，其人当从外踝以上急，内踝以上缓。"又曰："（寸口脉）前部左右弹者，阳跷也，动苦腰背痛。"又为癫痫、僵仆、羊鸣、恶风、偏枯、痿痹、身体强。又曰："微涩为风痫……直取阳跷，在外踝上三寸，直绝骨是（跗阳穴也）。"张洁古曰："阳跷在肌肉之上，阳脉所行，通贯六腑，主持诸表，故名为阳跷之络……阳跷为病，阳急则狂走目不昧，表病里和……阳病则寒，可针风池、风府。"又曰："在阳表者，当汗之。"又曰："癫痫昼发灸阳跷。"

阳跷脉的发病，在寸口之部，就会出现前部左右弹动的现象，其病动苦腰背疼痛，或为癫痫、僵仆、羊鸣、恶风、偏枯、身体僵强之症，或为发生顽固性之痹痛。脉微涩为风痫，并取阳跷脉的跗阳穴以疗之。还可治霍乱转筋、腰不能立、髀股胻疼、痿厥、风痹、头痛、四肢不举、屈伸不能。以上数穴，俱关于筋。阳跷在肌肉之上，主表，通贯六腑，是指卫气行于阳跷之络。阳跷发病，阳急则狂，或狂走不寐，指表证或六腑之症。阳病则寒，可针风池、风府，在表者当汗之。癫痫昼发灸阳跷。若夜发可灸阴跷。

《素问·缪刺论》曰："邪客于足阳跷之脉，令人目痛，从内眦始，刺外踝之下半寸所各二痏（即申脉穴也），左刺右，右刺左，如行十里顷而已。"又《灵枢·热病》曰："风痓、反折，先取足太阳及腘中及血络出血。"邪气客于阳跷使人发生目痛，从内眼角开始，可刺外踝下的申脉穴二次，左病刺右，右病刺左，如人行十里，病可愈。左刺右、右刺左即是缪刺。风痓、反折，可刺足太阳之委中穴出血。又曰："阴跷阳跷，阴阳相交，阳入阴，阴出阳，交于目锐眦，阳气盛则瞋目……热厥取足太阳、少阳。"跷脉主要表现在足的行动和目的开合，实际上关系着脑的清醒与睡眠。足太阳阳跷，此脉自项入脑，直接联属目本，则分出二支联属于阴跷、阳跷，阴跷和阳跷相互交会，阳跷由外入里，阴跷由里出外，交会于目眦的睛明穴，如果阳跷气盛，不得入于阴，则两目张大而不得合，便是瞋目了。热厥之证，取之太阳、少阳，这少阳当是少阴。"病而不得卧者……卫气不得入于阴，常留于阳，留于阳则阳气满，阳气满则阳跷盛，不得入于阴，则阴气虚，故目不瞑矣。"这是卫气的运行，患者不眠，卫气常留于阳，常留于阳跷，卫气盛满，阳跷盛满有余，所以就不瞑而瞋目了。

　　阳跷脉主药：防己、酸枣仁、蝉蜕等。阳跷脉主方：十补汤、升阳汤、瓜蒌桂枝汤、羚羊蝉花汤、独活寄生汤、天麻钩藤饮、酸枣仁汤、黄连温胆汤、二仙汤等。

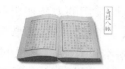

督脉验案篇

（一）脑风案

常某，男，40 岁，德州工人，1964 年 3 月 15 日上午初诊。

夜晚外出饮酒，回家的路上感受风寒，冷风入于脑后风府，回家后即觉头痛、头胀，以后头部为甚；一夜酣睡，晨起头痛不减反增，本厂卫生室给予去痛片服之，痛暂减，后仍如前；去某医院诊之，医予颅痛定、防风通圣丸，服之仍不效；病已五天，未有见好之势，故来门诊：仍头痛头胀，并有沉重感。观之脉细数，舌淡苔略黄。诊为脑风证，属于督脉为病之头痛，亦或称之太阳头痛。

治疗： 先给以针灸治疗：针刺风府、风池，诸症立刻有所减轻；再给以辛香解表，行气止痛之剂急治之。

处方： 川芎 6g，羌活 6g，防风 6g，僵蚕 15g，藁本 9g，蔓荆子 15g，苍耳子 10g。

上药水煮 2 遍，取汁 2 杯，中午服 1 杯，晚上服 1 杯。

【二诊】 3 月 18 日，上药连服 3 剂，头痛病减大半，仍有头胀并沉重感。饮食正常，睡意不佳。量其病减，上方再加疏风、息风之品续服，观其所以再商。

川芎 6g，羌活 6g，防风 6g，僵蚕 15g，藁本 9g，蔓荆子 15g（打细），桑叶 15g，杭菊花 15g，双钩藤 25g。

上药水煮 2 遍，取汁 2 杯，晨起服 1 杯，晚服 1 杯，忌烟酒。

【三诊】 3 月 20 日，连服上方 2 剂，头痛止，头胀、头沉重感亦随之将已，仍与上方 2 剂，如病愈不再复诊。

按： 关于脑风一词，《素问·风论》指出："风气循风府而上，则为脑风。"《奇经八脉考》于督脉为病篇亦言："风气循风府而上，则为脑风。风入系头，则为目风、眼寒。"王冰注解《素问·风论》说："自风府而上则脑户也，脑户者，督脉、足太阳之会。故循风府而上则为脑风也。足太阳之脉者，起于目内眦……故风入系头，则为目风、眼寒也。"所谓"目风、眼寒"意思是指风气侵入了"风府"，寒邪循经上行，专列脑部，头痛、头胀就是脑风证。风邪走入目系，就会发生目风、眼寒之疾。所谓目风、眼寒的症状，就是两眼畏惧风寒，或迎风流泪。所以对于此证当急治之以杜绝病情的发展，在临床时，医者应当了解这一病证的传变规律。同时也提示了治疗风寒头痛之类的病证，应当遵循之治则。治例所采用的方药如川芎、僵蚕、羌活、苍耳子、藁本等，除入太阳经腧外，亦入于督脉，辛温解散风邪；防风祛风而不伤正，为"风药中之润剂"；蔓荆子助藁本以疗巅顶之风邪；二诊后，上方加桑叶、菊花以防其辛热之过，且二者还有疏风作用；双钩藤专解头胀头痛，以加强诸药之效；三诊气平得愈。

（二）头重案

陈某，男，33岁，吴桥农民，1964年10月15日初诊。

素患梦遗滑精，结婚后房帏太甚，越半载，经常头晕，精神日衰，周身酸懒乏力，自恃体强，仍不在意，又三月，日甚一日，无奈求医调补，效差来诊。索方观之，尽是人参大补丸之类。目前：头重欲垂，不欲举首，言语低微，食欲尚可，行走摇摇晃晃，足胫酸软，但欲蜷卧，有畏冷感，小便清淡，脉来沉缓，尺脉尤甚，舌质青淡少苔。

辨证治疗：《奇经八脉考》引《灵枢·经脉》："督脉之别，名曰长强，挟膂上项，散头上，下当肩胛左右别走太阳，入贯膂。实则脊强，虚则头重高摇之，挟脊之有过者，取之所别也。"这段经文是说：督脉如果发生病变，属实的则脊柱强直，不能俯仰；属虚的则头部沉重，摇晃不安稳。结合患者头重不欲举，行走摇摇晃晃，足胫酸楚，畏冷，但欲蜷卧，脉沉尺缓，舌质青淡，少苔诸症，诊断为督脉虚证，由伤精气所发。此为精关不固，下焦元阳虚微，勿能温养督脉之阳气，治以温补元阳，补精续髓，以益督脉之虚。方选斑龙丸方加味调之。

处方：鹿茸片6g，鹿角胶9g（烊化），鹿角霜9g，胡桃肉15g，大熟地30g，枸杞子9g，补骨脂9g，菟丝子30g，肉苁蓉18g，生晒参9g，煅龙牡各30g，云茯苓18g，甘草9g。

上药以井华水4杯，文火久煮，取汁1杯，药滓再以井华水煮取1杯，2杯药汁和合，烊化鹿角胶尽，日分2次温服。

【二诊】10月24日，上药断续服药7剂，头重减轻，畏冷好转，足胫酸楚好转，脉来较前有力。药已对证，再以上方续进。

鹿茸片6g，鹿角胶9g（烊化），鹿角霜9g，胡桃肉15g，大熟地30g，柏子仁10g，白干参12g，肉苁蓉18g，云茯苓24g，煅龙牡各24g，甘草12g，菟丝子30g。

煎服方法同上。

【三诊】11月2日，上药接服7剂，足胫感到有力，走路不摇晃，头重头晕减轻大半，精神已较前好转，进食感到馨香，舌青略现红活之象，苔薄白，脉象沉缓而尺脉似觉有力。综观其证，药续进之，诸证必有克化之望矣。

鹿茸片6g，鹿角胶9g（烊化），大熟地30g，白干参12g，肉苁蓉15g，云茯苓 15g，菟丝子 30g，巴戟天 12g，煅龙牡各 30g，金毛狗脊 24g，川续断 24g，怀牛膝 15g，甘草 9g。

煎服方法同上。

【四诊】 11 月 20 日，上药迭进 10 剂，精神振作大半，脉来较为和缓，舌质已显红活，苔薄黄，又恐温补太过，药当平补以变易权衡。

鹿角片 8g（打细），白干参 9g，云茯苓 18g，菟丝子 24g，巴戟天 12g，胡桃肉 12g，煅龙牡各 30g，熟地 25g，知母 3g，黄柏 3g，制龟板 15g（打细），甘草 9g。

煎服方法同上。

【五诊】 12 月 1 日，上药服 6 剂，精神振作，脉来和缓有力，仍遵前法调补肝肾，以益其督脉。

按： 斑龙指鹿类动物，身体有斑纹，其行如龙速，为调补肾阳之佳品，亦调补督脉之上品也。叶天士指出："鹿茸壮督脉之阳，鹿霜通督脉之气，鹿角胶补肾督脉之血，伍用补骨脂独补命门。"斑龙丸中用熟地厚味以填肾；菟丝子以升少阴之气；参、苓调补阳明；煅龙骨、牡蛎以收敛精气；制龟板以固阴。所以不用山萸肉、五味者，是因为酸能柔阴但不能入于脉也。病已瘥，嘱之保存精气，饮食尽量平淡，此朱丹溪所谓"淡食以养胃，内观以养神"之真义。

（三）**脊背寒冷案**

田某，男，55 岁，平原，工人，1970 年 5 月 17 日初诊。

夙有肺痨病史，仲秋患伤寒，大发其汗，其病迟迟不瘥，半月来，咳喘渐平，饮食减少，初感下肢痿软无力，不时畏冷，傍晚脊背畏冷，严重时脊背感到板硬，疼痛沉重，精神呈衰弱之形证，脉象迟缓，两尺尤弱，舌质青淡，舌苔白腻湿润。

辨证治疗： 督脉位于脊中，与其两旁的太阳经关系最为密切，太阳经与足少阴肾又为表里关系，患者素有肺痨病史，治节之能早衰，发汗后，太阳阳气衰减，少阴肾阳之气亦随之无力升于脊里，遂发脊背寒冷，经腧瘀痹而板硬，病势如此。《奇经八脉考》所谓"动苦腰背膝寒"，即指此证。其证主要在奇经督脉而影响太阳之经与少阴之本。《素问·骨空论》指出："督脉生病治督脉，治在骨上，甚者在脐下营。"治以温督壮阳，大补肾气为法。

处方： 鹿角霜 20g，金毛狗脊 30g，制附子 6g，肉桂 6g，大熟地 15g（砂仁拌炒），川续断 18g，补骨脂 12g，羌独活各 6g，甘草 12g，生姜 6g，大枣 10 枚（破），云茯苓 18g。

上药水煮 2 遍，取汁 2 杯，日分 2 次温服。每服兑黄酒 50ml。

【二诊】 5 月 21 日，上药服 3 剂，精神好转，两下肢畏冷好转，脊背有麻胀虫行之感，板硬沉重减轻，他证尚无转机。余度之，脊背板硬已久，今既有麻胀虫行之感，可能督脉及太阳之经络有络脉欲动之机，继与止痛之品继续频进，观其所以再商治法。

鹿角霜 30g，鹿角胶 10g（烊化），狗脊 30g，制附子 6g（先煮），肉桂 6g，熟地 20g（砂仁拌炒），川续断 24g，补骨脂 15g，羌独活各 6g，云茯苓 24g，生姜 6g，蜈蚣 1 条，甘草 10g。

上药水煮 2 遍，取汁 2 杯，日分 2 次温服，每服兑黄酒 50ml。

【三诊】 5 月 28 日，上药连服 6 剂，跗踝有温和之感，脊背板硬松动温和，仍有麻胀虫行之感，督脉太阳之经腧有克化之机，上法毋庸更动，方药略式变易，望其出险入夷。

鹿角霜 30g，鹿角胶 10g（烊化），狗脊 30g，制附子 6g，熟地 20g（砂仁拌炒），川续断 30g，补骨脂 15g，蜈蚣 2 条，鸡血藤 30g，羌独活各 10g，红花 10g，生姜 10g，大枣 6 枚（开）。

煎服方法同上。

【四诊】 6 月 5 日，上方连服 7 剂，脊背煦煦温暖，已无板硬之感，下肢跗踝平平，行动灵活，脉象缓和有力，舌质已显红润，苔薄黄，精神振作，饮食馨香。其病已入坦途，仍守上法，方药小制其剂，断续服之。

鹿角霜 20g，鹿角胶 8g（烊化），狗脊 25g，熟地 25g，川续断 20g，补骨脂 8g，红花 6g，鸡血藤 30g，甘草 10g。

煎服方法同上。

以上方，隔日服药 1 剂，1 月后，康复胜于往昔。

按： 脊背寒冷，多属寒冷之邪伤及督脉以及太阳之经腧，寒邪非温不活，非热不通，方中先用鹿角霜意在通督脉阳气；鹿角胶温补肾与督脉之血气；补骨脂、大熟地、制附子、肉桂意在大补肾与督脉阳气；狗脊、续断、羌活、独活意在能调督脉之阳气，以为祛寒活络之舟楫；云茯苓、生姜、大枣旨在调和营卫，为胜邪之本；方中每每兑以黄酒者，以黄酒可引诸药入于督脉也。

（四） 脊背蒸热案

周某，女，58 岁，河北省吴桥，1983 年 4 月 22 日初诊。

生育子女 6 名，4 男 2 女，8 年前患血崩，中西药服之无算，年余方愈。近 2 年来经常身发阵热，有时在心胸两胁，有时在腰背。为此曾去天津、北京等医院诊治，中医诊断为阴虚内热，西医诊断为神经官能症，中西医综合治疗，未能根除。近年来经常脊背蒸热，一日发作四五次，每发病心中烦躁，夜半发病，影响睡觉，有时口干口渴，不时腰背酸楚，小便色黄，涩痛，大便干燥。脉象细数，舌质偏红，少苔。

辨证治疗： 患者生育过多，50 岁时又患血崩，年余方瘥，阴气久虚可知，脊背为督脉循行之所，督脉下根于肾，肾阴亏损，不能滋养督脉，久之热毒之气内炽，故而脊背不时蒸热。综合脉证互勘，实属督脉阴虚而发脊背蒸热之证，治当滋阴、清热、降火。方宗大补阴丸、三甲复脉及小柴胡汤等加减，斟酌治之。

处方： 知母 10g，黄柏 10g，生熟地各 25g，丹皮 10g，地骨皮 10g，制龟板 20g，生龙牡各 30g，制鳖甲 20g，白芍 20g，麦冬 20g，柴胡 10g，白茅根 30g，黄芩 10g，甘草 10g。

上药以水 4 杯，先煮龟板、鳖甲、龙骨、牡蛎 40 分钟，再加水 3 大杯，后下诸药，煮取 1 大杯，药滓再煮，取汁 1 大杯，日分 2 次或 3 次温服。

【二诊】 4 月 27 日，上药连服 5 剂，脊背蒸热稍减，虑其病久阴虚邪实，非一时可以克化也，再守上方加减续服。

知母 12g，黄柏 12g，制龟板 20g，制鳖甲 20g，龙牡各 30g，生地 30g，白芍 20g，麦冬 20g，地骨皮 10g，木通 10g，瓜蒌 30g，黄芩 10g，甘草 10g，羚羊角粉 4g。

上药先煮龟板、鳖甲、龙牡，后下诸药，煮取 2 大杯，日分 2 次温服，每次冲服羚羊角粉 2g。

【三诊】 5 月 6 日，上方续服，脊背蒸热时间缩短，但发作次数仍在四五次之多。再三思索，主证的脊椎蒸热，如不尽快逆转，他证亦不会彻底改善，治必有所侧重，否则治无功矣。

知母 15g，黄柏 10g，制龟板 20g，制鳖甲 20g，玳瑁 10g，生大黄 10g，芒硝 6g，白芍 30g，丹皮 10g，栀子 10g，瓜蒌 30g，甘草 10g。

上药以水 4 大杯，文武火煎煮龟板、鳖甲、玳瑁 1 小时，取汁 1 杯，后纳诸药加水 5 大杯，煮取 2 杯，药滓再煮取汁 1 杯，和合诸药汁，日分 4 次温服。

【四诊】 5 月 15 日，上药续进 5 剂，脊背蒸热未发作，精神振作，夜寐转酣，饮食馨香，腰背酸楚缓解，口咽不再干渴，大便通调，略稀。其病已出险入夷，予以小方，隔日煮服 1 剂以善后。

知母 6g，黄柏 6g，制龟板 10g（打细），生熟地各 15g，石斛 15g，甘草 6g，生龙牡各 15g。

上药水煮 2 遍，取汁 2 杯，日分 2 次温服。忌食辛辣、燥热之品。2 日服药 1 剂。

按： 督脉阴虚脊背蒸热一证，病来已久，通过医治实践，确实不易治疗。程杏轩《医述》引《医参》说："脑髓实则思易得，过思则心火烁脑，头眩、眼花、耳鸣之象立见。"可见心、脑、髓与督脉的关系是十分密切相关的。此案治疗，但以大补阴丸尚感不足，又加之滋阴重剂三甲复脉汤等众药协调，尤其加入玳瑁一药，脊背蒸热始可渐渐病退。考玳瑁一药："气味咸寒，解毒清热之功，近于犀角，镇心安神之力，相当于珍珠，《局方》至宝丹，犀角、玳瑁同用，为治高热神昏疗效很好。"方首以知母、黄柏，旨在清火而坚阴。

（五）少阴精亏案

潘某，男，33 岁，干部，河北藁城，1982 年 9 月 3 日初诊。

身体丰腴，好逸恶劳，花天酒地，再加房帷过度，自觉身体逐渐虚弱，下肢痿软无力，甚则行走欲仆，精力减退，不时遗精滑泄，医以金锁固精丸、虎补丸等，一月来，寸效不显，反增口干口渴，心烦意乱，脉来虚数，右尺似大，舌质偏红，舌苔黄燥，根厚腻。

辨证治疗：肥胖之体，痰湿留恋；膏粱厚味，湿热生焉；房帷走泄，肾失悭化；久之化火伤阴。然精神藏贮，虽在于肾，而精之主宰则多在于心也，心藏神，若神气安宁，则精液自然固秘，若心有妄想，心火一动，则肾精随之而动泄，精气久亏，伤及督脉，肾亏督虚则脊软骨弱，致下肢痿软无力，行走欲仆。治以养阴清潜，以充督脉，并佐以化痰浊利水湿。方以《卫生宝鉴》之三才封髓丹加味调之。

处方：天门冬 20g，生熟地黄各 30g，西洋参 20g，黄柏 10g，制龟板 30g（打细），泽泻 30g，酸枣仁 30g，五味子 6g，云茯苓 20g，远志 20g，生龙牡各 30g，甘草 10g。

上药以水 4 杯，文火久煮，取汁 1 杯，药滓再煮，取汁 1 杯，和合药汁，日分 2 次温服。戒酒烟，每夜必单床单人卧睡。

【二诊】 9 月 15 日，上药连服 9 剂，仅有滑精 1 次，心中烦热减轻，口渴亦减，精神好转，脉来虚数，亦觉有力，上方既见效机，仍步上方续进。

【三诊】 9 月 25 日，患者服药 8 剂，遗泄已瘥，未料患者毅力坚韧，10 天以来，一直未再饮白酒，只是喝了点啤酒，饮食也尽是清淡，心情恬淡，口渴减轻大半，舌质偏红减轻，苔薄黄不燥，腰脊酸楚好转，脉来不若前甚。病已逐渐向愈，仍以上方出入。

天门冬 25g，生熟地各 30g，黄柏 10g，制龟板 30g（打细），生龙牡各 30g，柏子仁 10g，五味子 10g，云苓 20g，泽泻 30g，杜仲 30g，川续断 30g，酸枣仁 30g，甘草 10g。

上药以水 4 杯，煮取 1 杯，药滓再煮，取汁 1 杯，日分 2 次温服。

【四诊】 10 月 4 日，上方续服 8 剂，腰脊酸楚已除，下肢矫健，精神振作，嘱淡食以养胃气，怡情自遣，肉食以少为好，月后可以喝点酒，一次不可超过 50ml。

生熟地各 20g，制龟板 20g（打细），芡实 10g，山萸肉 20g，生龙牡各 30g，天麦冬各 20g，酸枣仁 20g，泽泻 20g，甘草 10g。

上药水煮 2 遍，取汁 2 杯，日分 2 次温服。隔日服药 1 剂。

按：少阴精亏，遗泄无度，久则少阴之精气，不能上充督脉脑髓，而病精气不固，身虽丰腴，拈轻怕重，再酒烟失度，房帷太过，亦可引发督脉少阴精亏，无精打采之主因。病来既已久远，而治疗也非朝夕可疗，所以处方用药，始终注意清潜滋益之品，肾精充实，督脉健壮而病可愈。

奇经病证治疗经验

（六）督脉眩晕案

林某，男，49岁，公路段工人，1969年10月8日初诊。

患者近半年来，经常眩晕，头目有时昏冒，由于体壮，未加介意，近来拇指与食指阵发麻木感，家人劝之始去医院检查。检查结果血压170/100mmHg，诊断为高血压病，给予降血压药维持治疗。患者嗜好饮酒，1天2次，每次50～100ml不等。虽服降压药，也无好转，眩晕不减，手指仍现麻木，始来门诊。目前：上证尚在，并有心中烦热，目糊，睡眠不佳，项部发硬不灵活，腰酸腿软。脉象虚大，重按无力，舌质偏红，舌苔黄腻。

辨证治疗：患者恃其体壮，既患头目昏眩，手指发生麻木，并项部发硬不灵活，已萌中风之先兆，腰酸下肢觉软，亦其证也；又更饮酒，不加介意，必发中风偏瘫；脉虚大，重按无力，亦为其不良之兆。当急治之，否则大病将至，悔之晚也。急拟自制大定风汤与服，冀其机转乃幸。

处方：生地30g，杭白芍25g，霜桑叶30g，双钩藤30g，葛根30g，僵蚕20g，天麻18g，生龙牡各30g，制龟板30g，玳瑁15g，天冬15g，麦冬15g，石决明25g，蒺藜30g，甘草6g，怀牛膝20g。

龟板、玳瑁（打细）久煮取汁1杯，合并他药，再加水4杯，煮取1杯，药滓再煮，取汁1杯，3杯合匀，日分2～3次温服。忌食酒肉、鱼肉、腥臭等物。

【二诊】 10月15日，上药连服5剂，眩晕减轻，不时昏冒未作，手指麻木不瘥，睡眠好转，心中烦热不已，他证尚未减轻，仍与上方踵步。

【三诊】 5月21日，宗上方频服5剂，手指麻木已瘥，心中烦热随减，眩晕已愈，昏冒未发，精神振作，惟颈项尚有强硬之感，腰酸愈，腿软瘥，脉来不若前甚，舌红苔薄黄，饮食已馨，二便正常。病已出险入夷，仍守上方续进。

双钩藤30g，葛根30g，僵蚕20g，羌活6g，天麻20g，地龙10g，蒺藜20g，怀牛膝20g，制龟板20g（打细），生龙牡各20g，甘草10g。

上药水煮2遍，取汁2杯，日分2次温服。忌食酒荤等物。

【四诊～五诊】 5月31日，上药先服4剂已，颈项已觉灵活，走路正常，酸软之感未发。续进4剂，一切证状基本消失，测量其血压130/90mmHg。血压虽然正常，但尺脉尚虚，病根未除，尚须静养月余，待尺脉升动，尚可无虞。略书小方服之，以提示注意。

天麻10g，制龟板10g，生熟地各20g，麦冬10g，蒺藜10g，生龙牡各10g，怀牛膝10g，甘草10g。

上药水煮2遍，取汁2杯，隔日服药1剂。

患者遵守所嘱，连服15剂，约20余天，一切正常，停药，上班工作。

按：患者林某，年近半百，阴气自半，督脉、肝肾阴虚日进，已现眩晕昏冒，颈项强硬，手指阵发麻木感，中风偏瘫病的先兆已现端倪。此时如不及时调其督脉、肝、肾，恐有立即成中之虞。治以玳瑁、龟板、龙骨、牡蛎这类潜镇之品调补肝肾以济督脉之虚空，尤其玳瑁一药对于潜纳虚阳之力，又胜于龟板、龙牡，它的特殊功效，又别于其他降镇之品，临床多年观察，随着气血的和降与肾功能的恢复，待气血稳定到一定程度时，少少用之即可，不可连续服用。血压虽然正常，但尺脉尚有空虚之处，要静养一个时期方可无虞。

（七）中风闭证案

邱某，男，52岁，工人，1968年4月10日初诊。

素有头痛病史，近年以来，不断发现手麻，昨日陡然发生舌强，不能言语，神志昏迷，精神躁动不安，右半身不遂，脉弦滑，舌质偏红略紫，苔黄腻，血压170/110mmHg。针刺足大趾能动，刺手大指能动，呼吸短促，有痰鸣之声。询之，平素喜饮酒，吃肉。现在二便闭。

辨证治疗： 素有头痛，突然中风，脉象弦滑，舌质红紫，苔黄腻，此乃中风闭证。素因调护失宜，既有头痛病史，肝阳偏盛，陡然发生中风，法宜醒神开窍，息风通络化痰。

羚羊角6g（日服3次，每次2g），双钩藤40g，全蝎6g，夏枯草15g，石决明30g，地龙10g，丹参30g，僵蚕15g，川贝10g，瓜蒌30g，怀牛膝20g，丝瓜络10g，制龟板20g（打细），鸡血藤30g，生姜6片。

上药文火久煮2遍，取汁2杯，日分2次温服。每次兑冲羚羊角粉2g。

【二诊】4月17日，上药连服6剂，大便通下3次。神志清楚，言语不若前甚，但舌本尚有硬笨之感，上肢活动增强，下肢能屈不能伸，脉来尚觉弦急。综合脉证分析：督脑有所机转，阳跷之脉前部似有左右弹动，治当面面俱到，处方于下。

制龟板20g（打细），双钩藤40g，全蝎6g，地龙10g，蜈蚣1条，茯神15g，赤芍20g，桑枝50g，鸡血藤30g，桑寄生20g，怀牛膝20g，木瓜20g，生地30g，甘草10g。

上药文火久煮2遍，取汁2杯，日分2次温服。

【三诊】4月25日，上药又服6剂，跷脉得养，下肢可以屈伸，扶持下床，可以站立，抬足迈步困难，脉来较为平和，仍步上方化裁，重佐通络以补跷脉。

鸡血藤30g，蜈蚣1条，茯神20g，桑寄生30g，怀牛膝30g，桑枝50g，地龙10g，独活6g，生熟地各30g，丝瓜络10g，川贝6g（打碎），甘草10g，鹿角片10g（打细）。

上药水煮2遍，取汁2杯，日分2次温服。

【四诊】5月1日，上药以活血通络，又重佐虫蚁活络之品服后，有人扶持可以下地轻轻走步，由此可以看出，跷脉得养，可有跷健之望。其病已入坦途，循序渐进可也。仍与上方6剂续服。

按： 中风闭证，其病机主要在脑，而重点又在下肢，而下肢之痿弱，又必在跷脉，在脑以醒神开窍，在四肢以疏经活络，在跷脉则以重滋跷脉之空旷。诊余认为，但从脑部分析治疗中风证是有一定的局限性，往往脑部病变已可，而遗留一系列的手足不遂的后遗症，久久不得其瘳。而中医是把脑、经筋、督脉、跷脉以及脏腑相关的方方面面，综合分析、治疗，一般都能取得很好的效果。

（八）中风脱证案

赵某，男，63 岁，退休药师，1968 年 8 月 6 日诊。

患者年前患中风，左半身不遂，经服中药数月，基本恢复正常，认为喝点酒也不可能犯病，越喝越多，自己反觉得意，昨日中午，喝酒后，还未吃饭，陡然坠于桌下，不能言语。目前：问之不答，神志恍惚，面色苍白，汗出如洗，呼吸低微，小便失禁，脉来虚细而迟，有结脉出。血压 70/40mmHg。

余急针人中，再以艾卷灸气海、关元，患者方醒，急呼："救命！救命！"余又急针百会穴片刻，灸三壮，身冷转温。处方：白干参 30g，黄芪 30g，制附子 24g，大熟地 30g，甘草 15g。取药后，急煎服之。

【二诊】 8 月 7 日，复诊，患者能端坐床上，精神振作，昨服中药后，阳气来复，安寐一夜，脉来较前有力，尚有结脉现象。原方加入补肝肾、强筋骨之品，并嘱不可再喝酒，要以安然静养为要。

台参 30g，黄芪 30g，大熟地 30g，白术 20g，五味子 10g，菟丝子 30g，川续断 30g，杜仲 30g（盐水炒），甘草 15g，生姜 6g。

上药水煮 2 遍，取汁 2 杯，日分 2 次温服。

【三诊】 8 月 15 日，上药连服 6 剂，周身皆感温煦舒适，从此日起，自己在院内外走了大约 500 米，感到两足较前有力，一气走来，未发现虚喘现象，只是身上微微出了点汗。脉来较前有力，但仍有结脉，舌质略红，苔薄白。脉证互勘，阳气大有来复之象，仍步上方加减续服。

黄芪 90g，川芎 10g，当归 20g，桃仁 10g，红花 6g，菟丝子 30g，大熟地 30g，太子参 20g，川续断 30g，杜仲 30g（盐水炒），桑寄生 20g，淫羊藿 10g，甘草 10g，怀牛膝 20g。

上药文火久煮 2 遍，取汁 2 杯，日分 2 次温服。

按： 中风脱证，实由元气不摄为之。《景岳全书》指出："非风遗尿者，由肾气之虚脱也，最为危候，宜参芪归术之类补之是也，然必命门火衰，所以不收摄，其有甚者，非加桂附，终无济也。"脱证之发如不积极治疗，多为危殆。

（九）督脉痫证案

郝某，男，9 岁，平原王果铺乡，1968 年 4 月 11 日初诊。

一日晨起去上学的路上，本村一大狗突然扑来，虽没有咬伤，但患者受惊吓跌倒，有大人扶起，送入学校。两天后，不明原因于玩耍中突然跌仆，口吐白沫，并发出格格之声，四五分钟后自己爬起，询之并不知道刚才发生了什么，此后出现阵发性精神发呆现象，迄今12天，发作10余次，特来诊治。刻下：患者精神发呆，神情淡漠，面色萎黄，嗜睡懒言，饮食正常，只是发作后身软无力，气短胸闷，观之舌淡，苔白薄，脉弦滑无力。

辨证治疗： 患者因惊吓致心神失守，形成督脉风痫，治宜镇惊安神，豁痰通络。

处方： 生铁落30g，僵蚕9g，天麻12g，胆南星6g，炒苏子9g，全蝎6g，朱砂2g（分冲），酸枣仁18g，节菖蒲9g，远志9g，云茯苓12g，甘草6g。

上药水煮2遍，取汁2杯，日分2次温服。每服加朱砂1g冲下。

【二诊】 4月22日，上药断续服药8剂，只是在4月20日发作1次，但比以前程度减轻，时间缩短。今日来诊，脉来不若前甚，精神较前好转，再以前方加减续服。

生铁落30g，僵蚕15g，天麻15g，炒苏子9g，全蝎6g，朱砂2g（分冲），酸枣仁24g，云茯苓15g，节菖蒲9g，远志9g，甘草6g。

上药水煮2遍，取汁2杯，日分2次温服。每服加朱砂1g冲下。

【三诊】 5月4日，上药服6剂，情况良好，病未发作，又续服4剂后，情况仍然良好，脉来缓和有力，舌质转淡红，舌苔白薄。综合脉证互参，病已出险入夷，再拟养心安神，调气益智之法治之，方宗人参琥珀丸意。

代赭石20g（先煮），党参8g，琥珀12g，节菖蒲15g，远志15g，酸枣仁24g，甘草12g。

上药以水3杯，先煮代赭石15分钟，后下诸药，取汁1杯，药滓再煮，取汁1杯，日分2次温服。

按： 风痫证之发，大多由于惊吓、恼怒、恐惧致精神失常，气血虚弱而神不守舍，总的变化不越出于心、肝、肾。或属风热，胆火生风；或属心肾虚怯，痰涎上壅；或风痰蒙蔽心智，经脉闭阻，而作痫证。治疗法则，即平肝泻火，清火豁痰，镇心安神，安神益智等。若脉虽弦而虚弱无力者，又当佐以培补之品。

（十）癫证案

刘某，女，39岁，工人，1968年10月15日初诊。

工作失意，敢怒不敢言，郁闷不已，已近月余，经常心悸，不得安寐，有时精神发呆，有时落泪哭泣，有时喃喃自语，饮食减少。其夫送医院检查为精神分裂症，给予安定片、苯妥英钠等服药5天无效，转来门诊。目前：精神淡漠，头晕头胀，胸脘痞闷，夜寐不安，饮食减少，面色淡白，病甚时则如醉如痴，言语不序，舌质稍红，舌苔厚腻而黄，脉弦数无力。

辨证治疗： 初因精神抑郁不快，抑郁既久，其气不得发越，气机不畅，故而精神淡漠，夜寐不安，胸脘痞闷，甚者如醉如痴，言语不序，肝气郁勃，气郁生痰，蒙蔽心窍而头晕头胀。此属"癫证"，方以黄连温胆汤加减，以清心化痰，安神、开窍、醒脑。

处方：黄连 8g，陈皮 30g，半夏 30g，云茯苓 30g，竹茹 10g，枳壳 20g，节菖蒲 15g，远志 15g，胆南星 10g，瓜蒌 30g，白金丸 4g（兑冲），朱砂 1g（分 2 次冲）。

上药水煮 2 遍，取汁 2 杯，日分 2 次温服。每服冲白金丸 2g（1 袋），冲朱砂 0.5g。

【二诊】 10 月 20 日，上药连服 5 剂，大便得通，胸脘显宽，饮食渐进，精神淡漠不若前甚，略显喜笑面容，言语亦较前有序，脉弦不若前甚，上方既已显效，仍守上方续进。

黄连 8g，陈皮 20g，半夏 20g，云茯苓 25g，竹茹 10g，枳壳 20g，节菖蒲 20g，远志 20g，酸枣仁 20g，柏子仁 10g，胆南星 10g，甘草 6g，白金丸 2 袋（冲），朱砂 1g（分 2 次冲）。

上药水煮 2 遍，取汁 2 杯，日分 2 次温服。每服冲白金丸 1 袋，冲朱砂 0.5g。

【三诊】 10 月 28 日，上药断续服药 6 剂，精神转好，言语对答有序，饮食增加，有时还能做点针线活，舌黄厚腻变薄，脉来较为缓和，综观之，其证已入坦途，仍需循序渐进，以收全功。

黄连 6g，陈皮 20g，半夏 20g，云茯苓 30g，竹茹 10g，枳实 20g，柏子仁 10g，酸枣仁 20g，胆南星 6g，节菖蒲 15g，远志 10g，丝瓜络 20g，甘草 10g。

上药水煮 2 遍，取汁 2 杯，日分 2 次温服。

按：癫证，属督脉为病，即是精神失常。癫又名文痴，狂又名武痴。癫证属虚，狂证属实。癫证的特征：精神失常，如醉如痴，言语不序，哭笑无常。癫证为虚，治疗当清心，豁痰，安神为主。此案由精神抑郁形成，痰热蒙蔽心包引发，所以采用了黄连温胆汤予以治疗，方中黄连主清心、胆、肝、胃；陈皮理气开郁；半夏、云茯苓以降气化痰；节菖蒲开窍以化痰湿，并远志通达心肾之气，以借其芳香清洌之气辟其秽浊之气，开塞蔽而省迷惑，大有提神通窍之功用；朱砂特有安神、定惊之效，寒可清热，重可去怯，有清镇安神，醒脑定惊之功，可清心、胆痰热。全方用之，不偏温燥劫液，又不偏清润助痰为其特长。

（十一） 骨痹 （腰椎骨质增生） 案

范某，男，60 岁，武城，1981 年 6 月 20 日初诊。

患者腰痛连及左腿，行走不便，每逢阴天下雨痛重，冬天比夏天严重，经服中西药百余日，病不愈，病已两年余。今日病重来诊，经透视摄片，诊断为腰椎骨质增生。前既有风湿痹痛之因，今又有腰椎骨质增生，互为影响，故病腰痛，下肢痹痛，行走不便，脉来沉弦，舌质淡红，苔薄白而滑。

辨证治疗： 风寒之邪，早中于经络，引发痹痛已二年余，久则气血两虚，督脉与跷脉失于濡养，故而腰及下肢痹痛，久久不已，今摄片诊断为腰椎骨质增生，看来这一增生已久有之，不过当时未予明确，一直按风湿治疗，所以服药百日而不瘥。今既已明确病因，治以温督脉与跷脉，散风胜湿，消痰化瘀，调补肝肾。方用温督解凝汤合鹿跷汤加减。

处方： 鸡血藤 30g，紫丹参 30g，乳香 8g，没药 10g，白芥子 6g，当归 30g，川芎 20g，狗脊 30g，大熟地 30g，杜仲 30g（盐水炒），桑寄生 30g，淫羊藿 10g，威灵仙 20g，豨莶草 20g，桃仁 10g，红花 10g，怀牛膝 20g，木瓜 20g，鹿角胶 15g（烊化）。

上药以水 4 杯，煮取 1 杯，药滓再煮，取汁 1 杯，2 杯药汁合，烊化鹿角胶尽，日分 2 次温服。

【二诊】 6 月 26 日，上方连服 6 剂，下肢痹痛减轻，他症尚无起色，仍守上方续进。

鸡血藤 30g，紫丹参 30g，大熟地 30g，乳香 8g，没药 10g，白芥子 8g，当归 30g，川芎 20g，狗脊 30g，鹿角胶 15g（烊化），杜仲 30g（盐水炒），桑寄生 30g，淫羊藿 10g，威灵仙 20g，豨莶草 20g，桃仁 10g，红花 10g，怀牛膝 20g，木瓜 20g，干姜 6g。

上药水煮 2 遍，取汁 2 杯，烊化鹿角胶尽，日分 2 次温服。

另： 生硫黄细末，每晚服药前以黄酒 30ml，冲服生硫黄末 3g。

【三诊】 7 月 4 日，上药连服 6 剂，加服生硫黄细末，腰及下肢感到温煦，疼痛减轻十之七八。上证既已显效，仍步上方续进。

【四诊】 7 月 10 日，上方继续服药 6 剂。下肢有流火感，变通上方续进。

鸡血藤 30g，紫丹参 30g，大生地 30g，白芥子 6g，当归 20g，川芎 10g，狗脊 20g，杜仲 20g（盐水炒），桑寄生 20g，桃仁 10g，红花 10g，怀牛膝 30g，木瓜 20g，木通 10g，鹿角胶 15g（烊化）。

上药水煮 2 遍，取汁 2 杯，烊化鹿角胶尽，日分 2 次温服。

【五诊】 7 月 18 日，上药又服 6 剂，腰及下肢痹痛消失，下肢有流火之感亦消失，再拟上方出入，以资巩固。

鸡血藤 30g，丹参 30g，生地 30g，狗脊 20g，当归 10g，桃仁 10g，红花 10g，怀牛膝 15g，木瓜 20g。

上药水煮 2 遍，取汁 2 杯，日分 2 次温服。

1981 年 9 月 26 日，经摄片检查，骨质增生已消失，一切行动正常。

按： 腰椎骨质增生皆风湿之邪气氤氲而成，用二方续进，温督解凝汤以壮元阳、祛风湿、通督脉主疗骨质增生；鹿跷汤以调补肝肾、温暖奇经，因而取得疗效。

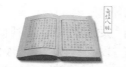

任脉验案篇

（一）任脉石瘕案

李某，53 岁，吴桥工人，1968 年 9 月 20 日初诊。

患者 22 岁结婚，生育三子二女。42 岁生最后一女时，由于产后失于调护，将近满月时，小便时受凉，少腹初感小痛，虽经半年多的治疗，少腹小痛时好时坏，终究未能痊愈，一直持续到今，少腹年年胀满，以致现在脐下胀大坠胀，身体虚弱，不时心慌心悸，气短乏力，由于脐下如怀孕之状，也就懒于干活。某院诊为肿瘤，欲开刀，害怕，特来中医治疗。

目前：体质一般，面色显现苍老，少腹状若怀子七八个月，按之硬满，有块状物，重按始觉痛，43 岁经断后，少腹胀大较快，有时腰坠、腰酸，下肢痿软，动甚则心悸，出虚汗，气短，饮食、睡眠正常，脉弦，舌淡少苔。

辨证治疗：产后受凉少腹痛，40 余岁经断，少腹按之硬满有块状物，大如怀子，重按则痛，腰坠、腰酸，综合脉证互勘，断为石瘕，非为恶性肿瘤。《素问·骨空论》指出："任脉为病，男子内结七疝，女子带下瘕聚。"《灵枢·水胀》有言："石瘕何如？岐伯曰：石瘕生于胞中，寒气客于子门，子门闭塞，气不得通，恶血当泻不泻，衃以留止，日以益大，状如怀子，月事不以时下，皆生于女子，可导而下。"苦辛通降，以调冲任。拟少腹逐瘀汤加减调之。

处方：当归 30g，川芎 24g，赤芍 24g，元胡 15g，五灵脂 15g，干姜 6g，小茴香 9g，官桂 6g，乳香 3g，没药 6g，乌药 30g，蒲黄 9g，桃仁 9g，怀牛膝 15g，三棱 6g，莪术 6g，甘草 6g，炒白术 9g。

上药水煮 2 遍，取汁 2 杯，日分 2 次温服。

【二诊】 9 月 28 日，上药服 6 剂，腰酸不若前甚，下肢痿软好转，小腹硬块如故，其他脉证如前，再以前方加减续进，观其所以再商治法。

当归 30g，川芎 15g，赤芍 15g，炮姜 6g，元胡 15g，小茴香 12g，桃仁 12g，红花 12g，三棱 9g，莪术 12g，五灵脂 9g，乌药 30g，没药 9g，怀牛膝 15g，蒲黄 9g，桂枝 9g，云茯苓 24g，炒白术 9g，海螵蛸 30g，牡蛎 30g，山慈菇（打碎）9g，甘草 9g。

上药水煮 2 遍，取汁 2 杯，日分 2 次温服。

【三诊】 10 月 11 日，上方续进 11 剂，少腹硬块阵阵攻痛，按之则轻，可以忍耐，腰坠已减，其他没有不适。余度之，药后有轻轻攻痛之感，可为药至病所之兆，继与上方，再加行气之品佐之，望其机转。

当归24g，川芎15g，桃仁12g，红花9g，炒白术10g，云茯苓30g，桂枝12g，炮姜9g，元胡12g，赤芍15g，三棱12g，莪术12g，小茴香9g，怀牛膝15g，制香附30g，郁金18g，海螵蛸30g，山慈菇9g，五灵脂12g，牡蛎30g，焦山楂30g，甘草9g。

上药水煮2遍，取汁2杯，日分2次温服。

【四诊~五诊】10月24日，上药服5剂，大便泻下黑色黏物甚多，次日又泻下秽臭黑便2次，身感乏力，四肢酸软，而小腹攻痛之感消失，按之硬块似乎小些。休息两日，继服上药至今。目前：按其硬块，不若前硬，再重按之稍痛，少腹胀大，较前松软。脉来不若前甚。认为此次大便秽黑，少腹硬块攻痛之感消失，可知病有出路之处。既如此，方药不可大变，更不可顾虑多端，再以益气攻伐之法治之，望其机转则幸。

当归24g，川芎15g，桃仁9g，红花9g，云茯苓30g，桂枝12g，炮姜9g，元胡15g，白术24g，黄芪24g，制香附24g，郁金15g，海螵蛸30g，牡蛎30g，焦山楂30g，甘草12g，乌药24g，丹参15g。

上药水煮2遍，取汁2杯，日分2次温服。

【六诊】11月6日，上药连服6剂，自觉病去大半，友人筵请，也就吃肉喝酒，毫不忌讳，日后，腹部膨胀如鼓，噫气频频，自服木香顺气丸，不见效果，转来门诊。余诊之，脉弦滑有力，舌苔厚腻而垢。前攻下秽浊频下，胃气尚弱，今又酒肉充塞，胃气不转，其病当缓调，而急者，在开中焦，中焦开，气转则已。

木香9g，槟榔15g，焦山楂30g，青皮12g，陈皮12g，黑白二丑24g，半夏15g，麦芽15g，神曲15g，内金15g，川厚朴9g，枳壳15g，炒莱菔子30g，甘草9g，云茯苓15g，黄连6g（炒炭）。

上药水煮2遍，取汁2杯，日分2次温服。忌食腥臭、鱼肉、黏滑之物。

【七诊】11月16日，上药连服3剂，大腑开通，泻下秽浊黏腻之便三次，腹部平复，噫气已除。余告之，休息数日再来诊之。

【八诊】11月24日，此来，精神平平，饮食又复正常，脉来弦滑有力，舌质淡红，苔薄黄，舌根部略厚。胃气得复，治疗仍宗前法，断续治之，以望其病出险入夷。

云茯苓30g，桂枝10g，干姜炭10g，苍术炭15g，三棱、莪术各12g（共炒为炭），制香附18g，元胡12g，五灵脂炭15g，牡蛎24g，海螵蛸24g，陈皮15g，当归15g，川芎15g，炒桃仁9g，红花6g，甘草12g，乌药15g，生姜6g。

上药水煮2遍，取汁2杯，日分2次温服。忌食荤物、糖醪等品。

【九诊】12月11日，上药断续迭进6剂，某日，夜半醒来，自己按摩小腹，发现硬块没了，再三摩按，亦未发现硬块，心中甚喜又甚闷，难道硬块消尽了，便唤醒老伴，老伴又摩按了一会儿，也没发现有硬块，此时老伴说，明日去医院查一下再说。第二天一早去医院妇科，大夫按后，没有发现硬块，X线下检查，也未发现硬块，以病愈告白。过了四天，患者来报，病愈云云。

按：此属任脉、冲脉为病。余在临证治疗中，经常发现女子癥瘕的患者，在瘕证中，大多数为气瘕，以疏肝理气，佐以和胃化滞调之，多获奇效。还有一种石瘕，多见于50岁以后者，少腹大，按之柔软，重按亦多腹中无物，自觉少腹膨大，觉有坠感，却十年、二十年也未发现有其他并发症者。这种所谓的腹大，又大多数见于生育子女过多的老妇，也发现有的老妇年到八九十岁，而无其他病象者。而如此病李某，发现小腹有大茄样之石瘕者，余曾治疗过数例，大多数以疏肝理气，活血化瘀而病愈。本案治疗初期，也只是以少腹逐瘀汤为底方，重佐破血化滞之品如三棱、莪术等，中期又调治"下血则愈"之桂枝茯苓丸意，配白术等以调其冲任，处处顾及胃气，辗转斡旋，而获全效。

（二）冲任气瘕案

左某，女，51岁，河北衡水，1973年3月10日初诊。

去岁患崩漏，在当地服中药得愈，愈后总感腹部不舒，迄今已半年余，脐下腹部逐渐膨大，气聚则胀，有时气上逆为噎，在左少腹或少腹聚块如拳，按之移动，久按聚散腹软，一日二三发，不定，心情不畅，或着急生气之时，发作尤甚，再按时咕咕作响，甚至有时放矢气，矢气出，聚块大多消散。有时服木香顺气丸，显效一时，但总不得根除，特来门诊治疗，脉来细弦，舌质淡红，苔薄白。

辨证治疗：崩后气血未复，元气未充，腹部久久不适，逐渐胀大，肝脾气滞，胃气和降失职，气郁于下，不得疏泄，气聚而为瘕，气散则病已，反复发作，终未得以自消，服木香顺气丸而显效者，总为病重药轻而不逮也。其病重在冲任空虚，治以辛香通络，调补冲任。方宗大七气汤加减。

处方：香附米15g，青皮10g，陈皮15g，藿香10g，肉桂2g，台乌药20g，云茯苓20g，木香10g，吴茱萸6g，川楝子20g，甘草10g，炒枳壳15g，当归10g，阳春砂仁10g，半夏15g，生姜6g。

上药水煮2遍，取汁2杯，日分2次温服，忌食生冷、油腻、糖醪之品。

【二诊】3月17日，上药服6剂，腹中作响，气瘕未已，问得发病多在清晨，或下午黄昏之时尤频，与一日气温有关，而寒聚热散，遂变治法，以苦温消散为重施之。

炒香附20g，吴茱萸10g，煨木香10g，陈皮20g，肉桂3g，干姜10g，阳春砂仁10g，炮姜10g，炒乌药25g，炒川楝子20g，当归20g，小茴香10g，炒川厚朴 10g，肉豆蔻 8g，甘草 10g。

上药水煮 2 遍，取汁 2 杯，日分 2 次温服。

【三诊】 3 月 23 日，上药连服 6 剂，腹中辘辘作响，频频出矢气，而瘕作次数减少，一日二三次，疼痛轻轻，噫气未作，此佳象也。斟酌上方，继续服之，以冀转机为安则幸。

香附 20g，吴茱萸 10g，煨木香 10g，陈皮 30g，炮姜 10g，阳春砂仁 10g，小茴香 10g，当归 20g，炒乌药 30g，炒川楝子 15g，炒白术 15g，肉豆蔻 6g，炒川厚朴 10g，云茯苓 20g，元胡 10g，甘草 10g。

上药水煮 2 遍，取汁 2 杯，日分 2 次温服。忌食生冷油腻之品。

【四诊】 4 月 1 日，继服前方 6 剂，而瘕证基本不作，只是腹部略觉胀意，腹中作响已轻，矢气仍然较多，服药后，只有大便 2 次，略稀，脉来已转冲和，舌质淡红，苔薄黄。

炒香附 15g，吴茱萸 6g，煨木香 6g，炒白术 20g，云茯苓 30g，制苍术 10g，乌药 20g，当归 20g，阳春砂仁 6g，川厚朴 6g，煨木香 6g，小茴香 6g，酸枣仁 20g，甘草 10g。

上药水煮 2 遍，取汁 2 杯，日分 2 次温服。禁忌方法同上。

【五诊】 4 月 6 日，腹胀消失，腹中作响不见，矢气出亦减少，整个腹部基本适中，饮食馨香，夜寐转酣，脉来冲和，嘱停药观察。

按： 本例左某气瘕，其治法始终偏重辛香理气，调和肝胃冲任。方中以香附、陈皮、吴茱萸、乌药、枳壳、川楝子等以理气疏肝；以木香、炮姜、云茯苓、白术、甘草以调补脾胃之气，稍佐当归以和其血络；小茴香、砂仁、肉豆蔻温下焦之元气。冲任元气渐旺，胃气已振，肝气已疏，则病无遁情而愈矣。

（三）冲任厥阴气瘕案

赵某，女，48 岁，市民，1976 年 9 月 12 日初诊。

5 月前患寒滞肝脉，与暖肝煎调治而愈，迄今又患气瘕，牵及肝脉滞痛，脐腹下逐渐胀大，有气攻冲，聚则左少腹有硬块如鹅卵，按之痛，久按之移动，或上或下，时散时聚，而无定时，经血半年前已绝，聚时初感腰疼，胁下支胀不舒，嗳气，胃中亦有不适之感，但不呕吐，小便清长，大便时干时稀不定，脉象弦细，舌淡苔白薄。

辨证论治： 先患寒滞肝脉，又患厥阴气瘕，其病变主要在冲任厥阴，冲任失于温养，肝气疏泄失度，二者互滞于下焦，其气郁结而为气瘕，治当温养冲任之脉，暖补厥阴，益气疏络，方宗暖肝、七气之法。

处方： 制香附 20g，肉桂 5g，益智仁 10g，陈皮 20g，藿香 10g，当归 20g，枸杞子 20g，小茴香 10g，乌药 30g，云茯苓 30g，沉香曲 10g，川楝子 15g，荔枝核 15g，炮姜 10g，制附子 8g，炒桃仁 10g，炒白术 20g，阳春砂仁 10g，甘草 10g，艾叶 10g。

上药水煮 2 遍，取汁 2 杯，日分 2 次温服。忌食生冷黏腻之品。

【二诊】9 月 18 日，上药连服 5 剂，腰痛减轻，胁下支胀消失大半，气瘕硬块处，不时作响，其块相聚减少，由每昼夜 4~5 次，减为 1~2 次，痛轻，胃脘较前舒适，脉来不若前甚，舌苔仍白薄，诸多症状减轻亦属佳象，续与上方再进，以冀早日克化。

制香附 20g，肉桂 5g，益智仁 10g，陈皮 20g，当归 10g，枸杞子 20g，小茴香 10g，乌药 30g，云茯苓 30g，沉香曲 10g，炮姜 6g，制附子 6g，白术 10g，炒桃仁 10g，阳春砂仁 10g，艾叶 10g，甘草 10g，生姜 6g。

上药文火久煮 2 遍，取汁 2 杯，日分 2 次温服。

【三诊】9 月 24 日，上药服 6 剂，少腹胀大明显减近半，气瘕有欲发未作之兆，不痛，腹中辘辘作响则已，亦无其他不适之感，脉象仍弦细，舌质显红润，苔仍白薄，其病十去七八，仍守上方与之，观其所以再商治法。

制香附 15g，益智仁 10g，陈皮 15g，当归 10g，乌药 30g，云茯苓 30g，炒白术 10g，阳春砂仁 6g，枳壳 20g，艾叶 10g，台参 10g，甘草 10g。

上药久煮 2 遍，取汁 2 杯，日分 2 次温服。忌食生冷黏腻之品。

【四诊】9 月 30 日，上药又断续服药 4 剂，少腹胀大已平复，按之柔软，瘕气已不作，在服中药期间，腹鸣辘辘之响已消失，患者精神振作，饮食已觉馨香，寤寐正常，脉来沉弦有力，舌红苔薄，病已平复，应当停药，但胃气尚弱，方以理气小补。

陈皮 10g，乌药 10g，云茯苓 20g，台参 10g，白术 10g，砂仁 6g，枳壳 20g，甘草 10g，生姜 6g，大枣 3 枚。

上药水煮 2 遍，取汁 2 杯，日分 2 次温服。隔日煮服 1 剂。

按：此案为冲任二脉病。癥瘕是指腹内有结块形成，癥瘕同称而异名，癥证即是积证，瘕证即是聚证。癥证痛有定处，坚硬不动；瘕证时聚时散，聚有块，散无物，推之移动。癥证为血结，瘕证即气聚，二者又不可截然分开。瘕证的发生多因经产，七情郁结，风冷等以致脏腑气机失调，气血不和而形成。本例患者亦为气机不畅，聚而成形则痛，气散痛止，脉证互参，证偏于寒，故而治疗上在应用大队行气导滞之香附、台乌药、藿香、沉香曲以外，重佐了温暖少腹之药，如制附子、肉桂、小茴香、炮姜、砂仁等以理气，后以云茯苓、台参、白术、枳壳、生姜、大枣以和其胃气，故而治疗顺利而病痊愈。

（四）冲任癥积案

曹某，女，46 岁，工人新村，1974 年 4 月 20 日初诊。

3 个月前医院检查，诊断为子宫肌瘤，患者因畏惧，拒绝手术治疗，听说中医服中药可以化掉，特来求诊治疗。

患者面色苍白，但精力充沛，健谈，小腹下按有块状物，状若鸡蛋样，重按则痛，推之不移不动，月经已五个月未行，有时小腹下坠，微微作痛，腰部酸软，下肢时有麻胀感，饮食、睡眠均可，脉弦滑，苔薄黄。

辨证治疗：月经断了 5 个月后，小腹有块，逐渐增大，现已如鸡蛋样大。此属癥积之证无疑，况且医院已诊为子宫肌瘤，其治疗当化瘀消癥，重在冲任以血结为治。法以活血散瘀，破积消癥。方以桂枝茯苓丸加味调治。

处方：桂枝尖 15g，云茯苓 20g，桃仁 10g，红花 10g，赤白芍各 15g，丹皮 10g，当归 20g，川芎 15g，醋炒三棱 6g，醋炒莪术 6g，怀牛膝 20g，紫石英 15g，元胡 10g，甘草 10g。

上药久煮 2 遍，取汁 2 杯，日分 2 次温服，每服加服大黄䗪虫丸半丸。

【二诊】4 月 26 日，上药连服 6 剂，并大黄䗪虫丸，后 3 日，小腹觉有小疼，疼后欲大便，大便色灰褐。小便色黄，脉仍弦滑，苔仍薄黄。余斟酌再三，后 3 日，小腹小疼，可能与破血化瘀有关，小便色黄，无痛感，与药之色泽有关，不必顾虑，仍以上药再服。

【三诊】4 月 30 日，上药续服 4 剂，小腹作痛减却大半，大便仍灰褐，小便色淡黄，亦无痛感，脉来不若前甚，仍步上方出入续进。

桂枝尖 15g，云茯苓 30g，桃仁 10g，红花 10g，赤芍 10g，丹皮 10g，当归 20g，川芎 15g，紫石英 20g，醋炒三棱 6g，醋炒莪术 6g，怀牛膝 20g，元胡 10g，五灵脂 15g，水蛭 6g，甘草 10g。

上药久煮 2 遍，取汁 2 杯，日分 2 次温服，每服加服大黄䗪虫丸半丸。

【四诊】5 月 10 日，上药断续服药 5 剂，小腹痛止，大便仍有秽浊之物。夜半醒来，自己按摩小腹柔软，发现如鸡蛋大小之肿块消失，心情十分高兴，今日特来一诊。余诊其脉平平，即请妇科大夫会诊，亦未发现有肿瘤硬块，后送 B 超室检查，结果肿瘤消失。余见此等情况，便嘱停药。

1974 年 9 月 11 日，患者患胃痛来诊时，述及前证未发。

按：子宫肌瘤一证，即冲任瘀结之病。历代中医的阐述多以"癥"与"瘕"述之，附于腹内的硬块，在辨证时以腹内硬块的坚固与移动游走分辨，坚硬固定的属于"癥证"也叫"癥积"，硬块动移的属于"瘕聚"。癥积属血属实，瘕聚属气属虚。属冲任癥积血证的在治疗方面以活血化癥，或破血祛癥为治，其多选用之方，有桂枝茯苓丸、抵当汤丸、桃红四物汤、少腹逐瘀汤等。属于瘕证的以疏肝解郁为之，其选用之方，以大七气汤、逍遥散、开郁正元散、举元煎等治之。

（五）冲任血虚，胎元不固案

姜某，30 岁，国棉厂工人，1973 年 6 月 10 日初诊。

26 岁结婚，一年后，怀孕四个月，由于工作劳累，又不慎跌仆流产。今又怀孕四个月余，近来工作繁重，而患腰痛，辗转不利，今日早起，忽然腰痛甚，腹痛坠胀而流血，心中恐惧，而来门诊。脉象细弦，舌质淡红，少苔，面色㿠白，精神萎弱，心悸气短，身感畏冷，四末寒凉。

辨证治疗： 怀孕四月。腰为肾之府，胎气亦系于肾，肾之气血虚而不摄，故见流血现状，并腹痛下坠；而冲任之脉亦亏乏，其气血不能承举胎元，故腰痛流血，心中恐惧；面色㿠白，心悸，气短，精神萎靡不振等，皆为气血衰弱之象。脉证互参，证属冲任血虚，肾气虚衰，已成堕胎之势，急拟养血、益气、固胎之法调之，方以胶艾四物汤加减出入。

处方： 阿胶珠 10g（烊化），黄芪 30g，台参 20g，艾叶炭 10g，杜仲 20g（盐水炒），川续断 20g，熟地炭 30g，升麻炭 10g，血余炭 10g，甘草 10g，炒白术 15g，黄芩炭 6g，藕节炭 10g，酸枣仁 30g。

上药久煮 2 遍，取汁 2 杯，烊化阿胶尽，日分 2 次温服，回家后多休息不要劳累。

【二诊】 6 月 13 日，上药连服 3 剂，流血已止大半，腹痛坠感亦轻，心悸已安，恐惧即去。腰痛腰酸仍不了了，摄纳之权尚差。养精益肾之药又当增续，待腰肾健强，胎元自举矣。

川续断 30g，桑寄生 30g，杜仲 20g（盐水炒），阿胶珠 10g，鹿角霜 15g，艾炭 10g，台参 20g，黄芪 20g，酸枣仁 30g，熟地炭 30g，炒白术 15g，藕节炭 10g，丝瓜络 10g，甘草 10g。

上药久煮 2 遍，取汁 2 杯，烊化阿胶尽，日分 2 次温服。

【三诊】 6 月 19 日，上药连服 6 剂，血流止，已无腹痛坠感，腰痛腰酸已瘥大半，面色已转红活，精神振作，脉来不若前甚，身感温煦，畏冷已却。病愈大半将瘥，尚须调补胎元，固护肾气，益其冲任。

黄芪 20g，炒白术、当归身各 15g，阿胶 10g（烊化），菟丝子 20g，川续断 15g，杜仲 15g（盐水炒），酸枣仁 30g，熟地 20g，炒黄芩 10g，苎麻根 15g，甘草 10g。

上药以水 3 杯，文火煮取 1 杯，药滓再煮，取汁 1 杯，2 杯药汁合煮，烊化阿胶尽，日分 2 次温服。

【四诊】 6 月 25 日，上药选进 5 剂，腰酸腰痛之感消失，饮食馨香，体质逐日增强，脉来已转冲和，再予上方续进。

黄芪 15g，炒白术 15g，菟丝子 15g，杜仲 15g（盐水炒），酸枣仁 20g，丝瓜络 10g，黄芩 6g，甘草 6g，熟地 20g。

上药久煮 2 遍，取汁 2 杯，日分 2 次温服，予 4 剂，隔日服药 1 剂。

按： 妊娠流血、腰痛、腹痛、下坠均为流产之兆，引起此等病的原因很多，如《妇科经论》指出："妊娠胎动不安者，由冲任经虚，受胎不实也，亦有饮酒、房事过度，损动不安，有忤触伤仆，而动不安，有怒气伤肝，或郁结不舒，触动血脉不安，有过服暖药并犯禁之药，动而不安，有因母病而胎动者。"本例患者，一属肾虚弱，失于摄纳之能，二属冲任血虚，胎元不固。肾虚冲任失司，胎气不固而流血，胎气下坠，其势之必也，方以胶艾四物汤加补益肾气之药而收补虚、养血、固胎之效，此治胎动欲堕之常法，不可赘述。

（六）任脉不宁，胎伤腹痛案

王某，31岁，小学教师，1970年3月6日初诊。

患者23岁婚后，曾生育一女，今又怀孕3个半月。一日去上课刚进教室，因慌乱，摔于门口台阶之上，当时并未感到痛苦，一小时后，感到腹痛，小腹有下坠感，心中更觉惕惕不安，恍惚慌乱，由同事护送回家，第二天，小腹下坠见红，点点滴滴，其夫送来门诊。目前：小腹阵痛，有下坠感，并有时腰酸腰胀，心悸，汗出，精神萎弱，面色苍白不华，舌质淡红，少苔，脉弦滑，左关尤胜。

辨证治疗：妊娠跌仆，腹痛、下坠、见红，实有流产之虞。经云："冲为血海，任主胞胎。"治当调补冲任二脉，佐以益气摄血，方用寿胎丸方加味调之。

处方：菟丝子30g，川续断30g，阿胶珠15g，杜仲20g（盐水炒），桑寄生30g，黄芪20g，血余炭10g，炒黄芩10g，丝瓜络15g，甘草10g，生姜6g。

上药久煮2遍，取汁2杯，烊化阿胶尽，日分2次温服。

【二诊】3月12日，上药服4剂，腰部酸胀减却大半，小腹阵痛、下坠好转，流血止，心悸已瘥，仍出虚汗，精神好转，诸证均减，再予上方续服。

菟丝子20g，川续断20g，杜仲20g（盐水炒），桑寄生20g，黄芩10g，丝瓜络30g，酸枣仁30g，柏子仁15g，甘草10g，黄芪20g，生姜6g。

上药久煮2遍，取汁2杯，日分2次温服。

【三诊】3月18日，上药又断续服药4剂，小腹痛止，亦不下坠，心悸、汗出均瘥，精力又趋充沛，脉来弦滑冲和，舌淡红，苔薄黄，诸证将已，小予调养之方。

川续断15g，桑寄生15g，条芩10g，白术10g，丝瓜络20g，甘草10g。

上药久煮2遍，取汁2杯，日分2次温服，隔日服药1剂。

按：任脉不宁，实则肾气失养，任血不足，筋骨为之脆弱，妊娠之间，更当细心调养，又不幸跌仆，筋骨为之伤害，胞宫不固而流血，其流血点滴，病不太重，故治疗以补肝肾、强筋骨、养冲任、固胎元为治，方法较为适当，故取效甚佳。

（七）冲任血热，胎气不固案

许某，34岁，饭店经理，1984年4月12日初诊。

怀孕已六个月，不断点滴漏血，腹胀大，小痛，经常头晕，心悸，失眠，爱着急发肝火，口干少津，身胖大，大便秘，小便黄赤，素有烟酒嗜好，好发呆，以烟酒提神，脉弦滑有力，舌质偏红赤，苔黄腻。

辨证治疗：身体丰腴，痰湿过盛，肝气郁结，血热妄行，皆源于膏粱厚味，烟酒过度，以致痰浊壅滞，伤津耗液，冲海血热，胞宫燔灼，所幸未致崩冲漏胎，则大幸也。治以凉血、安冲、固胎为法。方用景岳凉胎饮加味。

处方：生地30g，白芍20g，生白术10g，条芩15g，石斛30g，麦冬30g，元参20g，石膏30g，桑叶30g，竹茹20g，丝瓜络20g，鲜藕节60g，侧柏炭10g，甘草10g

上药久煮2遍，取汁2杯，日分2次温服，忌烟酒。

【二诊】4月15日，上药服3剂，曾出现两次大便溏泻，患者反而感到周身轻松了很多，以前之头晕，心中烦热，口干少津，精神发呆，均有较大的改善，腹痛，漏血点滴全止。综观之，其病似属出险入夷，仍变通上方予之，待观察。

生地25g，白芍10g，生白术10g，黄芩6g，石斛20g，麦冬20g，藕节30g，甘草10g，西洋参12g。

上药久煮2遍，取汁2杯，日分2次温服。

【三诊】4月19日，上药送服4剂，病情稳定，其证已入坦途，仍守上方加减出入续进。

生地30g，白芍15g，条芩10g，石斛30g，麦冬20g，西洋参15g，甘草10g。

上药久煮2遍，取汁2杯，日分2次温服。

【四诊】4月24日，上药又连服4剂，精神振作，饮食馨香，夜寐已酣，脉来冲和。嘱停药。

按：患者许某，素体丰腴，痰湿过盛，加之酒肉丰盛，以致肝风胆火鸱张，波及血海胞宫，动则流产，为其常也，今已血海血热，所幸未致崩冲胎下，若不急以凉血固冲，其胎必堕也。凉胎饮中生地、黄芩以及白芍、石斛、麦冬、元参等，以清热凉血养阴以护胎；白术、西洋参益气健脾以安胎；侧柏炭、藕节止血以固胎；更佐桑叶、竹茹、丝瓜络三味以维络胞胎，三味清淡之品，乃王孟英安胎之方，专治血虚有火。王孟英特指出："黄芩但宜于血热之体，若血虚有火者，余以桑叶、竹茹、丝瓜络为君，随证辅以他药，极有效，盖三物皆养血清热而息内风，物之坚莫如竹皮……实为诸血证之要药，桑叶蚕食之以成丝，丝瓜络质韧子坚，具胞络维系之形，且皆色青入肝，肝虚而胎系不牢者，胜于四物阿胶多矣，惜未有发明者也。"此三味不但治疗堕胎有功，而我以三味移治妊娠恶阻亦极为有效也。今以凉胎饮重佐以王氏三味，故而疗效甚佳，亦可见先贤制方之巧妙，神乎其技也。

（八）妊娠恶阻案

1. 丁某，女，27岁，德州市城外南郊，1981年3月3日初诊。

怀孕三月余，近来旬日，泛恶呕吐甚重，吐出之物多为苦水，绿如菜汁，饮食难以下咽，有时喝点水也立即吐出，头晕，心慌，胸闷气短，心中烦热，精神倦怠，寤寐不安，大便秘，小便黄而少。脉来弦滑而虚数，舌红苔黄腻。

辨证治疗： 妊娠三月，胃气不得和降而上逆呕吐，亦为冲脉上冲为病。呕吐苦水，绿如菜汁，乃胆枢不降，胆汁上逆于胃而出之于口也。头晕，心慌，胸闷，心中烦热，寐意不安，皆冲脉胆火，胃气不和之证也。治以清热降胃止呕，安谧胆枢，为降冲逆之方法治之。

处方： 桑叶30g，青竹茹20g，丝瓜络20g，酸枣仁20g，生白芍20g，甘草10g，黄芩10g，生姜6片为引。

上药久煮2遍，取汁2杯，日分2次温服。

【二诊】 3月6日，上药服3剂，呕吐苦水停止，心中烦热得安，寐况良好，头晕愈，精神振作，脉来不若前甚，仍守上方续进。

桑叶30g，青竹茹20g，丝瓜络20g，酸枣仁20g，白芍20g，黄芩6g，甘草6g，瓜蒌皮15g，荷叶10g，生姜6片为引。

上药久煮2遍，取汁2杯，日分2次温服。

【三诊】 3月10日，服药3剂，胸宇显宽，大小便通调，饮食亦可，食后亦无满闷之征，只是觉有气短，脉来已冲和，舌苔黄腻已退。再以上方加减续进。

桑叶20g，竹茹15g，丝瓜络20g，酸枣仁30g，白术10g，甘草10g。

上药久煮2遍，取汁2杯，日分2次温服。

2. 楚某，女，32岁，河北沧州，1983年9月10日初诊。

妊娠将3月，恶心呕吐清水，略有咸味，一日四五发，身感畏冷，不欲食，手梢常冷，四肢倦怠乏力，但欲蜷卧，有时胃脘作胀作痛，胸闷，气短，小便清长，大便稀薄，脉沉细而滑，舌质白瘦，苔白薄而腻。

辨证治疗： 患者体质素弱，怀妊后又失于调护，中焦气血生化之源不及，胃气不得温煦和降而上冲，以致恶心呕吐清水，而不欲食、不欲饮；中焦阳气不达于四末，故手足不温而身感畏冷，或腹痛等证续而发之，脉来沉细，舌质淡苔薄，皆为其证矣。治以温中理气，和胃安任以养胎元。方选紫苏安胎饮加味。

处方： 苏梗叶10g，炒白术20g，砂仁壳10g，陈皮20g，炮姜6g，云茯苓15g，党参20g，酸枣仁20g，甘草10g，诃子肉20g。

上药久煮2遍，取汁2杯，日分2次温服。忌食生冷之物。

【二诊】9月13日，上药服3剂，呕吐清水止，可以饮食，身感畏冷减轻，手梢亦有暖意，脉来不若前甚，仍以上方续服3剂。

【三诊】9月17日，上药续进3剂，身感温煦，手足温。腹痛、胸闷、气短皆瘥，脉来亦较冲和，仍与上方加减，服3剂，隔日服药1剂。

按： 以上两案，一案丁某，冲任虚热，胆气不降，枢转失调，以清热安冲，调和枢机之方而安。此案楚姓，素来体弱，怀妊之后气血偏于养胎，而中焦气血生化之源不足，故而中阳不及而身感畏冷，四肢不温。胃中阳气衰，脾气卑监，故而腹痛，不欲饮食，身倦欲卧，大便溏薄之证续而出之。紫苏安胎饮即温煦冲任，暖胞安胎之方，此处用之，恰收疗效。

（九）妊娠周身浮肿案

吴某，女，31岁，饭店职员，1987年3月5日初诊。

患者素有妊娠浮肿，因第1胎下肢浮肿未进行治疗，病自愈，今又怀孕第三月，初见下肢浮肿，也就无意治疗，待其自愈，然而今已4个月余，浮肿延至周身，下肢尤甚，行走已感困难，再加工作劳累，其夫劝之，扶至我处治疗。目前：全身浮肿，下肢尤甚，按之没指，走路笨重，步履维艰，脘腹浮虚，按之有声，精神疲倦，不欲饮食，有时身感畏冷，口淡乏味，头晕心悸，脉象沉弦而滑，舌质白淡，苔白薄。

辨证治疗： 妊娠3月，任脉空虚，中阳不振，脾土虚弱，水湿泛溢，耽于调治，水湿外溢皮肤，以致面肿，身肿，下肢肿胀尤甚，而行走困难；水湿聚于中脘，按之辘辘有声，可见病已危笃，急当调任健脾，祛湿利水为要，略佐益气补肾之品。

处方： 制白术15g，制苍术15g，云茯苓30g，紫苏10g，制附子10g，酸枣仁30g，生姜10g，肉桂3g，车前子30g，甘草10g，黄芪20g，大枣5个（开）。

上药久煮2遍，取汁2杯，日分2次温服。

另： 鲫鱼（大小均可，去鳞片）不拘多少，每天取半斤，生姜10g，大枣10个（去核）。以水4碗，清水煮鱼肉烂如泥，取鱼肉汤汁2碗，加味精少许，香菜少许，胡椒面少许，和匀，使味清香辛甘，每日服2次，每次1碗，天天如此，不可懈怠。

【二诊】3月8日，上药连服6剂，另加鲫鱼生姜汤，周身浮肿减却大半，面肿基本消失，胸腹感到轻松，按其腹已无辘辘之水声，行走较前进步，小便增多，脉来不若前甚，上法既已显效，仍步上方出入续进，以冀早日康复。

制白术15g，制苍术15g，云茯苓30g，泽泻15g，紫苏10g，陈皮15g，丝瓜络20g，酸枣仁30g，防风10g，大腹皮10g，砂仁壳10g，甘草10g，黄芪

20g，生姜 10g，大枣 5 个（去核）。

上药水煮 2 遍，取汁 2 杯，日分 2 次温服。忌生冷食品。

鲫鱼生姜汤，照上法煮服，不可间断。

【三诊】 3 月 14 日，上方续服 6 剂，上半身之水肿消失，饮食已觉馨香适口，周身已感温煦，畏冷消失，精神振作大半，心悸已安，寐意良好，小便清长，但按跗踝之部，尚有凹陷不起之象，脉象较前冲和，舌质已显红活，舌苔尚白腻。症状继续消散，上方不可更改太多，继续服之，以瘥为度。

炒白术 15g，制苍术 15g，黄芪 20g，菟丝子 20g，云茯苓 30g，泽泻 10g，陈皮 20g，丝瓜络 20g，大腹皮 10g，砂仁壳 10g，酸枣仁 20g，甘草 10g，生姜 6g，大枣 6 个（去核）。

上药文火久煮 2 遍，取汁 2 杯，日分 2 次温服。禁忌生冷、黏腻之品。

鲫鱼生姜汤，继续煮服，如若香味适口，可以多喝不拘。

【四诊】 3 月 22 日，上药迭进 6 剂，跗踝之部浮肿，消失大半，步行已基本正常。脉来已冲和有力。而父母、姨妈等来探亲看望，中午饭菜比较鲜美，患者自己已感其病基本痊愈，饮食也就没太忌讳，吃肉喝酒，毫无节制，下午晚上感觉脘部痞胀，噫气频作，夜晚虽服前药，第二天脘腹仍感痞胀，噫气不除，其夫即来述说病情，并说："明为探亲，实则添乱。"余度其情说，略述下方与之。

炒白术 15g，炒枳壳 10g，炒麦芽 15g，六神曲 10g，苏梗 10g，荷梗 10g，云茯苓 20g，砂仁壳 6g，丝瓜络 20g，淡竹茹 15g，甘草 10g，陈皮 12g，生姜 10g，加鲜白萝卜片 6 片为引。

上药文火久煮 2 遍，取汁 2 杯，日分 2 次温服。并嘱可吃冰糖山楂葫芦，每日 1 支为妥。

3 月 26 日来诊，脘腹已宽，噫气已除，脉来冲和，停药，只须饮服鲫鱼生姜汤即可，数日病瘥，不必复诊。

（十）妊娠腿肿案

李某，女，36 岁，小学教师，1970 年 5 月 30 日初诊。

妊娠 4 月，腿肿，皮肤光亮，按之凹而不起，上至近大腿根部，下至跗踝，肿益甚，不温，畏冷，食欲不振，少气懒言，口淡乏味，小便较以前少，大便偏稀，脉象缓弱，舌质淡，苔白滑。在家曾服过人参健脾丸无效，又服过金匮肾气丸，亦无效，肿胀益甚，特来门诊。

辨证治疗： 妊娠冲任气亏，妊娠腿肿，水湿停聚，溢于下肢则浮肿，这在妊娠期是经常见到的症状，轻者不必服药，可待之自愈。而如此之甚者，多为脾运失调，因脾主运化，脾又主四肢和肌肉，脾的阳气不足，失于运化水湿之能，渍于下肢，而两腿为肿而不温；由于脾阳虚，水湿下趋而又大便溏薄或偏稀；脾与胃为表里，故食欲不振，口淡乏味。脉证互勘，此属妊娠脾虚浮肿，治疗当健脾益气，行水消肿为法，方选《全生指迷》之全生白术散方，易散为汤。

处方：生白术15g，香苍术10g，茯苓皮30g，赤小豆20g，炒扁豆15g，大腹皮30g，陈皮20g，生姜皮10g，冬瓜皮10g，砂仁10g，丝瓜络20g，肉桂3g，甘草10g，车前子30g（布包入煮）。

上药文火久煮2遍，取汁2杯，日分2次温服。忌食生冷、水果等物。

另：鲫鱼半斤，不拘大小，去肠肚，去鳞，加水清炖，炖至肉烂汤白，取汁2碗，吃鱼喝汤。

【二诊】6月6日，上法连用5天，下肢浮肿，减轻大半，他证亦随之减轻，只是膝下至踝浮肿仍较甚。上方既已获效，仍踵上方频进。

生白术15g，香苍术10g，茯苓皮30g，大腹皮30g，炒扁豆15g，生姜皮10g，冬瓜皮10g，阳春砂仁10g，肉桂1g，丝瓜络20g，炒木香6g，甘草10g，车前子30g（布包入煮）。

上药文火久煮2遍，取汁2杯，日分2次温服。

鲫鱼生姜汤法，依前方法照服。

【三诊】6月13日，上药又连服6剂，下肢浮肿已消大半，饮食有馨香之味，脘腹平平，小便量增加，大便转实，精神振作，气力增加，病入坦途，脉来冲和，仍步上方续进。

生白术10g，香苍术10g，茯苓皮30g，大腹皮30g，炒扁豆15g，生姜皮20g，阳春砂仁10g，丝瓜络20g，炒木香6g，甘草10g，车前子30g（布包入煮）。

上药文火久煮2遍，取汁2杯，日分2次温服。

鲫鱼生姜汤法，依前方法照服。

【四诊】6月18日，上药又服5剂，浮肿全消，活动自由，书以小方调之。

炒白术10g，云茯苓20g，台参10g，黄芪10g，阳春砂仁6g，丝瓜络20g，甘草10g，生姜6g，大枣4个。

按：以上两案，一案吴某周身浮肿，二案李某妊娠腿肿，其因皆为脾虚与冲任两虚为主，临床所见到的，大部分都属于脾肾虚证，更其次的就是气肿。如《圣济总录》指出："妊娠胃气虚，经血壅闭，则水气不化。"《产宝》一书亦指出："妊娠肿满，脏气本虚，因妊重虚，土不克水。"皆以说明脾虚之后，运化水湿的功能不足，水湿停聚，溢于肌肉四肢，出现浮肿，如再阻遏气化则又会见到脘腹肿胀，痞塞不已。如若是肾家阳气不及，不能敷布周身，或可能造成水道泛滥莫能控制。所以若临床出现肾阳虚者，可以配合真武汤法，予以调之。

鲫鱼一药，《本经逢原》指出："鲫鱼甘温无毒……诸鱼性动属火，惟鲫鱼属土，有调胃实肠之功，故有反川厚朴之戒，以川厚朴泄胃气，鲫鱼益胃气。"鲫鱼本土气所生，天下大雨，地上积水，十数日后，即有小鱼生，长大即为鲫鱼，既土生，必克水，此其义也。

（十一）妊娠子满案

王某，女，28岁，德州市郊区，1982年4月15日初诊。

妊娠6月余，初患风寒感冒，加之不能保养，以致身肿，又失于治疗，发展为周身浮肿，更由于经济困难，迁延调治，半月来，肿不已，始来治疗。目前：面目浮肿，腰酸痛重，四肢浮肿，按之没指，下肢逆冷，胸腹胀大，喘息不利，头晕，心悸，饮食不佳，口淡乏味，舌质淡白，苔白湿润，脉沉迟而弱。

辨证治疗：整体观之，肾中阳气早衰，风寒外扰，阳气失于敷布，浊阴上泛以致面目浮肿，胸腹肿胀而喘息不利；阳气不伸而肢肿，阳气不能达于下焦足跗而下肢水泛；腰为肾之外府，肾之虚又必使腰部酸痛湿重；水气上凌心肺，而心悸气短；髓海不足，而头晕；其舌淡脉沉皆属虚寒之征。综合观之，肺不肃降，肾不悭化，奇络空亏，未引起流产，实为幸运耳。治以温阳化气利水为治。

处方：白术25g（沙土炒），泽泻20g（盐炒），云茯苓25g，肉桂2g，生姜10g，车前子30g（布包入煮），川续断20g，菟丝子25g，麻黄6g，甘草10g，杏仁10g，大腹皮20g，附子5g，白芍10g。

上药文火久煮2遍，取汁2杯，日分2次温服。

另加鲫鱼生姜汤法如前。

【二诊】4月21日，上药连服5剂，加鲫鱼生姜汤，周身浮肿，减却大半，周身四肢已感温暖，头晕心悸已瘥，喘息得平，脉来尚沉弱。综观方与证合，仍以上方续进3剂，观其所以，再商调之。

【三诊】4月24日，上方续服3剂之后，腰及上半身肿势已平，头晕已瘥，心悸平，胸腹显宽，饮食增加，精神较前转佳，已显面色红润喜笑面容。惟下肢浮肿，尚未退尽，但已感到温暖，脉来不若前甚，病情日减，状况甚佳，而肾虚之体，尚不可有恃无恐，方随证变，更加益气之品佐之，望其全痊。

土炒香白术20g，盐炒泽泻15g，云茯苓25g，肉桂2g，川续断30g，菟丝子30g，炒杜仲20g，党参15g，黄芪20g，阳春砂仁6g（打），车前子30g（布包入煮），甘草10g。

上药文火久煮2遍，取汁2杯，日分2次温服。

鲫鱼生姜汤，仍照前法服之。

【四诊】 4 月 30 日，上药续进 6 剂，下半身肿势已平，腰感轻松有力，膝下浮肿已消退，跗踝局部尚未全痊。而周身均感温暖舒适，足跗之小恙，不必虑也。

炒白术 10g，云茯神 20g，川续断 20g，炒杜仲 15g，菟丝子 25g，台党参 15g，黄芪 15g，阳春砂仁 6g，甘草 10g。

上药文火久煮 2 遍，取汁 2 杯，日分 2 次温服。

鲫鱼生姜汤，仍照前法服之。

按： 妊娠子满一证，实际是妊娠水肿之甚者，突出之症状为周身浮肿，胸闷气短，呼吸不利。此等症状，其因大都属于肾中阳气不足。《沈氏女科辑要笺正》指出："妊身发肿，良由真阴凝聚，以养胎元，肾家阳气不能敷布，则水道泛滥莫制。"方选五苓、真武之意，惟《中医实用妇科学》指出："方中制附子温肾阳以化气行水，云茯苓、白术、生姜运脾阳以利尿，白芍敛阴气，与制附子同用能引药入阴以消水气。方中制附子有毒，对胎不利，如非肢冷厥逆者不宜用，可以桂枝代之。若浮肿重，加车前子，此药利水不伤肾，为妊娠理想的利尿药。腰痛重，加川续断，杜仲，菟丝子……"其论述十分贴切。今亦加制附子者，待肾以及冲任阳气腾起，逐步减却，而重佐益气之品人参、黄芪等，以收功效。

（十二） 妊娠子淋案

宋某，女，32 岁，五一农场职员，1978 年 12 月 6 日初诊。

怀孕三个半月，体质本来不壮，但仍任劳任怨地工作，妊娠期间，初感小便频数涩痛，尿量不大，其色偏黄，一个月以来，其病逐渐加重，心中烦热，手足心热，每日下午傍晚时间，两颧红热，身汗出，甚则通宵不眠，口干，微渴，其夫一再劝之治疗，不听，又过七日，病不减，始来门诊。刻下：脉来虚数，按之无力，舌质红赤，少苔。

辨证治疗： 患者素来体虚肾弱，孕后不加调养，加之工作劳累，更加肾虚，冲任穴空，阴液不足，下元不固，故而小便频数，涩痛难忍，小便少而偏黄；肾阴既虚，虚阳上亢，故两颧红热，口干而渴，五心烦热，瘵劣不安；舌质红赤少苔，脉来虚数，此等证候，亦为液枯风动，奇络穴空，有传风消之虞。阴虚内热之征，况且又在孕期，治当滋阴，通淋，安胎等法予之治疗，方选六味地黄汤加味调之。

处方： 山萸肉 20g，生山药 15g，生地 30g，丹皮 10g，云茯苓 20g，泽泻 15g，石膏 30g，麦冬 25g，黄芩 10g，天花粉 15g，白芍 15g，炒车前子 30g，知母 8g，黄柏 8g，甘草 8g。

上药文火久煮 2 遍，取汁 2 杯，日分 2 次温服。

【二诊】 12 月 12 日，上药连服 5 剂，小便淋痛减轻，尿量增大，手足心热减轻，口干，眠差，心烦等证尚未得清。然病来已久，仍当继续滋阴、清热、通淋，望其机转，缓缓调之。

山萸肉 30g，山药 20g，生地 30g，丹皮 12g，石膏 30g，云茯苓 20g，猪苓 20g，黄连 6g，条芩 6g，麦冬 20g，白芍 20g，天花粉 20g，炒车前子 30g，知母 10g，黄柏 10g，甘草 10g。

上药文火久煮 2 遍，取汁 3 杯，日分 3 次温服。

【三诊】 12 月 18 日，上药迭服 6 剂，心中烦热，手足心热，减却大半，口干口渴已除，小便增多，涩痛已除，两颧红润减轻大半，夜寐得安，脉来不若前甚，上方既已显效，仍与上方出入续进。

山萸肉 30g，山药 30g，生地 30g，丹皮 10g，知母 10g，黄柏 10g，云茯苓 30g，猪苓 20g，黄连 6g，条芩 6g，麦冬 30g，白芍 20g，竹叶 6g，丝瓜络 20g，炒车前子 30g，甘草 10g。

上药文火久煮 2 遍，取汁 3 杯，日分 3 次温服。

【四诊】 12 月 25 日，上药又续服 6 剂，阴气来复，其机已转，心中烦热得清，手足心热已祛，口不干渴，夜寐得酣，舌质已显红活，苔少，病已转入坦途，继以前方续进，望其全瘥。

山萸肉 25g，山药 15g，生地 30g，丹皮 10g，知母 8g，黄柏 8g，云茯苓 25g，猪苓 20g，黄连 6g，麦冬 20g，白芍 20g，淡竹叶 6g，丝瓜络 20g，炒车前子 30g，甘草 10g。

上药文火久煮 2 遍，取汁 2 杯，日分 2 次温服。

【五诊】 12 月 29 日，上药服 4 剂，阴气大复，心中烦热，手足心热，均已消除，脉来较为冲和。惟觉气力尚感不足，动则多有倦怠之感。据此情形，仍步上法，略佐益气之品，少少续之以善后。

山萸肉 20g，山药 15g，白芍 15g，云茯苓 15g，西洋参 10g，麦冬 15g，太子参 10g，甘草 6g。

上药文火久煮 2 遍，取汁 2 杯，日分 2 次温服。隔日服药 1 剂。

按： 妊娠子淋，亦称妊娠小便难，本病主要机制在膀胱气化不行，《内经》所谓："膀胱者，州都之官，津液藏焉，气化则能出矣。"导致淋证的原因不一，既有阴虚者，也有温热者，也有气虚者，也有奇络液枯者，临床当以辨证施治。湿热者清热佐以通淋，气虚者又当益气通淋，奇络液枯者又当填补阴液，此治之要法也。

（十三）妊娠转胞案

1. 褚某，女，36 岁，禹城，1986 年 3 月 5 日上午初诊。

患者已有二女，现在为第三胎，妊娠已 6 个半月。在本市卖快餐为生，每天早起晚归，生活状况一般，身体素来虚弱，一日傍晚，感到小腹坠胀，欲小便而强忍之，干完活去小便，小便不通，用力则小便滴漏甚少，越来越重，不能强忍，急送医院，经插导尿管，小便始出。第二天中午，再想小便又不得出，又去医院导尿，如此反复，不插导尿管则小便仍不得出。经朋友介绍而来中医科治疗。目前：面色苍白，晦黯，小腹仍感坠重，周身畏冷，腰膝为重，有时心慌头晕，气短，小腹虽感坠重，但小便却不得通，患者忧心忡忡，又恐怕引起小产，两脉沉而无力，舌质淡白，苔白滑。

辨证治疗：综合脉证分析，认为此属肾气素虚，胞脉系之于肾，肾与膀胱为表里关系，肾气亏虚，无力摄纳于胞系，胞气下迫膀胱，膀胱被压而无力排尿，而引起之小便不畅，中医为之"转胞"，急拟金匮肾气汤合真武汤之意，治以温阳化气行水。

处方：熟地 30g，菟丝子 20g，山萸肉 20g，云茯苓 25g，制附子 8g，白芍 15g，川续断 20g，炒山药 20g，炒白术 15g，桑寄生 25g，生姜 6g。

上药急火煮沸 30 分钟，取汁 1 杯，再以水 3 杯煮取 1 杯。急服 1 杯，下午 1 点半，小便通畅，2 煎药汁，傍晚再服，晚 11 点，欲小便，一溲而下。

【二诊】3 月 6 日，今上午又来诊断，余问之，昨予药 3 剂，今怎又来诊之，答说：昨天只取药 1 包，服药看看，若无效，可再来导尿，而昨日服药后，小便竟然转常，今特来再诊，是否还需吃药。余听后，只好再开原方 2 剂与之，为巩固疗效。

2. 顾某，女，30 岁，武城，1989 年 6 月 20 日来诊。

患者 20 岁结婚，婚后 8 年间，曾流产 2 次，身体逐渐虚弱下来，今又怀孕六个月，由于操劳过度，身体虚弱一直未得调补，近 3 天来，感到小便不利，涓滴不畅，并心悸，气短，头晕目眩，小腹胀痛，腰痛，其夫恐其再次流产，一同前来门诊。目前：精神萎弱不振，坐立不安，不断抬肩作深度呼吸，诊之脉虚缓无力，舌质淡白，苔白润。

余度此情，诊为中气下陷，带脉失束之转胞证，拟补中益气汤加味调之，以升举任带。

处方：黄芪 30g，党参 20g，炒白术 20g，陈皮 20g，升麻 10g，柴胡 10g，桑寄生 20g，川续断 20g，酸枣仁 30g，菟丝子 20g，车前子 30g（布包入煮），甘草 10g，丝瓜络 15g。

上药水煮 2 遍，取汁 2 杯，日分 2 次温服。

【二诊】6 月 23 日，上药服 1 剂，小便即下，但不太通，而是先努力尿一半，过一会才能再尿另一半，二三剂后，小便基本通畅，再诊脉仍虚弱无力，虽然不作抬肩呼吸，但仍感到气短，有时心中悸惕不安，头目眩晕。余思之再三，总觉上方无错，不过气虚之体，非一时之补可以图之，再书上方，加小茴香6g，以小茴香温举膀胱，望其机转。

【三诊】 6月26日，上药又连服3剂，小便均一溲而下，其他如气短、心悸、小腹胀坠均瘥。与补中益气丸，嘱早晚各服一丸。

按： 妊娠转胞一证，即妊娠小便不通证，仲景《金匮要略》早有其名，曰之孕妇六七月间，胎气肥大，下压膀胱，膀胱不能自如，气化不周而小便不利或不通。引起此证的主要原因，不外肾气虚弱、带脉失束或中气下陷，下压膀胱所致，治之不外升举中气，或调补肾气之法。

（十四） 妊娠胞阻案

张某，女，34岁，陵县郑家寨乡，1968年8月2日初诊。

患者怀孕六月余，身体逐渐虚弱，经常起早，下地去收拾棉花，三天前，在地里拾棉时，初感小腹冷痛，身觉畏冷，回家后，喝了一碗红糖姜水，腹痛稍安，第二天小腹仍有痛意，却又下地拾棉花，下午小腹胀痛加重，睡至夜半，腹痛不止，早起时，小腹痛重，始来门诊。目前：怀孕将至七月，小腹冷痛较重，面色苍白，全身畏冷，精神疲倦，不欲饮食，口泛清水，大便溏泻3次，两脉沉而无力，舌质淡白，舌苔白而滑。

辨证治疗： 脾肾阳气不足，阴寒内盛，寒冷内入，故而小腹冷痛，畏冷，喜温得舒，遇冷加重，甚则小腹冷痛更甚；脾之阳气虚弱，故而不欲饮食，口泛清水；肾阳不足，下焦不温，故而大便溏泻；脾与肾俱已阳气不足，带脉更不能予以维系，三脉均虚，不但妊娠胞阻腹痛，甚则有堕胎之危；面色苍白不华，全身畏冷，精神疲倦，脉沉无力，舌质淡白，均为脾肾气血不足，阳气不能内外调达之征。治以温补脾肾之阳，暖宫止痛，温煦任脉、带脉以安胎元法调之。方宗《金匮要略》胶艾汤合《傅青主女科》安奠二天汤加减。

处方： 艾叶15g，党参15g，熟地25g，炒白术15g，当归15g，菟丝子30g，川续断20g，桑寄生25g，炮姜10g，紫苏15g，补骨脂10g，炒元胡15g，炒杜仲25g，甘草10g，小茴香6g，桂枝10g，阿胶10g（烊化）。

上药以水4杯，文火久煮，取汁1杯，药滓再煮，取汁1杯，药汁2杯合再烊化阿胶尽，日分2次温服。每服兑黄酒30ml许。

【二诊】 8月5日，上药连服3剂，小腹冷痛减轻，口泛清水及大便溏泻减轻，他证尚无起色，再宗上法续进，以观进退，再商治法。

【三诊】 8月8日，上药续服3剂，小腹疼痛十去七八，身感温暖，大便实，精神好转，食欲尚可。上方既已显效，可见肾阳腾起于下焦，脾阳有斡旋于中焦之势，方与证合，仍与上方出入续进。

艾叶10g，党参15g，熟地25g，炒白术15g，紫苏15g，补骨脂10g，川续断20g，炒杜仲20g，菟丝子20g，桑寄生20g，炮姜6g，当归12g，阿胶10g（烊化），甘草10g。

煎服方法同上。

【四诊】 8月12日，上药迭服6剂，小腹冷痛已止，食欲增加，精神振作，面色已显红活，周身已感温暖，脉来不若前甚，舌质已显红润，苔薄白。脾肾之阳气渐充，带脉亦有约束之力，腹中胎气得保，方药尚可续服，以求其病全痊为目的。

艾叶15g，党参15g，炒白术15g，大熟地20g，补骨脂10g，川续断25g，菟丝子25g，炒杜仲20g，桑寄生20g，当归身10g，阿胶10g（烊化），甘草10g。

煎服方法同上。

【五诊】 8月17日，上药又连进5剂，诸证皆愈，身体日见强壮，特以川续断80g，桑寄生100g，菟丝子80g，阿胶60g，研为细末，蜜制为丸，每丸9g，嘱每次服1丸，日2服。

按： 妊娠胞阻证，实指妊娠小腹痛证，《金匮要略》早有"胞阻"一名，宋《妇人良方》所谓："妊娠心腹痛，或宿食冷痛，或新触风寒，皆因脏虚而发动……多是风寒湿冷痰饮与脏器相系，故令腹痛。"安奠二天汤一方，傅青主谓："妊娠少腹作痛，胎动不安，如有下坠之状，人只知带脉无力也，谁知是脾肾之亏乎！夫胞胎虽系于带脉，实关系脾肾。脾肾亏损则带脉无力，胞胎则无以任矣，补先后二天脾肾，正所以固胞胎之气与血……非大用参、术、熟地补阴补阳之品，断不能挽回于顷刻。"以此案用胶艾汤与安奠二天汤得以全痊者，乃先贤早已备述焉。

（十五） 妊娠子烦案

方某，女，33岁，农民，河北故城，1974年4月6日初诊。

患者已生二女，现又怀孕三个月余，由于家中人口多，不是忙地里农活就忙家务，内外之事，素劳于心，心血不足，心中烦热。由于怀孕数月，血聚养胎，则阴血更加亏虚，心情郁而不乐，久之心火上亢，烦躁不安，寐劣多梦，神明不明，头目眩晕，近来手足心热，下午尤甚，经常口干口渴，小便黄短，大便又经常干燥。脉象虚细无力，舌质红少苔。

辨证治疗： 心血久虚之体，心火必也上盛，以致心阴更加亏损，心神不安故心中烦热，内热灼伤阴气，由是手足心热不已，甚则头目眩晕，寐劣多梦，口干口渴，大便干燥小便黄短，以及脉细无力，舌质偏红少苔等，均为阴虚内热之证。治宜滋阴清热，育阴冲任，除烦养心安神，方用人参麦冬汤加减。

处方： 麦冬20g，生地30g，元参20g，知母12g，石斛20g，五味子6g，瓜蒌30g，沙参20g，柏子仁10g，酸枣仁20g，天花粉20g，双钩藤30g，桑叶30g，甘草10g。

上药水煮两遍，取汁2杯，日分2次温服。

【二诊】 4月12日，上方服药6剂，心阴得滋，冲任得养，内热减轻，手足心热不若前甚，大便虽通而不畅，阴血仍未全复，再步上法续进，以冀阴复为念。

麦冬30g，生地30g，元参30g，石斛30g，沙参20g，瓜蒌30g，天花粉20g，莲子心2g，淡竹茹10g，丝瓜络20g，白芍15g，五味子10g，桑叶20g，甘草10g，知母10g。

上药水煮两遍，取汁3杯，日分3次温服。

【三诊】 4月16日，上药续服4剂，心神得养，心中烦热减却大半，夜寐梦少，大便通畅，头目眩晕，口干口渴亦平。此阴血得复，冲任得满，继以上方加减续服。

麦冬25g，生地25g，元参20g，知母8g，石斛20g，莲子心2g，白芍20g，山萸肉20g，淡竹茹10g，丝瓜络20g，柏子仁10g，甘草10g。

上药水煮两遍，取汁2杯，日分2次温服。

【四诊】 4月22日，心中烦热已平，夜寐得安，脉来细滑有力，舌质红润，少苔。阴血来复，诸证皆愈大半，书以养心小方调之。

麦冬15g，太子参15g，生地15g，白芍15g，莲子心2g，柏子仁6g，酸枣仁15g，甘草10g。

上药水煮两遍，取汁2杯，日分2次温服。隔日服药1剂。

按： 古人每以心火亢盛引起之心中烦热，称为"子烦"，实则妊娠之心烦证。妇人怀孕之后，因气血以养胎为重，若阴血不足，心失所养，则心神不宁，烦热不安；更或心火灼其津液，则手足心热，舌红少津，口干，口渴；甚则大便干燥，小便黄短。皆为阴液耗损太甚之征，当急于清热养阴，除烦安神，为其治疗之总则。如《产宝》指出："夫妊娠而心烦者，是肺脏虚而热乘于心，则令心烦也。停痰积饮，在心胸之间，或冲于心，亦令烦也。若热而烦者，但热而已。若有痰饮而烦者，呕吐涎沫，恶食气，烦躁不安也。大凡妊娠之人，既停痰积饮，又寒热交杂，气郁不舒，或烦躁，或呕吐涎沫，剧则胎动不安，均为子烦也。"临床常见妊娠子烦者，大都属于心之气血不足，阴虚为多。而又有子烦之证因于肝郁化火者，或由痰湿引起子烦者，临床较为少见。属心血不足者，多以人参麦冬汤加减治之；若属于肝郁化火之子烦者，多用丹栀逍遥散加减，要特别注意保胎；属痰湿者，可选温胆汤加减，偏于祛痰为重。

（十六） 妊娠子痢案

陈某，40岁，饭店会计，1984年8月10日初诊。

患者育有一子一女，今又妊娠四个半月，7日前患痢疾，医与痢特灵服之，痢虽止，而腹痛不已，医予黄连素服之，3日来，腹痛未止，反而痢下又甚，每日由原来的五六次，转而为 20 余次，虚坐努责，痢下红白相杂甚少，频频登厕，所下点点滴滴。又到医院会诊，经输液 3 天，病仍不愈，腹痛，腹胀，里急后重不已。医院仍留院输液，又 2 日病不愈，其夫来中医科询问治法，余答说：可治之看看，只怕引起流产。其夫说：流产不怕，只要病好就行。越一日下午，扶其妇来诊。目前：精神衰弱，每日仍痢下频作，所下之物，白多赤少，少腹作痛，脉来濡滑无力，舌淡，苔黄腻。

辨证治疗： 中医治痢无补法，患者所服之药，皆为补涩之品，输液打针也都是消炎而已，所以腹内之腐乱郁滞，蓄蕴更甚，以致痢欲排出而不能，疼痛越来越重，欲缓其急，仍当疏通为先，方与陈士铎"痢下通治法"加减出入。

处方： 当归 30g，白芍 25g，炒莱菔子 20g（打开），炒木香 10g，炒黄芩 10g，槟榔 20g，大腹皮 30g，炒枳壳 15g，山楂炭 20g，甘草 10g，车前子 40g（布包），煨葛根 20g。

上药水煮两遍，取汁 2 杯，日分 2 次温服。

【二诊】8 月 13 日，上药连服 2 剂，服第 1 剂后，约 1 时余，大腹辘辘如雷，须臾大泻盈盆，汗出淋漓，其夫扶至床上覆被休息，约两小时感到腹痛大减，大腹平坦舒适很多，里急后重基本消失。服第 2 剂后，又间断泻下二次，腹痛平，里急后重已除，脉来较前冲和，而饮食欠佳，口淡乏味，夜寐仍有些不安，此泻后病虽减而胃气尚未尽复，不可顾虑重重，按其下腹胎儿仍在，但不动，即请妇科大夫会诊，诊后妇科大夫说：胎音正常，只是胎心稍弱。据此情况书和胃化滞法与之。

当归 10g，白芍 10g，陈皮 20g，半夏 10g，云茯苓 20g，竹茹 10g，炒枳壳 10g，甘草 10g，阳春砂仁 6g，黄芩 6g，丝瓜络 20g，木香 6g，葛根 10g，生姜 8g。

上药水煮两遍，取汁 2 杯，日分 2 次温服。

【三诊】8 月 17 日，上药又进 3 剂，胃气已复，饮食增加，其味感到馨香，夜寐得安，脉来冲和有力，停药食养尽之。

【四诊】8 月 21 日，病已愈，即与朋友打麻将，日夜不停，又感腰痛，不欲饮食，其夫携来门诊，脉弦滑无力，舌淡，苔薄黄。此劳复为病也，与寿胎丸意加减。

川续断 20g，杜仲 15g（盐水炒），桑寄生 20g，菟丝子 20g，陈皮 20g，竹茹 10g，丝瓜络 10g，生姜 6 片。

上药水煮两遍，取汁 2 杯，日分 2 次温服。

按：《石室秘录》之"痢下通治法"，配伍精当，多年以来，余每以此方取得良好效果，此方的特点是以脏腑气化功能为立法依据。脾、胃、大小肠为仓廪之官，主运化，排糟粕，最忌郁滞。方以当归、白芍和血止痛，血气得和则大便脓血自止；槟榔、枳壳、炒莱菔子行气破滞，气机得以调和则后重自除。余今移至治妊娠痢疾，不过因病之危急而采用急治一法，急驱痢疾之急而用之，不过应机从急而已，标实被挫，而又从其缓矣，继之以和胃为主，佐之以化滞，胃气全复，停药，嘱其食养尽之。

（十七）妊娠肾虚咳喘案

郭某，女，28岁，平原尹屯，1970年6月28日初诊。

怀孕已3月余，患咳嗽而喘，干咳无痰，甚则咳出点状白沫，经常感到气短而喘，甚则又喘而抬肩，头目眩晕，有时两耳鸣响，有时咳而遗尿，还有时喘而汗出，经常腰脊酸痛乏力，饮食不佳，有时呕恶酸苦，绿如菜叶，心悸不安，卧寐不安，脉来沉细数滑，舌偏红，苔黄干。

辨证治疗：身体素来太弱，怀妊之后，气血偏于养胎，肾之气血更弱，肾不纳气，故而咳喘；肾虚冲任亏虚，不能上荣于头脑，故而头晕目眩，两耳鸣响；腰为肾府，肾虚腰失所养，伏冲络脉空虚，故腰脊酸痛乏力，甚则咳而遗尿；肾气虚，不能温煦于脾，脾胃气燥上泛而呕恶酸苦，心血失养而心悸，卧寐而不安等证续而发也。治之以补肾养阴纳气，润肺理脾，综合治之。方选都气丸方加味。

处方：熟地黄30g，山药20g，泽泻10g，云茯苓20g，山萸肉30g，五味子10g，阿胶10g（烊化），当归10g，细辛2g，丹皮6g，胡桃肉10g，甘草10g。

上药水煮两遍，取汁2杯，烊化阿胶尽，日分2次温服。

【二诊】7月1日，上药连服3剂，咳喘显减，腰脊酸痛显减，心悸显减，他证尚无起色，仍守上方续服。

熟地30g，山药20g，云茯苓20g，山萸肉30g，五味子10g，当归10g，细辛2g，丹皮10g，胡桃肉20g（打碎），阿胶10g（烊化），沙参20g，黄芩6g，丝瓜络20g，甘草10g。

上药水煮两遍，取汁2杯，烊化阿胶尽，日分2次温服。

【三诊】7月15日，上方又服3剂，咳喘渐平，咳而遗尿消失，头目眩晕显减，两耳鸣响显减，呕恶酸苦已平，食欲渐增，心悸减而未瘥，夜寐稍安，脉来不若前甚，舌质略显红润，苔薄黄。综观之，病机始转，有入坦途之望，续与上方续进。

熟地30g，生山药20g，泽泻10g，云茯苓20g，陈皮10g，山萸肉20g，北五味子10g，阿胶10g（烊化），当归10g，细辛2g，胡桃肉20g（打碎），沙参20g，黄芩6g，丝瓜络20g，川续断20g，杜仲20g（盐水炒），甘草10g。

上药水煮两遍，取汁2杯，烊化阿胶尽，日分2次温服。

【四诊】7月20日，上药续进5剂，头目眩晕，两耳鸣响已平，心悸，寐意十愈其七，腰脊酸痛将瘥。精神振作，劳甚则感疲倦，脉来较为冲和，病已出险入夷，方转为调理肺、脾、冲任与肾为主。

熟地20g，山萸肉20g，云茯苓20g，胡桃肉15g（打碎），杜仲20g（盐水炒），川续断10g，陈皮20g，砂仁10g，台参10g，炒枳壳6g，甘草10g，沙参10g。

上药水煮2遍，取汁2杯，日分2次温服。

按：妊娠肾虚咳喘，古称"子嗽"或"子喘"，若久咳久喘不已，则变化为"痨嗽"，古人又称之谓"抱儿劳咳喘"。其病的发生主要由于素来脾肾虚弱，冲任阴虚不足，阴虚火盛，虚火上逆，灼伤肺津，而成虚劳妊娠咳喘。方药本都气丸加味，药用熟地，山萸肉，云茯苓，丹皮等滋其肾与冲任之阴气。先严《孙鲁川医案》提出："熟地久蒸久晒，其性甘温，所谓有大补肝肾之功效，以熟地大补精血故也。熟地得五味子以温肾纳气，肾气固秘故喘自平。"五味子与细辛相配，一纳肺气下归于肾，一启发肾气上乘于肺，故咳喘自平。阿胶润肺，胡桃以纳肾，川续断、杜仲以补肾壮骨。病减，必调脾胃，故又以陈皮，砂仁，台参，枳壳，云茯苓等斡旋中州，旨在补脾以益肺气。肺脾肾，一以贯之，何咳喘不愈，胎儿不保乎。

（十八）任冲不固胞漏案

周某，女，30岁，机关职员，1983年4月10日初诊。

过去4年内，习惯性流产已两次，现妊娠5个半月，又有胞漏显见，阴道不断流血，其色黯紫，血量不大，感到腰酸乏力，腹部隐约作痛下坠，精神恐惧，怕再次发生流产，而来中医门诊。脉左关滑数，右细而滑。饮食较差，睡意不安，大便秘而不实，小便偏黄。病为肝肾阴虚，胃肠积热所主，治以养阴清热，调补冲任，安胎止血为法，方守保阴煎法。

处方：生地20g，熟地20g，炒白芍15g，炒黄芩10g，生山药20g，苎麻根10g，炒黄柏10g，阿胶珠10g（烊化），血余炭10g，川续断20g，丝瓜络10g，淡竹茹10g，甘草10g。

上药水煮2遍，取汁2杯，烊化阿胶尽，日分2次温服。忌食燥热、腥臭之品。

【二诊】 4月16日，上药迭进6剂，阴道流血已止，腰酸已瘥，腹部痛止，下坠之感减轻，饮食增加，睡眠已安，脉来不若前甚，病已初见成效，仍守上方续进，佐以和络益胃气，调补冲任。

生地20g，熟地20g，炒黄芩10g，炒山药20g，苎麻根10g，炒黄柏6g，川续断10g，桑寄生10g，杜仲10g（盐水炒），丝瓜络10g，淡竹茹15g，甘草10g。

上药水煮两遍，取汁2杯，日分2次温服。

【三诊】 4月24日，上药断续服药6剂，一切证状基本消失，一日上楼时不慎又跌一跤，又引发阴道流血，滴漏不止，急忙来院门诊。目前：阴道流血点滴，腰脊酸楚，小腹又觉隐约作痛，有下坠之意，脉来同上，所幸损伤不大，再出上方予之。

熟地 30g，白芍 10g，甘草 10g，山药 15g，苎麻根 10g，血余炭 10g，川续断 12g，桑寄生 15g，杜仲 15g（盐水炒），炒黄芩 10g，北沙参 15g，丝瓜络 10g，淡竹茹 10g，太子参 15g。

上药水煮 2 遍，取汁 2 杯，日分 2 次温服。

【四诊】 4 月 27 日，上药连服 3 剂，阴道尚有流血点滴，腰脊酸楚显减，小腹隐痛显减，下坠亦显减，脉来同上，仍步上方续进。

熟地 20g，苎麻根 10g，阿胶珠 10g（烊化），血余炭 10g，川续断 15g，桑寄生 15g，杜仲 15g（盐水炒），升麻炭 6g，丝瓜络 10g，淡竹茹 10g，太子参 12g，鲜藕节 15g，炒条芩 6g，甘草 6g。

上药水煮两遍，取汁 2 杯，烊化阿胶尽，日分 2 次温服。

【五诊】 4 月 30 日，上药服 3 剂，阴道流血停止，腰脊酸楚十去其七，腹痛下坠之感消失，脉来较为缓和，再守上法续进。

熟地 20g，川续断 20g，桑寄生 20g，杜仲 20g（盐水炒），生地 20g，太子参 15g，白术 10g，条芩 10g，丝瓜络 20g，淡竹茹 10g，甘草 10g。

上药水煮两遍，取汁 2 杯，日分 2 次温服。

【六诊】 5 月 7 日，上药又服 3 剂，近日来未再流血，腰脊酸楚消失，脉来弦滑有力，两尺脉稍弱，治以补肝肾，调补冲任，以固胎元。

生地 20g，川续断 20g，桑寄生 20g，太子参 10g，炒白术 10g，炮龟板 20g，杜仲 15g（盐水炒），陈皮 10g，条芩 10g，丝瓜络 10g，淡竹茹 10g，甘草 10g。

上药文火久煮两遍，取汁 2 杯，日分 2 次温服。隔日服药 1 剂。

按： 冲任不固胞漏一证，即今之先兆流产，此案周某，素来阴虚，前已流产 2 次，冲任之脉本为虚弱，肝肾阴血久虚之体，此次怀孕气血以养胎为主，平日也未注意调补，所以引发流产，其势必然。方以保阴煎加味，病已愈，后又跌伤，阴血更加亏虚，续进补肝肾，壮冲任而缓缓收功。

（十九）冲任气虚胞漏案

林某，女，34 岁，农民，武城，1984 年 9 月 5 日初诊。

患者已生二女二男，今又怀孕三个月余，初感腰痛，周身乏力，有时心悸，出虚汗，头目眩晕，面色㿠白，不时腹中隐隐作痛，有下坠感，阴道流血，劳则气短，精神萎靡不振，寐劣多梦，舌质淡白，苔薄白，脉象细滑。

辨证治疗： 怀孕之妇，前已生子女 4 人，今又怀孕 3 个多月，冲任气虚之体，本当停育调补营养，而频频怀孕，体质更加虚弱，以致冲任气血亏虚，气虚不能摄血，阴道流血，胎气不安，中气下陷，腹中疼痛下坠，以及腰痛，心悸，汗出，眩晕，痿劣神萎等，无一不属冲任中气虚弱而胞漏不固之证，治以补中益气，调补冲任之法，方以补中益气汤合寿胎丸加味。

处方： 台参20g，白术20g，黄芪20g，甘草10g，当归身15g，柴胡10g，升麻6g，川续断20g，桑寄生20g，杜仲20g（盐水炒），菟丝子20g，酸枣仁20g，熟地20g，艾叶炭20g，白芍15g，砂仁6g，甘草10g，灶心土100g。

先取灶心土100g，水浸澄之，取清汁5大杯，先以汁3杯煮余药取1杯，药滓再以汁煮上药取1杯，日分2次温服。

【二诊】 9月10日，上药连服5剂，阴道流血已止，腹痛止，下坠之感消失，心悸，汗出，头目眩晕已减却大半，精神振作，脉来细滑不若前甚，仍守上方续进。

上方艾叶炭改用生艾叶，煎服方法同上，予3剂。

【三诊】 9月14日，心悸汗出，头目眩晕均平，再书一方以保胎元。

川续断20g，桑寄生20g，菟丝子20g，熟地20g，白术10g，台参20g，酸枣仁20g，砂仁6g，甘草10g，黄芪20g，条芩6g。

上药水煮两遍，取汁2杯，日分2次温服。隔日服药1剂。予5剂。

（二十）跌仆堕胎案

魏某，女，42岁，黄河涯乡，农民，1983年10月6日初诊。

棉花晒于小房顶，昨日傍晚，不顾有孕在身，登梯上房，突然头目昏花，摔了下来，躺在地上，起来后发现阴道流血，腰痛腰酸，所幸筋骨未折，而恐引发流产，心中悸惕不安，夜卧不宁，今特来门诊治疗。

目前： 阴道流血点滴，小腹尚有疼痛感，腰痛腰酸，走步尚可，心中悸惕，恐怕流产。询之怀孕已五月，特请妇科大夫会诊，听到胎心跳动，嘱注意安卧休息。诊之脉来滑数，观舌质淡红，苔薄黄。拟诊为跌仆胎堕。治以寿胎丸加味调之。

处方： 川续断30g，桑寄生30g，杜仲30g（盐水炒），菟丝子30g，炒白术20g，黄芪20g，阿胶珠15g，艾炭10g，黄芩10g，陈皮20g，丝瓜络10g，淡竹茹10g，酸枣仁20g，柏子仁10g，甘草10g。

上药水煮两遍，取汁2杯，烊化阿胶尽，日分2次温服。

【二诊】 10月9日，上方连服3剂，阴道流血止，腰痛腰酸十去其七，心悸已安，痿意尚可，脉来滑数同上，再以原方出入予之。

川续断30g，桑寄生30g，杜仲20g（盐水炒），菟丝子20g，炒白术15g，黄芩10g，陈皮20g，丝瓜络10g，淡竹茹10g，香附炭15g，苏荷梗各10g，甘草10g。

上药水煮两遍，取汁2杯，日分2次温服。

【三诊】 10月18日，上方连服5剂，一切证状消失，活动自如，可以操劳家务。脉来弦数而滑，予小方安胎。

川续断10g，白术10g，荷梗6g，丝瓜络10g，淡竹茹10g，甘草10g，陈皮6g，阳春砂仁6g。

上药水煮两遍，取汁2杯，日分2次温服。

（二十一） 妊娠滑胎案

范某，女，36岁，工人，1980年2月10日初诊。

婚后曾怀孕2次，每于3~4个月间流产，医院诊断为"习惯性流产"，建议再次怀孕的2~3个月间，最好请中医保胎治疗。今又怀孕2个月余，身体又觉得疲倦乏力，有时腰膝酸软，有时恶心，吐酸苦水，食欲减少，身体也逐渐消瘦，特请中医诊治。诊之脉来弦细而滑，舌质淡红，少苔。

辨证治疗： 此第3次怀孕，又恐流产，显属冲任不足，脾肾气虚，"冲为血海，任主胞胎"，脾与胃又为气血生化之源，肾主藏精，为冲任之根基，肾气不足，胎气难保，法宜调补冲任，和其脾胃，以保胎元，方以寿胎丸化为汤剂加味调之。

处方： 川续断30g，桑寄生30g，菟丝子30g，党参20g，口芪20g，黄芩15g，丝瓜络20g，青竹茹15g，甘草10g，陈皮15g。

上药水煮两遍，取汁2杯，日分2次温服。

【二诊】 2月16日，上方服4剂，恶心、吐酸停止，腰酸软渐平，脉来较前有力，精神渐旺，上药丝丝入扣，续与上方服之。与15剂，煎服方法同上，并嘱隔日服药1剂。

【三诊】 3月20日，复诊：服药后情况一直良好，并无不良反应，特请诊之，脉来和顺，精神很好，请妇科大夫会诊，胎儿发育良好。余仍给予上方15剂照服。

患者于同年12月间举一子来诊，甚佳。

按： 古人分经养胎谓每月均有一条经脉养胎。王纶指出："妇人半产多在三个月及五个月……若前三个月而堕，则下次如期复然，盖先于此时受伤，故后期必应乘其虚也。"《景岳全书》谓："凡妊娠之数见堕胎者，必以气脉亏损而然，而亏损之由，有禀质素弱者，有年力衰残者，有忧怒劳苦而困其精力者，有色欲不慎而盗损其精气者，皆能伤其气脉。"以上诸贤之说，皆为精血养胎不牢之因，读者当识之于此。

（二十二） 妊娠胎动案

许某，女，30岁，某机关职员，1985年6月3日初诊。

妊娠6个月半，情况良好。一日机关搬家，不慎用力过度，初感腰痛，半日后，感到小腹内胎儿下坠，并乱动不止，恐引起流产，特来诊治。目前：精神紧张，心中烦乱，腰痛腹坠，尚无见红，脉来弦滑，舌质舌苔正常。综合脉证分析，显属劳力太甚，损伤冲任二脉，胎气不固，治以寿胎丸加味，调补冲任，滋保胎元。

处方： 菟丝子 30g，川续断 30g，桑寄生 30g，黄芩 15g，生地 20g，熟地 20g，台参 20g，黄芪 20g，升麻 10g，生山药 20g，白芍 20g，丝瓜络 20g，青竹茹 10g，麦冬 20g，甘草 10g，阿胶 10g。

上药水煮两遍，取汁 2 杯，日分 2 次温服。

【二诊】 6 月 7 日，上方连服 4 剂，腰痛已平，心中烦乱已平，胎安亦无下坠之感，脉来和缓。嘱再按原方取药 4 剂，隔日服药 1 剂以保胎气。

按： 妊娠胎动不安，多由劳累损伤，尤其以劳伤为重，所以妇女妊娠期间，应多加注意。《妇人良方》指出："夫胎乃阳施阴化，营卫调和，经养完全，十月而产。若气血虚损，不能养胎，所以数堕。"本例患者实属劳力过度，损伤胎元，所以有堕胎之虞也。寿胎丸方，乃张锡纯先生治疗堕胎之良方，方以桑寄生、菟丝子补肾填冲养血安胎；川续断补肝肾壮筋骨，安胎；阿胶为血肉有情之品，为调补冲任之圣药；杜仲固秘，胎元自保无虞也；方中加生熟地以滋肾；台参、黄芪以益气；白芍、麦冬以养阴；丝瓜络、竹茹亦包乎胎络之品，余用之护胎多年，其效甚良。

（二十三）产后血晕案

1. 邢某，女，28 岁，纺织厂，工人，1973 年 3 月 16 日。

血虚有素，经常头晕，心慌心悸，尤其怀孕之后，营养较差，气血更加虚弱，宿疾加重，经常前来治疗，常用方多为当归补血汤、八珍汤等。今年 3 月 5 日，由于产后失血过多，头目眩晕，有时阵阵昏迷，心慌心悸，但欲卧不欲起坐，胸闷气短，言语低微，面色㿠白，头汗出，四肢逆冷，不欲饮食，恶漏不多，脉象细弱，舌淡苔薄白。

辨证治疗： 平素及产前就血虚气弱，心失所养，今产后失血过多，冲任穴空，心神更加失养而心慌心悸，胸闷气短，头目眩晕，有时阵阵昏迷；气随血脱，因而但欲卧，不欲起坐，言语低怯；血虚阳气不伸，故四肢逆冷，面色㿠白不华；阳虚外越，故而头额汗出，脉来细弱。治以大补气血，调补冲任，益气固脱，方以当归补血汤加味。

处方： 黄芪 50g，高丽参 20g，当归 30g，炒白术 10g，酸枣仁 20g，柏子仁 10g，阿胶珠 10g（烊化），甘草 10g。

上药以水 4 杯，文火久煮，取汁 1 杯，药滓再煮，取汁 1 杯，烊化阿胶尽，日分 2 次温服。

【二诊】 3 月 19 日。上药连服 3 剂，气血有来复之渐，心悸、胸闷、气短好转，头目眩晕已平，昏迷未作，四肢已显温暖，他证尚未起色，再守上方，续进。

黄芪 50g，高丽参 20g，当归 30g，炒白术 20g，酸枣仁 30g，阿胶珠 15g，小茴香 10g，甘草 10g，炒蒲黄炭 15g。

上药水煮两遍，取汁 2 杯，烊化阿胶尽，日分 2 次温服。

【三诊】 3 月 22 日，上药服 3 剂后，阴道流血甚少，胸宇已宽，气短已除，颜面已显红润，可以下地走动，脉来较前有力，食欲倍增，气血已复，再守上方化裁续进。

黄芪 40g，党参 30g，当归 20g，炒白术 15g，阿胶 10g（烊化），川续断 30g，丝瓜络 20g，杜仲 20g（盐水炒），酸枣仁 30g，云茯苓 30g，王不留行 20g，小茴香 10g，甘草 10g。

上药以水 3 杯，煮取 1 杯，药滓再煮，取汁 1 杯，2 杯药汁和烊化阿胶，日分 2 次温服。

【四诊】 3 月 27 日，上药续服 4 剂，阴道流血已止，腰膝力气增加，可以下地自己做饭，夜寐得酣，只是感到乳少，脉来冲和，拟一调补之方与之。

黄芪 30g，当归 10g，台参 15g，柏子仁 10g，丝瓜络 10g，炒枳壳 10g，桔梗 10g，王不留行 20g。

上药水煮两遍，取汁 2 杯，日分 2 次温服。予 5 剂。

2. 朱某，女，29 岁，河北景县工人，1984 年 10 月 3 日初诊。

产妇临盆，流血过多，随即头目眩晕，不欲启目，不能起床，坐亦不稳，心中悸惕不安，胸闷气短，3 天后心中烦热，有时昏睡，经西医治疗后，有所好转出院，现在已出院 15 天，血流尚少，仍头目眩晕，并头重头痛，心中烦躁，夜寐多梦联翩，不欲食，食则易呕，脉象滑数，舌红苔薄黄。

辨证治疗：产后失血太甚，冲任血虚，心失所养，引起头目眩晕，不欲启目，患者平素性情刚烈，产后阴血亏损，阳气虚而上泛，以致心中烦热，昏睡，产后半月，仍头目眩晕，尚属血晕之证；心中烦躁，夜寐多梦不安以及头重头痛，仍为阴虚有热之征；不欲饮食，胃气虚热不降，故而食则易呕；脉来滑数，舌红少苔，皆为血虚有热之形证。治以养阴清热，滋益清潜之法调之。方本四物汤加味调之。

处方：当归身 10g，杭白芍 10g，川芎 6g，生地黄 15g，生龙牡各 20g，桑叶 15g，枸杞子 15g，云茯苓 15g，淡竹茹 10g，砂仁壳 3g，远志肉 10g，酸枣仁 20g，粉甘草 6g，生姜 6g。

上药水煮两遍，取汁 2 杯，日分 2 次温服。

【二诊】 10 月 9 日。上药连服 5 剂，阴道流血已止，头目眩晕，头重头痛减轻，心中烦躁不若前甚，饮食后，不呕逆，精神较前振作。综观之病已有减退之形，仍依前方出入，以冀其证转机坦途。

当归身 10g，炒白芍 10g，川芎 6g，生地黄 15g，生龙牡各 20g，桑叶 15g，枸杞子 20g，云茯苓 15g，砂仁壳 3g，淡竹茹 10g，丝瓜络 10g，酸枣仁 25g，粉甘草 10g，生姜 6g。

上药水煮两遍，取汁 2 杯，日分 2 次温服。

【三诊】 10 月 14 日，上药续进 5 剂，心中烦躁十去其七，饮食转旺，仍守上方加减续进，循序渐进，余证何克不愈？

生地黄 15g，麦门冬 10g，生龙牡各 15g，云茯苓 20g，砂仁壳 5g，淡竹茹 10g，丝瓜络 15g，酸枣仁 25g，柏子仁 10g，太子参 10g，粉甘草 10g，制何首乌 15g，桑椹子 25g，生姜 6g。

上药水煮两遍，取汁 2 杯，日分 2 次温服。

【四诊】 10 月 18 日，上药又连续服药 4 剂，患者心中烦躁之感逐渐消失，言语清爽，有喜笑面容，饮食亦逐渐好转，觉有馨香气味，脉来似觉弦滑而数，舌质略显偏黄。清潜之法，仍当坚持数日，其病必愈无虞也。

生地黄 15g，麦门冬 15g，生龙牡各 15g，云茯苓 20g，砂仁壳 5g，竹茹 10g，丝瓜络 10g，淡子芩 6g，酸枣仁 25g，柏子仁 10g，太子参 10g，桑椹子 25g，甘草 10g，生姜 6g。

按： 产后血晕是指产时流血太多而致之眩晕。一般来说，血晕一证，经过养阴，或大补气血，很快就会恢复。可是该患者，已经事过半月，血晕之证依然，减不足言，迁延既久，阴虚即重，而虚阳之气勃动，脉来弦滑而数，舌红苔黄，一变而为阴虚内热之证，肝肾血亏阳旺，此为眩晕之重证，如寒药重用，又不利于血虚，而或酿成阴证难起，热药重用，更是火上加油，酿成血枯危急。由是采用了四物汤为主，重药轻用，药多小用，缓缓调之，稳妥引导，使病由重转轻，由轻转愈，此亦谓"轻可去实"之意，不知读者以为可否。

（二十四）产后感冒发热案

1. 宋某，女，27 岁，市郊，工人，1973 年 5 月 15 日初诊。

产后 2 天患感冒，头痛发热，身痛畏冷，腰背痛楚，鼻塞流涕，咳嗽气短，脉浮，苔白滑。

辨证治疗： 新产之后，气血虚弱，卫外不固，风寒之邪乘虚而入，伤及肺卫阳维，营卫不和，故而头痛发热，咳嗽气短，鼻塞流涕，身痛背楚等证并作，治以养气血以祛风寒，方以荆防四物汤加味调之。

处方： 川芎 10g，当归 10g，白芍 6g，熟地 20g，荆芥穗 6g，防风 6g，羌活 5g，苍耳子 6g，苏叶 6g，杏仁 10g，辛夷 10g，制首乌 15g，葱管三寸为引。

上药水煮两遍，取汁 3 杯，日分 3 次温服。

【二诊】 5 月 18 日，上药服 3 剂，发热、头痛、身痛减轻，鼻流清涕，十去其七，咳嗽未蠲，仍感气短，再守上方续服。

川芎 10g，当归 10g，白芍 6g，熟地 20g，荆芥穗 6g，防风 6g，苏叶 6g，杏仁 12g，羌活 5g，辛夷 6g，甘草 6g，生姜 6g，大枣 4 枚（去核）。

上药水煮两遍，取汁 3 杯，日分 3 次温服。服药后 1 时许，饮稀粥 1 杯。

【三诊】 5 月 21 日，发热、头痛、身痛、腰背酸楚皆愈。仍有轻轻咳嗽未除，有时又觉胃脘痞满，脉来虚弱，舌苔白腻。

杏仁 10g，苏叶 6g，豆豉 10g，白前 10g，前胡 10g，陈皮 10g，半夏 10g，生姜 6 片，炒枳壳 10g。

上药水煮两遍，取汁 2 杯，日分 2 次温服。

2. 李某，女，29 岁，医院护士，1984 年 11 月 10 日初诊。

产后 3 天，身热，头痛，头晕，身汗出，体温 39.5℃，身有畏冷之感，心中悸惕不安，不咳嗽，脉虚数无力，舌质淡白，少苔。

辨证治疗：产前产后，将息失宜，总觉身体疲倦不适，饮食无味。又逢产后，失血过多，更加室内不暖，营养不充，卫阳虚弱而汗出，阴血空虚而心悸，营卫不和而畏冷，尤以背部为甚，脉与舌象综而观之，无不属于冲任血虚发热之证，治当养血益气之法调之，方与三圣温海汤加味调之。

处方：当归 30g，制何首乌 30g，柏子仁 20g，淡豆豉 20g，羌活 6g，甘草 10g，生姜 6 片，大枣 5 枚（开）。

上药水煮两遍，取汁 2 杯，日分 2 次温服。

【二诊】 11 月 13 日，上药与 3 剂，初服 1 剂，体温下降，咳嗽已少，服完 3 剂之后，身热 36.1℃，头痛、头晕已止，心中悸惕已减近半，但尚有心中觉有畏冷之感，此亦心气尚为不足也，再步上方续服。

当归身 30g，制何首乌 30g，柏子仁 20g，淡豆豉 20g，桂枝 10g，甘草 10g，生姜 6g，大枣 6 枚（开）。

上药水煮两遍，取汁 2 杯，日分 2 次温服。每服兑冲黄酒 30ml。

【三诊】 11 月 16 日，上药又续服 3 剂，阳气来复，体温正常，汗出止，心悸已安，可以安寐，精神振作，咳嗽已平，心中畏冷之感已消，脉来冲和。为巩固疗效起见，再与上方 3 剂，而剂量只用一半。

（二十五）产后发热脘痞案

田某，女，31 岁，小学教师，1981 年 8 月 24 日初诊。

产后 4 天，由于失血过多，伤及冲任，精神萎靡，身热汗出，自服感冒药，寸效不显，更感身热汗出，中脘痞满，不欲饮食，心中悸惕不安，周身楚痛，但欲卧。脉来虚数，舌淡苔略黄。

辨证治疗：产后失血过多，伤及冲任，将息失宜，而身热汗出，虽服西药而身热汗出更甚，并心中悸惕不安，身楚欲卧，饮食不慎而脘中痞满不化，然而中焦为气血生化之渊薮，血气不及，冲任之脉更加空亏，身热不彻，精神萎靡不振，脉来虚数，此血虚证也，治当养血安胃，方选三圣温海汤加味调之。

处方：当归身30g，制何首乌30g，柏子仁20g，陈皮15g，砂仁6g，煨木香4g，甘草10g，生姜6g。

上药水煮两遍，取汁2杯，日分2次温服。

【二诊】8月27日，上药连服3剂，气血有再生之望，精神较前好转，中脘痞满减轻，身热不若前甚，心中悸惕稍安，可以起坐，脉来虚数不甚，上方既效，仍守上方加味续进。

当归身30g，制何首乌30g，柏子仁20g，陈皮15g，砂仁6g，煨木香4g，台党参10g，丝瓜络15g，云茯苓10g，甘草10g，生姜6g。

上药水煮两遍，取汁2杯，日分2次温服。忌食生冷之品。

【三诊】9月2日，上药连服4剂，身热退，周身酸楚疼痛已减，心悸已安，可以安寐，中脘痞满已平，饮食馨香适口，脉来较前冲和，综观之，病以新瘥，还须调养数日方安。

当归15g，制何首乌15g，柏子仁10g，党参10g，甘草10g，云茯苓10g，陈皮10g，丝瓜络10g，砂仁5g，生姜6g。

上药水煮两遍，取汁2杯，日分2次温服。隔日服药1剂，予3剂。

按：以上三案，宋某、李某、田某之治疗主方为三圣温海汤，重在填补冲任二脉气血。方以当归为主，因其性味甘温而辛润，辛香又兼行气，具有"治一切风、一切气、一切劳之功"，主入下焦，温冲脉血海，暖带脉虚冷，凡妇人月经不调，血虚经闭，胎产诸虚，都用之以为主药。制何首乌主补肝肾，益其精血，补血则不腻滞，补肝肾而不偏燥。李时珍指出："此物气温，味苦涩，苦入肾，温补肝，能收敛精气，所以能养血益肝，固精益肾，健筋骨，乌须发，为滋补良药，不寒不燥，功在地黄、天门冬之上。"柏子仁性味甘平，入心脾益血养心，敛血止汗，入心养神，入肾定志，心神虚怯，惊悸怔忡，心血亏损，盗汗失眠，津少便秘者，均可治之。三药配合，补血生血而不腻滞，温血调血而不温燥，尤善用于产后血虚发热等证。

产后发热一证，以血虚为本。《内经》王注所谓："冲为血海，任主胞胎。"产后发热，一为失血过多，一为调护失宜，血海空虚，血虚阳浮，阴阳不相维系而发之证，在临床治疗时，最忌蛮补，所以组方既不用参、芪、术、草之温燥以碍于饮食，又不用阿胶、熟地之黏腻以碍于温运。只取当归、首乌、柏子仁温补灵动之品，以收纳浮阳之热归于血海之内，以达到阴平阳秘之效。

（二十六）产后恶漏不止案

1.周某，女，30岁，农民，德州市郊，1979年6月8日初诊。

产后38天，恶漏不止，其色淡红，淋漓不断，无气味，小腹有下坠感，腰部酸楚，甚则作痛，心中怔忡不安；周身酸懒，疲乏无力，并少气懒言，面色苍老，舌质淡红，舌苔白薄，脉象细弱。

辨证治疗：平时身体就不太壮实，经常感到疲劳，产后又失血过多，气血更加无力收摄，以致恶漏该停不停，淋漓不断，其血淡红，无气味；气虚不温，冲任亏空，气虚下陷，故而小腹有下坠之感；冲脉行于脊里，肾气虚，不能温养腰背，故而腰部酸楚，或作痛；血气既失，心血失于补益，故心神不足而怔忡不安，少气懒言，疲乏无力，面色苍老；舌淡苔白，脉来细弱等，均属气血虚弱之证，治疗当以补气摄血为法。方用补中益气汤加味调理。

处方：党参20g，黄芪30g，炒白术20g，当归身15g，柴胡6g，升麻6g，陈皮20g，棕炭20g，川续断20g，桑寄生20g，杜仲炭15g，阿胶10g（烊化），酸枣仁30g，甘草10g，另取灶心土（即伏龙肝）100g，清水浸泡，取其澄清汁4000ml，用此汁煮药，煮2遍，取药汁2杯，烊化阿胶尽，日分2次温服。

【二诊】6月14日，上药连服5剂，恶漏显著减少，只是点点，不多。小腹下坠感消失，腰部酸楚疼痛已平，心中怔忡十去其七，寐意已安，少气懒言好转，脉来渐渐有力，可以下床作轻体力劳动，舌质舌苔亦然，然而气血虚弱之体，尚一时难复，仍守上方续进。

【三诊】6月20日，上药续服5剂，恶漏已止，心中怔忡大减，脉来有力，舌质显红润，少苔，气血来复矣，化裁上方续进，望其全痊。

党参15g，黄芪15g，炒白术15g，当归身10g，阿胶10g（烊化），酸枣仁30g，柏子仁10g，甘草10g。

上药水煮两遍，取汁2杯，烊化阿胶尽，日分2次温服。

与药3剂，服药已，续服补中益气丸12日。

2. 曹某，女，33岁，农民，武城，1980年3月3日初诊。

产后40余天，恶漏不止，时多时少不等，血色深红紫，质黏腥臭，发热不太严重，口干，舌红，舌苔黄腻，小便色黄，心中烦热，心悸、不得安寐，乳水不足，精神郁闷，性情有转烦躁之形。脉来弦数。

辨证治疗：产妇平时体质阴虚，产后阴血更虚，阴血不足则生内热，为时一长，热扰冲任二脉，而恶漏不止，血色红紫，其味腥臭；邪热之邪上扰，热伤津液则口干舌红，心中烦热，心悸，不得安寐；下焦之热不已，故而小便色黄。根据当前情况，如不及时治疗，冲任之脉更加阴亏，亦恐影响肝肾、带脉，变证难测矣。方选保阴煎合玉女煎等方加减调之。

处方：生地黄30g，生山药20g，生白芍25g，麦冬30g，沙参20g，黄芩炭15g，黄柏10g，知母10g，制龟板20g（打细），旱莲草30g，鱼腥草20g，甘草10g，生蒲黄10g，茜根炭10g。

上药文火久煮两遍，取汁2杯，日分2次温服。

【二诊】3月6日，上方服3剂，恶漏见少，身热减轻，心中烦热亦瘥，夜寐好转。精神郁闷，性情急躁，减而了了，脉来依然弦数，再观其舌，偏红少苔。气阴久虚，应从长远计也。

生地30g，白芍20g，麦门冬20g，沙参20g，黄芩15g，黄柏10g，知母10g，制龟板30g（打细），旱莲草30g，鱼腥草20g，川续断20g，茜草炭10g，生蒲黄8g，甘草10g，芦根30g，连翘20g，淡竹茹10g。

上药文火久煮两遍，取汁3杯，日分3次温服。

【三诊】3月12日，上药连服6剂，恶漏渐渐而止，身热亦随之而平，心中烦热减轻，心悸减轻，性情略为平和，舌红，苔黄减轻。阴气有所来复，小便清长略黄，脉来不若前甚，再以前法续进。

生地30g，白芍20g，麦门冬20g，黄芩10g，知母10g，制龟板30g（打细），沙参20g，芦根30g，连翘20g，淡竹叶10g，石斛20g，丝瓜络10g，节菖蒲10g，远志10g，瓜蒌皮20g，甘草10g。

上药文火久煮两遍，取汁3杯，日分3次温服。

【四诊】3月18日，上方续服3剂，心悸已安，胸中烦热已清，小便清长，大便调和，气阴来复，诸证可望全痊。

生地20g，白芍20g，麦冬12g，知母10g，连翘20g，石斛30g，节菖蒲10g，远志10g，柏子仁10g，酸枣仁20g，芦根20g，甘草10g。

上药水煮2遍，取汁2杯，日分2次温服。

3. 郝某，女，28岁，商业职员，德州市百货商店，1989年9月3日初诊。

产后28天，恶漏当止不止，色紫，量少，有瘀血块，有时小腹痛，暖之痛减，有时腰痛，下肢乏力，饮食尚可，寐意不酣，多梦，脉来沉弦，舌有瘀血黯点，舌质偏青，苔薄白。

辨证治疗：产后恶漏，一般半月左右即已，今将满月仍恶漏不止，小腹作痛，实为瘀血内阻胞中，经脉运行不畅；舌有瘀血黯点，舌青，脉沉而弦，实为血瘀阻滞之证，方以青主生化汤治之。

处方：当归15g，川芎10g，桃仁10g，红花6g，生蒲黄10g，五灵脂10g，炮姜6g，坤草10g，川续断20g，怀牛膝10g，芥穗炭10g，酸枣仁20g，甘草6g。

上药水煮2遍，取汁2杯，日分2次温服。

【二诊】9月9日，上方连服6剂，恶漏未止，而血块减少大半，小腹痛减，脉仍弦沉，舌象同前，脉证互勘，认为久病尚有一点好转，亦是佳象，再三揣之，仍以上方续服，观之再商。

【三诊】9月16日，阴道仍有流血，不若前甚，而血块消失，小腹作痛基本消失，脉来弦沉不若前甚，舌质由青转为红活，虽有瘀血黯点，不需虑也，待之可以自消。仍以生化汤加味调之。

当归 15g，川芎 10g，桃仁 6g，红花 6g，蒲黄炭 10g，炮姜 6g，芥穗炭 6g，川续断 20g，杜仲 20g（盐水炒），台参 20g，元胡 6g，甘草 10g。

上药水煮 2 遍，取汁 2 杯，日分 2 次温服。

【四诊】 9 月 21 日，上药续进 4 剂，阴道流血已止，小腹痛止，脉象较前有弦象而不沉，一切证象转吉，可望病瘳矣。

当归 10g，川芎 6g，川续断 20g，杜仲 20g（盐水炒），菟丝子 20g，台参 20g，甘草 10g。

上药水煮 2 遍，取汁 2 杯，日分 2 次温服。与 3 剂。

按： 以上三例产后恶漏不止，其证不同，治法各异，如一案周某，为气血虚弱之恶漏，治法以补气摄血，方用补中益气为主，脾胃乃生化之源，与冲任二脉关系甚密。二案曹某，为血热恶漏不止，治以清热、养阴、止血为主，方守《景岳全书》之保阴煎为主，运用之中又佐以龟板、川续断等药，保阴气以安冲任，强筋骨补肝肾。三案郝某，为血瘀恶漏之证，治以活血化瘀为主，方守生化汤续加川续断、杜仲，以调补肝肾冲任，血瘀化尽，又加人参以益气善后。然而临床辨证之时，必须仔细找到其主证，有重点的进行处治，对于其他兼证，也不能忽视，要从全局考虑，即所谓"无处不到，寻堪效法者"。

（二十七）产后气虚癃闭案

1. 卢某，女，26 岁，1971 年 5 月 6 日初诊。

产后第 2 天，小便少，第 3 天，小便不通，小腹胀急，按之作痛，精神萎靡不振，言语低怯，面色㿠白不华，舌质淡白，少苔，脉象细弱。

辨证治疗： 产妇素来体质虚弱，有气管炎病史，产时劳力伤气，又流血过多，气血两虚。肺主气，主治节，为水之上源，肺气早伤，治节不利，不能通调水道，下输膀胱，因而小便不通，小腹胀急，按之作痛；脾气虚，更由于产时失血过多，血去气弱，故而精神萎靡，言语低怯，面色㿠白不华；脉与舌象均属肺、脾、膀胱气虚之证，治疗宜宣肺补气，以利小便，方选补气通脬饮加味调之。

处方： 黄芪 20g，麦冬 20g，白通草 20g，云茯苓 20g，杏仁 15g，桔梗 10g，麻黄 6g，柴胡 6g，升麻 6g，白术 10g，甘草 10g。

上药水煮 2 遍，取汁 2 杯，日分 2 次温服。

【二诊】 5 月 9 日，上方服 3 剂，小便得通，小腹胀急消失，精神较前好转，脉来不若前甚，再守上方减味调之。

黄芪 15g，麦冬 10g，白通草 10g，云茯苓 15g，白术 10g，甘草 6g。

上药水煮二遍，取汁 2 杯，日分 2 次温服。

【三诊】 5 月 28 日，其妇来诊，言小便困难无力，欲小便时，坐 20～30 分钟才下，有时还要提气数次小便始出。脉缓弱，体质仍虚弱，又根据以上情况，实乃大气下陷之征。遂与张锡纯先生之升陷汤。

黄芪30g，知母10g，柴胡10g，升麻10g，台参15g，桔梗10g，甘草10g。

上药水煮2遍，取汁2杯，日分2次温服。

【四诊】 6月4日，连服上药6剂，小便通畅，再不用提气即可溲下，脉来较前冲和，再予原方4剂，嘱连服之以善其后。

2. 孙某，女，30岁，某单位职员，1984年9月20日初诊。

患者凤有肾虚，此次又因产后感寒冷而肾阳更伤，今已3日，小便不通，小腹胀满而痛，坐卧不安，精神疲倦，腰脊酸楚，气色淡白，脉来沉细，舌淡，苔白滑。

辨证治疗： 患者肾阳虚弱，久有腰痛不温之疾，今又产后气血大伤，肾之阳气更加不足，肾气虚不能化气行水，肾中阳虚，不能温暖膀胱，膀胱无力则溺不得出，因而小腹绷急，坐卧不安；脉与舌象均为肾阳不足之证，治疗之法，必温补肾阳，化气行水。方以真武、济生之意。

处方： 云茯苓30g，炒白术20g，炒白芍15g，制附子10g（先煮），生姜8g，山萸肉20g，泽泻20g，熟地30g，怀牛膝20g，肉桂3g，生山药15g，车前子30g。

上药先煮制附子半小时，再下诸药，煮取1杯，药滓再煮，取汁1杯，日分2次温服。

【二诊】 9月24日，上药服1剂，小便通利，续服2、3剂后，小便癃闭全痊。其他诸证亦随之而减。今予金匮肾气丸1盒，以资巩固。

按： 产后小便癃闭，其因多为肺虚、肾虚两种为多。一案卢某，属气虚癃闭，主要是指肺气与脾气虚弱，不能通调水道，下输膀胱，膀胱闭塞，而尿液难出。二案孙某属肾阳不足，本来孙某早就肾阳不足，适逢产后，肾阳更虚，不能化气行水，水停膀胱，小便不通，《内经》所谓："膀胱者，州都之官，津液藏焉，气化则能出矣。"

（二十八）产后大便难案

赵某，女，30岁，农民，德州市郊，1986年5月1日初诊。

产后25天，大便秘结，数日不下，甚则肛门撑裂出血，皮肤干燥，饮食正常，小便清长，小腹不痛，脉来细数，舌红苔腻。

辨证治疗： 由于产后失血过多，而津液亏乏，冲任气血亏空，肠道失于濡润，传导功能失司，以致大便困难，治以养血润燥之法调之，方用麻子仁丸方加味。

处方： 火麻仁20g，熟大黄10g，白芍15g，炒枳壳15g，杏仁20g，桃仁10g，当归30g，熟地30g，肉苁蓉30g，郁李仁20g，龙眼肉20g，甘草10g，炒黑芝麻15g。

上药文火久煮2遍，取汁2杯，日分2次温服。

【二诊】 5月5日，上药连服4剂，大便通，通而不畅，何以故？沉思良久，此药过于腻滞，可为通而不畅之因，变通上法，佐以行气之品以观之。

火麻仁15g，熟大黄10g，白芍15g，炒枳壳25g，杏仁20g，桃仁10g，生地15g，当归15g，郁李仁10g，川厚朴6g，槟榔15g，炒莱菔子20g，甘草10g，瓜蒌20g。

上药文火久煮2遍，取汁2杯，日分2次温服。

【三诊】 5月8日，上药续进3剂，大便通畅，前有胸宇郁闷之症，亦消之而显宽容，精神益加振作。脉象较冲和，苔腻亦化。嘱停药，待之调之。并嘱食品宜清淡，以蔬菜、小米稀粥为主，间或服以膏粱厚味为佳。

（二十九）产后腹中疞痛案

郑某，女，28岁，黄河崖乡，1986年3月10日初诊。

产后旬余，即觉小腹隐约作痛，当时未加注意，又过了10多天，将近满月，腹中作痛不止，过去数日只是暖水袋温之即愈，婆婆劝说请中医诊之，始来门诊。刻下：面色㿠白，小腹隐隐作痛，按之、暖之方舒，小便清长，大便不爽，腰痛腰坠，脉来细缓无力，舌淡，苔白滑。

辨证治疗： 妇人产后百节纵，流血多，经脉一时空虚，冲任二脉失于濡养，气虚而滞，故而腹中痛不已，喜温喜按；夫冲任二脉，皆系之于腰脊之里，气血亏虚，冲任二脉，又必受到影响，故而腰痛腰坠；下焦血虚，大肠血短失养，又必大便困难，脉与舌象，无一不属血虚之证。治疗方法，当以调补气血，温经止痛，方宗《金匮要略》当归生姜羊肉汤法。

处方： 鲜羊肉200g，当归30g，生姜20g。

上方宽汤久炖之，取汤2碗，每碗加黄酒30ml，味精、香菜少许，温热喝汤，早喝1碗，晚喝1碗。注意保温。

【二诊】 3月16日，上药连续喝了6天，气血大复，腹中疞痛止，腰脊痛亦止，大便亦通。脉来有力，面色红润可观，舌红润少苔。患者精神振作，还愿再喝此汤。余允之。

按： 当归生姜羊肉汤，不但治寒疝，亦可治下焦寒气。当归、生姜温下焦之寒而活经络；羊肉乃血肉有情之品，调补气血以温补冲任之脉。王子接指出："当归、羊肉辛甘温浊，温暖下元而不伤阴，佐以生姜……引入下焦，温散虚寒……本方三味非但治疝气冲逆，移治产后下焦虚寒亦称神剂。"此亦即《素问·阴阳应象大论》"形不足者，温之以气，精不足者，补之以味"也。

（三十）产后背痛背冷案

陶某，女，28岁，农民，1967年4月4月初诊。

产后3日，初感背冷，迄今已月余，仍背冷，并背痛，畏寒，手梢亦觉不温，面色㿠白，精神萎靡，少气懒言，不欲饮食。脉来沉缓，舌淡苔白。

辨证治疗：产后背冷背痛，迄今月余不瘥，总归产后失血，失于调补而引起，气血又亏，故而面色㿠白，精神萎弱不振，少气懒言；脉来沉缓，舌淡苔白，皆为血亏气虚之形；冲任之脉，又并入脊里，冲任气血不足，无以温养冲任以及督脉，故而背冷背痛之作不辍矣。治之之法，当重温下焦，并煦冲脉、任脉、督脉，阳气回，血必复也。方宗三圣温海汤加味调之。

处方：当归30g，制何首乌30g，柏子仁15g，制附子10g，鹿角霜20g，党参15g，黄芪20g，炒白术15g，炮姜8g，甘草6g，大枣6枚（开）。

上药以文火慢煮，取汁2杯，日分2次温服，每服兑冲黄酒30ml。

【二诊】4月9日，上药连服5剂，背痛背冷消失大半，畏寒已祛，手稍转温，脉象沉缓不若前甚，食欲增强，病已转入坦途，仍与上方续进。

【三诊】4月14日，上药续进5剂，四肢转温，面色红润，精神振作，言语和谐，脉象已转为冲和有力。舌色红润，苔显淡黄。嘱服人参归脾丸半月。

按：三圣温海汤，君当归辛甘温润，温冲任血海，理带脉虚冷，凡产后诸虚，都可用为主药；制何首乌实肝肾，益精血，补血而不腻滞，补肝肾而不偏燥；柏子仁入脾以益于心；三药合用，补血、生血而不腻滞，温血、调血而不偏燥。方中加鹿角霜温通督脉之阳气；人参、制附子、黄芪、白术等，大补人身阳气；炮姜以暖冲任之脉，阳气振作而阴血复也。

（三十一）产后阴虚盗汗案

吕某，女，40岁，平原，1979年10月13日初诊。

产后将已30天，每每于夜睡中出汗，醒后其汗渐止，三日中有两日如此，头目眩晕，两耳蝉鸣，心中烦热，下午尤甚，腰膝酸楚乏力，面颊潮红，舌质偏红，少苔，脉来细数，重按无力。

辨证治疗：产时失血过多，阴血亏虚而生内热，迫汗外出，多在夜间睡时，头目眩晕，两耳蝉鸣，面颊潮红，此乃阴虚不纳，阳浮于上之形证；心中烦热，舌质红赤，脉来细数，重按无力，皆为阴虚内热之证，治当滋益清潜，清热止汗。方以六味地黄汤加减调之。

处方：生地黄30g，山萸肉20g，地骨皮10g，泽泻20g，白芍30g，制龟板30g（打细），生龙骨20g，生牡蛎30g，浮小麦25g，麦冬20g，竹叶10g，酸枣仁20g，甘草10g，黄芩6g，车前子30g（布包）。

上药文火水煮2遍，取汁2杯，日分2次温服。

【二诊】10月19日，上方连服6剂，盗汗十去其七，六日之内，只有一次夜半出现盗汗，汗出亦轻。心中烦热，面颊潮红显减。上方既效，仍守原方续进。

【三诊】10月26日，上方又连服6剂，盗汗止，眩晕耳鸣止，心中烦热，面颊潮红均止，脉不若前甚。综合上方服之，阴血得复，如无反复，为愈。

按：六味地黄汤本为滋阴之品，方中加三甲镇纳浮阳，滋补冲任；加黄芩、地骨皮以凉血退蒸；巧加酸枣仁、甘草以治夜半之发病；加竹叶、麦冬以凉心血；更加车前子，以养阴而利尿。此所谓阳枢转动，阴枢随之，决渎功成，盗汗无源，而病必瘳也。

（三十二）产后血虚身痛案

郝某，女，25 岁，德州市郊，农民，1981 年 3 月 20 日初诊。

产后 2 日，出血过多，因产房不温，第 3 日出院时，天气寒冷，在回家的路上，护理不周，回家后，感到身冷，身痛，虽经保温，增加饮食，但身痛不已，时轻时重，迄今已 31 天，病不忍，来门诊。周身关节疼痛，四肢酸楚，疲乏无力，手梢冷、麻木，脉细无力，舌淡苔白薄。

辨证治疗： 产后出血过多，出院护理不周，感受风寒，以致荣血不足，阳维脉损，百节气血空虚，筋脉失养，经筋不利，而现身冷身痛，关节疼痛，四肢酸楚乏力，手梢冷，麻木；脉象细弱无力等证，亦为血虚之证，治宜养血益气祛风，佐以温经通络。方用黄芪桂枝五物汤加减。

处方： 黄芪 30g，当归 30g，桂枝 15g，白芍 15g，鸡血藤 30g，姜黄 6g，川芎 10g，羌活 6g，阿胶 10g（烊化），生姜 6g，大枣 10 枚（开）。

上药水煮 2 遍，取汁 2 杯，烊化阿胶尽，兑黄酒 30ml，日分 2 次温服。

【二诊】 3 月 27 日，上药服 6 剂，身痛减却大半，身感温煦，汗出，手梢冷麻已瘳，脉来不若前甚，续予上方服之，调补阳维。

【三诊】 4 月 3 日，上药续服 6 剂，身痛、手麻已瘳，周身渐觉有力，再书一养血通络之方善后。

黄芪 20g，王不留行 20g，当归 15g，鸡血藤 30g，姜黄 3g，党参 10g，甘草 10g。

上药水煮 2 遍，取汁 2 杯，日分 2 次温服，隔日服药 1 剂。

（三十三）产后小便失禁案

隋某，女，38 岁，市郊农村，1983 年 12 月 2 日初诊。

前生 3 胎，仅存 1 女，身体素来虚弱，经常体倦无力，此次产后已月余，但小便失禁，医予金匮肾气丸，服药 7 日后，小便失禁好转，但服药后，往往引起呃逆，恶心，又停服上药。迄今已 40 余天，仍小便失禁，有时溺湿棉裤，夜睡溺湿棉被，其夫特扶其来诊。患者面色清淡，腰酸乏力，两腿酸软，四肢畏冷，舌质淡白，苔白滑，脉沉弱。

辨证治疗： 禀赋素来虚弱，肾阳久亏，产后失其血气，肾气不固，命门火衰，膀胱已无约束之力，致小便失禁；肾阳既虚，故而又腰膝酸楚乏力。脉证互参，为肾阳虚弱之尿失禁证，治以温补命门，固护胕气。方用固胕汤合缩泉丸意。

处方： 桑螵蛸 20g，菟丝子 20g，小茴香 10g，补骨脂 10g，干姜 6g，益智仁 10g，黄芪 30g，芡实 10g，熟地 30g，金樱子 10g，党参 20g，当归 15g，甘草 10g，乌药 20g。

上药水煮二遍，取汁 2 杯，日分 2 次温服。

【二诊】 12 月 18 日，上药服 6 剂，肾阳升动，膀胱已有约束之力，小便失禁病减近半，腰膝气力增强，四肢畏冷瘥，方证适宜，仍与上方续服。

【三诊】 12 月 25 日，上方又进 6 剂，小便失禁基本平和，3～5 日偶尔有 1 次失禁，仍守上方续进。

【四诊】 12 月 29 日，小便失禁一证，基本恢复，为恐其病反复，自拟益气醒脬汤化为丸剂予之，以资巩固。

大熟地 25g，益智仁 15g，菟丝子 20g，覆盆子 20g，桑螵蛸 30g，台乌药 10g，牡蛎 30g，黄芪 30g，取 5 剂。

上药研为细末，蜂蜜为丸，每丸 9g，早晚各服 1 丸，白水送服。

（三十四）产后呕吐案

付某，女，29 岁，工人，1987 年 4 月 20 日初诊。

产后 12 天，家庭设宴，招待亲家，下床敬酒，饮食不慎，当晚即觉脘痞呕吐，与小半夏生姜汤调之而安。产后 29 天，因生气着急，又患呕吐，中脘痞满，不欲饮食，越一日，呕吐甚，所吐之物，大都是黏液，有的绿如菜汁、蛋清。并心悸，心烦，胆怯，有恐人将捕之之感，夜寐多梦联翩，有时出虚汗，脉象弦细数，舌质偏红，舌苔白腻。

辨证治疗：产后气血本亏，胃气本弱，宴客又饮食不慎，曾患呕吐，胃气更虚，本当保养胃气，而又逢动怒，胃气益滞，并心悸，胆怯，夜寐不安，出虚汗，脉弦细，舌红苔白，形成心胆胃气滞不降之候。治当和胃宁胆安神之法调之，方用正胆汤加减。

处方：酸枣仁 30g，陈皮 20g，半夏 20g，云茯苓 20g，甘草 10g，竹茹 10g，枳壳 20g，条芩 10g，远志 10g，生姜 6g。

上药水煮 2 遍，取汁 2 杯，日分 2 次温服。

【二诊】 4 月 23 日，上药服 3 剂，呕吐即止，脘痞亦觉宽舒，饮食渐进，心悸，胆怯，出虚汗，显减大半，寐意尚差，脉来不若前甚，仍与上方出入续进，观其所以，再诊。

酸枣仁 30g，柏子仁 10g，合欢皮 10g，陈皮 20g，半夏 20g，云茯神 30g，竹茹 10g，枳壳 15g，远志 10g，生姜 6g，甘草 10g。

上药水煮 2 遍，取汁 2 杯，日分 2 次温服。忌食生冷等物。

【三诊】 4 月 27 日，上药服 3 剂，胸脘宽和，饮食增加，心悸胆怯已瘥，虚汗不出，寐意转佳。不料娘亲来探望，又喝酒又吃饭，虽然自觉未多，但晚服最后 1 剂中药，入胃即吐出，并头目眩晕，心中悸动不安，中脘又显痞胀，今日特来再诊。与枳术丸。

【四诊】 5月1日，夫妇一同来门诊，述及前天之事，其夫又说：这次岳母来看闺女，目的是商量怎样过个百岁（本地民俗，生子满月，亲家来贺，名曰过百岁），她吃喝不慎，好像忘了前两次之苦，不知忌口，以致痼疾又发。脉之弦滑，舌质偏红，舌苔黄腻。症状基本同前，仍与上方加味调之。

酸枣仁30g，陈皮20g，半夏20g，云茯苓20g，竹茹10g，黄芩6g，焦山楂10g，神曲10g，麦芽10g，甘草10g，生姜6g。

上药水煮2遍，取汁2杯，日分2次温服。忌食生冷，油腻，糖酪，鱼肉，腥臭之品，饮食不宜太饱，慎之，慎之。

【五诊】 5月4日，上药又连服3剂，胸脘痞胀消失，呕恶之感未发，心中悸惕已安，头目眩晕已止，病已瘥，书小半夏汤出入服之善后。

半夏10g，陈皮10g，砂仁6g，生姜6g。

上四味煮2遍，取汁1杯半，日2服。

按： 产后病的呕吐，其病理机转，集中地反应在心、胆、胃三个脏器的功能失调，心与胆，一个主人身的阳枢，一个主身中的阴枢，胆为阳枢，心为阴枢，二者发病，互相影响，二者之间便是胃，所以病则心、胆、胃同病，其证多为心悸不安，心主神志而又显眩晕，健忘，出虚汗等，胆病则胆虚不眠，胆怯，小胆等证，胃病则饮食滞塞，胸脘痞胀或脘胀不消，消化不良等。治疗如此之病，首先必须转动枢机，从阳枢胆开始，孙思邈有温胆汤昌之于前，后有《名医类案》正胆汤，即温胆汤加酸枣仁、代赭石。今加黄芩清疏胆气，加生姜调和胃气，心、胆、胃并治。临床很多病，治法再多，都不如拨动这一枢转之机方便。此案产后呕吐，其总的病机都是在这心、胆、胃气化不及方面，所以采用这一方法，比用二陈汤、香砂养胃汤等为好，因为此方的特点是："既不偏用温燥以劫液，又不偏用清润以助痰。"

（三十五）产后腹痛便溏案

潘某，女，40岁，黄河崖工人，1989年8月6日初诊。

产后荣血亏虚，冲任穴空，胞络失养而腹痛，而脾土又弱，湿浊留滞，大便溏泻，里急不爽，饮食逐渐减少，心悸头晕，周身乏力，精神疲倦，脉来细缓，舌质淡，苔白薄。

辨证治疗： 由于产时失血过多，冲任之脉失养，故而腹痛，而中焦脾胃为气血之渊薮，脾气虚弱，湿浊郁滞，故便溏而又不爽；产后血气一时不复，脾胃失于温运，而食欲渐少；心悸，头晕，周身疲劳，精神不振，脉来缓细，均为荣血不足，冲任穴空，脾土虚弱之候，治当益气补血，辛香温散，健脾止泻为法。

处方： 炒白术20g，黄芪30g，当归20g，白芍15g，淮山药20g，酸枣仁25g，炒木香10g，砂仁10g，云茯苓30g，小茴香6g，川续断30g，陈皮20g，防风8g，甘草10g。

上药水煮 2 遍，取汁 2 杯，日分 2 次温服。忌食生冷，肉，鱼，腥臭之品。

【二诊】 8 月 10 日，上药服 4 剂，腹痛稍减，溏泻显减，饮食尚不见增，心悸少安，头晕不减，身体仍感疲乏。气血久亏之体，一时不得恢复，审之前方无误，再与前方续进，观之进退再诊。

炒白术 20g，黄芪 20g，当归 15g，白芍 15g，淮山药 20g，酸枣仁 20g，炒木香 6g，砂仁 6g，云茯苓 20g，小茴香 6g，元胡 10g，五灵脂 10g，陈皮 15g，防风 6g，甘草 6g。

上药水煮 2 遍，取汁 2 杯，日分 2 次温服。

【三诊】 8 月 15 日，上方续服 4 剂，腹内作痛不减，溏泻而未止，他证依然，细诊之，患者说，腹内脐之四周，不断有气攻痛，余腹诊之，腹皮温，腹内高下尚有积聚硬块，重按作痛，并有辘辘作响之声，综观之，气血虽然亏损，但有积滞不化，非一般养血止痛之法可疗，今宗《金匮要略》法化裁。

制附子 8g（先煮），川厚朴 10g，枳实 15g，当归 20g，川椒 6g，煨姜 6g。

上 6 味，先煮制附子 40 分钟，再加水下诸药，再煮 40 分钟，取汁 2 杯，日分 2 次温服，切记无误。

【四诊】 8 月 18 日，上药连服 3 剂，腹内攻冲减少，痛减大半，溏泻亦减，别无其他变证，仍以上方续进。

制附子 8g（先煮），川厚朴 10g，枳壳 15g，当归 25g，川椒 6g，炮姜 6g，台参 10g，甘草 10g。

煎服方法用上。

【五诊】 8 月 20 日，上药又进 3 剂，腹痛止，腹内积块攻冲不显，便溏已止。腹诊之：脐腹之内，基本平复，但重按尚痛。病去十之七八，唯湿滞积郁尚未尽化，脾阳一日不能伸布，根蒂弗除矣，仍步上方加味调之。

制附子 8g（先煮），川厚朴 10g，当归 25g，桃仁 10g，川椒 6g，炮姜 6g，台参 10g，苍术 10g，陈皮 20g，云茯苓 20g，乌药 30g，木香 10g。

煎服方法用上。

【六诊】 8 月 26 日，上药又服 4 剂，腹中作痛已去，腹诊重按腹痛甚微，大病已瘥，气血大虚，仍当益气养血。拟当归生姜羊肉汤调之。

当归 60g，羊肉 200g，生姜 30g。

上方，宽汤炖之，取汤 2 碗，加点味精、香菜、胡椒粉，一日分 2 次热服，一次 1 碗，连用 5 天。

按：产后气血不足，脾土虚弱，治以益气补血，健脾止泻则病必已，而此例患者，以此法，腹痛减不足言，腹诊后，始知腹内攻冲，而有硬块积聚不化，何克有成，遂改方《金匮》乌头煎合厚朴三物汤等加味而病瘳，由此可知，腹诊在妇科病的诊治中是相当重要的，不可或缺。

（三十六）产后不寐案

裴某，女，38 岁，工人，1976 年 4 月 10 日初诊。

产后 3 日以后，经常夜寐不安，梦多联翩，心中悸惕，头目眩晕，身倦无力，精神萎靡，食欲不振，心下有时痞闷，迄今已 20 余日，脉象细弱，舌淡苔白薄。

辨证治疗：产后营血亏虚，心失所养，心神不安，故而夜寐不安，多梦联翩；心脾气血均不足，运化失司，故而食欲不振，心下痞闷，身倦乏力，精神萎靡不振。治以益气养血，补冲任而安神，佐以调和胃气。

处方：当归 15g，酸枣仁 30g，柏子仁 15g，朱茯神 15g，远志肉 15g，制何首乌 20g，台党参 15g，夜交藤 20g，合欢皮 10g，陈皮 15g，半夏 10g，炒白术 10g，甘草 10g。

上药水煮 2 遍，取汁 2 杯，日分 2 次温服。

【二诊】 4 月 16 日，上药服 5 剂，夜寐不安显减，但仍多梦联翩，心下痞闷显宽，饮食好转，他证尚无起色，脉来同前，再步上方续进，观其所以再诊。

当归身 20g，酸枣仁 30g，柏子仁 10g，朱茯神 20g，远志肉 20g，制何首乌 20g，台党参 15g，五味子 10g，生龙牡各 20g，陈皮 15g，半夏 15g，合欢皮 20g，夜交藤 20g，甘草 10g。

上药水煮 2 遍，取汁 2 杯，日分 2 次温服。

【三诊】 4 月 21 日，上药又连服 5 剂，夜寐可以睡 2～3 小时，仍多梦，心中悸惕好转，仍守上方续进。

【四诊】 4 月 24 日，上药又进 3 剂，正逢娘家侄子订婚，就去赴宴，又吃肉，又喝酒，晚归，脘腹膨胀不已，一夜未能合眼，次日口渴头晕，精神疲倦，心烦不安，又来门诊。脉来虚细而数，舌质偏红，苔黄略腻，又显阴虚火旺之兆，治疗又当养血安神，佐以清热化滞，以防阴虚火旺。

当归 10g，酸枣仁 20g，云茯神 20g，柏子仁 10g，生龙牡各 20g，陈皮 20g，半夏 20g，淡子芩 8g，瓜蒌皮 20g，炒枳壳 20g，焦山楂 15g，川厚朴 6g，小草 10g，白芍 10g，甘草 10g。

上药水煮 2 遍，取汁 2 杯，日分 2 次温服。

【五诊】 4 月 27 日，上药服 1 剂后，腹部雷鸣，一时后，大便泻下 2 次，腥臭难闻，一夜可睡 4～5 小时，梦亦减轻很多。脉来细数，舌红苔薄黄。上方得宜，仍守上方续进。

当归 10g，酸枣仁 20g，云茯神 20g，柏子仁 10g，生龙牡各 30g，陈皮 15g，半夏 30g，淡子芩 10g，炒枳壳 20g，焦山楂 15g，小草 10g，白芍 10g，甘草 10g。

上药水煮 2 遍，取汁 2 杯，日分 2 次温服。

【六诊】 4 月 30 日，上方续进 3 剂，饮食馨香适口，胸脘宽舒，每夜可寐 5 ~ 6 小时，精神振作。调整上方续进 3 剂，以善后。

当归 10g，酸枣仁 30g，云茯神 20g，生龙牡各 30g，半夏 30g，淡子芩 6g，小草 10g，白芍 6g，甘草 10g。

上药水煮 2 遍，取汁 2 杯，日分 2 次温服。

按：产后不寐一证，临床并不多见，产后血虚，冲任穴空，血不养心，心失所养，一般来说，大补血气，其病可疗。本例患者，一再养血安神，调和胃气，而显效迟迟。四诊时患者饮食不节后，引发脘腹膨胀，治以养血安神，并佐以清热化滞，而病始得转吉，由此经验证明，大补气血只可用于阴虚荣血亏虚，但调和胃气又为治疗失眠的一重要环节，腹空柔软无滞，而寐可成。可为一得之见。

（三十七）产后怔忡案

赵某，女，44 岁，平原，1968 年 6 月 30 日初诊。

患者素有心悸病史，每每做心电图均诊断为：心脏病，冠状动脉供血不足。一月前，生一女孩，从产后至今，心悸怔忡，心情不安，曾服中西药，但效果不大。目前：心胸至脘腹，都感到跳动不安，基本无安宁之日，比过去症状为重，并心中恶寒，精神萎弱，不寐，有惊惧感，气短，有时呼吸张口抬肩，周身经常出汗，体倦，不欲饮食，乳水已无，脉来沉弦，舌淡苔白薄。

辨证治疗：素有心脏供血不足病史，产后失血过多，荣血大亏，以致心脏跳动从心至脘腹，少有安宁之日，这比心悸一证更重；气短，呼吸抬肩，周身汗出，不欲食，证属怔忡重症，大有元气告溃之虞，急予大补气血汤，急救之，不尔危殆矣。

处方：人参 25g，黄芪 30g，当归 30g，熟地 30g，龙眼肉 30g，木香 5g，云茯苓 25g，甘草 15g，阿胶 15g（烊化），酸枣仁 30g，制附子 10g，生姜 10g，炒白术 15g，黄酒 60ml。

上药文火久煮 2 遍，取汁 3 杯，烊化阿胶尽，每服兑黄酒 20ml，日分 3 次温服。

【二诊】 7 月 5 日，上方服 4 剂，心悸怔忡减轻，心中恶寒之感亦减，患者要求仍愿服上药，诊其脉来沉弦似属好转，取与上方续服，继续观察。

【三诊】 7 月 8 日，其夫又来取药，言上药续服 3 剂，因缺黄酒，又懒于去购买，疗效未有进展。特嘱：必以黄酒为引。因为黄酒性温和，入于骨髓以助生阳生血，并非他酒可以比拟。

人参 25g，黄芪 45g，全当归 30g，大熟地 30g，龙眼肉 30g，云茯苓 25g，阿胶 15g（烊化），酸枣仁 30g，制附子 6g，炒白术 15g，木香 6g，生姜 6g，黄酒为引。

上药文火久煮2遍，取汁3杯，烊化阿胶尽，每服兑黄酒20ml，日分3次温服。

【四诊】 7月11日，上药续服3剂，心脏跳动之怔忡现象又减轻，心中恶寒之感消失，汗出已收大半，身体自觉有力，精神好转，脉来不若前甚，食欲有些增加，证状有出险入夷之望，续与上方续进。

人参20g，黄芪50g，当归30g，大熟地30g，龙眼肉30g，阿胶10g（烊化），酸枣仁30g，炒白术15g，木香10g，枳壳6g，生姜6g，甘草10g。

上药文火久煮2遍，取汁2杯，烊化阿胶尽，每服兑黄酒30ml，日分2次温服。并嘱2日服药1剂。

【五诊】 7月19日，上药隔日服药1剂，八天来，有四日怔忡未作，心情感到安宁，呼吸顺畅，亦不抬肩，精神较为振作，饮食馨香适口，脉来不沉而有数象，舌质红活，苔显黄腻。全盘观之，阳气已回，为使阴平阳秘，方药不可蛮补，又必佐以潜纳之品。

党参30g，黄芪30g，当归25g，生熟地各24g，阿胶10g（烊化），酸枣仁30g，龙眼肉25g，生龙牡各25g，炒枳壳15g，木香6g，甘草6g。

上药文火久煮2遍，取汁2杯，烊化阿胶尽，日分2次温服。

【六诊】 7月27日，上药隔日服药1剂，怔忡已安，饮食夜寐已安，近3天来，乳水又来，脉来较为冲和，仍与上方续进，隔日服药1剂。

按：产后血气大伤，由心悸宿疾而发展成为怔忡，病情尤为危候，予大补气血汤，甘温益气养血，益气力雄、养血力厚，气味雄厚之品，防腻膈壅滞，加木香以理气，加云茯苓以淡渗，得气血双补之效。后期又恐阳升太过，随加清潜之品于方中，终收阴平阳秘之效。

（三十八）产后头痛案

林某，女，29岁，纺织工人，1982年2月16日初诊。

患者产后18天，患感冒，头痛，鼻塞，发热，恶寒，脉象浮紧无力，余予桂枝汤加当归、川芎，四天基本病愈，只有轻微头痛未已。至产后41天，由于失于养慎，头痛又发，此次头痛，入夜痛甚，身无发热之感，无恶心呕吐之证，口干咽痛，不欲饮食，大便4日未行，脉来虚数，舌质偏红，舌苔薄黄少津。

辨证治疗：上次感冒风寒，为气血不足兼外感引发，余以当归桂枝汤治之而愈。此次头痛，身无发热、恶寒之证，又无恶心、呕吐之候，只是头疼夜甚，口干咽痛，不欲饮食，大便多日不下，舌红，脉来虚数，此属阴虚，虚阳上亢之证，治当养阴潜阳之法调之。

处方：当归20g，川芎10g，炒白芍15g，荆芥穗6g，蝉衣15g，蔓荆子

10g，生龙牡各 20g，枸杞子 20g，瓜蒌 20g，甘草 10g。

上药水煮 2 遍，取汁 2 杯，日分 2 次温服。

【二诊】 2 月 19 日，上药服 3 剂，头痛显减，入夜痛甚不若前甚，而口干咽痛不消，唯大便日久不下，阳明腑热未消，故而大便秘结不下，大便一日不下，则津液难以回升于上矣，当急趋养阴通便之法予之。

瓜蒌 30g，枳壳 20g，熟大黄 10g，炒白芍 20g，芥穗 6g，蔓荆子 20g，僵蚕 15g，蝉衣 15g，元参 15g，生熟地各 20g，生龙牡各 30g，枸杞子 20g，甘草 6g。

煎服方法同上。

【三诊】 2 月 23 日，上药服 4 剂，先 2 剂而大便已下，下后津气上腾，口干解，咽痛已消大半，头痛更加减轻，夜半头痛亦不太甚，脉来不若前甚，上方既已显效，仍守上方续进。

瓜蒌 25g，枳壳 15g，熟大黄 6g，白芍 20g，蔓荆子 20g，僵蚕 15g，蝉衣 15g，元参 20g，生熟地各 20g，生龙牡各 30g，枸杞子 20g，甘草 6g。

煎服方法同上。

【四诊】 2 月 28 日，上药又连续服药 5 剂，头痛消失，夜得安寐，咽痛已止，口渴未发，上证基本平复，再以益气养血，佐以清潜之方续服 3 ~ 5 剂则已。

太子参 10g，麦冬 20g，生地 15g，熟地 15g，白芍 15g，僵蚕 15g，蝉衣 10g，生龙牡各 30g，枸杞子 20g，甘草 6g。

上药水煮 2 遍，取汁 2 杯，日分 2 次温服。服 2 天休息一天，与药 6 剂。

按： 头痛一证原因众多，伤寒六经的头痛，应按六经分类为准。而杂证中的头痛，根据原因亦可分为风头痛，热头痛，湿头痛，痰头痛，气虚头痛，血虚头痛，食郁头痛等。风头痛者，可以散风清热，方用芎芷石膏汤；热头痛以清热为主，亦可应用芎芷石膏汤加连翘、薄荷、大黄等；湿头痛者，可以祛风胜湿，方用羌活胜湿汤；痰头痛者，可和中化痰，方用半夏白术天麻汤；气虚头痛者，治以补气为主，可用顺气和中汤、二陈汤等；血虚头痛者，可以补血为主，方用加味四物汤等；若伏风头痛者，可灸之，或风药熏蒸之法治之。

产后气血两虚，一般来讲，补其气血则头痛可愈。若兼之外风又必养血散风治之，然在临床上，又往往或补太过，这更是应当十分注意的，在治疗观察中，只要见有阳动欲升之象，必急佐以清潜滋益冲任之品于大补气血之药中，这样是可以避免阳越飞腾的。

（三十九）产后关节痛案

郑某，女，30 岁，恩城机关职员，1986 年 4 月 4 日初诊。

产后 46 天，汗出当风，身热恶寒，头晕胀痛，前额为甚，周身痛楚，两手麻痛，两腿酸楚作痛，屈伸不利，足踝关节疼痛，曾服西药布洛芬等无效，而又引发腰痛，转动不利，脉沉细而濡，舌苔白腻。

辨证治疗：产后气血两虚之体，风寒乘虚袭入奇经阳维，引发周身酸楚，关节经络不得通利，治以益气养血，调和营卫，祛风通络，方用黄芪桂枝五物汤加味。

处方：黄芪20g，当归20g，桂枝10g，白芍10g，生姜6g，鸡血藤20g，防风10g，白芷3g，半夏15g，桑寄生15g，川续断15g，制何首乌20g，大熟地20g，狗脊20g，甘草6g，黑附片8g，丝瓜络10g。

上药以水4杯，文火慢煮，取汁1杯，药滓再煮，取汁1杯，日分2次温服。

【二诊】 4月8日，上药服4剂，头晕胀痛已愈，前额疼痛减轻大半，周身疼痛大减，腰痛十去其七，两手、两踝关节疼痛不甚，两腿虽酸楚，但可屈伸，脉来不若前甚。病邪有解除之望，仍由上方加减续服，以行阳维。

黄芪20g，当归20g，桂枝10g，白芍10g，生姜6g，鸡血藤30g，防风8g，半夏20g，桑寄生20g，川续断20g，制何首乌20g，大熟地30g，狗脊20g，黑附片8g，丝瓜络20g，甘草10g。

上药文火久煮2遍，取汁2杯，日分2次温服。

【三诊】 4月15日，上方选服6剂，营卫已趋调和，更有益气养血，祛风通络作为基础，病邪再甚而不解除者，未之有也。然而产后总属血虚为本，为巩固疗效，仍取上方之半以疗之，其证必瘳也。

黄芪10g，当归10g，桂枝6g，白芍6g，生姜6g，大枣6枚（去核）。

上药水煮2遍，取汁2杯，日分2次温服。

按：黄芪桂枝五物汤一方，配伍十分巧妙，乃桂枝汤去甘草、倍生姜，加大剂黄芪而成。黄芪固护卫阳之气，为补气助阳之要药，又可温通营卫经络，更有"温分肉，实腠理"之功；桂枝辛温解表，更能疏通阳维之脉以解除风寒湿痹，与黄芪配合，可走四肢以温经通络；魏念庭指出："黄芪桂枝五物汤，在风痹可治，在血痹亦可治也，以黄芪为主，固表补中，佐以大枣，以桂枝治卫升阳，佐以生姜，以芍药入营理血，共成厥美。五物而荣卫兼理，且表卫里营胃阳亦兼理也，推之中风于皮肤肌肉者，亦兼理矣，故不必多求他法也。"

（四十）宫寒不孕案

陶某，女，33岁，农民，市郊，1981年2月6日初诊。

身体瘦小，婚后7年不孕，在乡下劳动，不分寒暑，甚为勤劳，月经经常后错，经常小腹寒凉，脘痞，腰痛，白带过多，医以逍遥散加味，药味又过于寒凉，伤及脾肾，以及冲任二脉亏损，月经延期，血色淡红，并有瘀块，饮食不节，又经常呕吐，脉象细缓，舌淡，苔薄白而滑。

辨证治疗： 脾肾阳气不足，冲任二脉失于温煦，以致月经错后，小腹寒凉，脘痞，腰痛，久之以致带脉不束而带下过多，医用逍遥散加味，药味又过于寒凉，伤及脾肾及冲任二脉，上则不欲饮食而呕逆，下则血色淡而兼有瘀血块，脉与舌象，无一不属脾肾阳气不足，宫寒不孕之候。治当温补脾肾，暖其冲任之法调理，方用艾附暖冲汤及理中汤复方调之。

处方： 艾叶15g，菟丝子20g，云茯苓20g，小茴香2g，熟制附子10g，当归20g，川芎15g，阿胶10g（烊化），海螵蛸30g，鹿角霜20g，炮姜6g，川续断30g，炒杜仲20g，甘草10g，蛇床子10g。

上药文火久煮2遍，取汁2杯，烊化阿胶尽，日分2次温服。

【二诊】 2月12日，上方服5剂，小腹冷痛减轻，腰痛亦轻，白带显少，食欲有些增加，呕逆已平，脉来不若前甚，再予上方出入续服。

艾叶20g，菟丝子20g，云茯苓20g，小茴香10g，肉桂2g，熟制附子10g，当归20g，川芎15g，阿胶10g（烊化），海螵蛸30g，鹿角霜20g，炮姜6g，川续断30g，炒杜仲20g，甘草10g，蛇床子10g。

上药文火久煮2遍，取汁2杯，烊化阿胶尽，日分2次温服。

【三诊】 2月18日，上方迭进6剂，小腹冷痛十去其七，腰痛愈，昨日月经来潮，小腹隐隐作痛，血色红，已无瘀血块，脉来缓和有力，舌质已见红活，苔少，再宗上方化裁。

当归20g，川芎15g，熟地20g，白术10g，党参10g，益母草15g，桃仁6g，红花6g，艾叶20g，阿胶10g（烊化），云茯苓20g，川续断15g，乌药20g，炒香附米20g，甘草10g，蛇床子10g。

上药文火久煮2遍，取汁2杯，烊化阿胶尽，日分2次温服。

【四诊】 2月22日，上药服4剂，经血停止之后，小腹未冷、未痛，食欲增加，已感馨香，精神日趋振作，脉象虽缓而较为有力，舌质红润，苔黄腻，仍步上方，为防汤药补太过，化裁上方，调之。

当归10g，川芎10g，熟地20g，白术10g，党参10g，坤草10g，红花6g，艾叶10g，云茯苓20g，阿胶10g（烊化），淡子芩6g，香附米20g，甘草10g。

上药文火久煮2遍，取汁2杯，烊化阿胶尽，日分2次温服。

【五诊】 2月26日，上方续服3剂，一切症状基本痊愈，患者欲出门办事，不能煎煮中药，为了维持疗效，书以丸方，后期调其冲任。

当归30g，川芎30g，赤芍20g，熟地40g，党参30g，云茯苓30g，白术30g，阿胶20g（烊化），蛇床子20g，丹参30g，制何首乌30g，沉香曲20g，菟丝子30g，泽兰叶10g，益母草30g，香附米30g，乌药30g，红花10g，桃仁10g，甘草10g。

上药末之，蜂蜜为丸，每丸9g，日服2次，每次1丸。

8月19日，月经过期25日，妊娠试验（＋），已怀孕。

按： 艾附暖冲汤，以艾叶为主，暖气血，温其冲任，逐寒止痛；制附子、肉桂、菟丝子温补命门；小茴香温其小腹寒冷；炮姜、白术以温煦脾胃；蛇床子一药，辛温以散寒，补阳力雄，亦为暖宫之要药，《名医别录》谓："令妇人子脏热，男子阴强，久服令人有子。"方药较为合宜，故令宫暖有子。

（四十一）痰湿不孕案

白某，女，30岁，禹城，1983年11月3日初诊。

结婚2年，孕后养生不慎行刮宫术，迄今又6年，未再怀孕，月经3月一行，或4月一行，体质逐渐肥胖，身高160cm左右，体重90kg，曾去济南某中医院治疗，服中药一月余不效，又去北京某医院治疗，服药后腹痛不止，只好停药，后经人介绍来诊。目前：身体肥胖，质虚多汗，动则气喘，精神萎弱，月经3月未潮，腰部沉重，酸痛不适，白带时多时少，脉象沉缓无力，舌体胖大，苔白黄杂见。

辨证治疗： 患者22岁结婚，后来怀孕，由于跌伤流血过多，恐胎儿损伤，行刮宫手术，手术后迄今6年不孕，月经3~4月一行，体质逐渐肥胖，余对实习生说："此妇不得怀孕，当责之月经不调，月经所以不调，又当责之体质肥胖脂满，肥胖脂满又当责之痰湿过盛，痰湿过盛又当责之宫脂壅塞，宫脂壅塞又当责之冲任二脉壅滞不畅矣。"故而腰部沉重，酸痛不适，或白带时多时少，脉与舌象无一不属痰湿过盛之征。治当祛湿行痰，调其冲任之法。方以化脂启宫汤加减。

处方： 陈皮30g，半夏30g，云茯苓30g，炒苍术10g，炒香附米30g，台乌药25g，沉香6g，胆南星15g，炒薏米30g，泽兰叶30g，益母草20g，紫丹参30g，海螵蛸20g，煅瓦楞子20g，老荷梗20g，怀牛膝30g，红花10g，甘草10g。

上药文火久煮2遍，取汁2杯，日分2次温服。嘱淡食调养，少食鱼、肉、糖酪、腥臭之品。

【二诊】 11月10日，上药连服6剂，腰部沉重显减，白带亦少，他证尚无起色，仍守上方续进。

【三诊】 11月16日，上方又迭服6剂，平时注意淡食，量少，而身体自觉轻便，体重仍90kg，但不时有小腹隐隐作痛感，脉来沉缓，似觉有力，仍宗上方，加活络止痛之品。

陈皮30g，半夏30g，云茯苓30g，炒香附米30g，台乌药30g，沉香6g，胆南星6g，煅瓦楞子30g，炒薏米30g，泽兰叶20g，益母草20g，海螵蛸30g，丹参30g，老荷梗20g，怀牛膝15g，桃仁10g，红花10g，五灵脂10g，甘草 10g。

煎服方法同上。

【四诊】 11 月 20 日，上方服 4 剂，月经来潮，血量多，有少量瘀血块，腹部略有疼痛，脉象缓而有力，仍守上方续进。

【五诊】 11 月 28 日，经血此次来潮 6 天净，血量多，初期腹部隐隐作痛，持续 2 天便止，后数天血色正常。患者无意中去量体重，仅 76kg，精神振作，特来告之。知此体重减轻，则痰必化，脂必消，湿必除，壅塞已通，而冲任通调，在其所望，与泽兰妊子汤。

泽兰叶 30g，益母草 30g，枸杞子 30g，云茯苓 30g，炒香附米 20g，桃仁 6g，红花 6g，台乌药 20g，怀牛膝 15g，焦山楂 10g，甘草 6g，覆盆子 30g，紫河车 20g，沉香 10g。

上药水煮 2 遍，取汁 2 杯，日分 2 次温服。嘱服药 4 剂后，停药观察。

1984 年 2 月 26 日，妊娠化验（+），已怀孕，其夫特来告之。

按： 化脂启宫汤一方，乃宗启宫丸方加味而成。《医方集解》指出："启宫丸治子宫脂满，不能孕育，妇人肥盛不孕者，以子宫脂满壅塞，故不能受胎也。此足太阴、厥阴之药也，橘、半、白术燥湿以除其痰，香附、神曲理气以消其滞，川芎散瘀以活其血，则壅者通，塞者启也。茯苓、甘草亦以去湿和中，助其生气也。肥而不孕，多由痰盛，故以二陈为君，而加气血药也。"余数十年以来，治疗肥胖不孕者多矣，而效果尤为满意，以二陈化湿利水，健脾通络；沉香归肾以理冲任，下气以堕痰涎，与乌药配合，其功尤著；泽兰叶一药，不但可调经行瘀，又尤善治其水肿；其他丹参、桃仁、红花、怀牛膝以活经络，半夏、老荷梗等以化湿去痰，所谓以减肥胖也。

（四十二）血瘀不孕案

付某，女，34 岁，景县，农民，1968 年 5 月 13 日初诊。

结婚八九年，一直不得怀孕。月经两月一次，或三月一次，经前六七天，乳胀，行经之时乳胀消失，惟血量甚少，色黑紫，有瘀血块，兼有腹部作痛，经血一般二三天净，腰痛亦随之消失，经常心中烦躁，口干，不渴，腰背沉胀，如负重物状，前几年，医予四物汤加减，服药不过四五剂，加心中烦躁，弗服。后又服血府逐瘀汤，亦因心情不好而停止，迁延至今，因不能受孕，夫妇意见不一，甚至有离婚之意，不得不前来问诊。目前：月经数月一行，心火太甚，心悸，心烦气急，夜寐不得安宁，大便经常干燥，面部色素沉着，舌质红紫，有瘀血斑痕，苔淡黄，脉沉数。

辨证治疗： 综合脉证分析，总属血燥气热之候，平素性情暴躁，心火气胜，皆因血热有余矣，血瘀于内，腰背如负重物，口干而不渴，亦血燥有瘀之征。他如心悸心烦，夜寐不宁，大便干燥，舌质红紫，色素沉着，脉来沉数，亦都为血燥气热之证。治疗当凉血降气，辛苦通络，所余诸证，后当个个清之，方选丹参饮合青主清经散治之。

处方： 丹参 50g，白芍 30g，丹皮 10g，地骨皮 10g，麦冬 30g，黄柏 10g，大生地 30g，连翘 20g，瓜蒌 30g。

上药水煮 2 遍，取汁 2 杯，日分 2 次温服。

【二诊】 5 月 19 日，上药连服 6 剂，血燥气火稍降，大便落下数块，质硬，脉来仍沉数，他证尚未松动，仍步上方续进，更佐养阴润燥之品以降气火。

丹参 50g，白芍 30g，丹皮 15g，地骨皮 15g，天麦冬各 30g，大生地 30g，瓜蒌 30g，山萸肉 20g，栀子 10g，淡竹叶 10g，细木通 10g，生大黄 10g，芒硝 6g，甘草 10g。

上药水煮 2 遍，取汁 2 杯，日分 2 次温服。

【三诊】 5 月 23 日，上药迭进 4 剂，腹鸣辘辘，大便泻下 2 次，便黑褐，腥臭难闻，腰沉重之感减轻大半，心中烦热亦显减轻，脉象依然沉数，仍步上方再进。

丹参 50g，白芍 30g，生地 30g，瓜蒌 30g，山萸肉 20g，芒硝 8g，生大黄 8g，丹皮 10g，地骨皮 10g，天麦冬各 30g，炒枳壳 30g，桃仁 10g，石膏 30g，甘草 6g。

上药水煮 2 遍，取汁 2 杯，日分 2 次温服。

【四诊】 5 月 27 日，药下第 3 剂之后，大便泻下 3 次，色仍黑褐而质稀，肛门灼热，半小时而已，小便色黄如茶，心中烦热大减，夜寐稍安，脉来不若前甚。综观之，气火得降，血燥得清。变通上方再进。

丹参 50g，白芍 20g，生地 30g，熟地 30g，山萸肉 20g，丹皮 10g，地骨皮 10g，天冬 20g，麦冬 20g，炒枳壳 20g，丝瓜络 20g，元参 15g，淡竹叶 10g，连翘 15g，石膏 20g，甘草 10g。

上药水煮 2 遍，取汁 2 杯，日分 2 次温服。嘱上药每隔 3 日，服药 1 剂，淡食调养观之，再商治法。

【五诊】 6 月 20 日，前 5 日，月经突然来潮，血色偏红无块，小腹微痛，血量较多。今日经血已止，特来诊之。患者言语和蔼，心中烦热已除，夜寐转安甚多，脉之弦滑，舌质虽有瘀血之痕，但质淡红，少苔，二便已调，诊之此气火得平，血燥得清之象也，余只处方以丹参 40g，生熟地各 30g，覆盆子 20g，煎服方法同上，以调之善之。

1969 年 1 月 6 日，月经过期半月，去医院检查，妊娠化验（＋），已怀孕。

按： 余临证治疗血热之证不少，而遇到如此之性情刚烈，气火血燥之病者，还是第一次，事后认为，用药似属孟浪，如果其病不是如此刚烈，必偾事多多，所幸病已，亦侥幸也。

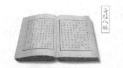

冲脉验案篇

（一）经水先期案

1. 郁某，女，28 岁，纺织厂工人，1979 年 12 月 6 日初诊。

经水每每超前而至，血量多而紫红，无瘀血块，其质黏稠，有腥臭气味，心中烦热，寐意不宁，口干，口渴，小便黄，大便经常干燥，经常服牛黄上清丸，只是引发脘中作痛，别无他苦，但仍经水先期而至，脉来弦滑，舌质偏红，苔黄略干。

辨证论治： 患者性情偏于刚强，又经常喜食辛辣之品，造成冲脉炽盛，血热不已，故而月经多超前而至，血色紫红，质黏有腥臭之味，乃气血被灼之征，热灼不已而心神被扰，故心中烦热，寐不得安，阴液不足而口干，口渴，小便黄短，大便干燥而不得已也。治当清热降火，凉血养阴，辛苦通络，以滋冲脉之法调之，方选清经散加减。

处方： 丹皮 10g，地骨皮 10g，白芍 20g，生地 30g，青蒿 10g，云茯苓 20g，黄柏 6g，紫草 10g，坤草 20g，丹参 20g，麦冬 20g，石斛 20g，甘草 10g，瓜蒌 30g。

上药水煮 2 遍，取汁 2 杯，日分 2 次温服。

【二诊】 12 月 12 日，上药连服 6 剂，心中烦热有所减轻，口干口渴亦略减，小便黄短、大便干燥显减，惟夜寐仍然不宁，内热稍减，心火尚未和降，仍守上方续进。

生地 30g，麦冬 20g，元参 20g，丹参 20g，莲子心 6g，丹皮 10g，地骨皮 10g，白芍 20g，青蒿 10g，云茯苓 20g，紫草 10g，黄柏 10g，坤草 10g，瓜蒌 30g，甘草 10g。

上药水煮 2 遍，取汁 2 杯，日分 2 次温服，忌食辛辣之品。

【三诊】 12 月 16 日，上药又连服 4 剂，初服一二剂时，腹鸣辘辘作响，大便泻下，小便增多，心中烦热减去大半，寐意转酣，口干口渴亦减大半，脉来不若前甚，心火得除，内热得清，上药既已获效，仍守上方续进。

生地 30g，麦冬 20g，元参 15g，丹参 15g，莲子心 6g，丹皮 8g，地骨皮 8g，白芍 10g，云茯苓 20g，紫草 10g，坤草 10g，石斛 20g，生龙牡各 20g，甘草 6g。

上药水煮 2 遍，取汁 2 杯，日分 2 次温服，仍忌辛辣燥热之品。

【四诊】 12 月 26 日，上药断续服 5 剂，心火得降，心血得养，心神得安，口干口渴亦平，脉来较为冲和，于昨日月经按期而至，血色正红，无腹痛腹胀之感。告愈。

2. 邹某，女，36 岁，农民，黄河崖乡，1980 年 3 月 6 日初诊。

患者 25 岁结婚，婚后婆母家规甚严，严而不当，相处不睦，久之患者肝气郁结，经水经常提前，血量时多时少，其色多红紫，经血中常夹瘀血小块，两乳胀痛，心中烦热，敢怒不敢言，食欲不振，有时恶心欲呕，夜寐不安，多梦，脉来弦数，舌质偏红，苔黄而腻。

辨证治疗： 肝气郁勃血海，久而化热，血热妄行，故而月经先期；肝气郁滞经络，故两乳胀痛，两胁胀痛，兼小腹胀痛而伤其冲任之络；肝郁热气不得发泄以致心中烦热，夜不安寐而多梦；肝气克伐胃气，胃气又不得和降，因而又发恶心欲吐。脉证互勘，此血海肝郁为病之经血郁热之证，治以疏肝散郁，清热养阴，方用丹栀逍遥散加味调之。

处方： 柴胡 15g，白芍 20g，丹皮 10g，炒栀子 10g，云茯苓 30g，薄荷 6g，青皮 15g，陈皮 15g，半夏 15g，郁金 15g，生地 20g，煨姜片 6 片，木香 6g，甘草 6g，麦冬 15g，酸枣仁 20g，远志 6g。

上药水煮 2 遍，取汁 2 杯，日分 2 次温服。

【二诊】 3 月 10 日，上药连服 4 剂，两乳胀痛消失，胁痛小腹痛显减。他证多无所减，仍守上方续进。

柴胡 15g，白芍 25g，丹皮 10g，炒栀子 10g，云茯苓 30g，薄荷 8g，青皮 20g，陈皮 20g，香附 15g，郁金 15g，半夏 20g，生地 30g，木香 6g，麦冬 20g，酸枣仁 30g，远志 10g，瓜蒌 20g，甘草 10g。

上药水煮 2 遍，取汁 2 杯，日分 2 次温服。

【三诊】 3 月 16 日，上方连进 6 剂，胁痛愈，小腹作痛显减大半，大便通畅 2 次；恶心欲呕，减而未除；脉来不若前甚，夜寐较前好转；心中烦热亦减却大半。总观之肝郁已开，郁热可散，其病已入坦途，全痊有望矣，斟酌前方续之开之。

柴胡 15g，白芍 20g，丹皮 10g，栀子 10g，云茯苓 25g，青皮 10g，陈皮 10g，香附 20g，郁金 10g，半夏 15g，淡竹茹 15g，丝瓜络 10g，生地 30g，木香 6g，酸枣仁 30g，小草 15g，瓜蒌皮 15g，麦冬 15g，莲子心 6g，青连翘 10g，甘草 10g。

上药水煮 2 遍，取汁 2 杯，日分 2 次温服，注意淡食调养。

【四诊】 3 月 22 日，上方连续服药 4 剂，心中烦热之感基本消失，精神渐趋振作，饮食增加，感到馨香适口，夜寐已安，梦很少，脉来弦滑不数，舌质淡红，苔薄白。其病可以告愈，注意淡食以养胃气，尽量避免肝火再发，停药。

【五诊】 5 月 26 日，经水超过半月不来，有恶心，不欲食，身倦之感，脉之弦滑有力，似有孕胎之意，立即赴妇科检查，结果妊娠（＋），已怀孕，余处以小方予之。

桑叶 15g，竹茹 15g，丝瓜络 15g，生姜 3 片。

上药水煮 2 遍，取汁 1 杯半，今晚明晨服，予 3 剂。

3. 方某，女，40 岁，商人，1980 年 7 月 22 日初诊。

素来有肝炎病史，余曾治疗半年已愈。迄今 3 年余，患月经不调，经血超前而至，血量不多，色紫红，经常两胁作痛，不欲饮食，近来发现两颧潮红，午后发热，每夜半后盗汗，心悸，夜寐时好时歹，小便色黄，大便秘滞，脉来弦数无力，舌质偏红，苔薄黄。

辨证治疗：冲任之脉，隶属肝肾，月经超前乃肝肾阴液亏虚，阳气过盛，冲任内热不已，故而经血先期而至且量少，色紫红；阳气鸱张而上浮，故而口苦咽干，两颧潮红；热邪伏藏于阴分，故而五心烦热，午后发热不已；阴虚虚火欲动，迫津外出而盗汗，盗汗又在夜半子时后，当丑寅之时，肝阴肺阴虚而不敛故也。脉来弦数无力，舌质偏红，苔黄薄，皆厥阴、太阴两虚之候，治疗当滋阴清热，方用青主两地汤合青蒿鳖甲散法加减调之。

处方：生地 30g，麦冬 20g，元参 20g，银柴胡 10g，地骨皮 10g，青蒿 15g，白薇 10g，杭白芍 20g，阿胶 10g（烊化），当归 10g，沙参 20g，枸杞子 15g，川楝子 10g，条芩 10g，甘草 10g。

上药水煮 2 遍，取汁 2 杯，烊化阿胶尽，日分 2 次温服，忌食鱼、虾、肥肉、腥臭之品。

【二诊】 7 月 26 日，上药服 4 剂，两胁作痛显减，半夜后盗汗显减，口苦咽干显减，他证尚无起色，续与上方出入再服。

生地 30g，麦冬 20g，元参 20g，银柴胡 10g，地骨皮 12g，青蒿 15g，白薇 10g，杭白芍 25g，沙参 20g，条芩 10g，川楝子 10g，竹茹 10g，丝瓜络 10g，瓜蒌 25g，阿胶 10g（烊化），甘草 10g，生龙牡各 20g。

上药水煮 2 遍，取汁 2 杯，烊化阿胶尽，日分 2 次温服，禁忌同前。

【三诊】 7 月 30 日，上药续服 4 剂，两颧潮红显减，盗汗显减，大便通落，腥臭难闻，秘滞已除，小便仍黄，脉来不若前甚，午后发热亦不太甚。综观全局，阴血渐有来复之机，浮火似有潜伏之望，上方既已显效，无可更张。

生地 30g，麦冬 20g，元参 20g，银柴胡 15g，地骨皮 10g，青蒿 10g，白芍 20g，白薇 10g，沙参 10g，条芩 10g，竹茹 10g，丝瓜络 20g，生龙牡各 30g，阿胶 10g（烊化），当归 10g，甘草 10g。

上药水煮2遍，取汁2杯，烊化阿胶尽，日分2次温服，禁忌同前。

【四诊】 8月6日，上药连服6剂，午后发热，夜半后盗汗基本消退，两颧潮红亦渐渐褪下，小便色黄亦渐渐清长，脉象亦不太弦数，其病大有出险入夷之望，斟酌上方续进。

生地25g，麦冬20g，元参20g，云茯苓20g，地骨皮8g，白芍10g，沙参20g，条芩10g，当归10g，阿胶10g（烊化），生龙牡各20g，丝瓜络10g，石斛20g。

上药水煮2遍，取汁2杯，烊化阿胶尽，日分2次温服。

【五诊】 8月9日，上方连进3剂，上证又继续减轻，仍守上方续进。

【六诊】 8月16日，上方续进5剂，诸证相续而退，惟脉象尚有弦滑之意。仅书一小方善后。

生地20g，麦冬20g，云茯苓20g，白芍15g，条芩6g，当归9g，生龙牡各20g，石斛20g，太子参10g，甘草10g。

日分2次温服。服药2日，休息1日，予4剂，服完观之。

4. 胡某，女，40岁，商人，1986年6月13日。

患者有胃溃疡宿疾，经常服中西药无数。近四五个月以来，月经经常先期而至，血色浅淡，量也较多，周身疲乏无力，四肢无力，精神萎弱，甚则头目眩晕，心悸心慌，面色苍黄，下肢跗踝浮肿，晚上较重，平素饮食就不甚佳，近月余以来，口淡乏味，饮食益减，舌质白腻，脉来虚细，重按几无。

辨证治疗： 素来脾胃虚弱之体，心失所养，再加操劳过度，冲任脉空，以伤心脾，脾主统血，心主藏血，心脾两虚，统藏失司，气虚失摄，血液失束，故而月经超前而至，量多色淡；血气既虚，而不能荣养于上，故而面色苍黄，头目眩晕，心悸心慌；脾失健运，故而又周身酸懒无力，四肢疲乏，下肢跗踝浮肿，饮食日减，精神萎弱，其证已形成心脾两虚之证。治疗之法，旨在健脾益气，养心补血，方用人参归脾汤加减治之。

处方： 党参20g，黄芪30g，当归20g，云茯苓30g，炒木香6g，酸枣仁30g，远志肉10g，桂圆肉20g，炒白术20g，阳春砂仁10g，陈皮20g，炒苍术15g，炮姜6g，大枣10枚（开），生姜5g，甘草6g。

上药文火久煮2遍，取汁2杯，日分2次温服，忌食生冷、黏腻之品。

【二诊】 6月20日，上药连服6剂，纯系大补气血，健脾养心之品，服后心悸心慌减轻，头目眩晕已愈，饮食渐进，初觉馨香适口，上方既效，续上方继进。

【三诊】 6月26日，上方又续进6剂，诸证均有减轻，脉来不若前甚，舌苔略显黄腻，整体辨之，为防蛮补生变，上方予加理气之品再进。

党参20g，黄芪20g，当归20g，云茯苓30g，炒木香8g，酸枣仁30g，炒苍术 10g，远志 10g，炒白术 10g，阳春砂仁 10g，桂圆肉 10g，陈皮 20g，半夏 15g，炒枳壳 15g，木香 6g，薏米 20g，佛手 15g，生姜 4g。

上药水煮 2 遍，取汁 2 杯，日分 2 次温服，禁忌之法同上。

【四诊】 7 月 3 日，上药迭服 6 剂，饮食渐渐充旺，心慌心悸大定，面色已露红润之色，精神日趋好转，跗踝浮肿已退，操劳过度，身体尚觉虚弱，脉来较前好转，按之有力，服药第 5 剂后，月经适来，量不多，色红润，无疼痛，嘱患者观察 1 周再商。

【五诊】 7 月 10 日，经血 5 天净，无不适之感，斟酌病情，书方：人参归脾丸 4 盒，日服 2 次，每次 1 丸，白水送服。

按： 妇女月经病，即是冲脉为病，是妇女最为重视之病，医生治疗妇女经血不调之病，当细心观察，辨其寒热虚实，以法治之，临床治疗处方，药味配伍，十分重要，在治疗中，方剂的损益，禁忌的嘱咐要细心讲清楚，古今中外，妇女性情多为娇生惯养，医生能使其配合治疗，当耐心调之，顺之。如案一郁某，经水先期属于冲脉实热之证，当用清经散为主，以清热降火，凉血养阴，必嘱患者注意忌食辛辣之品，故四诊而已。案二邹某，属于肝郁，郁而生热之病，治疗必先疏达肝气，肝气郁而太甚，克伐脾土，滞郁为甚，更要注意疏通大肠，因"肝与大肠相通"，大肠疏泄正常，肝火也就渐渐消退，这在临床治疗时，也是一个重要的环节。案三方某，因素有肝病史，近来月经先期，冲脉亏损，热邪伏藏于阴血之中，两颧潮红，五心烦热，夜半之后，虚火妄动，逼津外出而盗汗，盗汗又在夜半丑寅之时，此肝肺阴虚不敛，日时的周期夜半子时为胆，丑时为肝，寅时为肺，阴气不足者，而火气必动，势所必然，治疗当参痨证治之，用药不可太孟浪，要顺其势而抑其热，更要注意清潜滋益冲脉之法，通达肠胃不使郁滞为主。案四胡某，为脾虚先期，即所谓"二阳之病发心脾"。治疗以大补气血，使脾脏心脏气血充足，其证必瘥，但在运用这大补气血之法时，还要时时注意胃气变化，不可一味蛮补，要注意蛮补生变之戒，所以在补血之中，更要注意调其冲脉，使中气畅达，则气血自生也。

（二）经水后期案

1. 贺某，女，35 岁，衡水，1980 年 3 月 15 日初诊。

去岁患血崩，迁延月余方愈，近 1 年来，月经经常迟后，其色紫红，量不多，质黏，颜面潮红，口干欲饮，心中烦热，怵惕不安，腰酸，下肢乏力，小便色黄，大便初头干燥，又经常浸泡番泻叶以通之，脉来细数，舌质偏红，苔薄黄。

辨证治疗： 去岁患血崩，迁延日期太长，以致阴血素亏，形成经血后期而至；素来身体阴虚，水亏热气炽灼，阴血暗耗，故而经血来时颜色红紫而质黏；阴虚既久，火气上炎，故而又颜面潮红；火热灼其津液，则口干欲饮；血亏水少，水火不得相济，心失血津奉养，故而则又心中烦热，怵惕不安；阴血虚少，冲任穴空，由是腰酸乏力，大肠血短失润，而小便黄，大便初头干燥；证与脉来细数，舌红苔黄互参，证为阴虚热盛之候，治以滋阴清热，调补冲任之法。方宗一阴煎加味。

处方： 生地30g，熟地30g，丹参15g，白芍20g，制龟板20g（打细），麦冬20g，天冬20g，知母10g，地骨皮10g，怀牛膝20g，元参15g，生首乌30g，炒大黄10g，柏子仁10g，酸枣仁20g，莲子心5g，甘草10g。

上药文火久煮2遍，取汁2杯，日分2次温服。

【二诊】 3月19日，上药连服4剂，颜面潮红减轻，心中烦热亦减，心中怵惕不安之证不若前甚，小便其色仍黄，而大便通落，不干不燥，腰背尚觉酸痛，下肢仍感乏力，脉来仍觉细数，舌质仍偏红，舌苔薄黄变浅。仍守上方续进。

生地30g，熟地30g，丹参20g，白芍20g，制龟板20g（打细），麦冬20g，天冬20g，知母10g，地骨皮10g，怀牛膝20g，生首乌20g，柏子仁10g，酸枣仁20g，甘草10g，远志10g。

上药文火久煮2遍，取汁2杯，日分2次温服。

【三诊】 3月22日，上药续服3剂，诸证虽然有所渐减，但进展不快，脉来仍细数，再步上方之药续进，观其所以再商治之。

【四诊】 3月27日，上药再服5剂，诸证皆无减却之意，询之得知，患者近日以来不断食用咸带鱼，食肉生痰，食鱼生火，人人皆知之，此病之不减之故，况且病邪无发展，亦幸也，前贤有云："治内证如相，坐镇从容。"医求速效，禁忌又当嘱之，阴血不足，火气不熄者，又当长远计也，所谓"王道无近功也"。变通上方续进，以望出险入夷。

细生地30g，熟地20g，白芍20g，制龟板20g（打细），麦冬30g，天冬20g，知母10g，栀子6g，生大黄6g，焦山楂20g，黄芩10g，地骨皮10g，酸枣仁20g，黄连6g，瓜蒌10g，白茅根20g，竹茹10g，丝瓜络10g，甘草10g。

上药文火久煮2遍，取汁2杯，日分2次温服。忌食鱼、虾、肉等腥臭之品。

【五诊】 4月2日。上方连服6剂，颜面潮红已却，心悸怵惕已安，大小便皆通畅，脉来细数不若前甚，惟腰酸尚未尽瘥，再以上方加减续进。

细生地30g，大熟地20g，白芍15g，制龟板10g（打细），麦冬20g，天冬10g，知母6g，地骨皮10g，酸枣仁20g，柏子仁10g，川续断20g，杜仲20g（盐水炒），狗脊20g，丝瓜络10g，甘草6g。

上药文火久煮2遍，取汁2杯，日分2次温服。禁忌同前。

【六诊】 4月8日，上药再服4剂，腰脊酸楚之感减却大半，今予六味地黄丸，每服 9g，日服 2 次，如此则阴血充，冲脉复，经血必如期而至，不必虑也。

2. 安某，女，40 岁，景州农民，1980 年 9 月 20 日初诊。

每日操劳于棉田，早出晚归，不畏寒露水湿，近几个月以来，经行后延，腹痛隐约，血色黯红，经行不爽，量少，适温则舒，遇寒小腹作痛，面色㿠白，头目眩晕，腰脊作痛乏力，四肢畏冷，饮食不佳，不时腹痛便泻，小便清长，脉象沉迟，舌质淡白，舌苔薄白。

辨证治疗： 每日操劳棉田，不畏水湿之露，阴寒之气内生，阳气日衰，阳气不能温暖胞宫，故而冲任二脉空乏而经水后期，腹痛，疲倦无力；脾阳不达四末，故四肢畏冷，食欲不振，腹痛便泻；脉与舌象，无一不属太少冲任虚寒之候，治当温阳益气，温经养血，调补冲任。方用八珍大营煎法。

处方： 党参 15g，炒白术 20g，云茯苓 20g，当归 20g，杜仲 15g（盐水炒），肉桂 2g，川芎 10g，大熟地 30g，炮姜 6g，黄芪 20g，小茴香 6g，菟丝子 20g，川续断 20g，桑寄生 20g，甘草 10g，赤石脂 20g。

上药文火久煮 2 遍，取汁 2 杯，日分 2 次温服。忌食寒凉之物，注意保温。

【二诊】 9 月 25 日，上方连服 5 剂，小腹作痛已减轻，腰脊已不作痛，腹泻略减，上药已经显效，仍守上方加减续进。

党参 20g，炒白术 20g，云茯苓 30g，当归 20g，杜仲 10g（盐水炒），川芎 10g，大熟地 20g，炮姜 6g，黄芪 20g，菟丝子 20g，陈皮 20g，酸枣仁 30g，赤石脂 30g，甘草 10g。

上药文火久煮 2 遍，取汁 2 杯，日分 2 次温服。忌食寒凉之物，注意保温。

【三诊】 10 月 1 日，上药连服 6 剂，小腹作痛十去其七，腹泻已止大半，头目眩晕时好时歹，晕不太甚，四肢见温，饮食渐进，已有馨香气味，面色较前红活，脉来不若前甚。依法循序渐进，其病瘥已不远矣。

党参 20g，白术 20g，黄芪 20g，云茯苓 25g，当归 15g，川芎 10g，大熟地 20g，炮姜 6g，菟丝子 20g，陈皮 20g，酸枣仁 30g，砂仁 10g，诃子肉 20g，甘草 10g。

上药文火久煮 2 遍，取汁 2 杯，日分 2 次温服。禁忌同上。

【四诊】 10 月 7 日，上药服至第 4 剂时，月经来潮，血色红，有少量血块，但小腹不痛，腹泻止，余 2 剂再服，至 10 月 15 日，血减少，11 日净，此次月经量较前稍多，并无其他不适之感，脉来缓而有力。书方：人参归脾丸 3 盒，每日服 2 次，每次服 1 丸（9g）。

按： 以上两案，一案贺某，为阴虚热盛之经水后期，阴虚而内热，热灼津液，以致水亏血少，所以月经后期而至，血量少，质黏紫红，颜面潮红，心中烦热，怵惕不安等证续发，其治疗宗景岳一阴煎方加味，滋阴清热，调补冲任，尤其方中加龟板意在益其肾水坐镇下焦，既可调补冲任之脉，又可益其督脉之阴血，以不使其病入骨蒸劳热，则病必渐渐而瘳。案二安某，血寒致经水后期，患者平素阳气虚弱，又感于寒露水湿，冲任二脉以及胞宫，阳气亏虚，寒自内生，寒则血凝，而影响脏腑功能，头目眩晕，小腹冷痛，四肢不温，腰脊疼痛，经水来而不爽，量少后期，腹痛便泻等证续而发之，治之必温阳益气，温经养血并用，冲任二脉得以温煦，其病定会渐渐而愈，至于后期调养，更不可忽略，只予人参归脾丸，暖温养血为固本之法。

3. 智某，女，32 岁，工人，德州市，1980 年 9 月 10 日初诊。

经血后延，约有 7 年之久，近两三月以来，经常工作不顺利，着急生气上火，再加工作劳累，月经过期而至，每在行经之日腹部作痛，经血多瘀血块，量不多，有时脐下腹胀，按之疼痛，心中烦躁，夜寐不宁，不欲饮食，大便经常初头干燥，小便色黄，脉来沉弦，舌质偏红紫，舌苔偏黄腻。

辨证治疗：素来经迟，经行腹痛，量不多，色紫黯，瘀血块较多，故腹痛拒按，尤以脐下为甚，此气滞血瘀久久不已，而化热于中，心血暗耗，故而心中烦躁，夜寐多不安宁；脾气滞而不运，故而不欲饮食；大肠血短失润而初头干燥，小便色黄；脉沉弦，舌紫苔腻，此为阴气虚血瘀之候，治以活血化瘀，养阴润燥，方用血府逐瘀汤加减。

处方：赤芍 20g，当归 20g，桃仁 10g，红花 10g，柴胡 10g，生地 30g，怀牛膝 20g，香附 20g，三棱 6g，莪术 6g，益母草 20g，水蛭 6g，云茯苓 20g，泽兰叶 15g，甘草 6g，焦山楂 30g。

上药文火久煮 2 遍，取汁 2 杯，日分 2 次温服。

【二诊】 9 月 15 日，上药连服 5 剂，每剂下后，腹内辘辘作响，服尽 5 剂之后，大便落下如球状三四枚，质硬色黑，他证虽减，减不足言，仍守上方续进。

赤芍 20g，当归 20g，桃仁 10g，红花 10g，柴胡 10g，生地 30g，怀牛膝 30g，香附 20g，三棱 6g，莪术 6g，益母草 20g，水蛭 6g，云茯苓 20g，泽兰叶 20g，焦山楂 30g，丹皮 10g，大黄 6g，甘草 10g。

上药文火久煮 2 遍，取汁 2 杯，日分 2 次温服。

【三诊】 9 月 20 日，上药连服 5 剂尽，第 4 剂后，大便又落下如球状三四枚，质仍硬，色黑褐，少腹疼痛减轻大半，按之不甚作痛，心中烦躁减轻，夜寐较前好转，饮食较前增加，有馨香气味，脉来沉弦不若前甚，方与证合，方法毋庸更改。

赤芍 20g，当归 20g，生地 20g，熟地 20g，桃仁 10g，红花 10g，怀牛膝

15g，制香附 20g，益母草 20g，云茯苓 20g，泽兰叶 15g，焦山楂 20g，丹皮 20g，炒大黄 6g，乌药 15g，甘草 10g。

上药文火久煮 2 遍，取汁 2 杯，日分 2 次温服。

【四诊】 9 月 24 日，上药续进 5 剂，月经来潮，较上次月经逾期 3 天，血量多，色红尚偏紫，腹部未痛，血中血块无几，4 天净，净后食欲增加，心情安定，夜寐尚少，舌质仍偏紫色，苔已退，精神振作，面色红活，脉来较为冲和，症状十去其七，仍守上法，佐以理气，以安冲任。

赤芍 15g，当归 15g，生地 20g，熟地 30g，桃仁 10g，红花 6g，怀牛膝 10g，制香附 15g，紫丹参 20g，益母草 10g，云茯苓 25g，乌药 20g，陈皮 20g，酸枣仁 30g，柏子仁 10g，甘草 10g。

上药文火久煮 2 遍，取汁 2 杯，日分 2 次温服。

【五诊】 10 月 2 日，上药续服 4 剂，患者精神振作，饮食亦正常，患者述虽结婚数年，尚无一子一女，再次求方，余书泽兰妊子汤与之。

泽兰叶 30g，丹参 30g，当归 10g，赤芍 10g，乌药 10g，桃仁 6g，红花 6g，紫河车 20g。

每次月经来潮时，上药可连服 3～4 剂。

按： 本例患者仍因月经不调，经血过期而至，而经血所以延后，实由血瘀所引起，正是由于瘀血致胞宫失司，所以又多年不得孕育，此次治疗，重点在活血祛瘀，一诊二诊之时，治疗中曾增加水蛭一药，此药属攻逐猛药，但患者为多年积瘀，身体尚强，故用之而获其效。

4. 岳某，女，36 岁，平原，职员，1981 年 4 月 15 日初诊。

患者 25 岁结婚，婚后 10 年中曾生育子女 3 个，近年以来，经血往往后延，大多在 36～45 天来潮，血量少，1 天净，色淡红，小腹隐隐作痛，白带不多，面色苍老，萎黄无光润，心中悸惕不安，四肢疲倦无力，饮食减少，大便 3～4 天 1 次，不干，小便清长，脉来细弱，舌质淡白，无苔。

辨证治疗： 由于生育过多，为子女所累，多劳少食，营血久亏，血海空旷，久久不得充盈，故而经血后延，量少色淡；血虚不能荣上，故而面色苍老，精神萎弱，懒于言语也；心血本虚，由是心中悸惕不安，饮食逐渐减少；脾气虚，血亦不生，此即所谓"二阳之病发心脾"，脾之气血不能充养四肢，故四肢疲乏无力；血海空亏，大肠血短，所以大便多日不下；脉与舌象互勘，此乃血虚气弱之经水后延之征，治疗宜大补气血，以养冲任，气血得养，其证可愈也。方以八珍汤加味。

处方： 党参 25g，云茯苓 25g，白术 25g，当归 25g，川芎 20g，白芍 20g，熟地 30g，黄芪 30g，柏子仁 10g，酸枣仁 25g，桂圆肉 25g，陈皮 25g，阳春砂仁 8g，木香 6g，甘草 10g，生姜 6g。

上药文火久煮2遍，取汁2杯，日分2次温服，忌食寒凉之品。

【二诊】 4月20日，上药服3剂，小腹隐痛减轻，心中悸动好转，饮食较前好转，脉来不若前甚，上方既已显效，仍守上方加味续进。

党参25g，云茯苓30g，炒白术25g，当归25g，川芎20g，白芍10g，熟地30g，黄芪30g，柏子仁10g，酸枣仁30g，桂圆肉25g，阿胶10g（烊化），陈皮20g，阳春砂仁10g，木香6g，甘草10g。

上药文火久煮2遍，取汁2杯，烊化阿胶尽，日分2次温服。

【三诊】 4月26日，上药又连服3剂，心悸十去其七，大便通落2次，不干，惟身尚无多大气力，四肢依然疲倦，仍与上方续进。

【四诊】 4月28日，上药服3剂，诸证稳定，斟酌再三，予大补气血方。

党参25g，黄芪30g，当归30g，熟地30g，桂圆肉30g，木香10g，云茯苓30g，阿胶10g（烊化），酸枣仁30g，甘草10g。

上药文火久煮2遍，取汁2杯，烊化阿胶尽，每服加黄酒30ml，搅匀服下，日2服。

【五诊】 5月1日，上药连服3剂，每次服药后约1小时许，通身温暖，有小汗出，甚感舒适，小腹暖和，痛止，心悸及心中畏冷之感全消，四肢转温，似无疲倦之感，饮食馨香，精神倍增，面色已转红润，有光泽，脉来由细弱而转冲和有力，上药既已获效，气血得复有望，仍予上方再进。

【六诊】 5月19日，上方续服药5剂，气血得复，经血于24日来潮，血量中等，持续4天净，血中无血块，小腹温暖无疼痛之感，血色正红，余度此情予人参归脾丸2盒善后。

按： 血虚月经错后之症，大多见于体质虚弱之人，或有瘀血阻滞，或有气滞痰阻，或有阴虚血热，阴血暗耗，或有气血寒实等。本例患者，其病属血虚气弱，营血亏耗，血海不能按期盈满，故而月经后延，小腹空痛。肝脾肾三脏为冲任脉之根本，肾主藏精，脾主统血，肝主藏血与疏达，所以冲任二脉穴空，亦肝脾肾之不足而然也。治疗本例患者，活血益气，大补气血，佐以黄酒通其经腧，暖其命门，气血充足，冲任盈满，故病得之瘳也。

（三）脾虚经水先后不定案

徐某，女，40岁，禹城县工人，1981年6月20日初诊。

经行或前或后，迄今已有2年多，经血色红，量不多，精神倦怠，面色萎黄，浑身疲乏，四肢无力，面浮跗肿，头目眩晕，心悸不安，寐意欠佳，口淡乏味，不欲饮食，大便稀薄，小便清长，脉来迟缓无力，舌质淡白，苔薄腻。

辨证治疗：《素问·痿论》曰："冲脉者，经脉之海也，主渗灌溪谷，与阳明合于宗筋。"脾胃为气血生化之渊薮，脾主运化主统血，胃主受纳和降，脾气一虚，水谷难以消化，气血失于调和，统摄失司，冲任失于固秘，故而经血或前或后不定，血量或多或少；脾虚血少，中气不足，气血不能荣于上则面色萎黄，面浮，头目眩晕；脾虚胃弱，运化不及，故口淡乏味，不欲饮食，甚则大便溏薄；脾血不足，不能奉养于心，故而心悸不得安宁；脾又主四肢肌肉，脾阳不达四肢，故四肢因此倦怠乏力；脉与舌象无一不属脾虚之候，治疗当以补气健脾，和胃化湿，温调冲任，方以参苓白术散加减。

处方：党参20g，云茯苓20g，炒白术20g，甘草10g，炒苡米20g，炒扁豆20g（打细），阳春砂仁10g，酸枣仁30g，炒山药20g，淡干姜6g，广陈皮20g，广木香6g，泽泻10g，当归10g。

上药文火久煮2遍，取汁2杯，日分2次温服，忌食生冷、油腻、糖酪之品。

【二诊】 6月26日，上药连服6剂，脾气渐旺，面浮跗肿基本消失，饮食增加，心悸渐安，他证尚无多大减轻，惟大便依然稀薄，此又多为脾阳不伸，水湿仍有下趋之势，而行走肠间，如不及时治之，轻则为辘辘有声，重则又有可能引发大便溏薄，处方治疗亦当有所侧重为安。

党参20g，云茯苓20g，炒白术20g，甘草10g，炒苡米30g，炒扁豆30g（打细），阳春砂仁10g，酸枣仁30g，炒山药30g，淡干姜8g，肉桂2g，诃子肉20g，广陈皮20g，木香6g，泽泻10g，当归10g。

上药文火久煮2遍，取汁2杯，日分2次温服，禁忌同前。

【三诊】 6月30日，上药连进4剂，大便稀薄得止，此肉桂、诃子肉有温补太阴之阴，又有温补少阴之功，下焦得温，血海必也得温，太阴少阴均得其温，他证必借之趋于好转。心悸得安，寐意转佳，饮食渐增，跗肿得消，小便见长，湿气去而阳气必振也，再守上药之法，以求速瘥。

党参20g，云茯苓20g，炒白术20g，黄芪15g，甘草10g，炒苡米20g，阳春砂仁10g，酸枣仁30g，炒山药20g，淡干姜6g，肉桂1g，诃子肉10g，陈皮10g，木香6g，当归6g。

上药文火久煮2遍，取汁2杯，日分2次温服，禁忌同上。

【四诊】 7月5日，上药又连续服药4剂，中气得温，脾血自生，冲任得以溢满，月经必潮，其势之必也，仍予上方之药服之。

【五诊】 7月20日，7月15日月经来潮，血色正红，无瘀滞，量亦增多，5天净，病愈。

按：脾主运化与统血，而为气血之渊薮，脾气虚弱，统血失司，形成脾之气血亏虚，而冲脉又隶属于脾，脾之气血不足，冲脉便失却了滋益与固摄，血海空乏，无经可行，湿邪淹于血海，故而行经不定。治之之方参苓白术散，主治脾胃气虚夹湿之经水先后无定之证，方中人参、山药益气健脾，行气温中；加淡干姜以温太阴之阴，肉桂主入下焦，下焦得温，血海必温，太阴得温，化源有权矣。所以加当归者亦仿补中益气汤之意，亦仿归脾汤之意，补气药中加了一点血药当归，补血药中加了一点气药木香，有补偏救弊之意，使气血互为协调，亦古人处方之巧妙处。

（四）肾虚经水不定案

姜某，女，33 岁，济南北园，1980 年 3 月 20 日初诊。

经血前后无定，但大多还是延后，甚之延至七八日来潮一次，经血量不多，多为粉红色，在济南曾经多次治疗，毫无效果，经朋友介绍特来德州请予诊治。

目前： 经血 3 个月不来，腰酸背楚，腰部有下坠之感，经血过后，脐下小腹往往作痛两三天方止，平素不断心悸，头目有时眩晕，劳累时尤易发作，两下肢经常酸痛无力，大便时秘时稀不定，脉沉细无力，舌质淡白，苔薄白。

辨证治疗： 冲为血海，主司经候，而隶属于肾，肾之气血不足，而冲脉为之穴空；肾主骨，主藏精，肾之精血不足，腰府必也酸楚，甚则下坠不适；经行之后，冲任之脉更加亏空，故而小腹作痛；肾主骨生髓充脑，脑海不足，故而头目眩晕；肾又为作强之官，肾虚则不任其劳，下肢酸楚乏力；肾之气血亏虚，故而大便时秘时稀不已；脉与舌象皆为肾虚之候，治疗以定经汤加味，温肾之气血调补冲任为要务。

处方： 熟地 30g，炒山药 20g，菟丝子 30g，淫羊藿 15g，补骨脂 10g，当归 20g，白芍 15g，云茯苓 20g，川续断 20g，紫石英 15g，柴胡 6g，阿胶 10g（烊化），党参 20g，炒白术 15g，甘草 10g。

上药文火久煮 2 遍，取汁 2 杯，烊化阿胶尽，日分 2 次温服。

【二诊】 3 月 25 日，上药连服 5 剂，腰之酸楚乏力减轻大半，而下坠之感亦轻减，他证尚无起色，再步上方续进。

【三诊】 3 月 30 日，上药续服 5 剂之后，腰已不感酸痛，下坠之感消失，头目眩晕不若前甚，下肢酸楚无力不若前甚，脉来虽沉细而略显有力，上证相续减轻，方药更当加强以求速效。

熟地 30g，炒山药 20g，菟丝子 30g，淫羊藿 15g，补骨脂 10g，当归 20g，云茯苓 30g，川续断 30g，柴胡 6g，桑寄生 20g，紫石英 15g，炮姜 6g，阿胶 10g（烊化），党参 20g，白术 15g，甘草 10g，元胡 10g。

上药文火久煮 2 遍，取汁 2 杯，烊化阿胶尽，日分 2 次温服。

【四诊】 4 月 4 日，上药服 4 剂，诸证平平，再书上方，断续服之，以观病之进退，再诊。

【五诊】 4 月 18 日，上药断续服药 6 剂之后，突然月经来潮，经血偏于红紫，无瘀血块，持续 5 天净，余 2 剂，停服。

按： 冲任之脉均隶属于肝肾，肝肾气血不足，冲任二脉失却滋养，故而经血先后不定期而至。处方用药，以当归、山药大补肾中精血；当归、白芍、菟丝子补血生血，可益阴固阳；云茯苓一药可健脾以利湿，可益气补心；白芍与柴胡非但可以止血化瘀，而且可以疏达肝气，以防蛮补壅滞；傅青主早已指出："此方疏肝肾之气，非通经之药也，补肝肾之精，非利水之品也。肝肾之气舒而精通，肝肾之精旺而水利，不治之治，正妙于治也。"加川续断补肝肾、壮筋骨以补益肾与冲脉；加阿胶以补冲任之血；淫羊藿一药补肾与少阴阴中之阳。诸药合，共奏温煦肾气，调补冲任之功。

（五）太阴气虚经水案

杜某，女，36岁，天津工人，1983年6月7日来诊。

3年前患肠炎，中西药杂投，引起腹痛泄泻，年余方瘥。近1年多以来，每吃凉一点，就会引起腹泻。一直不敢再吃凉食，近半年多以来，又经血过多，过期不止，其质清淡如水，腹痛，畏冷，心悸四肢乏力，面色萎黄，少气懒言，舌淡苔白，脉来细缓。

辨证治疗： 脾主运化与统血，脾与胃又为气血生化之源，脾气虚，脾阳无权，无能化血为赤，与湿气下注，故经血色淡如水；气虚下陷，冲脉不固，因而经水过多，过期不止；脾阳既虚，血海阳气不足，因而形寒畏冷，腹中空痛；荣气不升，故而面色萎黄；心失所养，故而心悸，少气懒言；四肢为脾所主，脾阳不伸，故而四肢乏力。脉与舌象均为太阴气虚之证。治以调补脾阳，升阳举陷，温充冲脉。方用举元煎加味。

处方： 党参20g，黄芪20g，炒白术20g，当归15g，酸枣仁30g，炮姜6g，升麻6g，云茯苓30g，小茴香6g，熟地20g，阳春砂仁10g，木香6g，甘草10g，陈皮20g，龙眼肉30g，艾叶炭20g。

上药文火久煮2遍，取汁2杯，日分2次温服。忌食生冷之品。

【二诊】 6月13日，上药连服6剂，畏冷好转，心中悸动好转，腹痛好转，此药已对证，再宗上方出入续进，观其进退再商。

党参20g，黄芪20g，白术20g，当归15g，升麻10g，炮姜6g，云茯苓30g，小茴香10g，菟丝子30g，熟地20g，阳春砂仁10g，木香6g，艾叶炭30g，龙眼肉20g，酸枣仁30g，甘草10g，阿胶10g（烊化），紫石英15g。

上药文火久煮2遍，取汁2杯，烊化阿胶尽，日分2次温服。禁忌同上。

【三诊】 6月19日，上药续服6剂，诸证皆有向愈之兆，畏冷瘥，心悸已平，腹痛已止，面色已显红润之色，精神好转，言语已转清扬，脉来不若前甚，舌色已显红润，苔薄黄，上方已显其效，再宗上方续进，以求速愈。

党参20g，黄芪20g，炒白术20g，当归20g，升麻10g，炮姜6g，云茯苓30g，小茴香10g，菟丝子10g，熟地20g，阳春砂仁10g，木香10g，艾叶炭20g，龙眼肉30g，乌药20g，酸枣仁30g，阿胶10g（烊化），紫石英20g，甘

草 10g

上药文火久煮 2 遍，取汁 2 杯，烊化阿胶尽，日分 2 次温服。禁忌同上。

【四诊】 6 月 30 日，上药断续服药 6 剂，6 月 26 日，经血来潮，血色浅红，量不多，4 日净，此次经血来潮，来时小腹曾隐隐作痛，并无其他变证，经水后，一切正常，余度此情，仍与八珍汤续服半月。

党参 20g，云茯苓 30g，白术 20g，当归 20g，川芎 20g，白芍 10g，熟地 30g，紫石英 20g，阿胶 10g（烊化），炮姜 10g，甘草 10g

上药文火久煮 2 遍，取汁 2 杯，烊化阿胶尽，日分 2 次温服。

按： 足太阴脾为后天之本，主运化，并有升发清阳之功。主肌肉、主四肢、主唇、开窍于口，这都是脾脏的外候。主统血，有统摄血的正常功能，脾气旺盛则血气溢满致密，脾气虚弱就会出现运化失调，升降失调以及各种血虚，或出血疾患。临床治疗，脾之气血虚弱，生化无源，必健补脾气，脾气健，气血自生，所以本例患者，对于此证，方选举元煎，旨在健脾摄血，以调补太阴之气血归于和平，气血和平，清阳升举，血海得以温煦，经水自然归于平和而按期而至矣。

（六）少阴虚热经水案

邹某，女，39 岁，宁津，农民，1983 年 4 月 5 日初诊。

操持家务，劳心过度，月经每每提前而至，月月如此，不以为病，近 3 月以来，经血过多，过期不止，其色深紫而稠黏，夹有瘀血小块，腹痛腹胀，腰脊作痛，心中烦热，口渴唇燥，小便黄短，大便干燥，脉象滑数，舌质偏红，苔黄少津。

辨证治疗： 本例患者，经水过多，过期不止，乃内热耗阴所致，少阴火气偏盛，波动血海，迫血妄行难止，因而经水过多，过期不止；火气太甚，煎熬其血而为紫黏，夹有血瘀之块；血热伤津，心神被扰而烦热，口渴；《素问·举痛论》所谓："冲脉起于关元穴，随腹直上……"故而病腹痛，腹胀；冲脉起于胞中，伏行于脊里，则病腰脊作痛；血热气燥，津液暗耗，由是小便色黄，大便干燥；脉来滑数，舌红苔黄，脉与证合，均为少阴冲脉血热之证，治当凉血养阴，固经调冲为法，方以《傅青主女科》两地汤加味。

处方： 生地黄 30g，元参 20g，白芍 20g，麦冬 20g，地骨皮 10g，瓜蒌 30g，黄柏 10g，制龟板 20g，阿胶 10g（烊化），当归 10g，石斛 20g，甘草 10g，生龙牡各 20g，棕榈炭 15g。

上药以水 3 大杯，先煮龟板，减至 1 杯，再加水至 3 大杯，煮取 1 杯，药滓再煮，取汁 1 杯，2 杯合，烊化阿胶尽，日分 2 次温服。

【二诊】 4 月 10 日，上药连服 5 剂，大便通泻 2 次，所下之物稠黏，腥臭难闻，腹痛腹胀减轻，心中烦热减轻，他证尚无起色，脉来仍滑数。上药服后，虽有小效，亦是佳象，再步上法出入续进，观其所以，再与治之。

生地黄 30g，元参 20g，白芍 30g，赤芍 20g，麦冬 30g，地骨皮 10g，瓜蒌 25g，黄柏 10g，制龟板 25g，阿胶 10g（烊化），当归 10g，石斛 30g，甘草 10g，生龙牡各 20g，白茅根 30g，怀牛膝 10g。

上药煮服方法同上。

【三诊】 4 月 18 日，上药断续服药 6 剂，心中烦热十去其七，口渴唇燥显减，小便增多，大便已调，脉来滑数不若前甚，舌质尚偏红，苔黄薄腻，病来既久，阴血一时难复，循序渐进，总有克化之望。

生地黄 30g，元参 20g，白芍 20g，赤芍 20g，麦冬 20g，地骨皮 10g，黄柏 10g，当归 10g，石斛 30g，生龙牡各 20g，白茅根 30g，鸡血藤 30g，川续断 30g，怀牛膝 15g，甘草 10g。

上药文火久煮 2 遍，取汁 2 杯，日分 2 次温服。

【四诊】 5 月 10 日，患者经水来潮，其色鲜红，夹有如秫之小血块，小腹有小痛，腰脊作痛大减，血量不多，4 日净，自从血净以后，心中烦热已平，口渴唇燥有减，精神振作，大小便均平常，脉来滑数不若前甚，度此病情书六味地黄丸与服。

按： 妇女经血过期不止者，大多属于寒证，此案患者，乃少阴阴虚，火气偏盛，波及冲脉血海，迫血妄行，而导致经水过多过期不止。治疗此证，又必凉血养阴、固经调冲为法，所以采用《傅青主女科》之两地汤治之而愈。该方生地黄、白芍以凉血养阴，滋补肝肾。当归以活血养血，调补血海。元参、麦冬以清热泻火，养阴生津。地骨皮、黄柏以坚阴泻火，以清血海之热。阿胶为血肉有情之品，可以补血生血，亦可滋阴生血。黄宫绣云："阿胶气味俱阴，既入肝经养血，复入肾经滋水。"龟板一药味咸寒，可入心、肝、脾、肾四经，主要滋阴补血，主治阴虚劳热，腰膝痛软，乃阴中至阴之物，且得水火既济之妙，尤善调补冲任二脉，大补精髓，益气养神，病愈后又以六味为善后之本。

（七）厥阴瘀血经少案

于某，女，33 岁，市机床厂工人，1984 年 3 月 15 日初诊。

工作失意，敢怒又不敢言，气郁于肝，火气内滞久矣，近来经血量少，其色黑褐有瘀血小块，小腹胀痛拒按，按之则痛甚，瘀血下后则痛减，并有胁痛，乳房胀痛之感，不欲饮食，有时食后恶心呕吐，口苦，大便初头干燥，小便黄短，脉来弦涩，舌质偏青紫，苔腻。

辨证治疗： 患者肝郁气滞，郁久则化热化火，其势之必也。肝主藏血，郁滞已久而致血瘀者，又必波及血海冲脉，冲脉隶属于肝，故有"女子以肝为先天"之说。瘀血阻于胞宫，故腹痛拒按，经行瘀血一同而下，经停瘀血已下，则腹痛止；肝之经络布于胁下，肝之经络痹滞，故而时兼胁痛，或胁胀，或乳房胀痛；肝血既瘀，失于条达之性，故而脉多弦涩不畅；舌色偏于青紫，亦肝郁内壅之象。脉证互勘，均为肝与冲海瘀血内郁之证。治必疏肝调冲，活血化瘀之法为重，方选桃红四物汤加味。

处方： 当归20g，川芎10g，白芍20g，生地20g，熟地20g，炒香附15g，丹参30g，桃仁10g，红花10g，丹皮10g，鸡血藤30g，怀牛膝30g，三棱10g，莪术10g，益母草20g，甘草6g。

上药文火久煮2遍，取汁2杯，日分2次温服。

【二诊】 3月20日，上药服4剂，小腹胀痛减轻，他证均无起色，脉来仍弦涩，仍守上方续进。

【三诊】 3月23日，上方服药3剂，大便初头干燥好转，食后作恶，作呕已瘥。瘀血尚无动静，两乳仍胀痛，上方加柴胡、瓜蒌观之。

当归20g，川芎10g，白芍20g，赤芍20g，生地30g，桃仁10g，红花10g，鸡血藤30g，怀牛膝30g，三棱10g，莪术10g，柴胡15g，瓜蒌30g，益母草20g，丹参30g，丹皮10g，甘草10g。

上药文火久煮2遍，取汁2杯，日分2次温服。

【四诊】 3月28日，上药又连服4剂，先小腹作痛，随即瘀血下，其色黑褐，有大量瘀血块，小腹渐渐痛止。至第2天瘀血仍下，仍夹有瘀血小块。自瘀血下后，两胁胀痛减轻，大便初头变软，脉来弦涩不若前甚，舌仍偏紫，仍有口苦不瘥，饮食尚差，度其病情，仍守上方之意加减续进。

当归20g，川芎10g，白芍20g，生地30g，熟地30g，丹参30g，丹皮10g，桃仁6g，红花6g，鸡血藤30g，益母草20g，泽兰叶20g，怀牛膝15g，条芩10g，炒枳壳10g，竹茹10g，甘草10g，柴胡10g，香附10g。

上药文火久煮2遍，取汁2杯，日分2次温服。

【五诊】 4月2日，上药接服3剂，瘀血所下甚少，小血块不多，小腹不痛，两胁胀痛痊愈，两乳胀痛已愈，脉来不若前甚，仍守四物汤法。

当归15g，川芎10g，白芍15g，生地20g，熟地20g，桃仁5g，红花5g，鸡血藤30g，香附15g，条芩10g，陈皮20g，半夏20g，枳壳10g，甘草10g。

上药煮服方法同上。

【六诊】 4月6日，上药服至第2剂，血止，小腹按之未痛，口亦不苦。余2剂，服尽病瘥。

按： 妇人肝气郁久，气血瘀而腹痛为其常见之证，以活血化瘀，疏肝调冲为治疗总则，对于四物汤，张秉成指出："夫人之所赖以生者，血与气耳，而医家所以补偏救弊者，亦惟血与气耳，故一切补气之方皆以四君化出，一切补血之方，又当从此四物而化也，补气者当求之于脾肺，补血者，当求之肝肾，地黄入肾壮水补阴，白芍入肝，敛阴益血，二味为补血正药，然血虚多滞，经脉隧道不能滑利通畅，又恐地芍纯阴之性，无温养疏通之机，故必加当归、川芎辛香温润，能养血而行血中之气者以流动之。"方中加桃仁、红花、三棱、莪术以为破血之用；香附、瓜蒌、枳壳、柴胡等疏肝理气，以疗胁痛乳胀耳。

（八）肾虚经水少案

李某，女，34岁，市民，1980年3月26日初诊。

操持家务，劳心过甚，经常心慌气短，近2个月以来，经血偏少，其色浅红，经常头目晕眩，腰脊酸楚，下肢痿软乏力，有时足跟作痛，精神萎靡，懒于动作，脉来细弱无力，舌苔白滑，某医与柏子养心丸、人参归脾丸，症状有所减轻，但经血来时，仍很少，1天即止。

辨证治疗：妇人月经多少，关乎冲脉，冲为血海，血海有余，则经血届期而至，若血海空乏，经血乃为衰少。所以经血衰少实乃肾虚为本，冲脉隶属于肾，肾之盛衰，直接影响血海的盈亏，肾之虚，精血不足，是造成血海气血不足之本源，肾主骨，为作强之官，主藏精气，生髓充脑，肾之虚弱，气血不能上荣，故而有头晕目眩，精神萎靡之证；腰为肾之外府，经气不足而腰脊酸楚；肾不荫踵，故而下肢乏力，或为足跟作痛。脉与诸证互参，证属少阴肾虚，冲脉血亏，治为补肾养血，调经安冲，方用当归地黄饮加味。

处方：熟地黄30g，炒山药30g，全当归20g，枸杞子25g，怀牛膝15g，杜仲20g（盐水炒），制何首乌30g，阿胶10g（烊化），桂圆肉30g，柏子仁10g，酸枣仁25g，木香6g，陈皮15g，甘草10g。

以上14味以水4杯，慢火久煮，取汁1杯，药滓再煮，取汁1杯，2杯药汁合，烊化阿胶尽，日分2次温服。

【二诊】3月29日，上药服3剂，头目眩晕减轻，心慌气短好转，脉来不若前甚，仍守上方续进。

熟地黄30g，炒山药30g，全当归20g，枸杞子25g，怀牛膝20g，杜仲20g（盐水炒），制何首乌30g，桑椹子20g，阿胶10g（烊化），桂圆肉30g，柏子仁10g，酸枣仁25g，陈皮20g，甘草10g。

煎服方法同上。

【三诊】4月6日，上药连服6剂，精神萎靡好转，饮食有所增加，心慌气短已平，头目眩晕已止，惟腰脊仍感酸楚乏力，下肢仍感痿软乏力，足跟尚痛，度此病情，方药又当偏于健肾为主治之。

熟地30g，山萸肉20g，枸杞子20g，川续断30g，杜仲30g（盐水炒），狗脊30g，桑寄生20g，怀牛膝30g，木瓜15g，鸡血藤30g，桑椹子30g，阿胶10g（烊化），制何首乌30g，柏子仁10g，酸枣仁30g，陈皮20g，甘草10g。

煎服方法同上。

【四诊】 4月12日，上药又接服6剂，腰脊酸楚之感减轻大半，下肢亦觉有力，足跟作痛止，上方既已获效，仍守上方续进。

【五诊】 4月24日，上药服至第5剂时，经血来潮，其色偏于紫色，小腹有小痛隐隐，余药2剂，继续服之，血量较多，观其变化，再处治法。

【六诊】 4月30日，上次血量加多，色偏于红紫，亦为佳象，经血持续7天净，一切情况良好，病愈，为巩固疗效，予四物汤。

当归15g，川芎10g，白芍15g，生地20g，熟地20g，陈皮15g，甘草10g。

上药以水3大杯，煮2遍，取汁1杯半，日分2次温服。

按： 妇人经血衰少，必责之于血海血气不足；血海血气不足，又当责之于肾之精血损伤太甚。冲脉隶属于肾，所以肾之盛衰与血海盈亏有关。当归地黄饮一方，方中以熟地为主，该药不但补血养阴，而更益肾填精，所谓熟地有"大补精血之功也"。当归、熟地、制何首乌三药合用，大有补肝肾、填血海之力。他如枸杞子、杜仲、怀牛膝等以强腰系，壮筋骨，通经腧以起痿弱。山药、陈皮、甘草健脾和胃；结合上药以资化源，利而不滞为处方巧妙处。

（九）肝气郁滞瘀血痛经案

范某，女，29岁，农民，1976年3月10日初诊。

肝郁气躁，经久不已，近2个月以来，经来之前三四天腹痛，经血行后，少腹痛减，血量不多，腹部按之痛，经血有少量瘀血小块，两乳及胸胁均有胀痛之感，心下痞满，不欲饮食，脉象沉弦，舌质偏紫黯，舌苔薄黄而腻。

辨证治疗： 肝主藏血，主疏泄，肝脏的气血盈亏，可直接影响血海冲脉的盈亏。肝气郁滞，扰动血海，血气凝结，由是妇人经血将潮之时，或血行之期，发生瘀血腹痛；经血行，行亦不畅，又多夹瘀血块，既有瘀块，按之必痛；肝之经络布于胁下，肝郁气滞，经气循行不畅，故而两胁胀痛，两乳胀痛；肝气郁又必克脾，脾的运化功能不及，因而又不欲饮食，甚则心下痞满，或恶心呕哕等证兼之；脉沉主里，弦为气滞，诸证均属肝气郁滞，瘀血内阻之证，治疗方法，只能行气开郁以活血，祛瘀破结以止痛，方用血府逐瘀汤加减。

处方： 当归20g，川芎10g，赤芍20g，生地20g，桃仁10g，红花10g，柴胡10g，枳实20g，炒香附20g，郁金20g，元胡20g，丹参30g，怀牛膝20g，益母草20g，乌药20g，五灵脂10g，桔梗10g，云茯苓20g，三棱3g，莪术6g，陈皮20g，竹茹10g，甘草6g。

上药以水4杯，慢火久煮，取汁1杯，药滓再煮，取汁1杯，日分2次温服。

【二诊】 3月13日，上药服3剂，胸胁胀痛减轻，两乳胀痛减轻，小腹按之仍痛，脉仍沉弦，瘀血一天不祛，小腹按痛不辍，仍出上方续进。

当归20g，川芎10g，赤芍20g，生地20g，桃仁10g，红花10g，柴胡10g，炒香附30g，炒枳实20g，元胡10g，丹参30g，怀牛膝20g，乌药20g，五灵脂10g，三棱10g，莪术10g，益母草20g，泽兰叶20g，陈皮20g，竹茹10g，丝瓜络10g，甘草10g。

上药水煮2遍，取汁2杯，日分2次温服。

【三诊】 3月19日，上方连服6剂，小腹突然作痛，约1时许，经血突然而下，血量来多，夹有瘀血小块，腹痛减，经血持续4天将净，而突然经血又来，其量不少，仍夹有小块，又持续2天净，净后腹不痛，按之柔软不痛，胁痛乳胀，心下痞满减轻，食欲尚少，大病新瘥，胃气一时不复，再以和胃化滞调之。

陈皮20g，半夏20g，云茯苓30g，枳壳20g，阳春砂仁6g，竹茹10g，白芍10g，甘草10g。

上药水煮2遍，取汁2杯，日分2次温服。

【四诊】 3月26日，上药断续服药5剂，胃苏思纳，告愈。

按： 肝气郁滞，血瘀痛经之病，治疗只可以行气开郁以行血，祛瘀破结以止痛，对于此证，无不本于血府逐瘀汤为法则，本方以桃红四物汤加柴胡、桔梗、枳壳、怀牛膝组成，其中桃仁、红花、川芎、赤芍、桔梗、怀牛膝活血祛瘀，疏通血脉，引血下行；柴胡疏肝解郁；枳壳以行气滞；生地、当归以养血润燥，使瘀去而不伤阴血。本案中由于患者病情较重，故于方中又加三棱、莪术、益母草、泽兰叶以破血行瘀；香附、乌药以行血中之气，诸药合用，可加强疏肝行气以活血，调补血海以通经的作用，效果明显。

（十）寒湿痛经案

封某，女，40岁，市民，1980年5月3日初诊。

素来身体虚弱，懒于活动，近3个月来，月经前后不准，小腹冷痛，喜暖，经行不畅，或夹黑色血块，按之作痛，畏寒肢冷，腰背酸楚，食欲不振，有时呃逆，脘痞，精神疲倦，小便清长，大便稀薄，脉来沉缓，苔白薄。

辨证治疗： 寒湿之邪，久困于脾，脾之阳气不伸，统运失调，寒湿之邪下伤冲脉，注于胞宫，胞宫气血为之凝泣，故而月经前或月经之时，小腹冷痛，喜暖喜按；血与湿邪互结，故而行经不畅，或夹有黑色瘀块；湿邪滞留中焦，脾阳不振，因而又不欲饮食，有时呃逆，脘痞，精神疲倦；中焦脾阳不达于四肢肌表，因而周身畏冷，四肢不温；寒湿之邪滞于冲脉，伏行于脊里，因之又腰背酸楚；脾湿下趋，故大便溏薄；脉沉主里，脉缓脾弱，结合诸证分析，证为太阴寒湿，冲脉不固。治当温脾燠中，散寒调冲之法调之，方用《金匮要略》之温经汤加减。

处方： 吴茱萸6g，当归20g，川芎15g，白芍15g，人参20g，桂枝15g，黄芪20g，苍术15g，云茯苓20g，干姜10g，半夏20g，陈皮20g，竹茹10g，阿胶10g（烊化），乌药20g，小茴香10g，川续断30g，桃仁10g，红花10g，甘草10g。

上药以水4杯，慢火久煮，取汁1杯，药渣再煮，取汁1杯，2杯药汁合，烊化阿胶尽，日分2次温服。

【二诊】　5月9日，上药连服6剂，小腹冷痛已减，呃逆，脘痞减轻，大便稀薄减少，脉来不若前甚，再以前方加减治之。

当归20g，川芎15g，白芍10g，党参20g，桂枝10g，吴茱萸10g，云茯苓30g，黄芪20g，苍术10g，白术10g，干姜6g，陈皮20g，半夏20g，乌药20g，小茴香10g，川续断30g，炒杜仲20g，菟丝子30g，阿胶10g（烊化），桃仁10g，红花6g，甘草10g。

煎服方法同上。

【三诊】　5月15日，上药连服5剂，腰背酸楚减轻大半，精神振作，昨日因食牛肉、年糕，脘中又感痞闷不适，再守上方加味。

当归20g，川芎15g，党参15g，桂枝10g，吴茱萸6g，云茯苓30g，苍术10g，白术10g，干姜6g，陈皮30g，半夏30g，山楂炭30g，六神曲10g，乌药20g，小茴香10g，川续断30g，炒杜仲20g，菟丝子30g，桃仁10g，红花6g，甘草10g。

上药水煮2遍，取汁2杯，日分2次温服。

【四诊】　5月19日，上方服4剂，中脘痞闷解除，仍守上方续服。

【五诊】　5月26日，上药服5剂后月经至，小腹微微作痛，而未觉腹冷，经血中等，经行通畅，夹有少量小血块，感觉良好，精神振作，经血5天净，余药1剂，停服，再以温经暖脾之法调之。

当归20g，川芎15g，党参20g，吴茱萸6g，云茯苓30g，白术10g，乌药20g，干姜6g，阳春砂仁10g，菟丝子30g，陈皮20g，甘草10g。

按：冲脉亦隶属于脾，本案亦因太阴脾与冲脉虚寒，血海凝涩而病经血不调。治当温经散寒与养血祛瘀并用，则湿得散，血得温而行。方中吴茱萸、桂枝温经散寒兼温冲脉；当归、川芎活血调经；党参、黄芪、阿胶益气养血；陈皮、半夏、云茯苓、乌药、小茴香等以温脾祛湿；苍术辛散主运脾，以疗湿困脾阳；干姜以温太阴之阴，张元素谓："干姜其用有四：通心助阳一也，去脏腑沉寒痼冷二也，发诸经之寒气三也，治感寒腹痛四也。"加半夏、竹茹以止呕逆；加川续断、杜仲、菟丝子以温肾壮筋骨；加焦楂炭、六神曲以化肉面之积；桃仁、红花以行血调经，诸药共奏温脾燠冲，散寒调经之功。

（十一）少阴血虚痛经案

赵某，女，33岁，武城农民，1988年10月6日初诊。

生孩两个，第二子产后受冷，经血一直不调，每次月经后，小腹作痛，经血之色淡红，量中等，不时腰背酸痛，动转不利，两腿发软，头目眩晕，心悸不宁，脉象弦细无力，舌质淡红，苔白薄，在当地曾服中西药不少，但效果都不佳。

辨证治疗： 傅青主指出："妇女有少腹痛于行经之后者，人以为气血之虚也，谁知是肾气之涸乎！夫经水者乃天一之真水也，满则溢而虚则闭，亦其常耳，何以虚则作痛哉？盖肾水一虚，则水不能生木，而肝木必克脾土，木土相争，则气必逆，故而作痛，治法必须以疏肝气为主，而益之以补肾之味，则水足而肝气益安，肝气安而逆气自顺，又何疼痛之有哉，方用调肝汤。"

处方： 当归20g，白芍15g，山萸肉20g，巴戟天10g，山药30g，甘草10g，熟地黄30g，川续断20g，阿胶10g（烊化）。

上9味以水3杯，煮取1杯，药滓再煮，取汁1杯，2杯药汁合，烊化阿胶尽，日分2次温服。

【二诊】 10月10日，上药服4剂，小腹作痛减轻，他证均无起色，夫冲脉者隶属于肾，肾之阴血不足，冲脉血海亏空，调补肝肾，所以小腹痛减。腰为肾府，伏冲之脉贯于脊里，精血不足，故而腰痛，今重加补肾壮筋骨之药进之，观其所以，望其转机。

当归20g，白芍20g，山萸肉30g，巴戟天10g，山药30g，熟地30g，川续断30g，狗脊20g，杜仲20g（盐水炒），阿胶10g（烊化），甘草10g。

煎服方法同上。

【三诊】 10月18日，上药连服6剂，小腹痛止，而腰背酸楚减轻大半，肝肾精血得养，筋骨柔和得以温煦，所以腰脊痛减，说明伏冲之脉功能增强，而显效如此。奇经八脉之中，还有一个"诸阴之交"。诸阴之交，位在心下，肝肾之精血，心脾之气血，若能和平相聚则吉，治疗除以上法调补肝肾精血之外，更加以调补心血、脾气，精血旺于心下，诸阴之交血气益充，必心血得养，又何有心悸不宁、头目眩晕之证？方加调补诸阴经精血，以观之。

当归20g，白芍15g，山萸肉30g，巴戟天10g，山药30g，熟地30g，川续断30g，杜仲30g（盐水炒），阿胶10g（烊化），柏子仁10g，酸枣仁30g，淫羊藿10g，甘草10g，生龙牡各30g。

煎服方法同上。

【四诊】 10月25日，上药断续服药6剂，诸阴之交气血充盈，而心悸头目眩晕得瘥，再守上方续进，以善之。

按： 肝肾同源，少阴肾血虚之痛经，调补肾血，不得不兼以调肝。肾与肝阴血亏虚，冲脉血海必亦亏空，妇人经血之后，血海更加空虚而腹痛。所谓调肝汤，实则以调补肾血为主，方中熟地、山药、阿胶大补肾中真阴，亦是调冲之佳品；当归、白芍养阴柔肝；合于山萸肉调肝益肾，填补冲任为无上真品。腰为肾府，肾主骨，伏冲之脉贯于脊里，重加川续断、杜仲、巴戟天益肝肾以壮筋骨，而更益于伏冲之脉的濡养，所以腰背酸痛得愈。方内后加淫羊藿，调动诸阴之气上归于心，亦归于诸阴之交也，诸阴之交其气温和，心血得养，心悸何能不安。傅青主于调肝汤后脚注又重点指出："此方平调肝气，既能转逆气，又善止郁痛，经后诸证，以此方调之最佳，不特治经后腹痛之证也。"读者于此，当三致意也。

（十二） 寒湿痛经带下案

冯某，女，31 岁，武城农民，1988 年 11 月 20 日初诊。

起早下地收拾棉花，露水湿透裤腿，七八天来，两腿畏冷，天长日久，月经不调，每次月经后错，小腹疼痛，血色较为浅淡，腰痛，下肢酸胀痛软，近来白带增多，脉来缓细，舌质偏淡，苔白，曾服人参健脾丸三四盒，效果不佳。

辨证治疗： 寒湿侵害下焦肝肾之经腧，冲任之脉功能失调，以致月经愆期；寒湿凝滞，血行不畅，故而小腹疼痛，腰痛，下肢酸胀痛软；湿盛下注，又形成带脉失束，而白带增多。脉证分析，此属寒湿痛经之征。治以温经散寒，利湿健脾，与温经汤合二陈汤加减调之。

处方： 当归 20g，川芎 10g，台参 15g，云茯苓 30g，白芍 10g，乌药 20g，干姜 10g，陈皮 30g，半夏 20g，桂枝 10g，艾叶 15g，川续断 30g，桑寄生 20g，杜仲 20g（盐水炒），元胡 10g，甘草 10g。

上药水煮 2 遍，取汁 2 杯，日分 2 次温服。

【二诊】 11 月 26 日，上药服 6 剂，小腹疼痛减轻大半，他证尚无起色，再守上方出入续进。

当归 20g，川芎 15g，台参 20g，云茯苓 30g，白术 10g，乌药 30g，干姜 6g，半夏 30g，陈皮 20g，艾叶 20g，桂枝 10g，川续断 30g，桑寄生 20g，元胡 10g，白果 20g（打），海螵蛸 30g，甘草 10g。

上药水煮 2 遍，取汁 2 杯，日分 2 次温服。忌食生冷、腥臭之品。

【三诊】 11 月 30 日，上药续服 4 剂，小腹痛止，腰痛止，惟下肢尚感酸胀乏力，白带仍多。

当归 20g，川芎 20g，台参 20g，云茯苓 30g，白术 10g，乌药 25g，炮姜 6g，陈皮 30g，半夏 30g，艾叶 10g，桂枝 10g，川续断 30g，元胡 10g，白果 20g，扁豆 20g，海螵蛸 30g，鹿角霜 20g，甘草 10g，怀牛膝 20g。

上药水煮 2 遍，取汁 2 杯，日分 2 次温服。禁忌同上。

【四诊】 12 月 6 日，上药连进 5 剂，下肢酸胀痛软减轻大半，白带已减少大半，脉来不若前甚，再与上方续进。

当归 10g，川芎 10g，台参 15g，云茯苓 20g，炒白术 10g，乌药 20g，炮姜 6g，陈皮 30g，半夏 20g，酸枣仁 20g，阳春砂仁 6g，白果肉 20g，扁豆 15g，海螵蛸 10g，鹿角霜 20g，怀牛膝 20g，甘草 10g。

上药水煮 2 遍，取汁 2 杯，日分 2 次温服。禁忌同上。

【五诊】 12 月 10 日，上药服 3 剂，白带减少大半，腰脊强壮，带脉得以温养，带虽未瘥，待日必可痊愈。

云茯苓 30g，陈皮 20g，半夏 20g，酸枣仁 20g，阳春砂仁 10g，白果肉 20g，白扁豆 10g，鹿角霜 15g，甘草 10g。

上药水煮 2 遍，取汁 2 杯，日分 2 次温服。

按： 冲脉隶属于肝、脾、肾三经，肝主血，脾主湿，肾主水，血湿水三者，皆可影响冲脉盈亏而发病。肾气不足，水气为病，可波及冲海；血气不足，更可涉及冲海；湿气下注，亦可影响血海。这些都足以形成月经失调，带下如注之病。温经汤主温冲脉血海，而调补肝肾。二陈汤可健脾以利湿气，湿气祛而带自止，血气足而血海充，月经可调，方中干姜、桂枝可温经散寒；当归、川芎、白芍可调经活血，以疗腹痛；台参、云茯苓、白扁豆以健脾化湿；陈皮、半夏可祛痰，祛痰必祛湿，湿气却而白带自止；川续断、桑寄生、杜仲补肾中之元气，元气充则腰痛自愈，白带自止也。

（十三）血海寒凝经闭案

方某，女，40 岁，河北衡水农民，1980 年 11 月 6 日初诊。

经闭 6 个多月，天气逐渐寒冷，由于身体虚弱，近五六天以来，腰腹畏冷，面色苍青，心中恶寒，心悸不安，肢倦神疲，但欲卧，不欲饮食，有时脘痛作泻，带下色白，脉缓，舌淡苔白。

辨证治疗： 冲脉血海从寒湿而化，此证与肾脏气血凝泣有关，冲脉属于肾也。人身下焦冷温与肾之寒热相关，肾与血海凝泣，故而形成闭经；腰为肾府，肾中阳气不足，无力温煦经腧，故而腰冷；小腹属下焦，主司在肾，肾气失司，故而小腹冷痛；腰腹俱冷，无不影响带脉，带脉亦从寒化，故而带下稀白；肾阳虚又不能温暖于脾，脾失温运，由是面青；脾主四肢，脾阳不伸，故而肢倦神疲，但欲蜷卧；肾为胃之关，肾虚关疏而大便为溏泻。脉与舌象皆为冲肾寒化之候，治当补益肾阳，温煦血海，方用三圣温海汤加味。

处方： 当归 30g，制何首乌 30g，柏子仁 15g，制附子 10g，肉桂 3g，小茴香 10g，党参 30g，炒白术 20g，桃仁 10g，生姜 6g。

上药先煮制附子 30 分钟，加水至 3 大杯，煮取 1 杯，药滓再煮，取汁 1 杯，日分 2 次温服。

【二诊】 11 月 10 日，上药服 4 剂，腰腹畏冷减轻，心中恶寒好转，心悸稍安。上方既效，仍守上方出入续进。

当归 30g，制何首乌 30g，柏子仁 15g，制附子 10g，肉桂 3g，小茴香 10g，菟丝子 30g，党参 30g，炒白术 20g，桃仁 10g，生姜 6g。

上药先煮制附子 30 分钟，加水至 3 大杯，煮取 1 杯，药滓再煮，取汁 1 杯，日分 2 次温服。

【三诊】 11 月 14 日，上药续进 4 剂，腰腹畏冷基本全痊，心中恶寒已止，心悸得安，肢倦神疲好转。饮食尚差，腹痛腹泻以及白带不已，治从健脾祛湿为要，更方再进。

当归 20g，制何首乌 30g，柏子仁 10g，小茴香 10g，菟丝子 30g，党参 15g，陈皮 20g，云茯苓 30g，炒扁豆 20g，赤石脂 30g，阳春砂仁 10g，半夏 20g，甘草 10g，生姜 6g。

上药文火久煮 2 遍，取汁 2 杯，日分 2 次温服。

【四诊】 11 月 20 日，上药连服 5 剂，饮食增加，腹泻已止大半，白带显减，脉来不若前甚，再步上方续进。

当归 20g，制何首乌 30g，柏子仁 10g，陈皮 30g，半夏 30g，云茯苓 30g，炒扁豆 15g，赤石脂 30g，阳春砂仁 10g，鹿角霜 20g，甘草 10g。

上药文火久煮 2 遍，取汁 2 杯，日分 2 次温服。

【五诊】 11 月 26 日，上方连服 3 剂，白带已止，继服 2 剂，月经来潮，腹微微作痛，色偏红，无瘀血块，现在正在行经，辅以温经，三圣温海汤加味。

当归 20g，制何首乌 20g，柏子仁 10g，红花 6g，桃仁 6g，甘草 10g，炮姜 3g。

上药水煮 2 遍，取汁 2 杯，日分 2 次温服。

按：血海寒凝闭经，方以三圣温海汤加味调之，主要旨在温肾，因冲脉隶于肾也。当归味辛甘温，辛香而润，主入下焦，温煦血海，又可暖其带脉虚冷，凡妇人经闭，胎产都可以本品为主；制何首乌益精血，补而不滞、不燥，为补血养血之良药；柏子仁主入心脾，入心养神，入肾益智；桃仁活血通经；制附子、肉桂以温肾阳；陈皮、半夏、云茯苓、砂仁以祛湿止带；诸药相合，肾阳得补，血海得温，闭经可开，月经可调。

（十四）脾虚血亏经闭案

范某，女，39 岁，市郊农民，1981 年 9 月 20 日初诊。

月经已 6 个月不来，初时经血太少，后即不至，半年来，求医治疗，中西药杂投，均无寸效。目前：闭经半年，面色苍白，心悸少气，倦怠乏力，唇舌淡白，不欲食，脘腹痞胀，大便稀薄，脉象缓弱，舌淡苔白。

辨证治疗：冲为血海，女子以系胞，胞宫气血盈满，太冲脉盛，月经以时下。血海与脾之统血，关系十分密切，若脾失运化，统血失司，脾阳衰微，气血不能灌溉血海，血海空旷，因而月经不能以时而下，久则形成闭经；脾主肌肉四肢，脾之气血不足，故见面色苍白不华，倦怠乏力；血虚不能上奉于心，因而心中悸惕而少气；脾虚不能为胃行其津液，故而不欲饮食，脘腹痞胀，甚则大便溏稀。综合脉证分析，证属脾虚血亏之经闭，治当益气健脾，养血补冲，方用香砂六君子汤合当归补血汤加味治之。

处方：黄芪 50g，当归 20g，白术 20g，党参 20g，云茯苓 30g，陈皮 20g，半夏 20g，木香 10g，阳春砂仁 10g，甘草 10g，干姜 6g，大枣 6 枚（劈），酸枣仁 20g，炒枳壳 10g。

上药水煮 2 遍，取汁 2 杯，日分 2 次温服。忌食生冷、油腻、腥臭之品。

【二诊】 9 月 26 日，上药服 5 剂，脘腹痞胀消减大半，心悸少气好转，上方既已显效，仍守上方出入续服。

黄芪 30g，当归 20g，炒白术 20g，党参 20g，云茯苓 30g，陈皮 20g，半夏 20g，木香 10g，阳春砂仁 10g，酸枣仁 30g，炒枳壳 20g，甘草 10g，桃仁 10g，红花 6g，干姜 6g。

上药水煮 2 遍，取汁 2 杯，日分 2 次温服。禁忌同上。

【三诊】 9 月 30 日，上方续服 4 剂，脾阳渐升欲充，脘腹痞胀已瘥，心悸得安，面色已显红润之色，食欲已转馨香，大便溏薄减少，脉来不若前甚，上方续进，加养血活经之品，以观之。

黄芪 20g，当归 15g，炒白术 15g，党参 20g，云茯苓 30g，陈皮 20g，半夏 20g，木香 10g，阳春砂仁 10g，炒枳壳 20g，桃仁 10g，红花 10g，坤草 20g，三棱 6g，怀牛膝 15g，甘草 10g。

上药水煮 2 遍，取汁 2 杯，日分 2 次温服。禁忌同上。

【四诊】 10 月 7 日，上方连服 6 剂，经血时下，而点滴不畅，一日即止。据此经闭欲开，开而不畅，处方加大活血养阴之品，引血下行。

当归 20g，川芎 20g，赤芍 20g，怀牛膝 20g，生地 20g，桃仁 10g，红花 10g，益母草 30g，泽兰叶 20g，紫丹参 40g，三棱 10g，莪术 10g，云茯苓 30g，木香 6g，甘草 6g，香附 30g，乌药 20g。

上药水煮 2 遍，取汁 3 杯，日分 3 次温服。

【五诊】 10 月 11 日，上药服 4 剂，经血下，色偏黯红，量多，小腹微微作痛，按之可止，药暂停观之。

【六诊】 10 月 19 日，经血量多，色偏黯红，5 天净，一切情况均良好，书调经丸调之。

按：脾胃者为气血生化之渊薮，气血下注血海，血海充满，月经自下，脾失生化之机，血海必枯而经闭，此其一也。方用香砂六君合当归补血汤，以健脾益气，甘温补中。黄芪重用，大补脾肺之元气，以资生化之源，所谓"有形之血，生于无形之气"；干姜以温太阴之阴；参、术、苓、草以助生血；血气充，月经当下不下者，又重加养血之品，血得下而闭者开也。

（十五）气血滞瘀经闭案

魏某，女，28岁，纺织厂工人，1976年3月15日初诊。

患者性情刚烈，喜助人为乐，好打抱不平，婚后一直未孕，月经5个月未来，近六七天少腹不时作痛，甚则胸胁支满，恼怒，烦躁，不欲食，有时呃逆，脉来弦涩，舌色紫黯，曾服用中药、西药半月，效果一直不太好，转来门诊。

辨证治疗：患者性情刚烈，内伤七情，肝郁气结，气血瘀滞已久，由是月经闭而不至；冲脉郁滞，故而少腹不时作痛，而拒按；肝之经络循胸胁，经络之气不得伸展，故而胸胁支满；肝脏性喜条达，七情所郁，郁而化热化火，故而烦躁，或欲恼怒；肝气克伐于脾，脾失健运，故不欲食，甚则呃逆。脉与舌象无一不属冲脉、厥阴血瘀经闭之候。治当活血祛瘀，行气止痛，方用一贯煎合血府逐瘀汤化裁。

处方：赤芍20g，川芎10g，桃仁10g，红花6g，当归20g，柴胡10g，怀牛膝15g，丹参30g，焦山楂30g，制香附20g，益母草20g，三棱6g，莪术6g，甘草6g，生地20g，枸杞子20g，沙参15g，麦冬20g，枳壳10g，川楝子10g。

上药文火久煮2遍，取汁2杯，日分2次温服。

【二诊】3月21日，上方连服6剂，在服药5剂之后，少腹作痛较甚，第2天，经血突然而下，血量多，夹有瘀血块，胸胁支满减轻，经血持续4天血见少，6天血止。

【三诊】4月4日，经血之后，又来复诊，当初恼怒、烦躁，胸胁支满以及不欲食，呃逆之证均瘥，性情比较和蔼，脉象由涩变为弦滑，舌色瘀斑尚少，再三斟酌，大病已瘥，而肝之余火未已，方以一贯煎加味治之。

沙参20g，麦冬30g，生地30g，当归15g，枸杞子30g，川楝子20g，白芍15g，丹皮10g，丹参30g，元参20g，红花6g，丝瓜络10g，条芩6g，甘草6g，牡蛎20g。

上药文火久煮2遍，取汁2杯，日分2次温服。隔日服1剂。

【四诊】4月18日，上药断续服药7剂，性情比较平和，精神亦比较振作，饮食良好，二便正常，脉来不若前甚，仍守上方出入续进。

当归15g，川芎10g，生地30g，丹参30g，沙参20g，麦冬20g，白芍15g，丹皮10g，黄芩6g，丝瓜络10g，焦山楂20g，红花6g，牡蛎20g，甘草6g，泽兰叶10g。

上药水煮2遍，取汁2杯，日分2次温服。

【五诊】4月23日，上方继续服之，于昨日夜间，经血至，血量中等，小腹未痛，血色鲜红，无瘀块，停药。

【六诊】 8月20日，数月以来月经来潮不差3天，今月经期已过11天，去医院检查，妊娠试验阳性，已受孕。

按：气滞血瘀之经闭，大都来自七情郁结，肝之气血结聚，形成胞宫闭塞，冲脉不行，瘀血停蓄，少腹作痛拒按，胸胁支满或疼痛；精神郁而不快，郁而化热，形成心中烦躁，或肝火恼怒；肝气盛实，又必克伐脾胃，形成呃逆，不欲食等。治之之法，用一贯煎合血府逐瘀汤，一在疏肝解郁，活血祛瘀；一在凉血清热，调补肝之阴血。方中柴胡、川芎、赤芍、桃仁、红花、泽兰、丹参、益母草以活血祛瘀；当归、生地、麦冬、沙参、枸杞子养肝之阴；黄芩清肝泻火，使其瘀血去而不伤肝阴；炒枳壳、焦山楂、甘草等以调中化滞；诸药共奏活血祛瘀，行气止痛，调补冲脉血海之功。

（十六） 阴虚崩漏案

周某，女，31岁，武城农民，1982年5月14日初诊。

经血淋漓不断，时多时少，其色偏于黯红，迄今已近月，心中烦热，心悸不安，夜寐多梦，头目眩晕，腰膝痛楚，舌质红，无苔，脉来虚数。曾在当地服中西药，打针输液，寸效不显，转来门诊。

辨证治疗：农活过重，劳累过度，阴血虚亏已久，近因家事不睦，心情不好，善急易怒，由阴虚化热，引发经血淋漓不止。崩漏一证，中医责之于冲脉血海，冲脉血海隶属于肾脏，肾脏精血不足，不能灌溉于冲脉血海，冲脉固摄无权，因而经血淋漓不断，形成崩漏之证，治疗当滋补肾阴以调冲止崩，方用六味地黄汤加味调之。

处方：熟地30g，山萸肉30g，生山药30g，丹皮10g，云茯苓30g，血余炭15g，川续断25g，杜仲炭30g，伏龙肝200g。

伏龙肝即灶心土，取水8碗，浸泡灶心土，澄之，取其清水3大杯，慢火煮药，取汁1杯，药滓再以灶心土所渍之清水煮药，再取汁1杯，晚9～10点温服1杯，明早6～7点再服1杯（温服）。服药3日后，来诊。

【二诊】 5月18日。上药照法服药3剂之后，经血已止大半，心中虽尚感烦躁，已不太甚，眩晕已除，腰膝痛楚减轻大半，脉来不若前甚，再与上方3剂，灶心土法同上。

【三诊】 5月21日，上药以法服3剂之后，经血淋漓已止，心悸较为安定，腰膝酸痛之感再减，然而病来已久，阴血一时不可复原，斟酌前方不悖，仍守上法加减续进。

熟地25g，山萸肉25g，生山药30g，粉丹皮10g，云茯苓20g，川续断30g，杜仲炭20g，麦冬15g，五味子6g，当归10g，枸杞子20g，甘草10g。

上药文火久煮2遍，取汁2杯，日分2次温服。

【四诊】5 月 26 日，上药断续服药 4 剂，心悸已安定，夜寐梦减，腰膝酸痛基本消失，脉来不若前甚，但仍觉虚数，再以六味地黄汤加减服之。

熟地 25g，生地 20g，山萸肉 20g，山药 25g，丹皮 10g，云茯苓 20g，柏子仁 10g，酸枣仁 20g，麦冬 20g，五味子 6g，当归 10g，女贞子 15g，枸杞子 20g，甘草 10g。

上药文火久煮 2 遍，取汁 2 杯，日分 2 次温服。禁忌辛辣燥物。

按：经血淋漓不断，延续近月不瘥，由阴虚化热所致。方以熟地滋阴补肾，肾主藏精，肾之阴血充足，自会灌溉冲脉血海；山萸肉、山药健脾肾以生精；丹皮以清火；血余炭、川续断、杜仲炭以止血；由黄土汤中之黄土以佐之，相得益彰，淋漓得止；后加酸枣仁、麦冬、生地、五味、女贞、枸杞子以为固本之计。

（十七）阳虚崩漏案

李某，30 岁，农民，1997 年 2 月 20 日初诊。

身体素来虚弱，5 年前做子宫肌瘤手术后，身体状况更差，近半月以来，经血淋漓不断，时多时少，色淡红，无瘀块。小腹经常冷痛，常以做热敷、拔火罐维持治疗，有时周身畏冷，以腰背为甚，四肢无力，懒于劳动，精神萎靡不振，有时脘腹痞胀，有时有小痛，喜温喜按，大便经常稀薄，小便清长，脉象沉缓无力，舌质淡白，苔薄腻。

辨证治疗：手术后，脾肾阳气一直不足，冲任之脉久亏，失却固摄之力，脾肾阳虚，湿气下注，形成下焦虚寒，以致阳虚血崩，淋漓不断，其色淡红。肾阳久虚，不能熏蒸脾土，脾失健运而畏冷，脘胀疼痛，便稀。脾肾阳气不足，中焦阳气亦不振，生化之源亦必虚弱，故而经血不摄而色淡红。伏冲之脉行于脊里，阳气既虚，精血不充，故而周身觉冷，腰背畏冷为甚也。精血失充而精神萎靡不振，已亦然也。脉与诸证互勘，此乃太少冲任阳虚崩漏之候，治当补肾助阳，健脾补中，温固冲任之法调之。方以傅青主之固气汤合理中汤加减治之。

处方：党参 20g，炒白术 15g，大熟地 30g，当归 15g，云茯苓 30g，杜仲炭 20g，川续断 20g，炮姜炭 10g，血余炭 10g，酸枣仁 20g，阳春砂仁 6g，黄芪 15g，陈皮 10g，甘草 10g。灶心土 100g。

上方先取灶心土 100g，水泡后澄清，用澄清之清水煮药，煮取 1 杯，再用灶心土清水煮药滓，取汁 1 杯，日分 2 次温服。

【二诊】2 月 23 日，依上方法连服 3 剂，经血崩漏已止大半，仍以上方法再进 3 剂，观其所以再诊。

【三诊】2 月 27 日，上药再进 3 剂，漏血停止，小腹冷痛得温，脘痞消失。周身亦温煦，腰背冷痛已却大半，大便转实，脉来不若前甚，仍守上方出入，停用灶心土方法。

党参 20g，炒白术 20g，炒山药 20g，大熟地 30g，云茯苓 30g，杜仲 20g（盐炒），川续断 20g，炮姜 6g，酸枣仁 20g，阳春砂仁 10g，陈皮 15g，黄芪 20g，甘草 10g。

上药文火久煮 2 遍，取汁 2 杯，日分 2 次温服。忌食生冷之物。

【四诊】 3 月 5 日，上药连进 6 剂，周身温煦舒适，腰背冷痛消失，四肢较前有力，脉来虽缓而按之有力，饮食增加，精神较为振作，大病基本暂消，而久虚之身体，又实当调补，以为久远之计焉。

台党参 15g，炒白术 15g，炒山药 15g，大熟地 20g，云茯苓 20g，杜仲 15g（盐炒），川续断 20g，炮姜 6g，酸枣仁 30g，阳春砂仁 10g，黄芪 15g，陈皮 15g，阿胶 10g（烊化），甘草 10g。

上药以水 4 杯，煮取汁 1 杯，药滓再煮，取汁 1 杯，2 杯药汁合，烊化阿胶尽，日分 2 次温服，禁忌同前。

【五诊】 3 月 15 日，上药断续服药 6 剂，诸证已平，旨在调补脾肾冲任，气血来源充沛，勿会再有崩漏之患矣，仍与上方，断续服药 10 剂，再与人参归脾丸以善后。

按： 阳虚崩漏一证，其证固属冲任不固，但冲任二脉皆隶属于肾，也隶属于脾，脾肾阳气俱不足，封藏亏空，脾运失司，乃是引发崩漏之本，临床见群阴用事，真阳衰微，而见周身畏冷，腰腹冷痛，脉微欲绝者，如能使阴从阳化则吉。傅青主指出："固气汤，此方固气而兼补血。一去之血，可以速生，将脱之血可以尽摄……不去补血而止血之味含于补气之中也。"方选固气汤合理中汤，温补脾肾，加川续断、杜仲、黄芪、灶心土等即补肾亦补脾，脾肾阳气升动，则崩漏必愈。而川续断、杜仲又入冲脉之伏于脊里，故而腰痛必止。

（十八） 血热崩漏案

于某，30 岁，平原县张官寺农民，1976 年 8 月 2 日初诊。

经来半月不断，时多如注，时少淋漓，色紫黯有血块，腰脊作痛，心中烦躁，易怒，饮食减少，少腹绵绵作痛，夜寐多梦联翩，口苦，脉来弦数，舌质偏红，苔薄黄。曾经中西医结合治疗，无效，又采用民间醋激铁杵方法亦无效，转来门诊。

辨证治疗： 妇人经血淋漓不断，谓之血漏，经血如注而多者为崩。综合症状分析，多为肝郁化火，伤及冲脉血海，冲海血热妄行，冲脉失约束之力，而形成之崩漏。肝郁不疏则气滞，气滞则血瘀，因之经血色偏紫黯而多瘀血索块；肝肾同病，冲任之脉，入于脊里者，谓之伏冲之脉，血海郁热有瘀，影响伏冲之脉，故而腰脊作痛；肝之火气上扰心神，神不守舍，故而心中烦躁，易怒，夜寐多梦联翩，口苦；肝气乘脾，健运失司，故饮食减少，小腹作痛；证属血热有瘀崩漏之候。治以疏肝解郁，凉血清热，调其冲海，方以丹栀逍遥散加减。

处方： 当归 15g，白芍 15g，栀子 10g，柴胡 10g，生地炭 30g，云茯苓 25g，丹皮 10g，白术 10g，地榆炭 20g，血余炭 10g，杜仲炭 20g，川续断 20g，陈皮 20g，焦山楂 20g，元胡 10g，黄芩 10g，茜根炭 10g，甘草 10g，麦冬 20g，竹茹 10g。

上药文火久煮 2 遍，取汁 2 杯，日分 2 次温服。

【二诊】 8 月 7 日，上方连服 5 剂，崩漏血止，小腹作痛已止，腰脊作痛已却大半，心中烦热已平，夜寐欠佳，脉来不若前甚。上方既已见效，仍以上法出入续进。

白芍 15g，栀子 10g，柴胡 10g，条芩 10g，云茯苓 20g，丹皮 10g，白术 15g，杜仲 20g（盐炒），川续断 20g，桑寄生 20g，陈皮 20g，焦山楂 20g，甘草 10g，麦冬 20g，竹茹 10g，酸枣仁 20g，远志 10g。

上药文火久煮 2 遍，取汁 2 杯，日分 2 次温服。

【三诊】 8 月 11 日，上方连服 3 剂，腰痛止，夜寐转安，饮食转佳，惟脉来尚觉弦数，舌质红，少苔，拟逍遥散合石斛饮方续进。

白芍 15g，云茯苓 20g，白术 10g，薄荷 6g，柴胡 10g，条芩 10g，当归 6g，栀子 10g，丹皮 10g，石斛 30g，麦冬 30g，生地 20g，元参 20g，生龙牡各 20g，竹茹 10g，小草 10g，甘草 10g。

上药文火久煮 2 遍，取汁 2 杯，日分 2 次温服。

按： 本案血热崩漏一证，主要在肝郁气滞，气滞而血瘀形成，治疗仍采用逍遥散方，疏肝解郁，凉血养阴，病瘥之后，又辅以石斛饮加以调补阴液，治疗较为顺利。

（十九）气虚崩漏案

冯某，女，36 岁，武城县，1986 年 9 月 10 日初诊。

旬前患月经淋漓不断，血色淡红，夹有紫黑色血块，小腹作痛，腰背酸楚，四肢疲倦，不欲饮食，头晕心悸，3 日来血量忽然加大，血色淡红夹瘀，汗出畏冷，急买人参 60g，急煎频服，证状减轻。妇科检查为功能性子宫出血，要求住院，但因家庭经济暂时困难，转来我处门诊。证见面色苍白不华，精神萎弱，经血仍淋漓不断，小腹疼，腰背酸楚依然，头晕心悸，脉来虚弱，舌淡苔白薄。

辨证治疗： 患者经血淋漓不断，又突然血大下夹瘀块，脾虚已久，一时不复，以致冲脉血海气虚不摄，又引发经血崩淋不止，综合脉证互勘，此乃中气虚弱，心脾两虚，气血亏虚之形，治以补气摄血，方以人参归脾汤化裁。

处方： 台党参 30g，白术 20g，黄芪 30g，当归 15g，云茯苓 20g，酸枣仁

30g，龙眼肉 30g，木香 10g，川续断 20g，杜仲炭 20g，熟地 20g，陈皮 20g，地榆炭 20g，茜根炭 20g，炮姜炭 10g，阿胶 10g（烊化）甘草 10g。

上药以水 4 杯，取汁 1 杯，药滓再煮，煮取汁 1 杯，2 杯药计合，烊化阿胶尽，日分 2 次温服。

【二诊】 9 月 15 日，上药服 4 剂，血崩淋漓已愈大半，小腹痛减，头晕心悸好转，汗止，畏冷除。上方既已显效，仍守上方续进。

台党参 30g，白术 20g，黄芪 30g，当归 15g，远志 15g，木香 5g，云茯苓 20g，地榆炭 20g，茜根炭 10g，炮姜炭 6g，阿胶 10g（烊化），酸枣仁 30g，龙眼肉 30g，杜仲炭 20g，熟地 30g，陈皮 20g，甘草 10g。

煎服方法同上。

【三诊】 9 月 19 日，上药服 4 剂，经血淋漓停止，小腹痛止，头目眩晕已愈，心悸已安，腰背酸楚已却大半，面色已显红润之色，精神已振，脉象虽虚，但按之有力。综观之，心脾阳气来复，气血渐充，血海空亏已经大有充盈之望，方以益气养血为主。

台党参 20g，白术 15g，黄芪 20g，当归 20g，云茯苓 20g，阿胶 10g（烊化），酸枣仁 20g，龙眼肉 30g，熟地 20g，陈皮 20g，制何首乌 30g，柏子仁 10g，甘草 10g，远志 15g。

煎服方法同上。

【四诊】 9 月 26 日，上药断续又进 4 剂，腰背酸楚已愈，患者要求再服上药加以巩固，因患此证已害怕，根据当时病情，处方如下。

台党参 10g，白术 10g，黄芪 15g，当归 10g，云茯苓 20g，酸枣仁 15g，生熟地各 20g，制何首乌 20g，远志 6g，柏子仁 10g，甘草 10g。

上药水煮 2 遍，取汁 2 杯，日分 2 次温服。予 6 剂，并嘱隔日服药 1 剂。

按：气虚崩漏一证，关键为心脾两虚，治疗应用人参归脾汤，旨在益气补血，健脾养心。方用黄芪、党参为主，健脾益气；佐以当归、龙眼肉、阿胶养血和营；杜仲炭、茜草炭、炮姜炭为止血，以为权宜之计，最终仍用归脾法调理心脾，以益冲脉血海，则为长远之计矣。

（二十）少阴阴虚血漏案

赵某，女，33 岁，机关职员，1981 年 3 月 15 日初诊。

自去岁始经期发生紊乱，时提早时推迟，每次流血时多时少，经打针输液，效果一直不太好，近 20 余天来，又流血不止，色鲜红，夹有少量血块，头目眩晕，有时头痛，心中烦热，夜寐不安，盗汗，腰脊酸痛，下肢痿软乏力，两膝下有阵发性流火感，一日发作五六次不等，舌质偏红，少苔，脉象虚数无力。

辨证治疗：患者自去岁，经血不正常，此次又经血过多，并有瘀血索块，当责之肾阴不足，冲脉空损。肾本主水、主藏精，水与精气俱亏，阴虚生内热，内热灼津，耗其阴液，故而阴血不能上荣而头目眩晕，甚则头痛；阴虚而阳浮，故而心悸梦扰，盗汗；腰为肾府，肾经阴虚骨弱，肾精不足，故腰脊酸痛，下肢痿软乏力；证属肾阴亏虚血漏之候。治以滋补肾阴，以益冲脉。方宗六味地黄汤加味。

处方：生地30g，山萸肉30g，丹皮10g，泽泻20g，生山药30g，生龟板20g（打细），云茯苓20g，仙鹤草20g，枸杞子20g，茜根炭10g，血余炭10g，麦冬20g，蔓荆子30g（打细），细木通10g，甘草6g。

上药以水4杯，先煮龟板半小时，再加水，煮取1杯，药滓再煮，取汁1杯，日分2次温服。

【二诊】3月20日，上药服4剂，血漏已止大半，头痛止，眩晕减轻，心中烦热好转，夜寐稍安，两膝下流火之感消失，脉来不若前甚，再宗上法续进。

生地30g，山萸肉30g，丹皮10g，泽泻20g，生山药30g，生龟板20g（打细），云茯苓20g，仙鹤草20g，枸杞子20g，茜根炭10g，血余炭10g，麦冬20g，甘草10g。

煎服方法同上。

【三诊】3月26日，上药连服6剂，血漏已止，眩晕已瘥，心中烦热已平，夜寐得酣，盗汗止，腰脊酸痛及下肢萎弱减不足言，仍守上方加补肾，壮筋骨之药治之。

生熟地各20g，山萸肉30g，丹皮10g，生山药20g，生龟板20g（打细），云茯苓30g，川续断30g，桑寄生20g，杜仲20g（盐水炒），甘草20g。

煎服方法同上。

【四诊】4月1日，上药连服6剂，腰脊及下肢诸证见瘥。脉来冲和，继与补肾阴之法调之。

生熟地各20g，枸杞子30g，云茯苓20g，女贞子20g，山药20g，生龟板20g（打细），生龙牡各25g，甘草6g。

上药先煮龟板半小时，再加水，煮取1杯，药滓再煮，取汁1杯，日分2次温服。与6剂，隔日服药1剂。

按：少阴阴虚崩漏之证与冲脉血海虚损相关，阴虚生内热，内热灼伤阴液，心阴被灼，而心中烦热，夜寐不安，或因肾之虚损而盗汗，证候比较严重，不及时治疗有转入劳途之危，方用六味地黄汤滋阴补肾，乃为对证之方，因其血漏，冲脉必伤，又必增加养血止血之品以固冲海之损。方中龟板为调补少阴肾脏之上品；生地、山萸肉填精益髓而生血；丹皮以泻火，肝火热去而心血得养，心肾得其滋养，精气得以填补，血得其所固，则血漏自止；因他证还有膝下流火，故加木通泻火而利关节，其效果甚为理想；而腰脊酸痛，下肢痿弱无力者，又佐之以川续断、桑寄生、杜仲等，非但可以调补肾气，而且可以壮其筋骨，肾气得补，筋骨得壮，又何有腰脊酸痛，下肢痿弱之证哉。

（二十一）少阴阳虚血漏案

章某，女，35岁，景州职员，1986年9月6日初诊。

患者素来有肾病史，近5个月以来，经血不调，1个月来，经血多而淋漓不断，色红偏紫，夹有小血块，少腹冷痛，喜按，面色㿠白不华，神气衰减，形寒畏冷，腰背酸楚，四肢无力，下肢尤甚，小便频数，甚则见有水管流水则小便自流，控制不了，大便不实，时而出现溏薄，脉来细弱，舌质淡红，苔薄白。

辨证治疗： 患者久有肾病，肾阳亏损已久，血漏不已；其命门火衰，封藏固摄之力无权，阳气既衰，血失温化，无力上荣，而面色㿠白不华，神气衰减；少阴阴气独盛，阳失悍化，故而形寒畏冷，少腹冷痛；腰为肾之外府，阳气不伸，伏冲之脉空旷，由是而腰背酸楚，下肢尤甚；血漏中夹有小血块，乃血气寒凝所为，当温之自散，不必加入活血通经品也；肾与膀胱相表里，"膀胱者，州都之官，津液藏焉，气化则能出矣"。此又当燠然肾气，暖其下焦也，肾气得以燠然，脾土得温，则便溏必除。脉与证互参，此属少阴阳虚之候，治疗当补肾助阳，温补冲脉。方用右归饮加减。

处方： 大熟地20g，山药20g，山萸肉20g，枸杞子20g，杜仲20g（盐炒），肉桂3g，制附子10g，菟丝子30g，鹿角胶10g（烊化），川续断30g，巴戟天20g，炮姜6g，金樱子20g，仙灵脾15g，桑螵蛸20g。

上药以水4杯，慢火久煮，取汁1杯，药渣再煮，取汁1杯，2杯药汁合，烊化鹿角胶尽，日分2次温服。

【二诊】 9月12日，上药连服6剂，少腹冷痛消失，形寒畏冷瘥，小便频数减少，可控。腰背酸楚已却大半，大便转实。脉来充实，血漏已点滴，上药显效如此，仍守上方续进。

大熟地30g，山药20g，山萸肉20g，枸杞子20g，杜仲20g（盐炒），肉桂3g，制附子8g，菟丝子30g，鹿角胶10g（烊化），川续断30g，巴戟天10g，干姜5g，仙灵脾10g，桑螵蛸20g。

煎服方法同上。

【三诊】 9月19日，上药又循上法连服6剂，肾阳得复，命门之火已盛，腰背酸楚消失，四肢渐觉有力，精神振，血漏已止3日，脉来较为充实，面色已显红润，为巩固疗效起见，予金匮肾气丸，每日早服半丸，晚服半丸。

10月16日来报：月经来潮，色红无血块，5天净，一切良好。

按： 肾为水火之脏，元气系之，肾阳一虚，阴寒内盛，胞宫亦失温化与收摄，故而血漏病发，并见少腹冷痛，形寒畏冷，腰膝乏力等证；肾与膀胱相表里，肾阳不足，膀胱失司，故而小便频数而不可控之；命门之火不能熏蒸脾土，故而面色㿠白不华，神气衰弱，大便溏薄。此方之机，乃益火之源。方中熟地大补精血，甘温补肾填精，乃为阴中求阳之意；制附子、肉桂调补肾阳以祛寒；山药、炮姜以补脾阳；菟丝子、鹿角胶、杜仲、仙灵脾、桑螵蛸等温健奇经及脾肾之阳，壮其筋骨，使肾阳升腾，阴霾自散，故病得瘳也。

（二十二）冲脉虚热血漏案

朱某，女，19 岁，学生，1984 年 9 月 20 日。

月经量多，淋漓不断已 4 个多月，自 2 月开始，每 10 余日来潮 1 次，每次流血 6~11 天，量多色红，少腹阵阵作痛，心中烦热，休息不好，多梦联翩，有时眩晕，手足烦热，全身无力，经常口渴，今又血来 6 天，症状同上，脉象滑数，舌质偏红，苔偏黄腻。

辨证治疗： 肝肾阴虚，冲脉血海虚热，以致经血多，形成虚热之血漏之证，治以滋补肝肾，清热固冲，方以二地汤合黄芩汤加味调之。

处方： 大生地 30g，元参 30g，白芍 20g，麦冬 20g，地骨皮 10g，黄芩 10g，地榆 30g，知母 10g，五味子 10g，茜根炭 15g，山楂炭 20g，生龙牡各 20g，阿胶 10g，甘草 6g。

上药以水 3 大杯，煮取 1 杯，药滓再煮，取汁 1 杯，2 杯药汁合，烊化阿胶尽，日分 2 次温服。

【二诊】9 月 24 日，上药连服 4 剂，经血淋漓减轻大半，少腹作痛减轻，心中烦热好转，舌红，苔略干，脉仍滑数。

生地 30g，元参 30g，白芍 30g，麦冬 20g，地骨皮 10g，黄芩 10g，地榆炭 20g，知母 10g，茜根炭 10g，山楂炭 20g，阿胶 10g（烊化），生龙牡各 20g，甘草 10g。

煎服方法同上。

【三诊】9 月 28 日，上药又连服 4 剂，血漏已止，少腹痛止，心中烦热转安，眩晕减轻大半，手足烦热减轻，2 天前暴食西瓜，引起脘胀便泻两三次，身感乏力。治守上方加减调之。

熟地 20g，白芍 15g，麦冬 15g，地骨皮 10g，黄芩 10g，知母 10g，陈皮 20g，云茯苓 20g，炒枳壳 15g，防风 10g，生龙牡各 20g，连翘 20g，茅根 30g，赤石脂 30g，甘草 10g，砂仁壳 6g，生姜 6 片。

上药水煮 2 遍，取汁 2 杯，日分 2 次温服。

【四诊】10 月 5 日，上药断续服药 5 剂，脘胀便泻止，脉来不若前甚，斟酌脉证调之。

熟地 20g，白芍 10g，麦冬 10g，黄芩 10g，云茯苓 20g，防风 6g，陈皮

15g，连翘 20g，茅根 20g，太子参 15g，砂仁壳 6g，甘草 10g。

上药水煮 2 遍，取汁 2 杯，日分 2 次温服。

【五诊】 10 月 26 日，上药断续服药 6 剂，至 10 月 13 日，月经来潮，少腹未痛，色鲜红，5 天净，只是觉有口渴，上证均未发。

六味地黄丸 30 丸，每日早服 1 丸，晚服 1 丸。

按： 冲脉虚热之血漏证，方用傅青主之两地汤，并遵守傅氏之说，冲脉虚热，实则为"肾中火旺而阴水亏"之证。"治之法不必泻火，只专补水，水既足而火自消矣，亦既济之道也。"处方中，又因肝气火旺，所以又加黄芩汤之意以调之。因血漏腹痛，又不得不加入止血之品。阴虚而阳浮，心中烦热，多梦联翩，头目眩晕，故仍守原方略加麦冬、龙牡以调之，心火一却，故心烦梦劣等证遂减。方证本，故而取效甚佳，此一得之见也。

（二十三）血海不宁崩漏案

安某，女，21 岁，学生，1979 年 4 月 2 日初诊。

漏下月余，不断发作。经血先后不定，流血量多，近月来流血 3 次，有时停止 3~4 天，又再次流血，色紫红，有小血块，腹痛，心中烦热，脉弦数，舌质偏红，苔薄白。

辨证治疗： 肝郁气滞，郁而化热，热扰血海，血海失束，故月经先后不定，一月之中血来 3 次，其色紫，且腹痛；肝郁气躁，心神被扰，心中烦热；脉来弦数，舌质偏红，皆是血海有热之征，此血海不宁之血漏。治当清热养血，调理冲脉之法，方用丹栀逍遥散加味。

处方： 当归 15g，白芍 15g，条芩 10g，云茯苓 20g，生白术 20g，栀子 8g，丹皮 8g，生地炭 20g，生地榆 20g，川芎 6g，山楂炭 15g，藕节炭 15g，甘草 10g，阿胶 10g（烊化）。

上药以水 4 杯，煮取 1 杯，药滓再煮，取汁 1 杯，2 杯药汁合，烊化阿胶尽，日分 2 次温服。

【二诊】 4 月 5 日，上药服 3 剂，血漏已止大半，腹痛止，心中烦热未彻，脉仍弦数，再守上方出入续进。

当归 15g，白芍 20g，条芩 10g，云茯苓 20g，生白术 10g，栀子 8g，丹皮 10g，生地 20g，川芎 6g，麦冬 20g，红花 6g，甘草 10g，阿胶 10g（烊化），生龙牡各 20g。

煎服方法同上。

【三诊】 4 月 11 日，上药服 6 剂，心中烦热尽消，可以安寐，于昨日认为病已愈，便大开胃口，吃肉吃鱼，吃冰糕，引发胃脘胀满，不时作痛，今又来诊，诊其脉来不若前甚，仍以和胃化滞之品调之。

炒枳壳 15g，白芍 10g，条芩 6g，焦山楂 15g，神曲 10g，麦芽 10g，陈皮

15g，半夏15g，云茯苓20g，生姜6g，五灵脂10g，竹茹10g，炒莱菔子15g，甘草6g。

上药水煮2遍，取汁2杯，日分2次温服。

【四诊】4月23日，上药服2剂，胃脘胀痛消失，痛止。又因考试停药。后数日，情况一般良好。目前：脉来较为冲和，舌质尚红，并有口干。与六味地黄汤调之。

山萸肉10g，生山药15g，丹皮6g，泽泻10g，生地15g，云茯苓15g，丹皮6g，白术10g，酸枣仁20g，甘草6g，远志10g，麦冬10g。

上药予6剂，隔日服药1剂，煮服方法同上。

【五诊】5月8日，月经来潮，血色鲜红，无血块，惟感小腹微微作痛，一日即过，经行5日停。一切良好。

按：青年学生，患月经不调以及血漏之证者，大多与情绪有关，在临证时，大都因为肝气郁滞，郁而化热，所谓"女子以肝为先天"。清其肝热，亦为调理冲脉之法则，因其漏下而又心中烦热，说明肝气已经化热，所以采用逍遥散以调之，略试加凉血养血止血之品以调之，一般收效较为理想。后期调养总不外乎六味地黄为最尔。

（二十四）经断期肾阴虚案

赵某，女，50岁，郊区农民，1980年3月6日初诊。

年届50，经血两月或三月一至，经常心中烦躁，手心足心烦热，面部一阵阵潮红，有汗，头晕，耳鸣，口干，不欲饮食，腰背酸痛，月经色紫红，小便黄，大便经常干燥，舌质红赤，脉象弦数。

辨证治疗：肾阴不足，肝火上逆，而面潮红，有汗，心中烦躁，口干；肝气横克于脾，脾胃运降失调，故不欲食；肾阴虚，髓海失养，故而头晕，耳鸣，以及腰背酸痛；内热灼津，肾与大肠血短而便燥；肾阴不足，冲海亏空，故而经血少而紫红；脉与舌象，无一不属阴虚内热之候。治当滋阴潜阳，调补肝肾。方用六味地黄汤加味。

处方：生地30g，熟地30g，生山药30g，丹皮10g，泽泻20g，山萸肉30g，云茯苓30g，白芍20g，双钩藤30g，桑叶20g，麦冬20g，元参20g，生龙牡各20g，甘草10g。

上15味，水煮2遍，取汁2杯，日分2次温服。

【二诊】3月12日，上药服5剂，心中烦躁，手足心烦热，减却大半，头晕耳鸣减轻，大便通落，小便增多，脉来弦数不若前甚，上方既已显效，仍守上方出入续服。

生地30g，熟地30g，生山药20g，丹皮10g，泽泻20g，山萸肉30g，白芍20g，双钩藤30g，桑叶20g，麦冬20g，元参10g，生龙牡各20g，制龟板20g，甘草 10g。

上药以水 4 杯，先煮龟板、龙牡半小时，再加余药煮取 1 杯，药滓再煮，取汁 1 杯，日分 2 次温服。

【三诊】 3 月 18 日，上药迭进 6 剂，面部潮红见瘥，汗止，口干好转，腰背楚痛亦减却过半。综观之，肾阴有来复之望，肝火有潜藏之机，饮食较前好转，可见脾胃有运降之权，而肝气已有所收敛。斟酌上方续进。

生地 30g，熟地 30g，生山药 20g，丹皮 10g，泽泻 20g，山萸肉 20g，白芍 20g，双钩藤 30g，麦冬 20g，元参 20g，生龙牡各 20g，制龟板 20g，云茯苓 30g，陈皮 20g，半夏 30g，炒枳壳 10g，甘草 10g。

煎服方法同上。

【四诊】 3 月 25 日，上药续进 6 剂，面部阵阵潮红已平，心中烦热及手心烦热亦平，脾胃运降得宜，饮食正常。肾阴见复，伏冲之脉得养，故腰背酸痛渐愈。大便通调，小便清长，为巩固疗效，再以上方斟酌续进，以为善后计。

生地 20g，熟地 20g，生山药 20g，山萸肉 20g，白芍 15g，双钩藤 30g，麦冬 20g，元参 15g，生龙牡各 20g，制龟板 20g，云茯苓 20g，陈皮 20g，半夏 20g，炒枳壳 15g，丹皮 6g，甘草 6g。

煎服方法同上。与 6 剂，隔日服药 1 剂。

按：妇女 48 岁以后，月经将止，可谓经断，即《内经》所谓："任脉虚，太冲脉衰少，天癸竭。"在这时期有些妇人出现烦热，易怒，忧郁，眩晕，耳鸣，失眠，手足心热，面红，食减等，现在称为"更年期综合征"。这些都是由于先天肾气渐衰，任脉虚，太冲脉衰，天癸将竭导致的生理之变。本案主要原因是阴虚阳浮，冲任脉损。治宜甘润壮水，补阴配阳，即"壮水之主，以制阳光"。方选六味地黄汤以补肾阴；加生地以益阴清热；加龟板、龙牡以潜纳浮阳；白芍以敛阴气，和其营气；加双钩藤、桑叶以平肝；麦冬、元参以平心火，以使阴平阳秘，而诸证自愈。

（二十五） 经断期肾阳虚案

方某，女，40 岁，武城农民，1982 年 11 月 3 日初诊。

自去年 12 月间至今年 6 月间，经血时来时断，量多色淡，并兼有白带质稀，9 月至今，经血又来一次，量多。目前：面色淡白、苍老，神气不足，头目眩晕，腰痛畏寒，肢冷背冷，周身乏力，白带质稀如注，不欲饮食，脘痞少气，小便清，大便溏，脉来沉细，舌质淡白，苔薄白。

辨证治疗：肾之阳气虚弱，肾阴用事，肾阳不能升腾于外，故而腰痛背冷，四肢冷乏力；肾阳虚，冲任二脉不温，并波及带脉，带脉亦失却约束之权，故而又白带如注；肾中阳气不足，命火必衰，不能熏蒸脾土，脾胃失却温养，故不欲饮食；脾既失温运，湿气下注，亦是引起白带过多之因；小便清长，大便溏薄亦为脾肾阳气不足之征；肾阳虚，无力生髓充脑，脑气不及，故而眩晕；神气不足，甚则面淡苍老。脉证互参，证属肾阳虚弱之候。治疗当温肾助阳，方宜景岳之右归饮加味调之。

处方：熟地 30g，生山药 20g，山萸肉 20g，枸杞子 30g，肉桂 2g，杜仲 20g（盐炒），制附子 10g，菟丝子 30g，川续断，补骨脂 10g，淫羊藿 15g，党参 15g，鹿角胶 10g（烊化），甘草 10g，云茯苓 20g。

上药以水 4 杯，先煮制附子半小时，再加余药煮取 1 杯，药滓再煮，取汁 1 杯，2 杯药汁合，烊化鹿角胶尽，日分 2 次温服。

【二诊】 11 月 9 日，上方连服 6 剂，周身畏冷乏力好转，腰痛背冷见瘥，精神有所好转，肾阳增加一分，阴气减却一分，上证既已显效，仍守上法续进。

熟地 30g，生山药 30g，山萸肉 20g，枸杞子 20g，肉桂 3g，制附子 10g，菟丝子 30g，杜仲 20g（盐炒），川续断 20g，补骨脂 10g，淫羊藿 15g，鹿角胶 10g（烊化），党参 15g，云茯苓 30g，炒扁豆 15g（打细），莲子肉 20g，陈皮 20g，甘草 10g。

煎服方法同上。

【三诊】 11 月 16 日，上药续进 6 剂，腰痛背冷已瘥，四肢转温，精神振作，面色已显红润，饮食较前进步，不觉气短，白带减却大半，大便渐调。大队调补肾阳之药频进，肾中阳气亦有布化之机，肾中阳气渐渐温化，冲任得温，带脉得温。趁其阳气升发，方药不可更换，阳气一振，阴邪必散，此势之必也。

熟地 30g，山药 30g，山萸肉 20g，枸杞子 20g，肉桂 3g，制附子 10g，菟丝子 30g，杜仲 20g（盐炒），川续断 20g，补骨脂 16g，淫羊藿 10g，鹿角胶 10g（烊化），党参 10g，云茯苓 30g，炒扁豆 15g，莲子肉 20g，陈皮 20g，甘草 10g，枳壳 10g，砂仁 6g。

煎服方法同上。

【四诊】 11 月 20 日，上药迭进 4 剂，肾阳得复，诸证相继向愈。肾阳复，冲任得养，胞脉趋于温和。肾阳复，脾阳亦复，脾阳复，健运有权，湿气不得下注而带脉温，带脉温而有约束之机，故而带下愈。脾阳复，胃气和，饮食旺，脘痞，少气必已。病已出险入夷，切切不可试补太多以引发偾事。拟阴阳和谐之方于后，至于经期，经血来否，以听其自然耳。

熟地 20g，山药 20g，山萸肉 15g，菟丝子 20g，杜仲 15g（盐炒），川续断 15g，党参 10g，云茯苓 15g，陈皮 20g，甘草 10g。

上药水煮 2 遍，取汁 2 杯，日分 2 次温服。予 4 剂，隔日服 1 剂。

按： 本案为肾中阳气太虚，肾阳虚，脾阳虚，带脉失束，冲任不温，一派阳虚阴盛之形，方以右归饮治之。在调补肾阳之中，适当加入川续断、淫羊藿等以壮肾中之阳；加党参、云茯苓、山药、扁豆、莲子肉以健脾祛湿，益其带脉；后加陈皮、枳壳、砂仁调其中气。肾阳复，中气复，诸证不愈者，未之有也。

（二十六）经断期心肾两虚案

郑某，女，49岁，干部，景县，1984年9月3日初诊。

断经已2年，经常烦躁不安，心悸怔忡，夜寐多梦，多作噩梦，易惊易恐，头目眩晕，不时汗出，口干，咽燥，不欲饮食，有时腰痛，下肢无力，懒于动作，小便黄短，大便初头干燥。舌质偏红，无苔，脉象细数。

辨证治疗： 女人断经，"任脉虚，太冲脉衰少，天癸竭"，冲任之脉，隶属于肾，肾与心，阴亏血少，心失所养，因而心中烦躁不安，甚则怔忡；少阴水火不相既济，心肾不交，心火亢盛，神不守舍而浮动，由是梦劣多梦，头目眩晕，健忘，精神不振，口干咽燥；肾阴虚，卫气浮动于外而多汗；肾阴虚，膀胱尿短，阴虚而大肠血短，故而大便初头干燥。脉与舌象，无不属于心肾两虚，虚火上炎之候。治宜滋阴清热，养血安神，兼补冲任。方用天王补心丹加减。

处方： 当归20g，党参15g，云茯苓20g，酸枣仁30g，柏子仁10g，远志10g，生地30g，五味子10g，天冬20g，麦冬20g，丹参20g，元参20g，生龙骨20g，生牡蛎20g，川续断20g，怀牛膝20g，甘草10g。

上药文火久煮，取汁2杯，日分2次温服。忌食辛辣、腥臭之品。

【二诊】 9月9日，上药连服6剂，心悸减轻，口干咽燥减轻，心中烦躁减却大半，他证尚无起色，心肾阴血久亏之体，非一时而能复，上方既已显效，仍与上方化裁续进。

生地30g，党参15g，云茯苓20g，酸枣仁30g，柏子仁10g，五味子10g，天麦冬各20g，生龙牡各30g，丹参20g，川续断20g，制龟板20g，阿胶10g，甘草10g。

上药先煮龟板、龙牡半小时，再加余药煮取1杯，药滓再煮，取汁1杯，2杯药汁合，烊化阿胶尽，日分2次温服。

【三诊】 9月16日，上药又连服6剂，心悸怔忡转安，不时汗出已收大半，口干咽燥已瘥，腰痛已减大半，下肢尚无力，脉来不若前甚，仍守上方续服。

生地30g，党参15g，云茯苓20g，酸枣仁20g，柏子仁10g，远志10g，五味子6g，天麦冬各20g，生龙牡各30g，川续断20g，桑寄生20g，制龟板20g，阿胶10g，甘草10g，怀牛膝20g。

煎服方法同上。

【四诊】 9月26日，上药服3剂，休息2日，又服2剂，再休息3日以观之。目前：口不干，咽不燥，腰痛已瘥，下肢有力，汗出已敛，精神振作，眩晕已愈，大便通调，小便清长，病已出险入夷。脉来有力略数，斟酌病情，略书调补心肾，兼补冲任之药，调之善后。

生地30g，党参20g，云茯苓20g，酸枣仁20g，柏子仁10g，五味子6g，天冬20g，麦冬20g，生龙牡各30g，制龟板20g，远志10g，怀牛膝15g，甘草10g。

上药文火久煮2遍，取汁2杯，日分2次温服。与6剂，嘱隔日服药1剂，若无他变，不可再诊。

按： 心肾阴虚，虚火上炎，方以天王补心丹治之。方中以生地凉血、清热以降心火，为方中之君药；天冬、麦冬、元参助生地以滋阴；丹参、党参以补心之气血；云茯苓、柏子仁、远志以益气安心宁神；五味子、酸枣仁敛心气而安神；龟板、阿胶、龙骨、牡蛎收敛精气，以使水火既济；加川续断、桑寄生以壮肝肾及筋骨。

（二十七）经断期心阴虚案

苏某，女，50岁，平原县农民，1984年7月15日初诊。

性情孤僻，又善嫉妒，心胸狭窄，近由情志郁结，哭笑无常，心悸不安，寐意不佳，食少便秘，呵欠频作，甚则彻夜不眠，自言自语，有如神灵所作，不避秽浊，口干不欲饮，脉象细微，舌红苔薄黄。病来1月余，曾经输液打针无效，特转来门诊。

辨证治疗： 思虑过度，心阴暗耗，再加情志郁结，神不守舍，故而心悸不安，寐劣多梦；如神灵所作，哭笑无常，或自言自语，呵欠频作，脉来细数，舌红少苔，均为心阴虚之候，方以甘麦大枣汤养血安神。

处方： 甘草10g，小麦20g，酸枣仁20g，生地20g，柏子仁10g，麦冬25g，知母10g，节菖蒲10g，远志10g，云茯苓20g，丝瓜络10g，五味子6g，竹茹10g，生龙牡各20g，瓜蒌皮25g，小枣6枚（开）。

上药先煮小麦15分钟，等小麦在锅中将要破裂时，取去，后下诸药，煮取1杯，药滓再煮，取汁1杯，日分2次温服。

【二诊】 7月18日，上方连服3剂，大便泻下2次，腥臭难闻，心胸有所宽和，能与人言语，尽管言语不序，但哭笑基本不作，上药既已显效，仍守上方加减续服。

甘草10g，小麦20g，酸枣仁20g，生地20g，柏子仁10g，麦冬15g，节菖蒲10g，远志10g，云茯苓20g，五味子10g，生龙牡各20g，小枣6枚（开），炒枳壳15g。

煎服方法同上。

【三诊】 7月25日，上药连服6剂，言语有序，心悸已安，寐意好转，饮食增加，脉来不若前甚，诸证大都向愈，再步上方续进。

甘草10g，小麦10g，酸枣仁20g，生地20g，柏子仁10g，麦冬15g，石斛20g，节菖蒲10g，远志10g，云茯神15g，生龙牡各20g，炒枳壳10g，陈皮15g，小枣6枚（开）。

煎服方法同上。

【四诊】 7月29日，上药连服3剂，诸证不作，精神振作，言语和蔼，脉来冲和有序，予柏子养心丸频服。并嘱怡情自遣，调养精神，以善其后。

按： 甘麦大枣汤一方，为调养心阴心血之良方，又为滋益精神之良方。《内经》指出："心病者，宜食麦。"《素问·痹论》指出："阴气者，静则神藏，躁则消亡。"即指心阴亏虚，心血失养。甘草轻清和中；大枣甘平，质地柔润和其脾胃；方中又加生地、麦冬助小麦以清心热，安神定志；酸枣仁、柏子仁、五味子以敛心气，滋补心肝之阴血；龙牡以收敛精气；节菖蒲、远志以开心窍，醒神志；后加枳壳、陈皮以宽中缓急。诸药共奏清热养阴，安神定志，和中缓急之效。

经病……行于体……

尺嫂、舌连、左右经脉痛、腰痛，……气，阴挺，阴吹，阴冲，痛下、叶着萃，阴维起于诸阳之会，阳维为病苦寒热，阳维卫气生调；故结合诸阳经辨证论治。阳跷主一身左右之阳……

其治当结合阴经辨证论治。阴维起于诸阳之会，……主一身左右之阴气，雪司运动，阴跷发于人阴，阴气奔乱，夜发癫痫，治从�阴调补阴跷。阳跷主一身左右之阳……

而与桥健，其病多为失眠，昼发帜证，邪气盛阳，治疗当温气血，扶筋骨，调其阳跷。

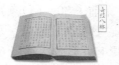

带脉验案篇

（一）太阴虚寒带下案

李某，女，33岁，纺织厂工人，1979年2月6日初诊。

素有白带下注之患。近月余以来，白带增多，形如蛋清，连绵不断，精神疲倦，颜面虚浮，少气懒言，脘痞不适，不欲饮食，跗肿，四肢酸软不温，甚则腰背沉重，畏冷，小便清长，大便溏薄，脉象缓弱，舌淡，苔薄白而滑。

辨证治疗：带下之病，总不外湿邪为患，与脾虚有着密切关系，脾主湿，脾失健运，水湿停聚，是引发白带病的重要原因。脾阳衰减，水湿之邪不得温化，下注入带脉，而形成带下之病。脾之阳气不振，带脉失却约束之力，故而带下增多，形如蛋清，连绵不断；脾阳不伸，故而面浮跗肿，四肢不温，精神疲倦；脾与胃为表里相关，脾胃气虚寒冷，故而又胃脘痞满不适，而不欲食；带脉发起于章门穴，带病必影响腰背，带病虚寒，故腰背沉重，畏冷；脾湿下趋，故而小便清长，大便溏薄，其势之必然。傅青主指出："夫带下俱是湿症，而以带名者，因带脉不能约束而有此病，故以名之……况加以脾气之虚，肝气之郁，湿气之浸，热气之逼，安得不成带下之病哉！故妇人有终年累月下流白物，如涕如唾，不能禁止，甚则臭秽者，所谓白带也。夫白带乃湿盛而火衰，肝郁而气弱，则脾土受伤，湿土之气下陷，是以脾精不守，不能化荣血以为经水，反变成白滑之物，由阴门直下，欲自禁而不可得也。治法宜大补脾胃之气，稍佐以疏肝之品，使风木不闭塞于地中，则地气自升腾于天上，脾气健而湿气消，自无白带之患矣。"方用完带汤。

处方：炒白术20g，炒山药20g，党参15g，白芍15g，炒苍术15g，陈皮30g，炒黑芥穗10g，柴胡8g，甘草10g，海螵蛸20g，川续断20g，杜仲20g（盐炒），菟丝子20g，车前子30g（包煮）。

上药水煮2遍，取汁2杯，日分2次温服。

【二诊】2月10日，上方服4剂，脾阳有渐渐升发之机向，白带显著减少，颜面虚浮见瘥，饮食已有馨香之味，脘痞见宽，脉来不若前甚，上方与证合拍，与上方续进。

炒白术20g，炒山药20g，党参15g，白芍10g，炒苍术15g，陈皮30g，炒黑荆芥穗10g，柴胡10g，甘草10g，海螵蛸20g，炒扁豆20g，川续断20g，杜仲 20g（盐炒），菟丝子 20g，车前子 30g（包煮）。

上药水煮 2 遍，取汁 2 杯，日分 2 次温服。忌食生冷，黏滑，腥臭之品。

【三诊】 2 月 17 日，因其上方显效，续服 6 剂，脾阳渐渐升起，白带十去其七，食欲显著增加，脘痞消失，四肢显温，跗肿消失，可见脾阳已伸，湿邪见却也。惟腰背仍感沉重，畏冷减，便溏好转。带证为时已久，再当暖肾温脾，以彻其带脉之原。

炒白术 20g，炒苍术 20g，炒山药 20g，川续断 20g，杜仲 20g（盐炒），菟丝子 30g，党参 20g，柴胡 10g，炒黑芥穗 10g，鹿角霜 20g，巴戟天 15g，陈皮 30g，云茯苓 30g，海螵蛸 20g，甘草 10g，车前子 30g（包煮）。

上药水煮 2 遍，取汁 2 杯，日分 2 次温服。忌食生冷，黏滑，腥臭之品。

【四诊】 2 月 23 日，上药重点侧重燠然肾气，而腰背沉重消失，已显温和之象，白带了了，其证渐渐已露克化之象，再以平剂治之，其病必愈不虑矣。

炒白术 15g，云茯苓 20g，党参 10g，陈皮 30g，木香 6g，砂仁 6g，川续断 15g，菟丝子 20g，杜仲 15g（盐炒），甘草 10g。

上药水煮 2 遍，取汁 2 杯，日分 2 次温服。忌食生冷，黏滑，腥臭之品。

按：傅青主先生于完带汤后指出："此方脾、胃、肝三经同治之法，寓补于散之中，寄消于升之内，开提肝木之气，则肝血不燥，何至下克脾土；补益脾土之元，则脾气不湿，何难分消水气。至于补脾而兼以补胃者，由胃以及表也。脾非胃气之强，则脾之弱不能旺，是补胃正所以补脾耳。"傅青主之后，人多宗之。

（二）寒湿白带案

李某，女，36 岁，纺织厂工人，1981 年 7 月 12 日初诊。

素来身体虚弱，近因住房潮湿，白带增多，质黏无臭，绵绵不断，身体畏冷，四肢疲倦，胃脘痞胀，不时作痛，喜温喜按，胸闷咳嗽，吐白痰，精神萎弱，小便清长，大便常稀，面色苍白不华，脉象缓弱，舌苔薄白，经服西药半月无效而来诊。

辨证治疗：带下之病，常病在脾，逐渐波及任带。此例实属寒湿之邪，脾虚而寒，胃失和降，故而胃脘痞胀，不时作痛；脾阳不伸，由是身感畏冷，四肢疲倦；脾胃运化无权，不能升清降浊，上壅于肺，而胸闷咳嗽，吐白痰；脾湿下趋而大便稀薄，小便清长；属寒湿带下之证。治以温中散寒，健脾祛湿以暖带脉。

处方：炒白术 20g，制苍术 15g，党参 15g，云茯苓 30g，干姜 6g，陈皮 20g，半夏 20g，炒扁豆 15g，阳春砂仁 10g，芡实米 20g，细辛 3g，五味子 6g，川厚朴 10g，杏仁 15g，鹿角霜 20g，酸枣仁 20g，甘草 10g。

上药水煮 2 遍，取汁 2 杯，日分 2 次温服。

【二诊】 7 月 16 日，上药服 4 剂，白带显少，胃脘痞胀已宽，痛止，大便溏薄好转。综而观之，脾阳渐起，寒湿显有克化之望，续与上方进之，表里兼治。

炒白术 20g，制苍术 15g，党参 15g，云茯苓 30g，桂枝 10g，干姜 6g，陈皮 30g，半夏 20g，炒扁豆 15g，炒山药 20g，阳春砂仁 10g，芡实米 20g，细辛 3g，五味子 6g，川厚朴 10g，杏仁 15g，鹿角霜 20g，酸枣仁 20g，甘草 10g。

上药水煮 2 遍，取汁 2 杯，日分 2 次温服。

【三诊】 7 月 20 日，带下十去其七，饮食渐进，胸闷，脘痞均平，周身已感温暖，精神好转，面部已显红润之色，吐痰显减，脉来不若前甚，诸证均趋于好转，其病之愈期不远矣，再与上方出入续进。

炒白术 15g，制苍术 10g，党参 10g，云茯苓 20g，桂枝 10g，干姜 6g，陈皮 20g，半夏 15g，炒扁豆 10g，炒山药 10g，阳春砂仁 6g，川厚朴 10g，杏仁 15g，细辛 3g，鹿角霜 15g，甘草 10g。

上药水煮 2 遍，取汁 2 杯，日分 2 次温服。

【四诊】 7 月 24 日，上方予 4 剂，服 3 剂之后，因生气后吃了 2 枚粽子，致胃脘又发胀闷，并胁下支满，又来诊治。余观其状，尚未引起上证蜂起，亦属幸运，处方于下。

苍术 10g，云茯苓 20g，桂枝 10g，干姜 6g，阳春砂仁 6g，柴胡 10g，神曲 15g，炒麦芽 15g，焦山楂 10g，青皮 20g，半夏 20g，川厚朴 10g，杏仁 10g，酸枣仁 20g，甘草 10g。

上药水煮 2 遍，取汁 2 杯，日分 2 次温服。忌食生冷、腥臭之品，以及黏腻之物。

【五诊】 7 月 27 日，上药服 3 剂，胃脘胀闷消失，胁下支满亦消。三诊后，认为病已向愈，以善后之剂予之。

炒白术 10g，制苍术 6g，云茯苓 20g，干姜 6g，杏仁 10g，细辛 2g，陈皮 20g，半夏 20g，阳春砂仁 6g，川厚朴 6g，酸枣仁 20g，党参 6g，甘草 6g。

上药水煮 2 遍，取汁 2 杯，日分 2 次温服。隔日服药 1 剂。

按： 此病本为脾虚，引发任带不束而带下。方以参、术、苓、草、桂枝、干姜以治其本；陈皮、半夏、扁豆、山药、砂仁等以治其标。因脾胃虚寒为本，而湿气泛滥为标也。方中加干姜、杏仁、细辛等，温暖其肺，肺气肃降有权，故咳吐湿痰亦随之而愈。

（三）少阴虚寒带证案

王某，女，38 岁，河北，景州，1986 年 10 月 4 日初诊。

1 年前患肾炎，曾去北京、天津治疗半年余，病不愈，转来我科治疗，余以六味地黄汤与真武汤加味治疗月余而瘥。今又患白带过多之疾来诊。目前：带下清冷，连绵不断，小腹下坠不适，腰脊冷楚，胃脘痞滞，不欲食，四肢冷，下肢尤甚，大便稀薄，小便清长，脉象沉弱，舌质淡白，少苔。

辨证治疗：患者久患肾病，迁延半年方愈。今又患带证，与前患肾病有关，前患肾病虽愈，而失于调养，肾之气机久久不能复原。肾之失养而阴寒内盛，寒湿之邪蓄于下焦，以致带脉失约，故而又带下清冷，形如蛋清稀薄，绵绵不断，小腹下坠不适；带脉发起于十四椎，经如束身之带，过章门穴、五枢穴、维道穴于小腹，环身一周，带脉失约，诸穴空旷，故小腹如下坠之形；腰为肾府，少腹为胞宫处所，肾之阳气不足，阴寒用事，故而腰脊为之冷楚；脾主湿，湿邪下趋，渗之带脉而为白带；肾阳不足，命门火衰，一是不能熏蒸脾土，脾失健运，故不欲食而胃脘痞滞；二是阳气不及州都，故而小便清长或大便稀薄；脉来沉弱，舌淡苔白，均为少肾虚寒，阳气不足，带脉失却约束之候。治以温补肾阳，除湿止带，方用《妇科切要》内补丸方，化为汤剂，加减治之。

处方：鹿角霜20g，菟丝子20g，沙苑子15g，桑螵蛸20g，熟制附子10g，肉桂6g，黄芪30g，炒白术10g，肉苁蓉20g，川续断20g，杜仲20g（盐炒），桑寄生20g，海螵蛸20g，云茯苓30g，甘草10g，干姜6g。

上药以水4杯，先煮制附子半小时，再加水，煮取1杯，药滓再煮，取汁1杯，日分2次温服。

【二诊】10月10日，上药连服6剂，带脉显温，白带减少，他证尚无起色。仍与上方续进。

鹿角霜20g，菟丝子30g，补骨脂10g，炒白术20g，黄芪30g，熟制附子10g，干姜6g，肉桂6g，沙苑子15g，桑螵蛸20g，肉苁蓉20g，川续断20g，杜仲20g（盐炒），桑寄生20g，海螵蛸20g，云茯苓30g，甘草10g。

上药先煮制附子半小时，后下诸药，煮取1杯，药滓再煮，取汁1杯，日分2次温服。

【三诊】10月16日。大队温补脾肾之药，脾肾之阳渐起，白带十去其七，小腹下坠减轻，可见带脉已有约束之力，腰脊冷楚已愈大半，四肢已显温暖，大便溏薄已止，上方既已显效，仍守原意续进。

鹿角霜15g，菟丝子30g，炒白术20g，黄芪30g，制附子8g，干姜6g，沙苑子20g，桑螵蛸20g，肉苁蓉20g，川续断20g，杜仲10g（盐炒），桑寄生20g，云茯苓30g，炒山药20g，炒扁豆20g，甘草10g。

煎服方法同上。

【四诊】10月21日，上方续进4剂，带证痊愈，腰痛瘥，四肢已温，脉来不若前甚，饮食增加，予补肾健脾之药以愈带脉之虚，善后。

炒白术 15g，炒苍术 10g，黄芪 20g，党参 15g，云茯苓 20g，砂仁 6g，菟丝子 15g，炒山药 10g，炒扁豆 10g，川续断 20g，木香 6g，甘草 6g。与 5 剂。

煎服方法同上。

按：少阴肾虚，寒湿用事，脾湿泛滥，由是带脉失于温化而带病作，方用内补丸法，药用鹿角霜代鹿茸以调补肾阳，温通督脉之阳气；方中之制附子、补骨脂、肉桂等以温暖命门之火，煦然带脉，熏蒸脾土，脾土健而运化有权；再加黄芪、白术、干姜、肉苁蓉、桑螵蛸等以调补脾肾之气。肾阳得暖，脾阳得温，带脉得以温煦，故病得愈。

（四）肝郁脾湿带下案

陈某，女，41 岁，市郊黄河崖，1988 年 3 月 10 日初诊。

身体丰满，动则少气似喘，患白带半年余，辗转调治数月，时轻时重，终未得痊愈，近月余白带增多，有时胁胀腹瘕，不欲食，经常腰痛，此次月经夹有小血块，口苦，嗳气，小便长，大便初头干燥，精神疲倦，四肢无力，脉来沉弱，舌质淡白，少苔。

辨证治疗：白带一证属于湿证。脾虚湿盛，带脉不束，是形成带证之源。带脉环腰腹一周，无论是脾虚湿盛，肾虚寒盛以及六经脏腑之邪，无不涉及带脉，带脉承之，有寒热虚实之变，治当从四诊八纲辨而治之。此证属肝郁脾湿，治当疏达肝气，渗湿健脾，调补带脉与肾气之法。

处方：炒白术 15g，柴胡 10g，白芍 10g，当归 10g，云茯苓 20g，陈皮 20g，半夏 15g，炒炽壳 15g，元胡 10g，五灵脂 10g，川续断 20g，杜仲 20g（盐炒），条芩 10g，酸枣仁 20g，甘草 10g，砂仁壳 10g，生姜 6 片。

上药水煮 2 遍，取汁 2 杯，日分 2 次温服。忌食鱼、虾、腥臭之品。

【二诊】3 月 15 日，上药服 5 剂，白带减少，胁胀腹瘕显宽，脉来不若前甚，带证减少，胃脘显宽，可见脾胃之气机转旺之兆已显，与上方加减续进。

炒白术 15g，柴胡 10g，白芍 10g，云茯苓 20g，台参 10g，陈皮 20g，半夏 20g，鹿角霜 15g，炒炽壳 15g，川续断 30g，杜仲 20g（盐炒），白果 15g，酸枣仁 20g，砂仁壳 10g，甘草 10g，生姜 6 片。

上药水煮 2 遍，取汁 2 杯，日分 2 次温服。禁忌同上。

【三诊】3 月 19 日，上药又服 4 剂，白带了了，饮食增加，胁胀脘瘕已消，口苦已消，嗳气基本不作，腰痛已减大半，精神振作，四肢以及周身均觉气力增加，脉来较前有力，肾虚之寒减，其病岂有不却之理。守上方加减续进，若无变故，其病当愈矣。

炒白术 15g，云茯苓 20g，党参 10g，鹿角霜 20g，陈皮 20g，半夏 20g，川续断 20g，杜仲 20g（盐炒），白果 15g，炒炽壳 10g，酸枣仁 25g，甘草 10g，生姜 6g。

上药水煮 2 遍，取汁 2 杯，日分 2 次温服。禁忌同上。

【四诊】 3 月 23 日，上药连服 4 剂，腰痛已瘥，周身均感温暖舒适，脉来冲和，精神振作，再宗上方，略事增损，以为巩固计。

炒白术 10g，党参 10g，云茯苓 20g，陈皮 15g，半夏 15g，炒枳壳 10g，酸枣仁 20g，川续断 10g，杜仲 10g（盐炒），枸杞子 20g，甘草 10g，生姜 6g。

上药水煮 2 遍，取汁 2 杯，日分 2 次温服。禁忌同上。

按： 肾虚而寒，脾虚而湿，寒湿互滞于带脉，故白带增多，脘腹胀痞，不欲饮食，久之腰痛酸楚，噫气等证续出。寒湿过盛，肝气不得升发，只觉口苦，精神疲倦，治疗当调补脾肾，更当解其肝郁，则病可瘥。方用白术、云茯苓、陈皮、半夏以调脾；川续断、杜仲、鹿角霜以补肾；柴胡、条芩、白芍以条达肝气，肝郁解除，无犯脾土，则湿气得祛，肾寒得除，为愈病之本。

（五）痰湿白带案

沈某，女，44 岁，河北衡水，1986 年 4 月 10 日初诊。

身体肥胖，体重 95 千克许，患白带证，量多如痰涎，有腥味。目光炯炯，头重眩晕，两耳蝉鸣，胸闷腹痞，不欲饮食，气喘痰鸣吐痰，舌质肥胖色淡，苔白腻，脉象弦滑，在当地治疗月余不瘥，转来我处诊治。

辨证治疗： 隆盛之体，痰湿尤为盛满，痰湿盛满，下注带脉，带脉无力约束，形成带下如痰涎，量多而有腥味；湿为阴邪，湿困脾阳，清阳不得升化而头重，甚则眩晕，两耳蝉鸣；湿邪滞于胃脘，中焦阳气亦不得宣畅，故而胸闷腹痞，不欲饮食；脾气虚，不能散津于肺，肺气壅滞，宣肃不利，由是气喘痰鸣吐痰之证频发；脉来弦滑，舌胖色淡苔白腻，证为湿盛痰阻之形，治当健脾化湿，行气利水之法调之，方用胃苓汤加减。

处方： 炒白术 20g，制苍术 20g，云茯苓 30g，泽泻 20g，陈皮 30g，半夏 20g，炒枳壳 20g，川厚朴 10g，大腹皮 30g，干荷叶 30g，白果肉 15g，丝瓜络 10g，杏仁泥 20g，苏叶 10g，甘草 6g，桂枝 6g。

上药水煮 2 遍，取汁 2 杯，日分 2 次温服。忌食鱼、虾、肉及一切腥臭之品。

【二诊】 4 月 16 日，上方连服 6 剂，白带量减少，胸闷腹痞减轻，他证尚无起色，仍守上方续进。

炒白术 20g，制苍术 20g，云茯苓 30g，泽泻 20g，陈皮 30g，半夏 20g，炒枳壳 20g，川厚朴 10g，大腹皮 30g，干荷叶 30g，白果肉 20g，丝瓜络 10g，杏仁 20g，苏梗叶 10g，甘草 10g，生姜 6g，桂枝 6g。

上药水煮 2 遍，取汁 2 杯，日分 2 次温服。禁忌同上。

【三诊】 4 月 23 日，上方连进 6 剂，白带十去其六七，脾中阳气见复，头重减轻，仍有轻微眩晕，胸宇见宽，腹痞不若前甚，痰鸣稍缓。痰湿盘踞，凝结不易开散，处方应重加开发胃气，胃阳中振，脾当运化有权。

炒白术 20g，制苍术 20g，干姜 10g，阳春砂仁 10g，陈皮 30g，半夏 30g，炒枳壳 20g，炒香川厚朴 10g，云茯苓 30g，制附子 10g，薏苡仁 30g，炒香扁豆 20g，干荷叶 30g，苏梗 10g，鹿角霜 20g，甘草 10g。

上药以水 4 杯，先煮制附子半小时，后下诸药，煮取 1 杯，药滓再煮，取汁 1 杯，日分 2 次温服。

【四诊】 4 月 28 日，上方续服 5 剂，胃中阳气开发，脾运增强，白带十去七八，已无腥味，饮食增加，胸中宽和，腹痞已消。清阳得升，头重眩晕以及耳鸣等证，均得平复，痰湿凝结松动，再以上方续进。

【五诊】 5 月 3 日。上方续服后，带证已除，中焦阳气宣畅，肺气宣肃得宜，气喘平复，吐痰已少，精神振作，饮食增加，带病已愈，而痰湿肥胖之证，还应缓缓图之。

处方：炒苍术 15g，阳春砂仁 6g，陈皮 20g，炒枳壳 15g，云茯苓 20g，薏苡仁 15g，干荷叶 30g，炒苏子 6g。

上药水煮 2 遍，取汁 2 杯，日分 2 次温服。嘱隔日服药 1 剂，久服之痰湿必逐渐消之，亦可为减肥之方也。

按：脾肾为生痰之源，肺胃为贮痰之器，肥胖之人痰湿为盛，痰湿既久，盘踞凝结，必先开胃醒脾，脾胃中焦阳气宣畅，实为开除痰湿之枢，胃气开，脾气运，带脉温，肺气宣，痰湿无有停蓄之所，而必消之无影，所谓脾气之健运，必以升发胃气为本矣。

（六） 白崩案

吴某，女，40 岁，河北景州，1985 年 7 月 12 日初诊。

患白崩将近 1 月，状似白带量多，色如米泔，其下如注而不能自止，身体渐渐消瘦，面色憔悴，头晕目花，精神衰减，少气懒言，腰背酸楚，下肢痿软，舌质淡白，苔薄白，脉象沉细。

辨证治疗：脾主湿，脾虚失运，湿邪趋下，形成白崩。肾主水，肾气虚不能制水，湿水合邪，带脉不固，冲任不摄，故而带下量多如注；脾虚则化源失权，肾虚则精亏血少，气血俱亏，不能上荣，故而头晕目花，少气懒言，面色憔悴；肾气不充，精亏络空，故而腰背酸楚，下肢痿软无力；脉来沉细，显是脾肾俱虚之证。治疗当健脾补肾，益气固脱。方用四君子汤合茯菟丹加味调之。

处方：炒白术 20g，党参 30g，炒山药 30g，黄芪 20g，云茯苓 30g，莲子肉 20g，桑螵蛸 20g，菟丝子 30g，巴戟天 25g，五味子 6g，破故纸 10g，鹿角霜 20g，川续断 30g，杜仲 20g（盐炒），桑寄生 20g，炒苡米 30g，甘草 6g。

上药文火久煮 2 遍，取汁 2 杯，日分 2 次温服。

【二诊】 7 月 18 日，上方连服 6 剂，白崩下如米泔减少，他证尚无起色，白崩一证为带之甚者，身体迅速衰减，脾肾功能损伤已极，治疗非一时能复，此亦谓"王道无近功矣"。

炒白术 20g，党参 30g，炒山药 30g，黄芪 20g，云茯苓 30g，莲子肉 20g，桑螵蛸 20g，菟丝子 30g，巴戟天 25g，五味子 6g，破故纸 10g，鹿角霜 20g，川续断 30g，杜仲 20g（盐炒），桑寄生 20g，炒苡米 30g，甘草 6g，生姜 6g。

上药文火久煮 2 遍，取汁 2 杯，日分 2 次温服。

【三诊】 7 月 25 日，上方续进 6 剂，白崩下如米泔者再减，但仍迟迟不得愈，可见其证之危甚也，思之再三，处方又当加重固涩。

炒白术 20g，党参 30g，黄芪 30g，莲子肉 30g，桑螵蛸 30g，鹿角霜 20g，海螵蛸 30g，金樱子 20g，炒山药 20g，芡实 20g，覆盆子 20g，白果 15g，赤石脂 30g，生龙牡各 30g，甘草 10g。

上药文火久煮 2 遍，取汁 2 杯，日分 2 次温服。

【四诊】 8 月 2 日，上方又连服 6 剂，白崩下如米泔减却近半，依然不得速愈。脾之虚，化源不足，肾之虚，精血亏损，带胞之虚而收涩无功也。治者当健脾补肾收带，互为兼顾，不知其效如何。

炒白术 25g，人参 20g，黄芪 45g，巴戟天 20g，菟丝子 30g，破故纸 10g，云茯苓 30g，桑螵蛸 20g，鹿角霜 20g，川续断 30g，桑寄生 20g，芡实 20g，白果 20g，生龙牡各 30g。

上药文火久煮 2 遍，取汁 2 杯，日分 2 次温服。

【五诊】 8 月 8 日，上方又连服 6 剂，白崩下注如米泔，减却十之八九，身体逐渐恢复，头晕目花，腰背酸楚亦随之渐愈。上方已显效果，为巩固疗效，拟以丸方缓图。

人参 100g，炒白术 80g，黄芪 100g，补骨脂 40g，菟丝子 80g，云茯苓 80g，砂仁 20g，桑螵蛸 60g，山药 60g，熟地炭 60g，川续断 30g，杜仲 30g，巴戟天 60g，甘草 30g。

上药共为细末，炼蜜为丸，每丸 10g，日 2 服。

按： 白崩一证，为白带之甚者，治疗非易，初当极力固涩，健补脾肾，固涩仅治其标，调补脾肾为从本所治，脾肾康复，带脉有权，实际上随着身体逐渐恢复，白崩之顽疾也已病却大半，又佐以丸剂调补，亦即所谓"缓则治本"。

（七）太阴湿热黄带案

杜某，女，29 岁，干部，1989 年 10 月 5 日初诊。

带下绵绵不断，其色偏黄，腥臭难闻，病来旬余，服丸药无效。目前：头晕头重，心中烦热，不得安寐，阴部作痒难忍，小便短偏黄，舌质偏红，苔黄腻，脉来濡数。

辨证治疗： 濡脉主湿，数脉主热，湿热互滞，下注带脉，任带二脉失调，故而形成黄带；热郁于内，其气上逆而头晕头重，心中烦热，不得安寐；湿热下趋，形成阴部作痒，小便色黄。傅青主指出："妇人有带下色黄者，宛如黄茶浓汁，其气腥秽，所谓黄带是也。夫黄带乃任脉之湿热也……今湿与热合，欲化红而不能，欲返黑而不得，煎熬成汁，因变为黄色矣……凡带证多系脾湿，初病无热但补脾土，兼理冲任之气，其病自愈。若湿久生热，必得清肾火而湿始有去路……法宜补任脉之虚。而清肾火之炎，则庶几矣。"治宜清热祛湿，方用易黄汤加味调之。

处方： 生山药30g，芡实米30g，黄柏10g，白果仁20g，土茯苓30g，陈皮20g，滑石15g，泽泻20g，白茅根30g，青连翘20g，甘草10g，桑叶30g，炒栀子6g，丝瓜络20g，车前子30g（包煮）。

上药文火久煮2遍，取汁2杯，日分2次温服。忌食腥臭、黏滑之品。

【二诊】 10月11日，上方连服6剂，心中烦热减轻，头晕头重减轻，黄带减而了了，脉来不若前甚。上方既已显效，仍守上方，加重渗湿之品，观其所以，再商。

生山药30g，芡实米30g，黄柏10g，白果仁20g，土茯苓50g，陈皮20g，滑石20g，泽泻30g，白茅根40g，青连翘20g，炒栀子10g，淡竹叶10g，车前子30g（包煮），甘草10g。

上药文火久煮2遍，取汁2杯，日分2次温服。

【三诊】 10月18日，上方再进6剂，黄带减却近半，心中烦热已除，头晕头重减却大半，而阴部作痒不已，又恐其湿气化为热毒，处方必加解毒之品以治之。

生山药30g，芡实米25g，白芍15g，黄柏10g，白果仁20g，土茯苓50g，樗白皮15g，双花20g，连翘30g，淡竹叶10g，滑石20g，白茅根40g，云茯苓20g，车前子30g（包煮），甘草10g。

上药文火久煮2遍，取汁2杯，日分2次温服。

另： 黄柏50g，苦参40g，蛇床子30g，白矾15g，白鲜皮30g。

上药以水3000ml，煮取2000ml，冲洗阴部。每日2次，每次20～30分钟。

【四诊】 10月25日，上药连服6剂，外加冲洗之方，阴部作痒之证痊愈，黄带亦基本消失，小便已清长，精神振作，头晕头重消失，惟脉来尚有数象未平。再予上方减量服之，以为巩固计。

生山药15g，白芍15g，黄柏6g，土茯苓20g，双花20g，连翘15g，陈皮

15g，竹叶 6g，甘草 10g。

上药水煮 2 遍，取汁 2 杯，日分 2 次温服。

按：黄带一证，实为脾湿化热，伤及带脉、任脉而为病，前贤有云："因思虑伤脾，脾土不旺，湿热停聚，郁而化黄，其气臭秽，致成黄带。"采用易黄汤加减，方中加土茯苓、白茅根、滑石、甘草等，助本方以清热利水并解其毒；黄带本黏腻之邪气，后加冲洗之法，阴痒始瘥，可见治疗此证，内服清热利湿之剂，外用冲洗之法，亦为治疗本证之善方矣，民间所传之方如苦参洗法、蛇床子洗法等，在治疗中，又当兼用之。

（八）湿毒黄带案

韩某，女，40 岁，禹城，职员，1986 年 4 月 2 日初诊。

带下黄稠，量多腥臭或黄绿相兼，浑浊如米泔，阴部作痒，或灼热作痛，小腹疼痛，小便赤热，口苦咽干，腰骶酸楚，舌质偏红，苔黄腻，脉滑数。

辨证治疗：脾虚不能运化，湿蕴化热、化毒，湿毒损伤冲任之脉，秽浊下趋，又损伤带脉，带下黄绿，量多，腥臭，或如米泔浑浊；湿热毒邪浸淫于阴部，故而阴部作痒，或灼热作痛；湿热之毒损及血络而小腹作痛，甚则腰骶酸楚；毒邪内蕴，津气不升而口苦咽干；湿热之邪下扰州都，故而小便赤热。脉与舌象均属湿毒内蕴之候，治以清热利湿，解毒止痛，方用《世补斋》止带方合青主易黄汤加减。

处方：云茯苓 30g，茵陈 30g，金银花 25g，蒲公英 30g，土茯苓 40g，泽泻 20g，丹皮 10g，炒栀子 10g，黄柏 10g，炒山药 20g，青连翘 30g，怀牛膝 10g，樗白皮 15g，滑石 15g，淡竹叶 10g，柴胡 8g，黄芩 10g，甘草 10g，车前子 30g（包煮）。

上药水煮 2 遍，取汁 2 杯，日分 2 次温服。忌食牛羊肉、鱼虾、腥臭之品。

【二诊】 4 月 6 日，上方连服 4 剂，重在清热解毒，服后黄带减轻，小腹痛减，小便赤热十去七八，上方既效，仍守上方出入。

云茯苓 30g，茵陈 30g，金银花 25g，蒲公英 25g，土茯苓 50g，泽泻 20g，炒栀子 10g，黄柏 10g，青连翘 20g，樗皮 15g，滑石 10g，淡竹叶 6g，黄芩 10g，丹皮 10g，白茅根 30g，甘草 10g，车前子 30g（包煮）。

煎服方法同上，禁忌同上。

【三诊】 4 月 11 日，上药连服 4 剂，湿热之毒有逐渐克化之机，带下黄绿不若前甚，口苦咽干已却，小便通利，热痛之感消失，脾之湿热有清化之望，清阳升动，湿毒必消弭矣。仍守上方化裁。

云茯苓 30g，猪苓 20g，金银花 20g，青连翘 20g，蒲公英 20g，土茯苓 30g，樗皮 10g，黄柏 10g，泽泻 20g，淡竹叶 6g，白茅根 30g，滑石 15g，栀子

6g，车前子 30g（包煮），甘草 10g。

煎服方法同上，禁忌同上。

【四诊】 4 月 15 日，黄绿之带基本消失，腥臭之味已止，唯阴部之作痒尚未消尽，腰膂酸楚减而未辍，再守上方加减，有所侧重为之。

云茯苓 30g，猪苓 25g，金银花 15g，青连翘 15g，土茯苓 30g，樗白皮 10g，蛇床子 10g，白鲜皮 15g，黄柏 10g，泽泻 20g，淡竹叶 6g，白茅根 30g，滑石 15g，甘草 10g，苦参 10g，川续断 20g，狗脊 20g。

煎服方法同上，禁忌同上。

冲洗方法：苦参 30g，地肤子 20g，蛇床子 20g，黄柏 15g。

上药煮取 2000ml，冲洗阴部，一日 3 次，每次 20 分钟。

【五诊】 4 月 21 日，上药连服 6 剂，黄绿之带消失，阴部作痒已基本消失，腰膂痛除，脉来滑数不若前甚。与善后方：

云茯苓 20g，猪苓 15g，土茯苓 20g，泽泻 10g，白茅根 20g，白鲜皮 15g，甘草 10g。

煎服方法同上，禁忌同上。

按： 湿淫过盛，意欲蕴结，郁而化火，化为湿毒，伤及冲任，带脉失约，形成黄绿之带，方用止带方合傅青主易黄汤加减，加土茯苓、双花、连翘、公英、栀子、黄柏等以清热祛湿解毒；由滑石、白茅根、猪苓、竹叶收湿热下走膀胱；苦参、蛇床子等冲洗亦起到杀虫、清洁、止带之功。

（九） 黄带兼淋血案

商某，女，40 岁，市郊农民，1980 年 5 月 10 日初诊。

带下色黄迁延月余，因农忙而未治疗，近来发现带下夹淋红色，气味更加秽臭，并腰酸不适，小腹作痛，四肢乏力，有时心中烦热，寐卧不安。心情有所恐惧，又怕患癌症，始来治疗。脉来细数，苔薄黄。

辨证治疗： 黄带下注，湿热尤盛，热伤血络而见淋痛色红；湿热扰动心神，故而心中烦热，而卧不安；带脉发起于章门穴，受黄带兼淋血之影响，故感腰酸不适；湿热郁蒸，故而带下秽臭。脉证互参，认为湿热留滞，带脉失约形成黄带兼淋血之证，治以疏肝清热，健脾利湿之法调之。

处方： 白芍 20g，柴胡 10g，当归 10g，白术 20g，云茯苓 20g，黄柏 10g，丹皮 10g，生地 30g，棕榈炭 15g，小蓟 15g，陈皮 20g，半夏 20g，土茯苓 30g，海螵蛸 30g，炒山药 20g，淡青蒿 20g，樗白皮 10g，炒枳壳 15g，川续断 20g，淡竹叶 10g。

上药水煮 2 遍，取汁 2 杯，日分 2 次温服，忌食鱼虾、牛羊肉黏腻之品。

【二诊】 5 月 16 日，上药连服 6 剂，黄带中血红之色显少，小腹作痛已止，心中烦热减轻，黄带中气味仍然秽臭，脉来不若前甚。上药既已显效，仍守上方续进。

白芍 20g，柴胡 10g，炒白术 20g，云茯苓 20g，土茯苓 30g，黄柏 10g，丹皮 10g，生地 30g，棕榈炭 15g，小蓟 10g，陈皮 20g，半夏 20g，海螵蛸 20g，炒山药 30g，淡青蒿 20g，樗白皮 10g，炒枳壳 15g，川续断 20g，淡竹叶 10g，白茅根 30g。

上药水煮 2 遍，取汁 2 杯，日分 2 次温服。禁忌同上。

【三诊】 5 月 23 日，上药又连服 6 剂，黄带十去八九，亦不见血色，秽浊之气味减轻，心中烦热已减，但仍寐意不酣。综观之，湿热之邪已消彻大半，而脉来尚有弦意，疏肝清热，健脾利湿之法，尚不可撤，以免病之反复。

白芍 20g，柴胡 10g，条芩 10g，炒白术 15g，云茯苓 30g，土茯苓 30g，黄柏 6g，丹皮 8g，生地 25g，炒山药 20g，淡青蒿 15g，樗白皮 10g，陈皮 20g，半夏 20g，炒枳壳 10g，川续断 20g，白茅根 30g，淡竹叶 6g，海螵蛸 20g，甘草 10g。

上药水煮 2 遍，取汁 2 杯，日分 2 次温服。禁忌同上。

【四诊】 5 月 29 日，上药续服 6 剂，黄带已止，亦无秽浊腥臭之味，腰痛不适已恢复正常，心中烦热止，寐意转酣，脉亦较为冲和，精神振作，饮食增加。变通上方，改为疏肝理气，健脾运湿之法调之，以防病之再复。

白芍 15g，柴胡 8g，条芩 6g，炒白术 15g，云茯苓 20g，丹皮 6g，生山药 20g，陈皮 20g，半夏 20g，炒枳壳 15g，川续断 20g，杜仲 20g，白茅根 30g，当归 8g，甘草 10g。

上药水煮 2 遍，取汁 2 杯，日分 2 次温服。禁忌同上。

按： 黄带兼血淋证，临床所见者少。本例患黄带经久化热伤络，形成黄带兼血淋。治疗以疏肝清热，健脾利湿为总法则。方中以白芍、柴胡、黄芩、青蒿、丹皮以清肝经之湿热；以白术、云茯苓、陈皮、半夏、枳壳以健脾益气；以土茯苓、海螵蛸、樗皮、丹皮等以清热解毒；以棕榈炭、小蓟以清热止血；以淡竹叶、白茅根以清热利尿；以川续断、杜仲以补肾壮腰系，固护冲任带三脉。终以疏肝理气，健脾利湿以防病复。

（十）厥阴湿热赤带案

万某，女，36 岁，黄河崖，1990 年 6 月 13 日初诊。

素患黄带，未加介意，近来带下色赤，量多，似血非血，黏腻有腥味，淋漓不断，心中恐惧，始来就诊。并心中烦热，不得安寐，胸中苦闷，两胁胀痛，头目眩晕，腰酸不适，精神疲倦，面色苍老，脘腹有痞意，不欲饮食，口苦咽干，小便短赤，大便初头干燥，舌质偏红，苔黄腻。

辨证治疗： 肝经湿热壅盛，灼伤血络，冲任带脉失于固秘，形成湿热之赤带，量多，似血非血，污浊淋漓不断，黏腻而有腥味；心阴亏虚而恐惧，心中烦热，神不守舍而卧寐不安；肝火气盛而口苦咽干，胸中苦闷，两胁胀痛；横克脾土而脘腹有痞闷之意，不欲饮食，精神疲倦，面色苍老；带脉发起于章门，绕十四椎，带脉病涉于督脉而腰酸不适，头目眩晕等证续而发之。治以凉血解毒，健脾利湿之法调之，方宗青主清肝止淋汤加减。

处方： 白芍 30g，当归 6g，生地 30g，丹皮 10g，黄柏 10g，香附 20g，云茯苓 20g，栀子 10g，生侧柏叶 10g，柴胡 10g，黄芩 10g，龙胆草 10g，陈皮 20g，半夏 20g，川厚朴 6g，淡竹叶 6g，丝瓜络 20g，白茅根 30g，甘草 10g，阿胶 10g（烊化），怀牛膝 10g。

上药以水 4 杯，煮取 1 杯，药滓再煮，取汁 1 杯，2 杯药汁合，烊化阿胶尽，日分 2 次温服。

【二诊】 6 月 17 日，上方连服 4 剂，赤带显著减少，心中烦热亦减，胸宇显宽，胁痛头晕亦减轻。上方既已显效，仍步上方续进。

白芍 30g，当归 6g，生地 30g，粉丹皮 10g，黄柏 10g，香附 20g，云茯苓 30g，炒栀子 10g，生侧柏叶 10g，柴胡 8g，条芩 10g，龙胆草 10g，陈皮 20g，半夏 20g，川厚朴 6g，淡竹叶 10g，丝瓜络 20g，白茅根 30g，甘草 10g，阿胶 10g（烊化），怀牛膝 10g。

煎服方法同上。

【三诊】 6 月 24 日，上药迭进 6 剂，肝经之湿热将得清化，而赤带十去七八，肝之气热得撤，心血得养，故而心中烦热得瘥，寐意好转。肝气缓，脾不受克而食欲增加，脘腹之痞已宽，精神有所振作，面色已显红润，脉来不若前甚。然而湿浊之邪已久，还须继续清化矣，再守上方续服，观其所以，再商治法。

白芍 25g，生地 25g，粉丹皮 10g，黄柏 8g，炒香附 20g，云茯苓 20g，栀子 6g，生侧柏叶 6g，柴胡 10g，条芩 10g，龙胆草 6g，陈皮 20g，半夏 15g，川厚朴 6g，淡竹叶 6g，丝瓜络 10g，白茅根 30g，阿胶 10g（烊化），甘草 6g。

煎服方法同上。

【四诊】 6 月 28 日，上方连服 5 剂，肝经湿热得彻，赤带已瘥，心血得养，脾气健而脘腹已疏。肾气作强而酸痛得愈，头晕得清。诸证均已减却，惟大便尚感初头干燥，再凉血润燥以却之。

白芍 20g，生地 30g，当归 6g，阿胶 10g（烊化），炒枳壳 15g，丹皮 6g，熟地 20g，甘草 10g，火麻仁 15g，瓜蒌子 20g。

煎服方法同上。

按： 傅青主指出："夫赤带亦湿病……火色赤，故带下亦赤耳……致湿热之气蕴于带脉之间，而肝不藏血，亦渗于带脉之内……湿热之气，随气下陷，同血俱下，所以似血非血之形象，现于其色也。"方以清肝止淋汤加味，加柴胡、黄芩以转其枢；加丹皮、龙胆草、黄柏以解其毒；加陈皮、半夏、云茯苓、川厚朴以益气健脾；甘草、怀牛膝等助当归、阿胶以和其血络；竹叶、丝瓜络、白茅根以利水，水气利而湿热有所出路，故病愈。

（十一）太阴气虚赤带案

林某，女，40岁，武城，职员，1986年10月5日初诊。

素有脾胃虚证，纳呆少食，经常服附子理中丸。近月以来，带下色赤，量不多，清稀绵绵不断，小腹作痛，喜温喜按，中脘经常痞满，少气懒言，精神萎靡，饮食减少，四肢倦怠，舌淡，苔薄白，脉细缓。

辨证治疗：患者素有脾虚证，为时已久，又经常服附子理中丸以维持，中气早已不足，脾主运化与统血，今因统血失权，不能摄纳，故而带下色赤，量少，绵绵不断；脾之阳气亏虚，故经常小腹作痛，中脘痞满，少气懒言，饮食减少；脾之阳气不伸，故而精神萎弱，四肢倦怠。脉与舌象无一不属中气不足，气血亏虚之候。治以补中益气，祛湿止带，方用补中益气汤加减调之。

处方：黄芪30g，炒白术20g，党参15g，柴胡10g，升麻10g，炮姜炭10g，当归10g，云茯苓30g，陈皮30g，半夏20g，酸枣仁30g，白芍10g，阳春砂仁10g，蒲黄炭10g，元胡10g，炒枳壳15g，甘草10g。

上药水煮2遍，取汁2杯，日分2次温服。忌食生冷、黏腻之品。

【二诊】10月10日，上方服药4剂，中脘痞满消失，饮食渐进，小腹作痛亦减轻，脉来不若前甚。上方既见效果，仍步上方续进。

黄芪30g，炒白术20g，党参15g，柴胡15g，升麻10g，炮姜炭10g，云茯苓30g，陈皮30g，半夏20g，酸枣仁30g，白芍10g，当归10g，阳春砂仁10g，元胡10g，炒枳壳15g，蒲黄炭10g，茜草炭10g，甘草10g。

上药水煮2遍，取汁2杯，日分2次温服。禁忌同上。

【三诊】10月16日，上方续进6剂，脾之统运能力增强，赤带十去八九，只是所见点滴，小腹作痛已愈，饮食增进；脾阳已伸，四肢倦怠好转，精神振作；面有红润之色，脉来较前有力。综观之，脾阳已振，带脉之湿已祛，病将愈，尚须调补。

黄芪30g，炒白术15g，党参10g，炮姜6g，当归10g，云茯苓20g，陈皮20g，半夏20g，酸枣仁30g，砂仁10g，甘草6g。

上药水煮2遍，取汁2杯，日分2次温服。予药6剂，隔日服药1剂。

按：本例患者乃是中气久虚之体，由于中气不足，脾失健运与统血之权，无力摄血。治疗亦宗"虚者补之""陷者举之""劳者温之"的治则，应用补中益气汤调补脾肺之气以升阳益气。因带为赤色，故加炮姜炭、茜草炭以止血和络；当归、白芍以敛阴血；加云茯苓、半夏、酸枣仁、阳春砂仁、炒枳壳以增强脾胃除湿运化之力。脾胃运降得宜，湿气无盘踞之所，中气振作，血络和则赤带必已也。

（十二）少阴阴虚赤带案

冯某，女，41 岁，饭店老板，1984 年 4 月 21 日初诊。

忙于业务，操劳过甚，先患有黄带，虽经中西医多次治疗，不但病未得瘥，反而带下赤色，淋漓不断，腥臭难闻，此时始感恐惧，来诊。心中悸惕不安，烦渴，头目眩晕，不得安寐，多梦联翩，性情转躁，大便干燥，小便短黄，不时腰痛酸楚，下肢发软，舌质红绛，少苔，脉来细数。

辨证治疗：少阴阴虚，心火偏亢，灼伤阴血，遂下赤带；带脉失却约束，此发赤带之根也。阴血不足故发心中悸惕，烦渴；肾之阴气不能上荣于脑，于是头目为之眩晕，不得安寐；带脉发起于肾之外府之十四椎间，带脉阴虚而腰痛酸楚，下肢无力。脉与舌象，无不属于少阴阴虚之候，治以滋阴清热，以固带脉。方用沈氏保阴煎法加味。

处方：生地黄 30g，熟地黄 20g，白芍 20g，生山药 30g，黄芩 10g，黄柏 10g，棕榈炭 15g，地榆炭 15g，丹皮 10g，川续断 20g，麦冬 30g，瓜蒌 30g，生龙牡各 30g，淡竹叶 10g，甘草 10g。

上药水煮 2 遍，取汁 2 杯，日分 2 次温服。忌食鱼、虾、牛羊肉以及黏腻腥臭之品。

【二诊】 4 月 25 日，上方连服 4 剂，带下赤色减半，恐惧心理解除，仍有时心悸不安，头目眩晕虽减而未瘥，脉来不若前甚，上方既已得效，仍步上方续服。

生地黄 30g，熟地黄 20g，白芍 20g，生山药 20g，黄芩 10g，黄柏 10g，棕榈炭 15g，地榆炭 15g，丹皮 10g，川续断 20g，麦冬 30g，瓜蒌 30g，生龙牡各 30g，淡竹叶 10g，栀子 10g，甘草 10g。

上药水煮 2 遍，取汁 2 杯，日分 2 次温服。禁忌同上。

【三诊】 4 月 29 日，上方又进 4 剂，赤带减却十之八九，心中悸惕已安，烦渴减轻，头目眩晕减轻，大便通落，小便转为清淡略黄，腰痛酸楚减轻大半，舌色红绛不若前甚，舌生白苔少许。综观之，少阴阴气将得复，诸证虽减而未瘥，仍当依上法踵步，不可更矣。

生熟地各 20g，白芍 20g，生山药 20g，黄芩 10g，黄柏 10g，地榆炭 10g，丹皮 10g，川续断 20g，麦冬 20g，生龙牡各 20g，栀子 10g，淡竹叶 10g，阿胶 10g（烊化），甘草 10g。

上药以水 4 杯，煮取 1 杯，药滓再煮，取汁 1 杯，2 杯药汁合，烊化阿胶尽，日分 2 次温服。禁忌同上。

【四诊】 5 月 4 日，上药选服 5 剂，赤红之带全痊，心悸转安，寐意转酣，烦渴止，眩晕已蠲，腰部不感酸楚。少阴阴虚得复，脉来不数而冲和，小便清长，大便已调。为巩固疗效，再拟滋益清潜之法调理。

生熟地各 20g，白芍 10g，生山药 15g，黄芩 6g，地榆 10g，丹皮 6g，川续断 20g，杜仲 10g（盐炒），生龙牡各 20g，净连翘 15g，阿胶 10g（烊化），甘草 10g。

煎服方法同上。隔日服药 1 剂。

按： 足少阴与冲脉、任脉、督脉皆起于胞中，尤伏冲之脉通于督脉，带脉发于章门十四椎间，即"足少阴之正，至腘中，别走太阳而合，上至肾，当十四椎，出属带脉"。带脉亦通于肾，足少阴肾，阴血亏虚，内热炽盛，带脉失约，遂下赤带；内热扰于心神，心肾失于交和，由是心中烦热，悸惕不安而少寐；火热之气上熏头目而眩晕；津气亏虚，故口渴便燥，舌绛少苔，脉来虚数。方以沈氏保阴煎加味。以二地、芍药滋肝肾以养血；麦冬以清心火而止渴；黄芩、黄柏以燥湿而坚阴；诸炭药以止血络之溢；瓜蒌以下气通便；川续断、杜仲以补益肝肾兼加通络；龙牡以收敛精气；后加阿胶以滋补少阴阴血；少阴得补，带脉必固，曲运之变，不可执一。

（十三） 太阴虚寒赤白带案

石某，女，43 岁，河北景州职员，1988 年 6 月 2 日初诊。

患白带年余，经某医诊后，所服之药皆属温热，又遵医嘱，多食辛辣燥热之品。近月以来，赤白带下，淋漓不断，腰背酸楚畏冷，小腹作痛，数日不减，面色萎黄，眩晕，口淡不欲饮食，胃脘经常痞胀，四肢乏力不温，舌质淡白，脉象沉细。

辨证治疗： 白带一证，固然多属脾之虚寒，而兼肝气不疏者有之，兼命门火衰者有之，兼湿热郁滞者有之，并非多用温热，多食辛燥一法可统治之。本例带下已久，由阴损及阳，气虚滑脱不止，阳气虚衰，故而面色萎黄；清阳之气不升而眩晕；脾阳不伸而四肢乏力不温；脾虚胃亦虚，故不欲饮食，口淡乏味，而胃脘痞胀不适；脾阳不振，肾阳亦衰，带脉失却温煦约束之权，故而带下赤白，淋漓不断，甚则腰背酸楚畏冷；脉沉主里，脉细血少，以及舌质淡白不华等证，无一不属脾肾虚寒之证。治以温经祛寒，调补脾肾，固涩止带，方选鹤顶丸方与《金匮要略》甘草干姜茯苓白术汤合方调之。

处方： 黄芪 30g，当归 15g，制附子 10g，干姜 10g，艾叶炭 10g，炒吴茱萸 6g，云茯苓 30g，炒白术 15g，煅龙骨 30g，煅牡蛎 30g，煅赤石脂 30g，川续断 30g，鹿角霜 20g，陈皮 20g，炒苍术 10g，甘草 10g。

上药文火久煮 2 遍，取汁 2 杯，日分 2 次温服。

【二诊】 6 月 7 日，上方连服 5 剂，脾肾之阳气渐复，赤白带显著减少，腰背酸楚畏冷减轻，小腹作痛已止，胃脘痞胀渐消，已显宽和舒适。惟四肢仍然无力，不温，此脾之阳气尚未达于四末故。综之，上方既已显效，仍步上方踵之。

黄芪30g，当归15g，制附子10g，干姜10g，艾叶炭10g，炒吴茱萸6g，云茯苓30g，炒白术10g，炒苍术10g，煅赤石脂30g，煅龙牡各30g，炒川续断30g，鹿角霜20g，陈皮20g，甘草10g。

上药文火久煮2遍，取汁2杯，日分2次温服。忌食生冷黏腻之品。

【三诊】6月13日，上方续进5剂，脾肾之阳已复，赤白带证已瘥，腰背酸楚畏冷已愈。中脘显宽，饮食已有馨香气味。脾主四肢，脾阳得伸，四肢转温，脉来沉细已显冲和，面色转为红润。斟酌上方，变通调治。

黄芪20g，当归10g，炒干姜6g，吴茱萸6g，云茯苓20g，川续断20g，鹿角霜20g，陈皮20g，木香20g，酸枣仁20g，阳春砂仁6g，炒枳壳10g，甘草10g。

上药文火久煮2遍，取汁2杯，日分2次温服。禁忌同上。

【四诊】6月17日，上方服3剂，脾肾阳气逐渐布化周身，患者精神已振作，不过身体久虚，要求巩固。余与四君汤加味予之。

台参15g，云茯苓20g，白术15g，甘草10g，当归6g，酸枣仁15g，炒枳壳10g。

上药文火久煮2遍，取汁2杯，日分2次温服。

按：太阴虚寒之赤白带证，不但脾阳虚不振，肾中之阳亦不振也，治以鹤顶丸方加味，以黄芪、当归益气补血；附子、干姜、吴茱萸、艾叶炭以温经扶阳、止血；川续断以强腰系壮筋骨；龙牡、赤石脂以固脱止带；加鹿角霜以温阳止带；甘姜苓术汤乃《金匮要略》治身重腰冷，如坐水中之方，名为肾着汤，虽名为肾着，实则是温脾以疗下焦寒湿，湿带之病之剂。尤在泾指出："然其病不在肾之中脏，而在肾之外府，故其治法不在温肾以散寒，而在燠土以胜水。"

（十四）太阴湿热赤白带案

张某，女，39岁，武城县，农民，1983年7月6日初诊。

近年以来，患者性情转躁，逆言不可入耳，初患白带，近月以来转为赤白带下，量多，有腥味，中脘痞闷不舒，不欲饮食，不时腹痛，并有腹坠腰痛之感。在当地曾服逍遥丸10余日，不瘥，转来我处。脉来滑数，舌质偏红，舌苔厚腻。

辨证治疗：脉滑主湿，脉数主热，湿热蕴结不散，湿气郁结而伤脾，热气郁结而伤心，心脾两虚，影响带脉失调而发赤白带下。湿热偏趋于下，故而腹痛腹坠，腰痛；脾之阳气郁结，故中脘痞闷不适，兼不欲食；湿热盘踞已久，久则赤白带下，而兼腥味。脉与证互参，证为心脾湿热过盛，损伤带脉之候，治以清热祛湿，健脾止带，方选胜湿丸合二妙散加减。

处方：炒苍术15g，炒地榆15g，醋炙樗根白皮15g，炒白芍10g，炒枳壳

15g，炮姜炭 8g，黄柏 10g，云茯苓 30g，陈皮 20g，升麻炭 8g，海螵蛸 20g，滑石 15g，炙侧柏叶 8g，川萆薢 15g，炒苡米 20g，甘草 10g。

上药文火久煮 2 遍，取汁 3 杯，日分 3 次温服。

【二诊】 7 月 12 日，上药连服 6 剂，带下赤白显除大半，腹痛腹坠已除。脘中痞闷显宽，可以饮食。上方既已显效，仍守上方减味续进。

炒苍术 10g，生地榆 10g，醋炙樗根白皮 10g，白芍 10g，炒枳壳 10g，黄柏 10g，云茯苓 20g，川萆薢 10g，炒苡米 15g，飞滑石 10g，甘草 10g。

上药文火久煮 2 遍，取汁 2 杯，日分 2 次温服。

【三诊】 7 月 16 日，上方续服 4 剂，赤白带已瘥，惟脉来尚有滑数之象。患者带下赤白，乃热盛于湿象，故处方偏重于清热并结合化湿，赤白带下已愈，但脉来仍有滑数之象，治疗仍当清热化湿为法。

炒苍术 10g，樗根白皮 15g，黄柏 10g，条芩 15g，薏苡仁 20g，飞滑石 15g，云茯苓 20g，炒枳壳 15g，白芍 20g，白茅根 30g，青连翘 20g，甘草 10g。

上药文火久煮 2 遍，取汁 2 杯，日分 2 次温服。

【四诊】 7 月 20 日，上药续服 4 剂，脉象仍有滑数之象。究其因多由性情躁烈所致，再与上方清化，并嘱往后旬月之内，要怡情自遣，其脉亦必转为冲和之象也。

苍术 10g，黄柏 10g，条芩 10g，云茯苓 20g，白芍 15g，白茅根 30g，青连翘 20g，飞滑石 15g，炒枳壳 15g，竹茹 10g，丝瓜络 10g，甘草 10g，瓜蒌皮 20g。

上药水煮 2 遍，取汁 2 杯，日分 2 次温服。

按：《医宗金鉴》指出："赤白带下时臭，乃湿热腐化也。"《济阴纲目》指出："若气平血少，血少生热，血不化红，遂成赤带，寒热交并，则赤白俱下。"脾之湿热郁结不散，下损带脉，湿热互结，带脉失约，故病赤白带下。方用胜湿丸与二妙散。方中以苍术芳香为君，既可化湿，又可健脾；地榆、樗白皮以燥湿清热凉血；白芍、滑石可敛阴和营，清热利尿；枳壳开胃宽肠，助苍术以理气，消除痞满；炮姜炭辛温，协和诸药，不致苦寒败胃，并可止血；云茯苓以补脾渗湿；海螵蛸、龙牡等敛收精气而止带；甘草调和诸药；诸药合用以奏清热化湿，健脾止带之效。后期调养，偏于清热兼以化湿，至于脉数乃与性情暴烈有关，嘱怡情自遣，必有冲和之象矣。

（十五） 肝气郁结赤白带案

陈某，女，44 岁，宁津县，工人，1985 年 6 月 3 日初诊。

工作不顺利，郁郁不乐，肝火内勃不散，遂患赤白带下，淋漓不已，两胁撑胀，乳房胀痛，胸宇痞闷，脘中痞满，不欲饮食，小腹不时作痛，精神不振，大便秘滞，小便黄短，舌质偏红，苔薄黄白相间，脉来弦滑。

辨证治疗：带脉发起于足厥阴肝经之章门穴，与少阳胆经之带脉穴、五枢穴、维道穴交会。带脉与肝经、胆经相接，经脉之气互通，关系密切。《灵枢·经别》指出："足少阴之正，至腘中，别走太阳而合，上至肾，当十四椎，出属带脉。"根据以上所述，病由七情所伤，厥阴气郁而致。肝气郁结，久郁化热，气滞失调，故而带下赤白，淋漓不断，乳胀胁痛；肝气横克脾胃，故而胸脘痞满，不欲饮食；气滞肝络、带脉，故而小腹不时作痛；热甚伤其肾阴，大肠血短，故而大便秘滞，小便黄而少；脉与舌象，皆为肝郁化热，伤及带脉之候。治宜疏肝运脾，清热止带，方用玉仙散合苦楝丸加减。

处方：柴胡10g，制香附15g，川楝子15g，炒白术10g，云茯苓20g，白芍10g，薄荷叶6g，小茴香6g，煅龙牡各30g，防风10g，栀子6g，丹皮10g，甘草10g，瓜蒌20g，炒枳实15g，白茅根30g。

上药水煮2遍，取汁2杯，日分2次温服。

【二诊】6月7日，上药服4剂，赤白带下减轻，小腹作痛减轻，大便通落，胃脘中之痞满显减，脉来不若前甚。上方既已显效，再以上方加减出入续进。

柴胡10g，制香附20g，川楝子10g，炒白术10g，云茯苓20g，白芍15g，丹皮10g，薄荷叶6g，煅龙牡各30g，炒栀子6g，甘草10g，炒枳实20g，白茅根30g，竹叶6g。

上药水煮2遍，取汁2杯，日分2次温服。

【三诊】6月12日，上方续服4剂，赤白带下十去八九，小腹痛止，两胁撑胀减轻，胸宇痞闷不若前甚。肝郁气滞之象松动，气机条达有权。再以上方加减，以使肝气不再横克脾土，脾气即可伸展，而病必瘥矣。

柴胡8g，制香附15g，川楝子20g，郁金10g，云茯苓20g，白芍15g，炒枳实10g，炒枳壳10g，炒栀子10g，丹皮10g，陈皮20g，半夏20g，酸枣仁20g，木香6g，槟榔10g，煅龙牡各30g，白茅根20g，竹叶6g，甘草6g。

上药水煮2遍，取汁2杯，日分2次温服。

【四诊】6月18日，上方续进6剂，赤白带下已瘥，两胁及两乳胀痛全止，饮食渐进，已感有馨香之气味。大便又通下三次，小便黄短已转清长。脉来尚有弦滑之象，舌苔薄黄尚在。再以理气运脾，清降胃气之药调之善后。

云茯苓15g，炒枳壳10g，白芍10g，川楝子10g，陈皮15g，半夏10g，竹茹10g，香白术10g。

上药水煮2遍，取汁2杯，日分2次温服。

按：厥阴气郁而发病赤白带下，又必累及于脾，所以疏肝清热，理脾化湿则为治本之法。方中柴胡苦平，和解退热，疏肝开郁为肝胆家之正药；香附入肝，主理气开郁，张山雷谓："香附味辛甚烈，香气颇浓，皆以气用事，故专治气结为病。"肝郁气滞，三焦阻塞，香附为必用之药，气行则郁解；川楝子味寒气降，疏肝气而导之；白芍清热凉血，通络止痛；白术、云茯苓运脾之湿；防风益脾，所谓"风胜湿"之意；薄荷宣而通之，通其内外以解郁；龙牡以收涩固带；甘草调和诸药；肝气疏，脾气运，郁得解，湿得除，而带必愈矣。

（十六） 赤带案

李某，女，41 岁。饭店经理。1982 年 9 月 10 日初诊。

患带下色红紫已近 1 月，流血时多时少，服龙胆泻肝丸十余日，效果不大，仍淋漓不断，浊而腥臭，小便色黄，心中躁热，而又敢怒不敢言，胸宇苦闷，两乳发胀，口苦咽干，舌质偏红，苔黄，脉来弦数。

辨证治疗： 综观之，此乃厥阴之湿热，郁久化火之证也。湿火伤及带脉，带脉郁火蕴结，下注而为赤，所以带下淋漓，浊黏而臭；厥阴肝脏为证多刚，故而烦躁欲怒；肝经络于胸胁，其气逆乱，由是口苦咽干，两乳胀痛；脉与舌象，均属厥阴带脉火热之征。治宜清肝止带。

处方： 白芍 30g，生地 30g，丹皮 10g，黄柏 10g，龙胆草 10g，黄芩 15g，香附 20g，茜草 10g，怀牛膝 15g，木通 10g，泽泻 20g，车前子 30g（布包入煮），甘草 6g，丝瓜络 20g，竹茹 10g。

上药水煮 2 遍，取汁 2 杯，日分 2 次温服。

【二诊】 9 月 15 日，上方连服 4 剂，赤带下之减少，心中烦热减轻，胸闷乳胀亦显减，脉来不若前甚，上方既已显效，再进上方续服。

白芍 30g，生地 30g，丹皮 10g，黄柏 10g，龙胆草 10g，黄芩 15g，醋制香附 20g，茜草 10g，泽泻 20g，滑石 15g，丝瓜络 20g，淡竹叶 10g，甘草 10g。

上药水煮 2 遍，取汁 2 杯，日分 2 次温服。

【三诊】 9 月 22 日，上方续服 6 剂，赤带显减大半，只是点点滴滴，心中烦热转安，胸闷乳胀消失，口已不苦，脉来已不弦数，苔黄转薄。大病将瘥，仍可凉血清热继之。

白芍 20g，生地 30g，丹皮 10g，黄芩 10g，醋炒香附 15g，淡竹叶 10g，丝瓜络 15g，泽泻 15g，茜根炭 10g，滑石 10g，甘草 6g。

上药水煮 2 遍，取汁 2 杯，日分 2 次温服。

【四诊】 9 月 24 日，上方服 3 剂，赤带止，脉来已变冲和，舌质淡红，少苔。再予上方减量，少少与之，病可愈。

白芍 15g，生地 20g，丹皮 6g，醋炒香附 10g，淡竹叶 6g，甘草 6g。

上药水煮 2 遍，取汁 2 杯，晚服 1 杯，早服 1 杯。

（十七） 肝经湿热青带案

王某，女，40 岁，饭店职员，1984 年 6 月 8 日初诊。

患者初患黄白带，由于工作繁忙，对于带证未加介意，近月以来，带下青绿，兼有黄带白带杂于其中，其味腥臭，更兼两胁胀痛，脘腹胀满，不欲饮食，甚则呕吐，面色苍老，精神疲倦，心中烦热，不时眩晕，小便色黄，大便初头干燥，脉象弦涩，舌质偏红，苔黄腻。

辨证治疗：肝经湿热，下损带脉，带脉失约，故带下青绿，或兼黄白。傅青主指出："夫青带乃肝经之湿热，肝属木，木色属青，带下流如绿豆汁，明明是肝木之病矣……肝之性既违，则肝之气必逆，气欲上升而湿欲下降，两相牵掣，以停住于中焦之间，而走于带脉，遂从阴器而出，其色青绿者，正以其乘肝木之气化也。逆轻者，热必轻而色青，逆重者，热必重而色绿。似乎治青易而治绿难，然而均无所难也，解肝木之火，利膀胱之水，则青绿之带病均去矣。方用加减逍遥散。"

处方：云茯苓 30g，白芍 20g，茵陈 20g，栀子 10g，柴胡 15g，陈皮 15g，黄芩 10g，甘草 10g，瓜蒌 30g，白茅根 30g，炒枳壳 20g，川楝子 20g，青连翘 20g。

上药水煮 2 遍，取汁 2 杯，日分 2 次温服。

【二诊】 6 月 14 日，上药连服 6 剂，青绿之带显减大半，两胁胀痛减轻，腹脘胀满显宽。大便通落二次，心中烦热减轻，仍有时眩晕，不欲饮食，但呕吐已止。综观之，肝气之湿热不若前甚，疏泄功能渐转。上方既效，仍守上方出入续进。

云茯苓 30g，白芍 20g，茵陈 10g，栀子 10g，柴胡 10g，陈皮 20g，黄芩 10g，瓜蒌 20g，白茅根 20g，炒枳壳 20g，川楝子 20g，青连翘 20g，甘草 20g，炒白术 10g。

上药水煮 2 遍，取汁 2 杯，日分 2 次温服。

【三诊】 6 月 21 日，上药又续进 6 剂，肝脏的转枢功能增强，青绿之带基本消失，两胁胀痛已止，腹脘显宽，可以饮食，已觉有馨香气味，眩晕消失，心中烦热不若前甚，惟寐意尚差，脉来弦和有力，以上之证将欲全瘥，再次斟酌，方以清热，健脾为主，兼以疏达肝气为辅，不知相应否。

云茯苓 30g，炒白术 15g，炒扁豆 15g，生山药 15g，炒枳壳 15g，陈皮 20g，酸枣仁 20g，柴胡 6g，黄芩 6g，川楝子 10g，炒白芍 10g，栀子 6g，丹皮 6g，甘草 6g。

上药水煮 2 遍，取汁 2 杯，日分 2 次温服。

【四诊】 6 月 29 日，上药连服 4 剂，肝之转枢正常，带脉得以安谧，青绿之带全瘥。心中烦热之感，已渐渐消弭，寐意转酣，脘腹宽和，可以饮食。精神振作，眩晕已止，头脑感到清爽，思维正常，面色已显红润之色，脉息平和。为了巩固疗效，书一小方予之，以益气和阳。

云茯苓 15g，炒白术 10g，炒枳壳 10g，陈皮 10g，酸枣仁 15g，炒白芍 10g，甘草 10g。

上药水煮 2 遍，取汁 2 杯，日分 2 次温服。

按：傅青主指出："夫逍遥散之立法也，乃解肝郁之药耳……郁则必逆，逍遥散最能解肝之郁与逆。郁逆之气既解，则湿热难留，而又益之以茵陈之利湿，栀子之清热，肝气得清，而青绿之带又何自来，此方之所以奇而效捷也。倘仅以利湿清热治青带，而置肝气于不问，安有止带之日哉。"治本青主之法，三诊而肝之转枢能力增强，青绿之带几乎消失。由于转枢之力增强，他证亦随之渐渐消失。青主之论询为有得之言也。

（十八）　肝肾阴虚青带案

周某，女，39 岁，工人，天津，1984 年 9 月 20 日诊。

患青带已一年余，有时变为青绿色，有腥臭味，前阴作痒，夜晚尤甚，头痛绵绵，眩晕耳鸣，目糊，口苦干，食不振，心中烦热，精神不振。有时腹胀胁胀，两乳房胀，少腹小痛，腰骶部有下坠作痛之感。曾在当地输液打针月余，不瘥，后来又曾服过清热利湿之中药，病仍不瘥。脉来弦细而滑数，舌质偏红，苔薄黄。

辨证治疗：肝病日久，湿火损伤带脉、冲脉，带下青绿，有腥味，为时已久矣。久病不已，伤其肾脏，形成肝肾两虚之征。脑为髓海，肾虚精气不足，不能上荣于脑，故而头目眩晕，耳鸣；肝开窍于目，今肝阴亏虚，不能上奉于目，故而目糊；肝气逆于经络而胁胀，乳胀，横克于脾而腹胀，少腹小痛；久病伤肾，而腰骶痛而坠；肝气盛，肾水不足，故心失养而心中烦热，精神不振，或有不得安寐之证。综合脉证分析，属肝肾虚损之青绿带证。治以调补肝肾，以益冲带。方用济阴地黄丸合一贯煎方加减。

处方：熟地炭 30g，炒山药 30g，山萸肉 30g，枸杞子 20g，当归 10g，川楝子 15g，麦冬 20g，杭菊花 15g，蒺藜 20g，云茯苓 20g，柴胡 10g，黄芩 10g，炒枳壳 15g，川续断 30g，甘草 10g，泽泻 20g。

上药水煮 2 遍，取汁 2 杯，日分 2 次温服。

冲洗方：蛇床子 100g，黄柏 100g，苦参 80g，白矾 30g。

上药以水 3000ml，煮半小时，冲洗阴部，1 日 2 次。

【二诊】 9 月 26 日，上药迭服 6 剂，青绿之带减不足言，眩晕、耳鸣、目糊减轻，口苦减轻，他证尚无起色，变通上方治之。

熟地 20g，炒山药 20g，山萸肉 20g，枸杞子 20g，当归 10g，川楝子 10g，蒺藜 20g，云茯苓 30g，柴胡 10g，黄芩 10g，炒枳壳 20g，泽泻 20g，川续断 30g，芡实 15g，杜仲 20g（盐炒），桑寄生 20g，甘草 10g。

上药水煮 2 遍，取汁 2 杯，日分 2 次温服。忌食腥臭黏腻之品，冲洗方法仍用。

【三诊】 10月3日，上药迭进6剂，青绿之带减少近半，腰骶之坠痛之感消失，头痛绵绵已瘥，胁胀减，两乳胀感不甚，少腹小痛止，饮食渐渐增多。脉来不若前甚。上方既已显效，仍守上方续进。

熟地炭20g，五味子6g，炒山药30g，枸杞子20g，川楝子20g，柴胡10g，条芩10g，云茯苓30g，泽泻20g，陈皮20g，半夏20g，炒枳壳15g，芡实15g，甘草10g。

上药水煮2遍，取汁2杯，日分2次温服。禁忌同上，仍用冲洗方法。

【四诊】 10月9日，上药又续进6剂，青绿之带十去七八，头痛绵绵已去，两胁及乳胀已愈，脉来亦较为冲和，再步上方续进。

熟地炭15g，五味子6g，炒山药20g，柴胡6g，黄芩6g，云茯苓20g，土茯苓20g，泽泻15g，陈皮20g，半夏15g，炒枳壳15g，甘草10g。

上药水煮2遍，取汁2杯，日分2次温服。去冲洗方。

【五诊】 10月13日，上方续服3剂，青绿之带已愈，他证亦较平复，嘱停药观之。

按： 肝肾虚损青绿之带，治以调补肝肾，以益冲带。方用熟地、山药、山萸肉、麦冬、枸杞子补益肝肾；菊花、柴胡、黄芩、蒺藜以疏利肝气，清热燥湿；川楝子、芡实、泽泻燥湿利湿杀虫；以川续断、杜仲、桑寄生以调补肾气；佐以二陈以理气健脾；更配以外治法解毒杀虫，故病得愈。

（十九）　火热黑带案

陈某，女，42岁，陵州，农民，1986年8月10日初诊。

久患白带，因农忙未能及时治疗，近月以来，带下灰黑，黏垢而腥臭，腹中不时作痛，心中烦热，咽中干，口渴，面色黄瘦，阴中痛，小便赤涩痛，大便初头干燥，舌质红绛，脉弦而细。

辨证治疗： 傅青主指出："夫黑带者，乃火热之极也……殊不知火极似水，乃假象也。其证……饮食必兼人，口中必热渴，饮以凉水，少觉宽快，此胃火太旺，与命门、膀胱、三焦之火合而熬煎，所以熬干而变为炭色，断是火热之极之变……所以但成黑带之证，是火结于下而不炎于上也，治法惟以泄火为主，火热退而湿自除矣。"总之为阴虚火盛，病属于肾，肾与带脉蕴热灼液，由是带下灰黑，黏垢腥臭，腹中痛；火动心神，心阴不足，故心中烦热，咽干口渴；毒热蕴结于下焦，故阴中作痛，阴肿，溲赤涩痛；脉与舌象，均为火热伤阴之候。治以清热泻火，渗湿利水，方用利火汤加味。

处方： 生大黄10g，白术15g，云茯苓30g，王不留行15g，黄连10g，栀子10g，知母10g，石膏30g，白蔹15g，车前子30g（布包），白芍15g，地榆炭10g，甘草10g，刘寄奴15g。

上药水煮 2 遍，取汁 2 杯，日分 2 次温服。

【二诊】 8 月 15 日，上方连服 4 剂，带下灰黑色变浅，阴中作痛已止，小腹作痛减轻，他证尚无起色，仍守上方续进。

【三诊】 8 月 19 日，上方续服 4 剂，带下灰黑显减十之六七，小便赤涩作痛显减，心中烦热减轻，大便通落 2 次，咽中干，口渴不甚，综观之，阴液有来复之渐，仍守上方续服。

生大黄 6g，白术 15g，云茯苓 25g，王不留行 10g，黄连 10g，栀子 10g，知母 10g，石膏 30g，黄柏 10g，白茅根 30g，地榆 10g，车前子 30g。

上药水煮 2 遍，取汁 2 杯，日分 2 次温服。

【四诊】 8 月 23 日，上药续进 4 剂，带下灰黑转为浅黄略灰之形，心中烦热之感基本消失，咽中干，口渴已瘥，脉来不若前甚，再宗上方续进，望其应手。

大黄 5g，生白芍 5g，云茯苓 20g，黄柏 8g，黄连 8g，栀子 8g，知母 6g，石膏 20g，白茅根 20g，生地榆 15g，王不留行 10g，刘寄奴 10g，甘草 10g。

上药水煮 2 遍，取汁 2 杯，日分 2 次温服。

【五诊】 8 月 27 日，上药又服 4 剂，灰黑之带已瘥，小便涩痛之感全消，心中烦热已除，脉来尚有滑数之象，拟以上方减味治之。

白芍 10g，云茯苓 15g，黄柏 6g，栀子 6g，知母 6g，白茅根 15g，甘草 6g。
上药煮服方法同上。

按： 火热黑带一证，总属肾虚火旺，灼伤带脉，毒热蕴结所为。傅青主所用利火汤一方，组方十分巧妙，方中大黄、黄连、栀子苦寒直折，泄火热之极；知母、石膏滋其津液以泻火热，消肿解毒，又得王不留行与寄奴利湿；云茯苓渗湿益脾；车前子以利水，使火退水进，形成既济之象；方内加入白薇一药，以白薇有治"阴中疼"之功也。

（二十） 带脉肾着案

李某，女，33 岁，工人，1980 年 7 月 20 日初诊。

患者长期工作于潮湿工地，患有白带稀薄，身体重着，腰中冷，形如坐水之中，腰重如带五千钱，下肢浮肿、乏力，精神疲倦，不欲食，心下痞，脉象细缓，舌质淡白，苔白薄。

辨证治疗： 寒湿之邪着之于肾之外府，经络郁滞，湿气过盛，波及带脉，而白带稀薄；寒湿停蓄腰部，故而腰中冷，形如坐于水中，腰重如带五千钱状；寒湿伤脾，脾失运化，故不欲食，而心下痞满；湿气下趋而不散，故下肢浮肿乏力；脉来细缓无力，舌淡苔薄，均属带脉肾着之候，治以甘姜苓术汤加味。

处方： 炒白术 20g，云茯苓 30g，干姜 10g，甘草 10g，党参 20g，防风

10g，川续断 20g，桑寄生 20g，菟丝子 30g，鹿角霜 20g。

上药水煮 2 遍，取汁 2 杯，日分 2 次温服。

【二诊】 7 月 25 日，上药连服 5 剂，白带十去其七八，畏冷减轻，下肢浮肿减轻，仍不欲食，心下尚痞。

炒白术 20g，云茯苓 30g，干姜 10g，党参 20g，川续断 20g，桑寄生 20g，菟丝子 30g，鹿角霜 20g，川厚朴 10g，炒枳壳 15g，陈皮 20g，半夏 20g，甘草 10g。

上药煮服方法同上。

【三诊】 7 月 30 日，上方续进 5 剂，白带止，腰部温煦，下肢肿消，饮食渐进，心下痞散，与人参健脾丸合金匮肾气丸兑服，月余告愈。

按： 徐忠可谓："盖肾有邪，则腰间带脉常病……药以苓、术、甘扶土胜湿为主，而以干姜一味以温中去冷，谓肾之元不病，其病止在肾之外府，故治其外之寒湿，而自愈也。"尤在泾对此方云"燠土以胜水"。二者之论，甚属精辟。余本此略佐川续断、桑寄生、菟丝子以温其肾络，加鹿角霜以益补带脉。终加二陈以消痞进食，故病得愈。

病经阴……佑所病止……

足癃，足注，左右维阴痛，腰痛，与阳短，阴吹，脐冲，偏下，肾着等。阴维失于诸阴之交，阴缩为病苦实其阳维正气头痛，证缩合诸阳维经辨证论治疗，阴跷主一身左右之阴

其治证缩合阴经辨证论治疗，阳维疾起于诸阳之会，阳缩为病苦实其阳维正气头痛，证缩合诸阳维经辨证论治疗，阳跷主一身左右之阳

主一身左右之阴气，而司运动，阴跷与于半阴阳之差扰，发于痛病，证从于阴调补阴跷，阳跷主一身左右之阳

而可矫健，其病多为半身麻木，证从阴证，邪之脉阴，治有当益气血，扶脾胃，调其阴跷

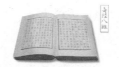

阴维脉验案篇

（一）阴维虚劳腹痛案

李某，男，41 岁，市郊农民，1968 年 10 月 12 日初诊。

去年秋季患痢疾，经中西医调治数月不瘥，后用民间偏方治疗半月，泄泻不止，自那时起，身体消瘦不复，不时腹中作痛，服补中益气丸等，又服中药数十剂，迄今未痊愈，目前：腹中不时作痛，喜食熟热之物，生冷不敢进口，偶而饭吃得凉点，就会引起腹痛不止，只好热敷，或用拔火罐止痛。有时心中动悸，虚烦，卧寐不安，有时身发阵热，出虚汗。面色㿠白，脉虚数，舌质淡白，苔白腻。

辨证治疗： 患者去岁患痢，或泄之太过，伤其中气；或兜涩太早，壅滞不通。泄补之法，用之适中，方可不留后患，此患者治疗不利，邪留腹中不时作痛，身体消瘦，虚烦不寐，心中动悸，病已形成虚劳之疾。虚劳之疾，实为中阳虚寒，脾胃不健，营卫不和而腹中不时作痛，或身发阵热，出虚汗则已。权衡之，其病偏在肝脾，治当温中益气，和里缓急，方用小建中汤调之。

处方： 桂枝 6g，白芍 10g，甘草 6g，生姜 6g，大枣 5 枚（去核），高粱饴 30g（烊化）。

上药以水 3 杯，煮取 1 杯，药滓再煮，取汁 1 杯，2 杯药汁合，烊化高粱饴尽，日分 2 次温服。

【二诊】 10 月 18 日，上方连服 6 剂，不时腹中作痛，减不足言，心中动悸，虚烦不寐，亦无多少好转。尤在泾指出："里急者，里虚脉急，腹中当引痛也。诸不足者，阴阳诸脉，并俱不足，而眩、悸、喘喝、失精、亡血等证，相因而至也。急者缓之必以甘，不足者补之必以温，而充虚塞空，则黄芪尤有专长也。"以尤氏之见，方中加黄芪以观之。

桂枝 8g，白芍 12g，甘草 10g，黄芪 10g，生姜 6g，大枣 6 枚（去核），高粱饴 10g（烊化）。

煎服方法同上。

【三诊】 10 月 24 日，上方续服 6 剂，腹中不时作痛有减，而终不得全痊，上药调其肝脾不得全痊，肝脾主血属营，而治之不愈，今必求其源于阴维，因阴维维于诸阴也。治本上方合吴茱萸汤复方调之。

桂枝 8g，白芍 12g，甘草 10g，黄芪 10g，吴茱萸 6g，生姜 6g，大枣 6 枚（去核），高粱饴 30g（烊化）。

煎服方法同上。

【四诊】 10 月 30 日，上药又连选服用 6 剂，不时腹痛已止，心中动悸已安，寐意好转，身发阵热，出虚汗全止，脉来不若前甚，似有冲和之象，上方既已显效，仍予上方续进。

桂枝 10g，白芍 10g，甘草 10g，黄芪 10g，吴茱萸 6g，台参 20g，生姜 8g，大枣 10 枚（去核），高粱饴 15g（烊化）。

煎服方法同上。

【五诊】 11 月 3 日，上药又连进 6 剂，腹中亦不痛，饮食已觉馨香适口，他症全痊，再守上方续进，以巩固疗效。

桂枝 6g，白芍 6g，黄芪 20g，甘草 10g，吴茱萸 3g，台参 15g，生姜 6g，大枣 6 枚（去核），高粱饴 15g（烊化）。

煎服方法同上。连服 4 剂，如无他症之变，停药。

按： 虚劳里急本于小建中汤，温中补虚，和里缓急。所谓和里，和其中气也，本方亦属温里之名方。治疗中，调治肝脾，腹痛迟迟不已，又采用了调补阴维之法，因阴维维于诸阴也，阳虚阴盛，调其阴维之阳，阳气振作，腹痛必消。

（二）冠心病 （阴维为病） 案

李某，女，60 岁。

罹患胸痹心痛已 2 年，医按胸痹、冠心病治疗，中西药服用无数，治之久矣，其病时好时坏，未得痊愈。其发病也，有时感觉有气从下腹上攻，气至胸中则苦心中作痛，胸闷憋气，悸惕不安，精神委顿，甚则神魂无依，头目眩晕，心中烦闷，夜寐不安，观之脸色红，脉弦数，舌红少苔。

辨证治疗： 综合脉证分析，属心肾阴虚，心失所养，又从发病之时，初感有气发自下腹，上攻胸宇而病甚，实夹阴维为病之征。治当调补心肾，兼以调补阴维之脉，庶得精血相辅，则病可平。

处方： 熟地 20g，生地 20g，当归 15g，白芍 15g，生龙牡各 20g，怀牛膝 15g，生龟甲 20g，淫羊藿 10g。

上药先煮龟甲半小时，后纳诸药煮取 1 杯，药渣再煮，取汁 1 杯，日分 2 次温服。

【二诊】 前进调补心肾兼养阴维，连服 6 剂，胸闷憋气，悸惕不安均明显好转，精神亦有所好转，他证尚无起色。前方既见效机，率由旧章，且加重滋补阴维。

熟地 30g，生地 20g，当归 15g，川芎 10g，白芍 15g，生龙牡各 30g，怀牛膝 20g，龟甲 30g，淫羊藿 20g，甘草 10g。

煎服方法同上。

【三诊】 服药 12 剂，下腹之气未曾再上攻，精神振作，脉亦不若前甚，头目眩晕已除，胸闷显宽。综观分析，病症退却大半矣，为巩固疗效，仍守前方续进，略加行气之品。

熟地 20g，生地 20g，当归 15g，川芎 15g，白芍 15g，生龙牡各 20g，生龟甲 15g，淫羊藿 10g，怀牛膝 10g，甘草 10g，陈皮 15g。

煎服方法同上。

（三） 冠心病 （阴维为病） 案

赵某，女，61 岁，1978 年 6 月 3 日初诊。

患心脏病已 3 年，每服丹参片、消心痛、冠心宁等多种中西药物，其病未得根治。目前：胸腹热痛，每日发作 1～2 次，心中烦躁，不得安寐，四肢经常出冷汗，左腿内侧亦时有热气上攻至胁下与腹部，热痛相连，甚则不欲饮食，脉象细数，舌红，苔薄白。

辨证治疗：心血不足，奇脉空亏，胸腹热痛，乃心与阴维之脉互相影响，即《难经》所谓"阴维为病苦心痛"之征；脾之统运失调，以致不饮欲食，四肢冷汗出。综而观之，发病于诸阴之交也。治宜调其阴维，滋其心肾，并健脾益气，综合调之，方宗灵枢饮意。

处方：生熟地各 20g，当归 15g，川芎 10g，白芍 15g，怀牛膝 20g，生龟甲 15g（先煮）、生龙牡各 20g，炒枳实 15g，炒黄芩 10g，陈皮 10g，柏子仁 10g，五味子 10g，云茯苓 15g，细木通 6g，甘草 10g，淫羊藿 10g。

上药水煮 2 遍，取汁 2 杯，日分 2 次温服。

【二诊】 上方连服 12 剂，胸腹热痛略减，发作次数减少，食欲增加，寐意稍安，四肢出冷汗亦减。虽然见其生机，但仍未出险境，再守原方出入。

生地 20g，怀牛膝 15g，生龙牡各 20g，炒枳实 20g，云茯苓 25g，柏子仁 10g，五味子 10g，酸枣仁 30g，淡豆豉 15g，甘草 10g，淫羊藿 10g，生龟甲 20g（先煮），熟地 20g，当归 10g，白芍 20g。

上药，煮服方法同上。

【三、 四诊】 前方又服 6 剂，胸腹热痛基本平复，烦躁亦平，寐意转酣，四肢冷汗亦止，精神振作，食欲渐进，脉转和缓，舌转红润。仍书上方减其量，嘱服一旬，如无他证，不必复诊。

生地 20g，熟地 20g，当归 10g，白芍 10g，生龟甲 10g，制鳖甲 10g，生龙牡各 15g，云茯苓 15g，陈皮 10g，酸枣仁 20g，五味子 6g，淫羊藿 6g。

上药，煮服方法同上。

按：灵枢饮一方乃滋补肾阴，安神定志，并调阴维冲任之方。"阴维为病苦心痛"，若胸痹心悸，头目眩晕，精神委顿，神魂无依等证者，若非调补心肾者不为功也。方以龟甲、二地填补真阴，以奠定少阴肾；佐当归、川芎、白芍以滋养少阴心血；更佐龙骨、牡蛎以收摄精气；怀牛膝以活血痹；惟淫羊藿一点真火，斡旋于少阴心肾之间，并温暖冲任，以增强心力，益其精气，为方中灵动枢运之品，以达交合心肾之效；又按少阴心肾，介乎厥太之间，为三阴经之枢纽，少阴以灵气为本，以神气为用，神灵者，虽曰灵为阴，神为阳，实则分之为二，合则为一也。阴维之脉起于诸阴之交，隶属于足少阴肾，阴维之脉能引导少阴精血上归于心，若肾之精血不足，阴维之脉又不能导引少阴精血以滋荣心脏，则易病心中憺憺大动，苦其心中疼痛，所以调补少阴心肾与阴维之脉，亦是治疗胸痹心痛的又一法门。

（四）阴维太阴心腹痛案

杜某，男，45 岁，市郊农民，1981 年 3 月 10 日初诊。

前有脾胃虚寒之宿疾 4 年，近来由于心情不畅，饮食生冷，患胸痹心痛，脘中胀痞，不时作痛，甚则呕吐，腹泻，所吐之物大多属于清涎，清稀如水，口不渴，不欲饮食，四肢畏冷，舌淡苔白，脉象沉细。

辨证治疗： 患者素有脾胃虚寒宿疾，尔来心情郁结，饮食不慎，引发阴维、太阴心腹作痛。阴维起于诸阴之交，与脾之关系甚密，诸阴经主阴血用事，阴血化于少阴心，阴气不利，故患心腹疼痛；太阴脾胃虚寒，中焦郁滞，运化失司，而升降失调，故而吐利益甚，不欲食；无热证，故口不渴；脾主四肢肌肉，脾阳不伸，故四肢畏冷；脉与舌象，均为阴维太阴寒证，治以补益心脾，温中祛寒，方用理中汤加制附子。

处方： 党参 20g，炒白术 20g，干姜 6g，甘草 10g，制附子 10g。

上 5 味，先煮制附子半小时，后下诸药，煮取 1 杯，药滓再煮，取汁 1 杯，日分 2 次温服。

【二诊】 3 月 14 日，上方服 4 剂，心痛止，呕吐、腹泻止，惟脘中痞，腹痛不瘥，再以上方加味调之。

党参 20g，炒白术 20g，干姜 6g，甘草 10g，制附子 6g，吴茱萸 6g，川厚朴 6g，元胡 10g。

上药煮服方法同上。

【三诊】 3 月 18 日，上方又连服 4 剂，脘痞消，腹痛止，四肢畏冷已瘥，变上方小其制，巩固之。

党参 10g，炒白术 10g，干姜 4g，甘草 6g，吴茱萸 6g，砂仁 10g，云茯苓 15g，生姜 6 片。

上药水煮 2 遍，取汁 2 杯，日分 2 次温服。

按： 阴维之脉不温，由于脾胃虚寒为重，脾属土，有统血、运化、升降之能，因其寒滞，非补虚证不去，非温寒证不除，故以温补立法。方中人参甘温，补脾益气，温补脾阳为主；干姜辛热，温中扶阳；白术燥湿健脾；甘草调和诸药；制附子一药辛热，通行于十二经腧，为火药之尊，散寒逐湿回阳为其特长，能引温暖之药祛除在里之冷湿；制附子之加，不但助诸药以温暖脾胃，而且可以温少阴心脉与阴维之脉。

（五）少阴烦热案

郑某，女，41岁，衡水，职员，1981年3月20日初诊。

去年秋季患崩漏证，失血过多，精神昏愦，某医与补阳还五汤，黄芪竟用120g大补之，不效又换多方调之，病崩漏已止，近来心腹热痛，心中烦躁，烦而不得眠，舌质红绛，无苔，脉细数。

辨证治疗： 肾之阴血久亏，心阳独亢于上，阴血亏耗故而心腹热痛；肾水不足，心火亢盛故而心中烦躁，而不得眠，舌绛无苔，脉来细数。本例之证，与栀子豉汤证都俱有心烦不得眠，但从病机分析实有不同，栀子豉汤证的心烦不得眠，是余热留扰胸膈，心中懊憹，饥不欲食，舌苔黄腻，脉浮数。本例证的心烦不得眠，是阴虚阳亢，心肾不交，并兼咽干口燥，舌红无苔，脉来细数，方用黄连阿胶汤，以滋阴降火，除烦安神。

处方： 黄连10g，白芍15g，黄芩10g，阿胶10g（烊化），鸡子黄2枚。

上方先煮前3味，煮取1杯，药滓再煮，取汁1杯，2杯药汁合，烊化阿胶尽，待药汁稍凉，入鸡子黄2枚，搅匀，日分2次温服。

【二诊】 3月24日，上方服4剂，心腹热痛稍减，一日由数发而变为二三发，每发必烦热，心情烦躁，他症尚无起色，仍守上方加味续进。

黄连10g，白芍15g，黄芩10g，生地25g，麦冬20g，生龙牡各20g，鸡子黄2枚，阿胶10g（烊化）。

上9味煮取1杯，药滓再煮，取汁1杯，2杯药汁合，烊化阿胶尽，待药汁稍凉，入鸡子黄2枚，搅匀，日分2次温服。

【三诊】 3月29日，上方续进4剂，心腹热痛减却十之六七，精神昏愦已止，心中烦躁减轻，仍不得眠，脉仍虚数，舌绛少苔，上方既已显效，仍守上方续进。

黄连10g，白芍15g，黄芩8g，阿胶10g（烊化），鸡子黄2枚，生地30g，麦冬20g，五味子6g，金钗石斛20g，生龙牡各20g。

上药煎服方法同上。

【四诊】 4月3日，上方续服4剂，曾泻下大便3次，心腹热痛已平，心中烦热已减，可以入睡，但多梦联翩，脉来不若前甚。综观之，阴液已有来复之机，方药不可更易，待其阴升火降，心肾交合，则病必瘳矣。

黄连10g，白芍15g，黄芩8g，阿胶10g（烊化），鸡子黄2枚，生地30g，麦冬 20g，五味子 6g，金钗石斛 20g，西洋参 10g，生龙牡各 20g。

上药煎服方法同上。

【五诊】 4月7日，服上方又服4剂，心腹痛热未起，心中烦热已基本平复，夜寐已安，多梦减少，精神饮食增加，脉来转为冲和，舌绛减轻十之八九，已有薄白苔，其证已入坦途，尚用滋益清潜之法调之，以为善后计。

石斛 25g，麦冬 20g，生地 20g，元参 15g，生龙牡各 20g，砂仁 5g，甘草 6g，鸡子黄 1 枚。

上药以水 3 杯，先煮前 8 味，取汁半杯，药滓再煮，取汁半杯，药汁合，稍凉加入鸡子黄 1 枚，每晚睡前顿服。

上药连服 1 周，如无他症，停药。

按：少阴烦热证，乃肾与心阴液不足，导致心肾不交，阴维脉空，方用黄连阿胶汤，该方滋阴降火为调补阴维之方。柯琴指出："病在少阴，而心中烦，不得卧者，既不得用参、甘以助阳，亦不得用大黄以伤胃矣，用芩、连以直折心火，用阿胶以补肾阴；鸡子黄佐芩、连以泻心火补心血，芍药佐阿胶以补阴精敛阳气，斯则心肾交和，水升火降，是以扶阴泻阳之方，变为滋阴和阳之剂也。"徐灵胎指出："芩、连以直折心火，佐芍药以收敛神明，非得气血之属以交合心肾，苦寒之味，安能使水升火降……黑驴皮入通于肾，益坎中之精，与阿井水相溶成胶，配合作煎，是降火归原之剂，为心虚火不降之专方。"二者说理颇为正确。治疗此证，三诊时又求之于阴维之脉，方中加生地、麦冬、五味子、石斛、龙骨、牡蛎，阴液已有来复之机，相继用之，终以石斛饮以益其脾胃，而病得痊矣。

（六） 厥阴头痛案

庞某，40 岁，武城职员，1982 年 8 月 12 日初诊。

5 个月前患胃痛，服附子理中丸半月，略显小效，后来又服香砂六君子丸，或归脾丸等，7 月中旬，经西医检查，最后诊断为胃炎，又服西药 1 周，引起腹痛，泄泻，头顶作痛，不时呕逆，胁痛。特来门诊。

目前：干呕吐涎沫，头痛，以巅顶为甚，不欲饮食，腹痛，两胁撑胀，手足逆冷，遇冷则甚，得温则舒，患者内心烦躁不安，脉弦涩，舌青淡，苔薄白，有少量剥脱。

辨证治疗：患者有胃病近半年，中西药杂投，引起干呕吐涎沫，头顶疼为甚，腹痛，手足逆冷。此证初患胃疼，杂治之后又出现头痛、腹痛、头顶痛甚、呕吐涎沫，综观全局，属肝胃虚寒，阴维脉弱，而重点又在肝，肝寒而又犯胃，方用吴茱萸汤合理中汤，以温中补虚，除逆散寒，肝胃同治，暖其阴维。

处方：吴茱萸 10g，党参 10g，甘草 10g，炒白术 15g，炮姜炭 10g，陈皮

15g，云茯苓 20g，半夏 15g，砂仁 10g，川厚朴 10g，香附 10g，荔枝核 15g，大枣 10 枚（破）。

上药文火久煮 2 遍，取汁 2 杯，日分 2 次温服，忌食生冷、黏腻之品。

【二诊】8 月 15 日，上方以暖其肝胃，调补阴维之法治之，腹痛将瘥，口干呕吐涎沫减少，头痛亦减轻不少，上方即见效机，仍守上法续进。

吴茱萸 10g，党参 10g，甘草 10g，炒白术 15g，炮姜炭 10g，陈皮 15g，云茯苓 20g，半夏 20g，砂仁 10g，川厚朴 10g，香附 10g，荔枝核 15g，大枣 12 枚（破）。

上药文火久煮 2 遍，取汁 2 杯，日分 2 次温服，忌食生冷、黏腻之品。

【三诊】8 月 19 日，上方续服 3 剂，腹痛已止，呕吐涎沫已止，头已不痛，只是有点头晕，脉来已转冲和，舌之剥脱已化。思之：阴维亦得温化，肝之寒滞将瘥，略书原方，再进 3 剂必得痊愈。

吴茱萸 6g，党参 10g，甘草 10g，炒白术 15g，炮姜炭 10g，陈皮 15g，云茯苓 15g，半夏 15g，砂仁 10g，川厚朴 10g，香附 10g，荔枝核 15g，甘草 10g，大枣 12 枚（破）。

上药文火久煮 2 遍，取汁 2 杯，日分 2 次温服，忌食生冷食物。

【四诊】8 月 20 日，上证已愈，在家休养，一日有朋来，临送时在门口交谈，觉腹部作响，有攻痛之感，回家后腹痛不止，连续大便 2 次，腹痛减轻，来人报知，余以前方化裁与之。

吴茱萸 10g，炒白术 10g，炒苍术 10g，炮姜炭 10g，砂仁 10g，甘草 10g，元胡 10g，大枣 12 枚（破）。予 2 剂。

上药文火久煮 2 遍，取汁 2 杯，日分 2 次温服。

按：本证的原因，是厥阴肝经受寒，肝气横逆，伤及胃土，致使胃气失降之常而为干呕，胃中清涎冷沫随上逆之气而呕出；肝气寒冷为本，胃气上逆为标，归经肝、肾、脾、胃以及阴维之脉。吴茱萸具有下气降逆之功，中温脾胃，下暖肝肾，一药而诸证皆宜，故为本方之主药；配党参、炮姜温中补虚；白术、苍术、云茯苓、川厚朴、砂仁补气健脾，燥湿利水，理气宽胸；香附、荔枝核以温其肝气。本方共奏温降浊阴，暖其阴维之功。

（七）肝气郁滞腹痛案

于某，男，56 岁，平原县职员，1992 年 6 月 5 日初诊。

肝气郁滞已久，治疗 3 个月不得瘥，检查所服方药，有柴胡疏肝散、木香顺气丸等。经朋友引来就诊。

目前：胸腹胁肋胀痛，时发时止，不欲饮食，心中烦热，头痛、头晕，寐劣多梦，有时胸闷，精神萎靡不振，脉象弦，舌质偏红，舌苔黄腻。

辨证治疗：肝气郁勃，久久不瘥，郁而化火，阴维之脉亏虚，气血瘀滞胸腹两胁，气机不畅，血行郁阻，故而胸腹作痛；肝络布于两胁，血瘀络阻而作痛；气郁化火，故而心中烦热，头痛头晕，寐劣多梦，精神萎靡等证，续而发之。治以疏肝泄热，行气止痛，活血化瘀。方与延胡索散、失笑散加味调之。

处方：金铃子30g，延胡索20g，五灵脂15g，蒲黄15g（略炒香），丹参30g，丹皮10g，赤芍20g，桃仁10g，红花10g，炒枳实20g，丝瓜络20g，怀牛膝15g，瓜蒌30g。

上药水煮2遍，取汁2杯，日分2次温服。

【二诊】6月8日，上药连服3剂，大便通落3次，胸胁作痛减却大半，腹已不痛，心中烦热已轻，精神好转，脉来不若前甚，仍守上方化裁续进。

金铃子20g，延胡索20g，五灵脂15g，生蒲黄15g（炒香），丹参30g，丹皮10g，赤芍20g，桃仁10g，红花8g，炒枳实15g，丝瓜络20g，怀牛膝15g，生龙牡各20g，甘草10g。

上药水煮2遍，取汁2杯，日分2次温服。忌食鱼、肉、酒酪之品。

【三诊】6月11日，上方续服3剂，胸宇显宽，痛已了了，胁痛止，心中烦热已瘥，寐意转酣，头已不痛不晕，阴维脉满，脉来较为冲和，续与上方略试增损，以求病痊。

金铃子6g，延胡索6g，丹参30g，丹皮10g，酸枣仁20，柏子仁10，炒枳实10g，丝瓜络10g，甘草10g，生龙牡30g。

上药水煮2遍，取汁2杯，日分2次温服，禁忌同上。

按：肝气瘀滞，久而化火，阴维之脉已显亏虚，气血郁滞胸腹胁肋，治当疏肝泄热，行气止痛，活血化瘀之法调之。金铃子散以金铃子清热行气，泄气分之热而止痛；延胡活血行气，行血分之滞而止痛；五灵脂、蒲黄以活血祛瘀见长；方中加瓜蒌宣畅三焦；丹参以活血行血见长，尤适宜化瘀；丹皮以降心火；赤芍、桃仁、红花助上二方以活血祛瘀；炒枳实以破坚利胸膈；怀牛膝引血下行；丝瓜络以宣通脉络。方药较为适宜，故而取效甚佳，后方加酸枣仁、柏子仁、生龙牡以收敛精气，调其阴维而善后。

（八）肝肾阴虚经闭案

郑某，女，38岁，纱厂工人，1991年5月4日初诊。

近半年以来，经血每每来迟，量少色淡，渐至经闭。面色黯黄，头晕耳鸣，有时头痛，腰膝酸软，小便短少，大便干燥，有时可见两颧潮红，手足心热，心中烦热，盗汗，肤燥或干咳气短，唇干红、口渴，苔黄而燥，脉来细弱而数。

辨证治疗：肝肾主藏精血，精血不足，阴维、冲脉、任脉空虚而月经闭止；肾生髓充脑，肾虚故腰膝酸楚；虚火上泛故头晕、耳鸣、头痛；精血不足，不能上荣于面，故面色黯黄，肤燥；心失所养而心中烦热，手足心热；阴血亏虚，阴津亏乏，不能濡润大肠，则大便干燥；阴虚生内热，虚热上浮，营卫不固则两颧潮红，有时心烦不寐，潮热盗汗；津竭火盛，灼伤于肺，故干咳，气短，甚则喘促不安；血脉不足而脉来细弱而数；脉证互勘，此阴虚火旺，阴维脉空之形证。治宜滋补肝肾，调其阴维冲任以养血通经，方与六味地黄汤合景岳小营煎加减。

处方：山萸肉20g，山药20g，丹皮10g，制龟板20g（打细），云茯苓30g，知母10g，麦冬30g，黄柏10g，当归20g，白芍20g，熟地30g，怀牛膝10g，百合15g，五味子6g，柏子仁10g，泽兰叶20g，坤草20g，鸡血藤30g，阿胶10g（烊化），甘草10g。

上药文火久煮2遍，取汁2杯，日分2次温服。

【二诊】5月9日，上药连服5剂，头晕，耳鸣，头痛减轻，大便已通落，心中烦热，手足心热，颧红不若前甚，他证尚无起色，再守上方续进。

山萸肉20g，山药20g，制龟板20g（打细），云茯苓20g，知母10g，黄柏10g，麦冬30g，当归20g，白芍20g，生地20g，百合15g，五味子5g，炙枇杷叶20g，柏子仁10g，坤草20g，鸡血藤30g，阿胶10g（烊化），泽兰叶20g，怀牛膝20g，甘草10g。

上药文火久煮2遍，取汁2杯，日分2次温服。

【三诊】5月16日，上方续服5剂，经血来潮，但血量不多，2天净，心中烦热减轻，可以安寐4小时，津气渐复，干咳，气短已瘥，盗汗已止，两颧潮红已减大半。肝肾阴血得养，阴维冲任之脉已通，故而经血来潮，血量不多，亦佳象也，仍守上法化裁。

山萸肉20g，山药20g，丹皮10g，泽泻20g，熟地30g，当归20g，白芍20g，知母10g，黄柏10g，鸡血藤30g，阿胶10g（烊化），制龟板20g（打细），麦冬20g，柏子仁10g，酸枣仁20g，甘草10g。

上药文火久煮2遍，取汁2杯，日分2次温服。

【四诊】5月22日，上方续进5剂，心中烦躁已瘥，可以安寐，两颧潮红已止，饮食馨香，略书前方出入调之。

山萸肉20g，山药20g，丹皮10g，泽泻15g，熟地30g，当归20g，白芍10g，知母10g，鸡血藤30g，麦冬20g，柏子仁10g，酸枣仁30g，川续断20g，杜仲20g（盐炒），云茯苓20g，甘草10g，怀牛膝10g。

上药文火久煮2遍，取汁2杯，日分2次温服。

按：肝肾阴气已虚，精血久亏，阴维、冲脉、任脉阴血虚少，故而形成经闭诸证。方与六味地黄汤合景岳小营煎加减治疗。方中山萸肉、当归、阿胶补血养血；山药以补脾肾；丹皮、白芍以敛补肝阴；鸡血藤、怀牛膝、泽兰、坤草以养血通经；龟板以加强滋阴潜阳；麦冬、五味子以滋水之上源而清上焦浮热；当归、阿胶以养血气；知母、黄柏以坚肾阴；后加柏子仁、酸枣仁以补心脾之血；川续断、杜仲以补肝肾、壮筋骨；阴维、冲、任三脉盛，月经通下。

（九）癥结（子宫肌瘤）案

付某，女，33岁，禹城，农民，1972年4月10日初诊。

近半年以来，月经或多或少，伴有痛经，经血中有血瘀之块，平常白带多而有臭味，近2月以来，小腹内发现有硬块如卵大，推之不移，重按则疼，经妇科腹诊，印象为癥结（子宫肌瘤）等。脉沉涩，舌质灰黯，有瘀血斑沉着。

辨证治疗：妇人经血有不规则出血，近来发现小腹内有硬块如卵，此属妇人癥结，血瘀胞宫，阴维冲任亏虚，瘀血阻滞经脉，血气运行失常，故而又出现痛经；瘀血久而化热，带脉失固，量多而有腥味；脉证互勘，病已形成癥结。治以活血化瘀，以消癥结，方与桂枝茯苓丸合少腹逐瘀汤加减化裁。

处方：当归20g，赤芍20g，桂枝10g，云茯苓20g，桃仁10g，红花10g，丹皮10g，鳖甲10g（打细），三棱6g，莪术6g，川芎10g，生蒲黄10g，五灵脂10g，没药10g，元胡10g，怀牛膝15g，丹参20g，甘草10g。

上药文火久煮2遍，取汁2杯，日分2次温服。

【二诊】4月16日，上方连服6剂，月经量多，夹有瘀血索块甚多，虽有腹痛，但较前为轻，脉来不若前甚，仍守上法加柏子仁10g，酸枣仁30g，生白术15g。煎服法同上。

【三诊】4月20日，上药服4剂，经血血量减少，腹痛已减。方药重点以化瘀消癥为要。

当归20g，赤芍10g，桂枝10g，云茯苓30g，制鳖甲15g，牡蛎30g，海螵蛸30g，生白术15g，柏子仁10g，酸枣仁30g，川芎10g，生蒲黄10g，五灵脂10g，甘草10g。

上药文火久煮2遍，取汁2杯，日分2次温服。并嘱之隔日服药1剂。

【四诊】5月3日，上药服6剂，10多天来腹痛由轻而止，白带已减却大半，患者精神振作，脉来弦细，上方既效，仍守上方出入，重点以化癥为是。

当归15g，赤芍10g，桂枝10g，云茯苓30g，制鳖甲15g，牡蛎20g，海螵蛸30g，生白术15g，川芎10g，柏子仁10g，酸枣仁30g，炒穿山甲10g，甘草10g。

上药文火久煮2遍，取汁2杯，日分2次温服。予10剂，嘱3日服药1剂。

【五诊】6月15日，自己发现小腹之内包块消失，小腹平软，重按亦无痛感，又请妇科大夫会诊，经检查，腹部平软，亦无发现有包块。患者面色红润，周身亦无不适之感。脉来弦细而冲和，停药。

按： 患者体质一般，只是经血或多或少，伴有白带有腥臭，后来发现小腹有癥块，经行腹痛来诊，经检查，明确子宫有肌瘤，属中医之癥结也。遂以桂枝茯苓丸合少腹逐瘀汤调治。初服 6 剂，月经量多，夹有瘀血索块，复诊时，血量减少而腹痛减轻，当时认为此次服药后，阴维脉、冲脉、任脉由亏虚而转旺，故而重点以化瘀消癥为要，方中重用鳖甲、牡蛎、海螵蛸、炒穿山甲以软坚、散结、化癥。调治 2 月余，癥块消失。

（十） 疫毒痢案

田某，男，18 岁，1968 年 8 月 18 日上午 11 时 20 分初诊。

患痢疾发热，送某医院治疗，经检查为阿米巴痢疾，治疗 4 日，热不退，痢下不已出院，邀余诊视。

症见： 身热，扪之灼手，精神差，腹痛腹胀拒按，便下脓血，虚坐努责，日三四十次之多，小便短赤，脉弦数，舌红赤，苔垢腻。

辨证治疗： 此中医之疫毒痢，由于火郁湿蒸，浊秽之邪瘀滞奔迫于肠胃，以致艰涩难出，脓血相杂，阴维亦受邪在里。更由于西医固之、涩之、止之，以致腹胀发热不已。中医治痢，以通因通用，推陈致新为法。治以清热凉血，解毒化滞。

处方： 白头翁 15g，黄柏 9g，黄连 6g，秦皮 6g，当归 15g，白芍 20g，焦山楂 30g，槟榔 15g，金银花 20g，炒枳壳 15g，熟大黄 6g，车前子 30g（包煮）。

上药以水 4 杯，中午煮取 1 杯，温服下。药滓再煮，取汁 1 杯，晚服。

【二诊】 8 月 19 日，昨日午后 3 点，服药后腹中小痛，辘辘作响，泻下秽浊之物盈盆，腥臭难闻，大汗出，几致虚脱，患家急报。余嘱与白米汤 1 杯服下，勿惊。晚服二煎后，又泻下腥臭秽浊之物甚多，腹痛大减，身热亦减。今诊之脉尚盛，身热不若前甚，腹痛腹胀尚未尽解，按之尚痛，精神已清醒。其病得挫而未瘥，仍步上方出入。

白头翁 10g，秦皮 6g，黄芩 15g，当归 10g，白芍 15g，焦山楂 24g，双花30g（一半炒炭），甘草 9g，车前子 30g（包煮），羚羊角粉 3g（分冲）。

上药水煮 2 遍，取汁 2 杯，日分 2 次温服，每服冲羚羊角粉 1.5g。

另： 鸦胆子仁 30 粒，桂圆肉 6g。

用法： 以桂圆肉捏为片状包裹鸦胆子仁，每包 10 粒，捏紧，每服药之前，先吞服。

【三诊】 8 月 22 日，上药服后，身热除，汗出亦敛，腹部柔软，按之尚感隐痛，脉来不若前甚，舌苔已转淡薄。大便送某医院复查，未发现阿米巴原虫。唯腹部按之隐痛，为里之阴气未和之征，以芍药甘草汤加味调之。

白芍 15g，甘草 10g，淡子芩 6g，双花炭 6g，生姜 3 片为引。

上药水煮 2 遍, 取汁 3 杯, 日分 3 次服。忌食鱼、肉、腥臭之品, 糜粥自养, 淡食以养胃气。

按语: 中医治痢无补法, 重在分消, 推陈致新, 最忌兜涩过早。《石室秘录》"痢下通治方", 配伍十分精当, 其特点是以脏腑气化功能为立法依据。脾、胃、大肠、小肠为"仓廪之官", 主运化, 排糟粕, 最忌郁滞。若因脾胃虚弱, 湿热郁滞, 变而为痢, 大便脓血, 治疗必须化滞行郁, 以调理脏腑气机, 兼调阴维之气。方中用槟榔、枳壳、炒莱菔子以行气破郁滞, 因势利导, 气机得调, 故后重自除; 用当归、白芍以和血止痛, 血气得和则大便脓血自止; 车前子一药, 配伍灵巧, 能引湿热之邪从小便排出; 甘草调和中气。诸药共奏清热解毒, 和血止痢之效。余行医 50 余年, 多用此方加减化裁以通治痢疾。至于临床运用之巧妙处: 白痢偏重者倍用当归, 重在温通; 赤痢偏重, 下脓血者倍用白芍, 偏重于清化; 若兼有口苦者少加黄芩以利胆; 若兼外感者少加桑叶或葛根以宣散。陈士铎云: "古人之治痢疾无止法, 信不诬也。"

(十一) 二维两虚案

郝某, 男, 46 岁, 黄河崖镇, 工人, 1982 年 4 月 3 日初诊。

春节前患感冒, 治疗将瘥, 由于工作需要, 不得已又去复工, 更由于工作努力, 劳累太甚, 精力疲惫, 倦怠乏力, 寒热不适, 头目眩晕, 甚则头昏, 失去意志, 身体无力自控, 胸闷心痛, 惊悸不安, 心中恶寒, 不欲饮食, 腹中作痛, 大便溏薄, 形体消瘦, 舌质偏红, 苔薄白, 脉微弱。

辨证治疗: 阴维、阳维二脉, 维络于周身, 为阴阳之纲维, 阴维脉维络全身属于阴经的经脉, 阳维脉维络全身属于阳经的经脉; 营卫懔卑, 阴阳二维如果不能相互维系, 就会出现营卫不和的病证。如精神疲惫, 倦怠乏力, 寒热不适, 失却意志, 身体不能自控的阳维证; 或胸闷心痛, 惊悸不安, 心中恶寒不足, 不欲饮食, 腹中痛, 大便溏薄的阴维证。既有阳维病证, 又有阴维病证, 这即为"阳维维于阳, 阴维维于阴, 阴阳不能自相维, 则怅然失志, 溶溶不能自收持"的二维共病, 对于这种二维同病, 其治疗方法, 只能在调和营卫的法则下, 以益维补虚。方用八物汤, 或黄芪建中汤加味。

处方: 桂枝 15g, 白芍 15g, 甘草 15g, 当归 20g, 川芎 10g, 防风 10g, 云茯苓 20g, 前胡 10g, 黄芪 20g, 大枣 (去核) 12 枚, 生姜 6g。

上药水煮 2 遍, 取汁 2 杯, 日分 2 次温服。

【二诊】4 月 6 日, 上方服 3 剂, 精力感到增加, 寒热不适减轻, 头目眩晕减轻, 头昏未作, 身体可以自控, 心中恶寒减轻, 他证减不了了。上方既效, 仍守上方续进。

桂枝 15g, 白芍 15g, 甘草 15g, 当归 20g, 川芎 10g, 防风 10g, 云茯苓 20g, 前胡 10g, 黄芪 30g, 砂仁 10g, 陈皮 20g, 诃子肉 20g, 元胡 10g, 五灵

脂 10g，大枣 12 枚（去核），生姜 6g。

上药水煮 2 遍，取汁 2 杯，日分 2 次温服。

【三诊】4 月 9 日，上药又服 3 剂，精力感到充沛，寒热不作，头晕目眩不作，心中恶寒十去其七，腹中作痛减却大半，大便溏薄减轻，食欲渐增，但身体消瘦非一时可复也。

桂枝 12g，白芍 15g，甘草 12g，当归 20g，川芎 10g，防风 8g，云茯苓 30g，前胡 8g，黄芪 30g，砂仁 10g，陈皮 20g，诃子肉 20g，元胡 10g，炒白术 20g，党参 10g，熟地 20g，炒枳壳 10g，大枣 10 枚（去核），生姜 6g。

上药水煮 2 遍，取汁 2 杯，日分 2 次温服。

【四诊】4 月 14 日，上药连服 5 剂，心中恶寒已瘥，腹中宽和，大便调，饮食增加，精力充沛，体力增强，脉来亦较为冲和，二维和谐，胸宇显宽，惊悸不作，其病为瘥也。至于身瘦，又赖脾胃运降得宜，非药石一时可复。

黄芪 15g，云茯苓 20g，炒白术 15g，党参 10g，阳春砂仁 10g，陈皮 15g，半夏 15g，炒枳壳 10g，甘草 10g，大枣 6 枚（去核）生姜 3g。

上药水煮 2 遍，取汁 2 杯，日分 2 次温服。隔日服药 1 剂。

按：二维两虚证，《奇经八脉考》称之为"营卫惵卑"，治以八物汤。八物汤历史上非一方，王海藏、王肯堂及《三因方》均有八物汤；我认为《三因方》之八物汤，治疗二维之病，较为合理。因此方以桂枝汤为基础，桂枝汤为调和营卫之方，亦平调二维之方。治者制方，首言治厥阴伤风，由是加当归、川芎，并防风、云茯苓，可疗厥阴之腹痛，寒热错杂，血虚骨节烦痛之证，今移治二维之病。余以为治二维之病，必以桂枝汤为法，重加黄芪助桂、姜以益阳维，重加当归助芍、甘以益阴维，至于偏表偏里之治，又当从权可矣。

阴维为病……阴跷主一身左右之阴

阴跷、阳跷、阴维、阳维……阳维为病苦寒热，阴维为病苦心痛。阳维维于诸阳，阴维维于诸阴，阴阳自相维则怅然失志，溶溶不能自收持。阳维起于诸阳之会，阴维起于诸阴之交。阴维为病，治从心、阴调补阴跷。阳跷主一身左右之阳

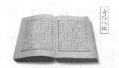

阳维脉验案篇

（一） 阳虚感冒案

王某，男，45 岁，农民，1988 年 5 月 16 日初诊。

感冒月余，动辄汗出，恶寒，鼻流清水，饮食不香，脉象细数无力，舌淡苔薄白。证属正气不足，营卫俱虚。治以桂枝汤调和阳维。

处方：桂枝 15g，白芍 15g，甘草 15g，生姜 15g（切），大枣 12 枚（掰开）。

上药水煮 2 遍，取汁 3 杯，日分 3 次温服。嘱服药 1 小时，喝热稀粥一碗，或面条汤一碗，以助药力。忌生冷、黏滑、鱼肉荤物。

【二诊】 5 月 19 日，服药 3 剂，恶寒好转，周身汗出亦减。昨晚又受风寒，咳嗽加重，胸闷。

处方：桂枝 15g，白芍 12g，甘草 10g，生姜 15g，大枣 12 枚（掰开），杏仁 10g，川厚朴 6g。

上药水煮 2 遍，取汁 3 杯，日分 3 次温服。

【三诊】 5 月 23 日，迭服 3 剂，咳嗽全痊，胸闷已宽。仍予桂枝汤原方续服。

【四诊】 5 月 29 日，连服上药 6 剂，汗出止，恶寒辍，饮食增加，精神气力亦增加，脉已不数，但按之尚虚。

处方：桂枝 12g，白芍 12g，甘草 12g，生姜 12g，大枣 12 枚（掰开）。

上药水煮 2 遍，取汁 2 杯，日分 2 次温服。

（二） 少阳外感证案

褚某，女，40 岁，市民，1960 年 4 月 22 日初诊。

感冒六七日，服牛黄解毒片、复方阿司匹林片等病未解除。自昨日起，浑身阵冷阵热，前额及头角作痛，恶心，有时呕吐酸苦，胸胁胀满，腹中微微作痛，心下筑筑，不欲饮食，心中烦热，口苦咽干，夜寐不安，小便黄短，舌苔薄黄。舌质淡红，脉弦数。感冒六七日，迁延不已，病已转属少阳，李时珍在《奇经八脉考》中说："阳维之脉与手足之三阳相维……寒热之在半表半里而兼少阳证者，当用小柴胡汤加减治之。"

处方：柴胡 15g，太子参 9g，半夏 15g，甘草 9g，枳壳 6g，云茯苓 12g，生姜片 10 片，大枣 12 枚（先煮熟，掰），白芍 15g。

上药水煮 2 遍，取汁 3 杯，3 杯药汁合，小细火再煎 15 分钟，日分 3 次温服。

【二诊】 4月24日，患者初进第1服，约半小时许，出现"瞑眩"现象，服二三次药后，未再出现瞑眩。第2天服药后，诸症相续递减。目前：身感乏力，微头痛，口渴，舌苔偏黄，脉转冲和。诸症将瘥，仍步上方小其制，原方加桑叶15g，杭菊9g，天花粉15g。

按： 患者感冒迁延不已，病转少阳，治以小柴胡汤，因腹痛去黄芩加白芍、枳壳通血络而兼化滞；因小便黄短，加云茯苓渗湿利水；病将瘥，尚见头痛、口渴，津气尚未尽复，略佐桑、菊、天花粉养阴清热而病愈。

（三） 腰腿麻痹案

任某，男，44岁，平原县，农民，1978年5月4日诊。

患腰腿麻木已4年，初因下井挖泥，感受寒凉引起，逐年加重，也曾经多方治疗，时好时歹，其病始终未能根除，阅前所服药单，均是活血散风之千年健、透骨草、大小活络丹或武力拔寒散等。目前：腰腿酸楚、疼痛，甚则麻痹不仁，略有浮肿，并有下肢静脉曲张，脉缓，舌质淡白，苔白滑。

寒湿侵于经络，阳维之脉阳气不得宣达，故而腰腿酸楚作痛，麻痹不仁，浮肿，静脉曲张，两腿如戴砂袋；病来4年，为病已久，治疗非一时可复，脉与舌象，均为寒湿麻痹之候，治以温阳通脉，调其阳维，益气活络之法调之，方用鸡血藤方加味。

处方： 鸡血藤50g，当归30g，豨莶草30g，桑寄生30g，独活10g，薏苡米30g，川牛膝20g，地龙10g，蜈蚣1条，川续断20g，桂枝10g，制附子10g，干姜6g，甘草10g。

上药先煮制附子半小时，再加水入诸药，煮取1杯，药滓再煮，取汁1杯，日分2次温服。

【二诊】 5月10日，上药连服6剂，腰腿酸楚疼痛略减，他证未见起色，脉来不若前甚。仍守上方续进。

鸡血藤80g，当归30g，豨莶草30g，桑寄生30g，独活10g，薏苡米30g，川牛膝20g，地龙10g，蜈蚣2条，川续断30g，桂枝10g，制附子10g，干姜6g，甘草10g。

煎服方法同上。

【三诊】 4月12日，上药又连服6剂，腰腿酸痛减轻，麻木之感亦减，浮肿未减，仍守上方续进。

鸡血藤80g，当归30g，豨莶草30g，桑寄生30g，独活10g，薏苡米30g，川牛膝20g，地龙10g，蜈蚣二条，川续断30g，肉桂5g，制附子10g，干姜6g，甘草10g。

煎服方法同上。

另： 生硫黄100g，研为细末。用法：早饭前，冲服硫黄末1g，晚睡前用黄酒 20ml 冲服生硫黄末 2g。

【四诊】 4月20日，上药连服 6 剂，并配合服生硫黄末法，腰腿酸楚疼痛减轻大半，下肢扪之见温，浮肿消失，静脉曲张依然。上方既已显效，仍步上方续进。

鸡血藤 60g，当归 20g，豨莶草 30g，桑寄生 30g，独活 10g，薏苡米 20g，川牛膝 20g，地龙 10g，蜈蚣 1 条，川续断 30g，生杜仲 20g，干姜 6g，甘草 10g，鹿角胶 10g（烊化）。

上药以水 4 杯，久煮 40 分钟，取汁 1 杯，药滓再煮，取汁 1 杯，2 杯药汁合，烊化鹿角胶尽，日分 2 次温服。生硫黄末仍照服。

【五诊】 5月1日，上药又连服 6 剂，其间观察数日，腰腿酸楚疼痛之感消失，麻木之感了了未尽，下肢转温，已有温暖之感，走动轻松很多，综观之，其证已入坦途，上方斟酌用之。

鸡血藤 40g，当归 20g，豨莶草 20g，桑寄生 30g，川续断 30g，生杜仲 20g，川牛膝 20g，地龙 10g，蜈蚣 1 条，鹿角胶 10g（烊化），甘草 10g。

煎服方法同上。

生硫黄末服法，改为每睡前 1 次。

【六诊】 5月10日，上药断续服药 6 剂，无奈行走长了，尚有疲乏之感，脉来不若前甚，再与上方出入续进。

鸡血藤 40g，当归 20g，桑寄生 30g，川续断 30g，生杜仲 20g，川牛膝 20g，鹿角胶 10g（烊化），炒穿山甲 6g，红花 6g，甘草 10g。

煎服方法同上。

【七诊】 6月2日，上药断续服药 6 剂，下肢感到轻松，走路感到矫捷，脉来较为冲和，饮食、精神一切如常，可以参加劳动。

按： 患者下井挖泥，感受寒凉，引起腰腿麻痹一证，病来已久，寒湿淹瘀经络，长期不见病缓，甚至走路趔趄。此次治疗，方以鸡血藤汤为主，重在疏通维络，补血养血；方内之豨莶草、独活均以祛除风湿见长；制附子、桂枝、干姜以温经活血通络见长，尤其制附子一药，俱有温通十二经之特点；川续断、桑寄生、鹿角胶、怀牛膝、生杜仲亦补益肝肾，强壮筋骨之品，尤其鹿角胶一药，更有温通督脉之气血，坚骨补髓，益损续绝，益气补阳之特长；薏苡米以胜湿通络；方中尤加地龙、蜈蚣以搜剔经腧为胜。诸药共奏温煦阳维以通血脉，补益气血以活经络之效。

（四） 颈椎骨痹（颈椎骨质增生）案

杨某，男，44 岁，市民，1986 年 6 月 11 日初诊。

患者去冬今春，往返南北贩卖橘子，在长途汽车上感受风冷，患颈、肩、背作痛，并不时发现头晕，头昏，左臂内外掣痛，曾贴伤湿膏、虎骨膏等，虽见小效而病不瘥。又恐患心脏病，经心电图检查，基本正常，辄服中西成药治疗，效果亦不理想，经 X 线拍片，诊断为颈椎骨质增生，特转来治疗。脉缓细，舌淡苔白。

辨证治疗：颈椎增生或腰椎增生，中医以骨痹名之，其病之因多为感受风湿之邪，伤及督脉及阳维经络，久则伤及筋骨，发生筋骨痹痛，掣痛不已，甚则并发头晕、头痛、头昏、肩臂作痛等，再甚者可引起呕吐，心悸。此病涉及阳维经络，对于这种病的治疗，又必在调和营卫的基础上加以活血化瘀，发散风湿，温煦跷维方可中的。方用温督解凝汤合鹿跷汤加减调之。

处方：当归20g，川芎20g，狗脊30g，鸡血藤30g，红花10g，熟地30g，淫羊藿15g，杜仲20g（盐炒），川续断30g，桑寄生30g，鹿角胶10g（烊化），葛根30g，僵蚕30g，蜈蚣1条，桂枝12g，白芍12g，甘草10g。

上药以水4杯，煮取1杯，药滓再煮，取汁1杯，2杯药汁合，烊化鹿角胶尽，日分2次温服。

【二诊】 6月17日，上方连服6剂，颈椎及肩背疼痛有所减轻，左臂内掣痛好转，他证尚无起色，上方既已显效，仍守上方续进。

当归20g，川芎20g，狗脊30g，鸡血藤30g，红花10g，熟地30g，淫羊藿10g，杜仲20g（盐炒），桑寄生20g，川续断30g，羌活6g，葛根30g，僵蚕20g，鹿角胶10g（烊化），蜈蚣1条，桂枝10g，白芍12g，桑枝30g，姜黄10g，甘草10g。

煎服方法同上。

【三诊】 6月24日，上药又连服6剂，颈椎两侧作痛，以及左臂内疼痛，均减大半，头痛、头晕、头昏已减却大半。综合以上治疗，可见颈椎增生之证开始松动，所以他症亦随之减却，再守上方续进。

【四诊】 6月30日，遵守上方治法，药又续进6剂，颈椎作痛基本消失，左臂内作痛亦随之消失，而昨夜外出办事，至天明方回，又觉头晕，颈椎部有所掣痛，但很轻，又来问诊，余以上方减味处方。

当归10g，川芎10g，葛根20g，僵蚕15g，鸡血藤30g，狗脊20g，桂枝10g，熟地20g，鹿角胶10g（烊化），姜黄6g，甘草10g，羌活6g。

上药煮服方法同上。

服药5剂，病愈。

按：温督解凝汤合鹿跷汤乃余之试效方，方中以当归、川芎甘辛而润，活血搜风，行气止痛；狗脊、川续断、桑寄生、杜仲、淫羊藿通督脉、通跷维以强壮筋骨；桂枝、白芍以调和营卫；大熟地滋补肝肾，补血益精，填骨髓以壮筋骨；鹿角胶能壮元阳，补精髓，通督脉，调冲任，暖寒凝，主治腰脊劳损，骨质增生；僵蚕、蜈蚣以搜剔经腧止痛；鸡血藤、红花以活血化瘀。诸药共奏活血通经，发散风湿，温煦跷维以强督脉阳维之效。

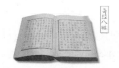

阴跷脉验案篇

（一）下痿案

胡某，42 岁，1968 年 4 月 11 日初诊。

感冒后，但头汗出，已 4 月不瘥。目前：胸中有紧束感，下肢痿软酸楚，几不能行，心中懊恢不畅，食欲不香，寐劣多梦，气短，口苦咽干，身痒，大便干燥，小便黄短，脉细数，舌质偏红少津。综合脉证分析，感冒数月不瘥，余热蕴于肺胃之中，久之津气被灼，宗筋失于濡养，形成痿证。治以清热养阴，降肺和胃，濡养筋骨之法，方宗健步饮意。

处方：金钗石斛 30g，麦冬 20g，生地 20g，元参 20g，白芍 30g，知母 15g，狗脊 20g，鸡血藤 30g，怀牛膝 20g，枳壳 20g，甘草 10g。

上药水煮 2 遍，取汁 2 杯，日分 2 次温服。忌酒肉。

【二诊】4 月 16 日，上药服 5 剂，气短若失，口苦咽干除，饮食转香，大便通调，心情舒畅，他证尚无起色，仍步原方继进。

【三诊】4 月 22 日，睡眠转安，饮食正常，下肢痿软好转，唯胸中紧束之感不减。上方加桑寄生 30g。

【四诊】4 月 28 日，上方加桑寄生后，胸中紧束之感消失，行走亦大有进步。上方既效，仍守上方续进，冀望病瘥。

【五诊】5 月 7 日，可骑自行车来诊。诊其脉证均趋正常，与六味地黄丸服之。

按：《素问·痿论》指出："肺热叶焦……则生痿躄也。"盖肺主华盖，为五脏之长，肺热则津气伤，及不能"治节"于周身筋骨，筋骨松弛而形成痿证。方用健步饮，滋补肺胃，濡润筋骨，调补跷脉。方尊"治痿独取阳明"之旨，以石斛为君，养其胃阴，斡旋于中州，以滋润水谷之海，濡宗筋以灌溉筋骨；生肺阴，以洒陈五脏六腑，四肢百骸，经筋脉络。麦冬、生地、元参、白芍佐于石斛，使五脏皆禀受于水谷精微。鸡血藤、怀牛膝为血药，可补血、生血、养血、活血、通经络而壮筋骨；又可滋补跷脉，对于病之阴伤骨痿者，尤为上品。枳壳开胃宽肠以消纳呆，并利于诸药的吸收。诸药共奏清热养阴，降肺和胃，濡养筋脉，滋补阴跷之功。

（二） 阴虚不寐案

于某，男，39 岁，禹城，职员，1986 年 6 月 11 日初诊。

身体虚弱，患失眠一证已 4 年，虽经多方治疗，中西药所服无算，时好时歹，终究未得全瘳，目前：头目眩晕，心中烦热，坐卧均不得安然，口干咽燥，不时汗出，耳如蝉鸣，腰酸乏力，下肢懒动，有时引发心中烦忧，腿不安，舌质偏红，少苔，脉象细数。

辨证治疗：失眠已 4 年之久，阴气久亏于下，心火上炎，迟迟不息，阳浮于上，为时既久，元神之府被弥漫之虚火盘踞，势必引发头目眩晕，口干咽燥，耳如蝉鸣；心火弥漫而心中烦热，此心阴久亏之象；阴虚于下，肾阴不足而无滋柔经腧，故而腰酸乏力；阴跷之脉空，故下肢懒动，两腿不得安谧，心感烦忧。脉证互勘，此阴虚阳亢之候。以滋益清潜之法调之。方用黄连阿胶汤方加味。

处方：黄连 10g，黄芩 10g，白芍 10g，麦冬 20g，远志 10g，生龙牡各 30g，生地 20g，酸枣仁 20g，阿胶 10g（烊化），鸡子黄 2 枚（冲搅）。

上 9 味，以水 3 杯，煮取 1 杯，药滓再煮，取汁 1 杯，2 杯药汁合，烊化阿胶尽，稍冷加鸡子黄 2 枚，搅匀，日分 2 次温服。

【二诊】6 月 16 日，上药连服 5 剂，心中烦热减轻，头目眩晕减轻，他证尚无起色，认为上药用之较为适宜，不过久病，又须缓图。

黄连 10g，黄芩 10g，白芍 10g，麦冬 20g，远志 10g，生龙牡各 30g，生地 30g，酸枣仁 30g，合欢皮 15g，阿胶 10g（烊化），鸡子黄 2 枚（搅）。

煎服方法同上。

【三诊】6 月 22 日，上药续进 5 剂，睡眠好转，每夜能安睡 3～4 个小时，心情比较愉快，心中烦热之感基本消失，汗出已收，头目眩晕稍减，耳鸣稍减，口干咽燥稍减，腰及下肢酸软不安平平，脉来不若前甚，再守上方加味调之。

黄连 10g，黄芩 10g，白芍 10g，麦冬 30g，远志 10g，生龙牡各 30g，生地 30g，酸枣仁 30g，合欢皮 15g，川续断 20g，怀牛膝 20g，阿胶 10g（烊化），鸡子黄 2 枚。

煎服方法同上。

【四诊】6 月 28 日，上药连服 5 剂，其睡眠竟酣睡达旦，腰已宽松，下肢不安之状基本消失，头晕目眩，两耳蝉鸣，口干咽干已平，患者认为大病已瘳，不愿再服中药，余嘱不要以症状消失为恃，尚需巩固多日，宿疾不发，则为全瘳。书以小方予之，以善其后。

黄连 6g，黄芩 6g，白芍 6g，麦冬 15g，远志 6g，酸枣仁 15g，生龙牡各 20g，细生地 30g，阿胶 10g（烊化）。

煎服方法同上，隔日服药 1 剂。

按： 阴跷乃少阴之别脉，阴虚阳亢，心中烦热不眠，均为少阴及阴跷阴虚化热之证，方用黄连阿胶汤。方中黄连、黄芩降火除烦；白芍、鸡子黄、阿胶滋补真阴；白芍、黄连同用，降火而不伤阴；鸡子黄可心肾双补；阿胶补肝血滋肾阴，阴复火降，水火相交，而心烦自除，眠自安；方中加麦冬、生地以滋补心阴；龙牡以收敛精气，归于故宅；川续断、怀牛膝以补肝肾，壮其筋骨，且怀牛膝还有引血下行之功。如此则腰腿得养，阴跷脉充，故而病得速瘳矣。

（三） 疝气疼痛案

袁某，男，60 岁，工人，1980 年 8 月 20 日初诊。

平素善饮酒，性情急躁，一日饮醉，卧眠于门外，一夜未归，晨起感到身痛酸楚，疝气下坠作疼，坠疼不止已 4 日，转来门诊。

目前： 疝大如拳，时在少腹，时在阴囊，在少腹则牵引少腹及左胁下掣痛，在阴囊则坠痛不止，扪之石硬，寒凉，甚则行走不便，脉来弦细，舌质偏红，苔黄腻。

辨证治疗： 经云："任脉为病，男子内结七疝。"又云："肝足厥阴之脉……是动则病……丈夫㿗疝。"又《奇经八脉考》云："阴跷脉在尾闾前，阴囊下。"与肝经之脉环绕阴器关系十分密切，此病由饮酒致醉，加之肝气郁结，络脉郁阻，气滞不宣，疝痛牵及经脉，上及肾俞，偏痛不已，又牵及左胁里急掣痛。此皆肝气郁勃，跷脉及任脉壅滞。治当疏肝解郁，养血活络，以益任跷之脉。方用柴胡疏肝散合金铃子散、延胡索散加减调之。

处方： 柴胡 15g，白芍 15g，枳壳 15g，香附 20g，当归 15g，川芎 10g，乌药 20g，吴茱萸 6g，延胡索 10g，川楝子 20g，片姜黄 10g，橘核 20g，乳香 5g，没药 10g，陈皮 20g，甘草 10g。

上药水煮 2 遍，取汁 2 杯，日分 2 次服。忌食辛辣之品。

【二诊】 8 月 25 日，上药连服 5 剂，少腹与左胁下掣痛减轻，脉来不若前甚，仍守上方续进。

柴胡 20g，白芍 15g，枳壳 20g，香附 25g，当归 15g，川芎 10g，升麻 10g，乌药 20g，吴茱萸 6g，延胡索 10g，川楝子 20g，橘核 20g，乳香 6g，没药 10g，甘草 10g。

上药水煮 2 遍，取汁 2 杯，日分 2 次温服。

【三诊】 8 月 30 日，上药再续服 5 剂，疝气缩入少腹之内，亦不下坠，小腹已感温舒，按之不硬，左胁下牵引作痛已瘥，惟舌苔尚有黄腻，舌质已正常，再以和络化滞之法调之。

柴胡 10g，枳壳 15g，香附 10g，乌药 15g，陈皮 20g，半夏 15g，丝瓜络 10g，川楝子 15g，甘草 10g。

上药水煮2遍，取汁2杯，日分2次温服。

按：厥阴疝痛，牵及任跷之脉失司而发病，方以柴胡疏肝散合金铃散等而取效甚捷。方中柴胡、白芍疏肝解郁；枳壳、香附、乌药等以理气；当归、川芎、甘草以养肝血；延胡索、川楝子、吴茱萸以缓急止痛。如此则肝气得疏，经络得通，疝缩而痛止，任跷之脉得养，故疝痛可瘥。

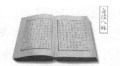

阳跷脉验案篇

（一）痿证案

李某，男，34 岁，1971 年 4 月 21 日诊。

工作劳累，精气暗耗，7 日前初感下肢乏力，今则不能行走，形成痿证。站立不得，两下肢麻木不仁，扪之寒冷，大小便失禁，精神颓萎。脉沉细，舌淡苔薄白。

辨证治疗：肾气素亏之人，再加精气暗耗，肝肾阳气不得伸达，波及督脉与跷脉，必由筋骨痿软而转化为痿躄之证。精神颓萎，下肢寒冷，二便失禁，显属肝肾阳虚之候。以调补肝肾，温濡督脉与跷维之法治之。方宗鹿跷汤意。

处方：大熟地 30g，鹿角胶 15g（烊化），狗脊 30g，怀牛膝 25g，淫羊藿 25g，杜仲 25g（盐炒），桑寄生 25g，龙牡各 25g，黄芪 20g。

上药水煮 2 遍，取汁 3 杯，烊化鹿角胶尽，日分 3 次温服。

【二诊】 4 月 28 日，上药连服 7 剂，下肢麻木寒冷减轻大半，已能下地站立，有人扶掖能缓缓迈步，大小便失禁已除，精神振作，饮食增加，病有转机，仍步上法出入。

处方：大熟地 30g，鹿角胶 15g（烊），狗脊 25g，怀牛膝 25g，淫羊藿 20g，巴戟天 20g，杜仲 20g（盐炒），桑寄生 25g，黄芪 20g，当归 10g，甘草 10g。

上 11 味，水煮两遍，取汁 3 杯，烊化鹿角胶，日分 3 次温服。

【三诊】 5 月 9 日，上药断续服药 9 剂，能单独在庭院散步，六七分钟后，即感酸楚乏力不欲支。来人索方，余仍按上方与 10 剂，若有他证，再商。

【四诊、五诊】 5 月 26 日，上方选服 6 剂，反不欲食，口干口黏，舌偏红，原方加竹茹 12g，枳壳 12g，丝瓜络 12g。煮服方法同前。

【六诊】 6 月 3 日，能骑自行车来诊，一切均属正常，不复予药。嘱怡情调养。

按：痿证感于肺热叶焦者有之，然而素伤于肝、肾、跷、维者亦不少见。《类证治裁》指出："肝肾阴虚，足热枯痿者，填精髓……肾督阳虚，脊软腿酸者，壮筋骨……太阳督脉虚，形俯痿废者，理腰脊……衰年足软肌麻，跷维不用者，以温行流畅奇络。"治用鹿跷汤为主。方中熟地，大补精血，填骨髓，为调补肝肾之上品；鹿角胶又长于强筋骨，生精气，行太阳、督脉大补奇经，有"虚者补之，损者培之，绝者续之，怯者强之，寒者温之"之功；狗脊善行脊里伏冲之脉；杜仲善行脊侧；淫羊藿善补肾阳；怀牛膝善引血下行；四药合补肝肾，壮筋骨，堪称上品。临床经验，凡痿证，大都有胸中紧束之感，投桑寄生一药，无不取效。

（二）腰胯痹痛案

顾某，男，39 岁，景州农民，1989 年 3 月 6 日初诊。

腰胯冷痛，上至左肩臂，下至膝关节外侧至踝骨以上痹痛，筋脉挛急，上肢活动不灵活，下肢屈伸不利，步行维艰，或麻木不仁，膝关节以下或有流火之感，病来 2 年，初服布洛芬片有效，久则无效，脉来沉弦而细，舌质淡白，苔黄薄。

辨证治疗：阳跷之脉，为足太阳经之别脉，脉起跟中，出外踝申脉穴，当踝绕跟，以仆参为本，从踝直上循股外廉，至少阳居髎，再上行循胁后至肩臂，至阳明地仓，又会睛明上行至风池而终，此跷脉之大略。风寒湿之邪袭于其经而患腰胯痹痛，上至肩臂下至足膝，病久则气血双亏，肝肾筋骨失养，阳跷失养，因其病久，气血不足，本为风寒之痹而下肢偶有流火之感，此为络中之瘀滞之变，不足为虑，治法仍在祛风通络，温通阳跷为法，方用鸡血藤汤合独活桑寄生汤加减调之。

处方：鸡血藤 30g，紫丹参 30g，桃仁 10g，红花 10g，独活 10g，桑寄生 20g，当归 20g，白芍 20g，桂枝 15g，姜黄 6g，怀牛膝 30g，木通 8g，防风 10g，鹿角胶 10g（烊化），川续断 30g，杜仲 20g（盐炒），蜈蚣 1 条，地龙 10g，菟丝子 20g，甘草 10g。

上药以水 4 杯，煮取 1 杯，药滓再煮，取汁 1 杯，2 杯药汁合，烊化鹿角胶尽，日分 2 次温服。

【二诊】3 月 12 日，上方连服 6 剂，腰胯及下肢冷痛显效，因上方内加有白芍、木通助丹参行气活血，兼以降气去火，故下肢流火感消失。上方既已显效，仍步上方续服。

鸡血藤 30g，紫丹参 30g，桃仁 10g，红花 10g，独活 10g，桑寄生 20g，当归 20g，桂枝 15g，姜黄 6g，怀牛膝 30g，川续断 20g，杜仲 10g（盐炒），菟丝子 20g，鹿角胶 10g（烊化），甘草 10g。

煎服方法同上。

【三诊】3 月 18 日，上方又连服 6 剂，腰胯冷痛十去六七，左肩臂掣痛已显减轻，左踝骨以上挛急略有减少，多年之冷痹非一时可以全瘥，既然诸证逐渐减轻，亦佳象也，循序渐进，必逐渐克化，再守上方加减续进。

鸡血藤 30g，紫丹参 30g，桃仁 10g，红花 10g，桑寄生 20g，独活 6g，当归 20g，桂枝 15g，姜黄 6g，秦艽 10g，豨莶草 20g，川续断 30g，菟丝子 20g，鹿角胶 10g（烊化），甘草 10g，怀牛膝 30g。

煎服方法同上。

【四诊】3 月 25 日，上药继续服药 4 剂，腰胯冷痛基本消失，并显温暖之现象，随之下肢挛急亦消失大半，冷痛之感亦减轻大半，惟左肩臂之掣痛，缓解较缓，脉来不若前甚，再守上方，循序渐进。

鸡血藤 30g，紫丹参 30g，红花 10g，当归 20g，桂枝 15g，姜黄 10g，羌活 10g，赤芍 15g，豨莶草 20g，桑寄生 30g，川续断 20g，鹿角胶 10g（烊化），甘草 10g。

煎服方法同上。

【五诊】3 月 31 日，上药续进 4 剂，腰胯及下肢均转温暖，寒冷消失，左肩臂掣痛之感十去八九，诸证渐次趋于全痊，予鸡血藤汤，以善其后。

鸡血藤 30g，红花 6g，当归 15g，桂枝 10g，羌活 6g，桑寄生 20g，甘草 10g。

上药水煮 2 遍，取汁 2 杯，日分 2 次温服。上药续服 11 剂痊愈。

（三）风湿腰腿痛案

任某，男，40 岁，吴桥农民，1980 年 5 月 13 日初诊。

患风湿腿疼，已 2 年余，曾服中西药并激素治疗，未见效果。追其病因，述其在 2 年前秋冬之季，在地里干活引起，当时寒露非常严重，由于繁忙，未加注意，尚觉自己年轻，体质壮实，不料得此风湿腰腿疼痛。

检查：腰腿痛辗转不利，甚则不能俯仰。下肢扪之寒凉，每逢天气不好则沉重，按之有轻度浮肿，跗踝关节不灵活，并有血痹瘀血脉络，甚则有麻木感，每晚热水烫脚后好转，怕着凉，喜温热，脉来沉弦而细，舌淡苔白，腰椎拍片：未见异常。

辨证治疗：寒湿湮瘀经腧来兹二年余，邪气盘踞，阳气久久不得伸展，故而腰腿痛不已；虽经激素等药治疗，寸效不显，而经络被风寒湿邪缠绕已久，不祛风寒湿邪，岂不枉然矣。中医治疗风寒湿痹，重点在于温阳，发散风邪，祛除寒湿，用风药以风能胜湿，用温阳药以温通经络，风寒湿邪并祛，经络舒展，阳气布化，何风寒之痹不愈哉。方用独活寄生汤加减，温养阳跷。

处方：独活 10g，桑寄生 30g，杜仲 30g（盐炒），怀牛膝 30g，细辛 3g，秦艽 15g，云茯苓 30g，肉桂 5g，防风 10g，川芎 10g，当归 20g，党参 20g，白芍 15g，熟地 30g，鸡血藤 30g，威灵仙 20g，豨莶草 20g，薏苡仁 30g，甘草 10g。

上药水煮 2 遍，取汁 2 杯，日分 2 次温服。

【二诊】5 月 10 日，上药连服 6 剂，腰腿疼痛减轻，浮肿减轻，脉来不若前甚，仍守上方续进。

独活 10g，桑寄生 30g，杜仲 30g（盐炒），怀牛膝 30g，细辛 3g，秦艽 20g，云茯苓 20g，肉桂 3g，防风 10g，川芎 10g，当归 20g，台参 10g，白芍 10g，大熟地 20g，鸡血藤 30g，威灵仙 20g，豨莶草 10g，薏苡仁 30g，红花 10g，大蜈蚣 1 条。

上药水煮 2 遍，取汁 2 杯，日分 2 次温服。

【三诊】 5 月 17 日，上药继服 6 剂，腰腿疼痛十去六七，浮肿已消，跗踝关节比以前灵活，但尚觉有轻度麻木感。仍守上方加重温阳之药，温养阳跷。

独活 10g，桑寄生 30g，川续断 30g，肉桂 4g，当归 30g，川芎 10g，豨莶草 10g，防风 10g，干姜 10g，红花 20g，薏苡仁 30g，鹿角胶 10g（烊化），川牛膝 30g，菟丝子 30g。

上药以水 4 杯，煮取 1 杯，药滓再煮，取汁 1 杯，2 杯药汁合，烊化鹿角胶尽，日分 2 次温服。

【四诊】 5 月 27 日，上方服后，其证逐渐好转，与 15 剂断续服之，不可操之过急。

【五诊】 6 月 30 日，上药续服 15 剂，腰腿疼痛消失，腿显温暖，麻木消失，行走灵活。为巩固疗效，予风湿补肾丸续服 2 周。

按： 风寒湿邪，其伤人者，首中经腧，渐次内合脏腑，此痹证之因如此。方以独活寄生汤加味治之。方中独活、肉桂、防风入阳跷、太阳之经以祛风湿；细辛祛风，通经络，利筋骨；杜仲、桑寄生、怀牛膝调补肝肾，以壮筋骨；当归、川芎、白芍、生地养血通脉；参、苓、甘草以益气；鸡血藤、豨莶草、威灵仙、薏苡仁活血通络，以祛风湿；诸药共奏祛风湿，壮筋骨，温阳跷之功。

（四） 湿热痿证案

赵某，男，51 岁，1982 年 9 月 23 日初诊。

平素喜饮酒，上月被雨淋湿，患下肢酸楚乏力，继则两下肢浮肿，服药酒 2 瓶，酸楚好转，下肢仍肿，并加下肢沉重，步履维艰，继则精神倦怠，不欲饮食。扪之下肢欠温，脉来沉细，舌质淡红，苔白腻，偏黄。脉证合参，此湿热郁滞营卫，气血不得濡润筋骨所致之湿热痿证。治以鹿跷汤加减调之。

处方： 熟地 30g，鹿角胶 10g（烊化），狗脊 20g，怀牛膝 30g，杜仲 20g（盐炒），当归 15g，制苍术 12g，薏苡仁 30g，黄柏 10g，防己 15g，云茯苓 20g，防风 10g。

上 12 味，水煮 2 遍，取汁 2 杯，烊化鹿角胶尽，日分 2 次温服。

【二诊】 9 月 30 日，上药断续服药 5 剂，饮食渐进，下肢浮肿显消，行走尚属困难，仍感痛楚。再步上方，重佐虫蚁搜剔之法，观其所以。

处方：熟地 25g，鹿角胶 10g（烊化），狗脊 30g，杜仲 30g（盐炒），怀牛膝 20g，薏苡仁 30g，云茯苓 20g，防己、防风各 10g，大蜈蚣 2 条，甘草 6g，黄柏 10g。

上 12 味，水煮 2 遍，烊化鹿角胶尽，取汁 2 杯，日分 2 次温服。

【三诊】 10 月 6 日，下肢可任地行走，浮肿消失，仍有痛楚之感未蠲。

处方：当归 20g，熟地 20g，丹参 30g，狗脊 30g，杜仲 20g（盐炒），怀牛膝 20g，薏苡仁 20g，鸡血藤 30g，红花 10g，大蜈蚣 2 条，甘草 10g。

上 11 味，水煮 2 遍，取汁 2 杯，日分 2 次温服。

另：健步虎潜丸 5 瓶，日服 2 次，每次 1 丸。

按：此案显属肝肾虚弱，脾湿不运之湿热痿证。湿热郁滞营卫，气血不得濡润筋骨，经云："湿热不攘，大筋緛短，小筋弛长，緛短为拘，弛长为痿。"肝肾虚弱，脾湿不运，跷维不为其用也。方用鹿跷汤加味调之。方中重用鹿角胶、狗脊、杜仲、怀牛膝大补肾之阳气以益阳跷之虚；佐以熟地、当归大补肝血以壮筋骨；制苍术、薏苡仁、云茯苓、黄柏、防己以却经络之湿热；后加鸡血藤、大蜈蚣以搜剔经络；步得健而痿躄起矣。

（五）癫痫案

陈某，男，33 岁，1982 年 7 月 11 日初诊。

因家事纷争，精神抑郁不快，半月前怒不可遏后，而发抽搐，口出牛马之声，吐白涎沫，家人强刺人中穴而醒。即日起，上症经常发作，医予安定、苯妥英钠等，略显小效，而精神日衰，特来一诊。目前：表情淡漠，头痛头胀，胸闷心烦，不欲饮食，夜寐不安，脉象弦滑，舌质偏红，舌苔黄腻。此肝气郁勃，上扰心神，气郁生痰，蒙蔽清窍，方以黄连正胆汤加减调之。

处方：黄连 10g，陈皮 20g，半夏 20g，云茯苓 30g，甘草 10g，竹茹 10g，枳实 20g，胆南星 10g，酸枣仁 30g，节菖蒲 10g，远志 10g，香附 20g，郁金 20g。

上药水煮 2 遍，取汁 2 杯，日分 2 次温服，忌食油腻、腥臭等物。

上方连服 6 剂，抽搐转轻，精神较前好转。续服 6 剂，其病不发，头疼头胀不若前甚，饮食亦有馨味，睡眠转酣，唯舌苔仍黄腻，原方加瓜蒌 30g，荷梗 10g。每日大便 2 次，泻下秽浊物甚多，继服药 9 剂，其病始安。

按：跷脉的发病，主要表现在足的活动，但重点在脑，发病癫痫与脑的关系亦十分密切，从发病的诸多证候互参，又与少阳胆枢有关，其病多起于志愿不遂，气郁生痰，痰火互滞，上干于脑，神不守舍，发病如痴如呆，言语不序，甚至有惊恐而发清窍不利，语失论次者。方用黄连正胆汤，旨在清心、化痰、开窍、醒神。方中黄连苦寒，入心、肝、胆、胃、大肠诸经，此方用之，清肝胆以醒神；陈皮、枳壳以理气开郁；半夏、云茯苓以降气化痰；酸枣仁、甘草以扶正养神；节菖蒲开窍化痰，以芳香清冽之气，辟其秽浊、振奋清阳，开塞而省迷惑；远志通达心肾之气，有安神，豁痰，安魂魄之功；胆南星息风化痰。本方组成，"不偏温燥以劫液，不偏清润以助痰"为其特点，此处之用以达清心、化痰、开窍、醒神之效。

病，经则《脑病》，诸病偏补泻血以益于脉。带脉为起于季门穴，绕身一周，主约束诸脉，集中固

足膝、古近、左右筋脉痛，经气虚，阴跷、阴穴、偏平，带筋、用维系于诸阴之交，阴跷为病者及其

其治以结合阴经辩证治疗。阴维脉起于诸阴之会，阳维为病者及其治。阳维卫气法阳，次结合诸阳经辩证治疗，阳

主二阳左右之阳而司运动，阴跷发于少阴阳气盛故从少阳调补阳跷，阳跷主一身左右之阳，

其病多为木麻，盖有瘫证，邪气扁阻，治阳当益其血，非助肾调其阳跷

诸诸经主女之肥瘠与骨又为血海乃主男子之精生，

西乃阳与桥健

奇经八脉是指在十二经脉以外的八道脉络，即督脉、任脉、冲脉、带脉、阴维脉、阳维脉、阴跷脉、阳跷脉。它一方面是对兼十二经脉的相互错综于人体的络属，另一方面又有统帅调节十二经脉气血盛衰的作用。奇经除了带脉外，其余诸脉的循行通注，多与体内最重要的脏器有密切功能联系。

奇经之脉，其脉下属于脏腑，循行通往之上，既为卫气之本，又为元气之本，其走行往往与十二经脉之海，可见阴阳之不偏，督脉、任脉同出于命门之下。将与命门之为水火之脏，合之以见阴阳之不偏，可以把诸经络论之无所不调，身之有子与不孕，并与任脉为病、带脉为病、阴维脉为病、阳维脉为病、阴跷脉为病、阳跷脉为病……

任脉、冲脉、督脉皆起于胞中，一源而三歧，任脉循腹里上行，为阴脉之海；督脉循背里上行，总督诸阳经之海，故为阳脉之海。冲脉为十二经之海，又称血海。故女子以血为本，血之盛衰，多从肾之气，肾之气上调于冲任，下调于胞宫，以益于胎孕，冲脉之脉气逆，其脉气逆，多从肾之阳衰，其病多气逆……

经病足痛，主治痿痹诸证，阳跷主一身左右之阳，阴跷主一身左右之阴，阳维、阴维分主一身之表里，阳维维于阳，阴维维于阴，阳维主一身之表，阴维主一身之里。阳维为病，苦寒热；阴维为病，苦心痛。阳跷、阴跷病，其脉偏于阳者，则阳跷病；偏于阴者，则阴跷病……阳维、阴维之病，若不能维络诸脉，其病则缓腰痛，阳维主皮肤之间，阴维主诸脉，调和阴阳……

古今奇经验案选编

孙朝宗 著

孙松生
孙梅生 协助整理
孙震

前　言

前贤有云："熟读王叔和，不如临证多""读经不如读案"。章太炎大师谓："中医之成绩，医案最著，学者欲求前人之经验心得，医案最有线索可寻，循此研究，事半功倍。"严鸿志亦谓："治病必有案例，病原、脉象、证状、舌苔、治法以俾有所考证得失也。"足见熟读"医案"对于习医、业医者具有十分重要的意义。

历来医案众多，而求其纯粹精良者则又寥若晨星，屈指可数，更有徒夸辞藻工夫与病无涉，或首尾不全，始末无考，或有案少方、有方无药，更或求之无方、究之无法者，即所谓"废规矩与准绳者"大多不可深究。众多医案中，索取奇经医案者，除了妇科冲、任、带脉为多，而督、阴维、阳维、阴跷、阳跷者，又寥寥无几。再者，奇经医案，历来即无专著与专论，我们欲求之，势必在众多医案中反复求索，择其良善者，以探颐症因脉治、理法方药之真谛。而历来医案最著者，有明代江瓘之《名医类案》，清代魏玉璜之《续名医类案》，清代《临证指南医案》《王孟英医案》《吴鞠通医案》《女科医案选粹》均可采纳等。而现代《朱小南妇科经验选》《钱伯煊妇科医案》《蒲辅周医案》《刘奉五妇科经验》《邹云翔医案选》《叶熙春医案》《孙鲁川医案》述之较为精良。又如《名医玄振一医案选》、刘洪祥《妇科医案》述之更为显著完善，均为可采纳之书。

今编本书，既有古代医家验案，又有近现代医家验案。其编次，即以奇经八脉为纲，各脉病证为目，医家验案为次目，把明代、清代的验案大都列于篇首或某一章节为上，清末民初至今医家的验案以次列下，使读者上下可循，取其所长，也许更有其启发性与适用性。笔者依据各家论述，并参以己意，汇集本编，而囿于见闻，缺漏舛错之处，尚求读者予以教正，不胜感谢。

孙朝宗
2016 年 11 月

编写说明

1. 本书选编以《名医类案》《续名医类案》《临证指南医案》《女科医案选粹》以及近代《朱小南妇科经验选》《钱伯煊妇科医案》等为主进行收集，对于古人的案例，大部分加了标题，如"督脉为病案""督脉少阴虚损案"等，以示医案的宗旨。

2. 本编分督脉篇、任脉篇、冲脉篇、带脉篇、阴维阳维篇、阴跷阳跷篇进行归类选编。

3. 古人的医案记载多有分散，有载于《名医类案》《续名医类案》，还有散见于其他医籍中，如汪石山、薛立斋、孙文垣、朱丹溪、滑伯仁、张子和、罗谦甫等前贤著作中。而又观《女科医案选粹》等书，验案之出处多有阙如，对于其出处，只得按多年前收集时的书籍为据填补，读者鉴之。

4. 有的医案，古人处以药物，没有剂量，自当慎行斟酌，临证裁决。

5. 本编后附"医家论粹"，其论述实为精美，读者欲求深究者当反复研读，以求对奇经八脉有一个系统的认识与启发。

6. 本书所选医案处方中的犀角、虎骨等已被禁用的药物，为保持原书、原案、原貌，未加改动，现今临床均应当用适量代用品替代。

7. 本书所选医案后没有注明出处者，均为笔者临床验案。

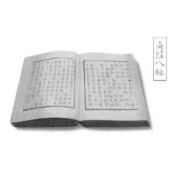

奇经八脉

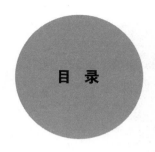

目　录

681

686

足暖，白逆，左右绕膝腘、腰痛气、阴板、阳呕、咽洋、痫干、骨为等阴跷起手诸阴之交，阴维为病苦其治法结合阴经辨证论治；阳跷发足于诸阳之会，阳维为病苦其主一身左右之阴气，而可运动，阴跷为手足阴阳与睾起，夜女癫痫，诸从少阳调补阴跷；阳跷主一身左右之阳而调与跷健，其病多为半身麻，昏故痫证，咽之喉痹，治疗当温气、血、扶散寒、调其阴跷。

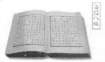

督脉篇

一、督脉虚损证选案

督脉为病案

陈，三七，脉左虚涩右缓大，尾闾痛连脊骨，便后有血。自觉惶惶欲晕，兼之纳谷最少，明是中下交损，八脉全亏。早进青囊斑龙丸，峻补玉堂、关元。暮服归脾膏，涵养营阴，守之经年，形体自固。

鹿茸（生，切薄，另研），鹿角霜（另研），鹿角胶（盐汤化），柏子仁（去油烘干），熟地，韭子（盐水浸炒），菟丝子（另磨），赤白茯苓，补骨脂（胡桃肉捣烂一日，揩净炒香）。上溶膏炼蜜为丸，每服五钱，淡盐汤送。

鹿茸壮督脉之阳，鹿霜通督脉之气，鹿胶补肾脉之血，骨脂独入命门，以收散越阳气，柏子凉心以益肾，熟地味厚以填肾，韭子、菟丝就少阴以升气、固精。重用茯苓淡渗，本草以阳明本药能引诸药，入于至阴之界耳。不用萸味之酸，以酸能柔阴且不能入脉耳。

（《临证指南医案》）

督脉少阴虚损案

蒋，脉细促，三五欲歇止，头垂欲俯，着枕则气冲不续，此肾脏无根，督脉不用，虚损至此，必无挽法。

熟地，五味，茯苓，青铅，猪脊髓。

（《临证指南医案》）

督脉阴虚失养案

温，三二，阴虚督损，六味加麋角胶、秋石、石斛膏。

（《临证指南医案》）

督脉阳虚为病案

卢，有形血液，从破伤而损，神气无以拥护，当此冬令藏阳，阳微畏寒，奇脉少津，乏气贯布，行步欹斜，健忘若惯，何一非精气内夺之征，将交大雪，纯阴无阳，冬至一阳来复也，见此离散之态，平素不受暖补，是气元长旺，今乃精衰气竭之象，又不拘乎此例也。

人参，鹿茸，归身，炒杞子，茯苓，沙苑。

（《临证指南医案》）

督脉精血亏虚案

孙，四二，形体丰溢，脉来微小，乃阳气不足体质，理烦治剧，曲运神机，都是伤阳之助，温养有情，栽培生气，即古圣春夏养阳，不与逐邪攻病同例，用青囊斑龙丸。

（《临证指南医案》）

督脉少阴血亏案

某，二十，少壮形神憔悴，身体前后牵掣不舒，此奇经脉海乏气，少阴肾病何疑。

淡苁蓉，甘枸杞，牛膝，沙苑，茯苓。

（《临证指南医案》）

督脉精气阴血两亏案

某，阴阳二气不振，春初进八味，减桂之辛，益以味芍之酸，从阳引阴，兼以归脾守补其营，方得效验，此当春升夏令，里虚藏聚未固，升泄主令，必加烦倦，古人谓，寒则伤形，热则伤气，是当以益气为主，通摄下焦兼之，仿《内经》春夏养阳，秋冬养阴为法，非治病也，乃论体耳。

夏季早服青囊斑龙丸方法：

鹿茸，鹿角霜，鹿角胶，白茯苓，熟地，苁蓉，补骨脂，五味子。

晚服归脾去木香加枸杞子。

（《临证指南医案》）

督脉精气损伤案

万，二七，诊脉数、左略大，右腰牵绊，足痿，五更盗汗即醒，有梦情欲则遗，自病半年，脊椎六七节骨形凸出，自述书斋坐卧受湿，若六淫致病，新邪自解，验色脉推病，是先天禀赋原怯，未经充旺，肝血肾精受戕，致奇经八脉中乏运用之力，乃筋骨间病，内应精血之损伤也。

人参一两，鹿茸二钱，杞子炒黑三钱，舶茴香炒黑一钱，当归一钱，紫衣胡桃肉二枚，生雄羊内肾二枚。

夫精血皆有形，以草木无情之物为补益，声气必不相应。桂附刚愎，气质雄烈；精血主脏，脏体属阴，刚则愈劫脂矣，至于丹溪虎潜法，潜阳坚阴，用知柏苦寒沉著，未通奇脉，余以柔剂阳药。通奇脉不滞，且血肉有情栽培身内之精血，但王道无近功，多用自有益。

（《临证指南医案》）

督脉阳虚，八脉失司案

朱，三六，辛温咸润，乃柔剂通药，谓肾恶燥也，服有小效，是劳伤肾真，而八脉皆以废弛失职，议进升阳法。

古今奇经验案选编

鹿茸，苁蓉，归身，杞子，柏子仁，杜仲，菟丝子，沙苑。

（《临证指南医案》）

督任损伤， 精浊不固案

夏，六三，案牍神耗，过动天君，阳燧直升直降，水火不交，阴精变为腐浊，精浊与便浊异路，故宣利清解无功，数月久延，其病伤已在任督，凡八脉奇经，医每弃置不论，考孙真人九法，专究其事，欲涵阴精不漏，意在升固八脉之气，录法参末。

鹿茸，人参，生菟丝子粉，补骨脂，韭子，舶茴香，覆盆子，茯苓，胡桃肉，柏子霜。

蒸饼为丸。

（《临证指南医案》）

督脉肾胃两虚案

吴，三九，下焦痿躄，先有遗泄湿疡，频进渗利，阴阳更伤，虽有参、芪、术养脾肺以益气，未能救下，即如畏冷阳微几日饭后吐食，乃胃阳顿衰，应乎外卫失职，但下焦之病，多属精血受伤，两投柔剂温通之补，以肾脏恶燥，久病宜通任督，通摄兼施，亦与古贤四斤金刚健步诸法互参。至于胃药，必须另用，夫胃腑主乎气，气得下行为顺，东垣有升阳益胃之条，似乎相悖，然芩连非苦降之气味乎，凡吐后一二日，暂停下焦血分之药，即用扶阳理胃二日，俾中下两固，经旨谓阳明之脉，束筋骨以利机关，谅本病必有合矣。

鹿茸，淡苁蓉，当归，杞子，补骨脂，巴戟天，牛膝，柏子仁，茯苓，石斛。

吐后间服大半夏汤，加淡干姜、姜汁。

（《临证指南医案》）

督脉不司约束， 阴火上泛案

唐，三四，脉左沉小右弦，两足腰膝酸软无力，舌本肿胀，剂颈轰然蒸热，痰涎涌吐味咸，此肾虚收纳失权，督脉不司约束，阴火上泛，内风齐煽，久延痿厥沉疴，病根在下，通奇脉以收拾散越之阴阳为法。

虎潜去知、柏、归，加枸杞、青盐、羊肉胶丸。

（《临证指南医案》）

督脉少气， 精血内怯而成偻病案

黄，二四，冬藏精气既少，当春夏发泄，失血遗精，筋弛骨痿，不堪行走，精血内怯，奇脉中少气，三年久损，若不绝欲安闲，有偻废难状之疾。

鹿筋胶，羖羊肉胶，牛骨髓，猪骨髓，线鱼胶，苁蓉干，紫巴戟，枸杞子，茯苓，沙苑子，牛膝，青盐。

（《临证指南医案》）

病后阴伤骨痿案

生杜仲，熟地，龟甲，黄柏，牛膝，当归，巴戟天。

（《临证指南医案》）

督脉阳虚精亏，病成偻废案

某，症如历节，但汗出筋纵而痛，冬月为甚，腰脊伛偻形俯，据述未病前，梦遗已久，是精血内损，无以营养筋骨，难与攻迫，议香茸丸，温通太阳督脉。

鹿茸三两，生当归三两，麝香一钱，生川乌五钱。

雄羊肾三对，酒煮烂捣丸。

（《临证指南医案》）

督虚背痛，遗泄案

张，三八，督虚、背痛、遗泄。

生毛鹿角，鹿角霜，生菟丝子，生杜仲，沙苑子，白龙骨，茯苓，当归。

（《临证指南医案》）

督脉肾亏虚劳案

陈氏，脉小，泻血有二十年。经云：阴络伤，血内溢。自病起十六载，不得孕育，述心中痛坠，血下不论粪前粪后，向脊椎腰尻酸楚而经水仍至，跗膝常冷，而骨髓热灼，由阴液损伤，伤及阳不固密，阅频年服药，归芪杂入凉肝，焉是遵古治病，议从奇经升固一法。

鹿茸，鹿角霜，枸杞子，归身，紫石英，沙苑，生杜仲，炒大茴，补骨脂，禹余粮石。

蒸饼浆丸。

（《临证指南医案》）

督脉不摄背痛案

孙，二四，肾气攻背，项强，溺频且多，督脉不摄，腰重头痛，难以转侧，先与通阳，宗许学士法。

川附子一钱，茯苓一钱半，生白术一钱，生远志一钱，川椒三分，川桂枝一钱。

凡冲气攻痛，从背而上者，系督脉主病，治在少阴，从腹而上者，治在厥阴，系冲任主病，或填补阳明，此治病之宗旨也。

（《临证指南医案》）

督带少阴阳虚案

顾，二二，阴精下损，虚火上炎。脊腰髀酸痛，髓空，斯督带诸脉不用。法当填髓充液，莫以见热投凉。

熟地（水煮），杞子，鱼胶，五味，茯神，山药，湖莲，芡实。

金樱膏为丸。

（《临证指南医案》）

二、督脉中风病选案

督脉中风案

案一

罗左，年甫半百，阳气早亏，贼风入中经腧，营卫痹塞不行，陡然跌仆成中，舌强不语，神识似明似昧，嗜卧不醒，右手足不用。风性上升，痰湿随之，阻于廉泉，堵塞神明也。脉象尺部沉细，寸关弦紧而滑，苔白腻，阴霾弥漫，阳不用事，幸小溲未遗，肾气尚固，未至骤见脱象，亦云幸矣。急拟仲景小续命汤加减，助阳祛风，开其痹塞，运中涤痰，而通络道，冀望应手，始有转机。

净麻黄一钱半，熟附片一钱，川桂枝一钱，生甘草一钱半，全当归三钱，川芎三钱，姜半夏三钱，光杏仁三钱，生姜汁（冲服）一钱，淡竹沥（冲服）七钱。

另再造丸（去壳研细末化服）一粒。

二诊： 两进小续命汤，神识稍清，嗜寐渐减，佳兆也。而舌强不能言语，右手足不用，脉息尺部沉细，寸关弦紧稍和，苔薄腻。阳气本虚，藩篱不固，贼风中经，经腧痹塞，痰湿稽留，宗气不得分布，故右手足不用也。肾脉络舌本，脾脉络舌旁，痰阻心脾之络，故舌强不能言，灵机堵塞也。虽见小效，尚不敢有恃无恐，再拟维阳气以祛邪风，涤痰浊而通络道，努力前进，以观后效。

熟附片一钱，云茯苓三钱，川桂枝一钱，生甘草一钱半，全当归三钱，川芎三钱，姜半夏三钱，光杏仁三钱，生姜汁（冲服）一钱，淡竹沥（冲服）七钱。

另再造丸（去壳研细末化服）一粒。

三诊： 又服三剂，神识较清，嗜寐大减，略能言语，阳气有流行之机，浊痰有克化之渐，是应手也。惟右手足依然不用，腑气六七日不行。苔腻，脉弦紧渐和，尺部沉细，肾阳早亏，宗气不得分布，腑中之浊垢，须阳气通，而后能下达，经腑之邪风，必正气旺，始托之外出。仍拟助阳益气，以驱邪风，通胃涤痰，而下浊垢，腑气以下行为顺，通腑亦不可缓也。

生黄芪三钱，桂枝二钱半，附子一钱，生甘草五分，当归三钱，川芎二钱，云茯苓三钱，风化硝一钱半，全瓜蒌三钱，枳实炭一钱，淡苁蓉三钱，半硫丸（吞服）三钱。

四诊： 腑气已通，浊垢得以下行，神识已清，舌强，言语未能自如，右手足依然不用，脉弦紧转和，尺部沉细，阳气衰弱之体，风为百病之长，阴虚之邪风，即寒中之动气，阳气旺一分，邪风去一分。湿痰盘踞，亦藉阳气充足，始能克化。经所谓阳气者，若天与日，失其所则折寿而不彰，理有信然。仍助阳气以祛邪风。化湿痰而通络道，循序渐进，自获效果。

生黄芪五钱，生白术二钱半，生甘草一钱半，熟附子一钱，桂枝一钱半，全当归三钱，川芎五分，姜半夏三钱，秦艽二钱，怀牛膝二钱，嫩桑枝三钱，指迷茯苓丸（包）五钱。

服前方，诸恙见轻，仍守原法扩充。生黄芪用至八钱，间日用鹿茸二分，研细末，饭为丸，陈酒吞服，大活络丹，每五日服一粒，去壳研末，陈酒化服，共服六十余帖，舌能言，手能握，足能履。接服膏滋方，药味与煎药仿佛，以善其后。

（《丁甘仁医案》）

案二

沈左，年逾古稀，气阴早衰于未病之先，旧有头痛固疾，今日陡然跌仆成中，舌强不语，人事不省，左手足不用。舌质灰红，脉象尺部沉弱，寸关弦滑而数，按之而劲。良由水亏不能涵木，内风上旋，挟素蕴之痰热，蒙蔽清窍，堵塞神明出入之路，致不省人事，痰热阻于廉泉，为舌强不语，风邪横窜经腧，则左手足不用。《金匮》云："风中于经，举重不胜，风中于腑，即不识人，此中经兼中腑之重症也。"急拟育阴熄风，开窍涤痰，冀望转机为幸。

大麦冬三钱，玄参二钱，羚羊片（先煎汁冲）一钱半，仙半夏二钱，川贝二钱，天竺黄二钱三分，明天麻一钱半，陈胆星二钱，竹茹二钱，枳实二钱，全瓜蒌（切）四钱，嫩钩钩（后入）四钱，淡竹沥（冲）一两，生姜汁（冲）三分，至宝丹一粒（去壳研末化服）。

二诊： 两投育阴熄风、开窍涤痰之剂，人事渐知，舌强不能言语，左手足不用，脉尺部细弱，寸关弦滑而数，舌灰红。向年营阴亏耗，风自内起，风扰于胃，胃为水谷之海，津液变为痰涎，上阻清窍，横窜经腧，论恙所由来也，本症阴虚，风烛堪虑！今仿河间地黄饮子加味，滋阴血以熄内风，化痰热而清神明，风静浪平，始可转危为安。

大生地四钱，大麦冬二钱，川石斛三钱，羚羊片（先煎汁冲）一钱半，仙半夏二钱，明天麻一钱，左牡蛎四钱，川贝母三钱，陈胆星二钱，炙远志一钱，九节菖蒲一钱半，全瓜蒌（切）四钱，嫩钩钩（后入）三钱，淡竹沥（冲服）一两。

三诊： 叠进育阴熄风、清热化痰之剂，人事已清，舌强言语謇涩，左手足依然不用。苔色灰红，脉象弦数较静，尺部细弱，内风渐平，阴血难复。津液被火炼而为痰，痰为火之标，火为痰之本，火不靖，则痰不化，阴不充，则火不靖。经腧枯涩，犹沟渠无水以贯通也。前地黄饮子能获效机，仍守原意进步。然草木功能，非易骤生有情之精血也。

西洋参二钱半，大麦冬三钱，大生地三钱，川石斛三钱，生左牡蛎三钱，煨天麻一钱半，竹沥半夏二钱，川贝三钱，炙远志一钱，全瓜蒌（切）四钱，鲜竹茹二钱，嫩钩钩（后入）三钱，黑芝麻（研包）三钱。

四诊：神识清，舌强和，言语未能自如，腑气行而甚畅，痰热已有下行之势。左手足依然不用，脉弦小而数，津液亏耗，筋无血养，犹树木之偏枯，无滋液以灌溉也。仍议滋下焦之阴，清上焦之热，化中焦之痰，活经腧之血，复方图治，尚可延年。

西洋参一钱半，大麦冬二钱，大生地二钱，川石斛三钱，生左牡蛎四钱，仙半夏二钱，川贝三钱，全瓜蒌（切）四钱，厚杜仲二钱，怀牛膝二钱，西秦艽二钱，嫩桑枝三钱，黑芝麻（研包）三钱。

（《丁甘仁医案》）

案三

祁妪，中风延今一载，左手不能招举，左足不能步履，舌根似强，言语謇涩，脉象尺部沉细，寸关濡滑，舌边光、苔薄腻，年逾七旬，气血两亏，邪风入中经腧，营卫痹塞不行，痰阻舌根，故言语謇涩也。书云：气主煦之，血主濡之。今宜益气养血，助阳化痰，兼通络道。冀望阳生阴长，气旺血行，则邪风可去，而湿痰自化也。

潞党参三钱，生黄芪三钱，生於术二钱，生甘草一钱半，熟附片二钱，川桂枝二钱，全当归三钱，大白芍二钱，红枣十枚，指迷茯苓丸（包）四钱。

此方服三十剂，诸恙均减，后服膏滋，得以收效。

（《丁甘仁医案》）

案四

李妪，旧有头痛眩晕之恙，今忽舌强不能言语，神识时明时昧，手足弛纵，小溲不固，脉象尺部细小，左寸关弦小而数，右寸关虚滑，舌光红。此阴血大亏，内风上扰，痰热阻络，灵窍堵塞，中风重症。急拟滋液熄风，清神涤痰，甘凉濡润，以冀挽救。

大麦冬三钱，大生地三钱，川石斛三钱，左牡蛎四钱，生石决明四钱，煨天麻二钱，川贝三钱，炙远志一钱，天竺黄一钱半，竹沥半夏三钱，鲜竹茹三钱，嫩钩钩（后入）四钱，淡竹沥（冲服）一两，珍珠粉（冲服）二钱。

此方服十剂，诸恙已轻。原方去竹沥、珠粉、天竺黄，加西洋参一钱，阿胶珠一钱半。

（《丁甘仁医案》）

案五

黎左，两年前右拇指麻木，今忽舌强语言謇涩，右手足麻木无力，脉象虚弦而滑，舌苔薄腻。此体丰气虚，邪风入络，痰阻舌根，神气不灵。中风初步之重症也。急拟益气祛风，涤痰通络。

生黄芪五钱，青防风一钱，防己二钱，生白术二钱，全当归二钱，枳实炭一钱，炒竹茹一钱，炙僵蚕三钱，陈胆星二钱，嫩桑枝三钱，再造丸一粒（去壳研细末化服）。

五剂后恙已见轻，去再造丸、枳实，加指迷茯苓丸三钱吞服。

（《丁甘仁医案》）

督脉类中案
案一

严左，右手足素患麻木，昨日陡然舌强，不能言语，诊脉左细弱，右弦滑，苔前光后腻，此乃气阴本亏，虚风内动，风者善行而数变，故其发病也速。挟痰浊上阻廉泉，横窜络道，营卫痹塞不通，类中根苗显著。经云：邪之所凑，其气必虚。又云：虚处受邪，其病则实。拟益气熄风，化痰通络。

吉林参须（另煎汁冲服）一钱，云茯苓三钱，炙僵蚕三钱，陈广皮一钱，生白术二钱，竹节白附子一钱，炙远志肉一钱，黑稆豆衣三钱，竹沥半夏二钱，陈胆星二钱，菖蒲二钱，姜水炒竹茹一钱半，嫩钩钩（后入）三钱。

二诊：舌强謇于语言，肢麻艰于举动，口干不多饮，舌光绛中后干腻，脉象右细弱，左弦滑，如昨诊状。心开窍于舌，肾脉络舌本，脾脉络舌旁，心肾阴亏，虚风内动，挟痰浊上阻廉泉。先哲云："舌废不能言，足痿不良行，即是痱痹重症。"再仿地黄饮子意出入。

大生地三钱，云茯苓三钱，陈胆星二钱，九节菖蒲一钱，川石斛三钱，竹沥半夏二钱，川象贝各二钱，炙远志一钱，南沙参三钱，煨天麻二钱，炙僵蚕三钱，嫩钩钩（后入）三钱。

三诊：昨投地黄饮子加减，脉症依然，并无进退。昔人云：麻属气虚，木属湿痰。舌强言謇，亦是痰阻舌根之故。肾阴不足是其本，虚风痰热乃是标，标急于本，先治其标，标由本生，缓图其本。以养阴之剂，多能助湿生痰，而化痰之方，又每伤阴劫液，顾此失彼，煞费踌躇，再宜涤痰通络为主，而以养正育阴佐之，为急标缓本之图，作寓守于攻之策，能否有效，再商别途。

南沙参三钱，云茯苓三钱，川象贝各二钱，西秦艽一钱半，竹沥半夏二钱，炙远志一钱，炙僵蚕三钱，枳实炭一钱，煨天麻二钱，广陈皮一钱，陈南星二钱，嫩钩钩（后入）三钱，菖蒲三钱，淡竹沥（生姜汁两滴同冲服）一两。

四诊：脉左细滑，右濡数，舌中剥，苔薄腻。诸恙均觉平和，养正涤痰，通利节络，尚属获效，仍宗原法再进一筹。

前方去秦艽、枳实，加焦谷芽四钱，指迷茯苓丸（包）二钱半。

五诊：舌强言语謇涩，已见轻减，左手足麻木依然，脉象细滑，舌苔薄腻，投剂合度，仍拟涤痰通络为法。

照前方去煨天麻、焦谷芽、指迷茯苓丸，加生白术二钱，云茯苓三钱，竹节白附子二钱。

（《丁甘仁医案》）

案二

钟左，类中舌强，不能言语，神识时明时昧。苔薄腻，脉弦小而滑，尺部无神。体丰者，气本虚；湿胜者，痰必盛。气阴两耗，虚风鼓其湿痰，上阻廉泉之窍，症势颇殆，舍熄风潜阳、清神涤痰不为功。

生白芍三钱，云茯苓三钱，陈胆星二钱，九节石菖蒲一钱，滁菊花三钱，煨天麻二钱，川象贝各二钱，蛇胆陈皮一钱，生石决一钱，竹沥半夏三钱，炙远志一钱，嫩钩钩（后入）三钱，淡竹沥（生姜汁两滴同冲服）一两。

（《丁甘仁医案》）

中风案

张左，45岁，1968年5月3日初诊。有头痛病史，常服去痛片（索米痛片）等临时缓解。昨日突然发生中风，神志不清，喃喃自语，手足抽搐，左半身不灵活，呼之不应，喉中痰鸣形如曳锯，脉来弦长有力，血压190/110mmHg。

辨证治疗：脉象弦长有力，显属肝风夹痰之象，治以镇肝熄风，涤痰，醒神，通络之法调之。

处方：羚羊角粉（分冲）2g，龟甲24g，龙牡各24g，石决明24g，蝉蜕10g，钩藤30g，怀牛膝30g，瓜蒌45g，生地30g，夏枯草30g，茺蔚子24g，生甘草6g。

上药以水4杯，煮取1杯，药渣再煮，取汁1杯，日分2次温服。每次服药时，先以白水冲下羚羊角粉1g。

二诊：5月5日。上药连服2剂，大便泻下4次，腥臭难闻，小便亦多，神志转清，呼之能应，能对答简单说话，手足抽搐已安，喉中痰鸣大减，能少食粥，脉尚弦长有力，血压180/110mmHg。左半身不遂，不能动转，以针刺大敦穴而下肢能动，上方既效，仍步上方扩充。

处方：羚羊角粉（分冲）2g，龟甲24g，龙牡各24g，石决明24g，钩藤30g，怀牛膝30g，鸡血藤30g，红花9g，丝瓜络18g，川贝6g。

上药以水4杯，煮取1杯，药渣再煮，取汁1杯，日分2次温服，冲服羚羊角粉，如上法。并嘱，忌食咸鱼腥臭之品。

三诊：5月8日。神志已清，言语略清，手足活动能力增强，下肢能屈不能伸，上肢活动尚差，食欲略香，脉弦长已减，血压180/100mmHg。上方显效顺利，更当细心调护，并嘱饮食、起居、坐卧之戒。

处方： 钩藤 30g，鸡血藤 30g，怀牛膝 24g，丹参 45g，当归 15g，生地 30g，赤芍 30g，地龙 6g，红花 9g，桑枝（新鲜）50g。

上药水煮两遍，取汁 2 杯，日分 2 次温服。

四诊： 5 月 14 日。上肢动作好转，能轻轻抬起，下肢能下地缓缓站立，有人扶能向前走动一两步。病已步入坦途，以疏经活络，并调补奇经之法调理可也。处方如下：

鸡血藤 30g，丹参 30g，红花 12g，当归 12g，怀牛膝 24g，生地 30g，赤芍 24g，杜仲 24g，寄生 24g，地龙 9g，甘草 9g。

上药以水 4 杯，煮取 1 杯，药渣再煮，取汁 1 杯，日分 2 次温服。连续服药 2 日，休息 1 日再服。

中风前兆案

于某，52 岁，1988 年 9 月 21 日初诊。

患头痛头晕，数年不已，平素饮食，每以酒将醉方辍，吸烟不少，近秋以来，不时发生昏迷，一会即止。今晚发作尤甚，头痛如裂，神志时昏时清，言语尚清，两目红润，如妩媚鲜艳，扪之头部发热，体温不高，脉来颇大。举家惊惶，不知所措，急拟集灵熄风汤与之，不尔中风将至。

处方： 羚羊角粉 1.5g，即刻服下。

石决明 30g，蝉蜕 15g，天麻 12g，钩藤 30g，怀牛膝 30g，生地 30g，白芍 30g，桑叶 20g，菊花 20g，龙牡各 20g，珍珠母 20g。

上药以水 3 杯，急煮频服。

治疗经过： 上药服 1 剂，翌日清晨，家人来报，昨晚血压 240/130mmHg，今晨血压 170/110mmHg，头痛已止，神志清醒。

余仍书上方连服 6 剂病愈。

中风偏瘫案

高某，男，58 岁，1970 年 9 月 20 日初诊。

患脑卒中住院治疗半月，神志清醒，医生劝其出院锻炼，出院后，仍头昏头痛，口眼㖞斜，左腿不时挛急，屈伸不利，足内翻，步履困难，睡眠及饮食尚可，脉弦滑，舌质略红，苔薄黄。

中风后期，经筋痹阻，阳跷之脉亦空旷失濡，在上部则头昏头痛，口眼㖞斜，在下部则下肢不用。治当通经活络，益气以养阳跷，冀其应手乃幸。

天麻 20g，双钩藤 30g，龟甲 20g，生地 20g，牛膝 20g，生龙骨 20g，生牡蛎 20g，石决明 20g，蝉衣 10g，赤芍 15g，鸡血藤 30g，羚羊角粉（分冲）3g，全蝎 10g，桑寄生 20g，甘草 10g，当归 15g。

上药以水 3 杯，煮取 1 杯，药渣再煮，取汁 1 杯，日分 2 次温服，每服兑冲羚羊角粉 1.5g。

二诊： 9 月 28 日。药进 6 剂，头昏头痛减轻大半，口涡眼斜好转，下肢如前，足仍内翻，再宗上法，重佐养血通经调补阳跷之品。

天麻 20g，双钩藤 30g，龟甲 20g，生地 30g，牛膝 20g，鸡血藤 50g，桑寄生 30g，川续断 30g，大蜈蚣 3 条，全蝎 10g，龙骨 20g，牡蛎 20g，炒山甲 6g，甘草 10g，杜仲 20g，山萸肉 20g。

上药煮服方法同上。

三诊： 10 月 20 日。上药断续服药 15 剂，眼斜已正，下肢挛急缓解，屈伸自如，足内翻亦大有好转，可以任地缓行。上方已显效机，仍步上方出入，偏重壮筋骨，益肝肾，补阳跷，缓图治本。

山萸肉 30g，杜仲 20g，桑寄生 30g，龟甲 20g，牛膝 20g，生地 20g，鸡血藤 50g，川续断 20g，炒山甲 6g，大蜈蚣 2 条，当归 15g，甘草 10g。

上药煮服方法同上。

四诊： 11 月 21 日。断续服药 20 余剂，循序渐进，精神饮食旺盛，足内翻基本平复，可自行 200 多米。上方增加 3 倍量，研为细末，炼蜜为丸，每丸 9g，日服 2～3 次，每次 1 丸，以资巩固。

三、督脉眩晕证选案

痰饮眩晕案

封某，女，34 岁，工人，1974 年 7 月 30 日初诊。

早有肾炎病史，经常面浮跗肿，眩晕心悸。昨日半夜醒后，突然眩晕特甚，视物旋转，如立舟车之上，不敢启目，恶心欲吐，头额胀痛，胸脘痞闷，心悸不宁。脉象弦滑，舌苔白薄而腻。

辨证治疗： 脉来弦滑，主乎痰饮。舌苔白薄而腻，乃阳虚阴盛之象。胸脘痞闷，恶心欲吐，头额胀痛，眩晕特甚，显属痰浊中阻，上蒙清阳之候。今从《金匮》"心下有水气，其人苦冒眩，泽泻汤主之"之意。治宜健脾和胃，理饮化痰。

处方： 泽泻 15g，白术 12g，姜半夏 15g，云茯苓 18g，广陈皮 12g，生甘草 6g。水煎服。

二诊： 8 月 2 日。上方连服 3 剂，眩晕减轻大半，胸脘亦觉宽舒，食欲增加。仍感纳后运迟，再予上方加味继进。

处方： 泽泻 15g，白术 12g，云茯苓 15g，党参 9g，生甘草 6g，砂仁、陈皮各 6g。水煎服。

按上方加减，连服 12 剂，诸症相继痊愈，恢复工作。

（《孙鲁川医案》）

阳虚眩晕案

李某，男，39 岁，农民，1973 年 4 月 21 日初诊。

头目眩晕，迄今 3 年，未得治愈。去年秋天，经北京某医院诊断为"美尼尔综合征"（现称梅尼埃病），服药 20 余剂，未见效果，自行停药。目前眩晕益甚，视物旋转，如立舟车之状，两耳蝉鸣，恶心，口淡乏味，精神倦怠，但欲卧寐，并自汗畏冷，心悸气短。脉象沉迟，舌苔淡白，舌根部罩灰而湿润。

辨证治疗：脉沉主里，沉迟为阳衰阴盛之象。结合诸症综合分析，属脾肾阳虚之候。治以温阳化气，暖土燥湿。方用真武汤加味。

处方：熟附片 12g，炒白术 15g，云茯苓 18g，白芍 9g，干姜 6g，炒枣仁 18g，半夏 12g，砂仁 6g。水煎服。

服药 6 剂，眩晕辄退大半。又按原方服药 12 剂，诸症相继而愈。1974 年 9 月，因操劳过度，饮食不节，上病复发。患者又照保存前方取药，煎服 11 剂，而病愈。

（《孙鲁川医案》）

阴虚眩晕案

王某，男，45 岁，工人，1959 年 12 月 28 日初诊。

性情刚直，易怒，沉于酒色，罹眩晕症，已 3 年，自恃体壮，未加介意。近月以来，头晕目眩，两耳蝉鸣尤甚，精神有时恍惚，将有跌仆成中之虞。经常心悸，失眠，盗汗，两颧潮红。脉来弦大，按之无力，舌淡尖红。曾服六味地黄丸，略显微效，迄未能愈。

辨证治疗：其脉弦大，主虚。肝开窍于目，肾开窍于耳，头目眩晕，两耳蝉鸣，精神恍惚，系肝肾阴虚。两颧潮红，心悸，失眠，属阴虚阳浮。治以滋阴潜阳，引火归原。方用七味地黄汤加味。

处方：山萸肉 25g，怀山药 12g，大熟地 18g，茯苓 12g，泽泻 9g，牛膝 12g，丹皮 9g，肉桂 3g。水煎服。

二诊：12 月 31 日。三进七味地黄汤，眩晕耳鸣减轻大半，精神较前振作，上方既见效果，再宗原方继服。

三至四诊：1960 年 1 月 12 日。上方连服 9 剂，诸症基本痊愈。惟其眩晕尚未了了。再步原法加味。

处方：山萸肉 30g，生熟地各 25g，枸杞子 30g，桑寄生 18g，牛膝 12g，龟板、鳖甲、玳瑁各（先煎）18g。水煎服。

患者遵上方，服药 12 剂，诸症悉平，恢复工作。1 年后追访，情况良好。

（《孙鲁川医案》）

血虚眩晕案

张某，女，31 岁，医生，1966 年 9 月 24 日初诊。

崩漏始愈，又逢愤怒，遂患眩晕，几欲跌仆。伴心悸不安，寤而不寐，动辄汗出，手足麻木，有时筋脉抽搐，口干。脉象弦细而数，舌红少津，无苔。

辨证治疗： 肝阳超越于上，故病眩晕。心悸、不寐、筋脉抽搐、手足麻木，均属营血不足，血不养筋之象。治以滋阴潜阳，养血柔肝。方用阿胶鸡子黄汤加味。

处方： 生地18g，白芍12g，当归18g，柏子仁12g，生龙牡各18g，阿胶（烊化）12g，鸡子黄2枚。上7味煎妥去渣之后，再放鸡子黄。搅令相得，温服。

患者遵照上方，服药13剂，诸症悉平。

（《孙鲁川医案》）

高血压眩晕案

唐某，男，53岁，1987年2月21日初诊。患者以头晕，动则加重，夜寐不安，胸闷等症住院，血压200/110mmHg，经服复方降压片及中药平肝祛痰方数剂，头晕似有所减轻，血压仍波动在（150～200）/（80～110）mmHg。初诊头晕头重，夜难入寐，寐则梦频，心烦，夜尿2～3次，舌体大，质红偏绛，苔薄白润，脉弦长不劲。此乃督任不交，水火不济，致脑府元神失调之状，法宜滋水降火，交通督任以安元神。处方：阿胶（烊化）10g，白芍15g，鲜石斛15g，黄连3g，麦冬10g，酸枣仁10g，茯神10g，煅磁石18g，鸡子黄（搅冲）1枚。2剂。停服降压片。

2月23日二诊：服上药夜寐转安，头晕头重大减，血压120/80mmHg，脉舌如前，续原方连服5剂。血压稳定，诸症痊愈出院。月后询访，情况良好，血压正常。

（朱祥麟医案）

健忘案

张某，男，20岁，学生，1963年3月14日初诊。

苦心读书，废寝忘食。近2个月来，经常头痛头晕，精神萎靡，记忆能力逐渐减退。甚则神志恍惚，读后忘前，合卷若无，再三思索，不得其影，心中烦热，少寐多梦，咽干口渴。舌红少津，无苔，脉弦细而数。

辨证治疗： 健忘一症，乃精神衰弱已极之象。心主藏神，肾主藏精，可见健忘一症，多由心肾亏虚神失所养所致。故治者大都从心肾着手，使其"肾能生气，气能生神"。尝读《证治准绳》见有"读书丸"一方，素曾慕其命名之巧，今则聊以试之。

处方： 生地18g，熟地15g，菟丝子12g，石斛18g，地骨皮12g，石菖蒲、远志各6g，桑椹子30g，麦冬12g，连翘9g，五味子6g。水煎服。

二诊： 3月17日。上方连服3剂，津液渐复，咽干转润，他症尚无起色。

再宗原方加枸杞子12g。

三诊：3月26日。上方继服6剂，烦热得清，心神得宁，头痛头晕减轻，精神日趋振作，记忆力较前进步，脉尚细弦，舌红少津。病来已久，除之以渐，切勿操之过急。吴鞠通说："治内伤如相，坐镇从容"。实属良言，今以宗之。

处方：生地18g，石斛16g，麦冬、枸杞子各12g，五味子6g，菟丝子12g，龟板、鳖甲各25g，水煎服。

（《孙鲁川医案》）

肝风眩晕案

案一

陶某，男，56岁，工人，1967年3月5日初诊。

性情怪僻，沉默寡言。去冬迄今，愁萦襟怀。近因肝气郁勃，遂致头目眩晕，甚则两侧头痛，或轻或重，有时心悸失眠，烦躁口干。脉弦有力，舌红少津。

辨证治疗：弦脉在时为春，在人为肝，病来正当春令，肝阳上扰清窍，故病头目眩晕。他如头痛、心悸、失眠、烦躁、舌红少津等症，又显属心火亢盛，母病及子之象。经云："风淫于内，治以辛凉。"

处方：生地30g，麦冬18g，钩藤30g，霜桑叶18g，菊花12g，夏枯草9g，葛根12g，生龙齿（先煎）25g，石决明（先煎）30g。水煎服。

二诊：3月7日。前进滋阴熄风之品，眩晕头痛均减大半，脉弦已差。风阳有潜熄之机，再宗原方予服。

处方：生地30g，麦冬25g，钩藤30g，霜桑叶18g，菊花12g，夏枯草9g，生龙牡（先煎）各25g，石决明（先煎）30g，川牛膝18g。水煎服。

三诊：3月14日。上方连服6剂，头痛已止，失眠心悸好转。惟晕眩尚未了了，脉象仍有弦意，仍以前法，重佐养血柔肝之品。

处方：生地、熟地、麦冬、天冬各25g，枸杞子18g，怀牛膝15g，鳖甲（先煎）25g。水煎服。

上方连服12剂，眩晕痊愈，脉亦和缓，恢复工作。

（《孙鲁川医案》）

按语：肝为风木之脏，内寄胆火，肝气郁勃，风火借春阳升发之令，超越于上，而病眩晕。此即《内经》所谓"诸风掉弦，皆属于肝"之象。故初用生地、麦冬、桑叶、钩藤等滋阴熄风以平气火。更佐龙齿、石决明、介类镇降之品以潜纳浮阳。终用二冬、二地、杞子、鳖甲等以滋阴养血，调补肝肾。病有缓急，治有先后，随症施治，变通灵活，因而获效甚为显著。

案二

刘某，男，50岁，1966年9月11日初诊。

患者性情暴躁，好发肝火，每日必须饮酒两次。患头晕已两年，医院诊断为高血压（血压180/120mmHg）。予降压药，嘱其停饮酒。服药一年余，但仍饮酒不止，所以效果不佳，近来有时手麻，恐怕中风偏瘫，特来门诊就医。目前，面色紫红，言语声高气扬，左手有时发麻，着急时易于发生，脉来弦滑至鱼际，当时血压185/120mmHg，舌质偏红，苔黄燥，咽部有充血点。

辨证治疗：患者性情孤僻，放荡不羁，又为多年酒客，与肝风动荡不无关系，以致面赤舌红，左手麻木，治当潜阳、降气、滋阴为治。又以劝言告之，否则必中风偏瘫将至，不可不惧矣。

龟甲（先煮）30g，生地30g，白芍30g，天麻30g，钩藤30g，麦冬30g，桑叶30g，石决明25g，生龙骨20g，生牡蛎25g，怀牛膝30g，僵蚕20g。

上药以水4杯，煮取1杯，药渣再煮，取汁1杯，日分2次温服。每服冲服牛黄散0.5g。

二诊：9月22日。上药连服3剂，加上劝言告之，血压降至160/110mmHg，左手未见发麻之感，精神亦有所好转，脉仍如前，苔仍黄燥，再步上方续服。

龟甲（先煮）30g，生地30g，白芍30g，天麻30g，钩藤30g，麦冬30g，桑叶30g，石决明25g，生龙骨25g，生牡蛎25g，怀牛膝30g，僵蚕20g，全瓜蒌30g，生甘草10g。

上药以水4杯，煮取1杯，药渣再煮，取汁1杯，日分2次温服。每服冲服牛黄散0.5g。

三至五诊：9月29日。连服上药3剂，头目眩晕减轻大半，再服3剂，大腑宣通，泻下腥臭之物甚多，脉来不若前甚，舌质仍偏红，舌苔显消大半，精神饮食亦好转大半。近6天来，饮酒不多。血压降到155/100mmHg。上方既显效果，仍步上方。

龟甲30g，生地30g，白芍30g，天麻30g，钩藤30g，麦冬30g，桑叶30g，石决明20g，灵磁石15g，僵蚕20g，瓜蒌20g，牛膝30g，生龙牡各20g。

上药煮服方法同上。

六诊：10月8日。连服上药6剂，暂停药观之，患者每日下午来院查血压，均在140～150/90～95mmHg。患者喜，余诊其脉不若前甚，舌红减，苔转薄黄湿润，眩晕均止，手未再麻，余仍告之病根未去，以示警觉。

龟甲25g，玳瑁（先煮）15g，大熟地30g，白芍20g，天麻15g，钩藤30g，桑叶30g，麦冬24g，鸡蛋黄（搅冲）1枚。

上药以水4杯，煮2遍，取汁2杯，日分2次温服，每服时搅冲鸡蛋黄1

枚，嘱服半月后停药。

1967 年 4 月 15 日：自服药后，眩晕一直未发，血压在 140～145/80～90mmHg，饮食、睡眠亦均正常。

案三

陈某，男，50 岁，1970 年 4 月 20 日初诊。

患眩晕已数月，平素以清眩丸维持治之。仲春以来，由于精神抑郁不快，而眩晕益甚欲仆，心中悸惕不安，四肢麻木震颤，上肢尤甚，下肢行动痿软，趑趄不前，血压 175/120mmHg，曾在某医院诊断为高血压。住院治疗半月，血压降至 140/90mmHg 出院。出院后精神委顿，心中慌慌然有不得自主之感，寐意不佳，记忆能力大减，小便频仍，脉来虚大，按之几无，舌质略红，苔薄黄。

辨证治疗： 住院半月，血压降至正常范围，即为病愈，他症则不了了之，实则只治其标，而忽略其本。患者体质素虚，肾气夙衰，精气耗散于往昔，肝阳僭越于平素，肝血亦久虚于下，精神抑郁，触之即发眩晕，肢体麻木虚颤，心失所养而悸惕不安，神气不敛而发慌慌然不得自主，其势必也。治之以滋补肝肾，育阴潜阳之法调之，久则必愈。拟大定风汤意。

龟甲 30g，双钩藤 30g，麦冬 24g，桑叶 30g，山萸肉 30g，杞子 30g，蒺藜 30g，酸枣仁 45g，柏子仁 12g，甘草 10g，蝉衣 12g。

上药以水 3 杯，煮取 1 杯，药渣再煮，取汁 1 杯，日分 2 次温服，每服加生鸡蛋黄 1 枚，搅匀服之。

二诊：4 月 27 日。上方连服 6 剂，心悸眩晕稍安，寐意稍安，他症尚未有起色。肝肾乃人生之本，精气耗伤既久，峻补之亦非旦夕可取功效也。意加巴戟天、仙灵脾以燠补肾气，望其机转则幸。

龟甲（先煮）30g，熟地 30g，白芍 15g，生龙骨 30g，生牡蛎 30g，天麻 20g，双钩藤 30g，麦冬 24g，山萸肉 30g，杞子 30g，蒺藜 30g，酸枣仁 45g，柏子仁 2g，巴戟天 20g，仙灵脾 15g，甘草 12g。

上药先煮龟甲半小时，后下诸药，煮取 1 杯，药渣再煮，取汁 1 杯，日分 2 次温服，每服仍加生鸡蛋黄 1 枚，搅匀服下。

三诊：5 月 6 日。上方连服 7 剂，眩晕、震颤大有好转，心悸、寐劣、目糊等亦有好转。综观全局，调补肝肾，育阴潜阳，燠补元气，方法良好。继续以上方出入，冀望出险入夷。

龟甲（先煮）30g，熟地 30g，生龙骨 30g，生牡蛎 30g，天麻 20g，天麦冬各 20g，萸肉 30g，杞子 30g，蒺藜 30g，酸枣仁 30g，巴戟天 20g，仙灵脾 15g，甘草 10g，双钩藤 30g，怀牛膝 10g。

上药先煮龟甲、龙牡半小时，后下诸药煮取 1 杯，药渣再煮，取汁 1 杯，日分 2 次温服，每服仍加生鸡蛋黄 1 枚，搅匀服下。

四诊： 5 月 17 日。断续服药 8 剂，眩晕震颤大定，心悸睡眠继续好转，目糊转清，脉象有力，饮食进步，血压稳定于 130/80 ~ 90mmHg 之间，病已出险入夷，可望无虞。原方出入略增补肝肾、壮筋骨之品以善其后。

龟甲 20g，熟地 30g，天麻 15g，天寸冬各 20g，山萸肉 20g，巴戟天 15g，仙灵脾 15g，杞子 15g，鸡血藤 60g，怀牛膝 20g，甘草 10g。

上药煮服方法同上，隔日服药 1 剂。

案四

李某，男，51 岁，1972 年 8 月 17 日初诊。

患者好饮酒，饮亦无度，初患头晕头痛，因其轻微，不甚介意，半月后，发现左手大拇指麻木，以为酒可疏通经络，不但饮酒不减，且以酒洗拇指，旬余，病未减而反增。在天津某医院检查，血压 180/120mmHg，诊为高血压病。留院观察治疗，1 周后血压降至 160/110mmHg，手拇指麻木稍轻，眩晕头痛亦稍减轻，由于工作繁忙出院。出院后因工作劳累，烟酒愈加失控，眩晕加重，左手拇指麻木加重而来门诊。目前，颜面红润如妆，口出酒臭之味，两目炯炯，似有神气，头晕目眩，眼前似有金花，有时心中烦热不得安寐，下肢亦觉痿软，不耐劳。脉象弦大鼓指，舌质偏红少苔，血压 180/125mmHg。余诊之曰，人年过四十阴气自半，半百而精气日衰，劳心经营，精气日减，其为病之一；烟酒失度如此，痰浊必盛，经络必阻，其因二。其病未至跌仆成中风而离偏瘫亦不远也，急拟大定风汤予之。

龟甲（打细先煮）30g，生地 30g，白芍 25g，生龙骨 30g，生牡蛎 30g，明天麻 30g，钩藤 45g，桑叶 30g，寸冬 24g，羚羊角粉（分冲）3g，牛膝 20g，甘草 10g，生赭石 30g，石决明 30g。

上药龟甲、龙牡、石决明先煮半小时，后下诸药煮取 1 杯，药渣再煮，取汁 1 杯，日分 2 次温服，每服加鸡蛋黄 1 枚，搅匀并羚羊角粉 1.5g，一并服之。忌酒。

二诊： 8 月 23 日。上药连服 5 剂，心中烦热减轻大半，夜寐好转，血压降至 160/120mmHg，头晕头痛减不足言，仍守上方出入循序渐进，如能应手，庶可转危为安。

龟甲（打细先煮）30g，生地 30g，白芍 30g，生龙骨 30g，生牡蛎 30g，天麻 30g，钩藤 50g，桑叶 20g，寸冬 30g，牛膝 20g，羚羊角粉（分冲）3g，车前子（包煮）60g，瓜蒌 30g。

上药之龟甲、龙牡、石决明先煮半小时，后下诸药，煮取 1 杯，药渣再煮，取汁 1 杯，日分 2 次温服，每服加鸡蛋黄 1 枚，搅匀，并羚羊角粉 1.5g，一并服下，仍忌酒。

三诊：8 月 30 日。药服 6 剂，诸症始有转机，眩晕十去其七，头痛止，眼前金花缭绕消失，心烦始定，手指麻木了了，麻意转酣，脉来不若前甚，血压降至 150/95mmHg，冀望正胜邪却，大气返复，庶可入于坦途。

龟甲 30g，玳瑁 10g，生地 30g，白芍 20g，天麻 20g，钩藤 50g，瓜蒌 30g，牛膝 20g，生龙牡各 20g，车前子 60g，甘草 10g。

煮服方法同上。仍忌酒。

四诊：9 月 7 日。诸症渐渐向愈，仍予上方服。煮服方法同上。

五诊：9 月 20 日。眩晕，头痛，心中烦热，手麻均瘥，下肢亦行走自如，书一丸方，以资巩固。

龟甲 200g，玳瑁 80g，天麻 100g，生地炭 300g，山萸肉 200g，石决明 200g，灵磁石 100g，蒺藜 100g，牛膝 120g，羚羊角粉 6g。

上药共为细末，炼蜜为丸，每丸 9g，早晚各服 1 丸。

四、督脉腰脊痛证选案

脊热案

纪某，女，35 岁，市民，1964 年 7 月 20 日初诊。

崩漏愈后，遂发脊热，日发 2～3 次，朝轻暮重，甚则头晕目眩。病已半月不愈，特来门诊。脉象弦细而数，舌红少津，无苔。

辨证治疗：崩漏新愈，阴血未复，血海空虚，虚热循经入于脊里，因而发病脊热。治以敛阴抑阳。

处方：生白芍 30g，生甘草 6g，金毛狗脊 9g。水煎服。

上方连服 3 剂，脊热减轻大半。继服 3 剂脊热竟除。

（《孙鲁川医案》）

骨痹 （腰椎骨质增生） 案

李某，男，50 岁，1970 年秋诊。

患左腿痛，不能行走，余予当归、丹参、牛膝、木瓜、防己、鸡血藤等活血通经之药，罔效。后加豨莶草、独活、秦艽等温阳散风之品，略显小效。经腰椎拍片诊断为：腰椎骨质增生，遂改方当归 30g，川芎 20g，狗脊 30g，鸡血藤 50g，红花 10g，熟地 30g，鹿角胶（烊化）20g，名温督解凝汤予服。药进 6 剂，腿疼减轻大半。继续服药 6 剂，疼痛基本消失，可在院散步走动，惟有沉重之感未蠲。余以上方之中加大蜈蚣 2 条，川牛膝 20g，木瓜 20g，断续服药 20 余剂，疼痛沉重之感全消，可下地劳动，迄今 10 年未发。

腰腿痛 （腰椎骨质增生） 案

高某，女，45 岁，1980 年冬初诊。

突发右腿疼甚重，几不可支，邀余往诊。已近午夜，针刺环跳穴、风市穴、阳陵泉穴、足三里穴、绝骨穴等，留针观察，当时疼痛减轻，一小时拔针后，疼痛如前，寸效不显，余怀疑为腰椎骨质增生症，遂于腰椎处拔一火罐，以求暂安，翌日送医院拍片示：腰椎 3～4 均有唇样骨质增生。拟温督解凝汤服 5 剂后，疼痛显减，但仍不敢任地行走，腰部有板滞感觉，余于原方内加炒白术 20g，桃仁 10g，大蜈蚣 3 条，服药 3 剂，适值月经来潮，所下瘀血块甚多，月经过后，腰部及下肢疼痛竟然全消。月余下肢又觉胀疼，又按上方服药10 余剂，又经 X 光拍片示：腰椎唇样骨质增生已明显萎缩。患者按原方服药一个半月方辍。迄今已多年病未再发。

腰脊冷痛案

李某，男，48 岁，1970 年 5 月 21 日初诊。

集体参加疏通河道，寝食于河边，数日后患腰脊冷痛，完工回家后，睡于热炕上，冷痛显减，否则冷痛如故，曾经针灸拔罐，病稍减。服布络芬药片，尚可暂时止痛，终未得愈。目前，腰脊冷痛，动转困难，下肢沉重，劳则疼楚乏力，腰椎拍片检查，腰椎骨质未见异常。脉沉，舌淡。

辨证治疗：寒湿袭人腰脊，凝聚不得疏散，经络湮淤，以致寒冷作痛，甚则湿气下注而两腿沉重乏力。治当温阳通脉以祛寒冷。

当归 30g，川芎 20g，狗脊 30g，鸡血藤 30g，红花 10g，熟地 15g，鹿角胶（烊化）10g，羌活 6g。

上药先煮 7 味，取汁 2 杯，以药汁烊化鹿角胶尽，日分 2 次温服。

二诊：5 月 27 日。连服上药 6 剂，腰脊冷痛稍减，脉仍沉而无力。寒湿湮淤较深，一时难复，再以上方加重温阳之品，冀望机转。

当归 30g，川芎 20g，狗脊 30g，鸡血藤 50g，红花 10g，熟地 15g，羌活6g，桂枝 10g，苡米 30g，蜈蚣 2 条，鹿角胶（烊化）15g。

上药先煮 10 味，取汁 2 杯，以药汁烊化鹿角胶尽，日分 2 次温服。另：每次饭前吞服生硫黄粉 1g。

三至五诊：6 月 11 日。服上药 10 剂，腰脊始有温暖之感，下肢沉重亦觉轻松，劳动仍感乏力，脉沉不若前甚，仍守上方继进。

当归 30g，川芎 20g，狗脊 30g，鸡血藤 50g，红花 10g，熟地 15g，羌活10g，桂枝 10g，苡米 30g，蜈蚣 2 条，鹿角胶（烊化）15g，熟附片（先煮）10g，甘草 10g。

上药，先煮附子半小时，后下 11 味，煮取 1 杯，药渣再煮，取汁 1 杯，以药汁烊化鹿角胶尽，日分 2 次温服。仍每次饭前吞服生硫黄粉 1g。

六诊：6 月 17 日。上方加重温督行阳之品，更佐虫蚁搜剔之药，腰脊寒冷之感始好转。经气既行，下肢沉重之感亦减大半。

当归 20g，鸡血藤 30g，红花 10g，熟地 25g，狗脊 20g，白术 15g，寄生

20g，生杜仲 20g，泽泻 10g，牛膝 10g，甘草 10g。

上药以水 3 杯，文火煮取 1 杯，药渣再煮，取汁 1 杯，日分 2 次温服。

按：患者寒湿痹阻经脉尤重。应用温督解凝汤方，本属对证之方，因其寒湿尤笃，治者则重加附子与硫黄，温阳祛寒，因硫黄有治"腰肾久冷，除冷风顽痹寒热"之功；更佐虫蚁之药以通顽痹，桂枝以温督脉与太阳经之寒风，温热之药用之，病却大半，遂后应用当归、熟地、鸡血藤、桑寄生、杜仲以补其肝肾，壮其筋骨而病得以痊愈。

跌伤腰痛案

案一

曹某，男，44 岁，1967 年 10 月 7 日诊。

在屋顶上晒粮不慎跌下，当时只觉腰部小疼，八九日后，腰疼转甚，服跌打丸 5 日，略显小效，近日来，几乎不得俯仰，夜间作疼尤甚，大便不畅，脉细涩，舌质略红，苔黄。脉证合参，显属瘀血腰痛，与如圣汤加味调之。

处方：杜仲 20g，桑寄生 30g，川续断 20g，金毛狗脊 20g，桃仁 10g，红花 20g，丹参 60g。

上 7 味，以水 4 杯，煮取 1 杯，药渣再煮，取汁 1 杯，日分 2 次温服。

药进 3 剂，非但疼痛不减，反而更加痛甚，只是大便略稀。余度其方证不悖，为何病不减而反增，认为瘀血将通未通之际，疼甚亦并非不佳，继与前方加川牛膝 30g，大黄 10g，土鳖虫 10g。该方进 1 剂，大便泻下 3 次，腰痛顿减大半，3 剂服尽，腰痛基本消失，仍与跌打丸，缓缓服之以善其后。

案二

徐某，男，45 岁，1961 年 8 月 6 日初诊。

从跳板滑下河岸，当时无甚痛苦，两天后腰痛，肋痛，不得俯仰动转，夜睡不得翻身。去某医院检查，腰肋部肌肉挫伤，用止痛药治疗。目前，腰肋部反而痛甚，仍不得动转，动则痛甚，来门诊治疗，脉象弦涩，舌淡苔略黄。腰肋部挫伤，只是筋脉受损，经络血滞所为，拟养血活络，消肿止痛为治，冀望经通，腰肋可已。

杜仲 30g，川续断 30g，金毛狗脊 30g，桑寄生 30g，红花 9g，赤芍 9g，鸡血藤 24g，生乳香 6g，没药 6g，丹参 15g。

上 10 味，以水 3 杯，煮取一杯半，药渣再煮，取汁一杯半，日分 3 次温服。每服兑黄酒。

二诊：连服 3 剂，腰痛减轻近半，可以轻轻弯腰行走，药已取效，便又吃肉喝酒，堵塞胃口，而腹胀痞满，大便不通，所取之效，停滞不进。酒肉充腹，壅塞于中，以致上下气机阻塞，络脉为之郁滞，而腰肋疼痛不解。仍步上方加重消积化滞，行气通腑，望其应手。

杜仲 24g，川续断 28g，金毛狗脊 15g，桑寄生 18g，鸡血藤 30g，焦楂 45g，枳壳 30g，大黄 18g，芒硝 5g，全瓜蒌 50g。

上药以水 3 杯，煮取 1 杯，药渣再煮，取汁 1 杯，日分 2 次温服。

三诊：药下 2 剂，大腑通畅，泻下腥臭秽浊之物盈盆，次日又泻下两次，腹胀全消，气力大减，疼痛略减。嘱停药 2～3 日，再进前方出入。

杜仲 18g，川续断 18g，金毛狗脊 18g，桑寄生 18g，鸡血藤 18g，白术 24g，甘草 9g。

上药以水 4 杯，煮取一杯半，日分 2 次温服。

四至五诊：上药连服 6 剂，诸症基本消退，活动自如，为巩固疗效，书一小方予之，听其自愈可也。

当归 6g，丹参 12g，杜仲 12g，川断 9g，红花 9g，鸡血藤 15g，甘草 10g，白术 12g。

上 8 味，水煮两遍，取汁一杯半，日分 2 次温服。

妊娠跌仆腰痛案

杜某，女，29 岁，1984 年 6 月 6 日诊。

妊娠 3 月，不慎跌仆，遂患腰痛，腹痛下坠，经某医院妇科检查，诊为先兆流产，恐慌不已，求治于余。目前除腰痛，腹痛，下坠症状外，并心悸，有时恶心欲呕，胃中嘈杂不舒，脉滑数，舌偏红，苔略黄腻。

处方：杜仲（炒）20g，桑寄生 20g，川续断 20g，狗脊 15g，竹茹 10g，丝瓜络 10g，黄芩 10g，枣仁 15g，甘草 10g。

上药以水 4 杯，煮取 1 杯，药渣再煮，取汁 1 杯，日分 2 次温服。

上方连服 3 剂，腰痛减半，腹痛下坠除，心悸亦减，胃气和，恶心欲呕已平。续服原方之药，7 日后，诸症均瘥。届时生一男孩。

五、督脉痈疽证选案

背发案

诸痈疡发于背者，无非危症，不可谓背属阳，信是阴症而轻视之也，然背之穴道甚多，苟不分言之，则经络舛错，未必能直中病情也。如生于大椎、陶道、身柱之穴，是发于脊之上也；生于神道、灵台、至阳之穴者，是发于脊之正中也；生于脊中之穴者，是发于脊之中下也，皆属督脉之经络。生于肺俞、厥阴俞、心俞、膈俞、肝俞之穴者，是发于背中之两旁也；生于膈关、阳纲、胞肓、秩边之穴者，乃发于背后之两旁也，皆属足太阳膀胱之经络。夫既是膀胱之经络，似与督脉无甚相干。然而背脊乃河车之正路，正路之气不通，则边旁歧路尽行秘塞，势必至水火无既济之欢，脏腑有各顾之苦，则周身前后筋脉拘急，其害有不可胜言者。故治太阳之经，必须兼治督脉，以督脉之气可顺而不可逆也。凡气皆自上而下行，惟任督之气自下而上。自下而上者为顺，自上而下者为逆矣。且督脉，阳脉之海也。足太阳之经，原为督脉之所统领，通足太阳之气，正通督脉之气也。然而，督脉气通，而足太阳之气亦通矣，故治之必须兼也。以上诸疡有头向上者，有头向下者，有上下各有头而开发者，或如莲子，或如蜂窠。莲子言其头少，不过一二十也，蜂窠言其头多，不止五六十也。此等痈疽，阳症少而阴症多，总贵拥护心君，不可使火毒内攻。无奈背近于心，最易腐肉穿膜，及至穿膜，百不救一。必须于五日之前急早治之，以大剂酣饮，庶可夺命于垂危，返魂于将死也。凡疮头开展，止遏不住，不论向上、向下、向左、向右，亟宜用收毒等药，敷而围之，自不冲突也。如此救疗，胃气大开，断不至死。

急消汤：岐天师传。治背心之间先发细瘰，后渐渐红肿，高突大痛。

忍冬藤二两，茜草三钱，紫花地丁一两，贝母三钱，甘菊花三钱，黄柏一钱，天花粉三钱，桔梗三钱。水煎服，一剂轻，二剂又轻，三剂全消。

神散阳痈汤：伯高太师传。治背疽阳痈初起。

天花粉五钱，生甘草五钱，茯苓五钱，车前子五钱，管仲五钱，羌活二钱，黄芩二钱，紫菀三钱，生地一两，柴胡一钱。水煎服，一剂即消大半，二剂全消。若已溃后，不可用矣。

（《洞天奥旨》）

变阳汤：岐天师传。治背心初发小泡，痒甚，已而背重如山，隐隐发红晕，如盘之大，谵语胡言，断阴疽阴痈也，以此方救之。

人参二两，黄芪二两，金银花半斤，附子一钱，荆芥（炒黑）三钱，柴胡二钱，白芍一两，天花粉五钱，生甘草五钱。水十余碗，煎汁二碗，先服一碗，后再服一碗。服后阴必变阳而作痛，再用一剂而痛亦消，再服数剂全愈。

锦庇汤：伯高太师传。治阴痈初起。

黄芪三两，肉桂三钱，生甘草一两，荆芥（炒）三钱，天花粉三钱，贝母二钱，锦地罗五钱，茯苓一两。水煎服，一剂即散大半，三剂全消。

转败汤：岐天师传。治背痈溃烂，洞见肺腑，疮口不收，百药敷之，绝无一验，此方治之神效。

麦冬一两，熟地二两，山茱肉一两，人参五钱，肉桂一钱，当归一两，忍冬藤一两，白术五钱。水煎服，五剂全愈。

收肌饮：伯高太师传。治同前。

熟地二两，白术二两，山茱萸一两，人参一两，当归一两，生甘草三钱，甘菊三钱，肉桂三钱，天花粉二钱。水煎服，一连四剂，疮口自合。必须节守房事一月，否则无功。

定变回生汤：岐天师传。治背疽长肉，疮口已平，偶犯色欲恼怒，开裂流水，色变紫黑，肉变败坏。

人参四两，黄芪三两，当归二两，北五味子二钱，麦冬二两，肉桂三钱，白术二两，山茱萸五钱，忍冬藤二两，茯苓一两。水煎服，四剂平复。或疑药料太重，然变出非常，不如此多用补剂，万难救死也。倘愈后再犯色欲，万无生机。

补缝饮： 伯高太师传。治背痈愈后开裂。

人参二两，白芍五钱，当归一两，白术（炒）二两，麦冬一两，肉桂二钱，附子一钱，熟地二两，北五味三钱，山药五钱。水煎服，十剂可安。

（《洞天奥旨》）

助阳消毒汤： 岐天师传。治夏生背痈，疮口不起，脉大无力，发热作渴，自汗盗汗，用参芪补剂，益加手足逆冷，大便不实，喘促呕吐，阴症似阳，此方主之。

人参半斤，黄芪一斤，当归四两，白术四两，陈皮一两，附子五钱。水煎膏，作二服。连服数剂乃愈。此舍痈从症之法，盖症出非常，不可以平常细小之药从痈也。

起陷神丹： 伯高太师传。治症同前。

人参二两，白芍五钱，当归一两，麦冬一两，白术二两，肉桂二钱，附子一起，熟地二两，北五味三钱，山药五钱。水煎服，十剂可安。

归花汤： 秦真人传。治痈疽发背初起。

金银花半斤，水十碗，煎二碗，入当归二两，同煎一碗，一气服之，一日即散绝，神方也。世人亦有用此者，不能多耳。不拘阴阳之毒，饮之立愈。但过四五日，则减半效，然亦无性命之忧。对口与无名肿毒亦可用，或略小其剂可也。

（《洞天奥旨》）

泥丸发案

泥丸宫在头顶之上，痈疮发于此处，九死一生。其状如火燎浆泡，大如钱形，色似葡萄之紫，其疮口不一，或如碎粟。倘四围坚硬，疮顶色红赤不黑，尚可医疗，乃阳痈而非阴也；倘色紫而黑黯无光，神情闷乱，不知人事者，乃阴痈而必死也。盖泥丸宫属足太阳膀胱之经，近于玉枕，乃督脉之路也。肾经之气，由督脉而上透玉枕，入泥丸而化精，乃从额而下降于玉楼。若肾精不足，而泥丸内涸，无精以养，乃化为火毒，此无阴水以制阴火也。脑既无阴，又加生痈，髓海煎熬，其精愈竭，又何以救乎？故往往有更变形容，改换声音，烦躁口干，随饮随渴，甚至脑骨俱腐，片片脱下而亡。人生此痈，得于房术者居多，兴阳涩精，尽是丹石燥烈之品，或洗或嚼，或噙于舌，或封于脐，霸阻精道，久战博欢，真精枯竭，髓尽火发，遂发于顶而不可救，为可痛也。

必须于五日之前，以大剂煎饮，尚有生机。倘五日后救之，则生死未可定也。

（《洞天奥旨》）

脑后发案

脑后乃玉枕、风府之穴道也。玉枕为督脉之关。盖督脉有三关，玉枕其一也。督脉由命门而上至玉枕，乃河车之路也，透过玉枕始达泥丸。若玉枕、风府生痈，如何能达肾气至泥丸而化精乎？虽泥丸为髓海，内原有髓在也，然肾气无一日不上通泥丸者也。肾气因生痈而不能上达，则泥丸之髓源断矣，何能化精以分布于各脏腑乎？此处生痈，虽少轻于顶，然是阴非阳，则与顶发无殊。故治疗亦可通用，如五圣散、蔓花汤大剂吞服，无不可救，不比顶发于泥丸者，十死而一生也。或曰：玉枕、风府系足太阳膀胱之经，且阳维之脉所绕，未必不是阳症。谁知膀胱火毒发动，由于肾火之先动也。况阳维之脉，随督脉而上行，是阴非阳，又何疑哉？

五圣汤：岐天师传。治脑痈生于头顶之上者。若对口偏口，俱非脑痈也。急以此方救之。

金银花八两，玄参三两，黄芪四两，麦冬三两，人参二两。先用水十大碗，将金银花煎汤六碗，再施前药至二碗。一日服二次，连服四日。用四剂，其痈渐愈，改用十全大补汤，重四两与之；又服四剂，又改用八味地黄汤，恣其酣饮，可获全愈。此等治法，乃九死一生之法也。然舍此法，惟蔓花汤乎。

蔓花汤：伯高太师传。治脑疽初发。

川芎一两，玄参二两，金银花二两，山茱萸一两，麦冬一两，贝母三钱，蔓荆子二钱。水三大碗，煎服之即消。如尚未消者，二剂全愈。万勿候其溃败而始救之也。盖溃败之时，则不可救矣。

（《洞天奥旨》）

对口发案

案一

对口发者，发于风府、哑门之穴也。正对于前唇口，故以对口名之，乃督脉之火毒也。夫督脉何以有火毒乎？盖督脉起于尻骨，过命门，夹脊而上，透于玉枕，玉枕之穴近于泥丸，泥丸之穴，最恶肾火之烧，最喜肾水之润也。玉枕之穴，与泥丸性正相同，乃唇齿之穴也。玉枕知泥丸喜水而不喜火，遇水则引而上升，遇火则闭而不纳，肾火至玉枕而不纳，势必停留于玉枕之外，而风府、哑门正其穴也，故久留而不散，遂结成火毒而生痈矣。此疽之生，本是凶症，然而生于对口者犹轻，生于偏旁发际天柱穴间者为更重。初发之时，急宜救之。盖天柱属足太阳膀胱之经，虽多血少气，然其地上近于脑，不可作阳痈治之。况此处生痈，多现无数水疮口，以惑世人，不知从何处觅头。急宜消之，若少迟，恐毒入于脑，邪热上攻，不可救矣。夫阴阳二毒，俱可内消，何可迁延等待，令其皮破肿溃而后治之乎？迨于疮口赤肿，或变为紫黑，发寒发热，毒势大横，动刀而无脓，用针而流血，通喉落首，追悔不亦迟乎？故吾愿人于二三日前而早用大剂，于补血补气之中，益之散毒散火之药，以急治之也。

加味三星汤： 巫彭真君加。治阳疽。

金银花一两，蒲公英一两，生甘草三钱，玄参一两。水数碗，煎八分服，二服即消。阳症已破者，三服脓尽生肉。

加减圣神汤： 巫真君加。治阴疽。

人参一两，生黄芪一两，当归五钱，金银花三两，白芥子三钱，附子一钱。一二剂止血生肉，六剂全愈。

加味三花汤： 巫真君加。治对口初起。

当归二两，川芎一两，天花三钱，紫花地丁一两，甘菊花五钱。水煎服，二剂全消。

或用生甜菜一把，捣，加酒酿少许，同敷疮口，干即易之，亦颇效。然可治阳症也，若阴症难痊。吾以为甜菜非四时之物，不若前三方可频得也。世有奇方，非余所知。

（《洞天奥旨》）

案二

钱左，脑疽三日，红肿寒热，外邪客于风府，蕴热上乘，邪热相搏，血瘀停凝。法当疏散。

荆芥穗二钱，青防风一钱，全当归二钱，京赤芍二钱，大贝母三钱，炙僵蚕三钱，羌活一钱，大川芎二钱，香白芷二钱。

外用金箍散、冲和膏，陈醋、白蜜调，炖温敷。

二诊： 投剂后，得大汗，热退肿减，再用和解。

全当归二钱，京赤芍二钱，大川芎二钱，生草节二钱，苦桔梗一钱，大贝母三钱，炙僵蚕三钱，晚蚕砂（包）三钱，丝瓜络二钱，香白芷三分，万灵丹（入煎）一粒。

仍用金箍散、冲和膏。

（《丁甘仁医案》）

案三

柯左，脑旁属太阳，为寒水之小府，其体冷，其质沉，其脉上贯巅顶，两旁顺流而下。花甲之年，气血已亏，加之体丰多湿，湿郁生痰，风寒侵于外，七情动于中，与痰湿互阻于太阳之络，营卫不从，疽遂成矣。所喜红肿高活，尚属佳象，起居调摄，尤当自慎。

生黄芪三钱，青防风一钱，生草节二钱，苦桔梗一钱，陈广皮一钱，仙半夏二钱，大川芎二钱，大贝母三钱，炙僵蚕三钱，羌活一钱，小金丹（陈酒化服）一粒。外用金箍散，金黄散、冲和膏，陈醋、白蜜调，炖温敷。

二诊：脑疽偏者较正者难治，前方连服三剂，根盘略收，疮顶高突，有溃脓之势。今证候虽偏，形势尚佳，所喜疮顶起发，胃纳渐旺，人以胃气为本，有胃则生，书有明文。再拟消托兼施法。

生黄芪三钱，全当归二钱，京赤芍二钱，陈广皮一钱，仙半夏三钱，生草节二钱，大贝母三钱，苦桔梗一钱，炙甲片一钱，皂角刺一钱，笋尖三钱，炙天虫三钱，白芷二钱。

外用金箍散，金黄散、冲和膏。

三诊：迭进提托之剂，得脓甚畅，四围根盘渐收，调养得宜，生机有庆。

生黄芪三钱，全当归二钱，京赤芍二钱，紫丹参二钱，陈广皮一钱，仙半夏三钱，云茯苓三钱，制首乌三钱，生草节二钱，红枣二枚。

外用九黄丹，海浮散，阳和膏。

（《丁甘仁医案》）

脑疽案

张左，正脑疽两候，疮口虽大，而深陷不起，疮根散漫不收，色红疼痛，舌质光红，脉象濡缓。气虚血亏，不能托毒外出，痰湿蕴结，营卫不从，症势重险！再拟益气托毒，和营化湿，冀其疮顶高起，根脚收缩，始有出险之幸。

生黄芪八钱，全当归三钱，抱茯神三钱，生首乌四钱，生潞党参三钱，京赤芍二钱，炙远志肉一钱，白茄蒂八钱，生草节二钱，紫丹参三钱，鹿角霜三钱，陈广皮一钱，大贝母三钱。

外用黑虎丹、九黄丹、补天丹，阳和膏。

（《丁甘仁医案》）

痛疽案

风火痰热，蕴结太阳之络，脑后发漫肿疼痛，寒热不清。拟荆防败毒散加味。

荆芥穗一钱半，生草节一钱，大贝母三钱，青防风一钱，粉桔梗一钱，炙僵蚕三钱，大川芎一钱，京赤芍二钱，炒牛蒡二钱，万灵丹（研吞）一粒，薄荷叶（后下）一钱，连翘壳一钱。

盘颈痰破溃，脓水甚多，四围肿痛。姑拟和营托毒。

全当归二钱，云茯苓三钱，广陈皮一钱，青橘叶一钱，京赤芍二钱，生草节一钱，大贝母三钱，紫丹参三钱，粉桔梗一钱，炙僵蚕三钱，牡丹皮三钱，生香附一钱，丝瓜络一钱。

流痰已久，势将破溃。治宜温托。

生黄芪三钱，全当归二钱，云茯苓三钱，嫩桑枝三钱，青防风一钱半，紫丹参三钱，大贝母三钱，生草节一钱，川桂枝一钱，生白术三钱，炙僵蚕三钱，炒赤芍二钱，广陈皮一钱半，鹿角霜一钱。

搭背腐溃，脓水不多，再与补托。

生潞党三钱，全当归二钱，云茯苓三钱，生白术三钱，大白芍二钱，大贝母三钱，生甘草一钱，紫丹参三钱，广陈皮二钱，红枣三枚。

（《丁甘仁医案》）

六、督脉癫痫证选案

癫痫案

田某，女，13 岁，学生，1970 年 12 月 15 日。

性情孤僻，一日与同学口角相争而昏仆。此后，精神失常，或歌或泣，喃喃自语，自 9 日以来，上午神志较清，下午神志昏迷，近两日来，竟彻夜不眠，躁扰不安。右脉滑数，左脉弦滑，舌红，苔黄腻。

辨证治疗： 肝气郁勃，上扰心神，神志被蒙，因而形成癫证。迁延 7 日不愈，以致彻夜不眠，躁扰不安，大有由癫转狂之可能。拟镇惊安神，豁痰开窍治之。

处方： 钩藤 30g，黄连 6g，石菖蒲 9g，远志 6g，胆南星 9g，僵蚕 6g，丝瓜络 9g。水煎服。

另，天竺黄 3g，朱砂 2g，琥珀 3g。共研细面，分为 4 包，日服 2 次，每次 1 包，白水冲下。

二诊： 12 月 17 日。上方连服 2 剂，神志稍清，询知大便 5 日未更，可虑热郁阳明作祟，再守上方重佐大黄 9g，芒硝 3g。水煎服。

三诊： 12 月 21 日。前予破结通腑，大便得以通畅，排出痰浊积滞，神志转清，言语有序，饮食渐增，寐亦好转。继予养血安神之品，以望病愈。

处方： 丹参 12g，生地 18g，白芍 12g，远志 6g，朱茯神 12g，麦冬 15g，生龙骨、生牡蛎各 18g。水煎服。

1971 年 3 月 15 日，患者之兄来诊感冒，述及其妹前症，方知服药 7 剂之后，诸症悉平，回校读书，脑力未受影响。

（《孙鲁川医案》）

经脉腧海虚于带脉发表于诸阴之间曲束一指开阴维起于

髓海不足证候喘咳、腰痛、 阴疾、阴火、阴维衰于诸阴之交、阴维务病苦寒热、阴维卫气失调又循各诸阴经辨证治疗所

其治疗结合阴经辨证治疗。阳维起于诸阳之会、阳维务病苦寒热、阳维卫气失调又循各诸阳经辨证治疗

足痿白症、上肢经阴痛、腰痛、阴挺、阴火、湍中之漏下甘着寒、阴维衰于诸阴之交

至一身左右之阴气、而可运动、阴跷发于少阴调补阴跷、阳跷主一身左右之阳

而可与跷健、其病多为头痛、经发痫证、邪下循阳、治疗当益气血、

高于与跷健、其病多为头痛、经发痫证、邪下循阳、治疗当益气血、壮肢节、调其阴阳、

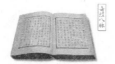

任脉篇

一、胎前妊娠病选案

妊娠烦热案

一妊妇，烦热吐痰，恶心头晕，此脾虚风痰为患，用半夏白术天麻汤以补主气，祛风邪渐愈，惟头昏晕未瘥，乃用补中益气汤加蔓荆子以升补阳气而愈。

（《薛立斋医案》）

妊娠转胞案

一妇，年四旬，孕九月，转胞，小便闭三日矣，脚肿形瘁，左脉稍和而右涩，此必饱食气伤，胎系弱不能自举而下坠，膀胱偏在一边，气急为其所闭，所以下窍不利，当补血养气，血气一和，胎系自举，以参、术、归尾、芍药、陈皮、甘草、半夏、生姜浓煎，服四帖，任其叫号，次早以四粗，作一服煎，顿饮，探吐之，小便大通，皆黑水。后照原方加大腹皮、炒枳壳、青葱管、砂仁作二十帖与之，以防产前后之虚。果得平安，产后亦健。

（《名医类案》）

妊娠子肿案

一孕妇七月，先下体发肿，渐及面。忽子户突出一水泡，皮薄而光亮，于是身体悉消矣。然起卧不便，困苦非常；后复皮破出水，恒不得干，偶一内亲，自言昔常患此，用王不留行及明矾等药，煎洗而瘥，如言试之。苦于螫痛，如此月余，比前稍愈，而终不除，询产科亦罕知之，但云此似不妨，所谓琉璃胎也，产时自消，后果然。

（《名医类案》）

妊娠肝厥案

钱鹄云正室，饮食起居无恙，一夜连厥数十次，发则目上窜，形如尸，次日又厥数十次，至晚一厥不醒，以火炭投醋中近鼻熏之，不觉。切其脉，三部俱应，不数不迟。伊父倪福增，以为不可治，沈用青铅一斤，化烊，倾盆水内捞起，再烊再倾，三次，取水煎生地一两，天冬三钱，石斛三钱，甘草一钱，菖蒲一钱与服。伊留沈就寝画室，次晨服药后到今，厥六次，厥亦甚轻，于是原方再煎服，厥遂止，后生一子，计其时，乃受胎初月矣，移治中年非受胎者亦效。

（《续名医类案》）

妊娠乳痛案

程玉吾内人，妊已七月，乳忽红肿而痛，恶寒发热，将成内吹。以大瓜蒌四钱为君，当归尾二钱为臣，甘草节、蒲公英、贝母、连翘各一钱二分为佐，青皮、柴胡各八分，橘叶五片为使，二剂而瘳。

（《续名医类案》）

妊娠子痫案

黄氏妇，青年初孕，已将足月，忽午夜口中呶呶，因作上视，角弓反张，裸裎不知羞耻。口眼偏斜，昏愦不知人事，问之不能言，此风痰为怒所动，而成子痫，当从云岐子葛根汤加大腹皮，一剂可愈。

用葛根、川母、丹皮、防风、川芎、当归、茯苓、桂心、独活、人参各四钱，水煎饮而苏。

（《续名医类案》）

妊娠暑湿扰中案

端士先生，四弟媳，怀孕七月，胎气上冲动跃，竟日号叫，腹痛如割，请医诊治，投安胎药，胎不动而腹痛更甚，又以为胎死，欲下之，而加入人参，于是延缪亭视，才到即问可曾下血，病家言未下，曰：痛在气分，未到血地，遂定一方，用苏梗炒半夏曲，陈皮，佛手皮炒枣仁，荷叶露、青苎、银花炭，服一剂全愈。越三日分娩，母子安好。此证是暑湿之邪扰中，致胎元不安也。

（《续名医类案》）

妊娠暑热入络案

徐氏妇，重身而患四肢疼痛，不可屈伸，药之罔效，或疑为瘫痪，王孟英诊之曰：暑热入于隧络耳，与以桑枝，竹叶，扁豆叶，丝瓜络，羚羊，豆卷，知母，黄芩，白薇，栀子，照方服之，果即得愈。

杨素园曰：吴天士医验录，有寒中经络之证，与此正相对待，可见病证有寒即有热，不可执一而论也。

（王孟英案）

妊娠燥气为病案

三汀俞某之内，孕经七月，忽受燥气，咳嗽音嘶，前医贸贸，不询月数，方内遂批为子痫，竟忘却内经有妇人重身，九月而痫一段。医者若此未免为识者所讥，观其方案，庞杂之至，所以罔效。雷少逸诊之，脉弦滑，斯时肺经司胎，咳嗽音哑，显是肺经被燥气所侵之证，宜辛凉解表法。用薄荷，前胡，瓜蒌皮，牛蒡子，天花粉，去蝉衣，豆豉加桑叶，菊花，橄榄为引，连服三剂音扬咳止矣。

鸿志按：此证如梨汁，地力汁，鲜枇杷叶，鲜苇茎，鲜萝贝汁等均可加入。

（雷少逸案）

妊娠疟痢案
案一
郝氏妇，怀孕九月，患疟三四发后，即呕恶畏食，诊其脉，气口涩数不调，左关尺弦数微滑，此中脘有冷物阻滞之候，以小柴胡去黄芩加炮姜、山楂，四服稍安，思食。但性不嗜粥，连食肺鸭之类，遂疟痢兼作，胎气下坠不安，以补中益气去黄芪，加砂仁、乌梅而产，产后疟痢并痊。

（《续名医类案》）

案二
一孕妇，疟痢齐发，他医治两月余，疟止而痢更甚，又加腹痛，饮食少进。赵诊之，虚寒矣。以补中益气加姜桂，一服痢止大半，再一服而反疟疾大作。主人惊恐，赵曰：此吉兆也，向者疟之止，乃阴盛之极，阳不敢与之争，今服补阳之剂，阳气有权，敢与阴战，再能助阳之力则阴自退听。方中再加附子五分进之，疟痢并愈，大进实剂，越三月，产一子，产后甚健。

（《续名医类案》）

案三
夏墓荡一妇，丰前桥章氏女也。己卯夏章氏来请云：怀孕七月，患三疟痢疾。及诊，病者但云小便不通，腹痛欲死，小腹时有物垄起至若痢疾，昼夜数十起，所下不多，仍是粪水，疟亦寒热甚微。余思俱是肝病，盖肝脉环阴器、抵小腹、肝气作胀，故小腹痛，溺不利，胀甚则欲大便，肝病似疟故寒热。余议泻肝法，许其先止腹痛，后利小便，彼云：但得如此则活，不必顾胎，用川楝子，橘核，通草，白芍，茯苓，甘草，煎服，一剂腹痛止，小便利，四剂疟痢尽除，胎亦不坠。以后竟不服药，足月而产。

（《女科医案选粹》）

妊娠咳嗽案
朱砥斋司李夫人，屡患半产，每怀孕服保胎药，卒无效。今秋受孕后病嗽。孟英诊之，尽屏温补，纯与清肺，或诘其故，曰：胎之不固或由元气之弱者，宜补正；或由病气之侵者，宜治病。今右寸脉滑大搏指，吾治其病，正所以保其胎，苟不知其所以然，而徒以俗尚保胎之药投之，则肺气愈郁，咳逆愈盛，震动胞系，其胎必坠矣。朱极钦佩，服之良效，次年夏诞子，甚苗壮。

（《王孟英医案》）

妊娠内热咳痰案
钱彬安室人，内热，咳呛痰涎，夜不能卧，脉细且数，呼吸七至，延沈尧封诊，问及经事，答言向来不准，且素禀怯弱，沈不敢用药。就诊吴门叶氏，此百日劳不治。归延本邑蒲书亭诊视，投逍遥不应，更葳蕤汤，亦不应，因取六味丸料二十分之一煎服，一剂咳减，二剂热退，四剂霍然。惟觉腹中有块，日大一日，弥月生一女，母女俱安。后以此法治怀孕咳呛涎痰，或内热，或不内热，或脉数，或脉不数，五月以内者俱效，五月以外者，有效有不效。

（《蒲书亭医案》）

恶阻肝风内扰案

素有阴亏火盛，肝风内扰之症。近值有妊三月，离火司胎，阴液愈亏，不能承制五火，煎熬津液成痰，呕吐频作，浊痰上溢，此为恶阻。饮食迟于运化，肝木久失条舒，脉来弦数无神，虑有子痫之患。当以壮水济火，补阴潜阳为主，辅以养血荣胎之意。

大生地，当归身，大丹参，黄芩，冬白术，白知母，天门冬，大麦冬，大白芍，玄武胶。

服壮水潜阳之剂，胎元竟过离宫，半载以来，阴平阳秘，脉亦和平，曾经受孕，即觉体倦神疲，由渐而甚，至产后方平。见在神形拘倦，甚于畴昔，皆缘火端阴亏所致，仍以壮水潜阳为主。

大生地，当归身，冬白术，黄芩，酸枣仁，玄武胶，肥杜仲，益母花，川黄柏，大白芍。

胎元本于气血，盛则胎壮，虚则胎怯。气主生胎，血主成胎，气血调平则胎固，气血偏胜则胎堕。曾经五次半产，俱在三月之间。三月，手心主厥阴胞络司胎，心主一名膻中，为阳气之海，阳气者，若天与日，离照当空，化生万物，生化著于神明，长养由于阳土，君火以明，相火以位，天非此火不能生长万物，人非此火不能生长胎元，人与天地相参，与日月相应，天人一理也。但此火平则为恩，亢则为害，胎至三月则堕，正属离光暴甚，阴液虚衰，胎失滋荣，势必憔悴，譬如久旱，赤日当空，泉源干涸，草木焦枯，瓜果自落。脉来滑数无神，证咽干舌赤，法宜壮水之主，以镇阳光。

大生地，冬白术，黄芩，龟板，生甘草，当归身，大白芍，川续断，杜仲，元参，知母，黄柏。

（《问斋医案》）

妊娠子悬案

案一

一妇人孕七月，忽然胎上冲心而痛，坐卧不安，医治不效，又作死胎治，而草麻寸香研贴脐中，命在垂亡。陈诊之：两尺脉皆绝，余脉和平，此子悬也，若是胎死，必面赤舌青。今面不赤，舌不青，其胎无伤，是胎上冲心，以紫苏饮治之，用紫苏、腹皮、川芎、白芍、陈皮、当归、人参、甘草、生姜、

726
古今奇经验案选编

葱。十服而胎安矣。

（《问斋医案》）

案二

某氏妇，妊娠八九月，胎吸母气，阳扰烦蒸，心痛引入小腹，谓子悬，失治有三冲三激之累。用柏子仁，天冬肉，女贞实，茯神，生地，陈驴皮胶。

鸿志按：子悬之证，心腹胀满痛也，古人治法，每用紫苏饮为主，就证加减，今叶氏用养血通幽，亦是一法。

（叶天士案）

妊娠子满案

徐太和妇，娠八月，得子满病，或作子悬治不效，腹满转甚，胎坠下迫，玉门大张，胞形外露，但仰卧不能坐，其脉两手俱坚大搏指，谓曰：病无害，乃双胎也。胎肥气弱，不能约束，故下坠耳。用束胎利气主之，加人参一钱、炒升麻一分，服三剂，胎举而安，后生一男一女。

（《问斋医案》）

冲任亏乏，胎气不固案

唐右，腰为肾府，胎脉亦系于肾，肾阴不足，冲任亦亏，妊娠四月，忽然腹痛坠胀，腰酸流红，脉细小而弦。胎气不固，营失维护，虑其胎堕。急拟胶艾四物汤养血保胎。

阿胶珠二钱，生白术一钱五分，厚杜仲二钱，大白芍一钱五分，广艾炭八分，炒条芩一钱五分，川断肉二钱，苎麻根二钱，当归身二钱，生地炭四钱，桑寄生二钱。

朱右，怀孕足月，漏红迭见，是血有热，冲任不固。胎之生发由于血，今血溢妄行，胎萎不长，不能依时而产也。拟养血清热，而固胎元。

阿胶珠二钱，生地炭四钱，当归身二钱，炙黄芪三钱，苎麻根二钱，炒条芩二钱三分，嫩白薇二钱三分，大白芍二钱三分，西洋参二钱三分，藕节炭二枚。

严右，咳嗽较减之后，忽然流红甚多，舌质淡红，脉弦小而数。怀麟七月，正属手太阴司胎，太阴原有燥邪，引动肝火，由气入营，血得热以妄行，颇虑热伤胎元。致成小产。急拟养营泄热以保胎，佐入滋水清肝而润肺。

蛤粉炒阿胶三钱，生地炭三钱，侧柏炭二钱，厚杜仲三钱，生白术一钱半，光杏仁三钱，冬桑叶三钱，炒条芩一钱，川象贝各二钱，冬瓜子三钱，鲜藕（去皮、切片、入煎）四两，枇杷叶露（后入）四两。

（《丁甘仁医案》）

妊四月，感寒腹痛案

唐右，受寒停滞，脾胃为病，清浊混淆，腹痛泄泻，似痢不爽，有坠胀之状，胸闷不纳，舌光无苔，按脉濡迟。怀娠四月，颇虑因泻动胎。急拟和中化浊，佐保胎元。

藿香梗二钱三分，云茯苓三钱，六神曲三钱，陈广皮一钱，炒扁豆衣三钱，焦楂炭三钱，生白术一钱，大腹皮二钱，带壳砂仁二钱，焦谷芽四钱，陈莱菔子三钱，干荷叶一角。

（《丁甘仁医案》）

妊娠胎火内炽案

吴右，牙齿属胃，胃火循经上升，风热之邪未楚，左颧面肿红已退，右颧面漫肿又起。内热口干，心中嘈杂，舌质淡红，脉象滑数。怀麟足月，胎火内炽，拟辛凉消解，而清胎热。

薄荷叶三分，天花粉三钱，生赤芍二钱，熟牛蒡二钱，生甘草三分，大贝母三钱，冬桑叶三钱，苦桔梗一钱，炙僵蚕三钱，甘菊花三钱，金银花三钱，连翘壳三钱，鲜竹叶三十张，活芦根（去节）一尺。

（《丁甘仁医案》）

冲任亏损，血热妄行案

戴右，怀麟十二月，漏红五六次，腹已大，乳不胀，脉弦小而滑。冲任亏损，肝火入营，血热妄行，不得养胎，故胎萎不长，不能依期而产也。当宜益气养血，清营保胎，俾气能摄血，血足荫胎，胎元充足，瓜熟自然蒂落。

吉林参须一钱，生黄芪三钱，生地炭三钱，厚杜仲三钱，生白术二钱，当归身二钱，阿胶珠二钱，炒条芩一钱，侧柏炭一钱半，生白芍二钱，桑寄生三钱，鲜藕（切片入煎）一两。

（《丁甘仁医案》）

妊娠肝虚脾弱，湿浊下注案

张右，妊娠九月，便溏旬余，漏红色紫，腰不酸，腹不坠，殊非正产之象。良由肝虚不能藏血，脾虚不能统血，中焦变化之汁，尽随湿浊以下注也。舌苔薄腻，脉象弦滑。当宜培养中土，而化湿浊。俾得健运复常，则生气有权，而胎元易充易熟矣。

生白术三钱，云茯苓三钱，春砂壳三分，桑寄生二钱，炒淮药三钱，陈广皮一钱，焦楂炭三钱，藕节炭二钱，炒扁豆衣三钱，煨木香一钱半，焦麦芽三钱，干荷叶一角。

二诊：孕已足月，腹痛腰酸，谷道坠胀，中指跳动，正产之时已届。气足则易送胎，血足则易滑胎。惟宜大补气血，以充胎元，水足则舟行无碍之意。

炙黄芪五钱，抱茯神三钱，陈广皮一钱，大白芍一钱，大熟地五钱，菟丝子二钱，炒黑荆芥三分，生白术二钱，当归身三钱，大川芎二分，红枣五枚。

（《丁甘仁医案》）

妊娠温毒发斑案

建德孙某室，怀孕五月，忽发温毒之病已发斑矣，前医有用辛温发散，有用补养安胎，不知温毒得温愈炽，得补养弥盛，是以毒势益张，壅滞肌肉，而发为斑，其色紫者，胃热盛也，脉数身热，苔黄而焦，此宜解毒消斑，不宜专用安补，遂以石膏、芦根透阳明之热，黄芩、鲜生地清受灼之胎，佐连翘、甘草以解毒，荷叶以升提，服一帖，身热稍清，斑色退淡，惟脉象依然数至，舌苔未见津回，仍守旧章，重入麦冬、少增参叶，继服二帖，病证尽退，后用清补，母子俱安。

（《女科医案选粹》）

妊娠胎枯案

邵涵贞室人，孕十七月不产，不敢执意凭脉，问诸情况，果孕非病，但云孕五月以后不动。心窃讶之，为主丹参一味，令日服七钱。两旬余，胎下已死而枯，其胎之死，略在五月不动时，经十三月在腹，不腐而枯。如果实在树，败者必腐，亦有不腐者，则枯胎之理可推也。

（《女科医案选粹》）

妊娠恶阻案
案一

史氏妇，呕吐之声远闻百步，脉左关鼓指不连于寸，两尺滑搏，于左独加，水饮不入七日矣，与透肝之剂，断其必男，药进而呕定，月足果产男，是证初寒热大作，呕吐不食，人皆为伤寒，卢以尺中脉搏知其为妊，其关不连寸者，盖肝郁善怒，而不能发也，顺其性而伸之调之，肝疏气平，恶自无阻，呕自定耳。

（卢不远医案）

案二

一妇人，妊娠恶心呕吐，头眩恶食，医药二月，降逆如左金丸、旋覆代赭汤，调气如砂、蔻、乌药、沉香之类，一医谓血枯经闭，虚劳重证，属病家治后事也。诊其脉细弱之中，终有动滑之象，腹虽不大，而有动跃之势，遂断为恶阻，因过药伤胃，致现各种恶候，劝令停药，不肯依从，乃立疏气降逆养胃清和平淡之剂，服后胸显宽，随后同，出入加减终以轻剂渐渐收功，数月后，竟举一男。

（赵晴初医案）

案三

费姓妇，怀孕三月呕吐饮食，沈尧封与之陈皮、竹茹、黄芩等药不效，松郡车渭津用二陈汤，加旋覆、姜皮，水煎，冲生地汁一杯，一剂吐止，四剂全愈。一医笑曰：古方生地、半夏同用甚少，不知此方乃千金半夏茯苓汤，除去细辛、桔梗、川芎、白芍四味。

（车渭津医案）

案四

妊娠呕恶不止，发热咳嗽，先咯血而后便血，血止，下痢积垢。阴伤损胃，无血养胎，胎元受损，势难两全。症势极重，姑拟养阴和胃，佐以化浊。

参须，怀山药，麦冬，茯苓，白芍，炙草，石斛，生於术，陈皮，半夏曲，甘蔗皮，陈仓米。

（《女科医案选粹》）

案五

黄某，34岁，已婚。

平时胃气素弱，食欲不旺，现怀孕70日，头晕目眩，恶闻食气，胸闷气逆，恶心呕吐已30余日，近日呕吐加剧，甚至呕出鲜血，乃于1962年2月伴同来诊。

初诊：2月22日。怀孕2个月余，恶阻呕血，头晕心烦，性情急躁，脉象滑数，舌苔薄黄。此乃脾虚胃热，呕吐伤络。治拟宽胸健脾，降逆止血。

鲜生地12g，淡子芩9g，焦白术6g，新会皮6g，砂仁（后下）4.5g，姜竹茹9g，老苏梗6g，伏龙肝（包）12g，藕节炭9g，左金丸（包）3g。

复诊：2月24日。服药2剂后，呕血已停，泛恶亦瘥，渐能进食，现略感头晕腰酸，脉象细滑，舌苔薄黄。腰为肾之府，妊娠忌见此部酸痛。治拟固肾健脾，顺气宽中。

姜半夏6g，姜竹茹9g，焦白术6g，新会皮6g，鲜生地12g，杜仲9g，续断9g，藕节炭9g，左金丸（包）2.4g，乌梅1枚。服后恶心渐止。

（《朱小南妇科经验选》）

案六

华某，女，25岁，干部，1960年4月19日初诊。

怀孕2个月许，1周来恶心，呕吐痰涎，食少纳呆，头昏痛，乏力，既往有胃脘痛史，脉象弦大，舌苔淡白。胃家气血两虚，肝阳偏旺，病属妊娠恶阻，拟方从此着手。

炒潞党12g，炒白术9g，炒山药9g，炒白芍9g，桂圆肉9g，法半夏4.5g，云茯苓9g，荷叶蒂3个，鲜生姜2片，黑大枣（切开）5个，炒谷芽9g，炒麦芽9g。

复诊：4月26日。服药5帖，恶心呕吐得止，头昏痛亦平，惟胃纳仍然不振，大便偏干，脉大而滑，苔薄，再予平肝和胃，以资巩固。

炒白芍9g，炒白术4.5g，怀山药12g，云茯苓6g，黑芝麻9g，拌炒茅术2.4g，桂圆肉3g，荷叶蒂3个，鲜生姜3片，黑大枣（切开）5个，炒谷芽

9g，炒麦芽 9g。

（《邹云翔医案选》）

案七

关某，女，32 岁，已婚。

初诊：1959 年 11 月 30 日。妊娠 6 周，头晕泛恶，呕吐经常发作，11 月 4 日因呕吐甚，曾经住院治疗，现感胃脘不适，频频泛恶，呕吐酸水及苦水，口干不思饮，夜来失寐，便闭溲少，舌苔中黄、边微白，脉细弦微数。证属肝旺气逆，胃浊不降，治以平肝理气，降浊和胃，方用戊己丸合二陈汤加减。

处方：黄连 1.8g，生白芍 9g，橘皮 3g，姜半夏 6g，茯苓 12g，旋覆花（包）6g，北秫米 9g。3 剂。

二诊：12 月 3 日。头晕渐平，呕吐犹作，口干喜饮，大便干结，舌苔根黄质绛，脉细弦滑。治以理气和胃，清热化浊，方用橘皮竹茹汤加减。

处方：橘皮 3g，竹茹 6g，生姜 6g，乌梅 3g，知母 6g，茯苓 9g，枇杷叶 9g。2 剂。

三诊：12 月 14 日。胃脘不适，食后即吐，涎唾甚多，口干而苦，便干溲黄，舌苔黄腻，脉细弦微数。治以调肝胃，降逆气，再从原方加减。

处方：黄连 1.8g，生白芍 9g，橘皮 3g，竹茹 6g，茯苓 9g，姜半夏 6g，旋覆花（包）6g，芦根 15g，生姜 2 片。2 剂。

四诊：12 月 18 日。2 日来呕吐未作，胃纳尚可，头部微晕，夜寐尚安，口渴思饮，大便 5 日未行，舌苔薄黄，脉象细滑，拟以调和肝胃，佐以清热润肠。

处方：橘皮 3g，竹茹 6g，茯苓 9g，旋覆花（包）6g，生白芍 6g，生姜 2 片，柏子仁 9g。3 剂。

（《钱伯煊妇科医案》）

案八

阎某，女，成人，已婚。

初诊：1958 年 4 月 8 日。现妊娠 58 天，近旬余来，泛恶呕吐，不能进食，食入则吐，头晕神倦，失眠，二便俱少，舌苔薄黄腻、尖刺，脉象滑数。病属肝逆犯胃，治以平肝和胃，以降逆气，用苦辛法，拟戊己丸合橘皮竹茹汤加减。

处方：黄连 1.5g，吴萸 1.5g，生白芍 9g，清半夏 6g，代赭石 9g，橘皮 3g，竹茹 6g，生姜 2 片。4 剂。

二诊：4 月 12 日。症状如前，服药即吐，依然失眠，便干溲少，舌苔白腻，脉沉滑数。治以和胃降浊，秫米半夏汤主之。

处方：秫米 15g，清半夏 9g。3 剂。

三诊：4月16日。服上药后，呕吐得止，头晕亦平，渐可饮水进食，时觉胃中灼热，食后痞闷，夜仍失眠，大便干结，小溲黄少，舌苔薄白、中根微腻，脉象滑数、左大于右。治以清热和胃，拟以秫米半夏汤加味。

处方：北秫米15g，清半夏6g，白术6g，茯苓9g，谷芽9g。3剂。

四诊：4月19日。上药服后又吐，不能进食，头晕得止，依然失眠，大便仍干，小溲仍少，舌苔薄白边绛，脉象滑数。由于浊气上逆，胃气不和，治以和胃降浊，秫米半夏汤主之。

处方：北秫米15g，清半夏9g。3剂。

五诊：4月22日。服药后呕吐未作，但胃部觉热，口渴，夜仍少寐，头部又晕，舌苔薄白、根微黄，脉沉滑数。此属阴虚内热，胃气不和，治以养阴和胃，方用麦门冬汤加减。

处方：麦冬6g，北沙参9g，北秫米12g，清半夏6g，大枣3枚。2剂。

六诊：4月25日。服上药后未吐，已能食水果及酸味食物，胃中仍热，夜寐不宁，大便不畅，舌苔薄白腻，脉象滑数、左大于右。治以和胃清热，方以秫米半夏汤加味。

处方：北秫米15g，清半夏6g，竹茹6g，生白芍6g。4剂。

七诊：4月30日。服药后，呕吐未作，略可进食，食后稍感胃脘不适，少寐，大便仍干，小溲尚少，舌苔薄黄腻，脉沉滑数。治以和胃调气。

处方：北秫米15g，清半夏6g，橘皮3g，竹茹9g。4剂。

（《钱伯煊妇科医案》）

案九

张某，女，28岁，已婚。

初诊：1959年4月15日。妊娠2个月余，近1个月来，泛恶呕吐逐渐加重，食入顷刻即吐，并吐苦水及酸水。近3日来，饮食难进，口干欲饮，头晕心慌，胸闷气短，胃脘及胸中灼热，烦躁不宁，睡眠亦差，大便已8天未通，小溲短赤，舌苔黄腻质绛，脉左虚细、右弦滑。病属肝阴虚，肝气逆，脾胃升降失常，用敛肝和中之法为治。

处方：生白芍9g，乌梅3g，五味子6g，旋覆花（包）6g，川石斛12g，北秫米9g。1剂。

二诊：4月16日。服药后，呕吐依然，胃脘及胸中灼热得止，但口干喜热饮，头晕心慌均减，今晨进流质未吐，大便仍闭，晨起腹痛，舌苔薄黄，脉左细弦、右弦微滑。治以养阴和胃。

处方：北秫米12g，清半夏6g。2剂。

三诊：4月17日。昨午呕吐一次，至今未再吐，胃脘作痛，胸部及中脘觉热，口干喜饮，头晕得止，夜寐稍宁，大便旬日未解，舌苔薄黄，脉细弦微数。治以养阴清热，化痰和胃。

处方：北秫米 9g，清半夏 6g，竹茹 9g，枇杷叶 9g，芦根 15g，麦冬 9g。2 剂。

四诊：4 月 20 日。3 天来呕吐未作，泛恶渐止，昨晚曾呕吐一次，自觉心慌，胸中尚觉灼热，脘部作痛，口干不喜饮，大便通而不畅，舌苔薄白中剥，脉左细弦微滑、右沉细弦。治以益气和胃，温中降逆。

处方：干姜 1.8g，党参 6g，清半夏 6g，北秫米 12g。2 剂。

五诊：4 月 22 日。昨晚呕吐一次，晨起作泛，呕吐酸水，胃脘灼热且痛，口干喜饮，夜寐尚安，大便又 3 日未行，舌苔薄黄，脉左细弦微滑、右弦滑。治以平肝理气，清热和胃。

处方：生白芍 9g，竹茹 6g，北秫米 12g，天花粉 9g，橘皮 3g。3 剂。

六诊：4 月 24 日。近 4 日未吐，仍感胸脘灼热，至晚增重，胃脘时痛，但不泛恶，口干，纳食尚可，睡眠较差，心悸，大便干燥，舌苔薄黄边有刺，脉左细弦微滑、右弦滑。治以清热理气，和胃安神。

处方：橘皮 3g，竹茹 6g，枇杷叶 6g，远志 6g，北秫米 12g，茯神 6g，天冬 6g。3 剂。

（《钱伯煊妇科医案》）

案十

郭某，女，成人，已婚。

初诊：1959 年 6 月 18 日。现妊娠一个半月，停经 30 天即有泛恶呕吐，近四天加重，不能饮水进食，呕吐黄水，头晕，大便干燥，舌苔薄腻、根微黄垢，脉软滑微数。证属肝胃气逆，痰浊不降，治以和肝胃，降痰浊。

处方：北秫米 12g，清半夏 9g。2 剂。

二诊：6 月 20 日。入院后，服药仍吐，心中烦热，口干且苦，但喜热饮，胃脘作痛，少腹胀坠，舌苔淡黄腻，根微垢，脉左细弦数，右滑数。病因痰湿中阻，胃浊不克下降，治以益气温中，化痰降浊。

处方：党参 3g，干姜 3g，清半夏 3g。三味研末，早晚各服 1.5g，服前再加生姜汁 4 滴，调和徐服。

服上药后，呕吐止，诸恙渐安，以后未再服药。

（《钱伯煊妇科医案》）

案十一

郑某，女，25 岁，工人，1969 年 2 月 5 日初诊。

妊娠 2 个月，恶心呕吐，不欲饮食，心中烦热，精神倦怠，今已 7 日。自昨日，头痛，头胀，小便短黄。脉来弦滑而数，舌苔薄黄质红。

辨证治疗：怀孕 2 个月，冲气上逆，胃气不得和降，因而恶心呕吐，不欲饮食，导致恶阻。心中烦热，头痛头胀，属于内热夹感。治以清热止呕，今仿王孟英法。

处方： 霜桑叶 30g，青竹茹、丝瓜络各 12g。水煎两遍，日分 2 次温服。服药 3 剂，诸症痊愈。

案十二

耿某，女，28 岁，工人，1969 年 6 月 9 日初诊。

怀孕 3 个月，恶心呕吐，甚则呕吐苦水，绿如菜汁。虚烦不得安寐，精神委顿，全身酸楚乏力，面色苍白不华。脉来弦细而滑，舌红苔薄黄。

辨证治疗： 怀孕 3 个月，冲气上逆，胆胃之气不得和降，因而呕吐，甚则呕吐苦水，虚烦而不得寐。精神委顿，面色苍白，皆为血虚之候。治以清热止呕，和胃宁胆，仍仿王孟英法。

处方： 霜桑叶、青竹茹各 12g，丝瓜络 9g，生枣仁 25g，生姜 3 片。水煎两遍，日分 2 次温服。服药 3 剂痊愈。

（《孙鲁川医案》）

案十三

高某，女，25 岁，工人，1975 年 7 月 5 日初诊。

病史： 恶心呕吐已七八天。第一胎产后两年，现又停经 2 个月，诊为早期妊娠。近几天来，恶心呕吐逐渐加重，以至饮食不入。伴有头晕体倦，脊背恶寒，少腹胀痛等。

检查： 舌质紫暗，脉滑。

辨证： 妊娠恶阻，荣血不足而致荣卫失调，冲气上逆。

治则： 调荣卫，益气敛阴，降冲和胃。

方药： 桂枝汤加味：桂枝、芥穗、黄芩、苏梗各 9g，生白芍、台参各 15g，焦白术 12g，生姜 3 片，生甘草 6g。水煎服。

二诊： 1976 年 1 月 5 日。上方服 3 剂后症状消失。今为妊娠八个半月，少腹下坠，耻骨疼痛连及腰胯部，下肢轻度浮肿。尿检：红细胞 0～1 个/HP，白细胞少许，蛋白（±）。血压 110/70mmHg。舌胖少苔，脉滑。此属血虚气弱，胎气下坠。治宜养血益气，调补脾肾。拟方：当归、桑寄生各 15g，生白芍、沙参各 18g，焦白术、川断各 12g，升麻、桂枝、白芷、黄芩各 9g。此方以益气养血为主，兼调肝脾以安胎。服 3 剂。此后病愈。

（《妇科医案》）

案十四

李某，女，30 岁，教师，1975 年 3 月 13 日初诊。

病史： 早期妊娠剧吐不止。饮食不进已 10 余天。婚后生一胎，已 2 岁。自产后第 4 个月按期行经。末次月经 1974 年 12 月 30 日。现恶心不食，伴有恶寒头晕，全身酸困。原有消化不良，蛔虫腹痛等病史。

检查：舌正常，脉濡数。

辨证：脾胃虚弱，胎气阻逆。

治则：调理脾胃，安胎降逆。

方药：橘皮竹茹汤合桂枝汤加减：台参 24g，桂枝、黄芩、竹茹、清夏、芥穗、橘红、生甘草各 9g，白芍 15g，干姜 5g。水煎服。

3 月 17 日来人代诉：药后恶寒，身酸困已显差，仍有恶心不欲食。上方加麦冬、藿香各 9g，元参 18g，取其生津养阴以和胃气。连服 3 剂。

4 月 9 日，服上方症状稍减，因失水过多到县医院输液补钾。并服第一方加百合 30g，已服 6 剂。现已有七八天未呕吐，食欲睡眠均好转。惟觉口苦泛酸。再调方：台参 15g，当归 12g，生白芍、生石膏各 18g，麦冬、焦白术、陈皮、甘草各 9g，桂枝 5g。连服 3 剂后停药。

(《妇科医案》)

案十五

许某，女，25 岁，工人，1974 年 1 月 5 日初诊。

病史：恶心呕吐一星期。婚后一年，自然流产 1 次。现为第二次受孕 50 余天。除恶心呕吐甚剧外，伴有头痛腰痛，全身无力，大便干结，已七八天。

检查：舌淡嫩，脉濡数。

辨证：胎孕初结，血虚津短，营卫失调而冲气上逆。

治则：调营卫，滋阴血，清热降冲。

方药：桂枝汤加味：桂枝、栀子、生甘草各 9g，当归、芥穗、知母各 12g，生白芍、连翘、元参各 18g。水煎服。

二诊：1 月 8 日。服药 3 剂，大便已调，头痛消失，呕吐减轻而未止，仍有腰痛。此属胃气不和，再按辛开苦降之原则调方：桂枝、黄芩、竹茹、生甘草各 9g，生白芍 18g，知母、台参、橘红各 12g，干姜 4g。

三诊：1 月 13 日。服药 6 剂，症状已消失。现又胁腹疼痛，舌正常，脉弦细。此属气血不足，肝气郁滞。改用柔肝养血，调气安胎之剂：台参、焦白术各 15g，当归、川续断、桑寄生各 12g，生白芍 18g，黄芩、苏梗、生甘草各 9g。连服 3 剂后痊愈。

(《妇科医案》)

案十六

李某，女，35 岁，垛石供销社家属，于 1962 年 4 月 5 日诊。孕 3 个月余，从经闭 1 个月即食欲不振，见食则呕，强食则吐，在当地医院诊为妊娠反应，静注葡萄糖、维生素 C，内服镇静药三溴片等，治疗月余，仍不能食，消瘦乏力，卧床不起，面色萎黄，苔白脉弱。

辨证： 妊娠恶阻，脾胃虚寒。

妊娠反应，中医称为"恶阻"，是孕妇脾胃素虚，怀孕后，冲任二脉功能加强，以孕育胎儿生长发育。冲任二脉均起于胞宫，其脉气均循腹正中线上行，孕后二脉过度兴奋冲动，阻碍胃气之下降，致胃气上逆，而呕吐不止。此例属于脾胃虚寒，不温补脾胃，增强胃气，以适应胎气之冲逆，故久治无效。

治疗： 补气健脾，温胃止呕。

处方： 以香砂六君子汤加味：藿香10g，紫苏10g，台参30g，白术25g，云苓20g，陈皮10g，半夏10g，焦楂15g，麦芽10g，陈曲10g，砂仁10g，甘草3g，生姜3片。

用灶心土250g打碎煎汤代水煎药取汁，分3次服。

方意： 香砂六君子汤是健脾温胃之主方。脾胃虚寒，久不进食，气血大亏，仍呕逆不止，故须加重剂量，以壮胃气，以藿香代木香，并加灶心土煎汤代水，温胃降逆，配合半夏、生姜以止顽固之呕吐。

疗效： 服1剂，呕吐即止，知饥思食。连进3剂，食量渐增，能下床活动。继服3剂，恢复正常食量。停药10余天，又犯微呕，照方又服3剂，后不复发。

按： 妊娠反应，一般轻度孕呕，不必治疗，随其择食调理，不久即可消失。若呕吐严重，见食则呕，甚至呕吐胆汁或血性液体，则须辨证治疗。胃弱胃寒者可信照此例治法，严重者必用灶心土煎汤代水，可立止其吐，屡试屡验。胃热者可以六君子汤加紫苏、竹茹、连翘等。热甚者酌加黄连。若肝火犯胃，呕吐苦水，或食入即吐，眩晕口苦，可清肝和胃，降逆止呕，用温胆汤（即二陈汤加枳实、竹茹）加黄芩、黄连、麦冬、芦根等，方可见效。

关于"反应停事件"：在20世纪60～70年代前后，欧洲英法德等国盛行一种叫"反应停"的西药治妊娠反应，用后立竿见影，孕呕立止。但最后发现，凡用过"反应停"产下的婴儿均有不同程度的畸形怪胎，大多是上肢和躯干长在一起，不能分离；或两下肢合并不分离、痴呆、不哭等，甚至产下即断气而死。这就是当时毁害成千上万胎儿，轰动世界的"反应停事件"。这时新中国成立不久，和西欧各国还未建立外交关系，还未进口这种药物，所以我国未受其害。

（《名医玄振一医案选》）

妊娠子烦案

瞿某，女，成年。

初诊： 1954年2月23日。怀孕足月，项强头胀痛，舌边肿，尖红，脉弦。胎火上炎，风热外乘故也。治当清心肝，泄风热。

冬桑叶9g，杭菊花9g，薄荷炭1g，京元参6g，象贝母9g，带心连翘9g，酒炒黄芩5g，生甘草1g，嫩钩藤5g，荷叶边1圈。

二诊：项强已瘥，头胀痛减而未尽；心悸不宁，舌边肿如故，怀孕足月，胎火有余，前法有效。再予原方加味。

冬桑叶9g，杭菊花9g，薄荷炭2g，京元参9g，抱茯神9g，炒枣仁9g，炙远志3g，淮小麦12g，黛蛤散（包煎）12g，酒炒黄芩5g，带心连翘9g，竹叶心4g，嫩钩藤（后下）4g，荷叶边1圈。

（《程门雪医案》）

孕痢案

沈某，23岁，已婚，职员。

患者于1959年秋季，怀孕5个月时，因饮食不慎，湿热内蕴，以致腹痛便痢，里急后重，日泻10余次，痢下赤白腻垢，状如软稠冻胶，并有恶臭味。于9月间来诊时，告曰怀孕而患痢疾，不能小视。若拖延不治，极易引起小产。初次孕育，更要有耐心，必须痊愈，方可无虞。经4次诊治，始恢复健康。

初诊：9月15日。妊娠5个月余，便痢3日，头眩胸闷，纳呆神疲，小腹时常隐痛，下痢颇频，脉象浮濡，舌苔黄腻。证属外受暑湿，内伤饮食，积滞内蕴，传化失职。治拟理湿清热，护肠导滞。

粉葛根9g，淡子芩9g，川雅连3g，白头翁9g，马齿苋12g，银花炭9g，焦白术6g，炒枳壳4.5g，新会皮6g，谷麦芽各9g，苦参子肉5粒（另吞）。

二诊：9月16日。腹痛便痢次数较少，腰酸不舒，胎动不安，此系排便不爽，用力努责，以致震动胎气，慎防小产。治宜清理胃肠，健脾安胎。

粉葛根9g，淡子芩9g，白头翁9g，秦皮9g，煨木香1.8g，马齿苋12g，川雅连2.4g，白芍6g，杜仲9g，续断9g，南瓜蒂2枚。

三诊：9月17日。服后腹痛便痢大减，昼夜仅五六次，胎动稍好，腰酸亦瘥，带下连绵，余邪尚未彻底清除。治拟固肾安胎，理湿清热。

芍药9g，黄芩9g，白头翁9g，马齿苋12g，煨木香9g，秦皮9g，菟丝子9g，覆盆子9g，白茯苓9g，樗白皮9g，南瓜蒂2枚。

四诊：9月18日。便痢已停，胃纳不馨。脾肾为气血之本，供养胞胎之源，当应调理后天，以复其源。治拟醒脾悦胃。

焦白术9g，炒陈皮6g，白茯苓9g，白头翁9g，马齿苋12g，化秦皮9g，扁豆衣9g，带壳砂仁（后下）2.4g，白芍9g，鸡内金6g，生甘草2.4g。

（《朱小南妇科经验选》）

妊娠期水逆症案

安某，女，35岁，西八里庄农民，1985年12月23日初诊。

怀孕7个月，因受凉而咳嗽，声嘶哑，口渴多饮，饮后即吐，并腹泻水，小便不利，已 7 天，面色无华，舌淡苔白脉弱。

辨证：妊娠期水逆症。

妊娠期恣食生冷，寒凉伤胃，兼受外寒，水气不化而致吐泻。肺主气属卫，外合皮毛，风寒外袭，挟水气射肺，故咳嗽而声嘶哑。《伤寒论》云："中风发热，六七日不解而烦，有表里证，渴欲饮水，水入则吐者，名曰水逆，五苓散主之。"此症亦有表里证，表有风寒，内有停水。所不同者，尚有泻水，咳嗽声嘶，且在妊娠后期，病较五苓散症为重。

治疗：解表利水，固本安胎。

处方：桂枝 10g，紫苏 10g，台参 15g，白术 15g，云苓 30g，杜仲 8g，川断 15g，桑寄生 15g，陈皮 10g，生姜 3 片。水煎服。

方意：此病于妊娠期上吐下泻，须防其堕胎。以紫苏、桂枝解表宣肺，通阳化气；重用台参、白术补气安胎；云苓、白术健脾利水；陈皮、生姜降逆止吐，使水气下行，所谓"通调水道，下输膀胱"。水既下输膀胱则吐泻咳嗽自止，声嘶自愈。且津液输布恢复正常，则口渴自除。寄生、续断、杜仲补肾固护胎元。

疗效：其夫来诉：服 1 剂，吐泻减轻，小便增多，服 2 剂泻止，但仍呕吐，兼有食臭，身时颤抖，腹胀闷。知其水湿已除，而阳气受伤，脾胃虚寒。法当补养脾胃，消胀止呕。予香砂六君子汤加减，台参 30g，白术 12g，云苓 15g，陈皮 10g，半夏 10g，藿香 10g，砂仁 8g，炒苏子 6g，生姜 3 片。水煎服 2 剂，呕吐止，能食而愈，按期顺产。

（《名医玄振一医案选》）

妊娠期胆道蛔虫证案

任某，女，26 岁，稍门乡华人店农民，1977 年 12 月 22 日下午诊。

妊娠 7 个月，今日上午右上腹阵发性剧痛难忍，来院西医诊为胆道蛔虫，注射阿托品而痛不止，转中医科。其病发作时连及右胸背胀难忍，伴有口苦呕吐，面色无华，手足厥冷，痛苦病容，舌润苔白，有花点，脉弦滑。

辨证：蛔厥证。

素有蛔虫证，今已 7 个月妊娠，胎儿占位扩大，肠内蛔虫被挤压，上窜下犯，窜入胆道，虫动则痛剧，静则痛缓，故其痛为阵发性。其痛沿胆经络而放射到右胸背。蛔虫内扰，胃失和降则呕吐。胆道阻塞，胆汁外溢则口苦。虫在肠内寄生，窃食营养，致营血不足，面色无华。痛剧则阴阳不相顺接，故手足厥冷。舌有花点为虫积之征。脉弦滑者，弦为痛之征，滑为胎之象。

治疗：和胃降逆，安蛔止痛，并以安胎。

处方：台参 15g，白术 10g，云苓 12g，陈皮 6g，半夏 6g，乌梅 15g，黄连 6g，黄柏 6g，花椒 3g，吴茱萸 3g，紫苏 6g，生姜 3 片。水煎服。

方意： 以六君子汤加紫苏、生姜调和胃气，降逆止呕；乌梅、黄连、黄柏、吴茱萸、花椒寒热并行，酸苦辛味合用，以安蛔止痛。所以用安蛔法而不用驱蛔方者，因驱蛔必须攻下，有堕胎之弊，不可不慎。

疗效： 服 1 剂，痛轻呕止，又服 1 剂痛止能食。原方加川断、桑寄生各 15g，以固护胎元，继服 3 剂巩固疗效。嘱其产后驱蛔，以防复发。

（《名医玄振一医案选》）

妊娠腹痛坠案

童某，女，成年。

初诊： 1935 年 6 月 6 日。妊娠，腹中痛坠，心悸倦怠，呕恶纳少。须节劳，以防损胎。姑拟益气安胃而和肝脾。

炙绵芪 6g，生白术 6g，大白芍 6g，云茯苓 9g，制半夏 5g，炒竹茹 4g，淮小麦 10g，炒枣仁 9g，炒黄芩 2g，厚杜仲 6g，桑寄生 9g。2 剂。

二诊： 腹中痛坠已见轻减。心悸较甚，劳动则倦怠少气，口燥咽干。再以前法增入益气养阴之品。

炙绵芪 6g，生白术 6g，米炒原金斛 5g，大白芍 6g，抱茯神 9g，炒枣仁 9g，淮小麦 12g，炒条芩 1g，黑料豆 12g，潼沙苑 5g，厚杜仲 6g，桑寄生 9g。6 剂。

三诊： 益气养阴而和肝脾，以保胎元，诸恙均见轻减，呕恶已。心悸口燥未尽。再宗原法进步。

炙绵芪 9g，生白术 6g，原金斛 9g，大白芍 6g，炒枣仁 6g，淮小麦 12g，炒条芩 1g，厚杜仲 6g，黑料豆 12g，桑寄生 9g。6 剂。

（《程门雪医案》）

妊娠腹痛案

顾某，30 岁，已婚。

初诊： 1959 年 7 月。患者于 28 岁结婚，怀孕 3 个月余，时值盛暑，最近数日，内热头晕外，兼有腰酸腹痛，小腹坠胀感，略有白带。食欲不振，近日纳食很少，大便尚为正常。乃按其腹，腹部并不膨胀，而疼痛在小腹部，并有下坠感觉，知其并非饮食积滞；头晕，时有头痛，面部常有升火，小溲短热，参以脉象滑数，舌苔薄黄，头晕属于肝旺。本证属肾亏肝旺。治用固肾安胎，平肝清热法。

生地黄 9g，山萸肉 9g，杜仲 9g，续断 9g，女贞子 9g，焦白术 9g，茯苓 9g，淡子芩 9g，钩藤（后下）12g，苎麻根 9g，新会皮 6g。

复诊： 据述腹痛已好，腰酸白带亦瘥，头晕心烦，次第即愈，刻尚有小腹下坠感，精神疲乏。治用固肾益气兼清头目法。

孩儿参 4.5g，黄芪 9g，白芍 6g，白术 6g，陈皮 6g，杜仲 9g，续断 9g，女贞子9g，生地黄9g，钩藤（后下）12g，南瓜蒂2枚。

（《朱小南妇科经验选》）

滑胎案

案一

滑胎之名，见于《医宗金鉴·妇科心法要诀》，谓"无故至期数小产"，形成一种习惯性流产。

谷某，38岁，已婚，文艺工作者。

患者婚后曾生2胎，自第3胎起，妊娠数月，即行小产，以后接连数次如此，先后小产7次。1961年年底，停经2个月时，化验妊娠小便阳性，乃来就诊，告曰："滑胎患者，虽有猝不及防，但一般以有腰酸为其先兆，所以应在有此现象时即来诊治，不应见红后始恐惧而前来。此时再行安胎，每因胎元已损，难于挽回。"

初诊：1962年1月10日。怀孕2个半月，头眩胸闷，纳呆神疲，泛泛欲恶，兼有腰酸，脉象浮滑，舌苔黄腻。系肾虚而胎气上逆。治宜宽中和胃，固肾安胎。

生地12g，焦白术6g，淡子芩6g，川断9g，杜仲9g，桑寄生9g，姜半夏6g，姜竹茹9g，苏梗6g，陈皮6g。

嘱其注意休息，防止腰酸加剧。

二诊：3月9日。怀孕4个半月，工作时突感腰酸频作，兼有咽喉干燥，音哑不畅，脉象滑而无力，舌质降而少苔。告其暂时不宜练嗓参加歌唱，并另购生梨膏冲服。

炒归身4.5g，大熟地9g，炒白芍9g，川断9g，菟丝子9g，覆盆子9g，金樱子9g，焦白术6g，桑寄生9g，凤凰衣2.4g，苎麻根9g。

服4剂后而腰酸止。

三诊：4月18日。怀孕5个半月，由疲劳遂感精神倦怠，腰酸特甚，小腹且有下垂感，患者恐将早产。经辨证为中气不足，肾气亦亏，胎元虽受损，但脉虚中带滑，能及时预防，尚可无虞。

孩儿参9g，黄芪9g，熟地9g，茯苓9g，白术6g，桑寄生9g，杜仲9g，苎麻根9g，南瓜蒂3枚，陈皮6g。

经1个月的卧床休养，症状消失。

四诊：7月13日。怀孕8个月，因跌仆受伤，踝关节疼痛，腰酸复作，复因暑日饮食不慎，大便溏泄，小腹隐隐作痛，有垂坠感，幸而胎儿尚动，脉象虚弱带滑。治用固肾整肠，壮筋安胎法。

潞党参4.5g，焦白术6g，广陈皮6g，焦扁豆12g，杜仲9g，续断9g，狗脊9g，桑枝9g，鸡内金9g，马齿苋12g，香连丸（入煎）4.5g。

上方服 4 剂后，征象已转危为安，便溏止，腰酸腹坠亦减，乃于 8 月中旬，足月而平安生产。

（《朱小南妇科经验选》）

案二

霍某，女，35 岁，干部。

1960 年 4 月 2 日初诊：连续滑胎 17 次，肝肾不足，气血虚亏可知。今妊娠 2 个月，前天开始，少腹坠胀，阴道见红，腰府酸痛，头昏，泛恶欲吐，脉象滑大而数，舌苔薄白。治拟补气血，养肝肾，和胃安胎。

东北人参 6g，大白术 9g，当归身 9g，炒白芍 9g，清阿胶（烊化冲入）9g，陈艾炭 3g，枸杞子 9g，桑寄生 9g，抱茯神 9g，老苏梗 2.4g，干薤白 3g，炒谷芽 9g，荷叶蒂 3 枚，鲜生姜 2 片，黑大枣（切开）5 个。

4 月 4 日复诊：服药 2 剂后，少腹坠胀，阴道见红、泛恶欲吐之症皆除，今已安然无事矣。惟觉头晕，脉来细滑，舌苔薄白。治守原法，以巩固疗效。

大潞党 9g，大白术 9g，当归身 9g，炒白芍 9g，清阿胶（烊化冲入）6g，陈艾炭 2.4g，枸杞子 9g，桑寄生 9g，抱茯神 9g，老苏梗 1.8g，鲜生姜 1 片，黑大枣（切开）5 个。

嘱上方间日服 1 剂，连续服两三个月，以巩固疗效。患者于 1960 年 11 月足月生一子。

（《邹云翔医案选》）

案三

张某，女，35 岁，县粮库职工徐某之妻，住店子乡徐家村。于 1963 年 4 月诊。婚后生一女孩，以后每孕至六七个月或四五个月即早产，最后孕 2 个月即产，计已流产 7 次。每孕后都到县医院甚至钟南医院检查治疗，均诊为习惯性流产，屡治无效。徐某提出离婚。但其父母因儿媳贤惠孝敬，决不允许离婚。现只怀孕月余，盼儿心切的徐某只好来中医科询问中医有无治法。我嘱领其妇人来诊。患者体质尚健，并不瘦弱，惟常腰痛，食欲正常。苔白脉缓。

辨证：滑胎。

习惯性流产，中医名"滑胎"。《内经》云："冲为血海，任主胞胎"。妇女冲任二脉的重要功能即孕育胎儿，属于五脏中肝肾功能的一部分。初因肝肾亏虚而早产，治疗不当，精血不足，冲任二脉无力固护胎儿，以致屡孕屡堕，十多年来竟流产 7 次，殊为少见。

治疗：补气健脾，养肝滋肾，固护胎元。

处方：保元固胎汤：台参 30g，白术 20g，熟地 30g，当归 10g，白芍 10g，川断 30g，桑寄生 30g，杜仲 10g，麦冬 10g，陈皮 10g，甘草 5g。水煎服。

方意：脾胃是后天之本，为气血生化之源，故以四君子汤加陈皮补气健脾；冲任脉虚是肝肾不足，以四物汤去川芎加麦冬滋补肝肾、即壮冲任；加川断、寄生、杜仲以壮腰肾，补冲任，巩固胎元，为先后天同补之方。

疗效：连服 3 剂，腰痛已轻，已无不适。嘱其此后每月服 4～6 剂直至产期为止。中间曾有感冒咳嗽、胃痛等病，均改服杏苏饮、六君子汤等治愈。服至 10 个月已超期仍不分娩，徐某听人说因服我开的安胎药，安得太结实了，以致生不下来。便来问我有无催生之法。我嘱其来院检查。见其面色红润，体胖腹大，诊其脉缓滑有力，是怀孕足月临产之象。但肚腹过大，怀疑是否双胎，便邀妇产科主任蒋则达大夫会诊，他用听诊器听到两个胎心音，确诊为双胎。我便开给催产汤 2 剂。其方是：黄芪 30g，当归 24g，川芎 15g，川牛膝 15g，炒苏子 9g，枳壳 9g，厚朴 9g，甘草 6g。水煎服，服后顺产一男一女，全家欢庆。

过三四年后，徐某来告知，其妻又两次怀孕，均按期顺产，因孩子多，生活困难，问我要避孕之法而去。

（《名医玄振一医案选》）

胎萎不长案

徐某，27 岁，已婚，职员。

患者月经素准，1961 年 12 月间末次月经，于次年 3 月怀孕 3 个月时突然患急性阑尾炎。进医院施行手术，切除阑尾后，胎儿发育不良，胎位不见胎动；近至怀孕 5 个月间而不感胎动，腹部亦不见膨大。曾在他处诊断胎儿可能已死，惟久未见胎下。

初诊：1962 年 5 月 21 日。近日胸闷纳呆，精神不振，腹痛阵作，秒带连绵，是否胎儿已坏？脉象虚弱而稍带滑，舌质淡苔薄腻而未见青色，消化虽不良吐气未有秒味，小腹阵痛而未有坠胀感。腹中胎儿是否真已死亡，尚未有确征，即有一线生机，仍宜抢救。现用分胎法治疗，使胎儿垂危能活，已死则下。

潞党参 9g，川芎 2.4g，丹参 9g，白术 9g，陈皮 6g，苏梗 6g，木香 4.5g，杜仲 9g，桑寄生 12g，菟丝子 9g，狗脊 9g。2 剂。

复诊：5 月 24 日。上方服后，腹痛已停，秒带亦少，证候已有好转，自觉腹部较前稍大，切脉细滑，舌苔微白。胎儿转机有望，不过胎儿虽活而已受损，尚需继续调治，否则易生变端。

潞党参 9g，黄芪 9g，丹参 9g，熟地 12g，砂仁（后下）2.4g，茯苓 9g，焦白术 6g，川断 9g，狗脊 9g，鸡内金 6g，谷麦芽各 9g。

患者得知有转机，心乃大安。服 8 剂后，胎儿渐见增大，已感胎动。

再诊：怀孕 6 个月时，今晨下部漏红，量尚少，腰酸兼有腹胀感，小便频数，脉象滑数，舌苔薄黄。告以回家必须卧床休息，服药后如能血止，当可挽回，否则有早产可能。因脉仍带滑，及时安胎。

太子参 9g，生地 18g，白芍 6g，淡子芩 6g，阿胶珠 12g，炒藕节 12g，杜仲 9g，桑寄生 12g，菟丝子 9g，苎麻根 12g。

服上方 2 剂后，流红已停，惟尚时有腰酸腹痛，仍以上方加减调治，约服 10 余剂。至 7 月，妊娠虽将 8 个月，按腹胎儿如 6 个月大小，但有胎动，因暑天饮食不慎，突然腹痛泄泻，旋即流红，乃又赶来医治。

又诊：7 月 23 日。诊时，患者心绪焦急，腰痛、泄泻、见红、腰酸，恐要早产，但按脉为滑数，舌苔薄腻。宜安静平卧，休息调治。

焦潞党 4.5g，白术 6g，陈皮 6g，苏梗 6g，炮姜炭 2.4g，淡子芩 6g，杜仲 9g，桑寄生 12g，藕节炭 9g，苎麻根 9g，香连丸（入煎）4.5g。

复诊：上方加减服 4 剂，流血停，腹泻止，但时感腰酸，溲频，腹部下垂，胎动不甚。乃用调补之剂。

潞党参 9g，黄芪 6g，杜仲 9g，续断 9g，白术 9g，白芍 6g，菟丝子 9g，金樱子 9g，覆盆子 9g，桑寄生 12g，苎麻根 9g。

先后服 10 余剂，至 10 月间，过预产期数日而生产，母子平安，隔数年后随访，孩子发育良好，身体健康。

（《朱小南妇科经验选》）

死胎不下案

范某，37 岁，已婚，工人。

患者 33 岁结婚，妊娠 5 个半月时腹部被撞伤，曾经两度见红，胎动消失。10 月 5 日至某医院检查，检验小便妊娠试验阴性，认为胎儿已死腹中，久而不下，建议手术取胎，患者不愿。经该院介绍，来诊。

初诊：1958 年 11 月 6 日。近日胸闷纳呆，撞伤至今已有月余，腹部不感胎动，按腹虽妊娠 6 个半月，而胎位反见萎缩，如 4 个月形状，切脉弦涩。乃采用活血下胎法。

当归尾、桃仁、牛膝梢、杜红花、京山棱、蓬莪术各 9g，煎汤送服大黄䗪虫丸 12g。3 剂。

复诊：据述药后小腹隐痛，阴道业已流血，惟胎儿尚未落下，刻感精神疲乏，头晕肢软，按脉虚弦，舌苔薄白，乃用黑神散加减，以温中活血。

当归 9g，赤芍 9g，熟地 12g，黑豆 12g，泽兰叶 12g，肉桂 3g，京山棱 9g，蓬莪术 9g，生甘草 3g。3 剂。

死胎连胎盘全下，落下时胎儿已经腐烂，除腹部略有胀痛外，流血不多，经过良好。

（《朱小南妇科经验选》）

任脉不约，中气下陷案

葛某，女，31 岁，居民，1974 年 4 月 22 日初诊。

病史： 孕后 3 个半月，少腹下坠疼痛已 6 天。6 天前裁衣时一阵心慌，轻度头昏眼花，此后伴有尿频，但无尿痛尿血。只有腹痛、肛门下坠，无阴道下血。曾服补中益气丸及注射黄体酮，均效果欠佳而来就诊。去年受孕 3 个月流产（症状与此相同）。

检查： 舌红苔薄白，脉滑数。

辨证： 脾肾两虚，中气下陷。

治则： 调补脾胃，升陷安胎。

方药： 四君子汤加减：台参 15g，焦白术、当归、川断、枸杞、菟丝子各 12g，白芍 18g，黄芩、升麻、生甘草各 9g。水煎服。

二诊： 4 月 26 日。小便好转，下坠减轻。上方继服 3 剂。

三诊： 4 月 29 日。上述症状均缓解。上方再服 3 剂。

四诊： 12 月 18 日。上症已愈。今为产后 2 个半月，头晕、头痛、失眠而就诊。证属血虚，治以归芎汤加味：当归、白芷、知母、芥穗、焦白术、藁本各 12g，川芎、生甘草各 9g，元参 18g。水煎服，3 剂而愈。

（《妇科医案》）

任脉失宁，肾虚肝逆案

玄某，女，25 岁，农民，1974 年 5 月 29 日初诊。

病史： 妊娠腹痛，伴有烦热口渴。现为第二胎妊娠 5 个月，少腹疼痛，阵阵发作，甚则持续半天多。饮食、二便均正常。已婚两年，去年 9 月曾流产 1 次（3 个月）。

检查： 舌深红无苔，脉滑数。

辨证： 肾阴亏虚，肝气横逆。

治则： 滋肾柔肝，兼清阳明。

方药： 四物汤合增液汤加减：当归 12g，生白芍、元参、台参各 18g，生地 24g，麦冬、栀子各 9g，生石膏 30g，沙参 24g，桑椹子 15g。水煎服。

二诊： 6 月 4 日。服药 3 剂，烦热及口渴已差，仍有少腹痛，不欲饮食，有时自觉有物向上攻冲感（状如奔豚）。舌深红无苔，脉滑。改用六君子汤加减：台参 18g，焦白术、枸杞各 15g，橘红、当归、杜仲各 12g，川续断、黄芩、清半夏、生甘草各 9g，生白芍 24g。连服 3 剂后病愈。

（《妇科医案》）

任脉失宁，胎伤腹痛案

张某，女，25 岁，教师，1974 年 1 月 16 日初诊。

病史： 妊娠外伤腹痛下血。现为第一胎妊娠 3 个月。昨天突受外伤，今晨即有腰腹疼痛下血，但血量很少，当即停止。仍有腹痛。

检查： 舌红苔薄白，脉弦细。

辨证：外伤动胎，胎体欲坠。

治则：调补脾肾，益气养血，清热安胎。

方药：八珍汤加减：台参、当归、川断各 12g，焦白术、桑寄生各 15g，生白芍 18g，黄芩、甘草各 9g，生地 18g。水煎服。

5 月 2 日，来人代诉，上症已愈。

（《妇科医案》）

任脉虚、脾弱、胎气不固案

陶某，女，34 岁，农民，1973 年 10 月 23 日初诊。

病史：妊娠腹痛。经妇科检查，现为 3 个月妊娠。近七八天来，少腹阵痛，伴有腰痛。饮食及二便均正常。此为第三胎。

检查：舌红苔薄黄，脉滑数。

辨证：血虚脾弱，胎孕不周。

治则：养血健脾，调气安胎。

方药：当归、焦白术、香附、川续断各 12g，生白芍 18g，黄芩、木香、生甘草各 9g，台参 15g，白蔻 4g。水煎服。

二诊：2 月 15 日。服药 3 剂后即愈。现为晚期妊娠，腰胯疼痛。舌红嫩，脉滑数。改用疏气安胎、壮腰肾之剂：台参、生白芍、桑寄生各 15g，柴胡、苏梗、黄芩、生甘草各 9g，橘红、川续断各 12g，白术 12g。连服 3 剂后病愈。

（《妇科医案》）

肾炎高血压流产案

田某，女，27 岁，孙耿镇蒯家村农民，1996 年 7 月 28 日诊。

婚后 5 年，怀孕 3 次，每孕后 6 个月至 8 个月间全身浮肿，血压升高，头痛眩晕，曾去济南各医院多次，均诊为肾炎高血压，皆因服降压药而致流产。为防产后再犯此病，西医提出做结扎手术而被拒绝。现又经闭 3 个月，呕逆不能食，消瘦，苔白脉细弱，妊娠试验（＋）。

辨证：肝肾阴虚滑胎，现妊娠恶阻（反应）。

肝肾精虚少，肾难排水而浮肿，肝阳上逆而眩晕，不滋补肝肾以治本，只知消炎降压以治标，故屡治屡败，皆以堕胎而告终。

治疗：宜先治妊娠反应，降逆健胃安胎。

处方：以六君子汤加安胎之品：台参 30g，白术 20g，云苓 15g，半夏 10g，陈皮 10g，砂仁 6g，白芍 15g，川断 2g，桑寄生 20g，焦三仙各 15g，甘草 3g，生姜为引。水煎服，4 剂。

二诊：8 月 18 日。服后呕止能食。宜加补肾之品，改川断、桑寄生各 30g，熟地 20g，山萸肉 15g。4 剂。

三诊：9 月 20 日。孕近 5 个月，胎动正常，脉缓有力，须防血压上升，宜滋阴补肾，平肝潜阳：熟地 20g，山萸肉 15g，白芍 15g，当归 10g，川断 30g，桑寄生 30g，台参 20g，生龙牡各 20g，白术 15g，陈皮 10g，焦三仙各 10g，甘草 3g。4 剂。

此后每 20 余日服 4 剂，曾有时呈微浮肿，方去甘草加紫苏 10g 服之而消。前后共诊 8 次，共服药 32 剂，至足月顺产一女孩，母女健康。

（《名医玄振一医案选》）

胎不活案

刘某，女，28 岁，孙耿镇蒯家村农民，于 1997 年 3 月 12 日诊。第一次孕 5 个月做引产，第二次孕 4 个月胎不动，检查胎已死，又做引产。

医嘱隔 1 年后再怀孕，未听。现又孕 4 个月，胎不动，经检查认为胎已死，但患者不同意引产而转来中医治疗。症见食欲不振，面色无华，头晕乏力，小腹微痛，脉沉涩。

辨证：肝肾虚，脾胃弱，胞宫寒，胎不长。

做过两次引产，损伤气血，身体虚弱，又不善调养，致第 3 次孕后胎儿发育缓慢，4 个月仍未感腹中胎动。若不积极救治，又难免如检验所言，胎死腹中。按一般脉诊，孕后 4 个月脉应有缓滑之象，此例因气血亏虚，胎儿发育不良，故脉沉涩。

治疗：益气健脾，补肾养胎。

处方：人参 10g，黄芪 20g，台参 20g，白术 20g，当归 10g，川断 30g，桑寄生 30g，杜仲 10g，砂仁 10g，陈皮 10g，焦三仙各 10g，甘草 3g。水煎服，3 剂。

方意：肾藏精，肝藏血，精血是胎儿赖以生长发育的物质基础，而精血之来源靠脾胃运化之精微补充。故胎孕之良否与肝肾脾密切相关。又因肾为先天之本、脾为后天之本，脾肾二经尤为重要。方以参、芪、归、术益气健脾，养血安胎；断、寄、杜仲补肾壮腰，巩固胎元；砂仁、陈皮、三仙、甘草温中祛寒，助胃消化。

疗效：连服 3 剂，略有好转，继服 3 剂，已不腹痛头晕，胎时微动，脉仍沉弱，至 4 月 7 日已连续服药 15 剂，腹中胎动明显，脉缓无力，继服 3 剂。此后每 20 天左右服 3 剂。至 8 月 1 日，做 B 超检查：胎儿正常待产。又取药 3 剂。计前后共服药 29 剂。至 11 月 21 日患者之叔来就诊，得知于 8 月下旬顺产一男孩，发育正常，母子平安。

（《名医玄振一医案选》）

小便频数案

顾某，29 岁，已婚。

患者曾生 3 胎，孩均夭。目前曾怀孕 3 个月而小产。经水超早、量多，时

746

古今奇经验案选编

有头晕目花，腰酸腹胀，小便虚冷。最后小便频数，甚至妨碍睡眠，精神颇感痛苦，乃来门诊。

初诊：1962年9月16日。患者面色萎黄，眼胞浮肿，精神倦怠。据述最近因小便频数而妨碍睡眠，深感痛苦。昨晚一夜小溲20余次，转辗床侧，时刻起床，几乎彻夜未能合眼，尿色清淡。切脉细迟，舌质淡而苔薄白。证属中气不足，肾气虚寒。治宜固肾宁心，益气举陷。

桑螵蛸9g，肉桂2.4g，潞党参9g，茯神9g，怀山药9g，山萸肉9g，焦白术6g，远志6g，菟丝子9g，当归16g，益智仁6g。

复诊：上方服2剂，小便频数十愈其八，晚间亦能安寐。惟常腰酸膝软。再以健脾温肾，填补冲任法调理。

鹿角霜9g，肉桂2.4g，巴戟天9g，狗脊9g，怀山药9g，山萸肉9g，焦白术6g，白芍6g，黄芪9g，益智仁9g，五味子4.5g。

服后小便频数痊愈，小腹及下肢渐感温暖，精神好转，面色渐润。于2个月后得胎，并于次年8月26日平安生产。

（《朱小南妇科经验选》）

伏暑子痢案

病者：詹姓妇，年31岁。

原因：妊娠已7个月，夏季吸受暑气，伏而不发，至仲秋食鸭积热下郁肠中而化痢。

证候：下痢赤多白少，如酱色紫，腹中滞痛，坚急后重，解出颇难，必转矢气，痢即随出，日夜二三十行。

诊断：脉右弦滞，左弦小滑数，舌边紫赤，苔黄薄腻。脉证合参，此产科心法所谓子痢也。最防胎动而堕，饮食起居，亦宜谨慎，勿谓言之不豫焉。

疗法：法当凉血安胎，以当归黄芩汤合香、连为君，佐香、砂以运气疏肝，虽不用治痢套方，正所以治孕身之痢也。

处方：油当归6g，生白芍9g，青子芩6g，清炙草1g，青木香1g，小川连1g，制香附1g，带壳春砂（杵）1g。

效果：2剂痢即轻减，原方加鲜荷叶拌炒生芥芽9g，再进2剂，痢止胃动而愈。

（何拯华医案）

堕胎案

管某，39岁，已婚，农民。

患者怀孕2个月余时，胎漏见红，连绵已有9日，乃来就诊。关于诊疗经过，现分析3个阶段于后。

初诊：1957年7月21日（胞漏下血阶段）。患者来述，近日腰酸腹痛，阴道流血夹有血块颇多，小腹坠胀，按脉浮滑无力，舌质淡红苔薄白。流血日数太多，胞胎已伤，恐难于保全，现防其大量冲血。拟用健脾益血，补气固脱法。

归身炭9g，黄芪9g，白芍9g，白术9g，陈棕炭9g，蒲黄炭9g，仙鹤草12g，大熟地12g，炒莲房9g，蛤阿胶9g，陈皮6g。

二诊：7月27日（胎坠流血不止阶段）。头扎土布，精神疲乏，声称昨晚已有肉状血胞落下。现流血未停，头晕目眩，腰酸不舒，腹部尚有少许隐痛，按脉细软而稍带弦，舌质红苔薄。拟用补气血，祛残瘀法。

当归6g，川芎4.5g，大熟地9g，焦白术6g，白芍6g，枸杞子6g，杜仲9g，续断9g，茯苓9g，淡远志6g，仙鹤草12g，陈皮6g。

三诊：7月24日（调养阶段）。面色㿠白，精神倦怠，说话时语声低微，服药后流血已止，头眩腰酸较瘥，小腹部不再隐痛，不过四肢无力，渴欲睡眠，切脉细软，舌质红少苔。流血虽止，气血已亏，调养更宜注意。治用健脾胃，补气血法。

潞党参9g，黄芪6g，当归6g，生熟地各9g，五味子4.5g，白芍6g，蒲黄炒阿胶9g，杜仲9g，续断9g，茯苓9g，白术6g，陈皮6g。

（《朱小南妇科经验选》）

人工流产后腰酸恶露不断案

周某，36岁，已婚，工人。

患者经人工流产后，腰酸颇甚，恶露连绵，迄今34天未断，于1960年7月间前来诊治。

初诊：7月12日。刮宫后恶露连绵月余未停，头眩目花，腰酸不舒，胸闷心荡，兼有带下，略有秽臭气味，脉象细数，舌苔薄黄。证属冲任受伤，固摄无权，阴虚火旺，湿热内蕴。治拟调补冲任兼清湿热。

黄芪9g，当归炭9g，炒阿胶9g，菟丝子9g，覆盆子9g，杜仲9g，川断9g，白术6g，陈皮6g，仙鹤草12g，黄柏炭9g，樗白皮12g。

二诊：7月14日。服药后，瘀下稍减，带下亦少，仍有腰酸力乏，心悸不安。治拟健脾胃，固冲任。

黄芪9g，狗脊9g，山萸肉9g，炒阿胶9g，五味子4.5g，杜仲9g，菟丝子9g，覆盆子9g，仙鹤草12g，白术6g，陈皮6g，川柏6g。

三诊：7月16日。药后带下已愈，恶露亦渐减少，精神尚充，脉细软，舌质红少苔。尚宜澄源塞流，以收全功。

黄芪9g，生熟地各9g，当归炭6g，仙鹤草12g，炒贯众9g，陈棕炭9g，蒲黄炭9g，黑荆芥4.5g，白术6g，陈皮6g，青蒿6g。

四诊：7月18日。上次服药后，恶露当晚停止。现已净2日，尾骶骨部尚有隐痛。治拟温肾固托，巩固疗效。

鹿角霜9g，漂龟甲9g，黄芪9g，生熟地各9g，金樱子9g，五味子4.5g，黑荆芥4.5g，仙鹤草12g，炒贯众12g，蒲黄炭9g，焦白术6g。

五诊： 7月20日。恶露已净4日，腰酸尾柱部冷痛均瘥，现感头眩胸闷，精神疲乏。治拟调补气血，以复其源。

黄芪9g，杜仲9g，生熟地各9g，怀山药9g，巴戟天9g，金樱子9g，仙鹤草12g，焦白术6g，砂仁（后下）2.4g，陈皮6g，鲜荷叶2角。

（《朱小南妇科经验选》）

漏胎（先兆流产）案

吴某，女，28岁，干部，1973年10月15日初诊。

妊娠2个月，因负重登楼，腹痛阵作，腰痛难忍。某医院妇产科诊查为先兆流产。3天后来诊，脉象细滑，舌苔正常，劳伤胎元，有堕胎之虞。拟调气养血，益肾健脾，以保胎元。

青防风4.5g，江枳壳2.4g，西当归9g，大白芍12g，桑寄生12g，川断肉9g，大潞党9g，大白术6g，荷叶蒂9g，淡干姜1.5g，黑大枣5个（切开），粉甘草3g。

服上方3剂后，腹痛即止，腰痛亦逐渐消失，共服药5剂，于1974年5月生产一子。

（《邹云翔医案选》）

脾肾气虚冲任不固案

陈某，36岁，家庭妇女。1976年3月13日初诊。

患者结婚7年余，婚后头3年内流产4次，迄今已4年多未避孕，仍未再孕。1年来经量较多，色淡红，有小血块。常觉神疲体倦，腰部酸痛，下腹坠胀，夜寐不安，梦多，纳差，面色苍白，舌淡红，苔微黄，脉细缓。本病属屡孕屡堕之滑胎，又属继发性不孕及月经过多，三病同源，皆系肾脾气虚、冲任不固所致。治宜补肾健脾，益精血，固冲任。处方：菟丝子30g，党参20g，桑寄生25g，熟地黄25g，金狗脊15g，炙甘草9g，淫羊藿10g，白术15g。后以枸杞子、巴戟天、山茱萸、何首乌、金樱子、鹿角霜、续断、陈皮、桂元肉等加减运用。服药至是年7月便妊娠，1997年5月顺产一男婴，母子健康。

（罗元恺医案）

冲任受伤胎元不固案

钱某，女，24岁，农民，新婚4月，身重40天，婚后房室不节，劳伤冲任。症见阴道流血，量少，色如赤带，少腹坠胀，隐隐作痛，腰腿酸软，头昏乏力，恶心欲吐，纳呆便结，舌淡，苔薄白，脉沉细滑，右大于左。妇查：外阴发育正常，有少许血性分泌物，宫颈光滑，紫红色稍硬，宫体增大，有轻度压痛。证属：冲任受伤，肾不系胎，胎元不固。治则：滋肾，固冲，安胎。处方：寿胎丸加白术、祈艾炭、杜仲、党参、黄芩。方中寿胎丸、黄芩补肾固胎，党参、白术补益中气，阿胶、艾叶炭养血止血，暖宫安胎。

（卓宏英医案）

妊娠子肿案

赵某，女，26 岁，农民，1964 年 3 月 17 日初诊。

怀孕 5 个半月，先由下肢水肿，逐渐周身浮肿，胸脘痞满，心悸气短，小便涩少。脉象沉滑，舌苔白薄。

辨证治疗：妊娠 5 个月，脾以养胎，今脾虚不能运化水湿，以致水湿浸渍肌肤，故周身肿胀。水湿上迫心肺，故心悸、气短、胸满。因与怀孕有关，故名为子肿。治以健脾渗湿，理气安胎。方用全生白术散。

处方：炒白术、云茯苓各 12g，党参 9g，陈皮 6g，大腹皮 12g，生姜皮 6g，苏梗 9g，砂仁壳 6g，甘草 3g。水煎服。

另，鲫鱼数尾，清炖，吃鱼喝汤。

连服上方 3 剂，小便增多，周身浮肿减轻大半，继服 6 剂，诸症悉退。

（《孙鲁川医案》）

子痫案

案一

白某，女，已婚。

初诊：1959 年 7 月 30 日。孕 1 产 0，孕 36 周，预产期 1959 年 8 月 24 日。孕妇于妊娠 7 个月开始下肢浮肿，8 个月时加重，近 1 周来浮肿更加明显。近 2 天来头痛，昨又加剧，今晨头痛剧烈，骤然昏迷，倒仆于地，四肢抽搐，两目上窜，口吐涎沫，先后发作 3 次，每次持续 1~2 分钟，遂来院，西医诊断：产前子痫。测量血压 170/110mmHg，浮肿（＋＋），神志半清醒，即给注射吗啡（现称哌替啶）一支，服羚角琥珀散 3g，以后逐渐清醒。现嗜睡，尚可对答问话，血压下降至 145/110mmHg，口干喜饮，大便干燥，全身浮肿，下肢尤甚，小溲量少，舌苔黄腻中微垢，脉左弦滑、右细弦。治以镇肝熄风，清心利水。

处方：钩藤 9g，桔梗 6g，玄参 9g，桑寄生 12g，茯苓皮 12g，桑白皮 12g，猪苓 9g，泽泻 9g，石菖蒲 6g，陈胆星 3g，葛根 9g，苡仁 12g。1 剂。

另：羚角琥珀散 3g，6 小时服 1 次。

二诊：7 月 31 日。神志清醒，未再抽搐，自觉头晕目眩，嗜睡，血压 170/120mmHg，下肢肿胀，大便干结，小溲短赤，舌苔淡黄垢腻、边白，脉左弦数、右弦滑数，治以镇肝熄风，豁痰化湿。

处方：钩藤 9g，天麻 6g，橘皮 3g，制半夏 9g，陈胆星 6g，天竺黄 9g，蝉蜕 6g，苍术 6g，防己 6g，五加皮 9g，茯苓皮 12g，大腹皮 9g，苡仁 15g，杏仁 12g。1 剂。

另：羚羊角（磅片，另煎）3g，用水 500ml，煎至 100ml，分两次服。琥珀末 3g，分 2 次服。

（《钱伯煊妇科医案》）

案二

戴某，女，31 岁，已婚。

初诊：1960 年 2 月 13 日上午 8 时。患者孕 4 产 3，孕 38 周，预产期 1960 年 2 月 28 日，妊娠 4 个月时，曾作卵巢囊肿切除术，于 33 周时，测血压为 120/90mmHg，于 1 周前，曾在某医院复查血压为 146/100mmHg，尿蛋白（＋＋），昨晚因腹痛来院。西医诊断：产前子痫。在急诊时头痛骤剧，曾抽搐 4 次，口唇青紫，牙关紧闭，口吐白沫，舌尖咬破，血压 170/140mmHg，下肢浮肿（＋），以镇静降压西药处理后住院，入院后又复抽搐 4 次，现昏睡，血压 206/142mmHg，脉搏 110 次/分，呼吸慢，体温 38℃，舌质红少苔，脉弦滑数。病因由于阴虚阳亢，肝风内动，痰热变炽，蒙蔽心窍，治法急以镇肝熄风，清心泻热，豁痰开窍。

处方：至宝丹 1 粒，研末，羚角琥珀散 3g。两味开水化后，立即鼻饲。

羚羊角粉 1.2g，竹沥 30g。两味同服。

天竺黄 9g，郁金 6g，菖蒲 6g，远志 6g，陈胆星 6g，礞石 12g，地龙 6g，蝉蜕 6g，钩藤 9g，桔梗 6g。1 剂。

二诊：2 月 13 日下午八时。产妇于下午一时四十分，在昏睡中低位产钳助产分娩，现仍昏睡，体温 40℃，喉中痰声辘辘，口鼻出血，右下肢麻痹，下午七时半用人工冬眠，治以育阴潜阳，熄风泻火，方用大定风珠汤加减。

处方：生鳖甲 18g，生龟板 18g，生牡蛎 30g，鲜生地 30g，白芍 9g，麦冬 9g，生甘草 6g，生石决明 8g，灵磁石 18g，地龙 9g，玄参 12g，滑石 15g，淡竹叶 6g，牛膝 9g。1 剂。

另：羚羊角粉 1.5g，犀角粉 1.5g，西洋参 9g，煎水 200ml，每 2 小时服 20ml。

安宫牛黄丸、至宝丹，每 6 小时服 1 丸，交替使用。

三诊：2 月 14 日。今日上午九时，产妇仍昏睡未醒，人工冬眠中，血压 120/90mmHg，体温 35.5℃，舌苔薄白，脉细弦尺弱，治以育阴潜阳，豁痰开窍。

处方：生地黄 15g，天冬 9g，玄参 9g，生龙齿 30g，生牡蛎 30g，生石决明 30g，丹皮 9g，生牛膝 9g，远志 6g，菖蒲 6g，郁金 6g，天竺黄 9g，淡竹叶 9g，灯心 3g。1 剂。

另：局方牛黄清心丸，早晚各服 1 丸。

四诊：2 月 14 日下午六时半。服药后，于今日下午二时半产妇神志恢复清醒，可以简单答话，三时半为促进尿量，做肾区拔火罐，至六时半，半日排尿量 200ml，左侧上下肢举动灵活自如，右上下肢不能举动，瞳孔反射有进步，足肿减退，舌苔薄白，脉弦滑数有力，再以原法加利水之剂。

处方：生地黄 15g，白芍 9g，生龙齿 30g，生牡蛎 30g，远志 6g，沙参 9g，菖蒲 6g，郁金 6g，木香 6g，橘皮 3g，茯苓皮 12g，车前子（包）15g，泽泻 9g，僵蚕 9g。1 剂。

五诊：2 月 15 日。血压 144/98mmHg，于今晨四时做最后一次人工冬眠，右上下肢已能自举，但较健时为弱，口角不歪，夜间四小时尿量 120ml，自述咽痛，心中烦热。去胃管，服胖大海及橘子水代茶，舌苔薄白，脉弦滑数，治以育阴潜阳，平肝豁痰。

处方：生地黄 15g，白芍 9g，玄参 9g，麦冬 9g，生龙齿 30g，生牡蛎 30g，紫贝齿 30g，天竺黄 9g，菖蒲 6g，远志 6g，生牛膝 6g，桔梗 6g。1 剂。

六诊：2 月 16 日。神志清楚，两侧上下肢活动如常，自觉口干，手指作胀，昨日尿量为 1400ml，血压 140～150/90～100mmHg，体温 37.2℃，口唇生疱疹，舌苔薄黄，少液，脉弦滑数。治以平肝潜阳，养阴生津。

处方：生石决明 24g，紫贝齿 15g，生龙齿 15g，生牡蛎 15g，钩藤 9g，生地 15g，玄参 9g，麦冬 9g，白芍 9g，川石斛 15g，茯神 12g，木瓜 9g。2 剂。

（《钱伯煊妇科医案》）

二、产后病选案

产难损脬案

一妇难产，收生者不谨，损破产妇尿脬，致病淋漓。邀丹溪诊治，其脉虚甚，曰产难之因，多由气虚，产后气血尤虚，试与峻补，用参芪为君，芎归为臣，桃仁、茯苓、陈皮为佐，以猪羊脬煎汤，极饥时饮之，但剂小，率用一两，至一月而安，盖气血骤长，其脬自完，稍缓难成功矣。

（《名医类案》）

产后血瘀成脓案

一妇人，产后小腹痛，行气破血不应，脉洪散。此瘀血成脓也，用瓜子仁汤，二剂痛止，更以太乙膏，下脓而愈。

（《名医类案》）

温氏妇，产后五十余日，右胁胀痛，手不可近，赤白带下，如脓且多，发热便秘。诊之曰：此恶漏未尽，血化为脓，宜急下之，常见数妇，病此治之不善，积久酿毒，有成脓痛者，有成毒从腰俞出者，皆瘀血为患也，急用泽兰、山楂、五灵脂消恶漏为君，川芎、当归、茯苓、白芍为臣，益母草为佐，青皮为使，兼与当归龙荟丸。又食荤与鸡子，痛复作，但不如前之甚，与保和丸，用山楂煎汤送下三钱遂愈。

（《名医类案》）

气血虚弱半产案

一妇，身长瘦，色黄白，性躁急，年三十余，常患坠胎以七八见矣。诊其脉皆弱无力，两尺虽浮，而弱不任寻。按曰：此因胎坠太多，气血耗甚，胎无滋养则频坠，譬之水涸而禾枯，土削而木倒也，况三月五月，正属少阳少动之时，加以性躁而激发之，故坠多在三五七月。宜用十全大补汤去桂去黄柏、黄芩，煎服。仍用研末为丸，服之庶可生，服半年胎固，而连生三子。

（《名医类案》）

相火太盛半产案

一妇年三十余，常患胎坠。丹溪察其性急多怒，色黑气实。此相火太盛，不能生气化胎，反食气伤精故也。因今住经二月，用黄芩、白术、当归、甘草，服至三月尽上药，后生一子。

（《名医类案》）

新产暴崩亡阳案

许竹溪妇人，年三十，产后自巳至酉，血崩下如注，呵欠连连，遂闭目口张，面色青惨白翠，汗出不止，发根尽湿，六脉全无，势欲脱矣。其初亦以童便灌之，韭醋熏之，殊不应，乃用熟地二两，杞子、枣仁各一两，今先煎汤，候药至投入，不待稠浓，即徐徐灌之。才进一杯，汗止目开口闭，渐知人事。再与之，血止而睡，醒后进粥四剂愈。

（《魏玉璜医案》）

产后神昏如狂案

丁姓妇，产后神昏，谵语如狂，恶漏仍通，亦不过多，医者议攻议补不一，金尚陶前辈后至，诊曰：待我用一平淡方，吃下去看。方用橘红、半夏曲、胆星、石菖蒲、茯神、旋覆花各一钱，一剂神气清，四剂霍然。此是屡验方，故当此危急，绝不矜持。清代沈尧封归，语其弟赓虞，答云：此名六神汤，并治产后微痞闷，时时谵语，恶漏不断如神。

（《金尚陶医案》）

产后血晕案

吕姓妇，分娩次日，患血晕略醒一刻，即目闭头倾，一日数十发，其恶漏产时不多。今亦不断，脉大，左关弦硬，用酒化阿胶一两，童便冲服，是夜晕虽减少，而头汗出，小腹痛有形，寒战如疟，战已发热更甚，投血竭夺命散二钱，酒调服，寒热、腹痛、发晕顿除。惟嫌通身汗出，此是气血已通，而现虚象，用黄芪五钱，炒归身七分，甘草一钱，炒枣仁三钱，炒小麦五钱，大枣三枚，煎服汗止。

（《女科医案选粹》）

新产血晕案

周鹤庭室，新产眩晕，自汗懒言，目不能开，其父何新之，诊脉虚弦浮大，因拉孟英商治。询其恶露虽无，而脘腹无恙，乃投以牡蛎、石英、龟板、鳖甲、琥珀、丹参、甘草、红枣、小麦之剂，覆杯即减，数日全愈。

（《王孟英医案》）

新产寒疫案

豫章邱某之室，分娩三朝，忽患时行寒疫，曾经医治，有守产后成方用生化者，有遵丹溪法用补虚法，金未中的，而热势益张。邀雷诊之，脉似切绳转索，舌苔满白，壮热无汗，曰：此寒疫也，虽在产后，亦当辛散为治。拟用辛温解表法，淡豆豉、防风、杏仁、陈皮、葱白、川芎、白芷、干姜、黑荆、稆豆。二剂，热遂从汗而解，复用养营涤污之法，日渐而瘳。

（《女科医案选粹》）

产后血瘀成痈案

洞廷某妇，产后小腹痛甚，恶漏不止，奄奄垂毙。徐诊之曰：恶漏如此多，何以其痛反剧？更询其所行之物，又如脓状。徐曰：此乃子宫受伤，腐烂成痈也，宜令名手稳婆采之。果然，遂用棉作条，裹入生肌收口之药，而内服解毒消瘀之方，应手而愈。凡产后停瘀，每多外证，如此甚多，不可不知。

（《女科医案选粹》）

产后乳生痈毒案

一妇人，产后乳上发痈，肿胀将半月，周身如针刺，饮食不进。诊之，六脉沉紧有力，左乳则肿连胸胁，用麻黄、葛根、荆芥、防风、杏仁、甘草、石膏，温服取汗遂愈。

张隐庵曰：《金匮》云：产后妇人喜中风。经云：开阖不得，寒气从之，荣气不从，逆于肉理，乃生痈肿。此系风寒内壅，火热内闭，荣卫不调所致。众以凉药治热，不知开阖之故。今毛窍一开，气机旋转，荣卫流行，而肿痛解矣。经云：食气入胃，散精于肝。病属阳明厥阴两经，是以饮食不进，今经气疏通，自能食也，孰谓疡医可不知经乎？

（《张隐庵医案》）

产后感受风热案

西濠陆丙若夫人，产后感风热，瘀血未尽，医者执产后属虚寒之说，用干姜、熟地治之，且云必无生理，汗出而身热如炭，唇焦舌紫，仍用前药。清·徐灵胎是日偶步田间看菜花，近丙若之居，趋迎求诊。徐曰：生产血枯火炽，又兼风热，复加以刚燥滋腻之品，益火塞窍，以此死者，我见甚多，非石膏则阳明盛火不解，遵仲景法，用竹皮、石膏之药。徐归而他医至，笑且非之，谓自古无产后用石膏之理，盖生平不见仲景书也。其母素信徐，立服之，一剂而苏。明日丙若复求诊，徐曰：更服一剂，疾已去矣。毋庸易方，如言而愈。医者群以为怪，不知此乃古人定法，惟服姜桂则必死。

（《徐灵胎医案》）

产后类风案

陈昌之内，首胎恃壮，当风澡体，即病发热如燎，口眼㖞斜，喘呕有沫，面目青黄，心腹膨胀，扬手舞足，脉见弦数不鼓。曰：此肝虚自召风矣，非表病也。遂以姜附丸灌之，仍用当归四逆汤加人参茱萸两剂，诸证如失。

（《女科医案选粹》）

产后便血不寐案

陆氏妇，产未一月，因起居微触，便血三日，遂彻夜不寐，此新产去血太多，虚而益虚，凡有所触，必伤其肝，肝伤而血溢，则气亦不守矣。气虚血弱，心神无养，故目为之不寐，与归脾大剂，用参至一两，加鹿茸三钱，两月而愈。

（《马元仪医案》）

产后夹暑案

王氏，二十六岁，初诊癸亥二月四日。热虽重，而阴脉有余，非虚证也，乃伏暑为病，阳陷入阴之故，痰多咳嗽，胸痞不饥，忌柔药。

炙鳖甲五钱，茯苓皮三钱，干姜一钱，青蒿三钱，广郁金三钱，青皮一钱，半夏三钱，青橘叶三钱，生姜三片，广皮一钱半，黄芩一钱半。煮三杯，分三次服。

复诊：服刚药而寒反多，热反少，脉反缓而小，不渴，太阴湿重也。

茯苓连皮五钱，茅术炭三钱，青蒿三钱，半夏五钱，广郁金二钱，广皮二钱，干姜三钱，黄芩炭一钱，生姜三钱，煨草果一钱。煮三沸，分三次服。

三诊：二月七日。脉缓，舌苔重，便溏，胸痞，色淡黄白，合而观之，为湿重脾寒之象。

半夏五钱，茯苓块五钱，苡仁五钱，杏仁二钱，生茅术三钱，炒黄芩二钱，槟榔一钱，煨草果五分，广皮二钱，干姜三钱，白蔻仁三分。煮三杯，分三次服。

四诊：诸证俱减，宜减其制。

茯苓三钱，淡干姜五分，生茅术二钱，半夏三钱，黄芩炭一钱，槟榔一钱，杏仁二钱，白蔻三分，广皮一钱。煮二杯，分二次服。

五诊：二月初十。病退八九，以养中焦为法。

半夏三钱，茯苓五钱，苡仁五钱，杏仁三钱，莲子（连皮打碎去心）三钱，炒於术二钱，广皮二钱，白蔻仁一钱。煮三杯，分三次服。

产后阴伤，因有寒湿外感证，但见脉缓，阴脉有余之寒湿外感证，故忌柔用刚。兹湿证全愈，而阴虚，脉洪数，阴脉不足之证象，则不得不退刚用柔，因时制宜。医贵乎活泼流动，神明变化，以求和乎道者此也，岂有一毫私意存乎其间哉。

大生地四钱，麦冬四钱，五味子九粒，焦白芍六钱，生牡蛎四钱，炙甘草二钱，炙鳖甲三钱。煮三杯，分三服。

（《吴鞠通医案》）

产后恶漏不行之血癥案

丁氏，二十八岁，癸亥五月十六日初诊。

血与水结，产后恶漏不行，腹坚大拒按，神思昏冒，其为瘀血上攻无疑。

归尾五钱，藏红花三钱，川芎一钱，桃仁三钱，两头尖三钱。煮三杯，分三次服。间服化癥回生丹五丸。

复诊：五月十七日。血化为水，瘀滞攻心，昨已危急，因用回生丹以直入厥阴阴络之两头尖为向导，续下瘀滞，而神气已清，但瘀滞尚多，议与化癥回生丹缓攻为宜。

藏红花二钱，泽兰二钱，两头尖三钱，广郁金三钱。煮二杯，渣再煎一杯，分三次服。回生丹三丸，每次和服一丸。

三诊：二十八日。腹中无处不痛，脉沉数有力，瘀血尚多。

归尾五钱，元胡四钱，泽兰三钱，桃仁三钱，京三棱三钱，莪术三钱，红花二钱，两头尖五钱，川芎一钱半。煮四杯，每杯和化化癥回生丹一丸服。

四诊：二十九日。瘀滞已去不少，腹痛减去八九，经谓：大毒治病十衰其六即无毒，治病十衰其九，勿使过剂，今日头晕而冒，视歧见两物，不可猛浪再与攻瘀，议七味丸加车前子、牛膝、琥珀，一面摄少阴生气，一面宣络脉之血，方为含柏，此时生死相关之际，不可不精细也。

茯苓炒黄四钱，熟地炭八钱，肉桂炒焦三钱，炒泽泻六钱，萸肉炭三钱，丹皮炒焦四钱，山药炒黑三钱，车前子四钱，牛膝四钱。共炒炭，煮成三碗，又加琥珀细末九分，分三次冲服。

五诊：六月初一日。前用摄少阴开太阳法，小便稍清，肿胀微消，但冲气上动，咳而不寐，宜伐肾邪以止冲气，和胃以令寐。

茯苓块连皮八钱，半夏六钱，紫石英生研细三钱，桂枝木三钱，秫米一撮，制五味一钱。甘澜水煮成三杯，分三次服。

六诊：六月初三日。与伐冲气兼和胃，业已见效，仍宗前法。腰冷，少腹胀，加小茴香。

猪苓三钱，茯苓连皮八钱，半夏八钱，泽泻三钱，炒厚朴一钱，秫米一两，桂枝三钱，小茴香炒炭一钱半。甘澜水煮成三杯，分三次服。

七诊： 六月五日。脉渐小为病退，左关独大为肝旺，夜间气上冲胸，浊阴随肝阳上升之故，产后阴虚，不敢峻攻。食少，宜开太阳，兼与和胃。

茯苓块五钱，桂枝三钱，小枳实一钱，旋覆花三钱，泽泻三钱，五味子一钱，焦白芍三钱，半夏六钱，广皮炭一钱半，广郁金一钱半，泽兰一钱半。煮三杯，分三次服。

八诊： 六月七日。诸证悉除，惟余痰饮，咳嗽喘满，短气胸痹，皆系应有之证，无足怪者。经谓：病痰饮者，冬月难治，况十数年之痼疾，又属产后乎。

桂枝五钱，姜半夏六钱，厚朴二钱，桂心一分，生苡仁五钱，薤白二钱，猪苓三钱，茯苓块五钱，广皮二钱，泽兰三钱。煮三大杯，分三次服。

（《吴鞠通医案》）

产后郁冒案

王氏：郁冒、自汗出，大便难，产后三大症俱备，因血虚极而身热发厥，六脉散大，俗云产后惊风，不知皆内证也，断断不可误认为外感，拟禽摄真阴法。

大生地六钱，麦冬三钱，炒白芍三钱，生龟板五钱，阿胶三钱，五味子一钱，牡蛎三钱，鲍鱼三钱，炙甘草一钱，鸡子黄二枚（搅沸），海参二条。煮三杯，分三次服。

又：夜间汗多，加龙骨三钱。

又：产后郁冒，自汗出，六日不大便，血少而淡，拟以增液为主。

元参五钱，大生地六钱，洋参三钱，麻仁五钱，炒白芍三钱，鲍鱼四钱，麦冬不去心四钱，生龟板三钱，白蜜一酒杯，海参三条，阿胶三钱，五味子一钱，炙甘草一钱。煮三大杯，分三次服。

又：于前方内去洋参、甘草。

（《吴鞠通医案》）

产后子宫脱垂案

周氏，三十三岁。产后子肠不收，突出户外，如小西瓜一块，但软扁耳，脉弦数，气血皆虚，着重在气，先以吴茱萸细末作袋垫身下，汤药以补中益气汤加川芎三分，一帖而收，二帖去川芎，三帖去升麻、柴胡，加桂元而安。

（《吴鞠通医案》）

产后昏冒案

白氏，二十六岁，产后昏冒，一日厥去四五次，先与定风珠，即复脉汤去姜桂大枣，加龟板、鳖甲、牡蛎、海参、鲍鱼、鸡子黄，一帖而效，服至七日大安。于是作专翁大生膏一料全壮。

（《吴鞠通医案》）

产后腰痛案

吕氏，二十七岁，产后腰痛，不可忍，八脉虚而受寒。桂仲三钱，肉桂二钱，杏仁三钱，鹿茸三钱，鹿角霜三钱，桂枝三钱，苍术三钱，枸杞子（炒）三钱，牛膝二钱。煮三杯，分三次服。服十余帖而安。

（《吴鞠通医案》）

产后不寐案

秀氏，三十二岁。产后不寐，脉弦，呛咳，与灵枢半夏汤，先用半夏一两，不应，次服二两，得熟寐，又减至一两，仍不寐，又加至二两，又得寐，又减又不寐，于是竟用二两，服七八帖，后以外台茯苓饮收功。

（《吴鞠通医案》）

产后惊风案

某氏，三十岁，产后感受风温，自汗身热，七八日不解，现在脉沉数，邪陷下焦痉瘛，俗云产后惊风，与复脉法，但须先轻后重。

细生地四钱，麦冬不去心四钱，火麻仁四钱，生白芍七分，丹皮三钱，炙甘草一钱，生鳖甲五钱，阿胶二钱。煮三杯，分三次服。

产后阴虚，又感风温身热，与复脉法，身热已退，但脉仍数，虚未复，仍宗前法而进之。

丹参三钱，大生地五钱，生牡蛎五钱，炒白芍三钱，生鳖甲五钱，麻仁三钱，麦冬不去心三钱，炙甘草二钱，丹皮三钱，阿胶三钱。浓煮三杯，分三次服。

（《吴鞠通医案》）

热传心包，神呆痉瘛案

曾氏，二十七岁，产前暑伤肺卫，身大热，三日而生，产后十五日热不解，连前三天已十八天，逆传心包，神呆痉瘛，全入心营，大便结，六脉芤，虚证已深危，勉与邪少虚多之复脉汤法，兼以清上。

细生地五钱，元参四钱，茶菊花三钱，焦白芍三钱，麦冬不去心四钱，冬桑叶三钱，火麻仁四钱，丹皮三钱，炙甘草三钱，生鳖甲五钱，阿胶三钱。煮三杯，分三次服，外服牛黄清心丸一丸。

又产后伏暑痉瘛，与复脉法已愈，惟大便结，脉虚，不可以下，只有导法可行，汤药润液为要。

元参一两，大生地五钱，阿胶五钱，麦冬五钱，生白芍三钱，麻仁五钱。煮三杯，分三次服，此方服三帖，大便通。

又产后阴虚：

大生地六钱，沙参三钱，火麻仁三钱，阿胶三钱，麦冬四钱，甘草三钱，归身二钱，桂元三钱，白芍三钱，黄肉三钱。煮三杯，分三次服。

（《吴鞠通医案》）

产后惊悸案

江督学媳，产后病虚无气，洒然如惊，时咳青黑痰结，欲咳则心悸大动，浑身麻木，心神不知所以，偶闻声响，则头面烘热汗出，神魂如飞越状。屡用补养之药不效，虚羸转剧，诊之脉浮微弦而芤，独左寸厥厥动摇，此必胎前先伤风热，坐草时用力过甚，痰血随气上逆，冲过膈膜，而流入心包。朝用异功散，加童便煅粹蛤粉，以清理痰气；夕用大剂独参汤，下来复丹，以搜涤痰积。盖痰在膈膜以上，非焰硝无以透之，血在膈膜之上，非五灵脂无以浚之，然非借人参相反之性，不能激之使出也。服数日，神色渐宁，形神渐旺，改用归脾汤加龙齿、沉香，调理而安。

（《张路玉医案》）

产后寒热浮肿案

一妇产后，四肢浮肿，寒热往来，气喘咳嗽，胸膈不利，口吐酸水，两胁疼痛，盖因败血流入四肢，遂用旋覆花汤：旋覆花、麻黄、赤芍、荆芥、前胡、茯苓、半夏、五味子、杏仁、炙甘草、生姜、大枣。服后微汗渐解，继频服小调经散：没药、琥珀、桂心、当归、白芍、细辛、麝香、姜汁，用泽兰梗煎汤调下肿气渐消。

（《吴茭山医案》）

半产后营虚不摄案

金畹香令媳，半产后营分不摄，淋漓数月，治之弗解，孟英于季夏诊之，两尺皆浮，左寸关弦，与三甲二至二地蒿薇柏叶桑蛸黄柏服之渐愈。仲秋复诊其脉，即断受孕，渠谓怀娠必无病矣，而不知病久初痊，正须培养，虽即受孕，涵蓄无权，果至仲冬而胎坠矣。

（《王孟英医案》）

半产后肝胃痛案

某氏妇，小产后，肌肉似乎丰溢，是阳气发泄，是外有余，内不足也，病样甚多，何堪缕治，在女科莫重于调经，气血逆乱，扰动肝脾，心胸痛发而吐述，遇怒着凉痛甚，胃阳已衰，厥浊易逆，先理胃阳，用金匮法。人参、吴萸、茯苓、半夏、良姜。

鸿志按：叶氏就病施治，不拘产后成法，所以医贵通达权变。

（叶天士案）

产难溺阻案

钱希敏室，坐草二日，既未分娩，忽患小便不通，势甚亟。乃速孟英诊

759
任脉篇

之，脉至滑数，目赤口干，以为热结膀胱，气化不行，予车前子、滑石、血余炭、瓜蒌、知母、栀子、牛膝、紫菀、紫草，为大剂投之。是通溺催生互用之法，服后，溲仍不得行，径产一男，既而胞下，溺满其中，始知儿出胞后，频饮汤水，尽贮其中也。孟英谓：此证古所未闻，余虽初不料其如此，然非开泄导下，则儿不即娩，吉凶未可知矣。

（《王孟英医案》）

新产子宫下坠案

翁嘉顺令正，娩后阴户坠下一物，形色如柿，多方疗之不效。求孟英诊之，令以泽兰叶二两，煎浓汤熏而温洗，又以海蛸、五倍子等分，研细粉掺之，果即收上。继而恶露不行，白带时下，乳汁全无，两腿作痛，又求方以通之。孟英曰：此血虚也。乳与恶露虽无，其腹必不胀，前证亦属大虚。合而论之，无须诊视，因与黄芪、当归、甘草、生地、杜仲、大枣、糯米、芝麻、藕，浓煎羊肉汤煮药，服后乳汁渐通，久服乃健。

（《王孟英医案》）

新产吐泻案

倪怀周室，新产数日，泄泻自汗，呕吐不纳，专科谓犯三禁，不敢肩任，诊脉虚微欲绝，证极可虞，宜急补之，迟则不救。用东洋参、黄芪、冬术、龙骨、牡蛎、酒炒白芍、桑枝、木瓜、扁豆、茯神、橘皮、紫石英、黑大豆投之，四剂渐安。

（《王孟英医案》）

产后经水色淡案

方氏妇，产后经水渐淡。数年后，竟无赤色，且亦结块，平时亦无带下，人日尫羸，脉濡数，口苦，时有寒热，与青蒿、白薇、黄柏、柴胡、当归、鳖甲、龟板、芍药、乌贼鱼、枸杞、地骨皮等，出入为方，服百剂而愈。

（《王孟英医案》）

产后血瘀发哮案

朱氏妇，产后恶露不行，而宿哮频发，专是科者不能下手，孟英以丹参、桃仁、桂枝、山楂、茺蔚子、旋覆花、琥珀、贝母、茯苓、滑石、花粉、通草、蛤壳、苡仁、紫菀、丝瓜子出入为方，三日而愈。

（《王孟英医案》）

产后痰厥案

案一

姚氏妇，产后昏谵汗厥，肌肤浮肿，医投补虚、破血、祛祟、安神之药，皆不能治。请孟英视之，询知恶露未行，曰：此证医家必以为奇病，其实易愈也，昔金尚陶先生曾治一人，与此相似。方用石菖蒲、胆星、旋覆花、茯苓、橘红、半夏曲，名蠲饮六神汤。凡产后恶露未行而昏谵者，多属痰饮，不可误投攻补，此汤最著神效，如方服之，良愈。

（《王孟英医案》）

案二

翁嘉顺室，娩后发热，竹林寺僧治之，不应。众医皆主生化汤加减，病益剧。请孟英治之，脉濡滑微数，曰：素体阴亏，热自内生，新产血去，是以发热。惟谵妄昏瞀，最是吓医之证，渴喜热饮，宛似虚寒之据，宜其猜风寒而表散，疑瘀血以攻通；帖帖炮姜，人人桃桂，阴愈受灼，病乃日加。幸而痰饮内盛，津液未至涸竭，与蠲饮六神汤，去橘半加西洋参、生地、花粉、竹茹、知母、生白芍为剂，数日而瘳。

（《王孟英医案》）

产后肝胃不和案

陆厚甫室，产后经旬，偶发脘痛，专家与温补药，因寒热气逆，自汗不寐，登圊不能解，而卧则稀水自流，口渴喜呕，杳不纳谷，金云不起矣。请孟英诊之，脉弦数而滑，曰：本属阴虚，肝阳侮胃，误投温补涩滞之药，气机全不下降，以致诸证蜂起，与沙参、竹茹、楝实、延胡、栀、连、橘、贝、杏、斛、枇杷叶为肃肺以和肝胃法，覆杯即安。但少腹隐隐作痛，于前方去杏、贝、竹茹，加知母、花粉、蓉、芍、橘核、海蜇乃解，宿冀而瘳。

（《王孟英医案》）

产后阴虚内热案

周光远室，产后恶露不行，或劝服生化汤，适孟英往视之，诊曰：阴虚内热，天令炎蒸，虽赤砂糖，不可服也。以生地、丹参、丹皮卷、茺蔚子、茯苓、桃仁、山楂、栀子、泽兰、琥珀投之，即效。且无别恙而易健，可见体质不齐，药难概用，况乎致病之因不一，病机传变无穷。语云：量体裁衣。而治病者，不可不辨证施治也。

（《王孟英医案》）

半产后营热发疮案

金氏妇，自仲夏坠胎，迄今四月有余，恶漏淋漓不断，两臂近腹患疮，浑身肤痒，脉数而弦，多药罔效，亦为产后宜温之谬说所误也。清·王孟英用西洋参、银花各二钱，生地、龟板各四钱，冬瓜皮三钱，栀炭、竹茹各一钱，白薇、青蒿、黄柏各一钱，甘草二分，未十帖愈。

（《王孟英医案》）

新产发疹案

陆姓妇，新产三日，发疹，细而成粒，不稀不密，用荆芥，蝉蜕，鼠粘子等药，一剂头面俱透，越一日，渐有回象，忽大便溏泻数次，觉神气不宁，问其所苦，曰热早渴，言语颤怯如抖出，脉细数至七至，外露但欲寐，少阴证据，大文曰：此阳脱证也，属少阴，用生附子炒米三钱，炮干姜八分，炒甘草一钱，白芍一钱五分，水煮，冲入童便一调羹，猪胆汁四小茶匙，服毕即睡，醒来热渴俱除，续用黄芪建中汤加丹参，苏木二剂而安。

鸿志按：疹透便泻，本属顺候，性新产数日内，用药为难耳，方虽对证，姜附究宜慎用。

（金大文案）

产后惊痉案

赵右，新产五日，陡然痉厥不语，神识时明时昧，脉弦滑，舌薄腻。良由气血亏耗，腠理不固，外风引动内风，入于经络。风性上升，宿瘀随之，蒙蔽清窍，神明不能自主，所以痉厥迭发，神糊不语，症势重险！勉拟清魂散加减，和营祛风，清神化痰。

吉林参须一分半，炙甘草一分半，琥珀屑（冲）二分，嫩钩钩（后入）三钱，紫丹参二钱，朱茯神三钱，鲜石菖蒲三分，泽兰叶一钱半，炒黑荆芥炭三钱，炙远志一钱，童便（炖冲服）一酒盅。

（《丁甘仁医案》）

冲任气虚不摄案

严右，血藏于肝，赖脾元以统之，冲任之气以摄之。肝肾两亏，气不固摄，脉细小，当宜培养肝脾，调摄冲任，八珍汤加减。

潞党参二钱，炙甘草一分半，白归身二钱，大白芍一钱，抱茯神三钱，阿胶珠二钱，血余炭二钱，川断肉二钱，炒於术一钱半，生地炭四钱，葛氏十灰丸（包煎）二钱。

（《丁甘仁医案》）

产后气血两亏案

沈右，新产后去血过多，头眩眼花，神昏气喘，自汗肢冷，脉细如丝。此乃血去阴伤，阴不抱阳，阳不摄阴。正气难以接续，浮阳易于上越，气血有涣散之虑，阴阳有脱离之险，血脱重症，危在顷刻！勉仿经旨血脱益气之义，以冀万一之幸。

吉林参须一钱，全当归三钱，养正丹（包煎）二钱。

（《丁甘仁医案》）

产后腹痛 宿瘀未尽案

邹右，产后腹痛。小溲淋漓，脉弦紧右濡细，此营血已亏，宿瘀未楚，挟湿下注膀胱，宣化失司。拟和营祛瘀，通利州都。

全当归五钱，朱茯神三钱，泽兰叶五分，荸荠梗五钱，紫丹参二钱，生草梢三分，益母草三钱，大川芎三分，绛通草三分，琥珀屑五分。

产后营卫失调案

金右，产后寒热，汗多不解，大便溏泄，卫气不能外护，营虚失于内守，营卫不和，邪不易达，健运无权。当拟调和营卫，扶土和中。

川桂枝一分，云茯苓三钱，炙甘草五分，炒白芍一钱，扁豆衣三钱，炒苡仁三钱，生白术一钱半，广陈皮一钱，谷麦芽各三钱，红枣二枚，生姜二片，干荷叶一角。

产后咳嗽案

董哲卿贰尹令正，胎前患嗽，产后不痊，渐至寝汗减餐，头痛口燥，奄奄而卧，略难起坐。孟英诊脉虚弦软数，舌光赤无苔。曰：此头痛口燥，乃阳升无液使然，岂可从外感治。是冲气上逆之嗽，初非伤风之证也。与苏蓉、石英、龟板、茯苓、冬虫夏草、牡蛎、稽豆衣、甘草、小麦、红枣、藕，数帖嗽减餐加，头痛不作，加以熟地服之，逐愈。

产后气血亏，天痘已布案

张右，新产后气血已亏，恶露未楚，感受时气氤氲之邪，引动先天蕴毒，由内达外，天痘已布，尚未灌浆，身热骨楚，苔薄腻，脉濡数。经云：邪之所凑，其气必虚。拟益气托浆，和营祛瘀。

生黄芪三钱，全当归二钱，杜红花三分，生甘草一分半，京赤芍一钱二分，益母草三钱，桃仁泥（包）一钱二分，紫丹参二钱，净蝉衣三分，鲜笋尖二钱，生姜一片，红枣二枚。

产后肺脾俱亏，咳而浮肿案

虞右，产后肺脾两亏，肃运无权，遍体浮肿，咳嗽气逆。难以平卧，脉象濡软而滑。经云：诸湿肿满，皆属于脾。脾虚生湿，湿郁生水，水湿泛滥，无所不到。肺为水之上源，不能通调水道，下输膀胱，聚水而为肿也。肺病及肾，肾气不纳，肺虚不降，喘不得卧，职是故也，喘肿重症。拟五苓、五皮合苏子降气汤，肃运分消，顺气化痰，以望转机。

生白芍一钱二分，肉桂心一分，炙白苏子二钱，淡姜皮二分，连皮苓四钱，化橘红三分，炙桑皮三钱，川椒目十粒，粉猪苓二钱，光杏仁三钱，象贝母三钱，济生肾气丸（包煎）三钱。

产后阴血亏，邪风入络案

于右，人身之经络，全赖血液以滋养。产后阴血已亏，不能营养经脉，邪风入络，络有宿瘀，不通则痛，以致手不能举，足不能履，肢节痹痛，脉细涩。当宜养血祛风，祛瘀通络。

全当归二钱，大川芎三分，青防风三分，大白芍一钱，木防己二钱，西秦艽二钱，陈木瓜二钱，茺蔚三钱，紫丹参二钱，怀牛膝二钱，嫩桑枝（酒炒）四钱。

（《丁甘仁医案》）

产后腹痛，宿瘀交阻案

陈右，产后五朝，腹痛阵作，拒按，甚则泛恶，脉弦细而紧。新产营血已伤，宿瘀交阻，上冲于胃，胃失降和，凝滞于中。气机窒塞，所谓不通则痛也。产后以祛瘀为第一要义，当宜和营祛瘀，盖瘀血去则新血可生，不治痛而痛自止。

全当归二钱，五灵脂三钱，延胡索一钱，杜红花三分，大川芎三分，陈广皮一钱，台乌药三分，桃仁泥一钱，益母草三钱，紫丹参二钱，炙没药二钱三分，制香附一钱二分，炮姜炭一分半。

（《丁甘仁医案》）

产后感温，恶露发热案

庄右，未产之前，发热咳嗽，风温伏邪，蕴蒸气分，肺胃两经受病。今产后发热不退，更甚于前，恶露未楚，苔黄脉数。良由气血已亏，宿瘀留恋，伏邪不达，邪与虚热相搏，所以身热可甚也。投解肌药不效者，因正虚不能托邪外出也。今宗傅青主先生加参生化汤，养正达邪，祛瘀生新，助入宣肺化痰之品。

吉林参须三分，大川芎三分，荆芥炭三分，炙桑叶三钱，炙甘草一分半，炮姜炭一分半，光杏仁三钱，全当归二钱，桃仁泥（包）一钱二分，象贝母三钱，童便（炖温冲服）一酒盅。

（《丁甘仁医案》）

产后肺燥，胃湿胸闷案

俞右，鼻鸣鼻干，干呕，咳嗽不爽，肺有燥邪也。胸闷不舒，口甜时苦，胃有湿热也。胸前板痛，按之更甚，痰滞阻于贲门也。自汗甚多，内热不清，遍体骨楚，正虚阴不足也。病起胎前，延及产后，诸药备尝，时轻时剧，良以体虚邪实，肺燥痰湿，攻既不得，补又不可，清则助湿，燥则伤阴，每有顾此失彼之忧，尤多投鼠忌器之虑。同拟两法并进，先投苦温合化，开其中膈之痰湿，继进甘凉生津，润其上焦之烦躁，是否有当，尚希高明裁政。

水炒川雅连（先服）一分半，竹沥半夏二钱，枳实炭一钱，淡干姜一分，橘白络各三分，生蛤壳六钱，薤白头（酒炒）一钱二分，川贝母三钱，白残花（后服）一分半，鳖血炒银柴胡一钱，天花粉三钱，鲜竹叶茹各一钱二分，炒地骨皮一钱，冬桑叶三钱，活芦根（去节）一尺，鲜枇杷叶（去毛、包）五张。

（《丁甘仁医案》）

产后血亏， 食滞夹感案

张右，产后两月，营阴未复，重感新邪，内停宿滞，肺胃为病，形寒身热，有汗不解，脘痞作痛，纳少泛恶，且又咳嗽，经行色紫，舌苔白腻，脉象左弦右濡。不能见虚投补，姑拟疏邪消滞，和中祛瘀，病去则虚自复。

炒黑荆芥一钱二分，清水豆卷四钱，赤茯苓三钱，金铃子二钱，光杏仁三钱，仙半夏七分，延胡索一钱，嫩前胡一钱二分，象贝母三钱，枳实炭一钱，茺蔚子二钱，带壳砂仁三分，炒谷芽各三钱，佛手三分。

二诊： 形寒身热渐解，脘痞作痛，咳嗽则痛辄剧，纳少泛恶，小溲短赤，经行色紫，舌质红，苔薄腻，脉左弦右濡。产后营阴未复，外邪宿滞，挟肝气横逆，肺胃肃降失司。投剂合度，仍拟宣肺化痰，理气畅中。

嫩前胡一钱二分，赤茯苓三钱，川楝子二钱，象贝母三钱，仙半夏二钱，炒枳壳一钱，延胡索一钱，茺蔚子三钱，川郁金一钱二分，光杏仁三钱，春砂壳三分，绛通草三分，台乌药三分，炒谷芽三钱。

（《丁甘仁医案》）

产后夹感， 痹痛浮肿案

马右，未产之前，已有痛风，产后二十一天，肢节痹痛，痛处浮肿，痛甚于夜，不能举动，形寒内热，咳嗽痰多，风湿痰瘀，羁留络道，营卫痹塞不通，肺失清肃，胃失降和，病情夹杂，非易图治。姑拟和营祛风，化痰通络。

紫丹参二钱，朱茯神三钱，光杏仁三钱，木防己二钱，炒黑荆芥一钱，远志肉一钱，象贝母三钱，夜交藤四钱，炒白薇二钱，西秦艽二钱，藏红花三分，甜瓜子三钱，嫩桑枝四钱，泽兰叶二钱。

（《丁甘仁医案》）

产后血虚、 恶露， 营卫不和案

李右，产后二十四天，营血已虚，恶露未楚，腹痛隐隐，纳谷减少，畏风怯冷，有汗不解，旬日未更衣，舌无苔，脉象濡细。卫虚失于外护，营虚失于内守，肠中津液枯槁，腑垢不得下达也。仿傅青主加参生化汤意，养营祛瘀，和胃润肠。

吉林参须一钱，紫丹参三钱，春砂壳三分，生熟谷芽各三钱，全当归三钱，藏红花一分半，全瓜蒌（切）四钱，益母草一钱二分，大川芎一分半，炮姜炭一分，火麻仁（研）四钱。

（《丁甘仁医案》）

产后蓐劳案

朱右，产后八旬，寒热匝月，痰多纳减，脉象虚弦而数。气虚则寒，营虚则热，胃虚纳减，脾弱痰多，势成蓐劳。姑拟八珍汤加减，以望转机。

炒潞党参三钱，全当归二钱，银州柴胡三分，云茯苓三钱，大白芍二钱，嫩白薇七分，米炒於术七分，广橘白一钱，大熟地三钱，炮姜炭一分，生熟谷芽三钱。

（《丁甘仁医案》）

产后恶露，瘀阻下焦案

张右，新产十一天，恶露不止，少腹作痛，咳嗽声音不扬，风寒包热于肺，宿瘀留恋下焦，脉象浮濡带滑。姑拟祛瘀生新，开胃化痰。

全当归二钱，抱茯神三钱，光杏仁三钱，嫩射干一分半，紫丹参二钱，金铃子二钱，象贝母三钱，春砂壳三分，净蝉衣三分，延胡索一钱，藏红花三分，冬瓜子三钱。

（《丁甘仁医案》）

产后恶露不行，咳喘足肿案

产后恶露不行，小腹作痛，渐见足肿面浮喘咳。此血滞于先，水溃于后，宜兼治血水，如甘遂大黄之例。

紫菀，茯苓，桃仁，牛膝，青皮，杏仁，山楂肉，小川朴，延胡。

（《尤在泾医案》）

胎前病子肿，产后大泄案

胎前病子肿，产后四日即大泄，泄已一宵而厥，不省人事。及厥回神清，而左胁前后痛满，至今三月余矣。形瘦脉虚食少，少腹满，足肿，小便不利。此脾病传心，心不受邪，即传之于肝，肝受病而更传之脾也。此为五脏相贼，与六腑食气水血成胀者不同，所以攻补递进，而绝无一效也。宜泄肝和脾法治之。

白术，木瓜，广皮，椒目，茯苓，白芍。

（《尤在泾医案》）

产后营气未复，咳咯痰血案

病起当年产后，虽经调理而痊，究竟营虚未复，是以至今不育，且经事乖而且多，亦营虚而气不固摄之故。自上年九秋，又感寒邪，入于肺为咳嗽，痰中带血，此谓上实下虚，血随气逆。蔓延旬日，加以内热，渐成劳损。姑仿仲景法扶正化邪，以为下虚上实之法。

生地，党参，炙草，当归，豆卷，前胡，茯苓，淮药，麦冬，阿胶，川贝，杏仁，桂枝，枇杷叶。

又：进薯蓣丸法，补气血，生津液，彻风邪，咳嗽已减，所谓上实下虚，病情不谬。据云：当年产后，腹中常痛，至今未愈。显见营分有寒，已非一日。但内热淹缠，心悸头眩，久虚不复，终为劳损。兹从八珍加减，复入通补奇经。王道无近功，耐心安养为是。

十全去芪、芎，加阿胶、艾、炮姜、紫石英、陈皮、麦冬、款冬花、川贝、神曲、大枣。

（《王旭高医案》）

产后悲伤，延成蓐劳案

体气素亏，频年屡患咳嗽。今春产后悲伤，咳嗽复作，背寒内热，气逆痰多。脉虚数，大便溏，延今百日，病成蓐劳。按产后，血舍空虚，八脉之气先伤于下，加以悲哀伤肺，咳嗽剧发，震动冲脉之气上逆。经云：冲脉为病，逆气里急。阳维为病苦寒热。频进疏风清热，脾胃再伤，以致腹痛便溏，食减无味，斯皆见咳治咳之弊。越人谓上损及脾，下损及胃，俱属难治。姑拟通补奇经，镇摄冲脉，复入扶脾理肺。未能免俗，聊复尔尔？

熟地（砂仁炒炭），当归（小茴香三分拌炒），白芍（桂枝三分拌炒），紫石英，牛膝（盐水炒），茯苓，川贝。

（《王旭高医案》）

产后病疟，久延将成鼓案

产后疟疾，肝肾两亏，经阻数载，以致少腹作痛，久之恐其结癖成鼓，以温养奇经主治。

炒艾绒，炒阿胶，炒白芍，枸杞子，紫丹参，全当归，川芎，炒牛膝，陈皮，肉桂。

（《何书田医案》）

产后荣亏，腹痛便溏案

正产后，荣血固亏，而脾土又弱，湿浊留滞肠，腹痛便溏，里急不爽，心悸头眩，谷食顿减，夜分作烧，久泻伤脾，脾阳不能化生新血。急为扶土调中，泻止精神乃复。

党参，白芍，淮药，小茴香，枣仁，杜仲，白术，炙草，茯神，乌梅，薏仁，煨姜，红枣。

（《马培之医案》）

半产由于药误案

宋申甫室人，妊数月，归宁母家，召人诊之为经阻，投辛热破瘀之剂，遂半产，血行如泻。极延魏诊，至则大汗淋漓，脉将脱矣，伏几上，去床数步不能就寝，以血行之猛也。时惟伊亲戚某在，乃嘱其煮水待药，煎百余沸，即与服，再煎再与不及待稠浓也，急偕朱就近铺买药熟地四两，杞子、枣仁（炒）各二两，如法服，产瘥。

（《魏玉璜医案》）

半产死胎案

一妇有胎四月，坠下旬余，腹胀发热。气喘面赤，口鼻舌色青黑，其脉洪盛。曰：胎未坠也，面赤者，心火盛而血干也，舌青口鼻黑，肝气绝而胎死，内外皆曰胎坠久矣。复诊色脉如前，以蛇蜕煎汤，下平胃散加芒硝、归尾服之，须臾腹阵疼，后下一死胎而愈。

（《陆斗岩医案》）

半产后暴崩案

贺函伯乃正，小产后，阴血暴崩，作晕恶心，牙龈浮肿，喉咙作痛，日夜叫号不宁。曰：此因失血过多，阴气暴脱，阳无所附，火空则发，故炎上，胸中觉烦热，所谓上盛下虚之候也。法当降气，气降则火自降。火降则气归元，而上焦不烦热，齿龈肿消，喉咙痛止，阳交于阴，而诸证自已耳。用苏子、青蒿子各一钱，麦冬、白芍、鳖甲、牛膝、生地、杞子各四钱，五味子一分半，枣仁五钱，川断、橘红各二钱，枇杷叶三片，河水煮，加童便一大杯，郁金汁十二匙，空心服时，进童便一杯。

（《缪仲淳医案》）

产难由于孪生案

孙元素内人，文垣之侄媳也，产已及门，胎不能下，用力则胸膈间有物上冲，痛不可忍。垣思之曰：此必双胎，胞以分为一上一下也，在下者欲下，在上者以用力而上冲，故胸膈痛也，势亦险，治法必安上，而下者乃可用力以产也，即取益元散一两与之，令以紫苏汤送下。药甫进，胸膈痛止，不逾时产二女，母亦无恙。或问曰：益元散非产科急剂，何能取效如是？曰：紫苏安胎下气，滑石滑以利气，亦催生之上品。盖医者意也，此以意裁取之耳，此方方书不载，记之以备采用。

（《女科医案选粹》）

产后血晕案

王某，女，37岁，已婚。

西医诊断：①早期破水；②重度感染；③中毒性休克。

初诊：1956年4月25日下午。患者孕8产7，预产期1956年5月23日，于当年4月20日早期破水，入院待产，4月24日上午发现脐带一度脱出，进行还纳，至下午体温高达40.1℃，即给喹宁引产，晚8时产一死婴，产时出血100ml，产后一小时，阴道又出血约300ml，血压即下降至54/30mmHg，立即输血700ml，并给升压西药，血压略见回升至90/60mmHg，患者表现烦躁不安，神志时清时昧，面色发绀，肢体微肿，大便燥结，小溲甚少，自觉舌尖麻木发凉，颜面及口唇抽动，背部发现散在性小出血点，在此期间，患者体温下降至37~38℃，舌苔黄腻，脉细滑数。病因由于产后血夺，阳气上逆，郁冒无汗，遂致肝风内动，神志昏迷。病属产后血晕，治以养血平肝，交通心肾。

处方：当归12g，川芎6g，生龙齿15g，远志6g，橘皮6g，法半夏6g。

1 剂。

另：肉桂末 0.9g，琥珀末 1.5g。二味相和，温开水调服。

二诊：4 月 26 日。神志渐清，面赤胸痞，满腹胀痛，遍体浮肿，大便溏薄，小溲仍少，舌苔黄腻，脉细弦数、两尺虚弱。心肾两虚，肝脾不和，三焦气化失宣，膀胱通利违常，治法先以通利三焦，温化膀胱，取洁净府之法，方用五苓散加味。

处方：猪苓 9g，茯苓 9g，泽泻 9g，车前子（包）5g，制香附 6g，郁金 6g，白术 6g。1 剂。

另：肉桂末 0.9g，沉香末 0.9g，琥珀末 0.8g。三味杵相和，温开水调服。

三诊：4 月 27 日。服药后，小溲渐利，又增咳嗽气急，胸痞腹痛，腰部疼痛，遍体仍肿，大便溏薄，舌苔薄腻，脉象细滑，左尺右寸俱弱。脾肾两伤，肺气又逆，治法先以肃肺降气，兼益脾肾，方用旋覆代赭汤加减。

处方：旋覆花（包）9g，代赭石 20g，炙甘草 3g，白术 9g，连皮茯苓 15g，桔梗 6g，浙贝母 9g，化橘红 6g，川断 9g，桑寄生 15g。1 剂。

另：伽楠香 0.6g，锉末调服。

四诊：4 月 28 日。咳嗽稍减，胸脘仍痛。食后痞闷胀痛更甚，面浮肢肿，大便溏薄，小便尚利，舌苔薄白，脉细弦滑、左尺弱。分析症状，由于肺逆则咳，肝逆则胀，脾胃不和，肝肺气逆，升降不利，三焦失宣，以致咳逆胀满。治以降肺气，疏肝气，和脾气，仍拟旋覆代赭汤合二陈汤加减。

处方：旋覆花（包）9g，代赭石 24g，橘皮 6g，法半夏 6g，连皮茯苓 15g，浙贝母 15g，木香 4.5g，通草 3g，郁金 6g。2 剂。

另：肉桂末 0.9g，调服。

五诊：5 月 3 日。服上方 2 剂后，咳嗽得减，小溲通利量多，胃脘仍痛，得食尤甚，夜寐不安，四肢酸痛，间或作麻，大便溏薄，舌苔根黄微垢，脉象细弦、两尺弱。肝气上逆，脾胃不健，治以疏肝健脾，温中和胃。

处方：制香附 6g，木香 6g，橘皮 6g，乌药 6g，木瓜 9g，荜茇 1.8g，青皮 6g，法半夏 9g。2 剂。

另：肉桂 0.6g，吴萸 1.2g。二味研末相和，分 2 次调服。

六诊：5 月 5 日。服药 2 剂后，脘痛得减，胃纳较振，但满腹作痛，转侧尤甚，遍体疼痛，畏寒自汗，大便次多，时结时溏，脉左细弦数、右细软数。产后气血两虚，营卫失谐，肝脾不和，筋络失滋，治以补气血，和肝脾，调营卫为法。

处方：红人参 6g，白术 9g，茯苓 15g，炙甘草 3g，熟地 15g，砂仁 3g，炮姜 3g，桂枝 4.5g，当归 9g，川芎 6g，木香 6g，五味子 4.5g。2 剂。

（《钱伯煊妇科医案》）

产后失眠案

周某，27岁，已婚，工人。

幼时有血吸虫病史，于1959年8月21日初产，产时流血甚多，曾输血急救。产后第3日起，患顽固性失眠，辗转反侧，常彻夜不能入寐，心荡自汗，骨节酸楚，于12天时，由家人陪来。面色㿠白，神志恍惚，语声低微，神形俱困。连说："十日来日子真难过，精神疲乏而不能入睡，稍一合眼，旋即惊醒，心跳不已。"

初诊： 10月2日。产后持续失眠，体倦神疲，饮食无味，心悸怔忡，唇色淡白，脉象细数，舌质绛苔薄黄。证乃营血暴虚，心失所养，虚火上炎，神志不宁。治拟养心宁神，补血清热。

朱茯神12g，远志肉6g，夜交藤12g，柏子仁9g，炒枣仁9g，生地12g，益智仁9g，制首乌9g，白术6g，青蒿6g，焦山栀9g。

二诊： 10月3日。服药后夜寐稍好，惟常易惊醒，心荡不安，神疲纳呆。营血不足，心神浮越，治当养血宁神。

朱茯神12g，煅贝齿（先煎）18g，合欢皮12g，夜交藤12g，归身6g，柏子仁9g，炒枣仁9g，远志肉6g，陈青蒿6g，白术6g，炙甘草2.4g。

三诊： 10月5日。失眠稍差，但每晚仅睡2～3小时，头晕心荡，耳鸣目眩，腰酸肢楚，兼有带下，舌质绛苔薄，脉象细软。证属心肾不交，水不济火。治宜补肾阴，制心火。

生地12g，山萸肉9g，女贞子9g，杜仲9g，续断9g，茯神9g，柏子仁9g，远志9g，制黄精9g，白术6g，青蒿6g。

四诊： 10月7日。产后17朝，服药后水火相济，睡眠渐安，精神稍充。治拟滋水养心。

生熟地各9g，炒阿胶9g，制首乌9g，黄芪9g，山萸肉9g，女贞子9g，白芍6g，茯神9g，炒枣仁9g，炙甘草3g，天王补心丹（《世医得效方》方：生地、人参、茯苓、远志、石菖蒲、玄参、柏子仁、桔梗、天门冬、丹参、酸枣仁、炙甘草、麦门冬、百部、杜仲、茯神、当归、五味子）（吞）3g。

五诊： 10月11日。产后失眠症已愈，头目渐消，面色转润，精力亦充。治宜补肝肾养心血，以收全功。

生熟地各9g，怀山药9g，白芍6g，黄芪9g，白术6g，酸枣仁9g，柏子仁9g，山萸肉9g，制黄精9g，杜仲9g，茯苓9g。

（《朱小南妇科经验选》）

产后腰背酸痛案

朱某，27岁，已婚，工人。

1959年10月间，第3胎产后月余，恶露已净，头晕目眩，心荡不宁，腰背酸痛，四肢软弱无力，精神疲惫，小溲清长。

初诊： 10 月 22 日。产后 35 朝，腰背酸痛，腿膝无力，小溲清长，脉象细弱，舌质淡苔薄白。证属多产伤肾，肝经血少。治宜调补气血，固肾壮腰。

当归 9g，黄芪 9g，川芎 4.5g，熟地 9g，远志肉 9g，杜仲 9g，续断 9g，枸杞子 9g，白术 9g，白芍 6g，茯苓 9g，金匮肾气丸（包）12g。

二诊： 10 月 25 日。服药后腰酸背痛已减，精力渐充，胃口尚佳，白带连绵。肾亏则带脉不固，治当补养肝肾，健脾束带。

当归 9g，川芎 4.5g，淡苁蓉 6g，狗脊 9g，杜仲 9g，续断 9g，怀山药 9g，山萸肉 9g，白芍 6g，桂枝 4.5g。

三诊： 10 月 27 日。腰背酸痛已愈，带下亦少，再予补肝肾固带脉。

狗脊 9g，巴戟天 9g，桑寄生 9g，当归 9g，熟地 9g，川芎 4.5g，杜仲 9g，茯苓 9g，白术 18g，菟丝子 9g，海螵蛸 9g。

（《朱小南妇科经验选》）

产后疟案

尤某，28 岁，已婚，农民。

1959 年暑季，第 3 胎产后 40 朝，数日来间发疟疾，寒热休止有时，间日发作 1 次，头晕体倦，面色萎黄，周身骨节疼痛，乃来就诊。

初诊： 8 月 3 日。产后疟，间日 1 次，今晚又逢发作期，脉象细紧，舌质绛苔薄白。证属血虚兼疟。治宜扶正达邪。

当归 9g，姜半夏 6g，炒枳壳 4.5g，炒槟榔 4.5g，常山 6g，草果 6g，焦建曲 9g，茯苓皮 9g，柴胡 3g，佩兰 6g，陈皮 6g。

上药宜于发作前 3 小时服用。

二诊： 8 月 4 日。服药后见效，昨晚间日疟未发，惟感头眩腰酸，精力疲乏。再宗原意进治。

柴胡 4.5g，甜茶 6g，常山 6g，草果 6g，槟榔 4.5g，当归 9g，姜半夏 6g，焦建曲 9g，新会皮 6g，茯苓 9g，制首乌 9g。

三诊： 8 月 7 日。间日疟两次未发，症已痊愈。刻感精力疲乏，头眩目花，肢节酸楚。产后本虚，疟疾复损元气。治宜调补以善其后。

当归 9g，黄芪 9g，制首乌 9g，大熟地 9g，白术 6g，杜仲 9g，续断 9g，秦艽 9g，甜茶 6g，茯苓 6g，陈皮 6g，青蒿 9g。

（《朱小南妇科经验选》）

产后腰髀酸肿案

汤某，女，成年。

初诊： 1970 年 2 月 17 日。

腰髀酸肿，下延及足，行走不便，起自胎前，甚于产后。属血虚之体，寒入经络之故。拟与当归四逆加味，养血温经，散寒通脉。

全当归 9g，川桂枝 3g，大白芍 4g，炙甘草 0.8g，细木通 3g，北细辛 3g，木防己 6g，晚蚕砂（包煎）12g，川牛膝 9g。

二诊： 腰髀酸肿稍和，行走不便，再以原法出入治之。

细石斛 9g，川桂枝 3g，全当归 9g，大白芍 3g，炙甘草 3g，北细辛 3g，细木通 3g，川牛膝 9g，晚蚕砂（包煎）12g，陈木瓜 3g，汉防己 6g，天仙藤 9g。

三诊： 原方有效，再为加减治之。原方去炙草，加威灵仙 6g。

四诊： 行走不便，髀肿酸楚已见轻减，惟舌光红无苔，转方如下：

大生地 12g，全当归 12g，大白芍 3.5g，细石斛 9g，细木通 3g，川牛膝 9g，晚蚕砂（包煎）15g，汉防己 6g，陈木瓜 9g，天仙藤 9g。

五诊： 髀肿酸楚，行走不便，大见轻减，舌光无苔。仍宗前法加减。

大生地 18g，全当归 12g，大白芍 9g，细石斛 9g，细木通 3g，川牛膝 9g，晚蚕砂（包煎）15g，汉防己 6g，陈木瓜 9g，天仙藤 9g，川断肉 9g。

（《程门雪医案》）

产后头痛、腰痛案

赵某，女，27 岁。

初诊： 1955 年 3 月 1 日。头痛腰痛，病起产后，迄今经岁。此血虚而风乘之也。用东垣法，祛风必先养血。

酒洗白归身 6g，酒炒大白芍 3g，炒川芎 0.8g，蔓荆子 3g，川断肉 6g，炒杜仲 6g，桑寄生 9g，川独活 3g，龙眼肉 3 枚，荷叶边 1 圈。

二诊： 养血祛风，和营通络，诸恙均减。仍以原方出入，续进以治。

酒洗白归身 6g，酒炒大白芍 3g，龙眼肉 3 枚，陈广皮 3g，左秦艽 3g，酒炒陈木瓜 3g，川牛膝 6g，炒川断 6g，炒杜仲 6g，川独活 3g，桑寄生 9g，酒炒丝瓜络 6g。

（《程门雪医案》）

产后温病案

病者： 张氏妇，年 32 岁，住鲍凌。

原因： 时交暮春，产后 3 日，自服生化汤，腹痛除而恶露行，伏温遂乘机外溃。

证候： 一起即身灼热，汗自出，不恶寒，反恶热，咳嗽气逆，渴喜凉饮。

诊断： 脉右浮滑，左小数，舌红苔黄薄腻。据症参脉，此产后伏温，从血分转出气分也。前哲石顽老人虽云：凡遇胎前产后所患，不拘何病，总以胎产为本，以病为标，若产后当理血分，然亦当随机应变。余遂断之曰：此伏热证，虽在产后，亦当轻清透达为首要。

疗法： 以桑、杏、甘、枯橙轻宣其肺为君，茅根、青蒿清透其伏热为臣，生地、白薇凉其血为佐，赤芍、丹参通其血为使，尊《内经》急则治标之法。

处方: 冬桑叶6g,白桔梗3g,光杏仁9g,青蒿叶(切寸)9g,赤芍3g,生地12g,炙甘草9g,东白薇9g,苏丹参9g,鲜茅根(去皮)15g。

效果: 2剂即灼热咳势大减,原方去桑、桔,加鲜斛、归身养胃和营,再进3剂,诸病尽却,胃能纳谷而痊。

(《全国名医验案类编》)

产后阴虚火盛案

服壮水潜阳之剂,胎元竟过离宫。半载以来,阴平阳秘,脉象和调,曾经受孕,即觉体倦神疲、由渐而甚,至产后方平。现在形神拘倦,甚于畴昔,皆缘火盛阴亏,仍以壮水潜阳为主。

生地,归身,冬术,黄芩,枣仁,龟板,杜仲,益母草,黄柏。煎膏。

(《王九峰医案》)

产后肝厥案

王某,女,41岁,已婚,于1959年3月4日在首都医院会诊。

西医诊断: 前置胎盘,肝昏迷。

病史: 孕7产6,预产期1959年3月初。患者妊娠8个月,产前大出血,于1959年3月2日急诊入院,入院后在输血中做内倒转及臀牵引术,手术前后共出血2100ml。

3月3日下午3时,产妇呈昏迷状态,血压140/100mmHg,体温37.5℃,经内科、脑系科会诊,考虑肝性脑病,患者过去有传染性肝炎史。

初诊: 1959年3月4日。神志昏迷,面目肢体皆肿,腹部膨大,舌苔花剥、糙黄无津,脉细软数。证属肝厥,急用扶正开窍,清心镇肝之法。

处方: 羚羊角粉1.5g,苏合香丸(研细)1丸,人参9g。文火浓煎200ml,送上药,分4次服,每隔3小时服1次。

二诊: 3月5日。患者昨日下午一时服中药后,至三时手足伸动,口不张,闻声可睁眼,下午四时服第二次中药,至晚八时可以张目看人,但不语,至夜半神志渐清,舌苔糙黄少津,脉象左虚大而数、右细数无力。证属营血大夺,气阴重损,心肝虚阳,不可潜藏。治以补气固本,养阴潜阳。

处方: 人参9g,麦冬9g,五味子6g,当归9g,白芍9g,生龙齿30g,生牡蛎30g,枣仁15g,茯神12g,远志6g。1剂。

另: 苏合香丸1丸,神志昏迷时即服半丸,隔4小时不醒,再服半丸,开水化服。

三诊: 3月6日。昨寐尚宁,四肢肿势较退,腹部膨大,大便溏泄,小溲微黄,恶露不多,色暗红,舌垢渐化,津液稍润,舌苔微黄,脉左细弦关大、右沉细。血夺气竭,肝脾两伤,治以补气固本,兼调肝脾。

处方: 人参9g,白术9g,连皮苓15g,炙甘草3g,龙齿30g,白芍9g,五

773
任脉篇

味子 6g，木香 6g，泽泻 6g。3 剂。

（《钱伯煊妇科医案》）

产后癃闭案
案一
抑某，女，成人，已婚。

初诊：1959 年 7 月 8 日。剖宫产手术后第 3 天，产前血压稍高，无其他不适，术后第 1 天，一般情况正常，术后导尿 1300ml。7 日上午患者烦躁不安，体温上升，血压下降，同时发现尿少，中午至晚上尿量 200ml，十时至次晨八时小便量 50ml。现患者依然烦躁不宁，腹胀拒按，头汗甚多，不思饮食，小便仍少，大便未解，手足微抽，舌苔中光边黄腻，脉象左细数而弱、右弦数。病因由于产后血虚肝旺，风阳内动，膀胱气化不利。治以养血平肝，熄风潜阳，通利膀胱。

处方：熟地 12g，当归 9g，白芍 9g，川芎 3g，灯心 1.8g，生龙齿 30g，生牡蛎 30g，白薇 9g，茯苓神各 9g，车前子（包）12g，泽泻 9g。1 剂。

另：肉桂末 1.2g，沉香末 1.2g，琥珀末 2.4g。三味相和分 3 包，4 小时服 1 包。

二诊：7 月 9 日。服药后，患者神情转安，小便量增多（导尿），汗出渐减，体温亦见下降，尚觉头晕，咳嗽，咳痰多沫，大便未解，睡眠不安，舌苔中光边腻，脉左细弦微数，右细弦。治以养血平肝，交补心肾，佐以化痰。

处方：熟地 12g，当归 9g，白芍 9g，川芎 4.5g，生龙牡各 15g，远志 6g，灯心 1.8g，杏仁 9g，橘皮 3g，柏子仁 12g。2 剂。

三诊：7 月 11 日。药后小便通利，已能自解，尿量较多，大便亦通，诸症渐减。惟仍有咳嗽痰多，口干喜饮，舌中光剥边微黄，脉左细弦微数，右弦滑数。治以补气血，和肺脾。

处方：党参 9g，黄芪 12g，茯苓 9g，炙甘草 3g，当归 9g，川芎 3g，化橘红 3g，木香 6g，小麦 12g，大枣 3 枚。4 剂。

四诊：7 月 16 日。小便自解畅通，体温正常，精神好转，恶露已净，腹胀拒按，胃纳稍差，夜寐多梦，自汗甚多，口渴，咽喉干痛，左上唇稍有抽搐，舌苔光剥，脉象左细弱、右细弦。治以育阴潜阳，兼和脾胃。

处方：北沙参 12g，麦冬 9g，生龙齿 15g，生牡蛎 15g，白芍 9g，钩藤 9g，玄参 9g，茯苓 12g，橘皮 6g，木香 6g。4 剂。

（《钱伯煊妇科医案》）

案二
闻某，女，成人，已婚。

初诊：1959 年 6 月 29 日。初产妇，产后 9 天，自产后起即小便不利，经多次努力后，始能排出，腹胀腰痛，大便干结，眠差，舌苔白腻，脉象细弦。三焦为决渎之官，膀胱为州郡之府，今三焦膀胱同病，于是气化失宣，水道不利，治以疏利三焦，温通膀胱。

处方： 当归9g，柴胡4.5g，川芎4.5g，白术9g，茯苓9g，炙甘草3g，制香附6g，小茴香3g，橘皮3g。3剂。

另： 肉桂末2.7g，沉香末1.8g，琥珀末6g。三味相和，分6包，日2次，每次1包。

二诊： 7月1日。服药后小便较畅通，下腹尚胀，腰酸，便干，恶露多色红，自汗少寐，乳汁不多，胃纳不振，舌苔薄白中微黄，脉象细弦。治以养血疏肝，通利膀胱。

处方： 当归9g，川芎6g，炙甘草3g，制香附6g，小茴香3g，橘皮3g，茯苓9g，桃仁6g，姜黄3g，泽泻9g，木通3g，小麦9g。2剂。

另： 肉桂末2.4g，琥珀末3.6g。二味相和，分4包，早晚各服1包。

服上药2剂后，小便得到畅通。

（《钱伯煊妇科医案》）

案三

刘某，女，成人，已婚。

初诊： 1959年4月8日。初产妇，因持续性枕后位，第二产程延长，产后不能自然排尿而来诊。现产后第8天，经用导尿，针灸及中药后，至今晨仍不能自然排尿，下腹胀痛，胃纳不振，大便干结，舌苔黄质绛、边刺，脉象左细弦数尺弱、右滑数。治以养血清热，通利膀胱。

处方： 地黄12g，通草3g，甘草梢3g，赤小豆12g，滑石12g，车前子（包）12g，泽泻9g，茯苓皮12g，桔梗6g。1剂。

另： 琥珀末2.4g，沉香末1.2g。二味相和，装入胶囊，分2次服。

二诊： 4月10日。服药后，已能自然排尿，但有残尿感，胃纳稍增，舌苔薄白，脉象弦数。治以通利膀胱，佐以清热化湿。

处方： 瞿麦9g，萹蓄9g，草梢3g，滑石12g，车前子（包）12g，木通1.8g，苡仁12g。3剂。

另： 琥珀末1.8g，沉香末1.2g。二味相和，装入胶囊，分2次服。

三诊： 4月13日。服上方3剂后，尿量渐增，溲时不痛、稍费力，睡眠饮食尚可，舌苔黄腻，脉象弦数，仍服原方3剂。

（《钱伯煊妇科医案》）

案四

曹某，女，25岁，市民，1954年2月15日初诊。

产后第2天，突然小便癃闭，涓滴不畅，小腹膨胀，颇以为苦，邀余诊治。症见面色苍白，汗出畏冷。脉来沉迟，舌苔白薄，舌质淡红。

辨证治疗： 综合脉证分析，显属产后肾阳虚衰，气不化水，以致小便癃闭。治以温阳利水。方用真武汤。

处方： 茯苓 15g，炒白术 12g，熟附片 6g，杭白芍 3g，淡干姜 6g。水煎顿服。

进 1 剂，小便通畅。合家甚喜。

（《孙鲁川医案》）

产后感受风寒案

柴某，女，28 岁，1993 年 3 月 10 日初诊。

因产后起居不慎，感受风寒，初起双手指尖胀痛，继之则双手指甲向上下折裂，使疼痛加剧。并见小腹发凉，大便溏泄。一医虑其产后多虚，纯用温补之方，服至 10 余剂而不效。患者形体丰满，面色尚润，视其舌，质淡、苔白腻，切其脉弦。证属产后受风，经脉痹阻，实多虚少。治以祛风通经兼以养血为宜，方用经络虚而受风邪的大秦艽汤加减。

当归 15g，白芍 15g，生地 15g，川芎 10g，茯苓 10g，白术 10g，炙甘草 3g，秦艽 10g，防风 6g，白芷 6g，羌活 3g，独活 3g，红花 3g，丹参 12g，生石膏 12g，鸡血藤 15g，忍冬藤 15g。7 剂。

服药后手指胀痛大减，而又添腹痛、大便溏薄肠胃不和之症，上方停用，改用补中益气汤加味。

黄芪 14g，党参 12g，炙甘草 10g，白术 10g，当归 10g，葛根 15g，升麻 12g，炮姜 8g，黄连 6g，生姜 3g，大枣 7 枚。

服 5 剂泄泻停止，腹中不痛。继续用大秦艽汤加减调治，又服 10 余剂，手指痛止，新生指甲红润而光泽，病愈。

（《刘渡舟临证验案精选》）

产后发热案

张某，女，32 岁。

新产 9 天，不慎感邪，突然寒战，发热至 39.8℃，上身烦热，汗出较多，下身反冰冷无汗，口中干渴，时时呼饮，饮后渴仍不解，伴有恶风、头痛等症。视之，面缘缘正赤，舌质红绛，舌苔薄黄，切其脉则浮大而充盈有力。此乃阳明久有伏热，新产之后，阴血亏损，风阳之邪乘虚入侵，致营卫运行逆乱，阴阳之气不相顺接而成。治当清热养阴，兼透风邪外出。

桂枝 10g，生石膏 30g，知母 10g，玉竹 10g，白薇 10g，炙甘草 10g，粳米 15g。

服 2 剂，微见汗出，上身热退，下肢由凉转温而愈。

（《刘渡舟临证验案精选》）

产后血厥（产后大出血）案

谢某，女，38 岁。

产后下血不止，继而四肢厥逆，头上凉汗出，面如白纸，心神恍惚，目眍眍之无所见，脉细如丝，唇舌色淡。此乃元气大衰，不能摄血之急证。血脱益气以阳摄阴，刘老急用热醋熏鼻以敛血气，继用：

红人参 30g，炮附子 20g，白术 15g，茯苓 10g，白芍 6g，龙骨 15g，牡蛎 15g。

服 1 剂而汗止厥回，又 1 剂血止神安。转方用"双和饮"加减。

黄芪 15g，熟地 15g，当归 15g，川芎 10g，白芍 10g，肉桂 3g，炙甘草 6g。

服 3 剂而愈。

（《刘渡舟临证验案精选》）

产后身痛案

兰某，女，31 岁，1993 年 5 月 8 日初诊。

产后 1 个月，身痛，腰痛，两脚发软如踩棉花。汗出恶风，气短懒言而带下颇多。曾服用"生化汤"5 剂，罔效。视其舌体胖大，切其脉沉缓无力。刘老辨为产后气血两虚，营卫不和之证，为疏《伤寒论》"桂枝新加汤"加味，以调和营卫，益气扶营。

桂枝 10g，白芍 16g，生姜 12g，炙甘草 6g，大枣 12 枚，党参 20g，桑寄生 30g，杜仲 10g。

服药 5 剂，身痛止，汗出恶风已愈，体力有增，口干，微有腰部疼痛，乃于上方加玉竹 12g，再服 3 剂而愈。

（《刘渡舟临证验案精选》）

产后胃脘痛案

李某，女，28 岁，1991 年 5 月 29 日初诊。

产后失血，形体虚羸，饮食衰退，脾气先伤。近日又因气恼发生胃脘拘急疼痛，喜温喜按，泛吐清水，自汗而面色青黄，后背疼痛，并有带下，大便溏又有虚寒证情，舌淡，苔薄白，脉弦按之无力。证属产后脾虚肝逆，阴阳失调。治当温中补虚，和里缓急。为疏黄芪建中汤。

黄芪 15g，桂枝 10g，白芍 30g，炙甘草 6g，生姜 10g，大枣 12 枚，饴糖 30g。

服 5 剂而病愈。

（《刘渡舟临证验案精选》）

流产后出血不止案

申某，女，30 岁，干部，1963 年 3 月 10 日初诊。

连续滑胎 4 次，此次妊娠两个半月，又于今年 1 月 30 日流产，并于翌日行刮宫术，术后阴道出血不止，使用麦角制剂有效于一时，停药后则血又至，已迁延月余。腰府酸痛，面色萎黄，精神疲乏，头昏目花，动则心悸气短，脉来细濡而微弦，苔色微黄。冲任亏损，气血两虚，治当兼顾。

炒杜仲 12g，川断肉 12g，东北参 4.5g，当归身 9g，杭白芍 9g，清阿胶（烊化冲入）9g，小川芎 1.2g，荆芥炭 2.4g，炙乌贼骨 9g，艾绒炭各 4.5g，五灵脂（包煎）3.6g，蒲黄炭（包煎）3g，炙甘草 4.5g，震灵丹（吞服）6g。

3 月 15 日复诊：服上方 5 剂，阴道出血已止，腰府亦舒适，头昏、目花、心悸、气短皆有明显好转。脉细，苔薄。治守原制，以冀续效。

炒杜仲 9g，川断肉 9g，当归身 9g，东北参 3g，杭白芍 9g，小川芎 1.2g，荆芥炭 1.8g，清阿胶（烊化冲入）9g，炙乌贼骨 6g，艾绒炭各 3g，五灵脂（包煎）2.4g，蒲黄炭（包煎）1.8g，炒白术 9g，炙甘草 3g。

（《邹云翔医案选》）

子宫脱垂案

林某，女，28 岁，农民，1973 年 12 月 20 日初诊。

产后，失于调养，子宫脱出如小茄状，今已月余，腰膝酸痛乏力，心悸气短，食欲不香，精神倦怠，面色㿠白，脉来沉细，舌苔薄白。

辨证治疗： 产后失于摄养，中气虚而下陷，肾气不能固涩，最易出现子宫下垂之症。治以补中益气，固摄下元。方用张锡纯之升陷汤加减。

处方： 生黄芪 18g，柴胡 6g，桔梗 3g，升麻 6g，杭萸肉 18g，党参 12g，桑寄生 15g，当归 12g，杜仲 15g。水煎两遍，日分 2 次温服。

上方连服 6 剂，子宫内收未再下垂，惟劳动过力之时，小腹觉有下坠感。继服原方 6 剂，诸症悉除。

（《孙鲁川医案》）

气虚难产案

任某，女，46 岁，城关区马官寨农民，于 1946 年 10 月 2 日诊。

孕 10 个月临产 2 天胎不下，憋闷呕逆，不能进食，自觉腹内有气上顶之感，苔白脉缓。

辨证： 气虚难产。

气血不足，推送无力，临产 2 天而胎不下，如无水舟停。

治疗： 大补气血，助水行舟。

处方： 黄芪 30g，人参 10g，当归 20g，川芎 15g，半夏 10g，炒苏子 10g，枳壳 10g，甘草 3g，生姜 3 片。水煎服。

方意： 妇女孕育胎儿，足月生产，本是自然本能，但因年过四旬，体质虚弱，故有难产之症。本方以黄芪、人参、当归、川芎大补气血。为本方主药；半夏、生姜降逆止呕；枳壳、苏子宽中下气；甘草调和众药，使气血旺盛，推送有力，自然顺产无忧矣。

疗效：才服半剂，已不呕吐，胎儿已下移，胸中憋闷减轻，服完 1 剂，已无上顶之感。接服第 2 剂一半，胎儿已顺利产下，母子平安。

按：难产之症，一般是产妇体弱气虚，无力推送所致。古人有"芎归汤"，由川芎、当归二味组成，又名"佛手散"，服此可使胎易产，如老佛爷以手托送而下，故名。我认为既是体弱无力推送之症，若加人参或黄芪配合用之，岂不更好。故我遇此症，均加黄芪助之，有时改加人参，其效甚捷。

还有临产交骨（即耻骨）不开而难产者，古人有"开骨散"一方，由川芎、当归各半两，龟板一具，乱发一团组成。此方补阴血、壮肝肾，增强冲任二脉之功力，故能使交骨易开而顺产。我用此方时去乱发也酌情加黄芪或人参以助之，均能应手奏效。

（《名医玄振一医案选》）

产后无乳案

盛某，女，24 岁，中医院护士，于 2003 年 3 月 14 日诊。

其母代诉：产后乳汁不下已 5 天，乳房不胀。

辨证：乳房不胀而无乳属气血亏虚。

治疗：大补气血，通经下乳。

处方：通乳汤：生黄芪 30g，当归 15g，白芷 10g，白通草 5g，王不留 10g，山甲珠 6g。水煎 2 次，取汁 2 碗合匀，分 2 次服，晚服 1 碗，次早俯卧服 1 碗，服后盖被微汗最佳。

方意：产后无乳，多是气血亏虚之症。黄芪、当归，大补气血，称为"当归补血汤"；其他四味均是通经下乳之品，《本草备要》说："穿山甲、王不留，妇人服之乳长流。"况又加白芷、通草善于上行通乳之品，其效可立而待。

疗效：服后次日乳汁即下，量甚少，服完 3 剂，乳汁充足。至 4 月 5 日来诊。近因饮食较凉伤胃，消化不良，大便溏泄，乳汁又减少。按上方加白术 20g，云苓 15g，砂仁 6g，炮姜 6g 以温胃止泻，服 4 剂，泻止食增，乳汁已多，继服 4 剂痊愈。

按：产后乳汁不下或乳汁短少，若有胸闷乳胀，不欲饮食，悲伤哭泣等症，服通乳汤无显效者，可加少量疏肝理气之品，如枳壳、陈皮、焦楂等，可随治而愈。

（《名医玄振一医案选》）

产后浮肿麻木案

刘某，女，32 岁，仁风镇王家村农民，于 1999 年 4 月 12 日诊。

胎前即患两足浮肿，在当地输液数次无显效。现产后已满月，足肿且麻，并由小腿向上至胸腹麻乱心慌，头目眩晕，不欲饮食。脉弱。

辨证：产后浮肿麻木。

孕期即现足肿，其身弱气虚可知。产后仍肿，并未治疗，满月后加重，肿而且麻。由于阳虚气亏，厥阴寒气上逆冲心，致心慌麻乱。痰浊上蒙于脑则头目眩晕。

治疗：大补气血，祛寒宁神。

处方：生黄芪30g，当归10g，川芎10g，台参20g，桂枝10g，炮姜5g，云苓20g，远志10g，生龙牡各20g，陈皮10g，紫苏10g，焦三仙各10g。水煎服，3剂。

方意：以参、芪，归、芎补气养血；炮姜、桂枝温中祛寒；苓、远、龙牡镇定安神；陈皮、紫苏理气散肿；焦三仙助胃消化。

疗效：连服3剂，浮肿麻乱均已消退，饮食增加，麻已甚轻，继服3剂痊愈。

（《名医玄振一医案选》）

产后乳头疙瘩案

崔某，女，34岁，城关呼家村农民，于2003年2月12日初诊。

产后满月数日后，右乳头发生一疙瘩，喂奶时孩子吮之则痛，用西药消炎并输液效不显，已5个月。从昨天左乳头也长出一疙瘩，不像疖子，色不红而痛加重，胸中烦闷，舌润脉缓。

辨证：肝郁结毒。

肝气不疏，气滞则血瘀，久而化热结毒。医者不知疏肝解郁之法，只用消炎清热之药，故久治无效。

治疗：疏肝解郁，解毒散结。

处方：解毒逍遥汤：白芍20g，当归15g，川芎10g，柴胡12g，桔梗10g，枳壳10g，公英30g，金银花20g，白术15g，云苓15g，香附10g，半夏10g，甘草6g。水煎服。

方意：此方以疏肝解郁、健脾养血的逍遥散加川芎、香附以活血止痛；加桔梗、枳壳、半夏宽胸下气，降逆除烦；重用公英、银花清热解毒，以散结肿。

疗效：连服3剂，乳头已不痛，左侧新起之疙瘩已消退。加银花至30g，又服3剂，两乳头疙瘩均已消失。停药观察，未再复发。

（《名医玄振一医案选》）

产后放环，流血不止案

王某，女，28岁，稍门乡窝沟李农民，于2000年12月15日诊。

产后48天放节育环流血不止，西药治疗7天无效，去济南千佛山医院把环取出后给服止血药已10天，流血仍不止，食可，脉缓。

诊断：产后气虚放环流血。

为防再孕，产后 48 天放节育环，本无妨碍，但因产妇体质不同，如此例病人因气虚血热，子宫伤口未全愈合，突受放环刺激，致气虚不摄而血热妄行，不用补气凉血之法而只用止血之药，故屡治无效。

治疗：补气凉血，引血归经。

处方：台参 30g，白术 20g，云苓 15g，生地 30g，丹皮 10g，白芍 10g，当归 10g，柴胡 6g，枳壳 6g，红花 6g，蒲黄 10g，小蓟 30g，三七粉（两次冲服）4g，甘草 6g。水煎 2 次，取汁合匀，分 2 次服，3 剂。

方意：以台参、白术、云苓补气健脾，加强统摄血液之力；当归、白芍、生地、丹皮、小蓟，既凉血补血而又有止血之效；红花、蒲黄、三七活血化瘀，引血归经；甘草调和众药；加少量柴胡、枳壳协助参、术、苓、草升举阳气，使宫缩有力，加快伤口愈合。

疗效：连服 3 剂，血已止，继服 3 剂痊愈。

（《名医玄振一医案选》）

产后放环，流血久不止案

刘某，女，24 岁，仁风乡农民，于 1992 年 6 月 29 日诊。

患者产后 2 个月放节育环后流血月余不断，夹有少量血块，腰痛如折，不能劳动，苔白脉弱。

辨证：产后肾虚，气不摄血。

产后气血大亏，加之哺乳，必善自调养方可逐渐恢复。此例产后 2 个月放环，流血月余不止，可见体质素弱。根据腰痛与脉象，属于肾虚腰痛，气虚不摄而流血不止。

治法：补气壮肾，升阳止血。

处方：黄芪 20g，台参 20g，白术 15g，当归 10g，白芍 12g，熟地 20g，川断 20g，桑寄生 20g，小蓟 20g，蒲黄 15g，柴胡 3g，陈皮 6g，甘草 6g。水煎服，3 剂。

方意：用参、芪、甘草补气以摄血；白术健脾以统血；归、芍、地黄、寄生、续断滋补肝肾，肝藏血，肾藏精，肝肾同源，精血充则腰痛自除；用少量柴胡者，以出血久，子宫胞脉必垂坠松弛，柴胡能收缩子宫，配合参、芪升举阳气，使伤口迅速愈合，况有蒲黄、小蓟善于止血之品以助之，其出血可期立止。

疗效：服 1 剂出血减少，3 剂血全止，腰痛虽轻而未除，继服 3 剂痊愈。

（《名医玄振一医案选》）

引产后出血年余不断案

谷某，女，22 岁，泰安市新盟汽修厂工人，于 1992 年 6 月 30 日来诊。

患者于1991年3月（孕5个月）做引产手术后放节育环，致流血不止，腰痛如折，呕不能食。取环后腰痛减轻，但仍出血，其量减少，食不振。送经泰安、济南各医院治疗年余无效。现症：流血淋漓不断，有米粒样小血块，腰痛，素有胃病，食欲不振，脘腹胀痛，大便微干，消瘦，乏力，面色无华，苔白脉弱。

辨证：脾虚不摄，瘀阻崩漏。

冲为血海，任主胞胎。素有胃病，中气已虚，引产后流血过多，必伤冲任，血亏则中气愈虚。故食少消瘦，脘腹胀痛四肢无力，血少不润，故大便干而面色无华。出血久不止，必有瘀血内阻，其胞脉因瘀阻而不能愈合，故服止血药不但血不能止，反而使瘀阻加重，血不归经，必致更加泛溢。可见其病机是气虚不摄而出血，瘀阻胞脉而难止，二者互为因果，故致衰弱若此。

治法：补气健脾，活血化瘀，使血流畅通，循经而行，自无泛溢之患。

处方：台参30g，白术15g，云苓20g，当归10g，白芍10g，桃仁10g，红花10g，牛膝10g，蒲黄15g，炒芥穗3g，柴胡6g，川断15g，桑寄生15g，半夏6g，麦芽15g，甘草3g。水煎服，每日1剂。

方意：气能摄血，脾能统血。此方重用四君汤补气健脾，以固其本；归、芍、桃、红、牛膝活血化瘀，以畅血流；炒荆芥引血归经，配蒲黄并能止血；出血既久，子宫必脱垂松坠，用少量柴胡收缩子宫，配合四君子以升举阳气；川断、寄生补肾以治腰痛；半夏、麦芽和胃降逆以助消化。药味较杂，有繁琐之嫌，实不得已也。

疗效：至7月25日接其夫胡勇来信说：回去即服2剂，出血渐少，又服4剂，血全止，腰痛亦随之消失。胃病也好转了，食量增加。未再服药。

至9月12日又接来信说：患者食欲甚佳，精神和体力均已恢复正常，已按时上班劳动。惟每月经来潮，腰痛腹痛腿痛，呕不能食，一至两天始缓解，要求寄方治疗。

据述症状前后推断，属脾肾虚寒，血行不畅之痛经。治宜补益脾肾，温经活血。处方：台参20g，白术15g，川断20g，桑寄生20g，杜仲8g，牛膝15g，当归15g，川芎10g，吴茱黄5g，干姜5g，桂枝15g，乌药10g，半夏10g，麦芽15g，甘草3g。水煎服，嘱其每经期前服3～5剂，连用两三个月可愈。注意经期戒食生冷，即可除根。

后接其夫来信告知，服上方6剂，痛经消失，并已怀孕。身体健壮。

（《名医玄振一医案选》）

产后风寒腿痛案

于某，女，26岁，被服厂工人，1985年9月16日初诊。

产后5天，两腿膝痛，逐渐加重，现已产后25天，身畏寒，不发热，饮食二便正常，余无所苦，舌润脉缓。

辨证：产后风寒腿痛。

产后气血俱虚，腠理空疏，风寒乘之，致经络痹阻而痛。畏寒者，风寒外束，卫阳不足之故。

治疗：补气活血，疏风散寒。

处方：黄芪20g，当归15g，川芎12g，桂枝12g，荆芥、防风各10g，川牛膝12g，陈皮10g，炮姜、甘草各3g。水煎服，3剂。

方意：朱丹溪说："产后必大补气血为先，虽有他证，以末治之。"此论虽有所偏，但提醒医生对产后病不可乱投攻伐，则不无效益。对产后病的治疗，应按张景岳的见解："产后气血俱去，诚多虚证……但当随证随人辨其虚实，以常法治疗，不得有成心概行大补，以致助邪。总之，要勿拘于产后，亦勿甚于产后。"方为正确。

此方以黄芪补气固卫，归、芎补血活血，桂枝、荆防疏风散表寒，炮姜温中和血祛内寒，陈皮理气和胃，甘草调和众药。此乃以当归补血汤合生化汤加味而成。

疗效：服后痛减，仍畏寒，乃卫气不足、阳虚之故。加附子6g以助卫阳。又服3剂，畏寒去，腿痛止。又足跟痛，子宫有下垂感。此乃外寒表邪已解，但气血不足，肾虚而足跟痛，子宫无力而下垂。改以补气养血，升举子宫之剂：黄芪30g，当归15g，川芎10g，炮姜6g，附子6g，益母草15g，陈皮10g，甘草3g。水煎服，3剂。

服后足跟痛、宫坠感均消失。乃去猛烈之附子，加温和之桂枝15g，又服3剂痊愈。

（《名医玄振一医案选》）

产后寒痹案

周某，女，25岁，三教乡农民，于1986年3月30日诊。

产后7天内下床受凉引起左腿股部肿痛，逐步扩大至四肢麻木浮肿，在当地治疗无效，现已40天。胸中憋闷，呼吸困难，小便不利，口不干，面色㿠白浮肿，舌淡胖嫩，脉沉弱。

辨证：产后寒痹。

分娩是正常生理现象，但由于产时耗伤气血而虚弱，产后恶露未净而多瘀。此时百节空虚，易受风寒，故需精心调养。此例产后正值初春天寒，虚弱多瘀之体，突受风寒外袭，正不胜邪，致关节筋脉痹阻，气血津液壅聚而成肿痛。治疗不当，病久愈虚，故扩展至头面四肢麻木。血虚不润则麻木，气虚停水则浮肿，瘀阻不通则痹痛，上壅于肺则呼吸困难，湿阻于下则小便不利。皆由气虚血瘀、阳虚寒盛所致也。面㿠白，舌胖嫩，脉沉弱，为阳虚寒盛之象。

治疗： 大补气血，温通经络。

处方： 黄芪30g，当归20g，川芎10g，白芍20g，桂枝15g，附子10g，麻黄8g，陈皮12g，川牛膝12g，鸡血藤30g，益母草10g。水煎服。

方意： 重用黄芪大补元气；归、芎、白芍、鸡血藤养血通络；桂枝、附子温经助阳，散寒止痛；麻黄解表宣肺，散水消肿；牛膝、益母草活血化瘀，利水消肿；陈皮行气，气行则血行，并以健胃和中。

疗效： 连服3剂，左股肿痛已消大半，上肢浮肿麻木均消失，胸闷已除，呼吸通畅。惟两膝以下仍浮肿，足腕下仍麻木。继服3剂，左股肿痛消失，小腿之浮肿麻木已甚轻微。惟全身乏力多睡，此乃邪已退而正未复，为病后疲劳之象。原方加台参20g，改白芍15g，又服5剂痊愈。

（《名医玄振一医案选》）

产后痉证案

孟某，女，23岁，稍门乡肖王家农民，于1985年2月2日初诊。

去冬产后20天患两腿膝哆嗦颤抖，现已5个月，每夜发作，加厚被或做热敷则稍轻，经中西医治疗，时轻时重。近5天来颤抖加剧而来县院。舌淡、苔白，脉弱。

辨证： 产后痉证。

《金匮》云："新产妇人有三病，一者病痉，二者病郁冒，三者大便难……新产血虚多汗，喜中风，故令病痉"。清代尤在泾说："痉，筋病也，血虚汗多，筋脉失养，风入而益其劲也。"产后出血过多则伤阴血，出汗过多则耗阳气。《内经》云："阳气者，精则养神，柔则养筋。"今阳气阴血俱虚，不能濡养筋脉，因而成痉。其痉在两膝者，经胎产为肝肾所主，肝肾居下焦。产后肝肾虚，故两膝发痉。每在夜发者，以昼间阳气旺，入夜阳气微也。舌淡脉弱，皆为虚寒之象。

治疗： 补气养血，扶阳镇痉。

处方： 黄芪15g，台参20g，云苓20g，当归12g，白芍15g，附子8g，桂枝12g，川牛膝15g，全蝎6g，蜈蚣1条，陈皮10g。水煎服。

方意： 病由气血亏虚而外受风寒，故以参、芪、归补气养血，附子、桂枝温阳散寒，以治其本。全蝎、蜈蚣镇痉熄风，以治其标。阳虚之体，易致气滞湿聚，以陈皮理气，茯苓利湿，则气行湿化。加牛膝者，用以活血通经，并引诸药下行至病所，为向导之药。

疗效： 服3剂，颤抖大减，夜能安睡。又服3剂，颤抖消失，而月经来潮。乃产后5个月第一次行经，色黑，有血块而腹痛。显系产后受寒而恶露未尽，瘀积于血室，今阳气复而逐邪外出，故下血块。仲景所谓"此寒去欲解也"，是为佳兆。上方去台参、附子、全蝎、蜈蚣，加益母草12g，五灵脂

12g，炮姜6g，温化瘀血而止腹痛。不用附子而用炮姜者，以附子走而不守，攻逐过猛，恐加剧出血也。而炮姜守而不走，温经祛寒，又有止血作用，故改用之。又服3剂，瘀块、腹痛消失，月经亦止。继服3剂巩固之。

（《名医玄振一医案选》）

产后子宫脱垂案

梁某，女，31岁，住东关街，于2001年9月17日初诊。

产后38天，2天前子宫脱出，有少量出血，经诊所医生打针服丸药治疗，略有好转，仍活动则脱出并流血。舌润脉弱。

辨证：气虚不摄，子宫脱垂。

产后月内子宫并未脱出，而出满月后却现宫脱之症，必是有所损伤（如劳累或房事等），气血亏虚所致。

治疗：大补气血，升阳举陷。

处方：补中益气汤加减：生黄芪30g，台参20g，白术15g，当归15g，川芎10g，升麻3g，柴胡3g，益母草15g，枳壳10g，炮姜3g，甘草6g。水煎服。

方意：以参、芪、术、草、当归、川芎大补气血；柴胡、升麻升阳举陷，协助益母草、枳壳收缩子宫，炮姜温经止血，使下垂并出血之子宫尽快血止复位。

疗效：连服3剂，子宫未再下脱，但裤头仍有血迹，并有臭味。乃血分有热之象，原方去炮姜、升麻，改柴胡15g，丹皮10g，地骨皮10g以清血分之热。继服3剂，已无血迹，仍下白带浊物，有臭味，属湿热下注。方改黄芪20g，加黄芩10g以燥湿清热，又服3剂痊愈。

按：此例子宫脱垂并出血，初诊认为产后大虚，拘于"产后"二字，只顾补虚升举宫脱，未敢加用凉血之药，及至子宫复位后，仍流血，始悟血分有热，加用凉血药后，血止而又下流浊带，才知兼有湿气，是湿热下注之故。可见临证必须细心询问，稍一疏忽即难收速效。张景岳有言，对产后病医生要"勿忘于产后，也不拘于产后"，实为至理名言。

（《名医玄振一医案选》）

产后高热案

徐某，女，26岁，店子乡岳王庙王家村农民，于1969年5月7日诊。

产后5天突然身发高热，大汗出，口渴能饮，面色微红，西医注退热针无效，舌淡苔白，脉大而虚，重按无脉。

辨证：血虚发热。

产后出血过多而血亏，血亏则阴虚，阴虚则不能敛阳而发高热。此种高热，颇似阳明大热的"白虎汤"症，"白虎汤"症是身大热、出大汗、口大渴、脉洪大、面色潮红，舌红苔燥。属于热盛伤津的实热证。此例除高热汗出口渴外，其舌淡苔白脉大无力，重按无脉，属血亏气虚之虚热证，前人称此证为"类白虎症"。

治疗：大补气血。

处方：生黄芪30g，当归20g，川芎15g，炮姜6g，甘草6g。水煎服。

疗效：服1剂，热退汗止，口渴已轻，脉转缓弱。继服2剂痊愈。

按：《内经》云："血脱者益气"。此例是产时大失血所致，故以大补气血的"当归补血汤"与治产后血瘀腹痛的"生化汤"化裁而成。当归补血汤是李东垣之方，他在《兰室秘藏》中说："此方主治妇人肌热燥热，目赤耳红，烦渴引饮，昼夜不息，其脉洪大而虚，重按全无。"据此可见，此方是治大失血后发高热的主要方剂。

"生化汤"是傅青主之方，治产后血瘀腹痛，能活血化瘀，温经止痛。产后服之，可加速子宫复原，减少宫缩腹痛。此例是血虚而非血瘀，故减去桃仁而加重川芎、当归之量，配合黄芪，以增强补气生血之功效。服后果然药到病除。

当时正值"文革"时期，我参加县院组织的巡回医疗队，住在店子公社卫生院。次日复诊时病家对我说："昨天某医生看了你开的药方说，药方太热。一个高热病人，吃了肯定有危险……我来家后，家里人都说，打针又不管用……最后决定，煎药先少服，分三次服，如不对症，就停服，可是服两次后病人说轻快，服完三次药，身热和出汗均减轻了，只是还有点口渴，全家才放下心。"于是我嘱其继服2剂痊愈。

又：1955年城关区徐家村一妇女产后高热，县医院诊为"产褥热"，用消炎药治疗3天热不退而转中医。其面色微红，精神倦怠，身热多汗、口渴多饮，舌淡苔白，脉大无力，重按无脉。属气血大亏之证，我即按"产后类白虎症"处方以"当归补血汤"与"生化汤"化裁与服，3剂痊愈。

（《名医玄振一医案选》）

产后眩晕案

董某，女，25岁，工人，1976年11月23日初诊。

病史：现为第三胎产后55天，头目眩晕，如坐舟车之中，伴有心烦。此次分娩是在地区医院，因产时血管破裂（阴道静脉曲张），大量流血，经缝合后出院，阴道持续下血月余，血止10天后又流血3天。此后眩晕、心烦均加重。伴食欲不振，全身无力，睡眠不好。

月经史：$17\frac{7}{30\pm}$天，血量一般。孕3产2，第一胎后曾人工流产1次。

检查：舌红、脉滑数。血红蛋白9g/dl。

辨证：病在心肾，气阴两伤。

治则：益气养阴，调补心肾。

方药：百合知母汤加味：百合60g，党参、生龙骨、生牡蛎各30g，炒枣仁24g，茯苓、菊花、当归各15g，桂枝、知母各9g，琥珀4.5g。水煎服。

二诊：11月29日。服药3剂后，头晕稍轻，余同前。上方加白芷、佛手各9g，桑椹子、枸杞各24g（取其滋肾养肝清散头目之功）。连服3剂。

三诊：12月2日。症状显轻。上方继服3剂。

四诊：12月7日。头晕已消失。又以身疲力乏为主。舌暗红，脉滑。此属气虚，改用六君子汤合定志丸加减：台参30g，桑椹子24g，茯苓、白术、当归、生地、菊花、枸杞各15g，清半夏、甘草、远志、石菖蒲各9g。连服3剂。

五诊：12月10日。服药后症状减轻，上药继服3剂。

（《妇科医案》）

产后头痛案

案一

李某，女，成人，已婚。

初诊：1959年1月7日。患者产后3周，于产后2周时感冒，发热头痛，2天即愈，尔后经常头痛，夜间尤甚，但不发热，无泛恶呕吐，口干不欲饮，自汗甚多，纳可便调，恶露未净，量不多，舌苔薄黄，脉沉细数。产后气阴两伤，虚阳上亢，治以补气养阴，以制亢阳。

处方：生黄芪15g，当归9g，白芍9g，生龙齿15g，生牡蛎15g，沙苑子9g，枸杞子9g，浮小麦12g，大枣4枚，荆芥炭6g。5剂。

二诊：1月14日。药后头痛消失，惟感恍惚，蹲起目眩，汗出渐少，畏热口干，纳差便溏，舌苔黄尖有刺，脉象沉细。治以育阴潜阳，健脾和胃。

处方：党参9g，白术9g，茯苓12g，炙甘草3g，白芍9g，枸杞子9g，生龙齿15g，生牡蛎15g，橘皮3g，木香3g，浮小麦12g，大枣4枚。5剂。

（《钱伯煊妇科医案》）

案二

王某，女，29岁，工人，1974年10月20日初诊。

病史：产后腹痛24天后又有头痛、浮肿等。现为第二胎产后月余。自产后恶露多，少腹痛持续到24天时，因受凉及精神创伤致血止后，发现头痛头胀，遇凉风则面目浮肿。伴有睡眠不安，多梦，心悸，恶寒。

检查：舌淡、苔薄白，脉沉细。

辨证：产后气血虚弱，又受风寒，而致气血凝滞。

治则：扶阳益气，温通活血。

方药：八珍汤加减：台参、茯苓、生白芍各15g，当归、山楂各24g，焦白术 12g，炙甘草、川芎、炮附子各 9g。水煎服。

10月23日二诊：服药 3 剂后有显效，浮肿已消失，睡眠好，头痛减轻。上方去附子、山楂，加黄芪 30g，菊花 15g，白芷、陈皮、清半夏各 9g。连服 3 剂。

10月28日三诊：服药后症状均减轻。惟又面目浮肿。上方去甘草，加车前子、萆薢各 18g。因甘草有缓壅气之弊，加车前子、萆薢能利湿行水。连服 3 剂后又取药 1 次。

（《妇科医案》）

案三

李某，女，33 岁，工人，1977 年 1 月 5 日初诊。

病史：产后头痛、面目浮肿 2 个月余。现为第三胎产后 3 个月余。自产后 20 天感受风寒而发现头痛，满月后尤为明显，以巅顶痛为甚，并在遇凉风时加重。曾在某医院服药 40 余剂无效。每在头痛加剧时，即头目昏花、耳鸣。

已生 3 胎，第一胎新生儿窒息死亡，第二、三胎均足月顺产，健在。

检查：舌淡红，脉濡数。

辨证：脾虚湿盛，风伤厥阴。

治则：健脾行湿，祛风调肝。

方药：当归芍药散加减：当归、菊花各 15g，川芎、防己、桂枝各 9g，生白芍、车前子各 24g，茯苓、芥穗各 12g，萆薢、泽泻各 39g。水煎服。

二诊：1 月 8 日。服药 3 剂后，头痛、浮肿均减轻，小便增多，仍有全身酸麻不舒。上方加鸡血藤 24g，取其活血舒筋之功。煎服 3 剂。

三诊：1 月 11 日。浮肿消失，稍有头顶痛。第一方加钩藤 18g。连服 3 剂后停药。

（《妇科医案》）

产后大便难案

苏某，女，31 岁，干部，1974 年 1 月 4 日初诊。

病史：现为第二胎产后 20 天，大便秘结，六七天排便 1 次，干硬带血。伴有全身酸困，头痛头重，甚则昏冒。

检查：舌淡、苔薄白，脉濡数。血红蛋白 8.5g/dl。

辨证：血虚受风，经络阻滞而肠道不通。

方药：归芎汤加味：当归 24g，川芎、桂枝、防己各 9g，台参、元参、秦艽各 18g，赤芍、白芷各 15g，桃仁、知母各 12g。水煎服。

二诊：1 月 12 日。服药 3 剂，大便已调，头痛头重减轻。上方白芷减至 9g。继服 3 剂。

三诊：3 月 26 日。上症服药后已愈。2 个月来一直正常。现又便秘、腰痛。舌淡红、脉濡。调方：当归、麻仁各 24g，川芎、红花、生甘草各 9g，柏子仁、枸杞各 18g，桃仁、川续断、知母各 12g。连服 3 剂后病愈。

（《妇科医案》）

产后腹泻案

案一

白某，女，25 岁，本院护士，于 1986 年 7 月 19 日初诊。产后腹痛而泻已 10 天，服过西药无效，每天泻 2～3 次，四肢凉，不欲食，舌淡脉弱。

辨证：产后腹泻。

产后气血大亏，脾胃阳虚，饮食稍有不甚即易引起消化不良而腹泻。亦可因产前恣食生冷，脾胃已伤，待产后因虚而发四肢凉者，脾主四肢，脾阳虚不能外达所致。

治疗：温中健脾。

处方：以附子理中汤加味：台参 15g，白术 10g，云苓 20g，干姜 10g，附子 6g，桂枝 12g，陈皮 10g，焦楂片 12g，甘草 3g。水煎服。

方意：以参、术、苓、草健脾利湿；干姜、附子温中祛寒，以壮脾阳；有桂枝则能通达表里，下走膀胱化气利水，外达肌表以温四肢。加陈皮、焦楂以助消导。

疗效：服 1 剂，痛止泻轻，四肢转温，继服 2 剂痊愈。

（《名医玄振一医案选》）

案二

刘某，女，25 岁，工人，1976 年 10 月 16 日初诊。

病史：腹泻 50 余天未止。自产后（第一胎）第 4 天，因饮食不节而致腹痛腹泻，日三四次，便稀带有白色泡沫。经服西药治疗未效，近来腹中作响，腹痛加重而来就诊。

检查：舌红少苔，脉细数。大便镜检：黄黏液便，白细胞 0～3 个/HP，红细胞 0～4 个/HP。

辨证：脾肾虚弱、寒热夹杂而致滑泻不止。

治则：健脾益气，调理寒热。

方药：真人养脏汤加减：台参、白芍各 15g，焦山楂 24g，焦白术、诃子肉各 12g，黄芩、苦参、肉桂、木香、陈皮、米壳、槟榔、生甘草各 9g。水煎服。

二诊：10 月 23 日。服药 3 剂后，腹痛腹泻均减轻。又觉身痛、心悸。上方加白芷 15g，生牡蛎 30g。取其一散一固，整复肝肾之功。连服 3 剂。

三诊：11 月 6 日。上述症状已愈。现因感冒发热、心悸、胸闷、腹痛腹泻复发而就诊。舌苔薄黄，脉细数。体温 37.4℃。拟方：葛根 30g，台参、生白芍各 24g，菊花、大青叶、连翘各 15g，芥穗、黄芩、丹皮各 12g，琥珀 4.5g。连服 3 剂后病愈。

（《妇科医案》）

案三

吴某，女，35 岁，农民，1974 年 9 月 18 日初诊。

病史： 产后腹痛腹泻月余。现为第三胎，自产后即腹泻，日三四次，伴有脘腹疼痛及头痛等。原有血性带下物，至今淋漓不断。在满月内曾有牙痛、乳头皲裂等。

检查： 舌苔薄黄，脉虚数。

辨证： 肝郁侮脾，虚火内盛。

治则： 抑肝扶脾，清热生津。

方药： 痛泻要方合参苓白术散加减：台参、天花粉各 18g，焦白术、生白芍、山药各 24g，茯苓、葛根、山楂各 15g，陈皮、防风各 12g，黄芩 9g。水煎服。

二诊： 9 月 21 日。服药 3 剂，腹泻已止。仍有腹痛、头晕。上方去葛根、山楂、山药，加白芷 12g，芥穗 9g 以加强清理头目之功。连服 3 剂后病愈。

（《妇科医案》）

三、不孕症选案

月经不调不孕案

孔某，25 岁。禀赋虚弱，19 岁月经初潮起，后即隔 3 个月一转，婚后 7 年未孕，于 1961 年间前来门诊。

初诊： 4 月 12 日。面色萎黄，精神疲乏，胸闷头眩，腰酸肢软，据述经水常 3 个月一转，刻已 2 个月余未来。近日情绪不佳，夜寐欠安，脉象细弦，舌质淡苔白。证属肾虚肝郁，气血不足。治宜补肾养血，健脾解郁。

当归 9g，川芎 4.5g，香附 9g，白术 6g，陈皮 6g，茯神 9g，丹参 9g，黄芪 9g，巴戟天 9g，仙灵脾 12g，菟丝子 9g。

二诊： 4 月 14 日。服药后胸闷已宽，夜寐亦安，惟感周身骨节酸痛，时感寒冷，腰酸膝软。肝木虽稍舒，而血虚肾亏依然。治宜补肾益血，温经活络。

狗脊 9g，杜仲 9g，续断 9g，当归 9g，龟甲（先煎）12g，阿胶 9g，川芎 4.5g，黄芪 9g，熟地 9g，桂枝 2.4g，陈皮 6g。

三诊： 4 月 19 日。调理后肢节疼痛稍好，经水已来 3 日，乃近 2 个月始转，量少色淡。刻感腰背酸痛，面色不华，小腹有寒冷感，脉象细迟，舌质淡苔薄白。此乃肾虚血少，冲任虚寒。治宜调补肝肾，温宫调经。

当归9g，白术6g，陈皮6g，狗脊9g，续断9g，鹿角霜9g，秦艽9g，黄芪9g，阿胶9g，香附9g，肉桂2.4g。

四诊：6月3日。四季经，惯常3个月一转，经调理后昨隔1个半月而来，此佳兆也，较上次色量均较好转，腰酸肢软。治宜补肝肾，调经水。

当归9g，川芎4.5g，熟地9g，香附6g，巴戟天9g，丹参9g，紫河车6g，杜仲9g，续断9g，陈皮6g。

五诊：6月7日。经水将净，刻有腰酸头眩，精力疲乏，当系体弱尚未全复。治宜调补二天，兼养气血。

熟地9g，制首乌9g，白芍6g，黄芪9g，杜仲9g，续断9g，紫河车6g，狗脊9g，白术9g，苏梗6g，茯苓9g。

六诊：6月23日。头眩胸闷，食欲不振，精神疲倦，素禀怯弱，有疰夏史，脉象细缓，舌苔薄腻。证属暑湿交阻，气虚血少。治当宽胸和胃，益气养血。

当归9g，黄芪9g，五味子4.5g，藿香2.4g，苏梗4.5g，蔷薇花2.4g，黄柏1.5g，砂仁（后下）2.4g，制黄精9g，川芎4.5g，陈皮6g。

七诊：6月29日。脉象细弦，舌质淡苔薄，腰背疼痛而有寒冷感，此乃肾虚血少，气血凝滞。治宜温通经络，填补冲任。

鹿角霜9g，当归6g，熟地9g，制首乌9g，阿胶9g，紫河车6g，黄精9g，嫩桑枝9g，桑寄生9g，秦艽9g，桂枝4.5g。

八诊：8月3日。经水又近2个月未来，胸闷纳呆，食欲稍差，舌质薄而腻，脉象细缓。脾为湿阻。治宜补肝肾，化暑湿。

当归9g，川芎4.5g，熟地9g，白芍6g，五味子4.5g，杜仲9g，黄精9g，白术4.5g，藿香4.5g，佩兰6g，佛手柑6g。

九诊：8月8日。经水前日已来，与上次相隔2个月余，较四季经已有提前，量不多，色尚正常，胸宇不宽，略有腰酸。治宜调经益血，兼补冲任。

当归9g，紫河车9g，熟地9g（砂仁2.4g拌），丹参9g，巴戟天9g，菟丝子9g，黄芪9g，白术6g，制香附9g，炒枳壳4.5g，陈皮6g。

十诊：1962年1月27日。去岁服药调治后，8月16日来经，10月初又来经，相距1个月半，经水渐调，症状好转，刻又3个月余未来。头眩神疲，潮热恶寒，泛泛欲吐，小溲频数，脉象滑数。已是怀孕之兆。治宜宽中和胃。

苏梗4.5g，白术6g，陈皮6g，茯苓9g，炒枳壳4.5g，白芍6g，代代红2.4g，荷梗（去刺）2尺，左金丸（包）2.4g，孩儿参4.5g。

十一诊：2月28日。怀孕4个月，胸闷头眩，腰酸肢楚，治拟健脾安胎。

焦白术9g，陈皮6g，孩儿参9g，菟丝子9g，覆盆子9g，杜仲9g，续断9g，苏梗6g，苎麻根9g。

（《朱小南妇科经验选》）

不孕症案

案一

杜某，女，30岁，北京人，已婚。日期1962年2月16日。

初步诊断： 原发性不孕症，痛经。

主诉： 16岁月经初潮，每25天左右一行，周期尚正，量中等，色暗紫黑，有时有块，持续5~7天。惟经行腹冷胀痛，喜热喜按，每至经水将尽，痛反有增无减，经净之后，始逐渐缓解。平时少腹常冷，白带量多，但无气味。周身乏力精神疲倦，近2个月来，更加头常昏晕，眼睛干涩，两耳常鸣，使人心烦意乱，眠差梦多。每天昏昏沉沉，一阵心悸气短，更觉苦闷不堪，口干喜热饮，经常大便干。末次月经1月20日，25岁结婚，今已5年，未孕。

诊察所见： 脉沉细而弱弦，舌质淡，舌尖微红，苔白稍腻。面色萎白，精神不振。

内诊检查： 外阴、阴道：（－）；宫颈：中糜；子宫：后位，正大；双侧：（－）。

印象： 宫颈中度糜烂。

病情分析： 平时少腹常冷，经行腹冷胀疼，经水将尽，腹痛反增，喜热喜按，毕婚五载，迄未受孕。此为中阳不足，虚寒内生，血海空虚，胞宫寒冷，经事失调，难以受孕也。惟血虚则木旺，木旺则脾衰，脾衰则湿盛不化，肝旺则气火易升，故头常昏晕，眠差梦多，身倦神疲，带下增盛。目发干涩、两耳常鸣，口渴喜热饮者，则为肾水不能上潮；经常大便干，一阵心动悸者，乃属血虚失养，津缺乏润。大凡阳气不足，血虚胞寒者，经色多不鲜而紫暗；血虚肝旺，气滞而经不调者，脉多沉细而弱弦，经不调者故不孕。

治疗方法： 法宜温胞以养血，理气而调经，冀其经调而后能孕。更当滋养肝肾，培植真阴，祛化寒湿，温脾气。惟当前大有肝阴愈虚，肝阳愈旺之概，故须首挫其势，以平晕昏。

处方： 灵磁石30g，石决明18g，大熟地12g，枸杞子9g，牛膝9g，熟枣仁15g，合欢皮9g，炒党参9g，台乌药9g，通草3g，小茴香9g，云茯苓9g，福泽泻9g，肉桂末（分冲）1.5g。连服3剂。

艾附暖宫丸6丸，早晚各1丸，随药吞。

二诊： 3月20日。前药进后，月汛来潮，色先红后紫暗，腹未痛，少腹未再冷，口渴仍喜饮，小便正常大便干，余症如前。脉沉细弱弦，舌质淡红。

处方： 照前方去通草加艾叶9g，连服3剂。艾附暖宫丸6丸，服如前。

三诊： 3月27日。20日经至，持续4天，此次量较前少，块亦较少，经行腹未痛，但经去后腹部隐隐作痛，而有冷胀感，一入夜更甚，头昏晕较前轻，口仍干喜热饮，带盛色黄，腰酸肢体乏力，大便仍干燥。脉息细缓，舌质红，苔薄黄。据称担任翻译工作，近因任务较忙，要求先服丸药。

处方：①八宝坤顺丹 10 丸，每早 1 丸。②明目地黄丸 10 丸，每晚 1 丸。以上两种先服，服完再继服以下两种。

①乌鸡白凤丸 10 丸，每早 1 丸。②艾附暖宫丸 10 丸，每晚 1 丸。

四诊：4 月 13 日。前药服完，腹冷已差，头昏晕亦大减，腹胀便干已除，惟仍目涩耳鸣，口干欲热饮，带盛色黄，腰酸足冷。脉濡缓。仍服丸药。

处方：①乌鸡白凤丸 10 丸，每早 1 丸。②八宝坤顺丹 10 丸，每午 1 丸。③磁朱丸 5 袋，每晚半袋（9g）。

五诊：12 月 7 日。半年多来，经期尚准，量多色红有块，经行腹痛已轻，每次持续 4 天。惟平素仍腹常冷痛，喜热按，带盛有时色黄。昨日经水来潮，超前 5 天，腹痛加剧，并腰痛亦有冷感，又觉头晕，大便干两日一行，食眠小便均尚正，病人云此次决心彻底治疗。脉沉细而弱，两寸微，舌苔薄白。

处方：桑寄生 18g，川断 12g，当归 12g，淡大云 12g，乌药 9g，小茴香 9g，赤白芍各 9g，附子 9g，吴萸 3g，炒枳壳 4.5g，干姜 3g，壳砂仁 3g，肉桂 3g，甘草 4.5g。连服 3 剂。

六诊：12 月 14 日。本次月经量多，色红有紫块，持续 6 天（6~11 日），前方进后，腰腹之冷痛即轻，视力之不清已减，白带亦减少，惟仍周身无力，头晕而疼，睡眠良好，二便正常。脉沉细而弱。

处方：桑寄生 18g，川断 12g，淡大云 12g，桂枝 4.5g，小茴香 6g，吴萸 3g，台乌药 4.5g，杭芍 24g，台党参 9g，菊花 9g，川楝肉 4.5g，桑叶 9g，砂蔻仁 3g，甘草 4.5g。连服 3 剂。

七诊：12 月 26 日。诸症均逐渐减轻。

处方：前方去乌药、党参、菊花、桑叶。加制香附 9g，五灵脂 6g，白芷 4.5g，柴胡 4.5g。连服 3 剂。

杞菊地黄丸 3 丸，每晚 1 丸随药服。

八诊：1963 年 1 月 4 日。昨天月经来潮，提前 3 天，经行之后腹痛且坠，周身亦疼。量中等，色正常，有血块。近日觉有面浮跗肿，不思饮食，头晕。脉滑细两尺微，舌尖红，苔薄白。

处方：桑寄生 18g，川断 12g，制香附 9g，台乌药 6g，小茴香 4.5g，吴萸 3g，淡干姜 3g，半夏 9g，赤白芍各 15g，五灵脂 9g，桑桂枝各 4.5g，甘草 4.5g。连服 3 剂。

周氏回生丹 1 丸（10 粒包），即服 5 粒，下午再 5 粒。

九诊：1 月 9 日。经水于 7 日尽，共持续 5 天，身痛除，目干涩视力模糊已好，耳鸣消失，惟目前少腹仍有冷感，有时隐痛，身肢乏力，饮食睡眠欠佳，有时恶心，二便调。

处方： 照前方去五灵脂、桑桂枝。加制附片6g，首乌藤15g。连服3剂。

十诊： 2月1日。昨晚10时经至，5小时后开始腹痛，经量不多，色尚正。此次之经前体痛，经行腹痛冷胀，身困神疲等，比前次皆轻。脉弱弦兼滑。

处方： 桑寄生18g，川断12g，生蒲黄（包）6g，五灵脂6g，干姜4.5g，淡吴萸3g，白芷6g，酒白芍18g，桑桂枝各6g，独活3g，生姜3片。连服3剂。

周氏回生丹4丸，每次5粒，日2次。

十一诊： 2月15日。月经持续5天而尽，此次痛轻量亦减少，身倦腰疼皆大好转，恶心已除。惟有时仍腹胀冷痛，但较前轻多。脉弦滑，苔薄白。

处方： 照前方去蒲黄、白芷、独活，加淡大云15g，砂蔻仁各3g，鸡血藤胶（分2次入煎）9g，连服6剂。

十二诊： 2月22日。进前方少腹之冷痛均减，惟晚间腹觉胀，得矢气则舒，白带仍多，质稀无臭，其他已无不适。

处方： 桑寄生30g，川断12g，杭芍12g，吴萸3g，干姜4.5g，乌药6g，淡大云15g，制香附9g，丹皮6g，麦冬9g，砂蔻仁各3g，紫石英粉（分冲入）9g，参面（分冲）3g，肉桂面（分冲）1g，阿胶珠（分2次入）12g，鸡血藤胶（分2次入）9g。连服3剂。

十三诊： 3月1日。进上药3剂，少腹之冷胀痛均几无，惟大便干，痔出血，白带多，精神尚好。明天月经当至，关于以往之经前恶心，身痛，周身不适，腹冷胀痛等，今天均尚一无所觉。脉弦滑左手较细弱，苔薄白。

处方： 桑寄生30g，川断12g，焦白术9g，生山药15g，白芍12g，淡吴萸4.5g，制香附9g，人参面（分冲）3g，淡大云15g，当归15g，砂蔻仁各3g，紫石英12g，鸡血藤15g，净槐花9g。连服3剂。

麻仁滋脾丸4丸，早晚各1丸（先吃）。

安坤赞育丸4丸，早晚各1丸（后吃）。

以上丸药皆随汤药服。

十四诊： 3月8日。前药服完，腰酸腿痛除，少腹冷胀去，只是早上腹部有时隐痛，月经一向是前怼4~5天，从不过期，但今已过期5天尚未下，白带多，痔出血，以往经前之苦痛皆无。脉弦滑，苔薄白。

处方： 照前方槐花再加3g，连服3剂；1剂分2天服，每天只服1煎。

十五诊： 3月15日。经期已过12天，今尚未见，有时腰酸，少腹微痛，头有时晕，身倦怕冷，睡眠多梦，早晨恶心，饮食少思，白带盛，痔血无，脉弦滑尺动甚。舌苔正常。有早孕之象，嘱查尿做青蛙试验，病人有事不能等，答应到外院检查。暂不服药。

3月26日主诉：日前已去北京市妇产医院检查，确诊为怀孕。告以饮食起居多加注意，如有变化，再来就诊。

（《老中医经验汇编》）

案二

张某，女，成人，已婚。

初诊： 1970年8月21日。婚后3年未孕，月经不调，经行腰腹疼痛，平素少腹阵痛，白带时下，末次月经8月11日，5天净，量少色暗红，舌苔黄腻，脉象细弦。证属肝失条达，脾肾又虚。治当疏肝健脾益肾。

处方： 制香附6g，木香6g，橘皮6g，党参12g，白术9g，茯苓12g，甘草3g，川断12g，沙苑子12g。4剂。

二诊： 9月5日。少腹胀滞，头胀不舒，余均如常，舌苔薄白腻，脉象细软。证属气血不足，肝失条达。治以调补气血。

处方： 党参12g，白术9g，当归9g，白芍9g，川芎6g，桂枝6g，橘皮6g，木香6g，牛膝9g，苏梗6g。4剂。

三诊： 11月12日。末次月经10月8日，量少，色始黑后红，腰腹微痛，近日脘痛嗳气，大便溏薄，舌苔薄黄腻中微剥，脉象细软。证属肝旺气逆，脾胃不调。治以疏肝调经，健脾和胃。

处方： 制香附6g，木香6g，丹参12g，赤芍9g，小茴香3g，泽兰12g，白术9g，山药12g，川芎3g，青橘皮各6g。6剂。

另： 七制香附丸20丸，早晚各服1丸。

四诊： 1971年5月27日。自服上药之后，月经按期来潮，后于2月间，月经未至，尿妊娠试验阳性，现已怀孕3个月。时有泛恶呕吐，口干，牙龈出血，舌苔根淡黄，脉软滑数。病由热蕴于胃，肾阴又虚，治以清热和胃，强肾固胎。

处方： 橘皮6g，竹茹9g，白芍9g，天冬6g，茯苓12g，芦根30g，山药12g，川断12g，桑寄生15g，莲肉12g。10剂。

（《钱伯煊妇科医案》）

案三

王某，女，成人，已婚。

初诊： 1972年10月23日。婚后3年未孕，15岁月经初潮后，仅正常行经2次，后因高热而致月经不调。月经周期10天至6个月，6～7天净，量中等，色暗红有块。月经前后及行经期腰酸腹痛，两乳胀痛。平素少腹寒冷，白带甚多。末次月经10月11日，6天净。注射黄体酮后才来潮。舌苔薄黄腻，脉象沉细。病由平素肾气不足，冲任失养，加以肝失条达，寒气凝滞，而致月经紊乱。治法以补气养血，温经散寒。

处方：党参 12g，白术 9g，当归 9g，白芍 9g，熟地 15g，菟丝子 12g，川断 12g，桑寄生 15g，鸡血藤 12g，艾叶 6g，制香附 6g，吴萸 3g。8 剂。

二诊：11 月 6 日。末次月经于 10 月 26 日来潮，5 天净，量中等，色正常，夜寐多梦，白带时下，舌苔薄黄微腻，脉象沉细。再守前法加减。

处方：党参 12g，白术 9g，山药 12g，熟地 12g，白芍 9g，艾叶 3g，枸杞子 12g，莲肉 12g，女贞子 12g，吴萸 3g。8 剂。

三诊：12 月 2 日。月经未至，脐下有手掌大小局部发冷，乳房胀痛，心烦易怒，口渴喜饮，白带减少，舌苔薄白腻、边尖红刺，脉象细弦。此属肝郁气滞，脾肾又虚。治以疏肝解郁，和脾益肾为法。方拟逍遥散合芎归汤加减。

处方：柴胡 9g，茯苓 12g，白术 9g，制香附 6g，川芎 3g，丹参 12g，牛膝 9g，白薇 9g，丹皮 9g，川断 12g。8 剂。

四诊：12 月 20 日。月经仍未来潮，妇科检查子宫增大，现感胃脘隐痛，泛恶呕吐，纳呆，腰酸，乳房胀痛，舌苔薄白、根微垢腻，脉细弦微数。证属肝胃气逆，脾肾又虚。治以调肝和胃，健脾强肾。

处方：橘皮 6g，茯苓 12g，木香 6g，生姜 6g，白术 9g，党参 9g，苏梗 6g，山药 12g，川断 12g，桑寄生 15g，莲肉 12g，苎麻根 9g。1 剂。

五诊：1973 年 1 月 8 日。少腹间或作痛，左臀有一小片麻木，延及大腿，舌苔根黄腻、边尖红刺，脉象滑数，妊娠试验阳性，现已怀孕。治拟养血疏肝，益肾固胎。

处方：白芍 9g，干地黄 12g，山药 12g，苏梗 6g，木香 6g，橘皮 6g，川断 12g，桑寄生 12g。4 剂。

（《钱伯煊妇科医案》）

案四

俞某，女，33 岁，干部，1963 年 5 月 20 日初诊。

初诊：婚后 10 年，经调不孕，少腹（脐以下）经常隐隐作痛，阴寒之气蕴于下元。胸胁常感痞闷，腹胀，便溏，日解两三次，肝郁脾虚之征；脉来细而微弦，苔色淡白罩黄，脾虚湿蕴之象。拟方先予抑木扶脾。

炒柴胡 1.5g，炒白芍 12g，炒白术 9g，炒党参 18g，广木香 3g，炒陈皮 4.5g，佛手片 9g，广藿香 6g，焦苡米 9g，干荷叶 9g，淡干姜 3g，黑大枣（切开）5 个。

二诊：5 月 30 日。服药 5 剂，胸胁痞闷及腹胀消失，大便调实，肝木得达，脾虚已复，少腹隐痛如故，脉细，苔薄。下元阴寒未除，拟原方巩固前效，益温养通阳之品，以祛下元阴寒之气。

炒柴胡 1.8g，炒白芍 12g，川桂枝 0.9g，北细辛 0.9g，青防风 1.5g，炙黄芪 9g，紫河车 9g，炒白术 9g，炒党参 18g，广木香 3g，炒陈皮 4.5g，佛手片 9g，广藿香 6g，焦苡米 9g，干荷叶 9g，淡干姜 3g，黑大枣（切开）5 个。

三诊： 9 月 14 日。称服上方 5 剂后，脐下隐痛即消失，但近 1 个月来，少腹又觉隐痛，腹胀，便溏复萌，脉细，苔薄。上方虽属对症，但功亏一篑耳。原方嘱服 10 剂。同年 12 月 23 日来诊，已妊娠 3 个月。至足月生一女孩。

（《邹云翔医案选》）

案五

赵某，女，24 岁，工人，1975 年 5 月 9 日初诊。

病史： 痛经年余，伴有月经先期，经前鼻衄。

月经史： $14 \frac{5 \sim 6}{22 \sim 26}$ 天，量一般，色紫无块。平时白带多，经常有阵发性少腹痛，睡眠差。月经来潮时腹痛加重。已婚半年未孕。

检查： 舌苔薄白，脉沉滑。

辨证： 热伤冲任，气血失调。

治则： 活血养阴，兼清郁热。

方药： 知柏四物汤加味：生地 24g，当归、白芍、天花粉各 12g，川芎、知母、黄柏、丹皮、生甘草、麦冬各 9g。水煎服。

二诊： 5 月 19 日。服药 3 剂后症状已减轻，今又鼻衄。原方去丹皮加元参 30g，黄芩 12g，继服 3 剂。

三诊： 9 月 15 日。上方连服 6 剂，症状已全部消失。惟因仍未受孕并有手足烦热，要求服药治疗。地骨皮饮加减：当归 15g，生地 24g，赤芍、丹皮、地骨皮、香附、川楝子各 12g，元参 18g，小茴香 4.5g。服 3 剂。此后又来取药 3 剂，服后病愈受孕。

（《妇科医案》）

案六

张某，女，34 岁，干部，1976 年 6 月 15 日初诊。

病史： 月经先期，腰腹疼痛半年余。并伴有经前心烦，颈部瘰疬，口鼻红肿生疮，头晕，不思饮食，大便干。月经过后，上述症状逐步减轻。

月经史： $19 \frac{5 \sim 6}{20 \sim 28}$ 天，末次月经 6 月 11 日，现已干净。已生两胎。

检查： 舌红、苔薄黄，脉滑。

辨证： 肝肾阴虚，肺胃火盛。

治则： 养血滋阴，并清肺胃。

方药： 地骨皮饮合增液汤加味：当归、赤芍各 15g，生地、地骨皮、天花粉各 18g，元参 24g，川芎、佛手、白芷各 9g。水煎服。

二诊： 6 月 21 日。服药 13 剂后症状减轻，仍有心烦、手足心热。上方继服 3 剂。

三诊：6 月 28 日。今在经前 10 多天，上述症状极轻微。改用调理肝脾法，方用当归芍药散加减：当归、白术、天花粉各 15g，白芍、泽泻各 18g，元参 24g，丹皮 12g，川芎 9g，草薢 30g。连服 3 剂。此后又来取药 6 剂，服后病愈。

（《妇科医案》）

案七

张某，女，25 岁，家属，1973 年 12 月 31 日初诊。

病史：经期不准，已婚 4 年未孕。

月经史：$18\dfrac{5\sim6}{20\sim25}$ 天，血量少，色黑无块。经前腰腹疼痛，全身无力，平日少腹胀，食欲低。

检查：舌暗红、苔薄白，脉弦细。

辨证：冲任不足，胞宫虚寒。

治则：温宫祛寒，调补冲任。

方药：大温经汤加减：吴萸、川芎、桂枝、炙甘草、乌药、麦冬各 9g，当归、台参、生白芍各 15g，炒枣仁 18g，干姜 6g。水煎服。

二诊：1974 年 1 月 3 日。服药 3 剂后，又有内热心烦，胸闷气逆，自汗出。此属肺阴不足，上方加百合 30g，橘红 18g。连服 5 剂。

三诊：3 月 22 日。现已受孕 2 个月，有头晕，食欲不振，口渴大便干。按妊娠反应，用桂枝汤加味调理之（从略）。

（《妇科医案》）

案八

王某，女，29 岁，干部，1973 年 10 月 19 日初诊。

病史：月经后期，$17\dfrac{5\sim7}{40\pm}$ 天，血量甚多，色黑质稠。因服用益母膏后，又加心烦口干，面部及口唇生疮，而大便秘结，已婚 3 年未孕。

检查：舌苔黄干，脉沉滑。

辨证：心胃火盛，冲任失调。

治则：清心泻胃，滋补冲任。

方药：四物汤合凉膈散加减：当归、麦冬各 12g，赤芍、连翘各 18g，生地 24g，川芎、黄芩、栀子、生甘草、麦冬各 9g；元明粉、薄荷各 6g，大黄 4.5g。水煎服。

二诊：10 月 22 日。服药 3 剂后，口干减轻，大便已调。昨日来月经，量较少，色黑质稠，舌质红、苔薄黄，脉滑。上方去大黄、元明粉，加栝楼 24g，元参 18g，以去其清泻，改用以润为通之品，连服 3 剂。

三诊：11 月 29 日。遵上方服 9 剂，昨日月经来潮，量已减少，色黑，无不适。改用归芎山楂汤加味，以活血调经为主：当归、山楂各24g，川芎、桃仁、红花各9g，赤芍、香附各18g，丹参12g。连服3剂。

四诊： 12月1日。1个月经未止，上方去红花加生地24g（经后期应以养阴为主），连服3剂。

五诊： 1974年4月8日。服上药后，两次行经情况良好。久未服药，前症又发。舌苔薄白，脉濡滑。再以四物汤加减：当归12g，川芎、黄芩、栀子、生甘草、地骨皮、茜草各9g，赤芍、连翘各18g，大黄、薄荷各6g。连服3剂。

六诊： 10月8日。上症药后即愈。今因受孕5个月后，由于外伤而致腹痛。拟养血保胎方调理之（从略）。

（《妇科医案》）

气郁痛经不孕与孕后恶阻案

马某，女，32岁，城关马官寨村农民，于2001年11月25日诊。

准生二胎，取环后2年未孕，月经来时第一天腹痛，余无所苦，脉缓。

辨证： 气郁痛经不孕。

经来腹痛1天，是气郁不疏、血行不畅所致，虽属痛经之轻者，但也影响受孕。

治疗： 疏肝理气，活血调经。

处方： 白芍15g，当归10g，川芎8g，红花10g，丹参15g，枳壳10g，香附10g，柴胡10g，白术20g，云苓15g，五灵脂12g，元胡10g，甘草5g，生姜3片。水煎服，3剂。

方意： 此方以逍遥散疏肝和胃，加川芎、丹参、红花、五灵脂活血化瘀，枳壳、香附、元胡理气止痛。

疗效： 服后痛止而愈。至12月31日，月经40天未潮，呕不能食，身畏寒，小腹微痛，脉缓，妊娠试验（＋），已怀孕。现妊娠恶阻（反应），给服降逆和胃剂香砂六君汤：藿香10g，紫苏10g，台参20g，白术15g，云苓15g，陈皮10g，半夏10g，砂仁6g，焦三仙各10g，甘草3g，生姜3片。水煎服，3剂，呕止能食而愈。

（《名医玄振一医案选》）

宫寒不孕案

张某，女，34岁，城北于梁村农民，于2001年11月12日诊。

准生二胎，取避孕环已2年未孕，原月经按期，用某医生中药16剂，致月经后延，40多天来1次，色黑量少有血块，小腹连腰痛，呕逆不欲食，苔白脉缓无力。

辨证： 宫寒不孕。

月经按期而不孕，当细察其原因而调治，不可无的放矢。此例是过用寒凉之剂，伤及脾胃肝肾所致。肝肾寒则小腹连腰痛，脾胃寒则呕不能食，伤及冲任二脉则子宫寒冷，月经愆期。属于宫寒不孕。

治疗：温经散寒，补养肝肾，调理脾胃。

处方：吴茱萸6g，干姜10g，桂枝15g，乌药10g，台参20g，白术20g，云苓20g，陈皮10g，半夏10g，杜仲10g，川断20g，桑寄生20g，甘草3g。水煎服，4剂。

方意：以吴茱萸、干姜、乌药、桂枝、杜仲、川断、桑寄生温补肝肾以调经止痛；参、苓、术、草、陈皮、半夏为六君子汤，健脾调胃止呕进食，以助生血之源。

疗效：服后呕止，痛减轻，继服4剂，痛消失，食欲增，上方去乌药改干姜6g，加枸杞子15g，菟丝子15g以补肾助孕。继服4剂停药。至12月30日，因感冒来诊，月经过期（40天）未潮，妊娠试验（＋），已怀孕。

（《名医玄振一医案选》）

原发不孕案

王某，女，28岁，家属，1973年9月7日初诊。

病史：已婚7年未孕，经前5～10天，乳房作胀，行经时逐渐消失。当前月经周期基本正常。惟血量少，色黑暗、瘀块多，伴有腹痛，体肥，面部色素沉着。

检查：舌正常，脉沉滑。

辨证：肾气不足，肝经郁滞。

治则：滋肾调肝，活血行瘀。

方药：少腹逐瘀汤加减；当归、丹参、桑寄生各15g，山楂18g，桃仁、川芎、灵脂、菟丝子各12g，蒲黄、桂枝、黄芩各9g。水煎服。

二诊：9月21日。服药3剂，无不适。今又下肢胀痛，上方去山楂加牛膝15g，服5剂。

三诊：10月3日。现正行经期，胸闷，烦热，大便干。此属心肺肾之阴血不足，以百合地黄汤加味：炒枣仁、丹参、元参各18g，百合30g，当归、赤芍各15g，知母、苏梗、栀子、艾叶各9g，菟丝子、枸杞、桑寄生各12g。连服5剂。

四诊：11月2日。月经29天来潮，血量一般，无腹痛。舌红而润。第一方去山楂、桃仁、灵脂，加麦冬9g，台参18g，炙甘草6g。连服5剂。

五诊：1974年3月13日。现已受孕3个月，自10天前发现不时流血，但下腹日渐胀大。舌红，脉滑。拟益气养血法调方：台参、生白芍各15g，当归、白术、川断各12g，生甘草、黄芩、蒲黄炭各9g。服3剂后血止，按期顺产。

（《妇科医案》）

阴道涸干吊痛案

邹某，27岁，已婚，工人。

患者生育颇密，现幼孩16个月，自哺。产后迄今经水未转，面色萎黄，头晕目花，腰酸肢软，精神疲惫，性欲淡漠，阴道内有涸枯感，缺乏滋润分泌物，时有抽痛，在同房时深感干涩不舒，小腹并感虚冷。乃于1962年春季来就诊。

初诊：2月11日。小腹虚冷而阴内枯干吊痛，性欲淡薄，脉象尺部微弱，舌质淡苔薄白。此系命门虚弱，肾阴不足。治宜壮命门、滋肾水。

淡附片9g，肉桂3g，巴戟天9g，仙灵脾12g，紫河车9g，紫石英（先煎）9g，当归9g，山萸肉9g，女贞子9g，狗脊9g，肥玉竹9g。

二诊：2月19日。服药后精神稍振，同房时已有分泌物，疼痛亦瘥。现感下部虚冷，并有腰酸，仍是命门火衰。治宜温补冲任。

淡附片6g，肉桂2.4g，鹿角霜9g，仙灵脾12g，紫石英（先煎）9g，巴戟天9g，五味子4.5g，制冬术6g，肥玉竹9g，制首乌9g，狗脊9g。

（《朱小南妇科经验选》）

脏躁案

方某，38岁，已婚，工人。

患者曾生两胎，经水迟早不一。近数月来，因心中抑郁，复受惊吓，以致夜寐不安，日间倦怠，时多呵欠，精神紧张，偶有响声则心悸惊慌，胃口时好时坏，有时胸闷泛恶，喜怒无常。

1959年冬季就诊。据述业已数周未曾熟睡，头脑中似有人说话，心跳异常，周身病苦。乃多方安慰，增强其信心。脉细弦，舌质红苔薄黄。情志郁结，阴亏心虚。治用养心滋阴法。

炒枣仁9g，淮小麦9g，茯神9g，远志6g，当归6g，芍药6g，麦冬6g，甘松香2.4g，淡竹茹9g，焦山栀9g，陈皮6g。

上方服4剂后，夜寐已安，情绪稳定，症已痊愈。

（《朱小南妇科经验选》）

炙脔症（梅核气）案

余某，51岁，已婚。

10年前因崩漏不止，施行子宫切除手术，因情绪不欢，胸宇不宽，食欲不振，日久后咽物时自觉咽喉中如黏附一小块肉片状，不上不下，妨碍吞食，颇感难堪。乃于1960年1月间前来就诊。

初诊：1月5日。时常头眩失眠，咽梗如有炙脔，心绪不佳，脉象细数，舌苔薄黄。此乃气郁结于咽嗌，近代所谓梅核气者是也。治宜宣郁散结。

香附9g，郁金9g，川芎4.5g，炒枳壳4.5g，佩兰根6g，合欢皮9g，带壳砂仁（后下）2.4g，焦栀9g，青蒿9g，乌梅1枚，炙甘草2.4g。

二诊： 1月7日。服药后咽梗气阻稍瘥；仍感咽喉干燥，心烦不安，脾气急躁。此乃气郁化热。治宜疏肝清热。

柴胡4g，黄芩6g，青蒿9g，木香2.4g，枳壳4.5g，苏梗2.4g，砂仁（后下）2.4g，合欢皮9g，乌梅1枚，炙甘草2.4g，荷梗（去刺）2尺。

三诊： 1月11日。据述前日内热口燥，胸中有气上升，心烦不安，今日稍好。胃不和则气上逆。治宜开郁降逆。

旋覆梗（包）4.5g，柴胡2.4g，青蒿9g，合欢皮9g，炒枳壳4.5g，姜半夏6g，全瓜蒌9g，薤白头6g，新会皮6g，焦谷芽9g，荷梗（去刺）2尺。

四诊： 1月18日。服药调治后，胸宇宽畅，咽部已无炙脔之感，面色萎黄。治拟养血扶土。

柴胡4.5g，当归9g，白芍6g，枳壳4.5g，郁金15g，青蒿9g，旋覆梗（包）4.5g，合欢皮9g，全瓜蒌9g，佩兰6g，苏梗6g。

服后症遂痊愈。

（《朱小南妇科经验选》）

乳汁不通案

案一

尚某，女，27岁，居民，1976年6月28日初诊。

病史： 产后5天乳汁不通。此为第一胎产后，自第三天开始，乳房已觉硬满，而乳汁不行，至今仍然两乳胀满作痛。

检查： 舌苔薄白，脉弦数。

辨证： 肝郁气滞，疏泄不利。

治则： 疏肝解郁，兼以通乳清热。

方药： 柴胡疏肝散加减：柴胡、升麻、橘红、甘草、当归各9g，白芍、香附各15g，白芷、王不留各12g，生牡蛎30g，蒲公英60g。水煎服。

二诊： 7月1日。服药3剂后症减，能出少量乳汁。原方继服3剂。

三诊： 7月5日。乳汁增多，乳房变软。上方去橘红、香附，加台参、天花粉、漏芦各15g，黄芪24g。连服3剂后停药。

按语： 此即古人所说"气脉壅塞"而致乳汁不通者。气脉壅塞之原因，在于肝郁。必以疏肝解郁之法调治之。

上方以柴、归、芍、芷、橘红、香附、升麻调肝疏郁，牡蛎专破肝气；蒲公英与王不留疏通乳汁而清热解郁；甘草和中益胃。及至肝气得疏之后，应加重益气生津，疏通下乳之品。此为通乳之一般规律。

(《妇科医案》)

案二

李某，女，31 岁，干部，1974 年 7 月 13 日初诊。

病史： 产后乳汁不通。现为第二胎产后第七天，自今夜右乳旁有硬结胀痛，色未变而乳汁不出。

检查： 舌红干，脉数。体温 37.1℃，右乳有硬结，连及右腋，触痛明显。

辨证： 吹乳结核，肝郁气滞。

治则： 疏郁开结，行气通乳。

方药： 栝楼散合木金散加减：全栝楼 24g，赤芍 18g，当归、郁金各 12g，天花粉 18g，柴胡、木香、麦冬、通草、甘草各 9g，蒲公英 60g。水煎服。

二诊： 7 月 31 日。服药 3 剂后病愈。今因感冒就诊（从略）。

(《妇科医案》)

案三

王某，女，25 岁，工人，1974 年 5 月 12 日初诊。

病史： 现为第一胎产后第六天，乳汁不通，乳房红肿疼痛。汗出甚多，自产后未排大便。

检查： 舌苔黄厚，脉滑数。体温 37.2℃。右腋下淋巴结肿大如核桃。

辨证： 肝经郁滞，又与阳明之燥热相合。

治则： 破肝解郁，清解阳明。

方药： 消毒饮加减：柴胡、郁金各 9g，当归、路路通各 12g，赤芍、青皮、全栝楼各 24g，银花、生石膏、生牡蛎各 30g，蒲公英 45g。水煎服。

二诊： 5 月 15 日。服药 3 剂后症状显轻，大便已解，屎如羊粪。应以清润泄热为主调方：百合、银花、连翘各 30g，栝楼 24g，当归、陈皮、王不留各 12g，赤芍 18g，木香、郁金、生甘草各 9g，蒲公英 45g。连服 3 剂。

三诊： 5 月 19 日。乳房红肿已全部消失，乳汁仍不足用。改用生乳四物汤加味：当归、王不留、白芷各 12g，川芎、麦冬各 9g，台参、生地、白芍各 15g，黄芪、天花粉各 24g。连服 3 剂。此后一切正常。

(《妇科医案》)

803

任脉篇

病经络行所治疗偏补阴血之药起主要作用，其一阴

足跟、左右跟脉痛，腰痛气、阴挺、阴吹、前阴痛下、肾着等

其治宜结合阴经辨证论治。阴维脉起于诸阴之会，阳维务病苦寒热

阴维务病苦寒热，阴维足气失调，结合诸阴经辨证论治

而司运动，阴跷发于少阴，阴气奉乱，夜失瞑痛，治从补阴跷，阳跷主一身左右之阳

主一身左右之阴

而与桥脉

其病多苦失瞑，皆为病症，邪气偏阻，治疗宜益气血，补肾益，调其阳跷

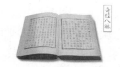

冲脉篇

一、月经病选案

痛经下如豆汁案

一妇，年三十岁，每经水将来，二五日前，脐下疼痛，如刀刺状，寒热交作，下如黑豆汁，继而水下。因之无妊，脉两心滑涩如绝，余部皆弦急。曰：此由下焦寒湿邪气，搏于冲任，冲为血海，任主胞胎，为血室，故经事将来，邪与血争，而作疼痛。寒气生浊，下如豆汁，宜治下焦，遂以辛散苦温理血药为剂，令先经期十四日服之，凡三次，而邪去经调，是年有孕。

（《名医类案》）

冲虚血漏，更有肝脾两虚案

一妇人多怒，经行数日或半月方止，三年后淋漓无期，肌体倦瘦，口干内热，盗汗如洗，日晡热甚，用参、芪、归、术、茯苓、远志、枣仁、麦冬、五味子、丹皮、龙眼肉、炙草、柴胡、升麻治之而愈。明代薛立斋按曰：此证先因怒动肝火，血热妄行，后乃脾气下陷，不能摄血归源，故用归脾补中二方合治。若胃热亡津液而经不行，宜清胃。若心火亢甚者，宜清心。若服燥药过多者，宜养血。若病久气衰，宜健脾胃。

（《名医类案》）

冲脉空亏，滞下浊淋案

肾司五内之精，肝藏诸经之血，为之血海，又当冲脉，带脉积于腰间，为诸脉约束。肝肾不足，血海空虚，带脉不固，经事后期且少。带浊淋漓，奇经受伤。夫经事之来，必阳明充旺，化生气血，借诸路之血，汇集下行血海。拟养心脾，培肝痛，兼固奇经。

归身，冬术，淮药，芡实，茯苓，苡仁，白芍，乌贼，续断，党参，红枣。

（《续名医类案》）

冲脉血亏，火动痰饮案

案一

始由寒饮咳嗽，继而化火动血，一二年来，血证屡止屡发，而咳嗽不已。脉弦形瘦，饮邪未去，阴血已亏。安静则咳甚，劳动则气升，盖静则属阴，饮邪由阴生也。动则属阳，气升由火动也。阴虚痰饮，四字显然，拟金水六君同都气丸法。补肾之阴以纳气，化胃之痰以蠲饮，饮去则咳自减，气纳则火不升也。

生地，半夏，麦冬，五味子，诃子，紫石英，丹皮炭，牛膝，怀山药，蛤壳，茯苓，青铅，枇杷叶，海浮石。

（《续名医类案》）

案二

去秋咳嗽，些微带血，已经调治而痊。交春吐血甚多，咳嗽至今不止，更兼寒热，朝轻暮重，饮食少纳，头汗不休。真阴大亏，虚阳上亢，肺金受烁，脾胃伤戕，津液日耗，元气日损，脉沉细涩，口腻而干，虚极成劳，难为力矣。姑拟生脉六君子汤保肺清金，调元益气，扶过夏令，再议。

洋参，沙参，麦冬，五味子，扁豆，制半夏，茯神，陈皮，炙甘草，枇杷叶，野蔷薇露。

（《续名医类案》）

冲脉不调，肝脾两亏案

案一

血藏于肝，赖脾元以统之，冲任之气以摄之。肝脾两亏，伤及奇经，经事断续，甚则淋漓。左半身作痛，少腹坠胀，脉来尺弱，寸关沉洪，便溏食减，阴伤气亦不固，防其崩漏。急为调养肝脾，以益奇脉。

党参，黄芪，白芍，炙草，川断，香附，杏仁，杜仲，菟丝子，红枣，桂元，归脾丸（每早服开水下）。

（《续名医类案》）

案二

肝为藏血之经，脾为统血之脏，肝脾两伤，藏统失职，崩漏腰酸，带下，头眩心悸。入暮作烧，左胁肋气痛。脉弱细而弦，防有血脱之虑。拟养心脾以固奇脉。

党参，归身，杜仲，冬术，枣仁，熟地，炙草，香附，川断，茯神，砂仁，桂元，红枣，白芍。

（《续名医类案》）

案三

肝肾两亏，气血凝滞，居经半载，少腹痕块，按之作痛。肝肾与胃，痰气交阻。左肋下梗硬，连及中脘，食入不舒。脉象弦细而数，阴分大伤，内热咳呛，卧病一月，防入损门。拟养荣和畅肝脾，兼理气滞。

当归，炒丹皮，制香附，五灵脂，冬瓜子，白薇，丹参，川贝母，佩兰叶，玉金，茯苓，沙参。

（《续名医类案》）

经闭吐血案
案一

一妇寡居，郁结成疾，经事不行，体热如炙，忽吐血若泉涌，医用止血药不效。俞以茅根捣汁，浓磨沉香，服至五钱许，日以醋贮并内，火上炙热，气冲两鼻孔，血始得降下，吐血不复作，经事乃行。

魏玉璜按：吐血如泉，止而不效，他人必用脱血益气之法。今用降而愈，亦以寡居而以不行，气升而不降。治法甚奇，当玩"体热如炙"四字，盖吐血涌泉，当四肢冷，未有体热如炙者。

（俞了容医案）

案二

潘碧泉令媛，年十八岁未适人，经行有拂意事，悲愤之极，一日而止，后患吐血，每吐碗许，日晡潮热，饮食不思，大便不通，医者以犀角地黄汤投之，心下痞塞，呕吐痰血酸水，胸胁胀痛，陆肖愚诊其脉，洪大而弦，曰：此有瘀也，旧有凝滞，新有渐积，故溢而妄行，法当通瘀，则血归经矣。因以润字丸配入桃仁，红花合丸之，日进三服，外以调气养荣汤间服之，大便出瘀垢甚多，热退痛减，经行而吐血即止。

（陆肖愚案）

冲脉不调，暴崩案

余氏，二十三岁，无论半产与暴崩，六脉沉软而细伏，阳虚体质，产后漏经半年，经止后一年有余，忽来如崩，又疑半产，一以温经为要。

阿胶四钱，小茴香（炒炭）四钱，干姜炭三钱，艾炭四钱，全当归二钱，炙甘草二钱。煮二大茶杯，分二次服。

停经年余始行，故多若暴崩，脉沉细若伏，少腹痛甚，故用胶艾汤温经，此又感受燥金寒湿，面肿胸痛而泄，少腹痛拒按，舌上白苔，仍与温法，以守补。

阿胶、甘草、艾叶炭各五钱，炮姜五钱，小茴香二钱，炒炭、姜半夏五钱，云苓五钱，淡吴萸三钱，生苡仁五钱，当归二钱，川椒炭三钱，降香木三钱。煮三杯，分三次服。

经色全然不赤，面肿已消，似当用补，但六脉滑甚，舌苔较前虽薄，仍然纯白，腹中按之仍胀，少腹仍痛，湿邪之归下焦未消，仍与温经行湿。

艾叶炭五钱，苡仁五钱，车前子五钱，姜半夏三钱，白通草一钱，炮姜三钱，大腹皮三钱，云苓皮五钱，厚朴二钱，小茴香炭二钱，广皮二钱，益母膏二钱。煮三杯，分三次服。

停经一年余，经通后舌白滑，五日前面肿腹痛，带下特甚，其为带脉之寒湿下注无疑。

艾叶炭五钱，苡仁五钱，车前子五钱，小茴香五钱，萆薢五钱，白通草一钱，姜半夏三钱，当归三钱，益母膏二钱，大腹皮三钱，炮姜三钱。煮三杯，分三次服。

湿多成淋，兼之口糜，与五苓散法加苡米、木通、猪苓各五钱，云苓皮五钱，桂枝一钱，泽泻三钱，苍术炭一钱，木通二钱，苡仁五钱。煮三杯，分三次服，二帖全愈。

带主已久，不时举发，经不调，六脉阳微已极，皆产后受伤，虚不肯复之故，治在八脉，非通补奇经不可，且与汤剂行湿而温经，体厚脉细易肿者湿多，此方不防多服。

云苓皮五钱，当归三钱，紫石英三钱，川萆薢六钱，艾叶炭三钱，莲子五钱，杞子（炒）三钱，小茴香三钱，芡实五钱。煮三杯，分三次服。

通补奇经丸方，带下本系八脉虚寒之症，久带则下焦愈虚，古人所以有漏卮之喻也，一以通补八脉为要，此证阳虚兼湿，一用熟地、萸肉阴柔之品，断无生理。

鹿角胶四两，鹿茸一两，沙蒺藜四两，肉苁蓉六两，炒小茴香六两，人参四两，补骨脂四两，川萆薢六两，当归六两，炙龟板四两，乌贼骨四两，桑螵蛸四两，生牡蛎六两，杜仲炭二两，紫石英二两，杞子四两。

上为细末，益母膏和丸，如梧桐子大，每服三钱，早晚各服一次。不知，午后加一次。暂戒猪肉，永戒生冷，若不能戒，不必服药，间服震灵丸四五十丸。

大凡胞宫累及阳明者，治在胞宫，阳明累及胞宫者，治在阳明，此症兼而有之，病起产后，漏经半年，胞宫之损可知，体厚湿重易知肿，纳食不旺，阳明之虚可知矣，当兼治之。每日空心服奇经丸三钱，以补胞宫，午晚各服煎药一碗，汤药以理阳明为主。

姜半夏六钱，云苓六钱，益智仁三钱，川萆薢六钱，广皮四钱，川椒炭三钱，生苡仁八钱，生姜三钱。水八碗，煮取两碗，午后服一碗，临睡服一碗。纳食渐旺，形体稍瘦，则不必服，食减不瘦则再服。

（《吴鞠通医案》）

八脉不固，下焦崩溃案

阮氏，三十七岁，十二月二十日，六脉俱细，左兼弦紧。下焦虚寒，八脉不固，阳气不摄之病，岂纯阴所能静守？虽暂用固涩，不旋踵而仍复崩溃，古谓初崩宜温，现在且用温经，将来非浚八脉不可，以兼有带症故也。

鹿角霜五钱，艾炭三钱，小茴香（黄酒炒）三钱，阿胶四钱，当归二钱，干姜炭三钱。煮二杯，分二次服，二帖。

《金匮》谓脉双弦者寒也，又谓大则为虚，弦则为减，女子半产漏下，主以小建中。其意以中焦阳气为要，令营卫调和，胃旺自能生血。以前崩漏而用温下焦之阳，现在虽止，脉仍弦紧，阳未复也，况又自汗，纳食不旺，今日仍宗前法，兼与建中以卫阳虚故也。

鹿角霜三钱，桂枝二钱，黑杞子二钱，焦白芍四钱，当归三钱，阿胶二钱，艾炭二钱，炙甘草二钱，川草薢三钱，小茴香（加黄酒炒黑）三钱。煮三杯，分三次服，服此方四肢畏寒解，纳食旺。

崩带脉弦，左手更紧，四肢畏寒，纳谷不旺，皆误用阴药之故。昨以温补下焦，兼用建中调中焦，现在四肢畏寒解，纳食稍旺，左脉之紧已解，崩止而带未除，与通补八脉法。

鹿角霜五钱，草薢四钱，小茴香三钱，云苓块三钱，紫石英三钱，当归三钱，炙龟板四钱，杞子（炒黑）三钱，生姜炭三钱。煮三杯，分三次服。

于前方内去姜炭加桑蛸三钱。

崩止而带未除，于前方内加人参、海蛸、鲍鱼。

八脉虚寒，脉弦紧，与通补奇经丸。

鹿角霜四两，鹿角胶四两，黄毛鹿茸一斤，云苓六两，小茴香（以黄酒炒黑）六两，补骨脂六两，牡蛎六两，杞子（炒黑）六两，肉苁蓉六两，龟板胶八两，草薢八两，菟丝子六两，高丽参四两，当归六两，紫石英四两。

上为细末，老蜜丸，如梧子大，每服二钱，日三服，若服三钱，早晚各一次。

（《吴鞠通医案》）

下焦有寒，经不应期案

池氏，前因中下焦有寒，服霹雳散已效，惟月事总不应期，经云：二阳之病发心脾，女子不月。二阳者，阳明也，阳明阳气受伤，肝来克土，故常吐白沫，胃虚肝乘之，故时发呕逆。现在发痛确与经文相合，议与和胃，盖胃和则不呕，肝不来克，纳食旺，自然生血。经所谓中焦受气取汁化而为赤是为血，又谓营出中焦，阳气充满，则血无阻滞也。此等调经法，世人绝不知之。

姜半夏五钱，苡仁五钱，生香附三钱，云苓块三钱，广皮三钱，降香末三钱，生姜五大片。煮成三杯，分三次服，以至不呕不吐纳食旺为度。

（《吴鞠通医案》）

崩冲由于肝火案

一妇人，性急每怒，非太阳耳项喉齿乳作痛，即胸满吐酸吐泻少食，经行不止。此皆肝火之证，肝自病则外证见，土受制则内证作。先以四物加白术、茯苓、柴胡、栀子、炒龙胆，清肝养血；次用四君子加柴胡、白芍、神曲、吴茱萸、炒黄连，以培土制肝渐愈。惟有经不止，是血分有热脾气尚虚，以逍遥散倍用白术、茯苓、陈皮，又以补中益气汤加酒芍，兼服而愈。

（《女科医案选粹》）

崩由脾胃虚寒案

一妇人患崩，服四物汤，凉血剂，或作或止，有主降火，加腹痛，手足厥冷，此脾胃虚寒，先用附子理中汤，次用济生归脾补中益气二汤，崩顾止，若拘泥痛无补法则误矣。

（《女科医案选粹》）

冲脉气血两虚案

某氏妇，脉小而弱，经血四月不见滑象，未可即以孕断。但体质素虚之人，往往有脉形不见滑利者，以气血不充故也，治法不妨为子莫中之说，则于本体有益无损可无畸轻畸重之弊，用苏梗汁、陈皮、全柑皮、藕、归身、砂仁炒锅巴。

（《女科医案选粹》）

痛经身发红块案

戴礼亭室，向患经前后腹痛，连及右足，体发红块脉大，右关尺尤甚，己卯秋，作肝风内动治，用生地四钱，炒杞子一钱，石斛二钱，杜仲二钱，淡苁蓉二钱，麦冬一钱，牛膝一钱，归身一钱三分，炒白芍一钱。服之痛止，后于经前后数剂，经未甚适，不服即痛，因作丸服，此方屡用屡验。

（《女科医案选粹》）

冲脉怯弱案

某氏，经行速而日多，冲不摄也，寒热发而腹中痛，营气虚也，病关八脉，阳维督脉冲任皆及也。法以调奇经为主，使河津渐充，流于经脉，可渐愈也。

熟地，炙羊尾骨，艾炭，阿胶，杞子炭，沙蒺藜，杜仲，炙螵蛸，菟丝子，白薇。

（《女科医案选粹》）

冲脉失调，肝脾气块案

妇，腹内一块，不时上攻，或痛作声，吞酸痞闷，月事不调，小便不利，面色青黄相兼，已二年余。此肝脾气滞，以六君子汤加芎、归，柴胡，木香，吴茱萸，炒川连，两剂。次与归脾汤下芦荟丸，月余，肝脾和而诸证退，又与补中益气加茯苓、丹皮，中气建而经自调。

（《女科医案选粹》）

经行阴肿案

马二尹媳，每月汛行，子户旁辄生一肿毒，胀而不痛。过三五日，以银针刺破，出血脓盏许而消，不必贴膏药而愈，略无瘢痕。但汛行即发，或上下左右无定所，第不离子户也。内外科历治数年不效，且致不孕，因询于孙，沈思二日而悟曰：此中焦痰湿，随经水下流，壅于子户也，经下而痰凝，故化为脓，原非毒，故不痛。用白螺蛳壳火煅存性为君，南星、半夏为臣，柴胡、甘草为佐，麦糊丸，早晚服之遂愈。

（《女科医案选粹》）

冲脉不调，经行音哑案

荀恒大长女，每逢月经，声音必哑。后嫁科塘仉姓早寡，气体虚弱，病不除，用天冬、地黄、苁蓉、归身等药，病益甚，口张指书，毫无一字可辨。即于原方加细辛少许以通少阴之络，药才入口，其声即出。十余剂后，桂附八味丸，调理后，不哑。

（《女科医案选粹》）

行经泄泻案

薛氏妇，每逢经行，必先作泻二三日，左关尺弦细如丝，右关小趺而滑。服姜、桂、萸、附，则大渴泄泻转剧；服苓、泽、车前，则目如盲。此肝血虚寒，而脾胃有其伏火也。候经将行作泻时，朝用理中加黄连作汤，服五剂，暮与八味加减加紫石英作丸常服，不终剂，而数年之疾顿除。

（《女科医案选粹》）

冲脉不调，大腹膨胀案

大腹膨满，属气痹阴伤，中有积饮，挟肝气为扰，痛则块见，不痛块隐，面浮目糊，小溲短少，如气痛作甚，一饮一食，俱不能下。种种虚不受补，而不补又难复元。现在经水涸阻，带下不断，未识向春能有减无增否？再拟调气和营。

制香附，陈橼皮，白茯苓，生杜仲，沉香曲，福泽泻，鸡血藤胶，生白芍，炒牛膝，淡乌贼，佛手花，海桐皮，金匮肾气丸。

（《女科医案选粹》）

冲脉不调，预防劳热案

禀体素虚，中西之学，兼营并进，心气心阴，未免受伤，主宰为虚，肝肺因之亦弱。头痛腹痛属肝，涕多色㿠属肺，前诊脉弦数，月事趱前，必致肝升太过，肺降无权，日后防潮热咳嗽。拟气阴并调。

元生地，潞党参，炒丹参，川贝母，沙苑子，白蛤壳，野於术，炒延胡，湘莲肉，怀熟地，四制香附，抱茯神，佛手柑，川杜仲，苍龙齿，西绵芪皮，炙草，燕窝，西洋参，合欢皮，生白芍，寸麦冬，制女贞，制黄肉，黄防风，陈皮，南枣，阿胶。

（《女科医案选粹》）

太冲阴亏，肺虚痰热案

《经》云：暴痛属寒，久痛属热，暴痛在经，久痛在络。少腹痛阵作，痛甚有汗，已延匝月。形寒纳少，咳嗽泛恶，胸闷不舒，口干引饮，肝热瘀阻，气滞不流，阴伤津少上承，肺虚痰热留恋，舌质红绛，脉细如丝，虚羸太极，恐难完璧。

金铃子二钱，旋覆花（包）一钱三分，朱茯神三钱，赤白芍各一钱三分，全瓜蒌（切）三钱，光杏仁三钱，真新绛二钱，川象贝各二钱，焦楂炭三钱，银柴胡一钱，失笑散（包）三钱，青橘叶一钱三分，炒山栀一钱半。

二诊： 少腹痛已舒，泛恶渐止，有汗甚多，四肢逆冷。形瘦骨立，口渴欲饮。肝郁化热，热深厥深，阴伤津少上承，肺虚痰热留恋，舌质光，脉细依然。颇虑阴不敛阳，阳不藏阴，致有厥脱之变。皆由虚羸太极，不任攻补使然。

川石斛三钱，朱茯神三钱，川象贝各二钱，花龙骨四钱，乌梅炭一钱，炒山栀二钱，大白芍二钱，浮小麦四钱，生白术二钱，银柴胡七分，紫丹参二钱，生熟谷芽各三钱，清炙枇杷叶（去毛、包）三钱，柿霜三分。

三诊： 厥复汗收，胃纳渐进，佳兆也。形瘦骨立，脉细如丝。舌红而绛，咳嗽泛恶。木郁化火，肝病传脾，阴伤津少上承，肺虚痰热留恋。《难经》云：从所不胜来者为贼邪。虽见转机，未足恃也。

前方去朱茯神、紫丹参、柿霜，加生甘草一分半，陈木瓜二钱。

（《丁甘仁医案》）

冲脉不畅，宿瘀内阻案

王右，适值经临，色紫黑，少腹胀痛拒按，痛甚有晕厥之状。形寒怯冷，口干不多饮，苔黄腻，脉濡涩。新寒外束，宿瘀内阻，少腹乃厥阴为寒热之脏，肝失疏泄，气滞不通，不通则痛矣。气为血之帅，气行则血行，行血以理气为先，旨哉言乎！

肉桂心一分半，金铃子二钱，春砂壳二钱，青橘叶一钱，小茴香一钱，延胡索一钱，失笑散（包）三钱，细青皮一钱，茺蔚子三钱，焦楂炭三钱，制香附一钱，酒炒白芍二钱，两头尖（酒浸、包）五分。另：食盐末二两，香附末四两，酒、盐、醋炒，熨腹痛处。

（《丁甘仁医案》）

冲脉不调，经行腹痛案

黄某，23 岁，军人。由于经行受寒引起每次经转腹痛颇剧，引起经来腹痛，乃于 1962 年 1 月间前来就诊。共诊疗 4 次，痛势见瘥。下为四诊医案：

初诊： 1 月 14 日（第 1 个月）。经水惯后，每次临经腹痛颇剧，腰酸、经来量少不畅，夹有紫红血块。经期将近（1 月 14 日）已有预兆，脉象沉细而带弦，舌苔薄白。症系胞宫虚寒，冲任气滞，治当温经理气。

陈艾 6g，制香附 9g，当归 6g，续断 9g，白芍 6g，熟地 9g，煨木香 4.5g，台乌药 6g，川楝子 9g，黄芪 9g，肉桂 2.4g。

二诊：2 月 24 日（第 2 个月）。上月服药后，经来腹痛已减，本月 21 日经水届期而来，血块已少，经来亦爽，腹痛仅半日，痛势亦缓，业已获效。治宗前方意，养血温中疏肝理气。

制香附 9g，郁金 9g，丹参 9g，陈艾 9g，乌药 6g，川楝子 9g，枳壳 4.5g，熟地 9g，陈皮 6g，吴茱萸 6g，白芍 6g。

三诊：3 月 22 日（第 3 个月）。服二诊方后，小腹颇感温暖，本月 21 日经水届期而临，腹已不痛，胸闷腰酸等症亦减，病已大好。治拟疏肝理气，以巩固疗效。

制香附 9g，陈皮 6g，乌药 6g，枳壳 4.5g，熟地 9g，白术 6g，煨木香 4.5g，川楝子 9g，续断 9g，狗脊 9g，陈艾 4.5g。

四诊：4 月 21 日（第 4 个月）。调理后经水已准，腹痛已减，此次经水又将应期而来，有小腹坠胀等预兆，精神疲倦，治拟调肝肾健脾胃。

当归 6g，白术 6g，白芍 6g，制香附 9g，续断 9g，紫丹参 9g，仙灵脾 9g，巴戟天 9g，制黄精 9g，新会皮 6g。

服后据患者自述：服药调治过程中，第 1 个月痛势虽差而痛期仍有 2 日，第 2 个月则痛缓而痛期仅半日，第 3 个月不仅痛经愈，而经期亦佳，第 4 个月服药后经水即来，腹亦不痛，精神亦振。

（《朱小南妇科经验选》）

经行腹痛昏厥案

王某，23 岁，医师。

12 岁月经初潮时，即经来腹痛，逐年痛势渐趋加剧，经来提早，临经前先有预兆，出现精神不舒、胸闷胁胀、食欲不振、腰酸带下等症状，经来时有时吐泻交作，有时痛极引起手足抽搐，昏厥不醒而送急诊，经量尚正常，惟初期略有小血块。

1963 年就诊时，据述，昏厥已数度发作，同时期中时有赤白带，平时则多白带。按脉为细弦，舌苔薄白。诊断为肝郁脾虚、带脉不固的经痛。处方有二：

（1）经期前有预兆时服，采用疏肝和胃法：制香附 9g，郁金 6g，当归 6g，白芍 6g，延胡索 6g，乌药 9g，川楝子 6g，净乳没各 6g，苏梗 6g，煨木香 4.5g，焦山楂 9g。

（2）期中服，采用健脾束带法：白术 6g，陈皮 6g，茯苓 9g，黄芪 9g，当归 6g，苡仁 12g，樗白皮 9g，海螵蛸 9g，仙鹤草 9g，黑地榆 12g，川柏 6g。

3 个月后带下减少，痛经亦较前缓和，有时已无痛感。

（《朱小南妇科经验选》）

经来腹痛兼口鼻燥痛案

张某，25 岁，已婚，医务工作者。

初诊： 1955 年 11 月 29 日。诊时一手按腹部，据述，痛势于经来第 1 日最剧，量少不畅，略有瘀块。今为第 2 日，经来量稍增，色红，胸闷心烦，精神不舒，口鼻燥热如裂，口干而有苦味。按脉为弦数，舌质红苔黄，乃用手电筒照其口鼻，发现黏膜红肿，吐气灼热。诊断为肝胆郁热型痛经。治以疏肝理气，健脾清热法。

当归 9g，白芍 6g，生地 12g，黄柏 9g，制香附 9g，延胡索 6g，焦白术 6g，川断 9g，杜仲 9g，茯苓 9g，陈皮 6g。

诊后，嘱其在经水先兆期感觉腹胀、腰部及四肢酸楚时前来医治，处方如下：

当归 9g，生地 12g，白芍 9g，丹皮 12g，制香附 9g，黄柏 9g，延胡索 9g，广木香 4.5g，杜仲 9g，续断 9g，茯苓 9g。

服后不仅经水准期、腹痛缓和，口鼻燥亦好转。

（《朱小南妇科经验选》）

冲脉不调痛经案

潘某，女，24 岁。

初诊： 1958 年 3 月 26 日。临经少腹弦痛已有年余，经行色黑有块，脉弦细，苔根腻。先拟养血疏肝。

酒洗全当归 9g，酒炒白芍 6g，醋炒软柴胡 3g，白芥子（炒研）3g，失笑散（包煎）9g，两头尖（酒浸包煎）3g，炒橘叶 3g，炒橘核 12g，炙荔枝核 5 枚，炙枸橘（打）1 枚。6 剂。

二诊： 诸恙均瘥，噫嗳不快。仍从原方加减之。

紫苏梗 3g，制香附 3g，陈广皮 3g，春砂壳 6g，炒川楝子 3g，炒延胡 3g，失笑散（包煎）9g，两头尖（酒浸包煎）5g，旋覆花（包煎）6g，炒橘叶 5g，炒橘核 12g，炙荔枝核 5 枚。

三诊： 少腹痛已止，噫嗳亦瘥，头眩神疲，苔根腻，脉濡细。再拟平调气血。

炒潞党参 3g，酒洗白归身 6g，紫苏梗 3g，制香附 3g，陈广皮 3g，春砂壳 6g，旋覆花（包煎）6g，炒川楝子 3g，炒延胡 3g，炒橘叶 4g，炒橘核 12g，炙荔枝核 4 枚。5 剂。

四诊： 本次经行色黑，少腹弦痛。厥气失疏，调经必先理气。

酒洗全当归 9g，酒炒白芍 6g，炒川楝子 6g，炒延胡 3g，姜汁炒黑山栀 6g，台乌药 3g，炒黑小茴香 6g，失笑散（包煎）12g，炒丹皮 3g，制香附 3g。

五诊： 上方合度，腹痛已瘥，神疲头眩。原方加减。

炒潞党参 5g，酒洗全当归 9g，酒炒白芍 6g，炒川楝子 6g，炒延胡 3g，姜汁炒黑山栀 3g，盐水炒小茴香 2g，炒丹皮 3g，失笑散（包煎）9g，稆豆衣 9g，炒橘叶 3g，炒橘核 12g。5 剂。

（《程门雪医案》）

冲任不调痛经案
案一

蔡某，女，成年。

初诊：1971 年 9 月 17 日。经行腹痛，呕吐阵作，乳间结核剧痛，少腹胀满，口干烦怒。苔薄，脉弦。寒与血交凝，郁与痰相结。治与丹栀逍遥加味。

全当归 13g，大白芍 9g，炒丹皮 9g，黑山栀 9g，醋炒软柴胡 3g，白芥子 3g，肉桂心 3g，炒川芎 3g，制香附 9g，左金丸（包煎）6g，制半夏 9g，淡海藻 10g，淡昆布 15g，大麦冬 9g，川郁金 3g。

二诊：经临腹痛，呕恶乳胀，均见轻减。再以宣郁、通经、疏肝降逆法为治。

醋炒软柴胡 3g，酒洗全当归 6g，炒川芎 2g，酒炒大白芍 3g，云茯苓 9g，炒丹皮 3g，姜汁炒黑山栀 3g，淡吴萸 2g，制香附 3g，炒川楝子 3g，炒延胡 3g，橘叶 3g，橘核 10g，青陈皮各 3g，川郁金 3g。

（《程门雪医案》）

案二

姚某，女，33 岁。

初诊：1971 年 9 月 15 日。经行少腹胀痛，疲乏不振，形萎色，乳痛，呕吐，口干。拟仲景温经汤为主。

炒党参 3g，大麦冬 9g，炒全当归 9g，炒赤芍 3g，肉桂心 3g，淡吴萸 3g，姜川连 2g，炙甲片 3g，小茴香 2g，淡海藻 30g，淡昆布 30g，制半夏 9g。

二诊：此次经行准期，腹痛，乳痛均减，容色萎见振，仍有腹胀、呕吐之象。再用前法出入治之。

炒党参 9g，大麦冬 9g，大生地 9g，全当归 9g，炒赤白芍各 6g，肉桂心 3g，制半夏 9g，姜川连 2g，淡吴萸 3g，炙甲片 3g，杜红花 3g，淡海藻 30g，淡昆布 30g。

（《程门雪医案》）

案三

王某，女，20 岁。

初诊：1958 年 6 月 9 日。经事不调，色淡不鲜，腹痛，腰膝酸楚，苔薄，脉弦缓。治当温调冲任。

紫石英 9g，肉桂心 2g，酒洗全当归 9g，淡吴萸 6g，台乌药 3g，酒炒大白芍6g，炒橘叶3g，橘核12g，桑寄生9g，炒杜仲9g，酒炒丝瓜络9g，川椒目2g，大麦冬9g。

二诊： 经行腹痛，腰膝酸楚，投温调奇脉法，均见轻。仍从原方出入。

紫石英9g，肉桂心2g，酒炒全当归9g，台乌药3g，酒炒大白芍6g，炒川芎3g，砂仁末2g，捣大熟地10g，川椒目2g，吴萸2g，炒金铃子3g，炒杜仲9g，桑寄生9g。

（《程门雪医案》）

冲脉不调经闭案

沈某，女，成年。

初诊： 1970年2月17日。经事不行已有9个月，带下，大便不爽，苔薄，脉濡滑。拟益气和营，理气调经治之。

孩儿参3g，生白术3g，全当归9g，大白芍2g，大川芎3g，制香附6g，陈广皮3g，紫丹参9g，椿皮炭9g，玫瑰花2g，柏子仁9g。3剂。

二诊： 带下减，大便已爽，经事9个月未行。再当理气调经。

大生地12g，全当归12g，大川芎3g，制香附9g，紫丹参12g，茺蔚子9g，橘皮叶各3g，广郁金3g，泽兰叶9g。3剂。

三诊： 经事已行，色紫有块，腹中痛胀。仍以原方进展。

大生地12g，全当归9g，大川芎3g，制香附9g，广艾叶2g，紫丹参9g，茺蔚子9g，橘皮叶各3g，泽兰叶9g，柏子仁9g。2剂。

四诊： 经将及期，再以首诊方治之。3剂。

五诊： 经行落后3日，色淡不鲜，腹中隐痛。再与前方加减。

全当归9g，大白芍9g，大川芎3g，柏子仁9g，泽兰叶9g，制香附9g，紫丹参10g，茺蔚子9g，广艾叶3g，焦山楂9g。3剂。

（《程门雪医案》）

冲任滞郁，肝郁虚热案

刘某，女，24岁，河南人，已婚。

初诊： 1958年9月15日。

初步诊断： 痛经。

主诉： 月经超前，经行腹痛。如超前10余日时，经前腹痛则轻，量少，先红黄色，后则更淡，带经为2～3天；如超前5、6天时，经前腹痛则重，有时痛极出汗，甚至呕吐，经量较多，色亦较正，带经期则为4～5天。但都不致影响食欲。月经后痛即减，然一阵痛起仍是坐卧不宁。曾经协和医院检查，认为是子宫后倾。腹痛之剧烈是从今年3月才开始，以前仅是周期超前，有时甚至1个月2次，只经前腹部稍痛或微感不适而已。腹痛增剧后，在当地曾服很多中药，始终不见效，故特来京治疗。末次月经9月10日，今尚未净，并常有头痛眩晕，夜多梦扰。

诊察所见：脉息弦数较弱，面色滞暗无华。

病情分析：经行腹痛，证有虚实，实痛者，多痛于经水未行之前，经见而痛自减；虚痛者，多痛于经水既行之后，血去而痛未蠲。但实中有虚，虚中有实，当于形气脉证，而辨之。

脉证合参，证属实中有虚。实为气滞肝郁，可从脉息见弦，经前痛甚，经来痛减等处辨之；虚为虚热滞涩，当于脉数力弱，经色红黄，后则更淡等处辨之。至于经期超前日多，痛辄轻减，此当时虚偏重使之然；超前日少，痛则加重，乃当时滞偏甚故乃尔。

治疗方法：证为气滞肝郁，虚热滞涩，治须清热调肝。惟虚热痛经，当于滋养之中寓以清热，况正值经期则更不宜苦寒。

处方：酒当归9g，生熟地各9g，杭芍12g，良姜1.5g，贡阿胶（另溶分兑）12g，朱茯神9g，延胡索4.5g，川芎4.5g，甘草6g，生橘核12g，吴茱萸1.5g。连服3剂。

二诊：9月22日。前方进后，无何不适，目前去协和医院做输卵管通液，回来后腹痛发热，故未得复诊，今症已退，带盛较黄（以前色白）质黏，脉同前，再依前方，略事增减。

处方：酒当归12g，生熟地各9g，制香附6g，良姜1.5g，朱茯神12g，杭白芍15g，生橘核12g，吴茱萸1g，延胡索4.5g，台乌药（土炒）4.5g，川芎4.5g，阿胶珠（分2次入煎）9g。连服3剂。

三诊：9月25日。进前方，带下色已转白、量亦减，再依前方，稍事损益。

处方：酒当归12g，制香附9g，赤白芍各9g，生橘核15g，吴萸1.5g，生熟地各9g，阿胶珠（分2次入煎）12g，延胡索6g，朱茯神9g，川芎6g，紫丹参9g，土白术6g，高良姜1.5g，生甘草6g。连服3剂。

四诊：9月29日。睡不安、头晕痛等症已无所觉，带下色白量不多，再依前方，略事增减。

处方：酒当归12g，制香附9g，赤白芍各9g，生橘核15g，生熟地各9g，高良姜2g，吴茱萸1.5g，延胡索6g，紫丹参9g，朱茯神9g，焦白术6g，阿胶珠（分2次入煎）15g，粉甘草6g。连服3剂。

五诊：10月2日。进前方，感觉一切都很好，惟日来稍累，白带又较多，左侧少腹偶有微痛（做输卵管通液后即有此感，曾因此注射青霉素），脉象较和有力，再依前方，稍事增减。

处方：酒当归12g，生橘核15g，砂仁6g，制香附6g，生熟地各9g，延胡索4.5g，吴茱萸1.5g，川芎4.5g，紫丹参9g，金铃子4.5g，土白术9g，川萆薢9g，甘草6g，朱茯神9g，茯苓9g，阿胶珠（分2次入煎）15g，鲜姜（切同煎）6g。连服3剂。

六诊： 10月4日。少腹左侧疼痛已除，饮食睡眠皆佳。偶遇行坐不适时，左少腹尚轻微疼痛，一过即止，有时按亦尚隐痛，脉象更和，再依前方，予以增减。

处方： 酒当归12g，生橘核18g，制香附6g，吴萸1.5g，生熟地各9g，延胡索4.5g，金铃子4.5g，白术9g，川芎4.5g，紫丹参9g，川草薢9g，春砂仁6g，茯苓神各9g，甘草6g，阿胶珠（分2次入煎）15g，鲜姜（切同煎）6g，紫豆蔻（研细末分冲）1.5g。连服3剂。

七诊： 10月7日。5日上午经水来潮，开始为黄橙色液，渐则淡红，第二天色转正赤，量不多而无块，此次经来毫无所觉，今已3天一直腹未作痛，亦未出现以往之下坠感，只经行第二天稍有头疼腿酸而已，惟感体力犹虚。再依前方稍事增减。

处方： 茯苓神各12g，酒当归9g，酒杭芍9g，柴胡3g，生橘核18g，土白术9g，吴茱萸1.5g，制香附6g，甘草6g，阿胶珠（分2次入煎）15g，肉豆蔻粉1.5g。连服3剂。

八诊： 10月9日。月经今已5天，尚未完全干净，但量已极微，腰腹依然毫无所苦，惟病愈思归，未免精神有些紧张，日来故又睡中梦扰、头微不和。脉象依然好转，再依前方略损益之。

处方： 朱茯神15g，酒当归9g，杭白芍9g，柴胡3g，生橘核15g，生牡蛎12g，焦白术9g，吴茱萸1.5g，川芎4g，制香附6g，阿胶珠（分2次入煎）12g，春砂仁4.5g，甘草6g。连服2剂。

九诊： 10月11日。昨经水去净，共计持续6天，一切证象俱蠲，经水去后时所必出现之二便不爽，亦均消失。因归期定，爰酌立汤丸二方，相间服之，以资巩固。

处方： 汤药方：酒当归9g，生橘核15g，砂仁6g，紫丹参9g，高良姜18g，延胡索4.5g，制香附6g，吴萸1.5g，朱茯神15g，生牡蛎（先煎）15g，焦白术9g，阿胶珠（分2次入煎）12g，柴胡3g，杭白芍9g，甘草6g。

丸药方：酒当归15g，制香附15g，广郁金9g，柴胡9g，熟地各9g，赤白芍各9g，紫丹参12g，焦白术12g，川芎9g，茯苓神各15g，延胡索9g，吴茱萸6g，高良姜6g，砂仁6g，生橘核30g，紫豆蔻6g，贡阿胶15g。共为细末，枣泥为丸，每服9g，空腹白水送下。

（《老中医经验汇编》）

气滞血瘀，实中夹虚案

周某，女18岁，河北人，未婚。初诊日期：1958年8月29日。

初步诊断：痛经，肝胃气痛。

主诉：久患胃疼腹胀，且轻夕重，并病痛经，去年在家乡治疗，曾服药几十剂，越治越坏，竟至起坐维难，扶墙行走，心口仍然每天疼，月经一来，则卧床不起，将养数月体气始渐恢复。近因身体比较好，遂来京治疗。经常头晕头疼，身倦无力。16 岁月经初潮，周期总是后错（40 天~2 个月），月经欲来之先，胃疼腹胀不觉加重，但经前两三天即出现腰腹酸痛，经见之后，痛则剧烈，如撕如掣，与平时之胃疼腹胀相并，则痛不可忍，坐卧不安，3 天之后，即较缓解，痛经之完全消失，须待经水干净 1 周之后。月经量少色淡，夹有黑块，带经期 5~6 天，末经 8 月 17 日。

诊察所见：脉息沉弦而滑，面色白而透青，滞暗无华，精神抑郁，不时攒眉，表情羞涩。

病情分析：经将行而痛者，属之气滞，经期中而痛者，气血滞凝，证皆属实；经去后而痛不止或反更加剧者，概属于气血俱虚。久患胃疼，且病痛经，脉见沉弦而滑，沉为素多气滞，滑为壅多，沉弦主痛。察其痛经情况，望其精神表现，揆其脉象反映，于以知，久患之胃疼，所病之痛经，病虽为二，其因则一，胃疼属于肝胃气痛，痛经属于气滞血凝，二者皆为实证。但经行后期，量少色淡，经水净后，痛仍不止，此又气血俱虚之候，若此则证为实中有虚。

治疗方法：证为肝胃气痛，气滞血凝，而又实中夹虚。法宜调和肝胃，疏畅气血，既治其实，又顾其虚，平时作用于久患之胃痛，经期作用于剧烈之痛经，举一法可得而兼之。

处方：酒当归 9g，制香附 6g，朱茯神 12g，焦白术 9g，川芎 4.5g，杭芍 9g，缩砂仁 4.5g，紫丹参 9g，沉香曲 9g，陈皮 6g，生甘草 6g，鸡内金炭 9g，越鞠丸（分 2 次吞）40 粒。连进 2 剂。

二诊：9 月 3 日。进前方心口未疼，腹胀亦减，头晕头痛未作，只因下雨未得继续复诊，停药 3 天，昨心口又稍痛，头又不适。前方得效，再依法增损之。

处方：秦当归 9g，制香附 9g，朱茯神 12g，川芎 6g，丹参 9g，广砂仁 4.5g，生橘核 12g，陈皮 6g，沉香曲 9g，鸡内金炭 12g，生甘草 6g，杭白芍 9g，越鞠丸（分 2 次吞）40 粒。连服 2 剂。

三诊：9 月 5 日。脘腹之胀痛只偶尔尚有轻度感觉，较前轻快多矣。头之晕痛均除，腰际尚酸，脉沉弦略滑。再依前方，稍事增减。

处方：秦当归 9g，川芎 6g，朱茯神 12g，制香附 9g，紫丹参 9g，生橘核 15g，砂仁 4.5g，沉香曲 9g，杭白芍 9g，鸡内金炭 12g，生甘草 6g，焦白术 9g，桑寄生 15g，越鞠丸（分吞）40 粒。连服 2 剂。

四诊：9 月 9 日。进前方证象减轻显著进步，惟日前因事过累，又加精神不快，胃疼又作，但较前轻多，只腿发麻发软。再依前方，稍事增减之。

处方：秦当归9g，川芎6g，制香附9g，檀香4.5g，砂仁6g，生橘核12g，杭芍12g，沉香曲9g，续断6g，鸡内金炭9g，紫丹参9g，越鞠丸（分吞）40粒。连服2剂。

五诊：9月13日。进前药心口未疼，只腿部在执作过累时，尚感发麻，脉息较和，木土不争，久病之胃疼腹胀近瘥。再依前方，稍事增减，并拟丸方，既巩固胃疼之疗效，又治强烈之痛经，待月事过后，再来复诊。

处方：汤药方：秦当归9g，制香附9g，檀香6g，杭白芍12g，砂仁6g，沉香曲9g，紫丹参12g，川断9g，炒鸡内金9g，川芎6g，甘草6g，越鞠丸（分吞）40粒。连服3剂。

丸药方：酒当归15g，制香附15g，紫丹参15g，砂仁9g，高良姜9g，生橘核30g，六神曲15g，制苍术9g，川芎9g，炒山栀9g。共为细末，蜜丸如黄豆大，每服9g，每天1次，空腹白水送下。

六诊：10月3日。久治不愈之胃痛一直未再发，面容已丰，色泽红润。9月27日经水来潮，30日去尽，持续4天，只经前一日腰觉酸，腹微胀，一直未疼。

嘱丸药服完，再照方继续制服，病可全瘥。

此案之肝胃气痛，为临床常见之病，所异者，天癸至惟即愆期，经水行腹剧痛，一脉相关，原由肝郁气滞，气血失调，胃痛、痛经皆基于此。盖肝气横逆，木土交争则肝胃气痛；气滞血涩，经水不利则剧烈痛经。第尤有进者，病虽属实而气血本虚，宣痹散郁，恐其太过，养血止痛，又嫌太缓，只有双调气血，方可一举两全，舍此之治，皆滋弊端，故曾久治不愈。8月29日初诊所拟第一方，2剂进后，胃病顿减，9月3日二诊之方又2剂后，证象更轻，9月5日三诊又改方2剂，则基本痊愈，至于9月9日四诊及13日五诊方药大致相同，乃进一步使其肝气得疏，胃气得畅，木土不争，痛即自平。又因"郁而不舒，皆肝之病"，乃由于怫郁，而不得遂其条达之性，故始终未离开越鞠丸。

（《老中医经验汇编》）

肝郁肾虚，癥瘕不孕案

吴某，女，33岁，北京人，已婚。初诊日期：1962年12月11日。

初步诊断：肾虚肝郁痛经，兼癥瘕不孕症。

主诉：晚发月经，19岁初潮，周期尚正（28～30天一行），经色有时黑红，有时色淡，量不多，一般持续3～4天，有血块，惟经行腹痛，逐渐加重，每月常存畏心。婚后益甚，竟发展成经期前后均痛，痛甚则呕吐，不能饮食。1个月之内，惟有七八天痛轻之时，所以必须时时随身携带止痛片。11月份月经周期忽又发生变化，月经断续1个月来有三四次，量少行涩，痛苦万分。末次月经11月13日，现临近周期，腹部胀痛，右侧尤甚，喜按不喜热，腰亦疼痛。结婚已11年未孕。曾经西医检查，认为有盆腔结核（现已阴性），少腹右侧有包块，如鸡卵大小，食眠尚佳，小便有时频数。

诊察所见： 脉弦右兼沉细，舌苔薄白，面色萎白，神疲形瘦。

妇检： 外阴：（－）；阴道：（－）；宫颈：光、短；子宫：后位、较小于正常；附件：左侧轻度增厚；右侧可触及4cm×3cm肿物，压痛明显。印象：慢性盆腔炎肿物。

病情分析： 经前腹胀者，多为气滞，剧痛上攻胸胁，甚至呕吐者，亦多为气滞；经行腹剧痛者，多为血瘀，痛而有癥块坚硬不移者，亦多属血瘀。气之所以滞，由于肝气之不疏；血之所以瘀，由于气滞之不畅。《灵枢经·经脉》云："肝足厥阴之脉……入毛中，过阴器，抵小腹……上贯膈，布胁肋"。此经脉之所过，正痛处之所从起。肝喜条达，最忌抑郁，若情志过极，欲念不遂，肝则致郁，乃生气滞。气为血帅、气行则血行，气滞则血滞，瘀血遂成，搏结冲任，当发痛经，并为癥瘕，而致不孕。腰酸痛者，乃五脏之所伤，穷必及肾之征象也。病已十四五年之久，气滞已深，血郁亦较甚，故经年累月长期沉渍于苦痛之中。更参之以脉，肝郁脉必弦，脉沉则气滞。其喜按当为虚候反呈，其恶热可知并非寒重。此证痛经，据临床所见，往往与子宫肌层之发育不全及子宫之病态发育等密切相关。

治疗方法： 病属肝郁肾虚，血凝气滞。法宜调补肝肾，理气活血，止痛调经。

处方： 桑寄生18g，川断12g，赤白芍各18g，灵脂9g，制没药6g，制香附9g，延胡索6g，首乌藤15g，台乌药6g，淡吴萸1.5g，炙甘草4.5g，麝香（包煎）0.15g。连服3剂。

二诊： 12月18日。前方甫进1剂，12日经水即至，腹痛仍如前，服止痛片亦未显大效。经色正常，有少量血块，照方共服6剂，月经于15日去净，15、16日两天疼痛减轻，而17日痛又加重且胀，自觉腰酸腹痛相联属，右侧痛尤甚，白带不多，饮食睡眠二便皆正常。脉象沉细弱弦，舌苔薄白，再依前方加减。

处方： 桑寄生18g，川断12g，杭白芍24g，醋灵脂9g，当归9g，制没药6g，川芎4.5g，延胡索6g，台乌药9g，小茴香4.5g，淡吴萸1.5g，炮姜4.5g，大腹绒9g。麝香0.15g，官桂面1g，共研匀分2次冲。连服3剂。

三诊： 12月21日。前方进3剂，腹胀痛未减，惟原来痛而喜按，今则变为痛而拒按，夜间痛甚，难以睡眠，必须服止痛片，仍依前方，稍加增损。

处方： 桑寄生18g，川断15g，赤白芍各18g，桂枝9g，生乳没各16g，制香附 9g，延胡索 6g，炒桃仁 9g，红花 19g，炙甘草 4.5g。麝香 0.15g，沉香面 1g，共研匀分 2 次冲。连服 3 剂。

四诊： 12 月 25 日。近两天夜间未痛，睡得安，白天痛亦大减，除非久立则腹先胀而后痛，食欲不振。脉息沉细而弦。已显效，仍宗前法续进。

处方： 照前方加砂蔻仁各 3g，连服 3 剂。

五诊： 1963 年 1 月 13 日。进前方觉特效，腹痛已基本消失，曾于去年 12 月 27 日站立较久，虽仍有腹痛，但已极轻微，从 28 日以后，昼夜皆未作痛，食思亦振，饭量增加，惟元旦劳累较过，夜间又痛一次，此后有时但觉腹部不适而并未疼痛，食眠二便皆正常。

处方： 桑寄生 18g，川断 15g，赤白芍各 18g，桂枝 9g，生乳没各 9g，制香附 9g，延胡索 6g，炒桃仁 9g，红花 9g，砂蔻仁各 3g，云母粉 9g，莪术 4.5g，三棱 3g，炙草 3g。麝香 0.15g，沉香面 1g，此二味共研匀分 2 次冲。连服 3 剂。

六诊： 1 月 10 日。经水于 1 月 7 日来潮，提前 5 天，今日已净。此次经前一天开始腹痛但已大轻，8 日痛较甚，然吃止痛片能得缓解，9 日痛减，今则痛无，惟经量尚不太多，色较淡，已无块，其他皆正常。脉象沉而略弦。十几年来之严重痛经，于今已告痊愈。再依前方稍更改，并拟丸方继服，以巩固疗效，兼消其疲。

处方： ①汤剂：照原方云母粉改为煅云母，连服 6 剂，然后继服丸药。

②丸剂：云茯苓 30g，川桂枝 45g，赤白芍各 24g，粉丹皮 30g，生桃仁 18g，鸡内金 18g，焦六曲 60g，麝香 0.6g。

共为细末，蜜丸 3g 重，每次 1 丸，早晚各 1 次。

以后该患者来信谓："月经正常，平时之腹痛未发作，经行之腹痛已很轻微云"。

肾虚肝郁、气滞血涩之原发性痛经，乃痛经病例中较为多见之证。但似此案之经年累月痛无已时，病程长达十四五年之久，每月只有七八天之痛轻者，尚属罕见。

共计治疗 5 次，服药 15 剂，历时两阅月，则十几年既顽固又严重之痛经，竟告痊愈。

（《老中医经验汇编》）

冲任不固，肝肾脾弱案

刘某，女，36 岁，已婚。

初诊： 1961 年 9 月 18 日。月经过多已 23 年，13 岁初潮开始，月经即过多。一般 7～8 天净，多则顺腿流，有大血块，经前腰腹俱痛，经期烦躁不安，面色苍白；头晕乏力，浮肿溲频，平时背脊酸痛，天阴尤甚，舌苔薄白中剥，脉沉弦尺弱。病因肝肾两虚。心脾又弱，冲任不固。治以补肝肾，益心脾，固冲任。

处方： 当归9g，白芍9g，干地黄12g，山药9g，白术9g，枸杞子9g，桑寄生12g，龟板胶12g，鹿角胶12g，远志6g，夜交藤9g，枣仁9g，扁豆衣9g。6剂。

二诊： 9月25日。浮肿稍退，小溲仍频，腹部尚舒，舌苔薄白中剥，脉左细软，右细弦。治以补脾肾，强冲任为法。

处方： 黄芪9g，党参9g，白术9g，山药9g，阿胶12g，枣仁9g，鹿角胶9g，扁豆9g，艾叶3g，干荷蒂6g，远志6g。6剂。

三诊： 10月5日。月经将至，今感腰酸腿软，寐差，溲频，舌苔中黄腻且剥，脉左沉细，右细弦，仍从前法，更进一步。

处方： 红人参6g，白术9g，干地黄12g，当归9g，艾叶6g，阿胶12g，覆盆子9g，五味子6g，金樱子9g，狗脊12g，升麻4.5g，生牡蛎15g，桑螵蛸12g。6剂。

四诊： 10月12日。月经于10月6日来潮，量较原来减少三分之二，色红，血块亦少，3天后月经明显减少，现尚未净，舌苔薄黄腻，脉左沉细、右细弦，治以补气血，摄冲任。

处方： 红人参6g，白术9g，干地黄12g，当归9g，白芍9g，阿胶12g，五味子9g，覆盆子9g，升麻3g，生牡蛎15g，赤石脂15g，乌贼骨12g，棕炭9g，狗脊12g。6剂。

（《钱伯煊妇科医案》）

寒湿痛经案

王某，女，29岁，回河乡双柳树农民。于1984年11月29日初诊。一向月经正常，2年前月经适来，下水救人引起痛经。屡治无效。经期后延，35～50天不等。色黑有块，腰痛、腹痛，白带多，苔薄白，脉缓。

辨证： 寒湿痛经。

月经期下水，必受寒湿，寒湿侵犯下焦肝肾，冲任二脉功能失调，致月经愆期。寒则凝滞，故色黑而夹血块。血行受阻，不通则痛，故腰痛腹痛。寒而兼有湿邪，湿盛下注，则白带增多。

治疗： 温经散寒，健脾利湿。

处方： 乌药10g，干姜10g，炒白芍15g，当归10g，川芎10g，台参15g，云苓15g，桂枝15g，陈皮10g，半夏10g，川断15g，桑寄生15g。水煎服。

方意： 此方乃《妇人大全良方》温经汤与《局方》二陈汤化裁而成。以干姜、桂枝温经散寒；归、芍、川芎调经活血；台参、茯苓补气健脾，脾健则能化湿；陈皮、半夏理气祛痰，祛痰即祛湿，湿去则白带自除。乌药温通行气，散寒止痛。川断、寄生补肾以疗腰痛。

疗效： 服 1 剂，痛减大半，连服 3 剂，腰腹痛消失，血块减少，带经 5 天而止。继服 3 剂，暂停。至下月提前 5 天照方服 3 剂，月经按期（31 天）而来，色红，只有少量血块。又服 3 剂，已无痛感。下月又服 3 剂，月经复常而愈。

（《名医玄振一医案选》）

痛经兼输卵管不通案

冯某，女，24 岁，城西肖家村农民，于 1992 年 8 月 21 日诊。婚后 3 年不孕，小腹痛，月经后期，40～60 天 1 次，每经前小腹痛加重，来后 2 天痛减，色黑有血块，平素白带多。妇产科检查，输卵管不通，施通水术 2 次无效而转中医。现月经过 40 天，腹痛加重 2 天，苔白脉缓。

辨证： 寒湿瘀阻痛经。

寒湿内盛，阻于胞宫，胞脉瘀滞，气血运行受阻，故小腹痛并致月经愆期。傅青主说："妇人有冲任之脉居于下焦……经水由二经而外出，而寒湿满二经而内乱，两相争而作疼"。其经前痛剧而来后痛减者，以寒湿血瘀属于实邪，张景岳说："实痛者，多痛于未行之前，经通而痛自减。" 即指此症而言。白带多者，寒湿下注所致。由于寒湿与血瘀阻塞气机之通畅，所谓"气为血之帅，血为气之母，气行则血行，气滞则血瘀"。导致输卵管闭塞不通。亦有因发育不良，输卵管原本未通者，皆不能受孕。

治法： 温经祛寒，理气破瘀。

处方： 吴茱萸 6g，乌药 10g，当归 10g，川芎 8g，枳实 10g，三棱 12g，莪术 12g，桃仁 10g，红花 10g，半夏 10g，陈皮 10g，云苓 20g，川牛膝 15g，甘草 3g。水煎 2 次取汁合匀，分 2 次服。

方意： 吴茱萸、乌药疏肝理气，祛寒止痛；归、芎、桃、红、三棱、莪术、牛膝、枳实活血破瘀，理气导滞；陈、夏、苓、草祛痰渗湿，和胃安中。

疗效： 服 2 剂，腹痛减轻，白带减少。乃加重三棱、莪术之量各 15g，以二药一破血中之气滞，一攻气中之血瘀，协同作战，战无不胜。服 2 剂，月经来潮，又服 2 剂，腹痛消失。月经过后，腹股沟及股内上部痛，此与破瘀通管作用有关。加蒲黄、五灵脂各 12g，二药治妇女痛经涕哭，服此痛立止，失声而笑，故名失笑散。服 2 剂，痛消失。于 9 月 2 日复至妇产科行通水术，输卵管已通。乃继续治疗痛经以温经活血法，处方：吴茱萸 6g，乌药 10g，桂枝 10g，台参 15g，白术 15g，云苓 15g，当归 10g，川芎 6g，陈皮 10g，半夏 10g，川牛膝 10g，甘草 3g。水煎服，每月服 3 剂，连服 3 个月而愈。她介绍邻居来看病，说她已怀孕。

（《名医玄振一医案选》）

冲脉不足， 肝气乘脾案

张某，女，33 岁，工人，1976 年 3 月 27 日初诊。

病史： 经前面目浮肿，痤疮加重，头痛头晕年余。并伴有心烦失眠，恶心嘈杂，心下痞闷等。经后大部症状消失，但有胃脘不舒。曾诊为慢性胃炎，经治疗 3 个月未见好转。

月经史： $21 \dfrac{3 \sim 4}{30 \pm}$ 天，血量少，经期腹痛，平时白带多。末次月经于本月 13 日。上述症状现又开始出现。

检查： 舌质暗淡，脉弦。

辨证； 脾虚肝乘，湿热壅滞。

治则： 抑肝扶脾，和胃行湿。

方药： 左金丸合二陈汤加减：吴萸 4.5g，龙胆草（代黄连）、陈皮、半夏、苍术、生甘草各 9g，生白芍 24g，白芷 12g，茯苓、甘松各 9g，大黄 3g。水煎服。

二诊： 3 月 30 日。上方服 3 剂后症状减轻，原方继服 3 剂。

三诊： 4 月 2 日。上症基本消失，惟有腹痛便稀。上方去大黄之苦寒泻下，加防风 9g（取其以风胜湿），继服 3 剂。症状消失后，未再复发。

（《妇科医案》）

天癸将绝， 心脾虚热案

李某，女，45 岁，农民，1975 年 11 月 17 日初诊。

病史： 手足麻木年余，经多次治疗未效，近 20 天来又觉腰腿烦热，皮如虫行（不定处），伴有心烦失眠，头痛。

月经史： $15 \dfrac{4 \sim 5}{30 \sim 60}$ 天，血量少，色黑。近 3 个月来又多少不定，淋漓多日。

检查： 舌红少苔，脉濡弱。

辨证： 肾气虚而天癸将绝，心脾虚热。

治则： 宁心润肺，益气和脾以止虚烦。

方药： 百合知母汤合桂枝汤加味：百合 24g，炒枣仁、台参、牛膝、生白芍、紫草各 18g，知母、桂枝、黄芩、防己、炙甘草各 9g。水煎服。

二诊： 11 月 30 日。上方连服 9 剂，除仍有虫行感外，余均消失。原方去甘草加生地、生牡蛎各 30g，继服 5 剂。取其滋肾平肝以止痒。

三诊： 1976 年 3 月 21 日。上症药后已愈，今稍有发作。仍按首方加生地 30g。连服 3 剂。此后又取药 3 剂，服后而愈。

（《妇科医案》）

脾胃虚弱，胞宫受寒案

案一

吴某，女，23岁，军人，1973年8月23日初诊。

病史：12岁月经初潮时，即有行经腹痛，且逐渐加重。近几个月来，经期腹痛甚重，伴有吐泻。当前月经已行3天，仍有腹痛腹泻。

检查：舌淡红，脉濡弱。

辨证：脾胃虚弱，胞宫受寒。

治则：先调脾胃，再用温补通调之剂。

方药：参苓白术散、大温经汤随症加减：台参、焦白术各15g，茯苓、莲子、陈皮各12g，生白芍18g，山药、白扁豆各24g，甘草、桔梗、当归、五味子各9g。水煎服。

二诊：8月27日。二方服3剂，月经已净，腹痛泻已止，改用大温经汤以温补通调，吴萸、川芎、桂枝、炙甘草各9g，当归、熟地、台参各15g，生白芍、炒枣仁各18g，干姜6g。连服5剂。继后每在经前连服5剂。

1974年5月24日，其母来诉，照法已服2个月，经期无痛苦。今因经期受凉，又有发作，再服前药而效果不显，当以温经祛寒为主，以活血行瘀。改用香桂散加味以温通化瘀为主：当归18g，生山楂24g，川芎、炒灵脂各12g，肉桂、木香、小茴香、生蒲黄各9g。水煎服。

三诊：8月12日。上方服3剂后，已有2个月经周期，情况良好。今因出现甲亢而来就诊（处理从略）。

（《妇科医案》）

案二

韩某，女，21岁，工人，1973年11月14日初诊。

病史：经期腹痛5年余，近三四个月加重。

月经史：$16\frac{3\sim5}{20\sim30}$天，血量少，有瘀块。经期少腹疼痛，阵阵发作。血止后腹痛缓解。经期前后均有下肢浮肿，全身无力。

检查：舌质暗淡，脉沉弱。

辨证：脾气虚而血运无力所致血瘀。

治则：健脾和胃，化湿行血。

方药：大温经汤加减：吴萸、川芎、桂枝、茯苓、炙甘草各9g，当归、焦白术各12g，台参、生白芍各15g，干姜6g。水煎服。

1974年6月26日，来人取药时代诉：上方服8剂后，一切症状显著好转。现有经前失眠多梦，要求再给予处方。故原方加炒枣仁24g，百合30g（取其养心安神之功）。取 3 剂，服后病愈。

（《妇科医案》）

冲脉郁热，血滞腹痛案

案一

李某，女，22 岁，农民，1973 年 10 月 29 日初诊。

病史：迟发月经，初潮时即腹痛、鼻衄。婚后第二年初潮，经前先有鼻出血，行经时腹痛甚重。并伴有口渴、咳嗽、口鼻生疮，大便干等。月经周期为 30 天左右，末次月经已过 10 多天，上述症状仍存在。婚后 2 年未孕。

检查：舌苔薄白，脉滑数。

辨证：郁热不宣，血滞腹痛。

治则：清热散郁，活血调经。

方药：三合汤加减：当归 12g，川芎、黄芩、栀子、知母各 9g，生地 24g，赤芍、连翘、天花粉、牛膝各 18g，薄荷、生甘草各 6g，大黄 4.5g。水煎服。

二诊：11 月 19 日。上方连服 6 剂，此次月经 28 天来潮，经前症状全部消失。惟血量多，有腹痛，但不重，血已止。按养血调肝之法调方：当归 12g，川芎 9g，百合 18g，赤芍、生地、炒枣仁、桑寄生各 15g，麦冬、丹皮、桃仁各 9g。继进 5 剂。

三诊：12 月 18 日。此次月经 27 天来潮，除稍有腹痛外，其余症状未发现。故改用调补肝肾方：当归、菟丝子各 12g，川芎、川断各 9g，生白芍、丹参各 1g，桑寄生、生地各 18g，炒枣仁 24g，川羌活 4.5g。连服 3 剂。此后又来取药 3 剂，服后病愈受孕。

（《妇科医案》）

案二

苗某，女，26 岁，农民，1975 年 5 月 27 日初诊。

病史：经期腹痛、身热、咳嗽已七八年。

月经史：$18\frac{1\sim3}{30\sim60}$ 天，血量少，腹痛甚重。每次都必须打针服药。自行经第一天开始，一直持续到血止后，腹痛消失。平时白带多，时有烦热、咳嗽、耳聋。

检查：舌红少苔，脉滑数。

辨证：阴虚血热，经行不畅。

治则：滋阴凉血，散郁调经。

方药：增液汤加味：生地、元参各 30g，麦冬、知母、黄柏、丹皮、地骨皮各 12g，坤草、赤芍各 18g，银柴胡、佛手各 9g。经前水煎服。

二诊：5 月 30 日。服药后，此次行经（现为第二天）一切症状都很轻微，血量较多。仍有手足烦热感。上方去元参、黄柏，加山药、佛手、白薇各12g，甘草4.5g。连服3剂。此后病愈。

（《妇科医案》）

月经不调案

案一

徐某，女，39岁，1959年2月27日初诊。

每次月经错后，经期长，量多，小腹凉痛，有黑色血块，脉迟滑，舌正苔薄白。属气血不调，兼有瘀结，治宜调和气血，兼活血消瘀。

处方： 当归6g，川芎3g，官桂6g，吴茱萸9g，三棱6g，莪术6g，制香附6g，大茴香3g，川楝子（炒黑）2g，元胡3g，葱白（后下）二寸。

5剂。一剂两煎，共取200ml，分早晚两次温服。

另外，香附丸180g，每晚服6g，白开水送下。

复诊： 5月9日。药后经行，仍有黑色血块，月经周期已准。脉缓和，舌正无苔。

处方： 定坤丹180g，每晚服9g，白开水送下。

化癥回生丹60丸，每服1~2丸，白开水送下。

首次方每月经期均照服5剂，煎服法同前。

三诊： 12月4日。几个月来月经血块逐渐减少，量已不多，此次月经来潮，5天干净，小腹部略有微痛，余无其他不适感。乃属气血已调，瘀结已去，继服前方，以资巩固。

按： 治疗妇科病亦根据寒则温之，热则寒之，虚则补之，瘀则消之的原则。本例月经不调，为血寒气滞所致。用温经活血，理气消瘀法，治疗而愈。

（《蒲辅周医案》）

案二

许某，女，32岁，1956年3月27日初诊。

每逢经期乳胀，小腹亦胀，月经色黑有小块。睡眠欠佳，纳食不香，晨起汗出。六脉平和，舌正苔薄白，属肝郁气滞，治宜疏肝理气。香附丸120g，每晚服9g，白开水送下。

二诊： 4月6日。昨日月经已来，两乳胀、小腹亦胀，月经色黑有块，夜寐怕冷。脉右寸盛尺弱，左寸沉、关弦紧、尺紧。属肝郁血瘀，治宜调肝和血。

处方： 当归2g，川芎（炒）3g，赤芍（酒炒）2g，柴胡（醋炒），制香附2g，丹皮（炒）3g，桃仁（去皮）3g，元胡3g，五灵脂2g，干姜（炮）3g，官桂3g，葱白（后下）3寸。

3剂。一剂两煎，共取200ml，分2次温服。并拟逍遥丸180g，待汤药服完后，每晚服9g，白开水送下。

三诊： 4月27日。今日月经来潮，胸胁、两乳房已不胀，惟小腹凉而胀痛，月经色如前，量少，有小血块。食纳、睡眠均正常。舌苔秒减，脉沉迟。属经寒血滞，治宜温经活血。

处方： 当归2g，川芎（炒）3g，白芍6g，桂枝6g，吴萸3g，丹皮3g，桃仁（去皮）6g，鳖甲（制）9g，川楝子（炮）2g，竹柴胡3g，鸡内金（炮）9g，炮姜3g，元胡6g。

5剂。煎服法同前。并拟养血调经丸150g，继汤药之后，每晚服9g，白开水送下。

四诊： 5月28日。本月25日月经来潮，小腹痛胀好转，血块减少，月经色尚黑、量少，时有下肢酸痛。脉沉迟，舌苔薄白。仍宜温经和血。养血调经丸240g，每晚服9g，白开水送下，以资巩固。

（《蒲辅周医案》）

按： 本例由肝脾不和，血寒经滞，以致月经不调。采用疏肝和脾，温经活血而收效。

案三

田某，女，37岁，1957年3月4日初诊。

自1955年起，月经提前和妄行，色红有黑块，小腹疼而胀，腰疼甚，每次经期都伴有腹泻，经停泻止，精神欠佳，足跟疼痛，面色不华，饮食无味。经内膜病理检查为子宫内膜炎。脉微，舌淡。证属脾胃两虚，气不摄血，治宜脾肾两补。

处方： 黄芪15g，桂枝6g，白芍9g，炙甘草6g，白术9g，黑附片（先煎）9g，生杜仲9g，破故纸9g，生姜3片，大枣6枚。

5剂。一剂两煎，共取200ml，分2次温服。

二诊： 药后此次经来大便已不溏泄，经量稍多，仍有血块，色泽鲜红，右少腹疼，喜热喜按，心跳腰疼，晨起脸手发胀而肿，足跟足趾均胀痛，不能行走，食纳佳，小便正常，脉弱。证属血虚，心肾脾不足，治宜三脏并补。

处方： 生续断6g，生杜仲12g，党参9g，白术9g，茯神6g，炙甘草3g，当归6g，黄芪15g，炒枣仁15g，炒远志3g，木香2g，鹿角霜18g，桂圆肉18g。

5剂。煎服法同前。

三诊： 月经先期8天，量稍多，色暗红，有血块，腹胀甚稍疼，头晕纳差，全身无力，睡眠及二便正常，脉沉，舌淡无苔。仍宜调补三脏，以圣愈汤合地骨皮饮加味。

处方： 川芎3g，当归6g，白芍9g，生地9g，黄芪15g，党参9g，丹皮

（炒）3g，地骨皮 9g，侧柏叶（炒）6g，生续断 6g，黑豆（炒）15g。

15 剂。煎服法同前。

补中益气丸 120g，早晚各 6g，温开水送下。

四诊：药后经期已准，经量中等，无何不适，继服前方，以资巩固。

（《蒲辅周医案》）

月经过多案

戴某，女，28 岁，1957 年 3 月 2 日初诊。

每次月经均错后 7～9 天，量特多，色紫黑有小血块，腹痛下坠，头晕，出冷汗。脉两寸弦大而疾，关尺俱沉弱；舌苔黄腻。属气虚血热，经崩之象，治宜益气止血。

处方：当归 3g，川芎 3g，白芍 9g，熟地 9g，黄芪 15g，党参 9g，炒艾叶 3g，阿胶（烊化）9g，川断 6g，白术 6g，地骨皮 9g。

3 剂。一剂两煎，共取 200ml，分 2 次温服。

二诊：3 月 6 日。药后月经量较前减少，色红，腹部已不痛，纳差，头前额胀痛，黄白带多，气味腥秽。脉寸尺俱沉，右关沉迟，左关沉弦。属肝脾不调，治宜调和肝脾。

处方：党参 6g，白术 6g，茯苓 9g，炙甘草 3g，当归 6g，白芍 9g，制香附 6g，砂仁（打）3g，柴胡 3g，吴萸 2g，生姜 3 片，大枣 3 枚。

3 剂。煎服法同前。

三诊：3 月 9 日。服药后有烂肉样物排出，月经已止，腰及小腹已不痛，只前额头痛，全身乏力，白带多。脉弦缓，苔已减，属脾胃不和，治宜健脾和中。

处方：党参 6g，白术 6g，茯苓 9g，炙甘草 3g，陈皮 6g，砂仁 3g，制香附 6g，官桂（去粗皮）2g，乌贼骨 15g，黄柏（酒炒）2g，怀山药 9g，炮生姜 3 片。

5 剂。煎服法同前。

四诊：4 月 1 日。上月 29 日月经来潮，前两日量甚多，第三日即见少，血色正常，有小血块，腹不痛，骶骨部有下坠感，头痛，纳呆，脉弦滑有力，舌苔黄腻，属血热、湿滞，治宜和血，兼清湿热。

处方：当归 3g，白芍 6g，川芎 3g，茯苓皮 9g，黄芩 3g，苏梗 6g，香附 6g，艾叶 3g，川断 6g，乌贼骨 12g。

3 剂。煎服法同前。

按：气不摄血，伴有虚热内生，月经过多，有经崩之兆，根据"急则治其标，缓则治其本"的原则，先以圣愈汤合胶艾四物汤健脾益气，养血止血，加地骨皮清血分中虚热，川续断调补冲任。继宜逍遥散合四君加味健脾和肝，以固其本。

（《蒲辅周医案》）

冲任不固案

杜某，女，47 岁，1967 年 5 月 25 日初诊。

月经已来 43 天未净，量多，色红，夹有血块，伴有轻度浮肿，大小便正常。曾患慢性肾炎及心血管病，经检查已除外肿瘤。舌淡苔薄白腻，脉沉细涩无力。属冲任不固，治宜调和冲任，益气止血。

处方：党参 30g，熟地 30g，生杜仲 9g，川断 9g，炮姜炭 3g，鹿角霜 21g，十灰散（另包）1g。

3 剂。浓煎 2 次，分 2 次服；每次入十灰散 1.5g，加入几滴醋同服。

复诊：5 月 29 日。经漏基本已止，色淡，睡眠欠佳，食欲较好，二便正常。舌正苔微腻，脉沉缓。病情基本稳定，继固冲任。原方去炮姜。3 剂。

按：患者年已四十七，冲任已衰，体质素弱，久患慢性肾炎。重用党参、熟地益气固肾；加杜仲等调补冲任；用十灰散、炮姜止血塞流，标本同治而收效。

（《蒲辅周医案》）

经漏案

郭某，女，36 岁，1956 年 7 月 5 日初诊。

腰痛，月经淋漓不尽，面色萎黄，精神不振，口唇干燥，消化不好，经常泄泻，头痛，睡眠欠佳。脉两尺沉弱，两关弦大；舌苔中心黄腻。属经漏，由气血失调，脾胃不和所致。治宜调脾胃，和气血。

处方：红参 9g，炒白术 9g，茯苓 9g，炙甘草 6g，当归 6g，川芎 3g，白芍 6g，生地 9g，川断 6g，茜草 6g，香附 6g，乌贼骨 15g，益母草 9g。

3 剂。一剂两煎，共取 200ml，日服 2 次。

复诊：7 月 9 日。服第一剂睡眠好转，第二天精神较佳，食纳知味，经漏已止。尚有心烦，脉舌同前。治宜和胃养心。

处方：红参 9g，炒枣仁 15g，茯神 9g，远志（炙）6g，柏子仁 12g，小麦（炒）15g，法半夏 6g，知母（炒）9g，宣木瓜 6g，建曲 9g，荷叶 9g，炙甘草 6g，桂圆肉 15g。

3 剂。煎服法同前。

三诊：7 月 12 日。经漏未犯，夜寐见安，夜间尿量亦减，食纳好转，大便已成形，惟噩梦多。脉弦微数，舌苔减退。治宜养心安神为主。柏子养心丸。早晚空腹每次白开水送下，以资巩固。

按：本例消化不好，便溏，面色萎黄，脾弱气虚，久漏营血亦虚，故用八珍汤加味。益母草、乌贼骨止血消瘀，以通为补，非血热崩漏，则不可凉血止血。

（《蒲辅周医案》）

痛经案

容某，女，33 岁，1958 年 3 月 10 日初诊。

1955 年流产后，每次经期前后腰腹痛甚，按之痛，经量少，过劳则出血，痛甚四肢冷，而少腹觉热，腿发酸，额上汗出。西医诊断为：①宫颈重度糜烂；②子宫后倾；③慢性盆腔炎；④输卵管不通。脉左沉细，右沉数无力，尺沉涩，舌边色紫暗。据上述各症状，乃不通之象，必有恶物阻塞胞宫和因冲任受损，证属恶血内阻，治宜温阳活血消瘀。化癥回生丹 5 丸，早晚各半丸。

二诊： 服药痛剧，3 日后少腹痛减可按，但胃脘痛，肠鸣便溏，腰疼且凉，四肢不温，全身无力，口干纳呆，寐差，左脑发麻发冷，舌质微紫，脉沉细。下腹痛减，暂停温下攻剂，先宜调肝胃。

处方： 党参 6g，吴萸 3g，法半夏 6g，当归 6g，桂枝 6g，白芍 6g，炙甘草 3g，大枣 4 枚，生姜 3 片。

6 剂。一剂两煎，共取 100ml，分 2 次温服。

三诊： 药后腹未痛，食纳好转，腰腿仍酸疼而凉，目涩口干，气短，头右侧发麻发凉，易醒多梦，二便正常。舌苔秒，边微紫；脉右寸数关尺沉弱，左沉无力。治宜温肾化气。

处方： 破故纸 9g，生杜仲 9g，白术 9g，金毛狗脊（炮）9g，小茴香 3g，黑附片（先煎）9g。

5 剂。煎服法同前。

四诊： 经行无疼痛现象，量少色淡，夹有微黑小块，腰酸已轻，劳后较重，食寐均佳，口干，肠鸣矢气，大便日行 2 次，小便正常，舌微紫，无苔；脉同前。血量过少，宜活血理气。

处方： 当归 6g，川芎 3g，赤芍 6g，生地 9g，元胡 6g，五灵脂 6g，香附 6g，鸡血藤 9g，桃仁 6g，红花 6g。

3 剂。经期服，煎服法同前。

琥珀散 120g，每晚 6g，温开水送下。

五诊： 经至，周期准，量较前多，无块，少腹尚微刺痛，腰腿酸，站立时阴部有坠胀感。平时胃有压痛，不敢多食，二便正常。舌无苔，脉沉细。治拟温经活血。

处方： 当归 6g，川芎 3g，白芍 6g，熟地 9g，桂枝 6g，乳香 3g，没药 3g，黑豆 12g。

3 剂。煎服法同前。化癥回生丹 2 丸，早晚各半丸。药后诸症消失。

（《蒲辅周医案》）

暗经案

月经 1 月 1 次固然最为正常，但也有例外，如 2 个月 1 行名"并月"，3 个月 1 行名"居经"，1 年 1 行名"避年"，更有逢夏或逢冬而月经停止的名为"歇夏"或"歇冬"。只要是有规律性而无其他疾苦者，都属生理异常的范围，不作病态看待，无须治疗。

本例原为居经，后复患经闭，每 3 个月又有规律性的腹痛，以替代经转。这类病临床上称为"暗经"。

曹某，17 岁。月经于 15 岁初潮，以后每逢 3 个月来 1 次，属医书上所称的"居经"，民间俗称为"四季经"。共来 4 次后，即告绝迹，后每逢 3 个月发生有规律性的腹痛 1 次，每次持续 2～3 日，迄今已 18 个月，家中父母为其担心，恐拖延不医，将成室女干血痨，乃伴同于 1961 年底前来就诊。

诊时，观其体形尚属一般，惟面色苍白，神志似觉畏寒。询其经闭前的情况，据答 1 年半前，经来时，曾食冰棒，后即经水中止，一直不再来临，至期则腹痛，小腹有虚冷感。昨日起腹痛又告发作，迄今未停。其母在旁询问是否会成干血痨，按脉及视其舌苔后，乃解释谓："病属经期饮冷致气血郁滞，所以发生暗经。根据征象属寒凝经阻，并非干血痨。不必担忧，调理后当能恢复来潮。"

后经诊疗 5 次，经水即行来临，现将当时医案记录于下：

初诊： 12 月 31 日。居经复又因饮冷而停经 1 年半，隔 3 个月腹痛 1 次，昨又发作，绵绵冷痛不休，乃暗经之象，脉细迟，苔薄白。证属冲任虚寒，气滞经阻。治宜理气温宫。

陈皮 6g，炮姜 3g，制香附 9g，广郁金 9g，乌药 6g，川楝子 9g，枳壳 4.5g，肉桂 2.4g，焦山楂 9g，牛膝 9g，泽兰 6g。

二诊： 1962 年 1 月 2 日。服药后腹痛已大好，略感腰酸肢软精力疲乏。盖气血尚有凝滞，治拟温补冲任。

肉桂 2.4g，吴萸 2.4g，黄芪 9g，制香附 9g，川断 9g，杜仲 9g，枳壳 4g，白术 6g，陈皮 6g，川牛膝 9g，杜红花 9g。

三诊： 5 月 22 日。上次服药后，腹痛已止，3 月间曾有腹痛，势缓时短，昨晚又作。治拟温经暖宫。

陈艾 6g，制香附 9g，当归 9g，大熟地 9g，延胡索 6g，台乌药 9g，肉桂 2.4g，白术 6g，陈皮 6g，杜红花 9g，泽兰叶 9g。

四诊： 5 月 23 日。服药后腹痛已愈，头目昏花，经水仍然未来。非温通血海，月隧难能流动也。

上官桂 2.4g，鹿角霜 9g，巴戟天 9g，当归 9g，丹参 9g，制香附 9g，大熟地 9g，焦山楂 9g，煨木香 4.5g，杜红花 9g，陈皮 9g。

五诊：6月17日。上月调治后，经水昨晚停二载而来，量少不畅，腰酸腹痛，脉细弦，舌苔薄白。血海虽已流通，经水尚感滞涩。治拟理气活血。

当归9g，熟地9g，川芎4.5g，制香附9g，巴戟天9g，杜仲9g，广郁金9g，台乌药6g，焦白术6g，五灵脂（包）9g，焦山楂9g。

（《朱小南妇科经验选》）

经行便溏案

斯某，年29岁，已婚，教师。门诊号：13486。

患者身体素弱，食欲不振，时常腰酸无力，头晕目眩，经行量少色淡，在行经期内，时有便意，日泻2～3次以上，经净后即恢复正常。持续数年，尚未根除。

初诊：1953年9月。诊时观察患者，面色㿠白，精神委顿，据述平时大便尚准，惟从行经开始，时有便意，常泄泻多次，同时伴有较剧的腰酸症状，切脉沉细，舌质淡而少苔。证属中气不足，肾虚脾弱。治用补中益气，固肾健脾法。

炙升麻2.4g，潞党参9g，黄芪9g，当归6g，煨木香4.5g，焦白术6g，制香附9g，茯苓9g，巴戟肉9g，杜仲9g，续断9g，陈皮6g。

复诊：上方服后，大便次数渐减，且质亦稍干，于平时睡眠常宜面床而卧（即背向上），饮食宜易消化而寓有滋养的食品。次日经期又来。据述这次行经，大便已感正常，腰酸症状亦减轻，胃口亦开，惟夜寐多梦，心悸怔忡。按脉细软，此乃气血虚亏，血不养心。再予补养气血之剂。

潞党参9g，茯苓9g，酸枣仁9g，当归9g，熟地（砂仁2.4g拌）9g，白术6g，白芍6g，柏子仁9g，狗脊9g，巴戟肉9g，陈皮9g。

服后不仅夜寐安适，而且气色亦转佳。

（《朱小南妇科经验选》）

肾阴不足，冲任虚损案

谌某，女，13岁，学生，从未行经，1978年2月，母述，患者幼时体弱，得过"五迟"病。症见头昏乏力，腰部隐痛，思维涣散，不耐久劳，纳食尚可，二便正常，舌淡，苔薄白，脉沉细。妇查：阴毛稀少，大小阴唇欠丰满，宫颈光滑而小，子宫如核桃大，位置后倾，附件未发现异常，乳房发育不良。证属：肾精不足，冲任虚损。治则：滋肾补冲任，养血以调经。处方：熟地黄、何首乌、补骨脂、仙茅、淫羊藿各10g，怀山药15g，枸杞子、炙黄芪各12g，河车片5g，当归、鸡血藤各9g，川芎8g。本方加减，共服3个月，月经来潮，量少色红。无痛经，4天而净。后改丸药，以巩固疗效，半年后月经按时而至。

（卓宏英医案）

冲火上逆，经行吐衄案

马某，女，16岁，未婚。

初诊： 1958年12月2日。初潮15岁，周期尚准，行经11天始净，血量多，色正常，经期腹痛，并常有鼻衄，衄血多时，经血即减少，曾闭经6个月，但每月衄血甚多，末次月经于11月15日来潮，量少，仅2天，经后时感头痛，全身酸软，心中烦热，少腹胀滞，腰痛，纳食尚可，二便正常，舌苔薄白，脉左细弦、右细弦数。病属肝火上逆，血热妄行，而致逆经。治以平肝凉血，引血归经。

处方： 生地9g，丹皮6g，白芍9g，泽兰6g，黑山栀6g，菊花6g，制香附6g，当归9g，川楝子9g，益母草12g，荆芥炭4.5g，生牛膝6g。3剂。

二诊： 12月6日。头痛及腹胀渐减，但仍觉全身酸楚，疲惫无力，腰痛，食后脘胀，嗳气时作，大便溏薄，日4~5次，舌光，脉细弦数。治以疏肝益肾，健脾运中。

处方： 干地黄9g，丹皮6g，白芍9g，泽兰6g，制香附9g，党参9g，白术9g，茯苓9g，益母草12g，荆芥炭4.5g，枳壳6g。4剂。

三诊： 1959年1月15日。近2个月来，月经未至，曾经鼻衄2~3次，胃脘尚舒，二便正常，舌苔薄白，脉象沉弦。治以养血清热。

处方： 干地黄12g，当归9g，白芍9g，泽兰9g，丹皮9g，女贞子9g，藕节12g，生牛膝9g，益母草12g，地骨皮9g。6剂。

四诊： 1月24日。月经于1月19日来潮，量不多，色黑无血块，持续3天净，腹部微痛，未有鼻衄，遍体酸痛，舌苔薄白，脉象细数。治以养血清营，导热下行。

处方： 生地12g，当归9g，白芍9g，丹参9g，地骨皮9g，生牛膝6g，茅根15g，藕节12g。4剂。

五诊： 1月31日。诸症均减，鼻衄未作，舌洁有刺，脉细弦数。治以养阴清热。

处方： 知柏地黄丸120g，每晚服6g。

（《钱伯煊妇科医案》）

经行昏厥案

韩某，女，21岁，未婚。

初诊： 1974年12月16日。初潮13岁，月经正常，1968年起月经失调，周期1~3个月，6天净，量不多，色淡，行经期间，少腹作痛，突然昏倒，冷汗淋漓，自觉全身有下沉感，大小便欲解不得，最近3次昏倒，每发于经前，发作后即来潮。现月经1~2个月来一次，6天净，量不多，色淡，经期情绪不宁，急躁欲哭，纳差少寐，大便干结，2~3天一行，末次月经11月28

日来潮，6 天净，舌苔淡黄腻质红，脉象沉迟。病属血虚肝郁，阳气亢逆。治以养血平肝，调气解郁。

处方： 地黄 12g，白芍 9g，川芎 3g，远志 6g，合欢皮 12g，郁金 6g，制香附 6g，白薇 9g，丹皮 9g，鸡血藤 12g。6 剂。

二诊： 12 月 23 日。服上方 4 剂，情绪较宁，纳食增加，舌苔淡黄、质红尖刺，脉细，经期将临，治以养血调气。

处方： 地黄 15g，当归 9g，白芍 9g，川芎 3g，制香附 6g，泽兰 12g，甘草 6g，鸡血藤 12g，丹皮 9g，远志 6g，牛膝 9g。6 剂。

三诊： 12 月 30 日。昨晨少腹剧痛，冷汗淋漓，胸痞泛恶，自觉全身下沉无力，似未昏厥，一小时后月经来潮，量不多，色初黑后红，无血块，今日少腹痛止，但觉腰酸，头痛面浮，胃不思纳，大便干结，三日一行，舌苔灰黄垢腻，脉左沉细、右细弦。现值经行，治以疏肝益肾，清热和胃。

处方： 地黄 15g，当归 19g，赤白芍各 9g，川楝子 9g，丹皮 9g，橘皮 6g，竹茹 9g，川石斛 12g，川断 12g，桑寄生 15g。6 剂。

四诊： 1975 年 1 月 3 日。末次月经 1974 年 12 月 29 日来潮，5 天净，血量较前增多，全身自觉下沉无力，较前减轻，时间亦偏短，大便得畅。神疲乏力，浮肿依然，四肢发冷，胃纳仍差，舌苔薄黄腻、边尖略红，脉左沉细、右细弦。治以健脾和胃为主，兼益肝肾。

处方： 党参 12g，白术 9g，扁豆 9g，甘草 6g，橘皮 6g，山药 12g，白芍 9g，地黄 12g，生谷芽 15g。6 剂。

五诊： 1 月 10 日。服上方 5 剂，精神较振，胃纳渐增，劳则面浮肢肿，大便干结，一日一行，舌苔薄黄腻，脉沉细微滑。治以益气养阴，佐以清热。

处方： 北沙参 12g，麦冬 9g，玉竹 12g，茯苓 12g，扁豆 9g，花粉 12g，知母 9g，地黄 12g，白芍 9g。6 剂。

六诊： 2 月 24 日。末次月经 1 月 30 日来潮，6 天净，周期已准，且性情急躁，四肢发凉，冷汗淋漓，全身下沉等，症状均已消失，但行经期间，面浮肢肿依然，舌苔淡黄腻有刺，脉沉细滑。现值经前，治以养血平肝，理气清热。

处方： 地黄 12g，白芍 9g，生龙骨 15g，生牡蛎 15g，丹皮 9g，制香附 6g，川楝子 9g，青橘皮各 6g，鸡血藤 12g，牛膝 9g，茯苓 12g。6 剂。

七诊： 3 月 7 日。月经于 3 月 2 日来潮，3 天净，量较前多，色红，少腹稍痛，昏厥未作，浮肿减轻，舌苔薄黄腻，脉细。仍从前法加减。

处方： 地黄 12g，白芍 9g，生龙骨 15g，生牡蛎 15g，丹皮 9g，制香附 6g，川楝子 9g，鸡血藤 12g，茯苓 12g，瓜蒌 15g，知母 9g。6 剂。

（《钱伯煊妇科医案》）

经行泄泻案

金某，女，33岁，已婚。

初诊： 1976年2月18日。每值经行，大便泄泻，日有4～5次，腹部作胀，肠鸣，嗳气多，上次月经先期10天，量多有块，此次月经于2月15日来潮，今未净，腹痛腰酸，舌苔薄白腻、根微剥，脉象沉细。病属脾肾阳虚，肝气横逆。治以温补脾肾为主，疏肝调气为辅。

处方： 党参15g，白术12g，茯苓12g，炙甘草6g，菟丝子12g，补骨脂9g，山药12g，木香6g，砂壳3g，艾叶3g。6剂。

二诊： 2月25日。服上药后，腹胀减，嗳气多，大便仍稀，日1～2次，舌苔薄白腻、根剥，脉象沉软。治以温补脾肾，佐以疏肝。

处方： 党参15g，白术12g，炮姜6g，炙甘草6g，菟丝子12g，补骨脂9g，吴萸3g，木香6g，狗脊12g，橘皮6g。6剂。

三诊： 3月8日。服上方6剂，腹部仍胀，肠鸣辘辘，大便仍稀，日1～2次，口渴，舌苔中根光剥、边淡黄腻，脉象细软。现在经前，仍从前法。

处方： 党参15g，白术12g，姜炭6g，炙甘草6g，山药12g，菟丝子12g，木香6g，橘皮6g，狗脊12g，桑寄生15g。6剂。

四诊： 3月18日。此次月经周期复常，于3月13日来潮，5天净，量色正常，下腹仍痛，经期泄泻减少，仅一次，平时大便亦较正常，日1～2次，有时成形，右胁有时作痛，寐则盗汗，舌苔中根光剥质红，脉象沉弱。病有好转，仍服前方6剂。

五诊： 4月9日。此次月经先期7天，4月6日来潮，量较多，色黑，下腹仍痛，腰酸便泻，日2次，肠鸣辘辘，舌苔中根光剥、边腻，脉沉细软。治以温补脾肾。

处方： 党参15g，白术12g，炮姜6g，炙甘草6g，破故纸6g，菟丝子12g，木香6g，狗脊12g，桑寄生15g，山药12g。9剂。

六诊： 4月22日。末次月经4月6日来潮，5天净，量较多，色先黑后暗红，经后下腹疼痛减轻，大便泄泻未止，日2～3次，肠鸣，白带较多，舌苔中根光剥、边腻，脉沉细软。治以补中益气，温补肾阳。

处方： 党参15g，白术12g，黄芪12g，炙甘草6g，升麻炭3g，巴戟天6g，补骨脂6g，菟丝子12g，木香6g，大枣6枚。9剂。

七诊： 5月6日。前用补中益气，温补肾阳之法，诸恙均见转机，此次月经于5月2日来潮，5天净，量较前减少，色红，下腹疼痛亦减，大便次数明显减少，一至二日一行，但不成形，关节酸楚，舌苔中根光剥、边淡黄腻，脉沉细软。仍从前法。

处方： 党参15g，黄芪12g，白术12g，桂枝6g，白芍9g，炙甘草6g，防风炭 6g，菟丝子 12g，川断 12g，山药 12g，大枣 6 枚。9 剂。

(《钱伯煊妇科医案》)

冲脉不调，经停癥瘕案

杨室女，21 岁，停经一年，腹有癥瘕，寒热往来，食少，肝阳郁勃下陷，木来克土，先与提少阳生发之气。

姜半夏 15g，桂枝 9g，全当归 6g，焦白芍 9g，青蒿 3g，白蔻 6g，生苡仁 15g，广皮 6g，黄芩炭 6g。煮 3 杯，分 3 次服。

服三四剂而寒热尽退。

再与天台乌药散，每日早晚各服 3g，驱脏中之浊阴，即所以通下焦之阳气，不惟通下焦之阳，亦且大通胃阳，胃阳得开而健食，健食而生血，所谓受气取汁，变化而为赤，是为血，此血也，心主之，脾统之，肝藏之。由肝下注冲脉在男子上潮于唇生须髭，在女子下泄为经，故此方服二十余日而瘕散经通矣。盖巴豆多用则杀人，少用则和胃，此方中用巴豆之气而不用其质，少之又少，既能驱下焦之浊阴，又能通胃中之真阳，以胃虽受浊而最恶浊，驱阴即所以护阳，通阳正所以驱浊，一笔文字而两面俱醒，此所以见效如神，伏暑门中医王氏之方，亦同此意。

(《钱伯煊妇科医案》)

痰占血海之位，致月经不调案

董龙山夫人，胸膈不舒，大便不实，或时去血，或时去积，经期或前或后，或行后四五日，复行一二日，去血或多或少，有时经前作痛，服养血调经之药不应，又服健脾之药亦无效，饮食减少，肌肉消瘦，每夜膳不能进，强食之则饱胀不能安卧，陆诊其脉沉弦而滑，右关尤甚，沉为气滞，弦为留饮，滑为痰凝，经之不调，便之不实，腹之胀痛，皆积痰为之也，乃合清气化痰丸以调气，水煎送下，数剂后，大便去痰积若干，胸腹不胀不痛，改用六君子汤数剂，而大便结实，后以调气养荣汤间服之，自此经水渐调，数月而受孕。调气养荣汤，方用归身，白芍，川芎，茯苓，木香，白蔻。

卢绍庵按：月候不调而用养血，未为差谬，渐形食减肌瘦，投之以健脾，依然如故。而病至此，众医无所施其巧矣。先生乃用顺气行痰，诸疾顿失，昔贤所谓痰多占住血海之位，以致现证若此，先生何由而知，诊其脉弦滑也，语云"心中了了，指下难明"先生得之于心应之于手，是以他医莫及。

(陆养愚案)

二、月经先期证选案

经来绕腰如绳束紧痛案

王某，15 岁，学生。

月经于 14 岁初潮即感经来腹痛，痛的部位与一般痛经不同。普通痛经是少腹痛，而且经来 1~2 日后痛经减轻或全然不痛；王女的腹痛部位是绕腰一周，似有绳子紧束，而且痛的时间很长，从临经直到经净。临经期内，面色㿠白，食欲不振。

初诊：1963 年 8 月 27 日。据述月经一般超早，量亦较多，现已将临经期，预感胸闷腰酸，小腹坠胀，绕腰一周紧张感，舌苔薄白，脉象细弦。依照疼痛的部位，诊断为经来带脉疼痛。治以疏气滞，缓带脉法。

当归 6g，白芍 9g，炙甘草 3g，制香附 9g，郁金 6g，焦白术 6g，延胡索 6g，台乌药 9g，枳壳 4.5g，苏梗 6g，巴戟天 9g。

服 2 剂后经水来潮，因量较多，复用上方加仙鹤草 12g、陈阿胶 9g，并嘱其下次临经时再来诊治。先后共调理 3 个月，至 11 月间经来准期，量亦恢复正常，带脉疼痛已告缓解，基本上已告痊愈。

（《朱小南妇科经验选》）

临经头痛案

陈某，34 岁，已婚，工人。

婚后未孕，经期尚准，惟量少色淡，而每临经期，头部疼痛如锥钻刺，几不能忍，规律性发作已数年，常需经期请假，影响工作。于 1960 年 6 月前来门诊。

就诊时适值临经前，头痛如裂，用布紧束额部，如新产妇然。据述上月于 2 日经转，刻又将临，头痛异常，乳部作胀，腰酸肢楚，咽干口燥。切脉细弦而数，舌质红，苔薄黄。依照症状诊断为肾亏肝旺，水不涵木。嘱在每次行经先兆期直至临期，为最适当的治疗时机，每月服药 4 天。现将 3 个阶段的治疗过程介绍如下：

第 1 次：以头痛内热，经来不爽为主症，治以理肝清热，疏肝调经法。

嫩钩藤（后下）18g，明天麻 2.4g，川芎 4.5g，生石决（先煎）24g，白芍 9g，川牛膝 9g，枸杞子 9g，滁菊花 6g，合欢皮 9g，茯苓皮 9g，省头草 6g。

第 2 次：上次经期服用理肝清热药后，此次经来日期推后 10 余日，但经前头痛已缓和，所以来时已不扎头布。据述：刻尚有乳部发胀、腰酸神疲等症，与上次相比，已轻快不少。现经量不多，色淡红，脉象细弦，苔薄黄。治疗用疏肝理气，潜阳清热法。

嫩钩藤（后下）18g，石决明 24g，陈青蒿 9g，夏枯草 9g，制香附 9g，广郁金 6g，橘叶核各 6g，白蒺藜 9g，稆豆衣 12g，合欢皮 9g，杜仲 9g。

第 3 次：服药后隔 3 个月又来复诊。头痛已愈，3 次临经未曾发作，症已大好，乳部作胀也已日渐减轻。此次经来，仅感头眩腰酸，精力疲乏，经量则仍不多，色亦较淡。脉虚细，苔薄白。治以滋补肾阴，养血扶土法。

全当归6g，大熟地（砂仁2.4g拌）9g，山萸肉9g，女贞子9g，白芍6g，茯苓9g，稆豆皮9g，焦白术6g，川芎4.5g，巴戟肉9g，嫩钩藤（后下）9g。

经过这次调理后，症已痊愈。

（《朱小南妇科经验选》）

临经音哑案

临经音哑，临证间颇罕见，曾遇1例，而其平时并无咳嗽等症状。

彭某，36岁，已婚，工人。

患者15岁月经初潮，经水一般超早，经前有胸闷胁胀、腰酸腹痛等预兆，经来量不多色淡。更有一特殊现象，经来时声音低哑，经净后恢复声响。平时精神不舒，时有头晕目花，腰膝酸楚现象。身体矮小，面色萎黄，头发枯干、脱落，乳部萎缩，说话时声音嘶哑。据述：现小腹坠胀而痛，腰酸特甚，咽干口燥，小便频数。脉象沉弱而带弦，舌质淡苔少。证属肾亏肝郁，肺阴不足。治用滋润肺阴，疏肝固肾法。

潞党参9g，当归6g，熟地9g，玄参6g，白芍6g，香附9g，川芎4.5g，巴戟肉9g，麦冬6g，茯苓9g，炒乌药9g，玉蝴蝶0.9g，金果榄9g。

服2剂后，经水已来，而声音稍响，与上次经行时大异。在第2次来前再用上法加减施治，声音未再发哑。证明已获疗效。

（《朱小南妇科经验选》）

冲脉失调，经水涩少案

吴某，28岁，已婚。

婚后2年未育，平时身体虚弱，时常头眩目花，耳鸣心荡，精神不振，每逢临经超早，经量涩少，色淡，2日即净，近日午后且有潮热，于1960年6月间就诊。经治疗后，在很短时期内经量恢复正常。现将4次脉案记录于下：

初诊： 6月2日。经来超早，量少不爽，头目昏眩，平时有带，兼有潮热。上月12日转。脉象虚细而数，舌质红苔薄黄。证属血海不充，阴虚内热。治拟充血源，清虚热。

当归9g，白芍9g，熟地9g，白术6g，陈皮6g，丹参9g，巴戟天9g，樗白皮12g，海螵蛸9g，香附6g，青蒿9g。

二诊： 6月4日。服药后白带已止，精力稍充，刻尚有潮热留恋未清，腰酸心烦，脉细数，舌苔薄黄。证为冲任虚弱，阴虚内热。治拟补肝肾，清虚热。

熟地（砂仁2.4g拌）9g，白芍9g，黄芪9g，当归9g，杜仲9g，续断9g，巴戟天9g，狗脊9g，白术6g，茯苓9g，青蒿6g，柴胡3g。

三诊： 6月9日。平时经早量少，约20日一转，上月12日转，服药调整后，低热已退，精神亦爽，经水已隔28日，尚未提前来潮，此佳兆也。营血虚亏，治以调补气血为主。

黄芪9g，熟地（砂仁2.4g拌）12g，黄精9g，白芍9g，金樱子9g，杜仲9g，续断9g，白术6g，陈皮6g，炒阿胶9g，川芎4.5g。

四诊：6月13日。调理后，经水于昨日转，经期已趋准，量亦正常，略有腰酸神疲，舌淡苔正常，脉象稍细。治拟扶土益血，调补冲任。

当归6g，熟地（砂仁2.4g拌）9g，丹参9g，巴戟天9g，杜仲9g，续断9g，菟丝饼9g，川芎4.5g，白术9g，白芍6g，茯苓6g，陈皮6g。

（《朱小南妇科经验选》）

冲脉不调，肝郁侮脾案

孙某，女，28岁，职工，1978年7月17日初诊。

病史：月经先期，经期腹痛，面部色素沉着3年余。近来上述症状逐渐加重，并伴有腰痛，少腹有下坠感，大便干，小便黄。

月经史：$17\dfrac{4}{5\sim20}$天，量一般，血块多。

检查：舌质红，苔薄白，脉滑数。

辨证：肝郁侮脾，疏泄无常而致冲任不固。

治则：泻肝扶脾，生津养血，调理冲任。

方药：以芍药甘草汤加味：生白芍24g，生甘草9g，黄芪15g，丹皮、川楝子各12g，坤草30g，天花粉15g。水煎服。

二诊：7月23日。上方连服6剂。月经已23天未行。余同前。舌尖有瘀点，脉滑。调方：坤草30g，泽兰12g，白芍15g，甘草9g，川楝子、丹皮各12g，桑叶、天花粉各9g，丹参24g。水煎服。

三诊：9月22日。上方服3剂，此次月经28天来潮，现已血止2天，血量多，腰腹痛较前减轻。舌苔薄白，脉弦数。改用丹栀逍遥散加减：柴胡、芥穗各9g，当归12g，生白芍18g，焦白术15g，生甘草、黄芩各9g，丹皮12g，薄荷9g，连翘24g，土茯苓30g，萆薢24g。水煎服。

四诊：10月20日。上方连服6剂。面部色素沉着已显著减退，但面部有发胀感。血压140/90mmHg。这可能与甘草之滋补有关，故遵9月22日方去甘草加茯苓15g。服药3剂，药后一切正常。

（《妇科医案》）

冲脉不调，肾气虚热案

董某，女，20岁，工人，1975年3月27日初诊。

病史：月经先期，血量多，已三四年。

月经史：$16\dfrac{6\sim7}{15\sim20}$天，血量多，色黑，行经时伴有少腹疼痛，近来又加全身酸困无力，故来就诊。

检查： 舌红少苔，脉濡数。

辨证： 肾气虚热，冲任不固。

治则： 滋阴补肾，清热理冲。

方药： 知柏地黄汤加减：生地24g，山药18g，丹皮12g，泽泻24g，茯苓、知母各12g，天花粉18g，麦冬12g，台参18g，黄柏12g，五味子9g，焦白术15g。水煎服。

二诊： 4月15日。服药3剂后，此次月经流血量较少，腹痛消失。继服上方5剂。

三诊： 5月3日。现已3周未见月经，除觉少腹坠胀、食欲稍差外，余无不适。取六味地黄丸2盒，早晚各服1丸。此后病愈。

（《妇科医案》）

冲脉不调， 肾气虚衰案

周某，女，25岁，职工，1974年5月7日初诊。

病史： 月经先期，面部色素沉着已3年。

月经史： $14\dfrac{3\sim4}{15\sim22}$天，血量一般。自1971年结婚后，经期不准，尤以夏天为重，经前有腰痛，白带甚多。伴有头晕，四肢不温，食欲差。某医院诊为子宫发育不良（子宫较正常小1/3）。婚后3年未孕。

检查： 舌苔薄白，脉细数。

辨证： 肾气虚弱，冲任不固。

治则： 滋阴益肾，调补冲任。

方药： 左归饮随证加减：生地18g，山药24g，五味子12g，丹皮9g，当归12g，川芎9g，生甘草12g，台参24g，枸杞、川断、菟丝子各12g。水煎服。

二诊： 6月25日。上方连服5剂，此次月经30天来潮，血量较前多，面部色素沉着减轻。按上方加炒枣仁18g（因酸枣仁有滋养心肝之功）。水煎服。

三诊： 8月24日。上方连服13剂，现已按期（30天左右）行经2次，面部色素沉着已消失。行经时仍有少腹滞痛。近来又因患痢疾而致身体较弱，给调健脾益肾方（从略）5剂。

（《妇科医案》）

冲任失调， 肾阴虚弱案

霍某，女，26岁，工人，1974年2月28日初诊。

病史： 结婚4个月，行经一直延后。

月经史： $18\dfrac{4\sim5}{30\sim31}$天，经色略淡，夹有血块。现在每2个月行经1次，血量与血块均较前多。伴有腰腿酸软无力，食欲差。

检查： 舌红少苔，脉细弱。

辨证：肾气虚弱，冲任失调。

治则：滋肾阴，补肾气，调理冲任。

方药：六味地黄汤加减：生地 24g，山药 30g，丹皮 12g，泽泻 18g，五味子 12g，茯苓 15g，台参 18g，生甘草 15g，炒枣仁 18g。水煎服。

二诊：3 月 20 日。上方连服 6 剂，效果显著，月经 26 天来潮，量较少，色正，持续 3 天，腹痛轻微。上方去枣仁加枸杞 12g。

连服 3 剂。后又进 6 剂，停药。

1975 年 2 月 14 日又诊，自述上病药后即愈，近一年来，月经均正常。今又发现经前乳房胀痛，经期腹痛，血紫块多，量较少。又因久未受孕，经妇科检查为子宫小于正常，且前屈偏左。舌暗淡，脉弦。证属木郁克土，气血失调。拟调肝扶脾方：当归 15g，川芎 9g，白芍 18g，五味子 12g，茯苓 15g，百合 30g，台参 24g，焦白术 15g，枳壳 6g，泽泻 18g。连服 3 剂。

此后又复诊 3 次，取药 9 剂，服后病愈受孕。

（《妇科医案》）

冲脉失调，气血不足案

余某，女，22 岁，未婚。

初诊：1962 年 8 月 4 日。月经先期，约 20 天 1 次，已有 3 个月。末次月经于昨日来潮，头晕纳差，舌苔淡黄、根垢边刺，脉象细弦。病由气血不足，冲任失调所致。治以补气养血，兼调冲任。

处方：党参 6g，白术 6g，山药 9g，扁豆 9g，炙甘草 3g，橘皮 3g，木香 3g，白芍 9g，枸杞子 9g，当归 9g，炒谷芽 12g，大枣 3 枚。3 剂。

二诊：8 月 7 日。行经 4 天，今日月经已净，惟感头晕，午后头痛，胃纳仍呆，二便如常，舌苔淡黄腻，脉左沉细，右细弦。治以益气以健脾胃，养阴以制亢阳。

处方：党参 9g，白术 9g，扁豆 9g，橘皮 3g，清半夏 6g，枸杞子 9g，生龙骨 15g，金樱子 9g，磁石 15g，白芍 9g，菊花 3g，炒谷芽 12g。5 剂。

三诊：8 月 30 日。少腹胀坠，午后低热，微觉恶寒，遍体酸痛，胃纳渐增，舌苔根黄腻、质微红，脉象浮细。近感风邪，营卫不和，宜先祛风邪，和营卫，佐以理气调经。

处方：苏梗 6g，荆芥 6g，白蒺藜 9g，赤芍 9g，制香附 6g，川楝子 9g，青皮 6g，泽兰 9g，车前子（包）10g，桑枝 15g，生姜 6g，大枣 3 枚。2 剂。

四诊：9 月 3 日。药后风邪已解，月经于 9 月 1 日至，量一般、色红有小血块，腹部胀坠，口干喜饮，头晕少寐，舌苔根黄垢，脉象细弦。治以育阴潜阳。

处方：干地黄 12g，白芍 9g，川石斛 12g，橘皮 3g，玉竹 9g，枸杞子 9g，菊花 3g，磁石 15g，白术 9g，炒谷芽 12g。3 剂。

另：杞菊地黄丸 30 丸，早晚各服 1 丸。

（《钱伯煊妇科医案》）

冲任不固，气阴两虚案

聂某，女，42 岁，已婚。

初诊：1962 年 6 月 8 日。月经先期 9 年，周期为 15～20 天，7～12 天净，色黑量少。今年二月中旬，劳累后出血，延续 3 个月之久，量中等，有血块。末次月经 5 月 29 日，量中等，6 天净。从二月份起，溲少且频。近来神倦腰痛，时觉口干，大便秘结，舌苔微剥、中黄边白，脉沉细而弱。证属气阴两虚，冲任不固，膀胱气化失宣。治以补气阴，强冲任，兼通膀胱气化。

处方：人参 6g，白术 6g，炙甘草 3g，干地黄 12g，白芍 9g，狗脊 12g，川断 12g，阿胶 12g，艾叶 3g，车前子（包）12g，小茴香 3g，琥珀末（冲服）1.5g。6 剂。

二诊：6 月 30 日。月经于 6 月 25 日来潮，仅提前 4 天，量少色红，腹胀腰酸，宵来失寐，小溲仍少，舌苔薄白中剥、边有齿痕，脉象沉细。现在经后，治以补脾益肾，疏肝宁心。

处方：人参 6g，白术 9g，茯苓 9g，炙甘草 3g，木香 4.5g，大腹皮 9g，橘皮 6g，小茴香 3g，炒枣仁 12g，远志 6g，桑寄生 12g，生杜仲 9g。5 剂。

三诊：7 月 7 日。月经先期 8 天，今日来潮，量少，头痛腰酸，腹冷便溏，小溲频数，舌苔薄白、中微剥，脉象沉细。治以补气养血，佐以温阳。

处方：党参 9g，白芍 9g，熟地 12g，白术 9g，狗脊 9g，木香 3g，小茴香 3g，炙甘草 3g，菟丝子 9g，艾叶 4.5g，炮姜炭 6g，川断 12g。5 剂。

四诊：11 月 9 日。上方连服 3 个月余。近 2 个月来，月经已基本按月来潮，本次月经 11 月 5 日来潮，2 天净，量少，舌苔薄黄中剥，脉细微数。治以补脾肾，强冲任。

处方：党参 9g，炙甘草 6g，白术 9g，橘皮 3g，川石斛 12g，川断 12g，狗脊 12g，菟丝子 9g，大腹皮 9g，鹿角胶 9g。3 剂。

（《钱伯煊妇科医案》）

冲任不固，心脾两虚案

王某，女，15 岁，未婚。

初诊：1976 年 1 月 23 日。月经先期，周期 15～20 天，7 天净，量较多，色鲜红，有血块。末次月经于 1 月 9 日来潮，5 天净，平时夜寐多梦，舌苔薄白腻，脉细滑数。

病因：由于心脾两虚，冲任不固，治以补心脾，固冲任。

处方：党参 12g，白术 9g，茯苓 12g，炙甘草 6g，女贞子 12g，山药 12g，

生牡蛎 15g，白芍 9g，麦冬 9g，大枣 6 枚。6 剂。

二诊：2 月 12 日。上方服 12 剂，月经周期得以正常，于 2 月 7 日来潮，量较前略少，今日行经第 5 天，将净，曾于经前 1 周，鼻衄一次，出血不多，有时心慌，舌苔薄白腻、边有齿痕，脉细微数。治以补气健脾，养阴清热。

处方：党参 12g，白术 9g，茯苓 12g，甘草 6g，地黄 12g，白芍 9g，山药 12g，麦冬 9g，女贞子 12g，生牡蛎 15g。6 剂。

三诊：2 月 19 日。末次月经 2 月 7 日来潮，7 天净，量较前稍见减少，心慌亦见好转，夜寐依然梦多，舌苔薄腻、边有齿痕，脉左软数，右软滑。治以健脾，宁心，益肾。

处方：党参 12g，白术 9g，茯苓 12g，甘草 6g，地黄 12g，白芍 9g，山药 12g，麦冬 9g，女贞子 12g，夜交藤 12g。6 剂。

四诊：3 月 1 日。服上药后，诸恙均见减轻，舌苔黄腻，边有齿痕，脉象软数，仍从前法。

处方：党参 12g，茯苓 12g，麦冬 9g，甘草 6g，地黄 15g，生白芍 12g，生龙骨 15g，生牡蛎 15g，山药 12g，女贞子 12g，大枣 6 枚。6 剂。

五诊：5 月 7 日。经服上药后，月经周期已能正常，上次月经 3 月 17 日来潮，7 天净。末次月经 4 月 14 日来潮，8 天净，量较多，色正常。最近 5 天中，鼻衄 3 次，量较多，自觉月经周期规律时，即有鼻衄，不规律时，则无鼻衄，即感乳房胀痛，白带较多，舌苔薄腻，边有齿痕，脉细弦数。治以补气养阴，佐以清热。

处方：党参 12g，麦冬 9g，山药 12g，地黄 15g，白芍 19g，丹皮 9g，女贞子 12g，生牡蛎 30g，贯众 12g，仙鹤草 12g。9 剂。

六诊：5 月 21 日。此次月经延期 7 天，于 5 月 20 日来潮，量多色正，腹痛腰酸，经前乳胀，舌苔薄白，脉细。治以健脾，疏肝，益肾。

处方：党参 5g，白术 9g，茯苓 12g，炙甘草 6g，山药 15g，旋覆花（包）6g，橘皮 6g，白芍 12g，川断 12g，桑寄生 12g。9 剂。

（《钱伯煊妇科医案》）

冲任不调，肝胃不和案

狄某，女，29 岁，已婚。

初诊：1959 年 6 月 2 日。月经不调已 14 年，15 岁初潮，月经不规律，周期 3 个月，15 天净，血量多，下腹痛，曾经治疗过一个阶段，月经较规律，于 26 岁曾流产两次，均是 3 个多月，以后月经又不规律至今，现月经周期 45 天至 4 个月，5 天净，经前乳房胀痛，腹胀，泛恶呕吐，纳差，经后稍减，末次月经 5 月 18 日，舌苔薄白，中根微垢，脉象细弦。病属肝胃不和，气失条达，气滞则血亦滞，治以疏肝和胃，以舒气化，方用逍遥散加减。

处方：当归9g，白芍9g，柴胡6g，白术6g，茯苓9g，炙甘草3g，薄荷3g，制香附6g，川楝子9g，陈皮3g。6剂。

二诊：7月7日。经用疏肝调气之法，乳房胀痛已愈，月经逾期两周未至，经常泛恶，舌苔薄腻、中微剥，脉象细弦。治以养血调经，兼和肝胃。

处方：生地黄12g，当归9g，赤芍9g，川芎6g，丹皮9g，丹参9g，制香附6g，川楝子9g，茺蔚子9g，泽兰9g，橘皮3g，清半夏6g。6剂。

另：八珍益母丸16丸，早晚各服1丸。

三诊：8月18日。月经2个月余未至，后于7月26日来潮，持续5天，腹痛难忍，至排出肉样物后病势得减，血量较多，色红无块，现月经已过，仍时有泛恶干呕，腹部隐痛，舌苔薄白微垢，脉左沉细，右沉弦。证属肝气上逆，胃气不和，治以疏肝和胃。

处方：当归9g，白芍9g，柴胡6g，白术6g，茯苓9g，炙甘草3g，薄荷3g，制香附6g，橘皮3g，小茴香3g，川楝子9g。5剂。

四诊：8月25日。经期将临，少腹作胀，舌苔薄黄尖刺，脉左细弦，右沉弦。治以养血理气，兼调冲任，佐以化瘀。

处方：生地黄12g，当归9g，白芍9g，川芎6g，制香附6g，川楝子9g，丹皮9g，乌药6g，生蒲黄6g，五灵脂12g，泽兰9g，莪术6g。6剂。

五诊：9月8日。上次月经于7月26日来潮，此次月经逾期8天，于9月3日来潮，持续4天净，腹部痛胀明显减轻，乳房未胀，腰亦不酸，经净时仍泛恶欲吐，舌苔薄白、中微黄，脉左细弦，右沉弦。治以益气血，调冲任。

处方：八珍益母丸14丸，每晚服1丸。

患者此次经后，一直以养血调气之法为治，但月经逾期不至，于十一月中旬，查尿青蛙试验，两次均阳性，以后又用养肝肾，和脾胃之法，用千金保孕丸、归芍六君汤加减，调治至妊娠5个月，后于1960年6月足月顺产。

（《钱伯煊妇科医案》）

冲脉瘀滞，脾肾弱、肝强案

廖某，女，38岁，已婚。

初诊：1976年3月22日。月经先后无定期，周期23～37天，12天始净，量多，色黑红夹有白带，且有血块，经期少腹胀痛，腰痛，末次月经于2月19日来潮，12天净，平时胸背作痛，少腹左侧胀痛，带多，色黄气秽，大便干结，舌苔薄黄腻、中剥边尖刺，脉象细软。病属脾气弱，肝气逆，肾阴虚。治以健脾疏肝益肾，佐以化瘀止血。

处方：党参12g，茯苓12g，白药12g，旋覆花（包）6g，地黄15g，生白芍12g，生牡蛎30g，昆布12g，贯众15g，佛手6g。6剂。

另：三七末18g，如经行量多，早晚各加服1.5g，开水送下。

二诊：4月9日。月经于3月23日来潮，经量明显减少，少腹及腰部隐痛，平时带下仍多，色黄气秽，面浮目肿，气短胸痛，足跟胀痛，大便偏干，二至三日一行，舌苔淡黄中剥，脉象细软。仍从前法，兼清下焦湿热。

处方：党参12g，茯苓12g，山药12g，黄柏6g，知母9g，昆布12g，海藻12g，旋覆花（包）6g，川断12g，贯众12g。6剂。

三诊：4月16日。服上方后，诸恙均见减轻，现在经前，神疲乏力，舌苔黄中剥，脉象细软。治以补气养阴，兼顾冲任。

处方：党参12g，麦冬9g，生地15g，白芍9g，阿胶珠12g，生牡蛎30g，川断12g，桑寄生15g，贯众16g，椿根皮12g。9剂。

四诊：5月3日。服上方9剂，月经于4月20日来潮，4天净，量中等，色转正常，下腹痛减，此次经期感冒，头痛，胸背隐痛，食后腹胀，晨起下腹作胀，舌质绛、中微剥、边尖刺，脉左细右软。目前感冒未净，治先祛风清热，兼调肝脾。

处方：桑叶9g，薄荷6g，枳壳6g，桔梗6g，生甘草6g，茯苓12g，扁豆9g，橘皮6g，木香6g，旋覆花（包）6g。3剂。

（《钱伯煊妇科医案》）

冲任不调，气血亏虚案

杨某，女，24岁，未婚。

初诊：1976年1月30日。初潮14岁，月经正常，从1970年开始，月经不调，有时闭经，去年一月、八月、十一月，行经3次，6天净。现又闭经两个月余，下腹作痛，舌苔薄白、边有红刺，脉象细软。病属气血两虚，冲任失调。治以补气血，调冲任。

处方：党参12g，茯苓12g，生地黄15g，当归12g，白芍9g，泽兰12g，茺蔚子2g，桃仁9g，鸡血藤12g，生牛膝9g。12剂。

二诊：2月16日，上药服9剂，月经于2月13日来潮，色量正常，今日未净，少腹未痛，夜来少寐，舌质红有刺，脉象细软。治以补气养阴，佐以安神。

处方：党参12g，麦冬9g，茯苓12g，夜交藤12g，生地黄12g，白芍9g，远志6g，灯心1.8g。6剂。

（《钱伯煊妇科医案》）

冲脉不调，血虚气滞案

李某，女，21岁，未婚。

初诊：1976年2月18日。去年六月开始经闭，同年十一、十二两月，注射黄体酮后能来潮，但量不多，今年1月18日及23日，阴道偶见出血，色黑。现头晕胸闷，情志急躁，带多便干，舌苔前半薄腻、根黄垢、边尖刺，脉象细迟。病因血虚气滞，冲任失调。治以养血理气，活血调经。

处方：当归 12g，赤白芍各 9g，川芎 6g，制香附 6g，郁金 6g，桃仁 9g，茺蔚子 12g，泽兰 12g，鸡血藤 15g，生牛膝 9g。6 剂。

二诊：2 月 26 日。月经尚未来潮，腰腿酸痛，两胁胀痛，食后尤甚，胸闷气短，情绪烦躁，大便干结，舌苔薄白、质红有刺，脉左细，右细弦。治以养血活血，调气通经。

处方：当归 12g，赤芍 9g，川芎 6g，郁金 6g，桃仁 12g，红花 3g，莪术 6g，制香附 6g，木香 6g，鸡血藤 15g。6 剂。

三诊：3 月 11 日。服上药后，月经于 3 月 3 日来潮，3 天净，量少色红，心慌胸闷，下腹作胀，腰腿酸痛，舌苔薄腻，边尖赤，脉象细迟。拟以养血宁心，疏肝益肾。

处方：地黄 12g，当归 9g，白芍 9g，川芎 3g，远志 6g，郁金 6g，陈皮 6g，丹参 9g，桑寄生 15g。6 剂。

（《钱伯煊妇科医案》）

三、月经后期及杂证选案

冲脉损伤，二阳心脾病案

年甫十五，经尚未通，曾患伤食恶食之病，去秋落发重生，饮食素少，性情多怒，脉来弦细，脾虚延伤八脉。有二阳之病，发心脾之虑。

大生地，柏子仁，当归身，人参，佩兰叶，大丹参，雀脑芎，大白芍，女贞子，冬白术，济水阿胶。

（《问斋医案》）

八脉本亏，水不济火案

年逾五十，经行不断，奇经八脉本亏，素有巅疼、腰痛、身热宿疾。自前次经来涌后，其热益甚，今乃更剧，竟夜不退。显系阴亏，水不制火，饮食减少，虚火不能消谷，可知脾闭则舌苔非积食可比。至于耳啸心烦，唇燥颊赤，虚里穴动，痦瘵不安，梦境迷离，心目眩晕，无非阴不敛阳，水不济火所致。六脉软数兼弦，静补三阴为主。

大生地，元武板，大丹参，五味子，炙鳖甲，大麦冬，地骨皮，酸枣仁，青蒿梗，济水阿胶，龙眼肉。

（《问斋医案》）

冲任并损，有防虚劳案

月以三十日而一圆，经血三旬而一至，象月，满则亏，此其常也。反此者病。经不及期，十余日一至，经前作痛，内热食减，形神不振，脉细如丝，按之无力。气血双亏，冲任并损，由郁怒烦劳所致。有虚劳之虑。拟八珍加减主之。

　　大生地，人参，冬白术，炙甘草，川芎，当归身，大白芍，佩兰叶，煨木香，熟枣仁，远志肉，济水阿胶。

（《问斋医案》）

冲任无权　奇经下损案

　　年甫念六，经尚未通，饮食不甘，形神不振，二天不足，脾肾双亏，肾不藏精，脾不化血，驯致奇经下损，冲任无权。冲为血海，任主胞胎，源头不畅，生气不来，以故不孕，非暗经可比。脉来弦数无神，不可忧劳动怒。治此大法，脾肾双培，二天兼补。

　　大生地，人参，冬白术，炙甘草，当归身，大白芍，川芎，怀牛膝，柏子仁，怀山药，山萸肉，云茯苓。

（《问斋医案》）

冲脉血虚案

　　经过期色淡，血虚可据，宜归脾合四物汤。

　　东洋参，云茯苓，冬阳术，炙甘草，绵黄芪，当归身，酸枣仁，远志肉，广木香，大熟地，川芎，大白芍。

（《问斋医案》）

血海实邪　气郁不宣案

　　素本经前作痛，今次经来甚涌，痛乃不休，延经二十余日。痛在经前为实，痛在经后为虚，始焉气郁不宣，近乃血虚失养，右肋左腿俱疼，肺降肝升失度，脉来软数而空。益气养荣为主。

　　东洋参，云茯苓，冬白术，炙甘草，当归身，酸枣仁，大熟地，煨木香，小川芎，大远志，四制香附。

（《问斋医案》）

冲任交伤　气郁不煦案

　　年甫念三，病延九载，经候不调，尚未妊子，喉干不渴，腹中沉坠，脉来软数。肝脾肾气血交伤，气郁无以煦和，血燥不能濡润，沉痼之疴，殊难奏效。益母八珍合胶艾徐徐培养。

　　益母花，大熟地，当归身，川芎，大白芍，东洋参，云茯苓，冬白术，炙甘草，陈阿胶，真艾叶。

　　为末，水叠丸。早晚各服三钱。

（《问斋医案》）

冲水不济　阳明亢盛齿痛案

　　经以齿乃骨之所终，手足阳明之脉上循于齿，地癸主于冲脉，冲为血海，并足阳明经而行。阴虚无以配阳，水弱不能济水。经事先期，不时齿痛。当从阳明有余，少阳不足论治。

大生地，粉丹皮，福泽泻，白知母，当归身，鲜石斛，大麦冬，黑山栀。

（《问斋医案》）

冲脉失养，子午不交，不孕案

气不外卫则寒，血失中营则热，经无约束则愆期，二气素虚，奇经亦损，督行一身之阳，任行一身之阴，冲脉从中直上，任督犹天之子午，子午不交，乌能受孕。

大熟地，人参，黄鱼鳔，山萸肉，五味子，怀山药，大麦冬，当归身，大牡蛎。

（《问斋医案》）

冲脉失调，恐传风消案

沈右，气升呕吐，止发不常，口干内热，经事愆期，行而不多，夜不安寐，舌质红，苔薄黄，脉象左弦右涩，弦为肝旺，涩为血少。良由中怀抑塞，木郁不达，郁极化火，火性炎上，上冲则为呕吐，经所谓诸逆冲上，皆属于火是也。肝胆同宫，肝郁则清净之府岂能无动，挟胆火以上升，则气升呕逆，尤为必有之象。口干内热，可以类推矣。治肝之病，知肝传脾。肝气横逆，不得疏泄，顺乘中土，脾胃受制。胃者，二阳也。经云：二阳之病发心脾，有不得隐曲，女子不月。以心生血，脾统血，肝藏血，而细推营血之化源，实由二阳所出。经云：饮食入胃，游溢精气，上输于脾。又云：中焦受气取汁，变化而赤，是谓血。又云：营出中焦。木克土虚，中焦失其变化之功能，所生之血日少，上既不能奉生于心脾，下又无以泽灌乎冲任，经来愆期而少，已有不月之渐，一传再传，便有风消息之变，蚁穴溃堤，积羽折轴，岂能无虑。先哲云：肝为刚脏，非柔养不克，胃为阳土，非清通不和。拟进养血柔肝，和胃通经之法，不治心脾。而治肝胃，穷源返本之谋也。第是症属七情，人非太上。尤当怡养和悦，庶使药达病所，即奏肤功。不致缠绵为要耳。

生白芍二钱，朱茯神三钱，仙半夏一钱半，川石斛二钱，炒枣仁三钱，代赭石（煅）二钱，旋覆花（包）一两，银柴胡一钱，青龙齿三钱，广橘白一钱，茺蔚子三钱，丹参二钱，鲜竹茹一钱半，生熟谷芽各三钱，左金丸（包）三分。

二诊： 气升呕吐未发，夜寐不安，经事行而不多，苔灰黄，按脉弦细而涩。皆由营血亏耗，肝失条达，脾失健运，胃失降和为病。昨投养血柔肝，和胃降逆，助以调经之剂，尚觉获效。仍拟逍遥合覆赭二陈加减，但得木土不争，则诸恙可愈。

白归身二钱，朱茯神三钱，炒枣仁三钱，炒竹茹一钱，生白芍二钱，仙半夏二钱，青龙齿三钱，广橘白三分，银柴胡三分，北秫米（包）一钱，代赭

850 古今奇经验案选编

石（煅）三钱，茺蔚子三钱，川石斛三钱，旋覆花（包）五分，青橘叶一钱。

（《叶熙春医案》）

冲任不注，　由于肝火案

李右，天癸初至，行而不多，腹痛隐隐，鼻红甚剧。气滞血瘀，肝火载血，不能顺注冲任，而反冲激妄行，上溢清窍，有倒经之象。逆者顺之，激者平之，则顺气祛瘀，清肝降火，为一定不易之法。

紫丹参二钱，怀牛膝二钱，全当归二钱，粉丹皮一钱，鲜竹茹三钱，茺蔚子三钱，制香附一钱，白茅花（包）一钱，炒荆芥八分，福橘络一钱，春砂壳三分。

（《丁甘仁医案》）

冲脉寒冷，　肝脾气滞案
案一

吴右，经事愆期，临行腹痛，血室有寒，肝脾气滞。血为气之依附，气为血之先导，气行血行，气止血止。欲调其经，先理其气，经旨固如此也。拟严氏抑气散，复入温通之品。

制香附一钱半，云茯苓三钱，广艾绒三分，延胡索一钱，月季花七分，全当归二钱，茺蔚子三钱，金铃子二钱，大砂仁（研）三分，紫丹参二钱，台乌药七分，怀牛膝二钱，陈广皮一钱。

（《丁甘仁医案》）

案二

郑右，下虚邪伏，营卫循序失常，形寒已久，纳少神疲，经事三月不行，渐成损怯。姑与扶下达邪，和营通经。

炒潞党二钱，抱茯神三钱，茺蔚子三钱，银柴胡七分，清炙草三分，紫丹参二钱，月季花三分，酒炒黄芩一钱半，陈广皮一钱半，仙半夏二钱，逍遥散（包）三钱。

二诊：寒热已止，纳减神疲，经事三月不行，脉象弦数，客邪虽退，而正气不复，冲任亏损，而经事不通。仍宗前法。

前方加怀牛膝二钱，西藏花三分。

（《丁甘仁医案》）

冲脉不调，　气阴两伤案

邢某，女，25岁，工人，1978年6月18日初诊。

病史： 月经后期，量少，自觉烦热、全身不舒已年余。自结婚第2年始（去年），全身酸困无力，心烦内热，月经50~90天1次。伴有失眠、食欲差、身瘦，体重自去年至昨天，降低7.25kg。近半月来，又有低热，经常在37.5℃左右。

月经史： $15\dfrac{7}{28\sim31}$ 天，血量一般，近来逐渐减少，色黑，现已 2 个月未见。体温 37.4℃。

检查： 舌红、苔薄黄，脉弦细。

辨证： 气阴两伤，虚劳发热。

治则： 益气养阴为主。先调脾胃以增进饮食，再退邪热。

方药： 六君子、生脉散、增液汤等，随症加减：台参、茯苓、焦白术、橘红、丹参各 12g，半夏、甘草、麦冬各 9g，元参、生地各 30g。水煎服。

二诊： 6 月 24 日。上药已服 6 剂。食欲好转，再拟养阴退热方：葛根、元参各 24g，土茯苓、党参、黄精各 30g，苦参、黄芩、天花粉各 15g，白术、麦冬、茯苓、甘草、佛手各 9g。水煎服。

三诊： 7 月 1 日。上方已服 6 剂，自觉症状均有好转。舌红少苔，脉弦细。调方：葛根、生地、元参、土茯苓、黄精各 30g，苦参、丹参、生白芍各 15g，麦冬、黄芩各 12g，甘松 9g。连服 3 剂。

四诊： 7 月 5 日。低热退约 1 周。当前体力好，食欲增，自觉已有行经前症状。舌红少苔。再予养血调经方：台参、黄精、黄芪、元参各 30g，丹参、生地各 15g，半夏、橘红、麦冬、甘草、茯苓各 9g，坤草 15g。连服 3 剂。此后又服药 6 剂，月经按期而症状消失。

（《妇科医案》）

冲海不及，元阳衰微案

刘某，女，27 岁，工人，1975 年 11 月 1 日初诊。

病史： 经行后期，量少。伴有身倦无力，已 2 个月余。发病于 1973 年因分娩时羊水栓塞，流血过多之后，逐渐后期。今又间隔 7 个月才行经 1 次，血量少，色淡质稀。伴有恶心不欲食，精神不振，脱发，畏寒，睡眠多梦等。

月经史： $18\dfrac{3}{27\sim30}$ 天，自分娩大流血后，月经一直不正常。末次月经于 9 月 22 日干净。

检查： 舌淡、苔薄黄，脉沉细而弱。

辨证： 脾肾不足，元阳衰微。

治则： 温补脾肾，扶阳益气。

方药： 四君子汤加味：台参 30g，熟地 18g，山药 24g，茯苓 15g，焦白术 12g，生甘草 15g，肉桂 9g，炮附子 12g，益智仁 9g。水煎服。

二诊： 11 月 10 日。服上药 3 剂后，自觉症状良好。原方继服 6 剂。

三诊： 11 月 16 日。服完上药后，面目、四肢轻度肿胀，体力较好。原方加泽泻 24g。取 5 剂，隔日服 1 剂，低盐饮食。此后又来取药 5 剂，服后月经正常。

（《妇科医案》）

冲脉虚弱， 肺气虚热案

贝某，女，22岁，工人，1974年2月27日初诊。

病史：月经前后不定期年余。伴有全身不适，易患感冒，经常恶寒，肩背痛。

月经史：$16\dfrac{4\sim5}{22\sim40}$天，血量一般，色黑有块。行经时腰腹痛，有下坠感。平时白带多，头痛，心慌，纳呆。大便稀，每日2~3次。语音嘶哑月余，体温经常在37℃以上，屡治未效。

检查：舌尖红，脉细数。

辨证：肺为水之上源，肺气虚热则肾水不足，以致嘶哑，冲任失调。

治则：清补肺气，滋肾水而利咽喉。

方药：生脉散合桔梗甘草汤加减：元参24g，知母12g，黄柏、五味子、甘草各9g，麦冬、诃子肉各12g，沙参、赤芍各18g。水煎服。

二诊：3月2日。服药3剂，症状显著好转，语声有力，体温36.5℃但有心悸心烦。上方加茯苓12g，取其宁心益脾以止烦悸。连服3剂。

三诊：4月10日。上述症状基本消失，月经按期（29天）来潮，惟觉咽中不利。上方再服3剂后停药。又反复1次，按上方调理而愈。

（《妇科医案》）

冲血不足， 阴虚内热案

石某，女，28岁，教师，1975年9月16日初诊。

病史：经血过少，经期提前已3个月。

月经史：$16\dfrac{6}{40}$天，血量一般。自3个月前始20天左右1次，量甚少，1~2天即止。伴有腰痛，平素口干喜饮。

检查：舌红苔薄白，脉沉数。

辨证：阴虚内热，冲任血亏。

治则：养血调肝，清热理冲。

方药：地骨皮饮加味：生地24g，白芍15g，川芎9g，当归、丹皮、地骨皮各12g，元参、天花粉、山药各18g，黄芩、橘红各9g，生牡蛎、百合各30g。水煎服。

二诊：1976年12月17日。服上方3剂后，月经正常已年余。今因咽痛咽干而来就诊。西医诊为咽部充血，但扁桃体不大。咳嗽甚重，已10多天。舌红、苔干腻，脉数。此仍属阴虚内热之症。调方：沙参18g，麦冬12g，桔梗、生甘草各9g，山豆根12g，银花30g，大青叶15g，元参、天花粉各18g，佛手12g。服3剂而愈。

（《妇科医案》）

经行泄泻案

马某，女，42 岁，1993 年 8 月 11 日初诊。

患经行泄泻数年，多方调治不愈。患者平日大便正常，每次行经，便作泄泻，质稀如水。口干而渴，小溲窘迫，夜不得寐，寐则梦多，两腿自感沉重如铅。本次月经来潮量多夹有血块；视其舌红苔白，脉来弦细。辨为阴虚生热，热与水结，代谢失序，水液下趋大肠作泻。治当育阴、清热、利水，为疏猪苓汤原方：

猪苓 20g，茯苓 30g，阿胶（烊化）10g，泽泻 20g，滑石 16g。

服 3 剂，泄泻即止，小便自利，诸症随之而愈。

（《刘渡舟临证验案精选》）

经断前后诸症 （围绝经期综合征） 案

王某，女，50 岁，1994 年 8 月 29 日初诊。

近半年来感觉周身不适，心中烦乱，遇事情绪易激动，常常多愁善感，悲恸欲哭。胸闷心悸气短，呕恶不食，头面烘热而燥，口干喜饮，失眠多梦，颜面潮红，但头汗出。月经周期不定，时有时无。某医院诊断为"围绝经期综合征"，服"更年康"及"维生素"等药物，未见效果。舌苔薄白，脉来滑大，按之则软。刘老辨为妇女 50 岁乳中虚，阳明之气阴不足，虚热内扰之证。治宜养阴益气，清热除烦，为疏《金匮要略》"竹皮大丸"加减。

白薇 10g，生石膏 30g，玉竹 20g，丹皮 10g，竹茹 30g，炙甘草 10g，桂枝 6g，大枣 5 枚。

服药 5 剂，自觉周身轻松，烦乱呕逆之症减轻，又续服 7 剂，其病已去大半，情绪安宁，睡眠转佳，病有向愈之势。守方化裁，共服 20 余剂而病瘳。

（《刘渡舟临证验案精选》）

痛经案

李某，女，45 岁，1993 年 5 月 5 日初诊。

10 年前因做人工流产而患痛经。每值经汛，小腹剧痛、发凉，虽服"止痛药片"而不效。经期后延，量少色暗，夹有瘀块。本次月经昨日来潮，伴见口干唇燥，头晕，腰酸腿软，抬举无力。舌质暗，脉沉。证属冲任虚寒，瘀血停滞。治宜温经散寒，祛瘀养血。为疏《金匮要略》"温经汤"。

吴茱萸 8g，桂枝 10g，生姜 10g，当归 12g，白芍 12g，川芎 12g，党参 10g，炙甘草 10g，丹皮 10g，阿胶 10g，半夏 15g，麦冬 30g。

服 5 剂，小腹冷痛大减。原方续服 5 剂，至下次月经，未发小腹疼痛，从此月经按期而至，俱无不适。

（《刘渡舟临证验案精选》）

闭经案

王某，女，28 岁。未婚，住北京市海淀区。

闭经 3 个月，肌肉注射黄体酮无效。患者常感周身乏力、心烦，性情急躁，少腹拘急，大便干结不爽，小便赤黄，口唇干燥，不时舐润。望其两目暗青，面色不荣，皮肤干燥角化，舌色红绛，无苔，中有裂纹，脉沉。刘老辨为血热相搏，日久变成干血内结。治当泻热逐瘀，嘱病人购服"大黄䗪虫丸"180g，每次服 6g，一日服 3 次。

二诊：服药不久，月经来潮，周期 5 天，经量中等，颜色暗红，其他诸症亦随之减轻。视其舌色仍然红绛，脉沉而略涩，此乃干血尚未尽化，瘀热犹存之象，令其仍服"大黄䗪虫丸"。观其诸症皆愈，又疏"圣愈汤"一方（党参、黄芪、生地、川芎、白芍、当归）3 剂，以善其后。

（《刘渡舟临证验案精选》）

经行虚喘案

宋某，女，24 岁，工人，1976 年 4 月 5 日初诊。

患者本无咳喘之疾，又无风寒外感之征。此次行经延期，色淡量少，突然气急而喘，难于平卧。少腹隐痛，喜按。并心慌不宁，汗出畏冷。脉象沉细，舌淡苔白。

辨证治疗：脉沉主里，沉细为血少气衰。行经突然作喘，乃"冲任经虚""肾不纳气"之虚喘。"虚喘责在肾"，故云："虚喘者无邪，元气虚也……""肺为气之主，肾为气之根"，治病必求其本，"此当速救其根，以接助真气，庶可回生也"。宗金匮肾气丸合贞元饮意，温肾纳气。俾肾气一振，则虚喘可望自平。

处方：熟地 24g，当归 12g，附子 3g，胡桃肉 12g，肉桂 3g，龙骨、牡蛎各 10g，炙甘草 6g，山萸肉 18g，云茯苓 10g，党参 12g，五味子 6g，细辛 3g。水煎 2 遍，早晚分服。

服药 2 剂，喘乃止，诸症悉退。第 2 月，月经始至，又有喘意，仍按原方服药 2 剂，喘又止。继服原方 4 剂，以资巩固。观察半年，经候如期，未见其喘。结婚之后，生 1 女孩，情况良好。

（《孙鲁川医案》）

倒经案

邹某，女，14 岁，学生，1961 年 2 月 10 日初诊。

上月鼻衄，断断续续 3 日方止，恃其年幼体壮，家长并没介意，未予治疗。昨晚又患鼻衄，至今流血不止，故来门诊。衄血鲜红，头痛目赤，精神烦躁，面部有时烘热，色红鲜艳，腰及少腹胀痛，小便短黄，大便干燥，脉来弦数，舌红，苔薄黄。

辨证治疗：患者年届二七，腰及少腹胀痛，面部烘热，为月经将行之征。鼻衄流血不止，并头痛，目赤，烦躁，显属血热倒经之候。治以清热凉血，散瘀通经。方用犀角地黄汤加味。

处方：犀角片（先煎）10g，生地 3g，赤白芍各 12g，丹皮 9g，白茅根 25g，川牛膝 12g。水煎服。

二诊：2 月 13 日。上方刚进 1 剂，鼻衄即止，头痛目赤减轻，服药 3 剂，月经通行，色红有瘀血块，面部烘热遂减，少腹尚感胀痛不已，仍宗原法去白茅根、犀角，加红花、桃仁各 6g。再予 3 剂。

三诊：2 月 16 日。上药服后，诸症相继而平。为巩固疗效，继予养血调经之品。

处方：生地 18g，赤芍 9g，当归 12g，鸡血藤 18g，阿胶（烊化）12g，生甘草 6g。水煎服。

（《孙鲁川医案》）

四、闭经证选案

冲血血亏，心悸盗汗案

经血乃水谷之精气，和调五脏，洒陈六腑，生于心，藏于肝，统于脾，布于肺，泄于肾，灌溉一身，荣养八脉，上为乳汁，下为月水，上应于月，月以三十日而一盈，经水三旬而一至，应月满则亏，亏极则病。症本阴亏血少，无以荣胎，三经半产，血少不能应月盈亏，经来不一，经前作痛，血不养心则怔忡，血不化赤则白带，血不濡润阳明则乳房隐痛，大便燥结，血热则盗汗。总是阴亏血少，损及奇经，任行一身之阴，督行一身之阳，任督犹天之子午，子午不交，以故不孕，脉来细弱无神。治病必求其本，无阳则阴无以生，无阴则阳无以化，法当从阴引阳，从阳引阴，阴平阳秘，精神乃治。

大熟地，人参，玄武胶，鹿角胶，女贞子，旱莲草，当归身，白芍药，冬白术，云茯苓，海螺蛸，鸡血藤膏。

（《问斋医案》）

冲任不畅，肝郁不伸案

经闭五十日而行，甚涌，少腹右角反疼，上攻于乳，舌苔中黄，六脉弦数。显系肝气郁结不伸，奇经八脉源头不畅。经以任脉为病，男子内结七疝，女子带下瘕聚，盖血瘕气聚，乃妇人女子之疝，疝亦肝经所主。治宜调血中之气，和气中之血。

全当归，川芎，四制香附，生木香，延胡索，川楝子，大白芍，小青皮，抚糖炒山楂。

（《问斋医案》）

冲脉上逆，情志郁结案

经闭三月，血结成瘕，下离天枢寸许，正当冲脉上冲之道，是以跳跃如梭，攻痛如咬，自按有头足，疑生血鳖，肝乘脾位食减，木击金鸣为咳，中虚营卫不和，寒热往来如疟，从日晡至寅初，汗出而退，脾伤血不化赤，白带淋漓，脉象空弦。虚劳渐著，第情志郁结之病，必得心境开舒，方能有效。

大生地，当归身，小川芎，大白芍，五灵脂，生蒲黄，怀牛膝，茜草根。

（《问斋医案》）

冲脉血亏，阳明虚弱案

翁右，经停九月，胃纳不旺。经旨月事不以时者，责之冲任，冲为血海，隶于阳明，阳明者胃也，饮食入胃，化生精血，营出中焦，阳明虚，则不能化生精血下注冲任，太冲不盛，经从何来。当从二阳发病主治。拟金匮温经汤加味。

全当归二钱，阿胶珠二钱，紫丹参二钱，赤白芍各七分，川桂枝一钱三分，吴茱萸一钱三分，仙半夏二钱，炙甘草三分，茺蔚子三钱，大川芎三分，粉丹皮一钱三分，生姜二片，红枣二枚。

（《丁甘仁医案》）

冲脉空旷，经闭案

吴某，31岁，已婚，干部。

月经一向超早，2年前由上海赴外地后环境变迁，月讯杳然无迹，身体羸瘦，头眩目花，小便频数，腰酸畏寒，精神疲惫，乃于1962年2月初返沪就诊。

初诊：2月16日。闭经16个月，面色不华，腰酸神疲，性生活淡薄，眼胞虚浮，脉沉细，舌质淡，苔薄白。证属肝肾虚亏，癸源不足。治拟补肝肾，益气血。

紫河车9g，紫丹参9g，巴戟9g，川牛膝9g，木瓜9g，仙灵脾9g，杜仲9g，熟地9g，白芍6g，紫石英（先煎）9g，白术9g，黄芪9g。

二诊：2月19日。四肢不温，小腹有虚冷感，冲任虚寒之象也。治宜温肾暖宫。

淡附片6g，肉桂2.4g，玉竹9g，鹿角霜9g，熟地9g，丹参9g，鸡血藤膏9g，香附9g，仙灵脾9g，巴戟9g，川牛膝9g。

三诊：2月21日。小腹虚冷感已瘥，胃口不佳，精力疲乏。脾胃为气血之源，必须重视。治拟健脾益血，充养癸源。

白术6g，新会皮6g，茯苓9g，黄芪9g，熟地（砂仁2.4g，拌）9g，丹参9g，巴戟9g，陈艾6g，炒枳壳4.5g，益母草9g，泽兰叶6g。

四诊：2月23日。服药后小腹冷痛已愈，胃口渐开，刻小腹坠胀感。盖冲任渐趋流利，治拟理气调经。

香附9g，广郁金6g，白术6g，黄芪6g，当归6g，黄精9g，炒枳壳4.5g，川牛膝9g，陈皮6g，茺蔚子9g，香橼皮4.5g。

五诊： 2月25日。腿膝酸软，胸闷不舒，略有白带，腰酸殊甚。肾气不足，治拟固肾宽胸。

鹿角霜9g，紫河车9g，陈皮6g，香附9g，潞党参9g，冬术6g，茯苓9g，黄精9g，巴戟9g，玫瑰花3g，月季花2.4g。

六诊： 2月27日。调理后眼胞虚浮已好，面色渐润，腰酸亦瘥，腿膝健朗。病有转机，再当调补肝肾。

巴戟9g，黄精9g，丹参9g，党参9g，熟地9g，砂仁（拌）2.4g，炒阿胶9g，香附9g，焦白术6g，川牛膝9g，炒枳壳4.5g，陈皮6g。

七诊： 3月1日。服药后精力已充，带下亦少，经水虽尚未来，身体已渐复原。再养血以充源，健脾以培本，经水毋催，当能自调。

菟丝子9g，蛇床子9g，党参9g，熟地（砂仁2.4g拌）9g，炒阿胶9g，枸杞子9g，五味子4.5g，白术6g，香附9g，枳壳4.5g，陈皮6g。

八诊： 3月3日。白带已愈，精神亦好，略有胸闷发胀。治拟充养为主，理气为辅。

当归9g，巴戟9g，丹参9g，焦白术6g，新会皮6g，茯苓9g，香附9g，合欢皮9g，陈香橼3g，玫瑰花2.4g，月季花2.4g。

九诊： 3月5日。诸恙次第就愈，经水虽尚未恢复，病因既除，为期当不远焉。治乃滋其源，调其气。

党参9g，黄芪9g，当归9g，紫河草6g，鹿角霜9g，丹参9g，巴戟9g，香附9g，枳壳4.5g，红花5g。

十诊： 3月8日。昨出鼻红，少许即止。此亦吉兆，血贵流通，逆于上则应导于下，经水即将来届。

仙鹤草9g，益母草9g，川牛膝9g，巴戟9g，狗脊9g，金樱子6g，黄芪9g，白术6g，陈皮6g，首乌9g，玉竹9g。

十一诊： 3月12日。经停16个月，经20余日之调理昨晚已转，量少不爽，略有腹胀肢软。宜调经疏通。

当归9g，川芎4.5g，熟地9g，焦白术6g，白芍6g，巴戟9g，狗脊9g，木瓜9g，乌药6g，川牛膝9g，香附9g。

十二诊： 3月16日。服药后经来已畅，历4日而净，现略感腿膝软弱。症状痊愈，仍当调补气血，以巩固疗效。

党参9g，黄芪9g，熟地9g，炒阿胶9g，仙灵脾9g，川断9g，玉竹9g，首乌9g，白术6g，木瓜9g，桑枝9g，新会皮6g。

患者经调理后，体力恢复，情绪愉快，停1个月又来就诊（4月）。述近感头眩畏寒，胸闷泛恶，小溲频数，按其脉为滑数。嘱妊娠试验，结果2次均为阳性。

（《朱小南妇科经验选》）

冲脉气滞，肝郁经闭案

陈某，女，34 岁，河北定兴人，已婚。初诊日期：1958 年 9 月 10 日。

初步诊断：血虚肝郁经闭。

主诉：月经 15 岁初潮，一向周期尚准，最多过两天即来，经行有腹痛，但不甚重，经色发黑，量正常，每次带经 5 天左右，1954 年曾生过一胎，足月产。目前月经已有 5 个多月未行，并无像怀孕似的那些异常感觉。亦无骨蒸、肌热、倦怠、瘦削等现象。只是常常两胁胀满，有时窜痛，性情急，越来越甚。由于胸闷不舒，有时自寻烦恼，尤其每届周期，更觉视听皆不顺，并有腹痛多饮等现象出现，只是月水不行。饮食尚正常，无头痛眩晕。

诊察所见：脉息弦细而涩，舌苔正常。精神抑郁，营养中等。

腹诊：柔软，未发现有显著病变。

内诊检查：妊娠除外。

病情分析：经闭 5 个月有余，脉来弦细而涩，弦为肝郁，细乃血虚，涩不乏力，当主经脉滞涩，气滞血瘀。症见胁满，时而窜痛，性急好怒，胸闷不舒，并神情抑郁而不快，此一派肝郁气滞表现，殊为明显。症无头痛眩晕，肝郁气滞犹未至重，于此可知。更有肝郁气滞表现是出现于经闭之后，究其源当由血虚肝失所养，肝木失荣，而致肝气郁结不疏，气机失畅，经隧壅滞，导致经闭。然脉之涩不乏力又为气滞血瘀。每届周期，腹痛多饮，而月经不行，又为瘀兼郁热，当由于郁久气结血瘀，以致壅塞经脉，更加郁久化热使然。

治疗方法：行气开郁，养血调肝，通经解结，兼疗郁热。

处方：酒当归 9g，白茯苓 9g，焦白术 9g，柴胡 4.5g，粉丹皮 6g，炒山栀 6g，杭白芍 12g，甘草 3g，制香附 9g，桃仁泥 4.5g。连服 3 剂。

二诊：9 月 15 日。前方进 3 剂，少腹微感疼痛，经犹未通，愿服丸药。

处方：加味逍遥丸 2 袋，七制香附丸 60g，各分 10 次，每天空腹同服 1 次。

怀牛膝 6g，南红花 3g，10 付，煎汤送丸。

1960 年 4 月 26 日因乳房胀痛来诊，述及 1958 年曾闭经半载。10 天丸药服完之后，第 12 天（即服完丸药之第 2 天）月经即通。一年多来，按月而行，一直很好。最近从上月经过后不到半月，乳房出现胀痛，日以益甚，至临经期，不敢近衣，月经来潮，胀痛消失，过后十余日，则又发作。予以疏肝解郁而安。

（《老中医经验汇编》）

肝郁脾虚，心肾不交案

王某，女，32 岁，天津人，已婚。初诊日期：1959 年 7 月 18 日。

初步诊断： 经闭（肝郁脾虚，心肾不足）。

主诉： 2 年前，产后 25 天大出血，据北京市第一医院检查，认为是胎盘部分稽留，刮宫后血即止。从此身体觉弱，常感通身无力，心跳不宁，迨小孩周岁，月经来潮，每次腹满甚至牵引肛门重坠难堪。现已 5 个月月经未见，面部出现浮肿，周身脸手腿足均发胀，不时觉有游走性窜痛，经常腰疼，有时腹痛，饮食二便如常。

诊察所见： 面色萎黄，轻度浮肿，脉弦近数、两尺均微。

病情分析： 此病例血脱于前，又因肾伤于后，血脱气随血耗，身体致衰，因此常感无力。血不养心，心神不安，于是心跳不宁。血不养肝，肝木失荣，则肝气郁结，气郁血凝则阻滞经脉，故哺乳期过，月经来潮出现痛经。两尺脉微，显是肾经亏损，肾为先天之本，乃安身立命之原，肾伤故腹痛引肛坠，肾主二阴也。经闭常腰痛，腰为肾府也。肾伤又必影响于肝，肝阴不足则阳亢为害，脉弦近数，肝郁阳热之出现，盖由于此。肝阳为害，势必木乘土位，脾困于中，脾虚生湿，当即面色萎黄，呈现浮肿。脾失斡旋则化源不足，当即阴血愈虚。心肝脾肾辗转相因，其结果必然要导致经闭。至于经闭之后周身脸手腿足均发胀，乃脾虚气郁所致，时有游走性窜痛，为肝气攻窜使然。脉证互勘，可知病属肝郁脾虚，心肾不足。

治疗方法： 疏气养血，扶脾安神，益肾调肝，佐以通经。

处方： 秦当归 9g，炒白芍 12g，川芎 4.5g，川厚朴 4.5g，制香附 9g，云茯苓 9g，丹参 9g，紫蔻 3g，焦白术 9g，鸡内金（炒）12g，桑寄生 15g，西红花 1g。连服 2 剂。

二诊： 7 月 20 日。服药后感觉身体较前有力，腰痛减轻，腹中作响而未发疼痛。惟昨晚受凉，又腹痛大便溏。脉沉弦近数、两尺犹微，舌苔薄中心微黄腻。

处方： 云茯苓 12g，焦白术 9g，川厚朴 6g，砂仁壳 6g，焦三仙各 30g，鲜藿香 9g，广陈皮 4.5g，清半夏 9g，制香附 6g，扁豆衣 9g，青竹茹 9g，生甘草 3g，紫蔻 3g，生姜 6g。连服 2 剂。

三诊： 7 月 22 日。服药以后，泄泻即除，21 日上午第二剂药尚未服，月经即来，经前腹痛较甚，但引肛下坠感不明显，量少色黑，今已更少。再予服河车大造丸，以促进机体的恢复，下次经期临近，照第一方再进 3 剂，可保无虞。

（《老中医经验汇编》）

冲脉气血亏虚，　肝脾郁结经闭案

高某，女，20 岁，本院护士，未婚。初诊日期：1959 年 11 月 19 日。

初步诊断： 经闭（气血兼虚，肝脾郁结）。

主诉： 末次月经 7 月 8 日，迄今 4 个月将半未见下行。体倦神疲，气短心悸，头昏眩晕，动辄益甚，两胁时疼，饮食尚如恒，惟大便时而腹泻，时而便秘，反复无常。口鼻干燥。

诊察所见： 面色黄白无华，舌红苔少，脉息弦细，双寸均微。

病情分析： 室妇经闭，面色黄白无华，脉息弦细，双寸均微，显是气血兼虚，肝脾郁结。盖体倦神疲，气短心悸，为气血兼虚之候，脉来双寸微，当更明矣。两胁时疼，头昏眩晕，乃肝气横逆象，脉弦细是其征也。大便泻秘无常，面色黄白无华，是由于脾郁失运，消化不良。口鼻干燥，乃因为肝旺气火易升，阴津不得上承。于是气虚则血少，血虚则肝郁，木旺则脾衰、肝脾郁结，化源日少，由此气血愈虚，肝脾益郁，化源愈少，经闭形成。

治疗方法： 气血双补，调和肝脾，兼佐通经。

处方： 秦当归 9g，生熟地各 6g，制香附 9g，鸡内金 2g，赤白芍各 9g，小川芎 4.5g，朱茯神 15g，甘草 6g，柴胡 2g，首乌藤 15g，焦白术 6g，月季花 9g。连服 3 剂。

二诊： 11 月 24 日。经尚未通，服药后只感腹有微胀，他无所觉。口鼻干燥已减轻，日前头觉疼，身疲软，今已轻，再依前方加减。

处方： 秦当归 9g，鸡内金 15g，鸡血藤 12g，赤白芍各 6g，小川芎 6g，焦白术 6g，月季花 12g，炙草 6g，柴胡 2g，生地 9g，云苓 9g，薄荷 3g，生姜 6g。连服 3 剂。

三诊： 12 月 1 日。经犹未通，从昨天感觉头疼较重，气短，晨起面显虚浮，食入脘胀，手梢发胀而麻，形疲欲睡，曾于 24 日出现鼻衄，日来带盛。脉息弱弦而近数。

处方： 秦当归 9g，焦白术 6g，炙芪 9g，朱茯神 9g，广木香 1.5g，太子参 4.5g，炙远志 4.5g，陈皮 4.5g，熟枣仁 9g，龙眼肉 9g，紫蔻 3g，炙甘草 6g，月季花 9g，鲜姜 6g，大枣 5 枚。连服 3 剂。

四诊： 12 月 7 日。脘胀手麻，头疼眩晕诸症均减轻，腹部偶有疼痛，但月经仍未行，昨日又发鼻衄。

处方： 照前方加鸡血藤 12g，月季花再加 6g，连服 3 剂。

五诊： 12 月 15 日。经犹未下，纳量大增，头痛眩晕更减，带下亦轻。数月以来，发现少腹左侧有向下方横斜一条，粗如指，偶作微痛，按之痛亦不剧，今日晨起面部尚有轻度虚浮，脉息较和，但仍形弦弱。

处方： 照前方加炒桃仁 9g 研如泥，月季花再加 9g，连服 3 剂。

六诊： 12 月 17 日。今上午经水来潮，量中等，色较黑。经行以后，腹痛较甚，但比以往为轻，以往经行腹痛剧烈，甚至手凉，气短。此次月经距上次为 5 个月零 10 天。脉息沉细弱弦而近数。

处方：酒当归12g，川芎4.5g，酒白芍18g，吴萸1g，川楝肉9g，生橘核12g，紫蔻3g，炙甘草6g，鲜姜9g。连服2剂。

此案5个多月之室女经闭，共诊5次，服药15剂，历时不足1个月而通。腹虽仍痛，但较前为轻，量虽不多而行无滞涩。中间11月24日，以及12月6日，两次出现鼻衄，乃兆经水之将通，盖由于肝脾郁结，气火易升、血随气行，不得下降，惟其素质气血兼虚，难胜攻降，于是递增月季花，另加鸡血藤及少量炒桃泥，使轻柔之品，引血下行，病既得愈，正且无伤。此即"血有因瘀气实者，宜行之降之；血有因虚而涩滞者，宜补之活之"。意在通闭解结，反之于平，则尽之矣。

（《老中医经验汇编》）

寒湿交阻， 气郁经闭案

苟某，女，36岁，北京人，已婚。初诊日期：1960年2月13日。

初步诊断：经闭（寒湿交阻，气郁经闭）。

主诉：由去年元月份，月经至时未下，现已年余不来，以往常是两三个月一行，一向颜色暗黑，量来常少，经行腹痛剧烈。平时腹冷腰酸，经期益甚，经常白带多质稀而黏，气味发腥，时常混有血丝或下粉水。惯有肠鸣，腹胁膨胀。

诊察所见：舌苔白腻，脉息沉细，弱弦。

病情分析：经闭年余。先是经行后期，常两三个月一次。后期而至者，多阴胜而为寒，色暗黑，量常少，经行腹痛剧，是其明征。平素腹冷腰酸，带盛质稀，气味腥臭，显是肾气不足，寒湿之邪，侵害奇经。或混血丝，或下粉水者，阴络伤也。脉见沉细弱弦，沉主气滞，细属血虚，血虚肝郁，多见弱弦。肝郁则气滞，木旺则脾衰，惯有肠鸣，腹胁膨胀。综合前后，衡之以理，此证当为阴盛血虚，寒湿交阻，气郁塞滞，经闭不行。

治疗方法：温寒化湿，通经理气。

处方：桑寄生18g，制香附9g，全当归15g，大川芎4.5g，生灵脂9g，生蒲黄（包）9g，上官桂3g，小茴香9g，薏苡仁15g，吴茱萸3g，月季花15g。连服3剂。

桂枝茯苓丸27g，每次4.5g，随药吞。

二诊：2月16日。药将服完，昨（15日）经水即下，色紫暗夹块，量少，腹冷腰酸，疼痛不明显，肠鸣已大差。以往经前腹痛殊甚，经行痛更剧烈，此次经前无痛，只在行后第一天夜间觉有腹痛，今早即已极轻，惟量仍不多。舌苔白腻，脉仍沉细弱弦。

处方：照前方再加鲜姜9g，切同煎，连服3剂。

三诊：2月19日。进前方经量已较多，今已5天，现已少而将尽。少腹犹感冷，腰尚微酸。

处方：照前方吴茱萸再加 1.5g，另加炮姜炭 6g，连服 3 剂。

此案素体肾气虚，寒从内生，肝气郁，滞碍血行，又因寒湿之邪，干于胞脉，相互搏结，则经脉不得通，月事闭而不行。此外肝旺脾衰、化源不足，亦重要原因之一，《诸病源候论》云："肠中鸣，则月事不来"，盖即指此。根据此证阴盛血虚，寒湿交阻，气郁滞塞，经闭不行之因，而治以温经化湿，通经理气之法，年余经闭，三药而通。

（《老中医经验汇编》）

血虚经闭案

案一

武某，女，33 岁，北京人，已婚。初诊日期：1960 年 2 月 20 日。

初步诊断：血虚经闭。

主诉：由去年 7 月间，开始感觉腹胀，9 月份月经未来，至 11 月份因注射黄体酮经水始至，但自后未再打针，月经到今天亦还未来。自去年腊月迄今，每天饭后，胀满难堪，午饭以后更甚。有时凛寒，有时燥热。白带量多如注而稠黏。晚间手足心发热，夜里咳嗽有痰，身疲乏力气短，悸而心烦易惊，食不知味，口干。

诊察所见：面色萎黄，唇舌淡，耳发白，脉息虚数而弦，血红蛋白 8g/dl。

病情分析：始则腹胀，脾气乃伤，继而经闭，化源不足，半年之后，食后胀满难堪，显是脾困于中，累及于胃，不胜谷气而使然。胃者卫之本，脾者营之源，卫失外卫则凛寒，营失内守即燥热。脾虚生湿，湿久化热，脾虚热胜，则面色萎黄。损伤奇经，则白带稠黏，量多如注。脾虚气弱，则身疲乏力而气短。久病伤阴，阴虚生热，则夜晚手足心热。悸而心烦，亦属虚火，发烦则神不安而易惊。虚火灼津而为痰，痰气上逆，乃生咳嗽。脾胃俱伤，兼有虚火，故食不知味。唇舌俱淡，两耳发白，乃明显血虚。脉见虚数而弦，当是脾气虚馁，肝木来乘。一脾虚则化源欲竭，故脉见虚，肝旺则气火易升，故脉弦数。脉证互勘，其经脉之所以闭者，脾虚是其因，血虚为其本。人身气血犹泉源也，盛则流畅，少则壅滞，壅滞致阻、源断其流。

治疗方法：先予扶脾养血，以资化源，俟有好转，兼佐通经。

处方：秦当归 9g，茯苓神各 9g，焦白术 9g，小川芎 4.5g，全紫苏 9g，赤白芍各 9g，清半夏 9g，新会皮 9g，台党参 1.2g，淡干姜 3g。连服 3 剂。

二诊：2 月 23 日。进前方白带量已减，食后胀亦轻，口干亦差。

处方：照原方加月季花 12g，菊花 6g，连服 3 剂。

三诊：3 月 3 日。身觉有力，精神转佳，一切证象均有好转，惟于 2 月 26 日因食不慎而致腹泻，经尚未来。

处方：茯苓神各 9g，焦白术 9g，砂仁 6g，莲肉 12g，上官桂 3g，炙黄芪

9g，炙草 6g，苡仁 18g，制香附 9g，月季花 12g，生内金 15g，西红花 1g。连服 3 剂。

四诊： 3 月 7 日。一切征象均很好，食后已不觉胀，腹泻亦轻，惟消化尚不甚正常，经尚未行。

处方： 照原方西红花再加 0.5g，连服 3 剂。

五诊： 3 月 10 日。昨晚饭后腹又胀，过一时即如厕作泻，便毕轻松，但身觉有力，纳量增加，经犹未行。

处方： 党参 15g，云苓神各 9g，焦白术 12g，炒山药 18g，莲肉 12g，白扁豆 9g，苡米仁 18g，生鸡内金 12g，砂仁 6g，西红花 1g。连服 3 剂。

六诊： 3 月 14 日。腹胀腹泻俱已消失，自觉身体有力，食欲增加，惟面目略有浮肿，经尚未行，要求改服丸药。

处方： 八珍益母丸 20 丸，早晚各 1 丸。

西红花 3g，分 3 次冲水当茶，连渣吃，隔日 1 次。

七诊： 3 月 24 日。食量增，身有力，面目虚浮减，经血仍未行，有时少腹感觉重坠，脉气已扬，略弦近驶。

处方： 八珍益母丸 20 丸，早午各 1 丸。

桂枝茯苓丸 20 丸，每晚服 2 丸。

西红花 3g，服法同前，隔 3 日 1 次。

八诊： 4 月 4 日。食欲佳，午后感疲倦，少腹时感重，经仍未行。

处方： 八珍益母丸 20 丸，早午各 1 丸。

人参鹿茸丸 10 丸，每晚服 1 丸。

西红花 3g，服如上法。

九诊： 4 月 16 日。4 月 10 日上午经水来潮，经前口渴，腹部微微隐痛。经量正常，色略淡，含块不多，今基本已净，一切症状均无所觉。经闭 8 个月，于今已通，再予扶脾。以资巩固。

处方： 人参健脾丸 20 丸，每晚 1 丸。

血虚经闭，每多由于有所大失血，而此例乃起始于脾虚化源不足。脾缘何致虚？不外思虑伤脾之营，劳碌伤脾之气，脾虚气馁则肝木来乘，虚虚无已，则化源不足。故治以扶脾养血，以资化源，但经闭治在经通，故略一恢复则加轻柔活血调经之月季花。再一恢复则加"少则能养血，多则能破血"之西红花。六诊之后，出现少腹重坠，说明药力已达，经水欲来。八诊之后，月经即下。8 个月经闭，于兹已通。

（《老中医经验汇编》）

案二

骆某，女，35 岁，住三教乡孙大奎村，于 1986 年 4 月 12 日诊。

经闭半年，屡用活血、通经药无效而来县。伴有腰痛、腿痛，左小腹痛，形体消瘦，面色无华，自觉阵阵发热，但测体温不高。齿龈出血，口不干，食欲不振，舌淡苔白，脉沉细。

辨证：血虚经闭，脾肾两亏。

此例经闭，本是血虚所致，血海空虚，无血可下，却屡用活血通经药强迫其月经来潮，此如向乞丐索粮，非其治也。《内经》云："治病必求于本"。先由血虚而后经闭，血虚为本，经闭为标。张景岳云："奈何今之医家多不知求本求标，孰缓孰急之道，以故治标者常八九，治本者无二三。且动称急则治其标，缓则治其本，尚不知孰为可缓，孰为最急，颠倒错认，举手误人！"由于不知健脾养血以治本，却专事通经活血以治标，因而犯"虚虚"之戒，由血虚而导致脾肾两亏。肾虚则腰腿小腹痛，脾虚则食不振而身消瘦。自感发热而齿龈出血者，乃阴虚不能敛阳，虚阳外浮之故。面色无华、口不干、苔白脉沉细，为阴阳俱虚之象。

治疗：大补阴血，引火归原。

处方：熟地30g，当归15g，川芎10g，白芍15g，怀牛膝15g，丹皮10g，杜仲8g，桂枝12g，附子6g，台参20g，陈皮10g。水煎服。

方意：以大剂四物汤峻补肝肾阴血；加桂枝、附子于阴中补阳，引火归原，为本方主药；牛膝、杜仲利腰肾，配丹皮活血调经；台参补气健脾，陈皮理气和胃，以脾胃为后天之本、气血生化之原也。

疗效：连服3剂，腰腹腿痛减，龈血已止，仍不欲食。原方加麦芽15g，又服3剂，食增，身觉轻健，诸痛消失。但阵发热之症尚未全除，加牛膝至30g，益母草10g，继服6剂，月经来潮，量少，3天止。体热未再发，除劳动后始感腰痛外，余无所苦。上方去益母草服3剂，改服人参养荣丸以善其后。至秋，其夫来告知，服养荣丸1个月，后未再服。现月经按期来潮，饮食精神均佳，已完全康复。

（《名医玄振一医案选》）

脾虚血亏经闭案

刘某，女，43岁，董家道口农民，1973年4月7日初诊。经闭1年，白带增多，小腹痛，食欲不振。近半月来，胃脘闷痛，食后难下，呕逆而多唾，全身乏力，面色无华，舌淡苔薄白，脉弱。

辨证：脾虚血亏经闭。

脾胃为气血生化之源，《内经》云："中焦受气，取汁变化而赤，是为血"。脾胃虚弱，运化失职，则食欲不振，气血虚亏，无血可下，故经闭。傅青主说："夫白带湿盛而火衰，肝郁而气弱，则脾土受伤，湿土之气下陷，是以脾精不守，不能化精血以为经水，反将白滑之物，由阴门直下，欲自禁而不可得也。"正指此症而言。由于脾胃虚寒，不能运化水谷和痰湿；故食欲不振，食后闷痛难化，下则小腹痛而多白带，上则呕逆而多唾。全身无力，面色无华，舌淡脉弱，为脾胃虚弱，气血不足之象。

治疗：先予补气健脾，温中散寒，后加养血调经之品。

处方：以理中汤合吴茱萸汤化裁：台参18g，白术15g，云苓15g，莲子肉15g，桂枝10g，吴萸6g，干姜6g，陈皮10g，香附10g，焦三仙各10g，甘草5g。水煎服。

方意：以参、术、苓、草、莲子补气健脾，干姜、吴茱萸、桂枝温中散寒；陈皮、香附疏肝理气；焦三仙助消化。此方大补脾胃之气，傅氏说："脾气健则湿气消，自无白带之虞矣。"

疗效：服2剂，痛呕止，食欲好转，白带减少。又服2剂，白带消失，饮食增加，面舌略转红润。仍周身乏力，月经未见。原方加台参至30g，加当归、白芍、益母草各12g，川芎10g以活血调经。继服7剂，停药10天，至5月15日，月经来潮，量较少，改服人参养荣丸以善后，后月事以时下，康复如初。

（《名医玄振一医案选》）

冲任不调，血亏肝旺案

乔某，女，成人，已婚。

初诊：1971年4月1日。闭经3个月，结婚10年未孕，以往月经周期为1~8个月，4天净，量不多。现感全身作胀，心烦易怒，小腹胀滞，腰酸，舌苔薄白尖刺，脉左沉软、右沉细滑。证属血虚肝旺，冲任失调，治以养血疏肝调经。

处方：当归9g，赤芍9g，丹参12g，制香附9g，木香6g，川楝子9g，木瓜6g，牛膝9g，乌药6g，覆盆子12g，泽兰9g。8剂。

二诊：4月16日。月经未至，午后手足心觉热，心烦易怒，下腹作痛，舌苔淡黄尖刺，脉左细软、右沉滑。再从前法加减。

处方：当归12g，赤芍9g，生熟地各9g，丹参12g，丹皮9g，鸡血藤12g，茯苓12g，牛膝9g，制香附9g，益母草12g。8剂。

三诊：5月17日。屡用养血疏肝调经之法，月经于4月30日来潮，4天净，量中等，始2天色淡，后2天正常，舌苔薄白，脉象沉细。月经已至，再予原法调理，以期巩固。

处方：生熟地各12g，当归9g，白芍9g，川芎6g，鸡血藤12g，泽兰9g，桂枝6g，狗脊12g，牛膝9g。8剂。

（《钱伯煊妇科医案》）

血海空旷，肾虚肝旺案

刘某，女，26岁，未婚。

初诊： 1961 年 5 月 22 日。闭经 5 年，平素月经量多，质稀，周期 30 ~ 60 天，7 天净，5 年前因生活环境改变而停经，经闭后身体显著发胖，血压增高，伴有糖尿病，记忆力减退，毛发脱落，去年在首都医院内分泌科检查，诊断为库欣综合征，今年三、四月间，又在该院进行垂体放射治疗。刻诊：头晕目眩，耳鸣心悸，胸闷腹胀，腰腿酸痛，面色微赤，舌苔薄白、前半花剥，脉象沉细。病属肾虚肝旺，气失条达，冲任失养，血海空虚。治以养血调气，方用四物汤合柏子仁丸加减。

处方： 熟地 12g，白芍 9g，全当归 9g，川芎 6g，龟板 15g，制香附 6g，柏子仁 12g，川断 12g，牛膝 9g，橘皮 6g，郁金 6g，泽兰 9g。8 剂。

另： 舒肝丸 14 丸，早晚各服 1 丸。

二诊： 6 月 8 日，月经未至，倦怠乏力，白带稍多，喉间有痰，舌苔薄白腻、根微黄、前半有裂纹、边有齿痕，脉左细弱、右细，重按略滑。此乃血虚气滞，兼夹痰湿。治以养血调气，兼化痰湿。

处方： 熟地 12g，当归 9g，白芍 9g，川芎 4.5g，制香附 6g，苍术 6g，橘皮 4.5g，制半夏 6g，牛膝 9g，桑寄生 12g，鸡血藤 12g，泽兰 9g。12 剂。

三诊： 7 月 21 日。月经于 7 月 6 日来潮，量多，色红，腰腹痛不甚明显，头晕得止，腹部微胀，经前关节酸痛，舌苔薄白，脉象细弦。再从前法化裁。

处方： 柏子仁 12g，泽兰 9g，卷柏 9g，白芍 9g，制首乌 6g，牛膝 9g，川断 12g，生地 12g，当归 9g。6 剂。

四诊： 7 月 25 日。月经虽通，仍有血虚肝旺之象，头晕间作，倦怠无力，口渴思饮，小溲色黄，舌苔薄腻、中裂，脉左沉细、右细微滑。治以养血柔肝。

处方： 制首乌 12g，地黄 12g，白芍 9g，枸杞子 9g，菊花 6g，丹参 9g，牛膝 9g，车前子 12g，橘皮 3g，清半夏 9g。6 剂。

月经又于 8 月 10 日来潮，量中等，4 天净，除经前稍有腹痛外，余无不适，月经已能如期而至，故未再服药。

（《钱伯煊妇科医案》）

冲虚经闭，肝肾两虚案

陈某，女，30 岁，已婚。

初诊： 1961 年 4 月 20 日。闭经一年半，妊 3 产 3，1958 年末次分娩，臀位产出后，流血约 750ml，哺乳 8 个月，停乳 4 个月后，月经来潮，血量逐次减少，5 个月后经闭，1959 年 10 月份最后一次来潮，仅流少量血性分泌物，经闭迄今，其间曾作人工周期，能按期来潮。1959 年 10 月作基础代谢为 5.6%，子宫内膜检查无结核。1960 年 5 月黄体酮试验（﹣），6 月连续检查宫颈黏液半月，均无结晶出现，某医院初步诊断为卵巢功能低下性经闭，怀疑席汉综合征初期。目前症状头晕眼花，四肢无力，体重日减，腰腿酸软，性欲减退，面色萎黄，舌苔薄黄多刺，脉象沉细。证属血虚经闭，由于肝肾两虚，营血衰少，血海空虚，而致经闭。治法以补益肝肾，佐以调经，方用四物汤合柏子仁丸加减。

处方：干地黄 12g，当归 9g，白芍 9g，川芎 4.5g，龟板 15g，柏子仁 12g，泽兰 9g，川断 12g，桑寄生 12g，牛膝 9g，橘皮 3g，谷芽 12g。4 剂。

二诊：4 月 25 日。曾于 4 月 21 日阴道出血少许，服药后腿膝稍觉有力，仍感腰痛疲惫，右胁隐痛，胃纳转佳，夜寐尚安，二便如常，舌苔黄微剥、边刺，脉象沉细。月经有来复之象，仍从前法，更进一筹。

处方：当归 9g，白芍 9g，干地黄 12g，川芎 6g，柴胡 6g，制香附 6g，卷柏 9g，柏子仁 12g，川断 12g，泽兰 9g，生牛膝 9g，净乳没各 3g。6 剂。

三诊：5 月 5 日。右胁隐痛，臀部胀坠，腿软无力，舌苔糙白、中微剥边刺，脉左沉细、右细弦。血虚气滞，经脉不通，仍从前法，加以通经消瘀之剂。

处方：熟地 12g，当归 9g，赤芍 6g，丹参 9g，桃仁 9g，红花 3g，卷柏 9g，牛膝 9g，制香附 6g，青皮 6g，橘皮 3g。用此方连服 1 个月。

四诊：6 月 13 日。月经于 6 月 6 日来潮，量多色红，无血块，今尚未净，月经初来时感觉阴道下坠，臀部胀滞，手足心热，纳差少寐，近挟感冒，咳嗽咽痛，舌苔薄黄微垢、边尖有刺，脉细。月经已能自动来潮，当前兼有外感，宜先祛风清热，宣畅肺气，佐以和胃益肾。

处方：荆芥炭 6g，桑叶 9g，紫菀 8g，桔梗 6g，生甘草 3g，杏仁 9g，扁豆衣 9g，橘皮 3g，谷芽 12g，桑寄生 12g，川断 12g，枇杷叶 9g。6 剂。

五诊：1962 年 1 月 16 日。相继服中药后，月经每月均能来潮，量少，2天左右干净，经期腰酸，臀部发胀，头晕目眩，午后倦怠，舌苔黄中微垢、微剥边有刺，脉象沉细。治宜补肝肾，调冲任。

处方：地黄 12g，白芍 9g，菊花 6g，金樱子 9g，丹参 9g，黑栀 9g，橘皮 3g，川石斛 12g，黑豆 15g，川断 12g，桑寄生 12g，泽兰 9g。6 剂。

（《钱伯煊妇科医案》）

冲脉血亏经闭案

蔡某，女，32 岁，已婚。

初诊：1962 年 4 月 28 日。闭经半年，1956 年在南方足月顺产一女孩，产后子宫出血不止，第 46 天后出血始止，以后月经每月来潮两次，量多，色鲜红，并有少许血块，月经前后小腹坠痛且胀，喜热喜按。1961 年 3 月底至水库劳动，月经当月来潮一次，7 天净，后即闭经 4 个月，注射黄体酮及服中药，来潮一次后，闭经至今。顷诊腹胀腰酸，头晕眼花，胸胁胀痛，四肢清冷，倦怠纳差，夜寐尚安，两颧略赤，舌苔薄白、中有刺、边有齿痕，脉左细尺弱、右细弦。病由产后失血过多，血虚无以灌注冲任，又因行经受寒，而致寒气凝阻，月经不行。治以养血调经，益肾温经。

处方： 干地黄12g，白芍9g，泽兰9g，柏子仁12g，卷柏6g，牛膝9g，橘皮3g，桑寄生12g，川断9g，官桂3g，炙甘草3g，大枣3枚。6剂。间日服1剂。

二诊： 5月10日。服上方后，月经于昨日来潮，量少色淡，无血块，经前小腹胀痛，腰酸，头晕倦怠，胸闷纳差，舌苔中薄白、根淡黄、边尖有刺、且有齿痕，脉细弦迟弱。证属肝胃不和，寒气凝阻。治以补气健胃，温经散寒。

处方： 吴萸3g，赤芍9g，人参4.5g，桂枝4.5g，苏梗6g，清半夏6g，橘皮6g，谷芽12g，炙甘草3g，大枣3枚。3剂。

三诊： 5月30日。头痛少寐，余尚平稳，舌根薄黄、中剥边尖刺、质稍绛，脉象细弦、左尺稍弱。现值经前，治以养血调经。

处方： 地黄12g，白芍9g，丹参9g，川断1.2g，生牡蛎15g，阿胶12g，泽兰9g，卷柏6g，牛膝9g，橘皮3g，谷芽12g。5剂。

四诊： 6月6日。月经今日来潮，量仍不多，色淡，腹部尚舒，舌苔净、中剥质微绛，脉左细尺弱、右细弦。治以益气血，调冲任，再用丸剂常服之。

处方： 八珍益母丸30丸，麦味地黄丸30丸。

服法： 经前早晚各服1丸。

（《钱伯煊妇科医案》）

血海亏空，经脉失养案

朱某，女，24岁，未婚。

初诊： 1961年11月28日。闭经年余，以往月经周期30天，7天净，量多，末次月经去年9月份，现头痛耳鸣，心悸，胸闷胁痛，腰腿酸痛，泛酸纳差，颧赤易汗，夜寐多梦，小便频数，舌苔白、中剥有刺，脉细促数。证属气血虚损，经脉失养，以致月经不行。治以补气养血，以濡经脉，方用炙甘草汤加减。

处方： 炙甘草3g，麦冬6g，桂枝4.5g，阿胶12g，白术9g，五味子6g，大枣3枚，人参6g，清半夏6g，川断12g，桑寄生12g，白芍9g。6剂。

二诊： 12月5日。精神较振，腰酸减轻，少腹作胀，自汗少寐，胃纳渐佳，二便如常，舌苔薄白腻、根微黄，脉象细数。再从前法加减。

处方： 白术9g，炙甘草3g，白芍9g，五味子6g，生牡蛎15g，磁石15g，丹参9g，制香附6g，木香4.5g，小茴香3g，阿胶12g，大枣3枚。12剂。

三诊： 12月19日。经闭年余，服药18剂，月经昨晚至，量多，色鲜红，夹有少量血块，腰腹酸痛缓解，心悸烦躁，浮肿自汗，舌苔薄白，脉象沉细。药既应病，再从前法加减。

处方： 白术9g，扁豆衣9g，白芍9g，五味子9g，生牡蛎15g，磁石15g，丹参9g，黄芪9g，川断12g。6剂。

四诊： 1962年1月4日。上次经行5天净，自汗已减，头晕腰酸，腹稍胀，舌苔薄白，脉象沉细。今值经前，治以养血调经。

处方： 柏子仁9g，川断12g，白芍9g，丹参9g，制香附6g，橘皮3g，浮小麦15g，卷柏9g，泽兰9g，远志6g，夜交藤12g。6剂。

以后宗此法治疗2个月，月经于1月17日、2月14日均能正常行经。

(《钱伯煊妇科医案》)

冲脉瘀滞，脾虚肝逆案

王某，女，20岁，未婚。

初诊： 1976年5月6日。闭经3年，刻诊下腹作痛，口干欲饮，面浮心烦，便干溲少，舌苔薄腻，脉象细软。病属脾气虚，肝气逆，兼有瘀阻。治以健脾疏肝，佐以化瘀。

处方： 党参12g，白术9g，茯苓15g，麦冬9g，丹参12g，丹皮9g，桃仁9g，鸡血藤15g，灯心1.8g，制香附6g，延胡索9g。9剂。

二诊： 5月20日。上方服9剂，诸恙如前，舌苔薄黄，脉象细软。病由血虚气滞，冲任失调。治以养血理气，活血调经。

处方： 地黄15g，当归12g，川芎6g，赤白芍各9g，桃仁9g，莪术6g，制香附6g，茯苓12g，牛膝9g，川断12g。9剂。

三诊： 6月10日。服上方后，月经于6月5日来潮，行经3天，量不多，色红，下腹痛，头晕，舌苔中根薄黄腻、边有齿痕，脉左细软，右细弦。现值经后，治以养血平肝，佐以调气。

处方： 地黄12g，白芍9g，当归12g，丹参12g，制香附6g，川楝子9g，香橼皮6g，枸杞子12g，菊花6g，牛膝9g。9剂。

(《钱伯煊妇科医案》)

经闭泄泻便血案

朱紫坊黄姓女，年二十二岁，始因经闭，服行经之药不效，后泄泻不止，食少，骨瘦如柴，服四神八味之类，泻益甚，而每天至天明数次，便后带血。陈用金匮黄土汤，以赤石脂易黄土，以干姜易附子，每服加生鹿茸五钱，意以先止其泄泻便红，然后更调其经水，连服八剂，泄泻如故，而经水通也，又服五剂泻血俱止。后服六君子汤加干姜收功。可知鹿茸入冲任督脉，大能补血，非无情草木所可比也。

鸿志按：此案经闭由于脾肾虚寒，投四神八味无效，反增便后带血，显是肉豆蔻，补骨脂，桂附等，大温脾肾之阳之过，药虽与泄泻对证，而与冲任督脉，仍属隔靴搔痒，乃修园先生以黄土汤改制，仅仅治其泄泻，无异四神之法，惟加鹿茸少许，其制遂异，其证即愈，可知治妇人之疾，当究奇经第一义也。

（陈修园案）

经闭将成劳损案

杨季登，经闭年余，发热少食，肌消多汗，而成劳怯，医见汗多为虚也，投以参，术，其血愈锢。喻诊时，身汗出如蒸笼气水，谓曰"此证可疗处，全在有汗"，盖经血内闭，只有皮毛间透出一路，以汗即血之液也，设无汗则血不流，则皮毛枯而死也，宜用极苦之药敛血入内，而下通于冲脉，则热退经行，而汗自止。非补药所能效也，于是以龙荟丸，日进三次，月余，经血略至，汗热稍轻，姑减前丸，只日进一次，又一月，经血大行，淋漓五日，而诸证全瘳矣。

鸿志按：此证即俗称干血劳，而以龙荟丸治愈，实意略所不及，灵枢云：夺血者无汗，夺汗者无血，汗多而经闭，即此候也，喻氏辨证用药，可谓神而明之矣。

（喻嘉言案）

经闭呕吐案

一妇，年二十余，形肥，痞塞不食，每日卧至未，饮薄粥一盏，粥后必吐水半碗，仍复卧，经不通三月余。前番通时，经色黑，脉辰时寸关滑有力，午后关滑，寸则否，询之，乘怒饮食而然。遂以白术半两，厚朴，枳实，黄连各一两，半夏，茯苓，陈皮，山楂，人参，滑石各八钱，砂仁，香附，桃仁各半两，红花二钱，分作十帖，每日服一帖，各入姜汁二蚬壳。间三日，以神佐丸，神秘沉香丸微下之，至十二日，吐止，食渐进，四十日，平复如故。

俞东扶按：薄粥一碗，必吐水半碗，卧不能起，将认作大虚证也，其辨在于痞塞。及经停之前，虽通而色黑也，因怒火食积，郁在湿热上则饮停，下则瘀阻，实证似虚耳，辰时脉关寸滑有力者，辰为气血注胃之时，胃满甚而连及上焦，午后惟关脉滑，独显胃实之象，方主消痰食，破气血，加黄连，滑石以清湿热，仍兼人参以鼓舞胃气，使诸药得行其疏通之力，再佐姜汁之辛，以开道路，又治呕吐此真纪律之师，有胜而无败者也。然犹有病深药浅之患，隔三日以二丸下，则真捣贼巢，病根可拔也。

（朱丹溪案）

五、冲脉病综合选案

八脉虚损，产后腹满肿痛案

苑，冲脉伤，督带损，皆由产时劳怖，理难复元，固摄下真，兼理奇脉，治非背谬，但腹满膨痛，若徒固补，不以通调，恐滋胀肿，大意阳宜通，阴宜固，包举形骸，和养脉络，乃正治方法，病样多端，纷纭缕治，难以立方矣。

人参，鲜河车胶，淡苁蓉，砂仁，制熟地，鹿角霜，归身，茯苓，紫石英，小茴香，羊腰子。

朱，四十，产后冬月右腿浮肿，按之自冷，若论败血，半年已成痈疡，针刺泄气，其痛反加，此乃冲任先虚，维脉不为用。温养下元，须通络脉，然取效甚迟，恪守可望却病。

苁蓉，鹿角霜，当归，小茴香，牛膝，茯苓，鹿角胶。熔酒蜜丸。

（《临证指南医案》）

冲任虚气上逆脘痛案

徐，少腹冲及心下，脘中痛而胀满，若云肝气犯胃，必有呕逆，前法益阴和阳不应，显是产后下虚，厥气上攻，宜用柔阳之药。

炒归身，苁蓉，炒枸杞，柏子仁，小茴，茯神。

又： 冲逆震动而痛，是产后冲任空乏，按定痛减，尤为虚象，缘胃弱减谷，未便以汤剂之多防胃倒耳。

当归，苁蓉，紫石英，茯苓，河车，鹿角霜。

又： 冲脉逆，则诸脉皆动，天朗晴而少安，由阴分虚及阳分可征。前法包举大气，温养佐通是为络方，日来春升，略衄血，然无清寒可投，加咸味佐其入阴，从产后下焦先伤耳，原方减鹿霜、归身，亦恐升阳也，加枸杞、桂元。以痛在左，故养肝是议。

（《临证指南医案》）

冲脉宫虚， 阴寒阳浮案

邹，三二，阳不入阴，不寐汗出，产后，阴先受损，继而损及奇经，前主温养柔补，为阴伤不受桂附刚猛，阅开列病情，全是阴虚阳浮，漏经几一月，尤为急治，夜进局方震灵丹五十粒，前方复入凉肝益阴配阳是两固法则。

人参，鹿茸，枸杞，天冬，茯神，沙苑。

（《临证指南医案》）

冲任为病， 体虚兼瘀案

程，冲脉为病，男子内结七疝，女子带下瘕聚，故奇脉之结实者，古人必用苦辛和芳香，以通脉络，其虚者，必辛甘温补，佐以流行脉络，务在气血调和，病必全愈。今产后体虚，兼瘀而痛，法当益体攻病，日期已多，缓治为宜。

生地，生姜，丹皮，琥珀末（调入）。

此苦辛偶方，加丹皮以通外，琥珀以调内，所以取效。

又： 回生丹，取米醋煮，大黄一味，约入病所，不碍无病之所，故亦效，二法皆入络药。

又：小生地，归须，红花，郁李仁，柏子仁，茯神。又照前方去红花、郁李仁，加泽兰。

（《临证指南医案》）

冲脉厥阴癥瘕案

某，脐下瘕形渐大，气塞至心胸及咽喉，饮不解渴，遂气攻至背部，经水百余日不来，小溲得利，大便不爽，气滞血瘀，皆因情志抑郁，肝胆相火内灼，冲脉之血欲涸，丹溪谓气有余便是火，口甜，食后痞，用苦辛清降。

胡黄连二钱，山栀子二钱，南山楂三钱，芦荟三钱，鸡肫皮五钱，化服回生丹半丸。

（《临证指南医案》）

冲脉阳明郁滞案

赵，脉小，身不发热，非时气也，凡经水之至，必由冲脉而始下，此脉胃经所管，医药消导寒凉，不能中病，反伤胃口，致冲脉上冲，犯胃为呕，攻胸痞塞，升巅则昏厥，经言冲脉为病，男子内疝，女子瘕聚，今小腹有形，兼有动气，其病显然。夫曰结曰聚，皆奇经中不司宣畅流动之义，医不知络脉治法，所谓愈究愈穷矣。

鹿角霜，淡苁蓉，炒当归，炒小茴，生杜仲，茯苓，用紫石英一两煎汤煎药。

（《临证指南医案》）

冲脉血瘀脘痛经阻案

谭，瘕聚有形高突，痛在胃脘心下，或垂齐腰少腹，重按既久，痛势稍定，经水后期色黄白。此皆冲脉为病，络虚则胀，气阻则痛，非辛香何以入络，苦温可以通降。

延胡，川楝，香附，郁金，茯苓、降香汁，茺蔚子，炒山楂，乌药。

又：瘕聚痼结，痛胀妨食，得食不下，痛甚，今月经阻不至，带淋甚多，病由冲任脉络扰及肝胃之逆乱，若不宣畅经通，日久延为蛊疾矣。

炒桃仁，当归，延胡，川楝子，青皮，小茴，吴萸，紫降香，青葱管。

（《临证指南医案》）

冲任交空，虚寒瘕泄案

杨，瘕泄起于产后，三年方愈。下损已极，经水几月一至，来必衰颓如病，奇经冲任交空，下焦畏冷，食冷则泻，心中痛热，暖下温经主之。

人参，鹿角霜，炒菟丝，生杜仲，炒杞子，熟白术，补骨，茯苓，蒸饼丸。

（《临证指南医案》）

肝肾奇脉阴虚案

朱，经云阳维为病苦寒热，缘上年冰雪甚少，冬失其藏，春半潮湿，地气升泄，以肝肾血液久亏之质，春生力浅。八脉隶乎肝肾，一身纲维，八脉乏束固之司，阴弱内热，阳微外寒矣。脊脊常痛，经事愆期，血海渐涸，久延虚怯，情景已露。《局方》逍遥散，固女科圣药，大意重在肝脾二经，因郁致损，木土交伤，气血痹阻，和气血之中，佐柴胡微升，以引少阳生气，上中二焦之郁勃，可使调畅。今则入暮病剧，天晓安然，显是肝肾至阴损伤，八脉不为约束，故热无汗，至阴深远，古人谓阴病不得有汗也，当宗仲景甘药之例，勿取气辛助阳可矣。

炙甘草，阿胶，细生地，生白芍，麦冬，牡蛎。

（《临证指南医案》）

冲任阴虚经漏案

张，四三，经漏十二年，五液皆涸，冲任不用，冬令稍安，夏季病加，心摇动，腹中热，腰膝胻骨皆热，此皆枯槁日著，方书谓暴崩宜温，久崩宜凉，以血去阴耗耳。

人参，生地，阿胶，天冬，人乳粉，柏子仁，茯神，枣仁，白芍，知母。蜜丸。

（《临证指南医案》）

肝肾冲任虚寒经漏案

罗，二四，病属下焦，肝肾内损延及冲任奇脉，遂致经漏淋漓，腰脊瘘弱，脉络交空，有终身不得孕育之事。

制熟地（砂仁制），河车胶，当归，白芍，人参，茯苓，於术，炙草，蕲艾炭，香附，小茴，紫石英。

（《临证指南医案》）

冲脉瘀浊案

文，五五，产育频多，冲任脉虚，天癸当止之年，有紫黑血如豚肝，暴下之后，黄水绵绵不断。三年来所服归脾益气，但调脾胃补虚，未尝齿及奇经为病。论女科冲脉即是血海，今紫黑成块，几月以下，必积贮之血，久而瘀浊，有不得不下之理。此属奇经络病，与脏腑无异，考古云，久崩久带，宜清宜通，仿此为法。

柏子仁，细生地，青蒿根，淡黄芩，泽兰，樗根皮。

接服： 斑龙丸。

（《临证指南医案》）

冲任阳明经漏案

朱，崩漏两年，先有带下，始而半月发病，今夏季，每交申酉，其漏必至。思下午为阳中之阴，阴虚阳动，冲脉、任脉皆动，下无堤防约束。夫奇经，肝肾主司为多，而冲脉隶于阳明，阳明久虚，脉不固摄，有开无闭矣，医但以涩剂图旦夕苟安，未及按经论病，宜毫无一效。

海螵蛸，鲍鱼，茜草，生菟丝子，石壳广莲肉。

接服： 乌贼骨丸。

胃阳虚弱， 冲任不调案

朱，当节令呵欠烦倦，秋深进食，微有恶心，病起至今，月事不来，夫冲任血海，皆属阳明主司，见症胃弱，此阴柔腻滞当停，以理胃阳为务。

人参，半夏曲，广皮白，茯苓，生益智仁，煨姜。

冲脉血虚， 脾胃阳伤案

王，三一，居经三月，痞闷膨胀，无妊脉发现，询知劳碌致病，必属脾胃阳伤。中气愈馁，冲脉乏血贮注，洵有诸矣。

大腹皮，半夏曲，老苏梗，橘红，炒山楂，茺蔚子。

又： 经停腹满便秘。

郁李仁，冬葵子，柏子仁，当归，鲜杜牛膝。

冲任脉损， 肝肾虚寒案

朱，二六，经水一月两至，或几月不来，五年来并不孕育，下焦肢体常冷，是冲任脉损无有贮蓄，益肾肝主之。

人参，河车胶，熟地，归身，白芍，川芎，香附，茯神，肉桂，艾炭，小茴，紫石英。益母膏丸。

冲脉血虚， 肝阴亏虚案

程，三七，十三年不孕育，其中幻病非一，病人述，经期迟至，来期预先三日，周身筋骨脉络牵掣酸楚，不得舒展。凡女人月水，诸络之血，必集血海而下，血海者，即冲脉也。男子藏精，女子系胞，不孕经不调冲脉病也。腹为阴，阴虚生热，肢背为阳，阳虚生寒，究竟全是产后不复之虚损，惑见病治病之误，有终身不育淹淹之累，肝血阴虚，木火内寄，古人温养下焦，必佐凉肝坚阴，勿执经后期为气滞，乱投破气刚药劫阴。

河车胶，生地，枸杞，沙苑，生杜仲，白薇，山楂，黄柏，白花益母草。

冲任不调， 肝气厥逆案

顾，经来筋掣腹痛，常有心痛干呕，此肝气厥逆，冲任皆病，务在宣通气血以调经，温燥忌用，自可得效。

川楝一钱，丹皮三钱，炒楂二钱，胡连二钱，元胡一钱，泽兰二钱，归须二钱，生白芍一钱半。

又：柏子仁丸。

（《临证指南医案》）

冲脉少阴血溢案

邹，二四，向有失血，是真阴不旺，夏至阴生，伏天阳越于表，阴伏于里，理宜然也。无如心神而动，暗吸肾阴，络脉聚血，阳触乃溢，阴伏不固，随阳奔腾，自述下有冲突逆气，血涌如泉。盖任脉为担任之职，失其担任，冲阳上冲莫制，皆肾精肝血不主内守，阳翔为血溢，阳坠为阴遗，腰痛足胫畏冷，何一非精夺下损现症。经言精不足者，补之以味。药味宜取质静填补，重者归下，莫见血以投凉，勿因嗽以理肺，若此治法，元海得以立基，冲阳不来犯上，然损非旬日可复，须寒暑更迁，凝然不动，自日逐安适，调摄未暇缕悉也。

人参三钱，熟地炭四钱，鲜河车膏（和服）一钱，茯苓一钱半，炒黑枸杞子一钱，五味子一钱，沙苑一钱半，紫石英（生研）一钱半。

血脱益气，用人参、熟地两仪煎方，谓人参同阴药则补阴，茯苓入阳明，能引阴药入于至阴之乡。河车血肉温养，同石英收镇冲脉，兼以包固大气之散越。五味酸收领其气液。枸杞温润，同沙苑之松灵入肝络，参方中之药，应乎取味，况肝肾之病，同一治也。

（《临证指南医案》）

冲脉厥阴疝瘕案

沈，年岁壮实，脘有气瘕，嗳噎震动，气降则平，流痰未愈，睾丸肿硬，今入夜将寐，少腹气冲至心，竟夕但寤不寐，头眩目花，耳内风雷，四肢麻痹，肌腠如刺如虫行，此属操持怒劳，内损乎肝，致少阳上聚为瘕，厥阴下结为疝，冲脉不静，脉中气逆混扰，气燥热化，风阳交动，营液日耗，变乱种种，总是肝风之害，非攻消温补能治，惟以静养，勿加怒劳，半年可望有成。

阿胶、细生地、天冬、茯神、陈小麦、南枣肉。

（《临证指南医案》）

冲任脉虚，阴虚阳浮经带案

王氏，痛从腿肢筋骨，上及腰腹，贯于心胸，若平日经来带下，其症亦至，此素禀阴亏，冲任奇脉空旷，凡春交，地中阳气升举，虚人气动随升，络血失养，诸气横逆，面赤如赭，饥不欲食，耳失聪窍不成寐，阳浮，脉络交空显然，先和阳治络。

细生地、生白芍、生鳖甲、生龟甲、生虎骨、糯稻根。煎药送滋肾丸一钱半。

又：前用滋肾丸，痛缓，面浮跗肿气血俱乏，内风泛越，经言风胜则动，湿胜则肿，阴虚多热之质，议先用虎潜丸，每服四钱。四服。

（《临证指南医案》）

太冲脉衰，　阳气郁冒于上案

马，阴精走泄于下，阳气郁冒于上，太冲脉衰，厥气上冲，徒然痛厥，阴阳既失交偶，内随阳气掀旋，阳从汗泄也。宜远房帏，独居静室，医治之法，从阴引阳，从阳引阴，大封大固，以蛰藏为要，百日可效，经年可以复元。

淡苁蓉，五味，远志，茯神，欠实，建莲，生羊腰子。

（《临证指南医案》）

八脉无气，　未老先衰案

肝肾损伤，八脉无力，未老衰惫大著，姑拟通阳守阴一法，俟明眼裁之。

淡苁蓉，熟地炭，鹿角霜，五味子肉，茯苓，柏子仁。

（《临证指南医案》）

元气久亏，　八脉空虚案

张，二四，脏阴久亏，八脉无力，是久损不复，况中脘微痛，脐中动气，决非滋腻凉药可服，仿大建中之制，温养元真，壮其奇脉，为通纳方法。

人参，生白术，甘草，茯苓，熟地，淡苁蓉，当归身，白芍，真浮桂，杞子，五味。蜜丸，每服四钱。

（《临证指南医案》）

冲任肝肾两损，　经水失固案

郁氏，失血咳嗽，继而暮热不止，经不仍来，六七年已不孕育，乃肝肾冲任皆损，二气不交，延为劳怯，治以摄固，包举其泄越。

鲜河车胶，黄柏，熟地，淡苁蓉，五味，茯神。蜜丸。

（《临证指南医案》）

冲海血亏，　五志烦郁案

尤氏，寡居烦劳，脉左涩右搏，气燥在上，血液暗亏，由思欲致五志烦煎，固非温热补涩之症，晨咳吐涎，姑从胃治，以血海亦隶阳明也。

生白扁豆，玉竹，大沙参，茯神，经霜桑叶，苡仁。

用白糯米半斤，淘滤清入滚水泡一沸，取清汤煎药。

又：本虚在下，情怀抑郁，则五志之阳，上蒸为咳，固非实火，但久郁必气结血涸，延成干血劳病，经候涩少愆期，已属明征，当培肝肾之阳以治本，清养肺胃气热以理标，刚热之补，其劫阴，非法也。

生扁豆一两，沙参三钱，茯神三钱，甘草七分，南枣肉三钱。

丸方：熟地（砂仁末拌）四钱，鹿角霜一两，当归（小茴香拌炒）二两，怀牛膝（盐水炒炭）二两，云茯苓二两，紫石英（醋煅水飞）一两，青盐五钱。

另熬生羊肉胶为丸，早服四钱，开水送。

（《临证指南医案》）

冲脉升动，络破血溢案

冯，诊脉左手平和，尺中微动，右手三部，关前动数，尺脉带数，夜卧不寐，咳呛有血，昼日咳呛无血，但行走微微喘促。夫阴阳互为枢纽，隆冬天气藏纳，缘烦心劳神，五志皆动，阳不潜伏，当欲寐之时，气机下潜，独其阳气之升，冲脉升动，络中之血，未得宁静，随咳呛溢于上窍，至于步趋言谈，亦助其动搏气火。此咳呛喘息失血，同是一源之恙，当静以制动，投药益水生金，以制君相之火。然食味宜远辛辣热燥，凡上实者必下虚，薄味清肃上焦，正为安下，令其藏纳也。愚见约方，参末俟裁。

生扁豆（勿破）一两，麦冬二钱，川斛一钱半，上阿胶二钱，小根生地二钱，真北沙参一钱半。

又：诊脉同前述，心中怯冷，交四更咽中干，咳呛连声，必血已盈口，论心营肺卫，皆在上焦，更拟敛心液、滋肺津一法。

炒枣仁五钱，鲜生地三钱，天冬一钱，炒麦冬一钱，茯神一钱半，黑牛膝一钱半，茜草一钱，参三七一钱。

又：熟地四钱，生地二钱，天冬一钱，麦冬一钱，北沙参三钱，茯神一钱。卧时服天王补心丹。

（《临证指南医案》）

冲脉血下，跷维失和案

徐氏，经候适来，肢骸若拗，环口肉瞤蠕动，两踝臂肘常冷。夫冲脉血下，跷维脉怯不用，冲隶阳明，厥阴对峙，因惊肝病，木乘土位，以致胃衰。初则气升至咽，久则懒食脘痞。昔人有治肝不应，当取阳明，阳明不合，空洞若冷。厥气上加，势必呕胀吞酸。然阳明胃府，通补为宜，刚药畏其劫阴，少济以柔药，法当如是。

人参二钱，半夏（姜汁炒）三钱，茯苓三钱，淡附子七分，白粳米五钱，木瓜二钱。

胃虚益气而用人参，非半夏之辛，茯苓之淡，非通剂矣；少少用附子以理胃阳，粳米以理胃阴，得通补而和阴阳之义；木瓜以酸，救胃汁以制肝，兼和半夏附子之刚愎。此大半夏与附子粳米汤合方。

（《临证指南医案》）

冲脉空动，阳明式微案

吕氏，季胁之傍中虚里穴，今跳跃如梭，乃阳明络空也，况冲脉即血海，亦属阳明所管，经行后而病忽变，前案申明已著，此不复赘。大凡络虚，通补最宜，身前冲气欲胀，冲脉所主病。内经所谓男子内结七疝，女子带下瘕聚，今也痛无形象，谅无结聚，只以冷汗跗寒，食入恶心，鼻准明，环口色青，肝胃相对，一胜一负，今日议理阳明之阳，佐以宣通奇脉，仲景于动气一篇，都从阳微起见，仿以为法。

人参，茯苓，淡熟附子，生蕲艾，桂枝木，炒黑大茴，紫石英，生杜仲。

（《临证指南医案》）

冲脉无贮， 阳明脉空案

朱氏，上冬用温补奇经，带止经转，两月间，纳谷神安，今二月初二日，偶涉瞋怒，即麻痹干呕耳聋，此厥阴之阳化风，乘阳明上犯，蒙昧清窍，法当和阳益胃治之。

人参一钱，茯苓三钱，炒半夏一钱，生白芍三钱，乌梅肉二钱三分，小川连七分，淡生姜三分，广陈皮白一钱。

此厥阴阳药也，胃府以通为补，故主之以大半夏汤，热拥于上，故少佐姜连以泻心，肝为刚脏，人参、白芍、乌梅以柔之也。

又三月初五日，经水不至，腹中微痛，右胁蠕蠕而动，皆阳明脉络空虚，冲任无贮，当以通补。

人参一钱，当归二钱，茺蔚子二钱，香附（醋炒）一钱，茯苓三钱，小茴香一钱，生杜仲二钱。

（《临证指南医案》）

冲脉动荡， 肝胃气伤案

曹，四三。少腹属肝，肝厥必犯阳明胃腑，故作痛呕，二年来病人已不知因何起病。医徒见病图治，想肝肾必自内伤为病，久则奇经诸脉交伤，经谓冲脉动，而诸脉交动也。议温通柔润剂，从下焦虚损主之。

淡苁蓉一钱，茯苓三钱，当归二钱，杞子二钱，炒沙苑一钱，肉桂心七分。后加鹿角霜。

（《临证指南医案》）

冲胃不和， 经水失调案

陈氏，疟母，是疟邪入络，与血气扭结，必凝然不动。今述遇冷劳怒，冲气至脘，痛必呕逆，必三日气降痛缓，而后水饮得入。此厥逆之气，由肝入胃，冲脉不和，则经水不调。

元胡，川楝子，半夏，文术，蒲黄，五灵脂，姜汁。

（《临证指南医案》）

冲脉虚寒， 浮火上升案

李氏，右肢跗足无力如痿，交子夜痰多呛嗽，带下且频，是冲脉虚寒，浮火上升，非治嗽清热。夫冲为血海，隶于阳明，女科八脉，奇经最要，内经论之，女子五七年岁，阳明日衰，今天癸将绝年岁，脉络少气，非见病肤浅之见。愚意通阳摄阴以实奇脉，不必缕治。

薛氏加减八味丸二两匀七服，盐汤送下。

（《临证指南医案》）

冲脉肝肾气虚上逆案

某，冷自足上贯于心，初起周身麻木，今则口鼻皆有冷气，病起惊恐，内伤肝肾为厥，冲脉隶于肝肾，二脏失藏，冲气沸乱，其脉由至阴而上，故多冷耳。

淡苁蓉，熟地炭，五味子，紫石英，茯苓，牛膝。

汪，自云肝怒不已，夏季忽起腹胀，送以快气疏滞汤药，其胀竟入小腹下坠，青筋外突，胀甚延及肾囊，乃肝疝之证，议子和法。

归须，橘核，青木香，青皮，小茴，黑山栀，青葱管。

周，三六，久久劳怒，肝木内震，胁中少腹，皆肝脉游行之所，气凝聚为胀，聚久结形为瘕疝，情怀忧郁，永不能痊以内起情志，不专草木微功耳。

炒小茴香，黑山栀，川楝子，延胡，青木香，青皮，生香附，橘核。

吴，二四，疝结少腹，按之坚，凡过饥必冲突至脘，吐酸膜胀，述病从怒劳而得，内应乎肝，肝逆犯胃，饥则胃弱肝乘，上嗳下泄气则减。

肉桂，真橘核，青木香，小茴香，炒山甲，粗桂枝，大根白皮。

（《临证指南医案》）

肝肾血虚，腰膝久痛案

汪妪，老年腰膝久痛，牵引少腹两足，不堪步履，奇经之脉隶于肝肾为多。

鹿角霜，当归，肉苁蓉，官桂，小茴香，柏子仁。

俞，劳倦挟湿腰疼。

川桂枝尖，木防己，生苡仁，茯苓皮，晚蚕砂，萆薢。

翁，劳力伤疼。

生杜仲，当归，五加皮，炒牛膝，枸杞子，茯苓，青盐，生羊腰子。

吴氏，脉虚身热，腰髀皆痛，少腹有形攻触，脏阴奇脉交伤，不可作外感治。

当归，炒白芍，桂枝，茯苓，炙甘草，煨姜，大枣。

（《临证指南医案》）

肝肾奇经，脉络不和案

许，二一，痛为脉络中气血不和，医当分经别络，肝肾下病，必留连及奇经八脉，不知法旨，宜乎无功。

鹿角霜，桑寄生，杞子，当归，沙苑，白薇，川石斛，生杜仲。

（《临证指南医案》）

冲脉厥阴并病案

秦，二一，气冲心痛呕涎，气坠，少腹为泻，经来后期，其色或淡或紫，病在冲脉，从厥阴阳明而治。

川楝子，小茴香，川连，归尾，炒半夏，茯苓，桂枝，橘红。

（《临证指南医案》）

冲脉寒滞，　经迟腹痛案

谢，三一，能食不运，痕泻，经事延期，少腹中干涸而痛，下焦麻痹，冲心呕逆，腹鸣心辣，八脉奇经交病。

人参，茯苓，艾叶，制香附，淡苁蓉，淡骨脂，肉桂，当归，鹿角霜，小茴香，紫石英，益母膏丸。

王，三一，脉右缓左涩，经水色淡后期，呕吐痰水食物，毕姻三年余不孕，此久郁凝痰滞气，务宜宣通，从阳明厥阴立方。

半夏，广皮，茯苓，厚朴，茅术，淡吴萸，小香附，山楂肉。姜汁法丸。

又：三月中，用辛温宣郁方，痰郁自下，胸次宽，呕逆缓，今喜暖食恶寒，经迟至五十余日，来必色淡且少，议用温养冲任，栽培生气方法。

八珍去术、草、地，加小茴香、肉桂、艾叶、香附、紫石英、河车胶丸。

（《临证指南医案》）

冲脉败血入络案

吴，产后十二朝，先寒战，后发热，少腹疼痛，腹膨满，下则腰肢不能转侧伸缩，小溲涩少而痛。此败血流入经络，延及变为疡证，议用交加散。

小生地，生姜，车前，牛膝，五灵脂，炒楂肉，调入琥珀末一钱。

又：十六朝，诸证稍减，每黄昏戌亥时，冲气自下而上，至胸中即胀闷，肢冷汗出，右腹板实。此厥阴肝脏，因惊气逆，今恶漏未净，重镇酸敛，均为暂忌，拟和血调血为稳。

归须，炒桃仁，延胡，炒楂肉，官桂，香附，川楝，小茴香。

又：人参，当归，白芍，炙草，茯神，香附，桂心，广皮。

（《临证指南医案》）

冲任营络虚寒，　恶漏不尽案

程，脉涩，恶漏紫黑，疼处紧按稍缓。此属络虚，治在冲任，以辛甘理阳。

炒当归，炒白芍，肉桂，茯苓，小茴，杜仲。

又：脉涩空大，营络虚冷。

人参，炒当归，炒白芍，茯神，炙草，桂心。

又：当归羊肉汤加茯苓、茴香。

（《临证指南医案》）

下焦阴亏， 奇脉不固案

产后下焦阴亏，奇脉不固，阳浮乃升，风动则飧泻嘈杂，液损必消渴骨蒸，治在肝肾，药固摄。

熟地，湖连，炙草，五味，芡实，山药，旱莲，女贞。

某，产后身疼，少腹满。

楂肉，川芎，延胡，泽兰，丹皮，艾叶，小茴，醋炒香附，茯苓，益母膏丸。

又：当归，桂心，小茴，香附，紫石英，茯苓，羊肉胶丸。

（《临证指南医案》）

奇经失司， 产后血凝癥瘕案

陆某，产后邪深入阴，气血胶结，遂有瘕疝之形，身体伛偻，乃奇经纲维不用，充形通络可效，仿仲景当归生姜羊肉汤之意。

当归身，苁蓉，杞子，小茴，茯苓，紫石英，羊肉胶丸。

（《临证指南医案》）

产后胞损， 冲任失司案

某，产后胞损溺淋，筋牵掣，治当摄下。

桑螵蛸，生沙苑，菟肉炭，炒黄柏，茯神。

（《临证指南医案》）

产后阳明脉空， 厥阴风动案

某，产虚，下焦起病，久则延胃，不饥不食，乃阴损及阳，阳明脉空，厥阴风动掀旋，而头痛面浮，肢冷指麻，皆亡血家见象。

人参一钱，杞子（炒焦）三钱，归身一钱，牛膝（盐炒）一钱，巴戟天一钱，浙江黄干菊花炭一钱，茯苓一钱。蜜丸，早服四钱，开水送。

（《临证指南医案》）

冲任内怯， 产后淋带案

某，产后淋带，都是冲任奇脉内怯，最有崩漏劳损淹缠之虑，但固补实下，须通奇经者宜之。

桑螵蛸，人参，茯苓，生杜仲，沙苑，芡实，湖莲。

（《临证指南医案》）

冲任少贮， 阴虚阳动案

吴某，阅病源，产后阴虚液亏，加以平时嗔怒，阳气暴升，血络不宁，奇空冲任少贮，带淋暗泻等证。

阿胶，天冬，当归，白芍，淡黄芩，青蒿膏，女贞子，茯神，乌骨鸡

（炙）。蜜丸。

方，三二，脉沉濡，产虚寒入，痛胀腹鸣晨泄，病人述心痛呕逆，其实治下为是。

熟附子，胡芦巴，良姜，炒黑茴香，茯神，木香。

（《临证指南医案》）

冲脉血虚，肾气不摄案

方某，产后腹大，半年不愈，近日有形冲突，肠如刀搅，据述坐蓐艰产，血去盈斗，而腹形即已胀满。想八脉不用，肾气散越不收，非瘀血积气为病，议用大全方乌鸡煎丸。

乌骨鸡，人参，苍术，附子，乌药，肉桂，陈皮，草果，红花，海桐皮，黄芪，白术，文术，川乌，延胡，白芍，木香，肉果，琥珀，丹皮。

即以鸡挦去毛头咀爪肠杂，将药放鸡肚内，贮砂锅内，以好酒一斗同煮，令其去鸡骨，以油单盛焙令干，为末蜜丸。

某，三五，产后不复元，仍自乳抚育，损不能复，即是蓐劳，速速断乳，药力可扶。凡产下焦先损，必以形血气之属，莫以心热再用寒凉，伐其生气。

人参，当归，沙苑，杜仲，补骨脂，茯苓，羊内肾二枚。

沈，时热，属上焦病，逾时自解，缘体质素虚，长夏坐蓐，不但肝肾阴伤，诸气皆为发泄，阴不主恋阳，冲脉上冲，而心热骨痿，总是阴亏不肯复元，久久延成损证，此与清润治肺止咳无预。法宜填补下焦，摄之固之，迎养秋收冬藏，胃纳有加，庶乎渐安。

鲜紫河车，人参，真秋石，茯苓，水煮熟地，归身，五味，芡实，山药。生羯羊肉胶共河车胶，二共合丸。

（《临证指南医案》）

血海不振，蓐劳损极案

姚，三十，面少华色，脉似数，按之芤涩，产后三年，从未经来，腹中有形，升逆则痛，肩背映胁，卒痛难忍，咳吐都是涎沫，著枕气冲欲坐，食减便溏，身动语言喘息。此乃蓐劳损极不复，谅非草木可图幸，由下焦元海少振，惊恐馁弱，冲脉动，斯诸脉皆动。拟益元气，充形骸，佐重镇以理怯，护持体质之义，非治病方药也。

（《临证指南医案》）

冲脉厥阴阳明并病案

秦，二一，气冲心痛呕涎，气坠，少腹为泄，经来后期，其色或淡或紫，病在冲脉，从厥阴阳明两治。

川连，小茴，川楝子，归尾，炒半夏，茯苓，桂枝，橘红。

（《临证指南医案》）

冲脉血虚， 郁伤肝脾案

华，二三，郁伤肝脾，是因怀抱不畅，致气血不和，逍遥散减白术，加山楂、香附，不欲其宁中，务在宣通气血耳。今经来日迟，郁闭宜通，而气弱不主统血，况春深泻气之候，必佐益气之属，方为合法。归脾汤。

又：向有郁伤肝脾，用逍遥散归脾汤甚合。今因动怒，少腹气冲，过胃上脘，咽喉肝痹，四肢逆冷，遂致昏迷。此皆肝木拂逆，甚则为厥。夫肝脏相火内寄，病来迅速，皆动极之微，为肝用太过，宜制其用，前此芪术守补，不可用矣。

安胃理中丸去黄柏、细辛。

（《临证指南医案》）

冲任气血虚弱， 阴阳乖违案

费，经水紫黑，来时嘈杂，脉络收引而痛，经过带下不断，形瘦日减，脉来右大左弱，上部火升，下焦冷彻骨中。阴阳乖违，焉得孕，阅医都以补血涩剂，宜乎鲜效，拟通阳摄阴法。

鲍鱼，生地，淡苁蓉，天冬，当归，柏子仁，炒山楂，牛膝，茯苓，红枣

蕲艾汤法丸。

（《临证指南医案》）

冲脉气热， 经血不调案

朱，脉数，右肩疼痿，经不调，经来气攻触，皆性躁，气分有热。

细子芩，白芍，黑山栀，钩藤，茯苓，当归须，香附，茺蔚子，桑枝。

（《临证指南医案》）

冲血上逆， 肝胆火盛案

王，三八，苦辛泄降，胸脘胀闷已舒，此嗽血，皆肝胆火气上逆，必经来可安。

南山楂，桃仁，黑山栀，丹皮，橘叶，降香木，老韭白汁。

（《临证指南医案》）

冲脉经阻， 湿滞腹痛案

某，夏令寒热，经阻，少腹痛胀，血结洞泄不爽，乃内伤气血不和，兼有时令湿邪。

茯苓皮三钱，大腹皮一钱半，生益智一钱，川朴一钱，蓬莪术五分，青皮子（炒研）五分。

又：服五剂后，气已略平。

葱白丸，用生蕲艾三分，红枣十五枚，煎清汤送。

（《临证指南医案》）

冲脉虚减， 气滞血瘀案

王，十九，服阿魏丸，高突已平，痛未全止，经闭已有十余月，腹微膨，

全属气血凝滞，若不经通，病何以去？

川芎，当归，元胡，桃仁，山楂肉，香附，青皮，牛膝，益母膏丸。

(《临证指南医案》)

冲脉气滞郁闭案

某，二二，心下有形不饥，经水涩少渐闭，由气滞渐至血结，左右隧道不行，大便坚秘不爽，当与通络。

炒桃仁，炒五灵脂，延胡，苏梗，生香附，木香汁，半夏，姜汁。

(《临证指南医案》)

血海经阻，形成蛊证案

吴，三九，经闭两载，少腹坚硬，大便不爽，不时咯出紫血块，此属血蛊之象。

鲜生地汁五钱，熟大黄一钱半，浔桂心七分，老生姜渣炒桃仁三钱，郁李仁一钱。四服。

(《临证指南医案》)

某，经闭腹胀，渐成蛊。

香附，木香，青皮，乌药，赤芍，五灵脂，延胡，当归，郁金。

(《临证指南医案》)

血海潮热，渐成劳瘵案

顾，潮热经阻，脉来弦数，营血被寒热交蒸，断其流行之机，即为干血劳瘵，非小恙也。

桂枝七分，白芍一钱，阿胶一钱半，生地三钱，炙草一钱，麦冬一钱半，大麻仁一钱。

(《临证指南医案》)

冲任交伤，风消成痿案

陈，五十，五旬年岁，经漏如崩，继以白带绵绵，昔形充今瘦损，当年饮酒湿胜，大便久溏，自病经年，便干不爽，夜热多汗，四肢皆冷，气短腹鸣，上噫气下泄气，腰骱酸软无力，食物日减，不知其味。此阳明脉衰，厥阴风木由乎血去液伤，冲任交损，内风旋转而为风消之象，病在乎络，故人参，杞子，白龙骨，茯苓，紫石英，羊肉。

(《临证指南医案》)

产后血虚阳越案

黄，产后陡然惊恐，阴亏，厥阳上逆，血涌吐痰，胸背胁俞大痛，乃八脉空乏之征，蓐劳重证延绵，最难全好。议镇固一法。

熟地炭，炒杞子，五味子，女贞子，芡实，茯神。

又： 脉少敛，痛止血缓，仍用镇纳。

熟地，杞子，五味子，女贞子，芡实，茯神。

又：眩晕，腹鸣，脘痛。

熟地，炒杞子，五味，茯神，阿胶，芡肉，菊花炭，北沙参。

又：乌骨鸡，阿胶，熟地，杞子，五味，桂元，茯神，建莲。熬膏，人参汤送。

（《临证指南医案》）

奇经八脉损伤， 下焦真阴大亏， 血瘀成瘕案

汪，小产后，气冲结瘕，是奇经八脉损伤，病尚有形，金从瘀血施治，半年来肌肉大消，内热咳痰带血，食过脘下，辄方腹痛。盖产后下焦真阴大亏，攻瘀清热，气味苦辛，是重虚其虚。药先入胃，既不中病，先戕胃口，致令饮食废矣。阴虚生热，经训灼然，只以胃口伤残，难与滋腻之药，此证延成蓐劳，必得饮食渐和，方有调病之理，见病治病，贻害岂可再循前辙，议肝胃两和方法。

炒黑杞子三钱，云茯神一钱半，柏子仁三钱，焦当归三钱，小茴（同当归合炒）七分，紫石英（先煎二十滚入药）五钱。

（《临证指南医案》）

冲脉气阻血瘀， 形成疝瘕案

钦，疝瘕，少腹痛。

当归，生姜，羊肉，桂枝，小茴，茯苓。

又：瘕痛已止，当和营理虚。

归身，紫石英，白芍，小茴，淡苁蓉，肉桂。

丸方：用养营去芪、术、桂，合杞园膏。

（《临证指南医案》）

周，三十，瘕聚结左，肢节寒冷，病在奇脉以辛香治络。

鹿角霜，桂枝木，小茴，当归，茯苓，香附，葱白。

（《临证指南医案》）

冲任督带交病， 久带久崩案

邱，四四，经漏成带，年余医疗无功，乃冲任督带交病，古称久带久崩宜清。视其体丰松软，阳气久亏，与内经血脱方法。

乌贼骨丸鲍鱼汁丸。

又照方加阿胶、人中白。

（《临证指南医案》）

冲脉升逆恶阻案

秦，十七，停经三月，无寒热，诊脉大，系恶阻减食。

细子芩，知母，苏梗，砂仁，橘皮，当归，白芍。

丸方： 细子芩三两，苏梗一两生研，砂仁五钱，白芍一两半，熟白术二两，当归一两半，青苎汤法丸。

（《临证指南医案》）

冲脉不调，肝阳乘中案

程，娠八月，形寒气逆，神烦倦无寐，乃肝阳乘中之征，拟进熄风和阳法。

黄芩，当归，生白芍，生牡蛎，橘红，茯神。

又： 肝风眩晕，麻痹少寐。

熟首乌，炒黑杞子，白芍，女贞子，茯神，黑穞豆皮。

（《临证指南医案》）

冲任阴火上冲案

某，固护胎元，诸证俱减，惟心嘈觉甚，阴火上升，营虚之征。

人参，桑寄生，熟地，阿胶，丝绵炭，条芩，白芍，当归，茯苓，香附。

（《临证指南医案》）

冲脉阴亏，怀妊病痢案

某，怀妊痢滞半月，胃阴既亏，阳气上逆，咽中阻，饮水欲哕，舌尖红赤，津液已耗，燥补燥劫，恐阴愈伤，而胎元不保，议益胃和阳生津治法。

熟地，乌梅，白芍，山药，建莲，茯苓。用川石斛煎汤代水。

（《临证指南医案》）

冲任损伤，触胎痛坠案

某，触胎下血，腹痛而坠。

人参，炒白芍，炙草，陈皮，熟地炭，炒砂仁末，加纹银一二两，青苎一两。

又： 照前方去熟地，加炮姜、熟术。

又： 人参，熟地，炒当归，炒白芍，炙草，茯苓，陈皮，炒砂仁。

（《临证指南医案》）

冲任阴损，发病如疟案

张某，产后十三朝，舌黄边赤，口渴脘中紧闭，不食不饥，大便硬。此阴分已虚，热入营中，状如疟状，大忌表散法，宜滋清营热，救其津液为要。

细生地，天冬，生鳖甲，陈皮，丹皮，茯苓。

又： 产后血络空虚，暑邪客气深入，疟乃间日而发，呕恶胸满，口渴，皆暑热烁胃津液也。此虚人夹杂时气，只宜和解，不可发汗腻补。

青蒿梗，淡黄芩，丹皮，郁金，花粉，川贝，杏仁，橘红。

（《临证指南医案》）

真阴已亏，渐扰阳位案

虞，三二，背寒心热，天明汗出乃凉，产后两三月若此。此属下焦阴已亏，渐扰阳位，二气交乘，并非客症，头晕耳鸣心悸，寒热后必泻，内风震动，当与静药。六月二十日。

人参，炙草，白芍，麦冬，炒生地，炒乌梅。

又：前方酸甘，益阴和阳，诸病皆减。然此恙，是产后下焦百脉空乏，为之蓐损，填隙固髓为正治，缘谷食未加。

沉腻恐妨胃口，加餐可用丸药。七月初三。

人参，炙草，阿胶，生地，麦冬。

又：照前方加桂枝木，茯苓，南枣。八月初七。

又：产后都属下焦虚损，百脉空隙，时序夏秋，天暖发泄发病，此挟阳益阴得效，今诸症向愈，寝食已安，独经水未至，其冲任奇脉不振，须脏阴充旺，脉中得以游溢耳。九月初一。

熟地水制，人参，阿胶，黄肉，远志炭，山药，茯神，建莲，乌骨鸡膏丸。

（《临证指南医案》）

冲任不复　风温饮邪袭肺案

王，产后未复，风温入肺，舌白面肿，喘咳泄泻，小水渐少，必加肿满，不易治之症。

芦根，苡米，通草，大豆黄卷。

又：淡渗通泄气分，肺壅得开而卧，再宗前议。

通草，芦根，苡仁，大豆黄卷，木防己，茯苓。

又：过投绝产凝寒重药，致湿聚成痰，两投通泄气分已效，再用暖胃涤饮法。

半夏，姜汁，黍米，茯苓。

又：支饮未尽，泄泻不渴，神气已虚，用泽术汤。

生於术，建泽泻，茯苓，苡仁。

（《临证指南医案》）

冲任空虚　腹膨跗肿案

某，产后血去过多，下焦冲任空虚，跗肿腹膨，形寒面黄，脉涩，当用温养。

鹿角霜三钱，补骨脂一钱，紫石英三钱，茯苓三钱，桂心七分，炒小茴一钱半。

（《临证指南医案》）

经水不调　由于瘀凝案

张养之令侄女，患汛愆，而饮食渐减，於某与通经药服之，尤恶谷。请孟英诊之，脉缓滑，曰：此痰气凝滞，经隧不宣，病由安坐不劳，法以豁痰流气，勿投血药血自流通。於某闻而笑曰：其人从不吐痰，血有病而妄治其气，胀病可立待也。及服孟英药，果渐吐痰而病遂愈。

（《王孟英医案》）

经水不调，由于悲郁案

吴馥斋令妹，禀质素弱，幼时，凤山诊之，谓其不秀。癸巳，因失怙，情怀悒悒，汛事愆期，寝食皆废，肌瘦吞酸，势极可畏。王孟英以高丽参、盐水炒黄连、甘草、小麦、红枣、百合、茯苓、牡蛎、白芍、旋覆花、新绛等治之。各恙渐已。

继进归、地滋阴，康强竟胜于昔。

（《王孟英医案》）

经水不调，由于滞下案

王雨苍室，仲秋患滞下，治两旬而罔效。何新之荐王孟英往视，脉来弦数而滑，腹坠腰痛，溲少口干，面红烦躁，知饥能食，夜不成眠，而滞下赤白，从无粪色相兼。及至更衣，又极艰涩，略无痢色相杂。通补温凉，服皆不应，稍投升举，气塞于胸。询其月事，因痢愆期，于是以乌贼鱼焦、茜根、阿胶、鲍鱼、苁蓉、枸杞、柏子仁、黄柏、银花、藕为剂。一服即减，不旬而瘥。续参、熟地、当归、龟板、鹿霜，善后而愈。

（《王孟英医案》）

经行腹痛案

张雪沂令正，年三十七岁，于乙巳年患经行腹痛。医进胶艾汤多剂，痛乃日甚而加以呕吐。迄今十载，诸药备尝达年，经至益速，痛势益剧，满床乱滚，声彻比邻。乞王孟英诊之，脉弦滑而数，曰：巅痛口渴乎？汛色紫黑乎？病者惊以为神，惨容为之一展。谓雪沂曰：此证不但温燥补腻不可用，即四物汤亦在禁例，宜乎遍访女科，而竟无一效也。与芩、连、栀、胆、茹、蒿、薇、乌贼、茅根、藕为剂，服至下月经行即不吐，痛亦大减，此等药服逾半载，各恙悉除。

（《王孟英医案》）

经速腿发赤块案

王茂生室，久患汛行太速，头痛神疲，形瘦内烦，渴喜热饮，纳食滞膈，络胀少眠。王孟英脉之，濡滑虚弦，腰酸而有赤块，甚痛。乃阴亏水不涵木，风阳内炽，气郁痰凝，议宣养清潜互用法，沙参、鳖甲、首乌、茯神、菊花、栀炭、竹茹、桑叶、白薇、黄柏、丝瓜络、藕、十大功劳叶煮汤煎药，外用葱白杵烂蜜调涂腿上赤块，仲冬复视，烦减能眠，汛行较缓，头痛腿块均以渐瘥。乃与通补柔潜之剂服之甚效。

（《王孟英医案》）

经停由于体虚自乳案

屠小苏令正，自乳经停，泛泛欲吐，或疑为妊。所亲萧高琴进以养阴之药，渐致时有微热，脘闷不饥，气逆嗽痰，卧难着枕，二便秘塞，耳闭汗频。王孟英脉之虚濡而涩，曰：根蒂素亏，经停乳少，血之不足，泛泛欲呕；肝乘于胃，率投滋腻，窒滞不行，略受风邪，无从解散，气机痹塞，九窍不和。先以葱豉、通草、射干、兜铃、杏仁、蒌壳、枇杷叶、白蔻开上。两剂热退。次用小陷胸合雪羹加竹茹、旋覆、白前、紫菀宣中，三剂便行安谷，继予冬虫夏草、苁蓉、当归、枸杞、麦冬、紫石英、楝实、熟地、牛膝滋下而愈。

（《王孟英医案》）

经停由于阴亏误治案

钱塘张文辉令正，年三十二岁，忽患四肢酸痛，早晚尤甚，初谓其平素劳瘁所致，已而日剧，延医治之，以为痛风，服药不效，单方针灸，无不遍试。至冬令渐难行走，次年春，山阴俞某作虚风治，用参、术、熟地、桂、附等药，恐嫌太热，减去附子，服十余帖。遂手足拘挛不能屈伸，日夜号痛，如受炮烙，眠食皆废，痰韧如石，皮肤燥裂，鳞起如松。至夏更加两腋肿核，阴户疮糜，痛不可支。顾听泉脉之，两手弦数，舌绛无津，况汛断半年，破肤脱肉。经言：九候虽调，犹属不治。危殆若此，不能过夏至矣。因请王孟英救之，曰：营分素亏，阴液尽烁，幸病在经络，犹可图治，第恐成废耳。授以西洋参、元参、生地、天冬、麦冬、知母、花粉、银花、甘草、玉竹、石斛、丝瓜络等药，出入为剂，用竹沥、梨、蔗诸汁和服。酷暑之时，则加生石膏、西瓜汁遵方恪服。果痛渐以减，疮渐以平，肤渐以蜕，食渐以增，仍溉以凉润生津，兼佐熟地、归、杞之类，服之两载，月事乃行，又半年肌肉渐充，手足亦能舒展，闻者无不惊异。

（《王孟英医案》）

经逆为病齿衄案

孙氏女，年将及笄，久患齿衄，多医莫疗，王孟英诊曰：六脉缓滑，天癸将至耳，与丹参、生地、桃仁、牛膝、茯苓、白薇、滑石、茺蔚子，一剂知，数日愈，寻即起汛，略无他患。

（《王孟英医案》）

经黑属热陷冲脉案

幼科王蔚文之甥女，向依舅氏，于三年前，患热病甚危，服多剂凉解始愈。第寝食难如常人，而五心恒热，黑苔不退，口苦而渴，畏食荤膻，频饵甘凉之药，经来色黑。去年适吴氏，仍服凉药，迄不能痊。今夏伊舅氏挽王孟英诊之，脉甚滑数，曰：此热毒逗留阳明之络，陷入冲脉，以冲阳明也。然久蕴深沉，尚不为大患者，以月事时下，犹有宣泄之路也。其频年药饵，寒之不寒者，以热藏经隧之络，汤剂不能搜剔也。令每日以豆腐皮包紫雪丹五分吞下，半月后，苔果退，渴渐减。改用元参、丹参、白薇、黄芩、青蒿煎汤，送当归龙荟丸，又半月，经行色正，各恙皆蠲，寻即受孕焉。

（《王孟英医案》）

经多属血虚火盛案

范氏女，年及笄，忽梦夜卧小便自遗，晨起昏昏如醉，神气与人了不相当，晡后渐清爽，皮肤隐疹，胸膈迷闷，食亦少，初起觉咽痛头晕，已十余日矣。诊脉弦而小数，此属血虚火盛，询其天癸，云自前月大行，去血甚多，至七日方止，为谓肝火过盛，克脾侮胃乘肺而然，克脾则脾不摄血，故经水去多，侮胃则胃之络溢，故胀闷食减，乘肺则肺热，故隐疹咽痛，又肝藏魂，肺藏魄，二脏不和，是以小便自遗，而神气昏迷也。与生地，杞子，羚羊角，黑山栀，麦冬，蒌仁，茅连，丹皮，沙参，牛蒡之属，出入加减，六贴而安。后经水数月不行，则以前月去血过多也，仍用生地，杞子，当归，白芍，丹皮，麦冬稍加红花，八剂而月事下。

鸿志按：小便自遗，为膀胱不能约束，病属肾虚，内经骨空论督脉为病，癃，痔，遗溺自遗，又属督脉之病，治者鲜不以温补为急，乃病起忽然，且有胀闷食减，隐疹咽痛诸病，魏氏断为血虚火盛，肺肝不和，投以甘寒，苦酸而安，虽未言遗病为何，想以霍然，议证可称独具只眼。

（魏之琇案）

经阻成瘕案

柳氏妇，四十二岁，络血不注冲，则经阻，气攻入络，聚而为瘕，乃痛，冲脉是阳明属隶，痛升于右，胀及中脘，作呕清涎浊沫。操家烦怒，犯胃莫如肝，泻肝正救胃，用金铃子，炒元胡，莪术，青桔叶，半夏，厚朴，姜汁，茯苓。次诊用葱白丸二钱，艾枣汤送下。

鸿志按：叶氏论成瘕之理，可谓明白晓畅。然遇此证，无论为瘕为癥，络以腹诊方无错误。

（叶天士案）

经逆则病衄血案

朱女，冲年天癸未至，春阳升动，寒热衄血，平昔溺后腰痛，耳目甚聪明，先天质薄，阴本难充易亏，最多倒经之虑，用雄乌骨鸡，生地，白芍，茯苓，天冬，知母，牛膝，茺蔚子，女贞子，阿胶诸药，除阿胶用煎汁二次，其乌鸡去毛及翘足，另以童便一碗，青蒿汁四碗，醇酒二碗，米醋一碗，同煮，再加入煎药汁收膏，入阿胶收燉，煖服五钱。

鸿志按：春阳升动，寒热衄血，其必由于风热而得，当先治外感为宜，叶氏之方，可作善后之治耳。

（叶天士案）

逆经由于冲脉袭受寒邪案

普氏女，年二十二岁，大凡吐血，左脉紧搏，治在下焦血分，右脉坚搏，治在上焦气分，又有心血、肝血、小肠血、胃血，冲脉血各种不同，岂一既见血投凉，所可治哉，勿怪室女童男，劳瘵干血之多，皆世无明眼医士识病故也。此证左脉沉大有力，体厚色白，少腹痛，小便短赤，咳吐瘀紫，继见鲜红，喉中咸，此冲脉袭受寒邪，致经不得行，倒逆而吐耳，大忌柔润寒凉，宜温镇冲脉，行至阴之瘀浊，使经得行，而血证愈矣。苦辛通法。

川楝子、降香、两头尖、小茴香、桃仁、琥珀、紫石英、归须、韭菜汁。

鸿志按：胸前任脉与太冲脉，皆司后天之阴血，导心血下入胞中，与天癸之水相合，气从血化，皆亦为赤，每月一行，以阴之道主下行也。若上行，血由冲任而至，逆乱不循其道。内经谓：阳络伤则吐血，阴络伤则便血是也。阳络，足阳明胃络是也。阴络，足太阴脾络是也。冲任两脉隶属脾胃，冲任伤，即脾胃伤也，脾不统摄，血逆胃络而上溢，故治逆经，以宜调脾胃为主耳。

（吴鞠通案）

六、崩漏证选案

崩漏由于悲哀案

一妇人，年五十余，血崩一载，合用泽兰丸、黑神散、保安丸、白微散补之不效。戴人曰：天癸已尽，本不当下血，盖血得热而流散，非寒也，夫妇女血崩，多因悲哭，悲哭过甚，则肺叶布，心系为之急，血不禁而下崩。《内经》曰：阴虚阳搏谓之崩，阴脉不足，阳脉有余，数则内崩，血乃下流，举以虚损治之，莫有知其非者，可服火剂，火剂者黄连解毒汤也。次以香附三两，炒白芍二两，当归一两，将三味同研细末，水调下，又服槟榔丸，不旬日安。

（《名医类案》）

冲脉不宁，肝火崩漏案

妇人，日服人参、阿胶，崩不止，用地榆二钱，生甘草三钱，白芍三钱，川连三分，黄芩一钱三分，炒甘草三分，莲须一钱，丹皮一钱，黑栀子一钱，生牡蛎二钱。煎服即效。因伊带多，偶以苦参易芩，血复至，用芩即止，去连血又至，加连即止。

（《名医类案》）

冲脉失约，大虚白崩案

崩证有五，有心肝脾肺肾之分，青黄赤白黑之异，金木水火土之属，阴阳寒热虚实之别，外因内因不内外之因。宿患带下如涌泉，色白属金主肺，乃白崩，非带下也。脉来迟缓，寒也阴也。腰痛可按，虚也。五志不治，内因也。肺司百脉之气，气不帅血，血不化赤，白崩甚于赤崩，乃大虚之证，有汗喘之虑。当以固气摄血为主，崇地生金辅之。更益以升清之品，《内经》所谓陷者举之是矣，《医话》宝元煎加减主之。

人参，冬白术，绵州黄芪，乌贼骨，蒣茹，椿根白皮，炙甘草，绿升麻，当归身。

（《问斋医案》）

癥瘕案

案一

杜右，腹部结块，按之略痛，或左或右，内热神疲，脉沉弦，苔薄腻。癥病属脏，着而不移；瘕病属腑，移而不着。中阳不足，脾胃素伤，血不养肝，肝气瘀凝，脉症参合，病非轻浅。若仅用攻破，恐中阳不足，脾胃素伤，而致有膨满之患，辗转思维，殊属棘乎。姑拟香砂六君加味，扶养脾胃，冀其消散。

炒潞党参三钱，制香附二钱三分，大枣五枚，云茯苓三钱，春砂壳三分，炙甘草三分，炒白术二钱，陈广皮一钱。

复诊：前方服二十剂后，神疲内热均减，瘕块不疼略消，纳谷渐香。中阳有来复之象，脾胃得生化之机。再拟前方进步。

炒潞党参三钱，炙甘草七分，陈广皮一钱，云茯苓三钱，香附一钱半，大腹皮三钱，炒白术二钱，春砂壳二钱，炒谷芽三钱，大红枣五枚，桂圆肉五粒。

（《问斋医案》）

案二

孙右，肝之积，名为肥气。肝气横逆，有升无降，胁部作痛，按之有块，泛泛作恶，头内眩晕，纳谷衰少。多愁善郁，症属七情，非易图治，若能怡情悦性，更以药石扶助；或可消散于无形。

软柴胡二钱，金铃子一钱，制香附一钱，全当归二钱，延胡索三钱三分，春砂壳三分，炒白芍三钱，细青皮三分，广木香一钱，失笑散（包煎）二钱。

二诊：泛泛作恶略止，胁部气块亦觉略消。头内眩晕，纳谷衰少，肝气横逆，上升则呕恶，下郁则痞块作痛。再与平肝理气，和胃畅中。

金铃子一钱三分，制香附一钱三分，仙半夏一钱三分，延胡索三分，春砂壳三分，陈广皮一钱三分，炒白芍一钱三分，大腹皮三钱，制川朴三分，失笑散（包煎）一钱三分。

（《问斋医案》）

冲脉血亏，　阴阳不交为崩案

经行不止，阴血常亏，阴亏阳搏成崩，崩久成漏。然诸血皆统于脾，当以治脾为主，拟归脾加减主之，冀其新生之血统属于脾，方无妄行之患，否则有停瘀变成中满之虑。

大熟地，人参，冬白术，炙甘草，当归身，酸枣仁，远志肉，煨木香，大白芍，大丹参，海螵蛸，五倍子。

（《问斋医案》）

冲脉失权，　崩淋屡发案

脾为统血之经，肝为藏血之脏，血随气行，气赖血辅。肝虚不能藏血，脾虚不能统血，以故崩淋屡发，脉来软数无神。治宜崇土培木，冀其中州气健，方能嘘血归经。

人参，云茯苓，冬白术，炙甘草，当归身，煨木香，嫩黄芪，酸枣仁，大远志，绿升麻，五倍子。

妇人崩证，与男子溲血一体，经以悲哀动中，发为心，崩数溲血，当先治心。

犀角片，大生地，粉丹皮，大白芍，乌贼骨，蒕茹，藕汁，童便。

昨逃犀角地黄汤合乌贼骨丸，崩势减半，依方进步可也。

犀角片，大生地，大白芍，乌贼骨，蒕茹，大丹参，熟枣仁，当归身，五倍子，藕汁，童便。

（《问斋医案》）

冲脉有热，　血崩横流案

经以阴虚阳搏谓之崩，血热则横流，气火不两立，壮火食气，气虚不能帅血归经，致有妄行之患。

大熟地，人参，乌贼骨，当归身，元武板，左牡蛎，冬白术，陈阿胶，灵犀角，大白芍。

（《问斋医案》）

冲任不固，　形成崩漏案

经云："阴虚阳搏谓之崩，阴络伤则血下溢"。夫精血乃水谷之精气，调和于五脏，洒陈于六腑，源流之来，生化于心，统摄于脾，藏受于肝，宣布于肺，施泄于肾，灌溉于一身。所在皆是，上为乳汁，下为月水。上以应月，月以三旬而一盈，经以三旬而一至，象月满则亏也。亏极则病，阴亏无以化也，阳盛搏阴络，阴伤则血妄。血去则气随以散，气散则不能摄血，必致气血两亡，阴阳离决。年逾四旬，素患崩漏，数载以来，屡发不已，至今益甚。其色或紫或鲜，腹无胀满，非停瘀可比。血去后必继之以呕吐，中虚可知。甚至心烦意乱，不知所以，动作之为，异乎平素，下损已著。岐伯曰："人年四十，阴气自半矣。"当阴气减半之年，值数崩妄行之后，阴液愈亏，不得滋营，必乘土位。胃虚不能容受水谷，脾虚不能运化精微，以致呕吐，肾阴无以配阳。胞络之火，入心为笑，《内经》"神有余则笑不休"，言常人也。《难经》"入心为笑"，则病气也。其脉来软数而空，有喘汗痉厥之虑。阴阳本不相离，气血宜为流贯，血随气引，气赖血补，不补其气，无以摄血；不补其血，无以化气。无阳则阴无以生，无阴则阳无以化。爰以甘凉壮肾水以镇阳光，使阳从阴化，佐以酸涩，敛肺气以摄营血，使阴为阳生，气血各守其乡，阴平阳秘，精神乃治。

熟地，山药，萸肉，人参，三七，冬术，五味，麦冬，黄芪，龙骨，牡蛎，海螵蛸。水泛丸。

（《王九峰医案》）

冲任失固，阴损及阳案

丁右，血生于心，藏于肝，统于脾。肝脾两亏，藏统失司，崩漏已久。迩来面浮足肿，纳少便溏，脉细，舌绛。此阴液已伤，冲任之脉失固，脾胃薄弱，水谷之湿不化。人以胃气为本，阴损及阳，中土败坏，虚象迭见，已入险途！姑拟益气生阴，扶土运中，以冀阳生阴长，得谷则昌为幸。

炒潞党参二钱，炙甘草三分，连皮苓四钱，生熟谷芽各三钱，米炒於术一钱三分，扁豆衣三钱，陈广皮一钱，炒淮药三钱，干荷叶一角，炒苡仁三钱三分，炒补骨脂一钱三分。

（《丁甘仁医案》）

冲任不固，阴虚阳浮案

罗右，崩漏不止，形瘦头眩，投归脾汤不效。按脉细数。细为血少，数为有热，营血大亏，冲任不固，阴虚于下，阳浮于上，欲潜其阳，必滋其阴，欲清其热，必养其血。拟胶艾四物合三甲饮，滋养阴血而潜浮阳，调摄冲任而固奇经。

阿胶珠二钱，生地炭四钱，大白芍二钱三分，左牡蛎四钱，广艾炭三分，白归身二钱，丹皮炭二钱三分，炙龟板三钱，炙鳖甲三钱，贯众炭三钱，血余炭二钱，鲜藕（切片，入煎）一两。

（《丁甘仁医案》）

冲任空旷，肝脾两亏案

李右，肝脾两亏，藏血统血两脏失司，经漏如崩，面色萎黄，按脉细小。腰骨酸楚。腰为肾腑，肾主骨，肾虚故腰痛而骨酸。兹从心脾二经调治，拟归脾汤加味，俾得中气充足，力能引血归经。

潞党参三钱，清炙草三分，远志肉一钱，厚杜仲（盐水炒）二钱，红枣两枚，炙黄芪三钱，抱茯神三钱，白归身二钱，川断肉二钱，桂圆肉二钱，甜冬术一钱，炒枣仁三钱，大白芍二钱三分，阿胶珠二钱，藕节炭三钱三分。

（《丁甘仁医案》）

冲任亏损，血去阴伤案

钱右，冲任亏损，不能藏血，经漏三月，甚则有似崩之状。腰酸骨楚，舌淡黄，脉细涩，心悸头眩，血去阴伤，厥阳易于升腾。昔人云：暴崩宜补宜摄，久漏宜清宜通，因未尽之宿瘀留恋冲任，新血不得归经也。今拟胶艾四物汤，调摄冲任，祛瘀生新。

阿胶珠二钱，朱茯神三钱，大白芍二钱，紫丹参二钱，广艾叶七分，生地炭三钱三分，大砂仁（研）三分，百草霜（包）一钱，白归身二钱，炮姜炭二钱，炒谷麦芽三钱。

（《丁甘仁医案》）

顽固性崩漏案

陆某，38岁，已婚，教师。

患者13岁月经初潮，周期尚准，20岁后有痛经，29岁结婚后经水超前。1957年因操劳过度，经水淋漓不止，有时量多如冲，严重时卧床浸透棉垫。崩漏年余，初夹血块，色紫红，后渐淡，质稀薄如清水，头眩目花，嗜睡乏力，面目浮肿。有一个时期尚有潮热。曾在医院用激素治疗，仍然无效。

1959年1月前来门诊。患者面色萎黄，两目虚肿如卧蚕，唇色淡白，时常眼前发暗，头晕腰酸，精力不支，时崩时漏，下部流血，已无关拦，脉细软，舌苔薄白。证为肝肾虚亏，固摄无权；治用填补肝肾，塞流固本。

潞党参9g，焦白术9g，大熟地9g，茯苓9g，牛角腮9g，杜仲9g，五味子4.5g，淡远志9g，陈阿胶9g，炒贯众9g，乌贼骨9g。

经上方调经后，崩漏渐停，甚至在1年间，经水已准期，量亦一般，3日净。以后虽曾出现月经超前，量稍偏多，但未再发生血崩及淋漓日久的证候。

（《朱小南妇科经验选》）

暴崩昏厥案

顾某，32岁，已婚，营业员。

月经于18岁初潮，经水尚准，每28日一转，量正常，3日净。2个月前经水超早10日而来，连绵不止，而复房帏不慎，经期中行房数次，于上月突然暴崩，血多如注，并夹有血块，持续不止，头眩目花，身不能支，旋即不省人事，昏厥床上，曾赴医院急诊。经治疗后崩势转缓，数日后由崩而转漏。本月崩血又作，乃来就诊。

由于流血过多，面色㿠白，心虚气促，据述经水连绵已40日，昨今又复暴崩，腹部隐痛，头晕心荡，腰酸肢软，身体虚弱，精神委顿，按脉弦数，舌苔薄黄。诊断为经期行房，恶血内阻，瘀滞不去，新血不能归经，属血瘀型崩漏。治从急则治标，以峻补气血，挽阳固脱为先。

党参9g，白术6g，新会皮6g，白芍6g，地榆炭12g，熟地9g，巴戟肉9g，仙鹤草12g，仙桃草12g，蒲黄炭12g，十灰丸（包）9g。

上方服2剂后，流血已减少，但仍有腹痛腰酸，神疲心虚症状。辨证后认为尚有残瘀未去，乃用养血祛瘀法。

归身炭9g，焦白术6g，新会皮6g，炒莲房9g，震灵丹（包）6g，女贞子9g，仙鹤草12g，仙桃草12g，平地木9g，牛角䚡9g。

服药10天内崩漏已停，到下月曾有2次短期少量出血，经用养血补肾健脾止涩药而恢复正常月经周期。次年随访，1年来经期已准，未再淋漓，面颊红润，精神充沛，纳谷亦香，已恢复健康。

（《朱小南妇科经验选》）

急惊暴崩案

主诉： 本月5日因爱人从城墙摔下昏厥，闻讯大惊，心中暴急，阴道出血，大下不止，顺腿直流而不能动，头晕心悸，四肢发麻，有时昏迷。次日血虽较少，仍流粉水，由14日又因受凉，下午即发热发冷，恶心头疼，胸胁苦满，小便色红，下血又多，色鲜赤，现仍不净，动辄量多。每日下午一时许，其病必发、寒热往来，头痛呕恶，心慌烦躁，直至深夜三时以后，始渐转轻，1周以来，天天如此。去北京市某医院已6次，服药打针，全未见效。以往体健无病，一切正常。

诊察所见： 脉息弦细而数，110次/分，苔薄白。面色淡黄，口唇发白。体温38.4℃，血压110/60mmHg，血象：血红蛋白6.5g/dl，红细胞计数3.9×10^{12}/L，白细胞计数3.8×10^9/L。

病情分析： 大惊大恐猝然来临，惊则气乱，恐则气下，血必由之，遂走而崩。恐则脾气乘之，惊则心无所倚，神无所归，虑无所定，故血下如倾如泻，心悸头晕，时而昏迷。四肢发麻，血虚不濡也；下流粉水，津液伤耗也。夫人之七情过极，必动五志之火，五志火亢，复感新邪，火邪相搏，迫血又下，其邪乘虚，热入血室，寒热头痛，胸胁苦满，恶心呕逆，随之出现。其上午安常、下午发病者，盖以卫气昼行于阳不与阴争，夜行于阴，与邪相搏，使之然也。脉证合参，血已虚而肝气郁，热弥盛而气较衰，并且出血过多，导致贫血，表邪未解，发热不除。

治疗方法： 血虚已甚，内热鸱张，情志未平，所幸热入血室证犹未深，而未出现谵语，出血量已不多，而势亦已不急，亟予治以澄源之法。

处方： ①鲜苇根30g，生黄芪18g，当归4.5g，菊花9g，淡竹叶12g，炒荆芥穗6g，枯黄芩9g，柴胡4.5g。今天服1剂。

②柴胡6g，清半夏9g，枯黄芩9g，鲜姜6g，党参9g，炙草6g，嫩桂枝

6g，大枣 5 枚。连服 2 剂。

二诊：4 月 21 日。进前第①方，当天只热片刻，发冷未作。第②方服完则寒热往来，胸胁苦满以及头痛等症俱除。所下之血性液亦大减，现惟觉胸宇稍闷，食思不振，不时泛恶，倦怠无力，小便色仍红，阴部有胀坠感。脉息仍有弦细近躁之象。

处方：柴胡 4.5g，清半夏 9g，枯黄芩 9g，党参 9g，桂枝 1.5g，淡竹叶 12g，谷稻芽各 9g，炙草 6g，鲜姜 6g，大枣 5 枚。连服 3 剂。

三诊：4 月 25 日。前方进 1 剂，血性液即止，胸脘已宽，食纳已健。3 剂服完泛恶除，阴部坠胀消失，小便已正常，腿较有力，惟有时身体尚感疲乏，有时心悸不宁。脉弦细之象已差。

处方：照上方加朱茯神 12g，连服 3 剂。

四诊：4 月 28 日。进前方身体已不感疲乏，心跳心慌亦减轻，动较多时心仍悸。脉象较细，血压 130/80mmHg。血红蛋白 10.5g/dl。

处方：台参 9g，朱茯神 12g，酒当归 9g，炒白芍 9g，生熟地各 9g，炙草 6g，首乌藤 15g，焦白术 9g，生姜 6g，大枣 3 枚。连服 3 剂。

人参归脾丸 10 丸，每晚睡前 1 丸。

汤药服完，继服丸药，病当愈，节气戒劳，则无忧矣。

（《老中医经验汇编》）

冲任内损崩漏案

李某，女，33 岁，北京人，已婚。初诊日期：1958 年 12 月 23 日。

初步诊断：漏下（人工流产后出血不止）。

主诉：11 月初旬接受人工流产，过两周以后，一直出血不止，又刮宫一次，至今血仍不止，偶或色淡若水。一经注射麦角，则血可止，但过一半天仍旧复来，已试过几次，每皆如此。用其他止血药，无论内服或注射，全无显著效果。腹痛不太明显，有时似胀似酸似坠而感觉不适，迄今月余，下血淋漓不断，颇为苦恼。近来感到身体较差，精神困惫，酸懒乏力，睡眠不良，头目眩晕，昏沉不清，饮食一般，二便自调。

诊察所见：脉象软弱，沉取反不甚微，寻之若兼涩意。舌淡无苔，面黄无华，语声怯弱。

病情分析：脉证合参，显是刮宫之后，奇经内损，冲任不能约制其经血，所以迄今月余，淋漓不绝，日久气虚，其腹痛不明显，而觉似胀似酸似坠，形倦神疲，睡眠不佳，头之昏晕不清等，皆明证也。用止血药一味扃塞，而不加强其固摄功能，无异于中医所谓之呆守补法，而未达奇经之理，宜其不效。

治疗方法：当此冲任内损，气血皆虚，理应固摄冲任，调补气血，但脉诊寻之若有涩意，其力反不甚微，当属内中尚有瘀留，倘一味调补，恐瘀留不去，新血不得归经，依然难以取效。病既虚中有实，治当通补相济，爰宗此理，立法议方。

处方：酒洗当归 12g，生地黄 9g，生祁艾 9g，川芎 3g，陈生阿胶（另溶分兑）12g，杭白芍 9g，杜仲炭 9g，生茜草 9g，桑寄生 18g，川断 12g，鲜姜（切片同煎）6g。连服 3 剂。

二诊：1959 年 1 月 2 日。前方服第 2 剂后，下有韦质韧性如鸡卵大黑血疱一团，子宫出血随即减少，犹只津津，服 3 剂后出血遂止。惟尚头昏不清，眠不酣睡。脉之软弱今已大差。寓通于补，瘀留已去，冲任之伤已得复，但气血之虚犹欠充，故尚不足上荣，再依法以调补之。

处方：朱茯神 12g，秦当归 9g，炙芪 12g，焦白术 9g，野台参 9g，炙远志 4.5g，熟枣仁 12g，煨木香 6g，贡阿胶（另溶分兑）12g，龙眼肉 12g，炙草 6g，鲜姜 6g，大枣 5 枚，熟地黄 9g。连服 3 剂。

三诊：1 月 13 日。一个半月之出血不止，已经痊愈。睡眠已较好，惟尚有时头晕，脉息弱弦，乃虚未尽复。盖血虚肝难自养，肝阳上升故作晕，气虚生痰，痰随上冲故作眩。弱弦之脉，木势凌脾，脾虚留湿亦生痰。

处方：朱茯神 12g，清半夏 9g，青竹茹 12g，陈皮 6g，白菊花 9g，焦枳实 4.5g，明天麻 4.5g，甘草 6g。连服 3 剂。

牛黄上清丸 6 丸，每次 1 丸，日 1 次。服完汤药后，继服之。

2 月 20 日又到该院会诊，见到患者已面丰体健，谈到出血月余，淋漓不断，西药屡治无效，中药 3 剂其血立止，对祖国医学赞不绝口。

（《老中医经验汇编》）

冲任肝虚崩漏案

罗某，女，16 岁，河北人，学生。初诊日期：1960 年 3 月 26 日。

初步诊断：肝郁肾虚经漏。

主诉：自 13 岁月经初潮之后，即每月周期短（每 20 天 ±1～2 天 1 次），经期长（每次持续 8～10 天），经前经后以及经期当中腰腹皆痛。近来于 2 月 14 日经水来潮，量多，现将一个半月，血仍未止，色鲜红，无块、腰疼夜不成寐，身无力，不思食。

诊察所见：脉息弦细无力，两寸皆微，尺中不足。面色黄白滞暗，眼睑结膜淡白，血红蛋白 7g/dl。

病情分析：初潮之年，肾气未臻至盛，天癸未达至充，发育不良，冲任气弱，故经水先期而发频。经前经期腰腹皆痛，腰为肾之府。少腹主之肝，木失水涵，肾虚肝郁，显然明矣。更有经后之痛，乃胞络之供血不足，冲任之血气俱弱。平素必有或因过劳，或由抱气，肝肾日益伤，冲任日益损，藏血失力，固摄无权，于是导致经水淋漓，长期不止，而致贫血。参之以脉，肝失血濡则不柔，其气遂郁而不畅，脉来弦细无力，此其候也。肾气素即虚，真阴向不足，两尺不足，是其明征。至于两寸皆微，乃心肺俱虚，气血皆弱之所反映。总观目前之现证现脉，确系肝郁肾虚，冲任失固，并由长期失血，造成气血兼亏。

治疗方法：滋肾水俾涵肝木，则肝气得疏，助肾气促进天癸，则冲任自调，此乃治本之法。只以当前下血已一月有半，色尚鲜红，量仍较多，且已造成比较严重之贫血，故宜塞流澄源综合为法，先治其标。

处方：桑寄生 15g，川断 9g，当归 9g，川芎 4.5g，白芍 12g，阿胶珠 18g，生艾叶 12g，砂仁 6g，炙甘草 6g。连服 3 剂。

免体育及重体力劳动 1 周。

二诊：4 月 2 日。血量已少，腰已不痛，惟尚头晕，身无力，不思食。脉细而无力，按之兼弦，再依前方，略事增减。

处方：炒当归 12g，炒白芍 9g，生地炭 12g，地榆炭 9g，党参 19g，贡阿胶 18g，生祁艾 12g，炙甘草 9g，生黄芪 12g，川芎 6g，鲜姜 6g，大枣 5 枚。连服 3 剂。（贡阿胶另包，另溶分兑）

上午上课，下午休息，免体育劳动 1 周。

三诊：4 月 5 日。血于昨天已止，食欲已好，惟尚有时头晕，睡眠不实，脉象细而无力。

处方：黄芪 12g，太子参 9g，当归 9g，贡阿胶（另溶分兑）12g，炙甘草 9g，陈皮 6g，何首乌 12g，熟枣仁 9g，首乌藤 12g。连服 2 剂。

人参归脾丸 6 丸，每日 1 丸。

四诊：6 月 1 日。5 月 23 日经水下，27 日血净，28 日又见少量，今尚未尽，活动一多稍微劳累则下血较多，血多时则小腹痛，睡尚不安，脉沉细无力。

处方：人参归脾丸 20 丸，每次 1 丸，日 2 次；人参面 15g，每次 1.5g，每晚睡前 1 次。

五诊：7 月 26 日。上次服药后，于 6 月 3 日血止。6 月 20 日经水来潮，带经 7 天。7 月份月经是 17 日来潮，24 日去净，持续 7 天，量尚较多，色红，经行 3 天，有少腹痛。饮食睡眠均正常。月经已基本正常，脉仍沉细弱弦，血红蛋白 11g/dl。

处方：人参归脾丸 20 丸，每早 1 丸；六味地黄丸 20 丸，每晚 1 丸。

考虑 9 月 1 日开学后，可恢复体育及一般劳动。对激烈运动，尚以避免为宜。

（《老中医经验汇编》）

冲任失摄，　肝脾肾虚经漏案

黄某，女，16 岁，北京人，学生。初诊日期：1962 年 11 月 21 日。

初步诊断： 肝脾肾虚经漏。

主诉： 从 14 岁月经初潮，即常行并月，色量尚正，有时有块，一般持续 1 周左右，由于今年下半年考试期间，功课繁忙，过于劳累，7 月 9 日经水来潮，淋漓不断，至今已四个半月，血仍不止，中间偶有一两日血止则继而又下，有时色黑，有时色淡，每当劳累则血下量多，曾服中药数十剂，终未获效。常觉脑空，两腿软而无力、发沉，懒于行动，食思不振，纳量减少。中医研究院广安门医院诊断为"经漏"，嘱免体育。

诊察所见： 脉细略弦近数，寸口涩涩不调，96 次/分。面色黄白，虚浮，唇舌两手几无血色，精神倦怠，语声低微。血红蛋白 6.5g/dl。

病情分析： 月汛初潮，常行并月，当系先天"天癸"弱，后天"精血"虚，"天癸"资生于肾，精血化生于脾，脾肾兼虚，为其素质。加之功课繁忙，劳心过度，心营暗耗，脾肾益虚，因而冲任失调，遂致经漏。症见：面虚浮，色黄白，腿软发沉，懒于行动，语声低微，纳量减少，此乃一派脾虚证象。盖以肾不养肝，木乘土位，冲任失固，脾气重虚而然。夫血主于心，受藏于肝，统摄于脾，肝脾俱病，则冲任失调，固摄无能，则经水不绝。常觉脑空，为肾虚之候，肾主骨髓，脑为髓海，肾虚则髓少，髓少则脑空。更参之以脉，血虚则脉细，肝郁则脉弦，寸口涩涩不调，为气血俱伤之候，血虚肝郁过久，皆化生内热之因，于是脉来近数。总之，证属肝脾肾虚，冲任失摄，经漏过久，气血兼伤。

治疗方法： 法当正治，养肝肾之虚，扶脾元之弱，补气血，固冲任，更必须加介类潜阳止血之品于其中。

处方： 桑寄生 18g，川断 12g，炙龟板 30g，生牡蛎 30g，干地黄 12g，乌贼骨 12g，生茜草 6g，炙黄芪 15g，炒白术 12g，陈阿胶（另溶分兑）15g，人参面（分冲）3g。连服 2 剂。

二诊： 11 月 23 日。进药后，诸证如前，药犹未逮，仍宗前法，加重药量。

处方： 桑寄生 30g，川断 12g，炙龟板 30g，生牡蛎 30g，干生地 18g，贡阿胶（另溶分兑）18g，乌贼骨 15g，生茜草 6g，炙黄芪 18g，炒白术 18g，人参面（分冲）3g。连服 3 剂。

人参养荣丸 6 丸，每次 1 丸，日 2 次。

三诊： 11 月 28 日。进前方下血已少，色转浅淡，时感头晕，精力不足。药效已显，正气式虚，仍依前法，略事增减。

处方： 桑寄生 30g，川断 15g，焦白术 18g，炙黄芪 30g，乌贼骨 15g，醋柴胡 6g，茜草炭 6g，炙远志 6g，细生地 18g，龙眼肉 12g，生龙牡各 18g，炙甘草 4.5g。连服 3 剂。

人参归脾丸 6 丸，早晚各 1 丸。

四诊： 12 月 3 日。经血于 11 月 30 日已止，头晕减，腿觉有力，纳量较增，脑空之感已除，惟面部虚浮仍较明显，脉细略弦，再依前法，稍事增减。

处方： 照上方加建莲肉 15g，太子参 9g。连服 3 剂。

人参归脾丸 6 丸，早晚各 1 丸。

五诊： 12 月 10 日。唇面色转红活，虚浮已不明显，日来因休学心情不畅，纳较减少，但血止今已 11 天，未见续下。患者愿服丸药以巩固疗效。脉尚较细而无力。

处方： 人参归脾丸 10 丸，每早 1 丸；六味地黄丸 10 丸，每晚 1 丸。

六诊： 12 月 20 日。于本月 13 日因回校听课，身心较累，而又下血，但量少一下即止，以后未见再出，浮肿尚未全消。查血：血红蛋白 8.2g/dl，仍服丸药，冀收全功。

处方： 滋补健身丸 10 丸，每午 1 丸；六味地黄丸 10 丸，每午 1 丸；人参归脾丸 10 丸，每晚 1 丸。

七诊： 1963 年 1 月 11 日。浮肿已不明显，去年 12 月 27 日经血来潮，量不太多，有小血块，色正常，4 天之后量即渐少，持续 1 周而尽，身体未感任何不适。月经已正常，今查血红蛋白 9.2g/dl。病已向愈。

处方： 滋补健身丸 10 丸，每早 1 丸；人参归脾丸 10 丸，每晚 1 丸。

（《老中医经验汇编》）

冲任损伤，肝脾肾重伤案

袁某，女，30 岁，河北人，已婚。初诊日期：1960 年 5 月 17 日。

初步诊断： 冲任气虚崩漏。

主诉： 一年以来，经期超前（7～8 天）。从 3 月 29 日，经水来潮，淋漓不断，时多时少，曾于 4 月 15 日在某医院刮宫，认为是"功能性子宫出血"，惟刮宫之后，血仍未止，至 5 月 3 日出血虽净，但 14 日又来，并且此来量特多，骤下如倾，头三天都不敢动，动则大下更多，今日始稍差，故能来就诊。目前血量仍为多，少腹引腰痛，身形倦怠，心中烦乱，心悸寐少，临晨面浮，入暮跗肿。

诊察所见： 脉息沉弦近驮，两寸均微，91 次/分。血红蛋白 6g/dl，面色㿠白滞暗，唇白舌淡苔少，精神萎靡不振，气短懒言。

病情分析： 证为崩漏，溯其源，由于冲任气虚，不能约制其经血。冲任之所以致虚，或情怀不释，因怒伤肝，或思虑劳倦，损伤脾气，或肾水下亏，不能济镇心火。一年前之月事前愆，乃为先兆，3 个月来之淋漓不断，是其后果。更加机械损伤，干犯虚虚之诫，所以刮宫之后，经来骤下如倾，量多若泻。少腹引腰痛，证属肝肾虚。形倦面跗肿，候为脾气弱。心悸寐少，心中烦乱，肾真下亏，不能济镇心火，益彰彰矣。参之以脉，沉弦主心腹之痛，近駃属有热为虚，两寸均微乃气血俱伤之候。面唇色白，舌淡少苔，气短懒言，精神不振，血红蛋白 6g/dl，即其明征。

治疗方法： 法宜补益气血，调固冲任，只因出血尚在量多势急，故应侧重于止血养血。

处方： 桑寄生 18g，川断 12g，酒当归 9g，熟地 12g，杭白芍 12g，春砂仁 6g，淡芩 9g，阿胶珠（分 2 次入煎）18g，炙草 6g，生祁艾 12g，鲜姜 6g。连服 3 剂。

二诊： 5 月 24 日。进前方 10 日，血已止，现在少腹引腰有时仍痛，多行动，稍劳累则痛甚，余症如前。脉沉弦近駃，两寸式微，90 次/分。

处方： 桑寄生 18g，川断 15g，酒当归 9g，生熟地各 12g，杭白芍 18g，炒川楝 9g，淡芩 9g，贡阿胶 12g（另溶分兑），生艾叶 9g，鲜姜 6g。连服 3 剂。

三诊： 5 月 27 日。腰腹痛轻，心烦乱减，惟仍不时心悸，睡眠不良，凌晨面浮，入暮跗肿，有时气短，身肢乏力。脉沉略弦，两寸式微，80 次/分。

处方： 桑寄生 18g，川断 19g，焦白术 12g，朱茯神 12g，生熟地各 12g，酒当归 9g，首乌藤 18g，杭白芍 18g，炙草 6g，淡黄芩 9g，朱莲心 6g，鲜姜 6g。连服 3 剂。

四诊： 5 月 31 日。腰腹之痛益轻，心中烦乱已除，心悸有所改善，睡眠已渐好转，惟尚有时气短，浮肿较明显，通身乏力。脉沉细略弦，两寸式微，74 次/分。

处方： 桑寄生 18g，川断 12g，焦白术 15g，朱茯神 12g，黄芪 15g，酒当归 9g，白芍 18g，生熟地各 15g，首乌藤 18g，炙草 6g。连服 3 剂。

五诊： 6 月 3 日。面唇红润，浮肿消减，腰腹之痛已极轻微，身肢已不觉酸懒，只偶尔尚有气短心悸。睡眠已可，食欲旺盛，纳量大增，白带日来较多。脉沉略弦，两寸已扬。查血：血红蛋白 9.2g/dl。

处方： 桑寄生 18g，川断 12g，焦白术 15g，朱茯神 12g，当归 9g，生白芍 15g，黄芪 18g，首乌藤 18g，川芎 4.5g，炙草 6g，干生地 15g，生山药 15g。连服 3 剂。

全鹿丸 10 丸，每早 1 丸。六味地黄丸 10 丸，每晚 1 丸。

六诊： 6 月 20 日。18 日经水来潮，前两天量多，今已渐少，色尚正，块无多，此次腰腹之痛不甚，惟形疲腿软，动辄心悸气短，晨起脸觉发胀，腿亦发胀，饮食睡眠尚可，脉沉而弱弦。

处方： 桑寄生 18g，川断 12g，焦白术 18g，黄芪 18g，仙鹤草 30g，生牡蛎 30g，艾叶 9g，贡阿胶（另溶分兑）15g，朱茯神 12g，干生地 18g，炙草 6g，醋柴胡 4.5g。连服 3 剂。

七诊： 6 月 24 日。昨经血净尽，持续 6 天。腰腹无苦。形疲腿软，气短心悸，手脸发胀等症俱减轻。只因恐怕血一来不止而担心，睡眠又不良。脉沉尚较弱弦。

处方： 野台参 12g，黄芪 18g，酒当归 9g，川芎 6g，大生地 12g，白芍 12g，合欢花 12g，炙草 6g，仙鹤草 18g。连服 6 剂。

八诊： 6 月 30 日。患者血止心安，面容丰泽，精神饱满，自觉已无不适，只身体尚较软，劳作易感累。检血：血红蛋白 10.5g/dl。病已告愈，再促早日复原。

处方： 全鹿丸 10 丸，每晚 1 丸。

（《老中医经验汇编》）

产后肝脾肾虚崩漏案

孙某，女，24 岁，山东人，已婚，病历号 22261。初诊日期：1960 年 4 月 12 日。

初步诊断： 产后肝脾肾虚崩漏。

主诉： 月事已半年多常淋漓不断。然从去年 11 月份起 3 个月没来，到今年 2 月 14 日经水始下，持续两周至 3 月 15 日又来，迄今将及 1 个月仍淋漓不断，白天休息下血不多，夜班一经工作，下血即多，颜色粉红，经北京市第四医院诊断为"功能性子宫出血"。近来白天不工作血量亦多，仍是质稀色淡，周身酸懒乏力，常觉眼暗，视物模糊不清，每当下午则心内发热，体表凛寒，并不时无痰干咳，手足心热，食思不振，睡眠不良。

诊察所见： 脉象虚细近驶，90 次/分，体温 37.1℃（上午 10 时诊测），面黄无华，形体瘦弱，目睛迷离，舌红苔白。检血：血红蛋白 8.6g/dl；胸透：心肺（－）。

病情分析： 脉证合参，此病崩漏之所由起，当为脾肾两亏，冲任失摄，营卫不和，气血俱虚。盖肾为元气之根，水火之宅，脾为后天之本，生化之源，五脏之阴气，非此不能滋，五脏之阳气，非此不能发，若脾肾俱亏，血失统摄，冲任二脉亦必为之虚，则经水淋漓，长期不绝；血失化源，一时无余，血海空虚，则必经闭，既而渐充，则闭而复行。至于昼间血少，夜间量多，体表恶寒，心中发热，皆营卫不和之象，血下淋漓量多色淡，周身酸懒，睡眠不佳，俱气血兼虚之征。肝受血而能视，其目睛昏瞀，视物模糊，是为肝血虚。脾主肌肉，又司运化，其形瘦体弱，食思不振，此乃脾气弱。干咳无痰，低热脉驶，说明气阴已伤，虽胸透心肺未见异常，若再失治，亦恐有成痨之渐。

治疗方法： 法宜双疗气血，补养脾肾，调和营卫，固益冲任，惟目前出血尚多，当必佐以固涩止血。

处方： 炒当归 12g，杭白芍 9g，生地炭 12g，苎麻根 15g，川断肉 9g，地榆炭 9g，乌贼骨 12g，台党参 15g，炙芪 15g，生艾叶 12g，贡阿胶（另溶分兑）18g，炙甘草6g，川芎5g，鲜姜9g。连服2剂。

二诊：4月15日。药后血量减少，但仍淋漓不绝，稍一行动，下则较多，由于咳逆而睡眠不安，食欲欠佳，周身乏力，脉虚细兼数。再依前方，稍事增减。

处方：太子参9g，炒当归9g，棕榈炭12g，生地炭15g，生祁艾12g，苎麻根30g，杭白芍9g，乌贼骨15g，炙黄芪18g，贡阿胶（另溶分兑）18g，焦白术12g，炙甘草6g，焦谷稻芽各9g。连服3剂。

橘红丸6丸，每晚2丸。

三诊：4月18日。进前方血基本已止，仅时有津津。食欲好转，已知饥而纳增。咳嗽亦轻，睡眠亦较好。下午之身寒除，但仍心内发热，有些低热，周身无力。脉虚细近驶，86次/分。体温37.1℃（上午10时20分测）。

处方：炒归身12g，杭白芍9g，干生地12g，苎麻根16g，炒白薇9g，嫩青蒿（栀子6g同炒）12g，乌贼骨12g，台党参12g，炙黄芪18g，生牡蛎18g，川断肉12g，焦白术15g，炙甘草6g，焦六曲12g。连服3剂。

橘红丸6丸，早晚备1丸。

四诊：4月22日。昨日血已完全干净，诸症皆见好转，脉尚无大变化，84次/分。

处方：效不更方，照原方再进3剂，丸药同上。

五诊：4月25日。下午之心中发热已除，咳轻眠可，低热未作，纳量增多，身无力好转，惟仍视力模糊，带下较多，质稀色白，脉细略弦。体温37℃。

处方：照前方去苎麻根，改炒归身为酒当归，加炙紫菀9g，连服3剂。

橘红丸改为明目羊肝丸3袋（每袋18g装），每次9g，早晚各1次。

六诊：4月29日。眼睛较轻，视物已较清爽，身体亦较有力，一切皆大轻快，只白带尚多，动辄腰际有些酸痛，脉沉略弦而滑。

处方：滋补健身丸10丸，每早1丸；明目羊肝丸5袋，每午半袋；六味地黄丸10丸，每晚1丸。

七诊：5月12日。血止已20余天，一切症状都已基本消失，面色红润显胖，体力已觉恢复正常，最近夜班亦不觉累。检血：血红蛋白11.5g/dl。

处方：河车大造丸10丸，每早1丸；六味地黄丸10丸，每晚1丸。

八诊：5月22日。5月16日经水来潮，色量俱正，有块不多，除性情有些急躁外，别无所苦，一直在服丸药，昨天月经已完全干净，持续6天。脉象沉而略弦，寻之和而有力。

此案崩漏为脾肾两虚，冲任失摄，并且出现低热干嗽，气阴两伤，诚恐进而发展，势必成痨。用双疗气血，补养脾肾，兼佐固涩之法，6剂药后，血止嗽轻，至 5 月 12 日第七诊则病已告愈，血红蛋白由 8.6g/dl 增至 11.5g/dl，5 月 16 日月经来潮，色量俱正，一无所苦，持续 6 天而尽。诊凡 8 次历时 1 个月零 4 天，服汤药 14 剂，丸药 74 丸，病遂全瘥。

（《老中医经验汇编》）

冲任失调，劳倦失血案

案一

宛某，女，17 岁，未婚。

初诊：1962 年 8 月 18 日。月经过多已 3 年，14 岁月经初潮时，参加剧烈运动，遂致月经淋漓不止，持续 5 个月之久，尔后又复停经 5 个月复来，周期 40~60 天，末次月经 7 月 5 日，量多，下大血块，头晕目花，心慌失眠，倦怠无力，口干纳差，流血 20 天时，曾服补气养血、止血之剂，出血至今已 43 天，仍未得止，面色苍白无神，舌苔薄白尖刺，脉细微数。此症由于劳伤气血，损伤冲任，不能约制经血，病久气血两虚，当防暴下，而致气从血脱，急以大补元气，固摄冲任。

处方：朝鲜人参 6g，白术 6g，山药 9g，炙甘草 3g，熟地 12g，萸肉 6g，菟丝子 9g，五味子 6g，乌梅炭 6g，生龙骨 15g，禹余粮 15g，赤石脂 15g，伏龙肝（煎汤代水）30g。6 剂。

另：河车粉 9g，早晚各服 1.5g。

二诊：8 月 24 日。药后，次日血止，诸恙悉减，舌苔薄白、尖刺，脉细微数。药既应病，仍从前法加减。

处方：红人参 6g，白术 6g，山药 10g，炙甘草 3g，熟地 12g，萸肉 6g，五味子 6g，赤石脂 15g，禹余粮 15g。6 剂。

三诊：8 月 30 日。症状日见好转，舌苔薄白，脉象细软。治以补气养阴。

处方：人参 6g，白术 6g，山药 9g，炙甘草 3g，熟地 12g，萸肉 6g，五味子 6g，阿胶 12g，生牡蛎 15g，白芍 9g。5 剂。

四诊：9 月 6 日。月经于 8 月 24 日来潮，量稍多，4 天后血量渐少，8 天净，舌苔薄白，脉象细软。病渐好转仍从前法。

处方：人参 6g，麦冬 9g，五味子 6g，熟地 12g，白芍 9g，生牡蛎 15g，阿胶 12g，山药 12g，女贞子 9g。5 剂。

另：河车粉 60g，每日早晚各服 1.5g。

以后月经按期来潮，色量正常，余无不适。

（《钱伯煊妇科医案》）

案二

孙某，女，24 岁，已婚。

初诊：1958 年 3 月 26 日。近 6 年来月经不规律，周期 8~15 天，持续时间延长，10~20 天净，前 10 余天量少，色淡红，后 4 天量稍多，有小血块，23 岁结婚，未孕，末次月经 3 月 6 日来潮，至 3 月 21 日净。腹部微痛，纳食、二便正常，舌苔薄腻、中微光剥，脉左沉细、右沉弦。此症由于出血过久，气血两虚，冲任固摄无权，治法以补气养血，固摄冲任。

处方： 补中益气丸 180g，每晨服 6g；人参归脾丸 180g，每晚服 6g。

二诊： 6 月 21 日。患者服药后，于 4 月 8 日来月经，14 天净，又服十全大补丸或人参归脾丸，于 5 月 5 日来月经，持续 15 天净，6 月 4 日又来月经，持续 18 天净，纳食睡眠尚可，大便干结，舌苔薄白，脉象沉弦。治以补气养血，兼摄冲任，方用圣愈汤合胶艾汤加味。

处方： 党参 9g，蜜炙黄芪 15g，熟地 12g，当归 9g，白芍 9g，川芎 3g，艾叶 3g，阿胶珠 12g，炙甘草 3g，龟板 15g。5 剂。

三诊： 10 月 30 日。患者近 4 个月来，始初服补气养血丸剂，并无好转，后改服汤剂，月经应期而至，持续时间缩短，9~10 天净，近两日，感下腹稍痛，纳食、睡眠、二便均正常，舌苔薄白，脉象左细右弦。治以补肝肾，强冲任。

处方： 左归丸 240g，早晚各服 6g。

患者以后一直以补心脾，滋肝肾之法，服人参归脾丸及左归丸治疗。于 11 月 6 日来月经，持续 8 天净，12 月 17 日来月经，持续 6 天即净；以后未来月经，于 1959 年 2 月妊娠。

（《钱伯煊妇科医案》）

冲任不调，久崩不止案

王某，女，16 岁，已婚。

初诊： 1974 年 1 月 31 日。患者于 1973 年 11 月 8 日出差，因劳累而引起阴道出血，量多，持续时间长，在某医院治疗无效，回北京后，又在某医院住院治疗，血量虽见减少，但持续 84 天，仍未得止。今日来院初诊，现阴道出血量少，色赭，少腹胀痛，心悸乏力，面浮肢肿，口渴不欲饮，大便偏干，舌苔薄白腻，脉象沉细。治以疏肝清热，健脾宁心。

处方： 柴胡 6g，白芍 9g，丹皮 6g，黄芩 6g，生龙骨 15g，生牡蛎 15g，党参 12g，白术 9g，茯苓 12g，薄荷 3g，麦冬 9g。9 剂。

二诊： 2 月 18 日。服上方 13 剂，心悸乏力好转，阴道出血仍不止，色暗红，曾于 2 月 2 日因劳累后，于 9 日、15 日两天，血量加多，面浮肢肿依然，耳鸣咽干，夜寐梦多，腹胀觉凉，大便正常，舌苔淡黄尖刺、边有齿痕，脉象沉细。证属心脾两虚，冲任又伤。治以补心脾，强冲任。

处方： 党参 12g，茯苓 12g，山药 12g，熟地 12g，麦冬 9g，丹皮 9g，荆芥炭 6g，生牡蛎 18g，白芍 12g，茜草根 9g，木香 6g，赤石脂 15g。8 剂。

三诊：2月28日。服上方6剂，阴道出血于2月24日得止（共出血108天），面浮肢肿，晨起为甚，耳鸣减轻，夜寐尚可，口干，食后胃病，手指发麻，舌质红尖刺、边有齿痕，脉象沉弱。脾肾两虚，肝胃不和，治以补脾肾，和肝胃。

处方：党参12g，茯苓12g，山药12g，麦冬9g，白芍12g，木香6g，川断12g，桑寄生15g，木瓜6g，生牡蛎15g，旋覆花（包）6g。12剂。

（《钱伯煊妇科医案》）

冲任不固，劳伤心脾案

丛某，女，25岁，未婚。

初诊：1976年2月23日。末次月经1月28日来潮，5天净，量色正常，净后3天，阴道淋漓出血，量少色褐，至今17天未止，主诉春节劳累失眠引起，余均如常，舌苔中剥尖刺，脉象细弦。病属劳伤心脾，冲任不固。治以补心脾，固冲任。

处方：党参15g，白术9g，茯苓12g，玉竹12g，阿胶珠12g，生白芍12g，麦冬9g，夜交藤12g，五倍子3g，侧柏炭12g。6剂。

二诊：3月4日。服药3剂后，阴道出血于2月26日得止，后又出血1天，现无不适，舌苔薄腻，边尖刺，两边略有齿痕，脉象细弦。治以补心益肾。

处方：党参15g，白术9g，茯苓12g，玉竹12g，地黄15g，生白芍12g，阿胶珠12g，生牡蛎16g，麦冬9g，侧柏叶12g。6剂。

三诊：4月5日。阴道出血净后1周，月经于3月4日又来潮，5天净，量中等，色正常，下腹隐痛，月经净后7天，阴道又淋漓出血，9天始净，现小便频数，余均如常，舌根黄腻、中剥边尖刺，脉象细弦。仍从前法。

处方：党参12g，茯苓12g，山药12g，制香附6g，黄芩6g，地黄12g，白芍9g，阿胶珠12g，麦冬9g，覆盆子9g。6剂。

四诊：4月15日。此次月经延期9天，于4月13日来潮，今日行经第3天，量中等，于4月5日感受外邪，至今未愈，舌苔薄白、边尖刺，脉细微浮。治当先祛风热，兼顾冲任。

处方：桑叶9g，薄荷3g，荆芥6g，桔梗6g，生甘草6g，杏仁12g，丹皮9g，橘皮6g，益母草12g。6剂。

（《钱伯煊妇科医案》）

崩漏案

案一

唐某，女，30岁，未婚。

月经淋漓不止已半年，妇科检查未见异常，血红蛋白7.2g/dl。伴心烦不得卧，惊惕不安，自汗沾衣。索其前方，多是参、芪温补与涩血固经之药，患者言服药效果不佳，切其脉萦萦如丝，数而清疾（一息六至有余），视其舌光红无苔，舌尖红艳如杨梅。细绎其证，脉细为阴虚，数为火旺，此水火不济，心肾不交，阴阳悖逆之过。治应泻南补北，清火育阴，安谧冲任为法。

黄连10g，阿胶12g，黄芩5g，白芍12g，鸡子黄2枚（自加）。

此方服至5剂，夜间心不烦乱，能安然入睡，惊惕不发。再进5剂，则漏血已止。血红蛋白上升至12g/dl。

（《刘渡舟临证验案精选》）

案二

王某，女，36岁。

每次月经来潮，量多而又淋漓不止，以致身体虚衰，不能自持，欲做子宫摘除手术，又恐体弱不能胜任。右小腹时痛，白带淋漓为多。切脉沉弦而滑，舌苔白腻。刘老辨为肝血不荣，脾虚湿多，肝脾不和之证。治当调经止带，为疏当归芍药散。

当归15g，白芍20g，川芎10g，白术80g，茯苓20g，泽泻20g。

服药6剂，小腹痛止，白带减少。惟觉心悸气短，寐少而梦多。此乃心之阴阳不足，神气浮荡不敛之象。为疏：

炙甘草12g，党参15g，麦冬30g，生地15g，酸枣仁30g，麻仁12g，阿胶（烊化）10g，大枣12枚，龙骨20g。

连服6剂，则得寐而梦安。又进归脾汤10余剂而体力有增，此病从此获痊愈。

（《刘渡舟临证验案精选》）

血崩 （功能性子宫出血） 案

周某，女，38岁，干部，1966年4月20日初诊。

两年来月经提前量多，经行期长，西医诊断为功能性子宫出血，曾用过不少补肾益气、养血止血、血涩之中药，未能取效而至邹老处诊治。邹老认为，壮年多育，下元肾虚可知。经行提前（周期23天左右），量多如崩，7~10天方净。不时偏头作痛。胃纳不多，少眠，苔薄，脉象细弦，右部兼滑。舒厥阴，和阳明，肝胃同治。

细柴胡1.5g，夏枯草4.5g，炒白芍9g，炒山药12g，炒扁豆9g，炒党参9g，桑寄生9g，嫩桑枝9g，覆盆子9g，煅瓦楞子（杵）9g，南沙参9g，法半夏3g，云茯苓9g，炒秫米（包煎）9g，干荷叶12g。

嘱如服上方合适，可以连续服1~2个月。

复诊： 同年6月25日。称服上方2个月（隔日服1剂），经来两次，周期基本正常（一次为26天；一次为29天），量已接近正常而稍多；头痛未作，饮食睡眠皆好；脉象细弦苔薄。嘱于每次经前服原方 5～7 剂，连续 3～5 个周期，以资巩固。

（《邹云翔医案选》）

崩漏 （功能性子宫出血） 案
案一
于某，女，40 岁，1993 年 11 月 29 日初诊。

患者素来月经量多，近月余淋漓不断。某医院诊为"功能性子宫出血"，经色鲜红，质稀，头晕乏力，腰酸腿沉，口渴、口苦、便干。舌体胖大，舌边有齿痕，苔白，脉沉按之无力。此证属于气血两虚兼有虚热。古人云：冲为血海，任主胞胎。今冲任不固，阴血不能内守，而成漏经。治当养血止血，益气养阴调经，方用《金匮》之"胶艾汤"加味。

阿胶珠 12g，炒艾叶炭 10g，川芎 10g，当归 15g，白芍 15g，生地 20g，麦冬 20g，太子参 18g，炙甘草 10g。

服 7 剂而血量大减，仍口苦，腰酸，大便两日一行，于上方中加火麻仁 12g，又服 7 剂，诸症皆安。

（《刘渡舟临证验案精选》）

案二
魏某，女，48 岁，1978 年 11 月 17 日初诊。

患者于 15 岁月经初潮，周期为 25 天，每次 5 天净，量一般，用一刀草纸左右。1965 年行输卵管结扎手术后，经量偏多，每次用 2～3 刀草纸。年余后月经又正常。1977 年 4 月，月经量又增多，每次要用 3～4 刀草纸。11 月 4 日经潮，量多如崩，10 来天后转为淋漓不尽，直至 28 日方净。1978 年 11 月 6 日又经来量多如崩，西医予肌注丙睾等无效，乃于 1 月 17 日邀邹老会诊。崩漏之证，腰痛乏力口作干，脉象细，苔薄白，尖色绛。女子以肝为先天，崩漏治以止血而血不止，缘肝有瘀热之故。

春柴胡 3g，炒子芩 4.5g，川断肉 12g，小川芎 4.5g，制香附 9g，熟灵脂 9g，蒲黄炭（包煎）9g，榕根皮 9g，大白芍 12g，清阿胶（烊化冲入）3g，太子参 18g，川石斛 12g，藕节炭 3 个。

二诊：3 月 9 日。称服上方 5 剂后，崩漏即止。3 月 7 日经潮，量中等，腰痛乏力，口味干苦，脉细而弦，苔薄，尖红。治守原法。

震灵丹（分 3 次吞服）12g，春柴胡 3g，炒子芩 6g，川断肉 15g，小川芎 3g，潞党参 24g，炒白芍 12g，制香附 6g，清阿胶（烊化）4.5g，炙甘草 3g，藕节炭 5 个。

3 月 9 日方服后，此次经量正常，5 天干净。观察两个月，未见崩漏现象。

（《邹云翔医案选》）

血热崩漏案

李某，27 岁，垛石西屯农民，1985 年 10 月 24 日初诊。经来半月不断，时多时少，色紫黑有血块，腰微痛，心烦易怒，少眠多梦，口苦，舌红苔薄白，脉弦数，西医诊为功能性子宫出血，治无效转中医。

辨证：血热崩漏。

妇女经血淋漓不断，谓之崩漏，轻者为血漏，重者为血崩。《妇科心法要诀》云："淋漓不断谓之漏，忽然大下谓之崩"。此例为肝郁化火，伤及血分，冲任损伤，不能制约经血，引起血热妄行，流血不止。肝气不疏则气滞，气滞则血瘀，故经血紫黑而有血块。肝肾同源，肝伤则肾亦伤，故腰痛。肝火上扰心神，则心烦易怒，少眠多梦。肝与胆相表里，肝热则胆亦热，胆汁外溢于血脉则口苦。舌红脉弦数，乃血分有热之象。

治疗：疏肝解郁，清热凉血。

处方：逍遥散加减：白芍 15g，当归 10g，栀子 10g，生地 15g，柴胡 10g，白术 10g，云苓 12g，丹皮 10g，炒地榆 10g，川断、桑寄生各 15g，陈皮 10g，甘草 6g。水煎服。

方意：以逍遥散疏肝解郁养血，加生地、栀子、丹皮凉血清心除烦，配地榆止血；川断、寄生补肾除腰痛，陈皮理气和胃。

疗效：服 2 剂血止，入眠佳。继服 3 剂痊愈。

（《名医玄振一医案选》）

气虚崩漏案

李某，女，48 岁，垛石镇小官庄农民，于 2002 年 7 月 11 日初诊。从去冬至今春月经淋漓不断，3 个月始止。至 5 月中旬月经又来，至今已 2 个月余不止。血色时鲜红，时色黑，有少许血块，曾在妇产科诊断为围绝经期综合征，后又诊为功能性子宫出血，用西药无效，转服中药多剂仍无效。近日时感头晕心悸、气短，左腹股沟时有跳痛，食欲不振，全身乏力，舌淡苔白脉弱。

辨证：心脾两虚，血不归经。

此证原为血热崩漏，治疗不当，不能引血归经，致长期流血，血亏则气虚，气虚则生寒，形成心脾两虚，气不摄血之证。头晕心悸，腹股沟之痛，乃血亏气虚，经脉不畅所致。舌淡脉弱，乃气血亏虚之象。

治疗：补气摄血，强心健脾。

处方：补气摄血汤：黄芪 30g，台参 30g，白术 20g，云苓 15g，熟地 30g，当归 10g，炮姜 5g，远志 10g，木香 6g，陈皮 10g，甘草 5g。水煎服。

方意：重用黄芪、台参补气；熟地、当归补血；白术、云苓健脾；枣仁、远志强心；炮姜温经止血；木香、陈皮理气和胃；并配合炮姜散寒止痛，甘草调和众药，共同完成补气摄血之功。

疗效： 连服 3 剂，出血已止，惟大小便时尚有少量滴血。原方加阿胶珠 10g，此药既止血又能补血。服 3 剂，大小便时也不流血，再服 3 剂，巩固疗效。

（《名医玄振一医案选》）

冲任损伤崩漏案

张某，女，15 岁，学生，1977 年 9 月 17 日初诊。

病史： 月经不正常 5 个月。因经前淋雨受凉，月经期持续流血 1 周余，血止 1 周后再次流血，持续半月。伴有腰腹疼痛。此后月经不规律 $\frac{7\sim10}{7\sim20}$ 天，现又流血 2 天，量多，有黑块，腹痛。

月经史： $12\frac{4}{30}$ 天。量、质、色均较正常。

检查： 舌红、苔黄白，脉弦数。

辨证： 外邪久郁、冲任损伤而致经血失调。

治则： 调肝健脾，固肾理冲。

方药： 痛泻要方加减：橘红 12g，生白芍 30g，焦白术 15g，苏叶 9g，黄芩 12g，炒贯众、生龙骨、生牡蛎各 30g，茜草、生甘草各 9g。水煎服。

二诊： 9 月 23 日。服药 8 剂显效，此次流血 6 天而止，腰痛消失。上方加槐米 12g、生地 30g，继服 3 剂后未再来诊。

（《妇科医案》）

冲任虚热崩漏案

孔某，女，13 岁，学生，1973 年 8 月 23 日初诊。

病史： 月经量多，淋漓不断已 3 个月。自今年 5 月份月经初潮，每 7、8 天或 10 余天来潮 1 次，每次流血 5～8 天，量多色鲜，伴有腹痛，心烦失眠，多梦，手足发凉，全身无力，口渴。此次流血已 2 天。

检查： 舌红、苔薄黄，脉滑数。

辨证： 肾阴不足，冲任虚热。

治则： 滋肾养阴，清热固冲。

方药： 二地黄芩汤加味：生地 30g，生地榆 45g，黄芩 12g，当归 18g，百合 30g，五味子、茜草、知母各 9g，生龙骨、生牡蛎各 30g，山楂 24g。水煎服。

二诊： 8 月 27 日。服药 3 剂，流血已甚少，现有嗜睡，舌红、苔白干。上方去百合加黄柏 12g、台参 18g、乌梅 24g，连服 3 剂。如此加减，是取其泻热固下，调补中气以止血。

三诊： 9 月 5 日。药后 10 余天，未见流血，但觉手足发凉，舌红苔薄白而干，脉弦滑。此属虚在脾肺，津气两伤，以生脉散加味：台参、元参各 8g，麦冬、黄芩各12g，五味子、桂枝各9g，生地24g，白芍15g，生牡蛎30g，天花粉24g，炙甘草6g。连服3剂。

四诊：9月20日。此次月经26天来潮，血量多，稍有腹痛，已行3天，舌红脉滑数。按凉血固冲兼化瘀滞之法调方：生地、生龙骨、生牡蛎各30g，生地榆45g，生山楂、生白芍各24g，焦白术18g，黄芩、茜草各9g，蒲黄12g。连服3剂。

此后按上述二方随症加减又服6剂，按期行经而停药。

（《妇科医案》）

血海不宁崩漏案

刘某，女，19岁，工人，1976年2月6日初诊。

病史：漏下月余，频频发作。月经史：$14\dfrac{7\sim8}{30\pm}$天，血量多，近1个月来，流血3次，每次10天左右，有时只停2~3天再次流血。色鲜红无血块。

5年前月经初潮时，曾发现漏下多日，经服中药后病已痊愈。此次月经是自1月31日开始，至今不止。

检查：舌苔薄白，脉濡数。血红蛋白7g/dl。

辨证：热扰冲任，血海不宁。

治则：清热养血，调理冲任。

方药：生地四物汤加减：生地30g，生地榆45g，黄芩、橘红各12g，当归24g，川芎9g，山楂、白芍各18g，白术15g。水煎服。

二诊：2月9日。药服3剂后血止，无不适，舌苔薄白，脉数。为防复发，改用清肝滋肾方：生地榆60g，槐米、生地各30g，黄芩12g，地骨皮15g。3剂，每剂分3次加红白糖适量，泡茶频服（共用9天）。

三诊：2月20日。上药显效，已半月未再流血，近来白带较多（排卵期）。继进上方3剂，服法如前。

四诊：3月2日。月经未至，上方继服3剂。此后月经按期来潮，量不多，至4月5日又取药3次，共9剂。血检：血红蛋白10g/dl。此后病愈。

（《妇科医案》）

脾虚不摄冲任失守案

某女，42岁，医生，因暴崩下血3个月，1997年7月4日初诊。

症见形体消瘦，面色㿠白，口唇指甲苍白，气短懒言。语音低微，动则气喘汗出，纳差乏味，反复便泄，每日1~2次，时有完谷不化，大便常规阴性，3个月前因迁居劳累后出现阴道流血，量多如崩，色淡红，质稀，无血块，周期正常，行经6天方净，用纸5叠。开始未引起注意，故未求治。阴道流血按月呈现，以后上述症状渐渐加重，且出现头昏乏力，双眼干涩，视物昏花，舌淡苔白，脉虚大无力近乎芤脉。妇查：阴道前壁轻度脱出，宫颈充血，在 4～6 点处，有绿豆大小的息肉 2 个，子宫脱垂 1 度。大小位置正常，附件阴性。证属：脾虚气不摄血，冲任失守。治则：益气摄血，固冲调经。

处方： 党参 15g，黄芪、生地黄炭各 12g，柴胡、升麻、陈皮、炙甘草各 6g，侧柏叶炭、荆芥炭、当归各 9g，栀子炭、白术各 10g，藕节 30g。

本方中补中益气汤为主，补脾益气，健运中州，加四炭一藕凉血止血，标本兼治。又根据"有形之血不易速生，无形之气，宜当急固"的原则，加用红参 30g，咀嚼，经后本方去炭药，加入仙茅 10g，淫羊藿 9g，菟丝子 12g，干姜 6g，以温补脾肾之阳气，调治 3 个月经周期而告痊愈。

（卓宏英医案）

冲任失调崩漏案

蒋某，女，48 岁。

初诊： 1955 年 3 月 17 日。经事淋漓多日，近反见多，腹胀隐痛，腰酸。拟用归脾、胶艾合方为治。

炒潞党参 3g，炙黄芪 9g，炒冬术 7g，炙黑甘草 1g，归身炭 3g，抱茯神 3g，炙远志 3g，炒枣仁 9g，生地炭 12g，炒大白芍 6g，蛤粉炒阿胶珠 6g，条芩炭 4g，炮姜炭 1g，藕节炭 4 枚。

二诊： 经冲如崩，腹中隐痛未尽。拟补中益气法进步治之。

炒潞党参 9g，炙黄芪 12g，炒冬术 5g，炙黑甘草 1g，炙黑升麻 1g，生地炭 12g，蛤粉炒阿胶珠 9g，炮姜炭 1g，条芩炭 3g，归身炭 3g，酒炒大白芍 6g，藕节炭 10g，陈棕炭 9g，红枣 4 枚。

三诊： 经事如崩，已见轻减，腹痛犹未尽，胃纳不香。再以原方出入，续进为治。

炒潞党参 9g，炙黄芪 6g，炒冬术 3g，炙黑甘草 1g，生地炭 12g，蛤粉炒阿胶珠 6g，炮姜炭 1.5g，条芩炭 4g，酒洗白归身 3g，酒炒大白芍 3g，炙黑升麻 1g，藕节炭 4 枚，陈广皮 3g，炒香谷芽 12g，春砂壳 1g。

四诊： 经已净，腹痛止，头胀不清，纳不香，寐欠酣。再拟调理肝脾。

酒炒大白芍 4.5g，炒杭菊 6g，薄荷炭 1g，白蒺藜 9g，云茯苓 9g，制半夏 3g，陈广皮 3g，春砂壳 2g，炙远志 3g，淮小麦 12g，炒香谷芽 12g，荷叶边 1 圈。

（《程门雪医案》）

七、癥瘕证选案

冲任瘀滞，癥瘕形成案

王某，女，29 岁，河北武强人，已婚。初诊日期：1959 年 4 月 3 日。

初步诊断： 癥瘕（左侧卵巢囊肿）。

主诉： 20 多天以前，发觉下腹左侧有块物，不痛不胀，只于走路时觉有不适，饮食如常，小便难，大便正常，夜寐多梦，近几日来感觉食欲不振，纳差。月经周期尚无大异常，经量中等，每次持续 4 天，惟经色暗黑而有块，经前腰腹酸痛，经来即减。素常无白带，末经是旧历二月初九日。足月生产一胎，现已 9 岁，以后迄今未妊。常感肢体疲软。

曾经本市某医院妇科检查，诊断为卵巢囊肿，谓必须开刀手术治疗，本人不愿动手术，故来本院，希望服中药治疗。

诊察所见： 面色黄而无华，于少腹左侧触得癥块，较大而硬，有如儿头，推之不移，无压痛。舌质较淡，苔白，脉息弦数，按之无力，右手更微。附内诊检查记录：阴户：经产式；阴道：畅通；宫颈：糜烂，发红；宫体：偏右较小；附件：右侧（－），左侧触及囊样组织，约 18cm×16cm×10cm 大小，无压痛。印象：卵巢囊肿。

病情分析： 据腹中块物，大如儿头，盘底牢固，块体坚硬，推之不移，位于冲任，是瘕积也。夫癥积虽非一端，究之无非气聚于先，而血凝于后，积渐而成。初无所苦，日以益大，至其体大重增始觉不适。脉证合参，可知肝郁较甚，而脾气寝衰为癥积之成因，气较亏弱，而血亦虚损，乃癥瘤之所害，苔虽白而不腻，且带下无多，说明湿非甚重，脉虽兼数，而按之无力，足证热非为实。

治疗方法： 癥病属实而肝气尚郁，体气转弱而脾胃亦虚，不胜遽攻，亦难骤补，因拟攻补兼施之法，扶脾胃以益气，调营卫以活血。

处方： 秦当归6g，京赤芍9g，川桂枝4.5g，云茯苓9g，桃仁泥9g，粉丹皮4.5g，黄芪9g，萹蓄草9g，淡干姜1.5g。连服 3 剂。

二诊： 4 月 6 日。药后未见明显效果，最近一次月经已过去 20 天，脉证一切如前，食眠均可，大便自调，小便量少色黄不畅，再依前方，稍事增减。

处方： 秦归尾9g，京赤芍9g，嫩桂枝4.5g，云茯苓9g，桃仁泥9g，刘寄奴4.5g，粉丹皮9g，黄芪9g，甘草梢6g，京三棱3g，蓬莪术3g，萹蓄草12g，醋炒锦纹片3g，干姜1.5g。连服 3 剂。

三诊： 4 月 10 日。进前方府行次数增加，日二三次，但无不适，小便仍少而黄，溺时较困难，口干、齿龈肿痛，刷牙时出血，饮水多，食量增加，自扪癥块较前缩小，预每 16 日左右即届月经周期，脉息仍弦数，但按之已较有力，仍右弱于左。再依前方，稍事增损之。

处方： 当归尾9g，京赤芍9g，嫩桂枝3g，云茯苓9g，粉丹皮4.5g，桃仁泥9g，生黄芪9g，甘草梢9g，京三棱4.5g，蓬莪术4.5g，刘寄奴4.5g，萹蓄草15g，干姜1.5g，醋炒锦纹片4.5g。连服 3 剂。

四诊： 4月13日。脉证大体如前，癥块已缩小，小便之量较前已多，色亦转淡，大便稍形溏薄，全身无何不适。经期欲届。

处方： 仍照前方，续服2剂，月经来潮，酌情再为更方。

五诊： 4月14日。今早月水来潮，小腹痛而略胀（以往月经来时小腹亦痛但不胀），身感恶寒，稍有咳嗽，脉息无显著变化。

处方： 照原方加五灵脂15g，醋炒透，令烟尽。黄酒60ml分2次兑用（前药尚存1剂，只取新加之药，同煎服之）。

六诊： 4月15日。小腹已不痛，口亦不干，恶寒咳嗽俱减，月经颜色较前好转，惟出现含有黑块。

处方： 照前方五灵脂再加6g（炒法同前），连服3剂。

七诊： 4月18日。此次月经仍是持续4天，昨已去尽，病块虽云自扪觉小，但触诊其缩小程度、速度变化不大，依前方略事损益。

处方： 当归尾12g，京赤芍9g，川桂枝6g，淡干姜3g，云茯苓9g，染花饼6g，桃仁泥9g，库黄芪9g，萹蓄草12g，粉丹皮6g，京三棱6g，蓬莪术6g，刘寄奴9g，醋锦纹9g，鸡内金18g。连服3剂。

八诊： 4月21日。前方进后，少腹感有微痛而不适，但其癥块处无何感觉，体力、饮食、二便均无变化，脉息仍形弦数，右侧较为细弱，两寸按之皆微，说明气血尚非充沛，仍须注意不得过行攻伐。

处方： 当归尾15g，京赤芍9g，川桂枝6g，鸡内金24g，淡干姜3g，染花饼6g，桃仁泥9g，库黄芪9g，萹蓄草9g，刘寄奴9g，云茯苓9g，粉丹皮6g，京三棱6g，蓬莪术6g，炙甘草6g，醋锦纹9g。连服3剂。

九诊： 4月24日。进前方，少腹感痛，主要痛在皮里，自扪块物有上移之势，小便先黄后赤，曾有一次府行如痢疾样便，食纳正常，口干多饮，余无异常变化，脉细弱微弦驶，苔薄白。

处方： 当归尾15g，鸡内金15g，川桂枝6g，云茯苓9g，赤芍6g，桃仁泥9g，小木通9g，染花饼9g，净丹皮6g，生芪9g，焦白术9g，京三棱4.5g，蓬莪术4.5g，醋炒锦纹片4.5g，鲜姜6g。连服2剂。

十诊： 4月29日。进前方后，少腹感痛，癥块处亦感有微痛，咳时亦牵及癥块作痛，但不甚剧，脉息弦数、右手微浮，左较弱，舌质红润无苔。药力已达病所，拟方制丸，一鼓作气以消之。

处方： 当归尾30g，鸡内金30g，川桂枝15g，云茯苓15g，赤白芍各9g，桃仁泥15g，西红花9g，粉丹皮15g，萹蓄草12g，小木通12g，生库芪15g，土白术15g，京三棱9g，蓬莪术9g，云母粉9g，醋炒锦纹片15g。共为细末，神曲糊丸梧子大，每服9g，早晚空腹各1次，红糖水送下。

十一诊： 6月2日。丸药行将服完，自扪癥块日渐缩小。触诊确实缩小很多，一切均无所苦，脉息仍较弦细，仍服丸药。

处方：照前方加西红花15g，粉丹皮9g，京三棱15g，蓬莪术15g，醋炒锦纹片6g，云母粉15g。制法服法均如上方。

十二诊：7月23日。自述病块已无，确诊确已不复触及，几若足球大小之肿物，已消失于无形矣。正值经期，一切均无所苦，告以暂不服药，经水净后，再做检查。

十三诊：8月3日。经水净已10天。检查记录：①腹壁检查：两侧柔软均等，并无异物触知。②内诊检查：宫颈：略糜烂，发红；宫体：偏右，较小；附件：左侧触及囊样组织，约3cm×2cm×2cm大小，无压痛。

嘱停药两周后，再来检查。

十四诊：8月18日。内诊检查：子宫附件：两侧（－）（左侧之囊样组织未触及）。

本例癥瘕，块体较大，腹诊触之，大如儿头，依攻补兼施，温经达络的治法，由始至终，无大变动。在第四诊时患者主诉："自扪病块较前缩小"，说明药力已开始显效，至4月21日第八诊主诉"进前药后小腹感有微痛而不适"，虽其癥块处无任何感觉，但这也是药力欲达病所，开始与癥块要作斗争的一种表现。4月24日第九诊主诉"进药后，小腹疼，自扪癥块有上移之势，并曾下有痢疾样脓血便一次"。在4月29日第十诊主诉"癥块处已感到疼痛，咳时亦有引痛"，说明这都是药力逐步深入到病所的一些现象。把握时机，增强药力，乘胜前进，促其吸收，至7月23日第十二诊癥消殆尽，遂嘱"暂不服药"，盖本"大积大聚，其可犯也，衰其大半而止"的原则，"勿使过之，伤其正也"。共诊治了11次后可即停药，计共服汤药22剂，丸药两料，自扪病块已无，腹壁检查，两侧柔软均等，并无异物触知，最后内诊检查，两侧附件阴性，左侧之囊样组织未触及。几若足球大小之卵巢囊肿，竟消散于无形矣。

（《老中医经验汇编》）

冲任失调，卵巢囊肿案

案一

杨某，女，33岁，北京人，已婚。初诊日期：1961年10月6日。

最后诊断：癥瘕（右侧卵巢囊肿）。

主诉：患两侧卵巢囊肿，左侧有拳头大，右侧有胡桃大，曾于1959年6月底，经北京某医院手术，将左侧之卵巢摘除、右侧之囊肿剥除（即留下了部分卵巢）。最近3个月来，右侧卵巢又发现囊肿，经日坛医院检查，证明如鸡卵大。又经协和医院检查：右侧卵巢囊肿，3.5cm×3.5cm。

据闻本院妇科不开刀能治愈很多卵巢囊肿，我不愿再开刀了，故特来诊治云。

平素月经前趱后错，无有定期，大抵参差于 7～8 天之间，上次月经趱前 11 天，此次于 9 月 11 日来潮，又错后 5 天，色量尚正，持续 3 天，经行前后腰腹胸胁皆无苦，惟觉形倦神疲。平日白带稠黏，量不太多，近来感觉右胁及脘有时疼痛，睡眠不良，日前曾患腹泻、今已痊愈，饮食如常。

诊察所见： 脉息弱弦兼滑近趺，右寸力微，96 次／分，舌淡苔白，语声轻微，精神不振。

病情分析： 证为癥瘕，脉弱弦近趺而兼滑，气逆血留，壅滞成积。惟精神不振，语声低微，而脉右寸无力，此当属精气式亏，右胁脘时痛，睡眠欠佳，乃又为肝胃失谐，胃不和则卧不安而难于酣寐。

关于卵巢囊肿之诊断方面，鉴于业经首都技术条件设备俱佳的两大医院检查证明，故本院未再作内诊。

治疗方法： 根据上述邪实正虚情况，拟予"去病之中佐以扶正"的攻补兼施法，所谓"小虚者，三分补而七分攻也"。

处方： 刘寄奴 9g，萹蓄草 12g，煅云母 6g，醋军炭 6g，云茯苓 9g，嫩桂枝 4.5g，粉丹皮 6g，赤白芍各 6g，桃仁泥 4.5g，醋三棱 4.5g，别直参 3g，炙甘草 6g。连服 3 剂。

二诊： 10 月 10 日。进前方，右胁及脘次之疼痛减轻，睡眠已好转，但腹泻又作，日二三行，腹无痛。昨（9 日）晚月经来潮，量尚正，色惟较褐，并夹有黏如鼻涕样物，除周身乏力别无所苦，脉息弦滑近趺、右手较细，舌苔薄白。患者称：已决定明日去南方，请酌拟汤药、丸药各一方，以便常服。

处方： ①刘寄奴 9g，萹蓄 15g，煅云母 6g，醋军炭 6g，云茯苓 9g，桂枝 4.5g，粉丹皮 6g，赤白芍各 6g，桃仁泥 4.5g，生草 6g，鸡内金（炒）12g，别直参 3g，醋三棱 4.5g。（此方可常服）

②云茯苓 60g，嫩挂枝 30g，粉丹皮 6g，赤白芍各 18g，桃仁泥 30g，真红曲 15g。共为细末，蜜丸 3g 重，每日早晚各 1 丸。

三诊： 1962 年 3 月 8 日。汤药约服 50 多剂，丸药尚在续服。月经自 12 月 12 日来潮以后，直至 2 月 18 日始再行。平时白带量多稠黏，有时回盲部及胁际疼痛。惟 3 月 5 日月汛又来，距上届仅 15 天，今尚未净，量少色黑，夹有烂肉样物，现少腹右侧有时隐痛，精神困倦，遇劳则便溏，食欲犹佳，睡眠尚好，脉息弦滑而数势已减，84 次／分，右寸仍少力，舌边缘有齿痕，苔薄白。撖此情形，药力已达病所，瘀结已通，只以精力犹弱，脾土尚虚，为今之计，宜予补气健脾，调和冲任，俟经净后，再去检查卵巢囊肿。

处方： 桑寄生 18g，川断 12g，焦白术 9g，生白芍 15g，嫩桂枝 4.5g，别直参粉（分冲）3g，焦六曲 15g，加大蔻 3g，大生地 9g，炙甘草 6g，鲜姜 3

片。连服 3 剂。

四诊： 3 月 13 日。月水于 10 日已去尽，此次带经 6 天，月经去后，随即白带增多，状如半生半熟之鸡子清样，不黏无臭，目前白带量已不多，少腹右侧偶尔犹有隐痛，精神有时尚较差，在乘车颠簸时少腹右侧痛较甚，食欲佳，睡眠好，小便正常，大便稍溏。脉息略见弦滑，右手较细、舌苔白腻边缘有齿痕。

处方： 桑寄生 30g，川断 12g，焦白术 9g，鸡内金（炒）9g，焦楂炭 9g，嫩桂枝 4.5g，生橘核 9g，川楝 4.5g，鸡血藤 12g，炙甘草 6g，鲜姜 3 片。连服 3 剂。

4 月 7 日经日坛医院检查证明，右侧卵巢囊肿已消失。

同时又去协和医院检查，证明卵巢组织已正常。末次月经上月 29 日，色量均正常，持续 5 天而尽。

此案为先患两侧卵巢囊肿，手术后右侧又复发，看来病的性质比较顽痼，所以治之之法，虽亦攻补兼施，然采用的是"去病之中，佐以扶正，三分补而七分攻"，并且守服至终，迄未更易，汤丸并进之后，月汛周期仍是极不规则，平时之白带反多，尤其 3 月 5 日之月经来潮，距上次仅隔 15 天，表面看来，临床症状并未改善，但仔细体察，此次月经虽量少色黑，而其中夹有烂肉样物，且少腹右侧出现隐疼，据此可知药达病所，瘀结已通。只以右寸之脉少力，精神困倦，精气犹形不足，平时带盛，过劳便溏，脾土尚属虚衰，于是改弦易辙，治以补气健脾，调和冲任。结果经由原来发现此患者卵巢囊肿之两大医院复查，一致证明"右侧卵巢囊肿已消失"。足见"因证议药，相体制方"乃中医临床坚守不易之规箴耳。

（《老中医经验汇编》）

案二

李某，女，44 岁，北京人，已婚。初诊日期：1961 年 3 月 15 日。

初步诊断： 癥瘕（左侧卵巢囊肿）。

主诉： 腹痛、胸中闷而抽痛，腰酸痛均已两三年之久，近一年多来，身体消瘦，少腹左侧有时发生剧疼，每当拂晓自扪痛处有一包块，按之硬，发木而疼，有时大，有时小，白天扪之不太明显，亦不觉发木发硬。半年以来，经期不准、多半前愆。常犯或轻或重之失眠，尤于晚间饮水后必失眠严重，头昏眩晕，全身困乏，四肢酸懒，心烦起急，善太息，有时肌肉疼痛，发无定处。饮食如常，二便俱正。于 20 多年前曾先后正产两胎，俱已夭折，以后未再受孕。末次月经 3 月 15 日，色黑含有瘀块，持续 5～6 天，经期腰痛甚。

诊察所见： 脉息弦细数而兼滑，98 次/分，舌苔薄白而干。腹壁触诊：少腹左侧触及肿块，其大如拳，边缘不甚清晰，推之不甚移动。

附内检记录： 外阴部、阴道：发育正常；穹隆：完好，尚空虚；子宫颈：糜烂、肿大；子宫体：强度后倾，活动欠佳，近正常大，稍硬；附件：左：触及一囊性肿物约8cm×10cm×6cm，质硬，活动欠佳；右：正常。印象：左侧卵巢囊肿。

病情分析： 病为癥瘕，乃由于气先郁而致血瘀，邪气内著，积渐成形。其脉弦细为肝郁血虚，兼滑主壅多，来数为虚热。至于肝气之所以郁，当由肾之虚，盖腰为肾府，肾虚必腰久酸疼。水不涵木则肝气为之郁，证见胸中闷，善太息，筋肉痛无定处，腹中痛，头眩晕等，是其明征。肾不上交，心营暗耗，遂出现心烦失眠，关于夜晚饮水，失眠必重者，所云饮水，系指为茶，兴奋精神。木郁必克土，健运失常，则身形消瘦，体力困乏，四肢酸软等一系列证候必然显现。由此可见，饮食虽如常，而消化吸收不力，亦徒然也。肝肾心脾相因俱病，此四者皆与冲任密切关联，由于此种妇科中的特点，所以影响到月经前愆，色黑有块。脉证合参，当为脾肾两虚，肝气郁滞，瘀抟冲任，结而为癥。

治疗方法： 补脾肾，疏肝郁，理气活瘀以消癥瘕。

处方： 桑寄生30g，川断12g，熟枣仁18g，首乌藤18g，赤白芍各12g，川楝4.5g，制香附6g，刘寄奴9g，焦白术9g，桂枝4.5g，菟丝子12g，炙甘草16g，秦艽4.5g。连服3剂。

二诊： 3月20日。上药服后，症有好转，胸腹之闷痛已减。头昏眩晕、全身乏力，易汗心悸，夜寐不安，左少腹发硬发术等仍如前，并有抽痛。手指胀痛，心烦性急，咽干口苦，饮后胃胀等症，时发时止。纳已佳，大便干稀无常，日行1次，小便正常，脉息弦滑近趺，82次/分，舌苔白腻。面部时作蚁走感。

处方： 桑寄生30g，刘寄奴9g，桂枝4.5g，焦白术9g，制香附6g，首乌藤18g，醋三棱4.5g，白芍9g，川楝4.5g，桃仁泥9g，生甘草4.5g。连服3剂。

三诊： 3月27日。身疲力倦，面部干燥似有虫行感等俱轻，惟头仍眩晕，左足小趾有时抽疼，左手中指及食指发胀。腹中包块扪之已有活动感。脉息弦滑，舌苔白腻，再依前方，略事增减。

处方： 桑寄生30g，刘寄奴12g，制香附9g，人参4.5g，赤芍9g，首乌藤30g，桃仁泥9g，焦白术9g，川楝4.5g，炙草6g，醋三棱4.5g，生姜6g。连服3剂。

四诊： 4月3日。头昏目眩以及足趾之抽疼，手指之发胀等症俱减，身仍疲倦，面部干燥尚稍有虫行感，腹中病块扪之觉小，夜间小便少而不畅，脉息弦滑，寸力较弱。

处方： 照原方再加萹蓄 9g、竹叶 9g，连服 6 剂。

五诊： 4 月 10 日。据述因事忙前方只服 3 剂，身体之疲倦较差，面部之干燥似有虫行感亦减，手之中指晨起尚有胀感；足跟晚上有轻度胀疼，按之有凹痕，两腿有筋急酸痛之感，以大腿外侧为重。腹内之病块服药后觉有动感，两日来夜间又觉小便不畅。脉息仍弦滑，但寸弱之势已减。

处方： 桑寄生 30g，刘寄奴 9g，桃仁泥 9g，制黄精 18g，萹蓄 12g，焦白术 9g，蓬莪术 4.5g，醋三棱 4.5g，宣木瓜 9g，炙草 6g，红花 6g，赤芍 12g，玉竹 9g，鲜姜 6g。连服 3 剂。

六诊： 4 月 17 日。进前方两腿筋急疼已减，腹中辘辘作响，病块处时有微疼，并感跳动，自谓更觉有活动之意。惟晨左手之中指仍发胀不能握拳，入暮足跟仍形浮肿，按有凹痕，小便尚不多，夜间仍欠爽。脉息弦滑。药力已达病所，再依前方以增减之。

处方： 桑寄生 30g，刘寄奴 9g，赤芍 9g，桂枝 4.5g，萹蓄 15g，焦白术 9g，桃仁泥 9g，人参 5g，蓬莪术 4.5g，炙草 6g，醋三棱 4.5g，木瓜 9g，竹叶 12g，鲜姜 6g。连服 6 剂。

七诊： 4 月 24 日。服上药 2 剂后，即腰酸痛，头晕耳鸣，鼻干、口渴思热饮，食后胃脘阻闷，心悸气短，心烦易急，嗳气腹鸣，二腿转筋，夜寐不安、乱梦纷扰，这些症状群相出现，足跟底仍稍肿，继续服至 5 剂，于 22 日月经来潮，量少色黑，今仍未见多，上述症状相继皆减，至此始知乃经前反应，所喜者病块逐渐削小。脉弦两关独盛，88 次/分，舌苔微黄腻。

处方： 照前方去人参，加红花 1.5g、山楂肉 15g，连服 6 剂。

八诊： 5 月 3 日。4 月份月经一直色黑量少，持续 4 天而尽。近来大便次数较多而溏，有轻微头晕耳鸣，以及脘胁胀闷，左手食指筋紧而痛，两足跟疼，病块于夜晚扪之已小多矣。脉息又出现弦滑。

处方： 桑寄生 30g，刘寄奴 9g，焦六曲 15g，桂枝 6g，宣木瓜 12g，焦白术 9g，醋三棱 4.5g，蓬莪术 4.5g，首乌藤 18g，赤芍 9g，炙甘草 6g，鲜生姜 6g。连服 6 剂。

九诊： 5 月 12 日。头晕耳鸣极轻，左手食指之疼已减，前晚腹泻，今朝已和，惟尚身体疲软，食思不振，睡眠不良。病块较上次无大变化。脉象弦滑。

处方： 桑寄生 30g，首乌藤 18g，赤芍 9g，焦白术 9g，桑桂枝各 4.5g，焦三仙各 10g，大熟地 9g，川楝肉 4.5g，炙甘草 6g，鲜姜 6g。连服 6 剂。

十诊： 5 月 19 日。纳量已增，睡眠已好，惟尚两足小趾抽疼，足跟肿，左手食指晨起抽疼，病块扪之仍如前次。近大便消化不太好，小便不太多，屡有尿意。脉沉弦两尺之力不逮。

处方：桑寄生 18g，嫩桑枝 9g，赤白芍各 9g，嫩桂枝 4.5g，刘寄奴 9g，萹蓄草 12g，醋三棱 4.5g，醋蓬术 4.5g，伸筋草 9g，木瓜 9g。连服 6 剂。

朴硝 60g，小茴香 15g。布兜熨病块处，3 剂。

十一诊：5 月 26 日。手足抽痛，足跟疼俱轻，病块处近来每日有两三次疼痛，小便仍量不多行不畅，月经已逾周期（末经 4 月 22 日）今尚未行。脉弦滑尺中仍不足。

处方：桑寄生 30g，赤白芍各 9g，川断 12g，桑桂枝各 4.5g，刘寄奴 9g，淡竹叶 12g，小木通 6g，宣木瓜 9g，伸筋草 9g，红花 6g，焦白术 9g，炙草 6g。连服 6 剂。

十二诊：6 月 2 日。手足抽痛足跟疼益减轻，小便频而不畅，大便每日两三行，便前腹痛，病块自扪之益觉活动，但消减不如 5 月 3 日以前明显。月经仍尚未行，脉息弦滑尺中微。

处方：桑寄生 30g，川断 15g，赤白芍各 9g，萹蓄 15g，宣木瓜 9g，焦白术 9g，刘寄奴 12g，桃仁泥 9g，红花 9g，桂枝 4.5g，丹皮末（分冲）3g，鲜姜 6g。连服 6 剂。

外用药再加朴硝 30g，用法同前。

十三诊：6 月 7 日。3 日晨经至，第 2 日量特多，从昨天已渐少，色黑块不太多，小便已畅而不频，此次经前只左手食指抽痛，足跟仍肿疼，腰疼口干，大便一日三行，消化不好。病块处按之不甚痛。脉息弱弦。

处方：桑寄生 30g，川断 15g，淡竹叶 9g，大麦冬 9g，大熟地 9g，川楝肉 3g，焦白术 9g，丹皮末（分冲）3g，炙草 6g，鲜姜 6g。连服 6 剂。

十四诊：6 月 14 日。月经今已去净（此次持续 10 天），腹中病块扪来已大见缩减，按之亦已无痛，手指足跟之抽痛已很轻微，惟腰腿之酸楚尚较重，口干仍未尽除。饮食如常，大便业已正常，小便于蓄尿时憋胀殊甚，但溺时尿量并不甚多。脉弦但已不弱。病块已大见缩减，再依前方稍事增损。

处方：照前方加狗脊 9g，桂枝 3g，桃仁泥 6g。连服 6 剂。

十五诊：6 月 21 日。腹中病块夜间自扪已无，当蓄尿时其指胀难忍之苦亦无所觉，晨间病块尚能扪及，小极软甚，按之偶痛轻微，腰腿仍酸楚，手指足跟尚不时轻微抽痛。近感新邪，口干咳嗽，脘胀不舒。脉息弦而微浮近驶。

处方：萹蓄草 12g，忍冬藤 12g，紫全苏 9g，制香附 9g，赤芍 9g，桃仁泥 9g，大麦冬 12g，焦白术 9g，川断肉 9g，丹皮 4.5g，炙紫菀 9g，鲜姜 6g。连服 6 剂。

朴硝 90g，小茴香 30g。共纳袋中熨患处，3 剂。

十六诊：7 月 5 日。前方进 3 剂，新感解，脘胀除，咳嗽及胯病均减，病块昼夜扪之皆无。自外感之后，黏痰较多，头晕，眼眶疼，口渴引饮，原本失眠已愈，近来又复寐少梦多，大便稀薄。经水又逾期未行（末经 6 月 3 日），带下甚多，舌苔薄而微黄，脉息弦而近。

腹壁触诊： 两侧柔软均等，无肿块触知。

内诊检查： 外阴：经产型；阴道：畅通；宫颈：中糜；宫体：重度后倾后屈，活动欠佳，正常大小，质中；附件：两侧（－），左侧卵巢囊肿已消失。

处方： 冬桑叶 9g，合欢花 9g，赤芍 9g，炙紫菀 9g，桃仁泥 9g，丹皮末（分冲）4.5g，桑桂枝各 4.5g，川断 9g，焦白术 9g，制香附 6g，萹蓄 12g，鲜姜 6g。连服 3 剂。

此案癥瘕，肾不养肝，木失条达之性，肝木乘脾，脾失运化之常，脾传之肾造成恶性循环，更由于肾不上交，心营暗耗，于是肝肾心脾相因俱病，而又影响冲任失调，月经愆变。故兼症相当错综复杂。

在治疗过程中，6 剂药后，腹中包块自扪已有活动之意，说明病已有知，五诊之后，腹中作响，病块微痛，感觉跳动，显示药力已达病所，由 4 月 17 日到 5 月 3 日这一阶段，病块逐渐消减，大有病势节节败退、指日即可全消的情形。但从 5 月 3 日以后，直到 6 月 7 日竟无明显进步，迨 6 月 7 日以后，癥块才大见缩减，至 21 日则消到扪之小极软甚，7 月 5 日腹壁检查"两侧柔软均等，无肿块触知"。内诊检查"左侧卵巢囊肿已消失"。

中间所发生之停滞不前，推之以理，当因此癥初成是由子肾不养肝，气滞血郁，留而成形。癥成之后，肝木乘脾，"脾受肝邪，气逆有积"。嗣又脾传之肾，"脾传之肾……少腹冤热而痛"，气不得伸。如此层层扃闭，所以攻之较难。历时 4 个月，诊治 16 回；服药 70 帖；始消之归于乌有。足见病无常形，医无定法，务在随机策应，以合机宜。

（《老中医经验汇编》）

冲任不调，子宫肌瘤案

高某，女，37 岁，山东人，已婚。初诊日期 1959 年 12 月 14 日。

初步诊断： 癥瘕（子宫肌瘤）；子宫脱垂（二度）；泻利。

主诉： 从 1953 年初，发现脐下稍右扪之有块，有时微痛，以为有孕，但未停经，月水仍以时而下，青蛙试验阴性，迨五六个月后毫无胎动感觉，遂去北京市立第三医院检查，诊断为子宫肌瘤，已有妊娠三四个月子宫的大小，谓须住院手术治疗。患者因怕手术而不愿去治疗。腹中之块，有增无减，至 1958 年 1 月份（旧历腊月初六日）因洗衣服端盆用力过剧，阴道血水下流，有时下有血块，随即脱下一长形肉样物，（检查为子宫二度脱垂），经中医治疗阴道出血渐愈，而子宫脱垂依然如故。在 9 月间忽有一天出现少腹疼，翌日则腹胀如鼓，疼痛难忍，经治转轻，于 10 月 13 日开始大便下有白脓，日三四次，腹痛肠鸣，里急后重。病块日益增大，身体逐渐虚赢，每当月经来时，病块则更觉增大，扪之恍若半个西瓜。平时腰腹疼痛下坠，月经周期不准，经量多，经期长，末次月经 11 月 12 日，今尚未行，前曾有 4 个月一行之时。昨晚突发战栗，体表炙手，身感恶寒，心内发热；鼻塞头疼，心跳气短，大便每日 3 次，杂下白沫，小便色黄。

诊察所见： 面色萎黄，舌淡唇白、苔薄白中心剥，色较红，体温 38.6℃，脉息弦数鼓指，按之两寸式微。腹诊：皮肤燥热，脐右稍下方有肿物触知，形圆隆突，大若成人之头。内诊：外阴：（－）；阴道：前壁膨出；宫颈：二度脱垂（前唇）；子宫：14 周±大小；附件：双侧（－）。印象：子宫肌瘤，子宫脱垂（二度）。

病情分析： 癥积结于少腹，大若成人之头，盘牢坚实，隆起如阜。脉来强弦，此由肝木郁甚，血气结于胞中，又以过劳伤气，冲任损伤，初则血水淋漓，既而阴挺下脱，更加饮食不节，肠胃乃伤，胀痛难堪，下利脓白。病延六载，气血自然两亏，故双寸脉微，气短心悸，唇白舌淡，体就虚羸，阴液有伤，中剥苔白。夫肝郁既强，木必乘土，脾为之虚，湿气日盛，故面浮腿肿，颜色萎黄，腹痛肠鸣，形肉消瘦。正气寝衰，邪势猖獗，因而癥积日以益大，体气日益微，外邪侵袭，受如持虚，日来之恶寒战栗，鼻塞头疼，即新感之所伤也。病缠至此，脾衰肝郁，气血俱虚，癥积日大，又伤新感，乃成为邪实而正虚。

治疗方法： 当此之时，大补无益，纯攻不能，只有遵循养正祛邪之法，和营卫调气血，并宜先医卒病，以疏新邪。

处方： 鲜苇根 50g，忍冬藤 15g，太子参 4.5g，白芍 9g，嫩桂枝 4.5g，焦白术 9g，云茯苓 9g，甘草 6g，鲜姜 6g，大枣 5 枚。连服 2 剂。

二诊： 12 月 16 日。服上药后，诸症减轻，发热恶寒已罢，惟有咳嗽痰少，心跳气短，小便黄，大便稀带有白沫及脓样物，腹之胀痛下坠已极轻微。

今天早上，月经来潮，量少色红无块，后腰酸痛，睡眠不实，饮食欠佳，其他仍如常，脉息略弦近驶，两寸乏力。

处方： 太子参 6g，炙黄芪 12g，小茴香 3g，五倍子 3g，炙升麻 4.5g，大乌梅 3 枚，嫩桂枝 4.5g，云茯苓神各 9g，焦白术 9g，炙草 6g，鲜姜 6g，大枣 5 枚。连服 3 剂。

三诊： 12 月 19 日。月水今已无多，此次未感腹痛，大便已大好，每日减至二行。腰仍酸痛，心跳气短，小溲仍黄。服药之后，腹有热感，自察脱下之物已缩小如乳头然，惟日来面部虚浮较为明显。脉息弦数鼓指，两寸犹欠力。

处方： 太子参 6g，炙黄芪 15g，小茴香 3g，五倍子 3g，炙升麻 6g，大乌梅 3 枚，焦白术 9g，云茯苓 9g，云茯神 15g，桂枝 4.5g，炙草 6g，淡竹叶 9g，鲜姜 6g，大枣 7 枚。连服 6 剂。

四诊：12 月 29 日。面部及下肢之虚浮已除，咳痰气喘大减。服药期间大便减至每日一两次，停药则次数又较多，仍下白沫，腰痛较减，纳量已增，惟脱下之物仍如上次，未再显缩，少腹尚有坠感，癥块依然，脉息弱弦，两寸犹微。

处方：桑寄生 15g，川断 9g，太子参 9g，炙黄芪 18g，五倍子 4.5g，炙升麻 6g，云茯苓神各 12g，焦白术 9g，姜川朴 6g，炙甘草 6g，四神丸（分 2 次随药吞）9g。连服 3 剂。外包桂枝茯苓丸 18g，分 3 次，每日 1 次。

五诊：1960 年 1 月 2 日。腰痛、腹胀重坠等症俱大减，大便已不频，每天只 2 次，有时尚杂白沫，已不太稀，脉如前，但两寸之微差。

处方：桑寄生 18g，川断肉 12g，太子参 9g，炙黄芪 15g，五倍子 4.5g，茯苓神各 9g，焦白术 9g，姜川朴 4.5g，炙升麻 4.5g，炙甘草 6g，四神丸（分 2 次随药吞）9g。

外包桂枝茯苓丸 18g，分 3 次，每天 1 次。

六诊：1 月 6 日。进前药腰痛更减，惟腹痛加重，重坠胀满亦增，便稀薄，杂下白沫，日三行，子宫脱垂流出有水，昨日前晚均现面部虚浮，今日已退，睡眠不良，饮食尚佳，咳嗽犹未尽除，全身无力。脉息弦数无力，两寸沉，舌红少苔。

处方：桑寄生 15g，茯苓皮 15g，焦白术 12g，淡干姜 4.5g，五倍子 4.5g，太子参 6g，炙黄芪 9g，姜川朴 4.5g，炙升麻 3g，炙甘草 6g，四神丸（分 2 次随药吞）9g。

外包桂枝茯苓丸 9g，分 2 次，每天 1 次。

七诊：1 月 25 日。咳已轻，经血已止（月经去年 12 月 16 日来潮，断续淋漓计 1 个月零 9 天），腹中癥积依然，大便仍有白沫，每天 2~3 次，脉息无大变化。

处方：桑寄生 15g，土炒白术 12g，太子参 9g，云茯苓 9g，桑白皮 15g，炮姜炭 6g，炙黄芪 9g，薏苡米（包）15g，升麻 4.5g，炙甘草 6g，鲜姜 9g，大枣 7 枚。连服 5 剂。

桂枝茯苓丸 5 丸（3g 丸），每次 1 丸。

八诊：2 月 2 日。咳轻但仍阵发而有白痰，大便每天 2 次，有时已成形，仍有似脓样白沫，子宫脱垂未显，再度上缩，有时出水少许，腰腹在不累时已不感痛。咳轻尚有痰。脉息弦数无力，两寸已扬。

处方：桑寄生 18g，桑白皮 18g，薏苡米（包）18g，土炒白术 15g，云茯苓 15g，生山药 15g，太子参 9g，炮姜炭 9g，化橘红 12g，升麻 4.5g，鲜姜 9g，大枣 7 枚。连服 3 剂。

九诊：2 月 5 日。症状仍如前，再以前方进服。

十诊：2 月 8 日。咳已几无，痰亦少，大便一日二行，虽仍杂下白物如脓，但量大减少，便能成形。阴挺下脱仍不时有少许液体流出。腹内甚舒，纳量较增，惟尚不甚知味，下肢晚间偶有浮肿。脉息同前。

处方：薏苡仁（包）30g，生桑白皮24g，土炒白术15g，太子参9g，川断9g，云茯苓15g，生山药15g，炮姜9g，制附子3g，升麻4.5g，陈皮4.5g，柴胡2g，炙甘草9g，鲜姜9g，大枣7枚。连服4剂。

桂枝茯苓丸仍照服。

十一诊：2月12日。咳嗽几微，腰痛大减，府行白物益少，阴挺下脱及腹内癥块均减小，惟凌晨面浮，薄暮足肿，带下如水。脉息弦数，舌质淡，苔白腻。

处方：云茯苓15g，桑白皮24g，薏苡仁18g，生山药15g，川断9g，太子参9g，土炒白术9g，桂枝梢3g，炮姜炭9g，升麻4.5g，黄芪9g，炙草9g，鲜姜9g，大枣7枚。连服4剂。

十二诊：2月16日。13日经水至，期已准，此次量多有块，并有较大血块流出，腹无苦，大便有时仍溏，偶尚带有很少脓白，坐久腰尚微痛。脉息弦势已差。

处方：桑寄生18g，川断9g，杜仲炭9g，焦白术12g，云茯神15g，炮姜炭9g，升麻4.5g，黄芪12g，建莲肉15g，生山药15g，柴胡1.5g，鲜姜9g，大枣7枚，太子参9g，生桑皮15g。连服3剂。

桂枝茯苓丸仍照服。

十三诊：2月23日。今经血已基本去净，大便有时仍带少许脓白，腰酸较轻，身感疲倦，腹部两侧稍有不适。脉同前。

处方：照上方，桑寄生、生桑皮再各加6g，连服3剂。桂枝茯苓丸仍照服。

十四诊：2月29日。经血尚有少量，今早又下有血块，子宫之下脱、腹内之包块均更缩小，患者因又有血块流出，恐再淋漓不断而担心。昨天大便只一次而成形且无脓白，此数年来未有之现象。脉同前。

处方：照前方加苎麻根15g，连服3剂。

桂枝茯苓丸仍照服。

十五诊：3月1日。药后血净，一切证候好转，近数日大便已每天一次，腹中之癥块，脱垂之子宫俱逐渐减小。

处方：照上方续进3剂。丸药照服。

十六诊：3月8日。昨天阴道又见血少许，今晨量较多而有块，少腹微痛，距离周期尚欠5天。腹中癥块处偶觉有发热及刺痛感，子宫之脱出显著缩小。大便已趋正常，每天一次。脉象略弦，两寸力犹不逮。

处方：桑寄生15g，川断9g，皮苓9g，焦白术9g，党参9g，黄芪9g，杜仲炭9g，当归6g，砂仁4.5g，薏苡仁15g，炙草6g，鲜姜6g，大枣7枚。连服3剂。

丸药仍照服。

十七诊：3 月 12 日。月经已渐少，腹中癥块扪之已小多。子宫下垂益见上缩。日前大便中又夹杂白物少许。每天如不过力执作，腰已毫不觉痛，一切皆大好转。脉同前。

处方：桑寄生 15g，川断 9g，太子参 9g，生山药 15g，建莲肉 12g，焦白术 9g，炮姜炭 6g，汉防己 9g，朱茯神 12g，霜桑皮 18g，升麻 4.5g，柴胡 2g，黄芪 9g，薏苡仁 18g，鲜姜 6g，大枣 7 枚。连服 3 剂。

丸药仍服，随药吞。

十八诊：3 月 21 日。腹中癥块益觉小，子宫下垂较前未见显缩，大便偶有白物极微，常感心慌无力，执作稍累腰部则酸楚，脉息如前。

处方：桑寄生 18g，川断肉 9g，太子参 9g，生山药 18g，焦白术 9g，炮姜 9g，云苓皮 15g，炒白芍 9g，霜桑皮 15g，黄芪 9g，薏苡仁 18g，升麻 4.5g，川桂枝 4.5g，北柴胡 3g，鲜姜 6g，大枣 7 枚。连服 3 剂。

桂枝茯苓丸 6 丸，每次 1 丸，随药吞。

十九诊：3 月 29 日。大便正常，已无脓性白沫，腹内癥块益形缩小，腹部时有阵发性热痛。子宫脱垂之上缩不如前半月明显，不时仍有水液流出。身体尚感无力，小便色黄，月经逾期，今尚未见。脉息两寸仍虚。

处方：太子参 9g，焦白术 9g，秦当归 9g，陈皮 6g，炙草 6g，炙黄芪 15g，黑升麻 4.5g，北柴胡 3g，淡竹叶 9g，鲜姜 9g，大枣 7 枚。连服 3 剂。

今经腹诊，触及肿物大如馒头。自二月初癥块日渐消小，两个月来已消其大半，并且一年半之泻利，今亦向痊。脾气渐复，化源渐充，虽可任增加消积之力，以促癥块之加速吸收，但因有子宫脱垂，所以不能顾此而失彼。再拟丸。配合常服。

处方：老红曲 15g，焦六曲 9g，制香附 9g，山楂肉 15g，莱菔子 9g，大川芎 9g，炮甲珠 6g，紫硇砂 9g。共为细末，糯米饭丸，如小豆大，朱衣，每服 3~5 丸，日 2~3 次。

二十诊：4 月 5 日。3 月 29 日经水来潮，血块较少，子宫脱垂觉上缩，腹内病块益渐小。脉细弦，两寸弱。

处方：桑寄生 15g，川断肉 9g，太子参 9g，生山药 18g，焦白术 9g，炮姜 6g，杭白芍 9g，霜桑皮 15g，生黄芪 15g，升麻 4.5g，柴胡 3g，炙甘草 6g，鲜姜 6g，大枣 7 枚。连服 3 剂。配合上方丸药。

二十一诊：4 月 20 日。腹内病块扪之益小，惟子宫脱垂之还纳进步又不大，少腹尚感微胀。脸肿已消，在走路多时下肢尚发肿。脉同前。

处方：太子参 15g，炙黄芪 18g，焦白术 12g，当归 6g，黑升麻 4.5g，桑白皮 15g，生山药 30g，柴胡 3g，陈皮 6g，鲜姜 9g，大枣 7 枚。连服 3 剂，配合前丸。

二十二诊： 5月5日。4月27日经水来潮，周期已正，5月2日去净，持续6天。腹痛未作血块无多。腹内病块几乎扪触不到。身较有力，但下肢有时仍浮肿，食思不振，子宫脱垂部分不时有水流出。脉息弱弦。

处方： 太子参45g，炙黄芪24g，焦白术15g，薏苡仁（包煎）30g，黑升麻6g，柴胡4.5g，冬桑皮15g，生山药30g，陈皮6g，鲜姜9g，秦当归9g，大枣7枚。连服3剂，配合前丸。

二十三诊： 5月17日。颜面及下肢之浮肿皆已消失。月经净后未再继续不正出血，腹中癥块扪寻已无，身体已觉有力，食思亦振，大便久已正常。惟子宫脱垂部分，比3月上半月并未显著上缩。脉已较有力，按之左手仍弦，两寸尚弱。

腹壁检查： 腹部平坦柔软，并无肿物触知。

内诊检查： 外阴：（－）；阴道：阴道壁松弛；宫颈：一度脱垂；子宫：前位，较大于正常，质中；双侧（－）。印象：子宫脱垂。

当告知，正气已大恢复，子宫肌瘤已消失，今后将专致力于子宫脱垂之治疗，当亦不难痊愈。此案癥瘕，在初诊当时，确实令人感觉棘手，面色萎黄，唇白舌淡，语弱声微，行徐动塞，一望可知气血之虚，相当严重。且脐右下方，肚皮隆起很高，触及肿物，犹如半个西瓜扣在腹内；并有1年零3个月之泻利，便下白沫和脓液；而月经又有量多、长期淋漓不断之过多出血；更加上2年来的子宫脱垂；最伤脑筋的是目前又罹感冒。面目虚浮，有气无力，病块一直在疼，高热一直不退，卒病沉疴，互相交结在一起，纯攻不能，遽补无益，盖补之恐正未得益，而反助病邪，攻之恐邪未必去，而反伤正气。正虚邪实，诚如叶天士所云"前后不循缓急之法，虑其动手便错，反致慌张矣"。审慎思考，正虚邪实之癥瘕一病，自当"养正除积"，然此病又加新感，关于既有痼疾，又感新邪，则又当遵照张仲景"病痼疾又加以卒病，当先治其卒病，后乃治其痼疾"的法则。惟具体到此案之痼疾，乃正虚至极，邪实弥坚之癥瘕，其卒病却为重型感冒，在这样体质基础上之重型感冒，非同一般，治之之法，仍必须"安正祛邪"。基于上述理论指导下，拟订第一方，药进2剂，表邪已解，卒病问题，得到解决，恰值月经适来，不但余热未入血室，而且腹胀坠痛随之减轻。12月16日复诊当即着重于正虚邪实之癥瘕进行治疗，宗"养正除积"，而偏重于养正之法，拟订第二方，3剂药后，大便之脓沫已大好转，子宫之脱垂已显上缩。至2月29日第十四诊，腹中病块，便下脓沫，子宫脱垂皆继续更加好转，尤其是大便已每天一次，并已成形，此为数年来从所未有之现象。3月8日第十六诊，病块处偶觉发热刺疼，说明药力对癥块已起到显著作用，从此以后，病块日以消小。

至3月29日第十九诊，病块已消大半，由成人头大消到了馒头大小，同时病有一年半之泻利脓沫，现已告痊，只有子宫脱垂之效果比较稍差。鉴于病

古今奇经验案选编

邪已衰，正气转胜，增加消癥丸剂，一鼓作气，乘胜追击，俾癥块吸收，更加迅速。至5月5日第二十二诊，腹中病块已几乎触扪不到，月经方面亦皆正常。第二十三诊5月17日，腹中病块寻扪已无。腹壁检查：腹部平坦柔软，并无肿物触知。内诊检查：子宫前位，较大于正常，质硬中等。而有似怀孕14周大小如成人头样之子宫肌瘤，已消散于无形矣。

此案之治疗，一直是采取"养正除积"的方法以衰病势，迨病势已衰，正气转盛，药力起到明显作用时，始增攻力，加速消癥，则若大肌瘤，而化归乌有。由此看来，治疗癥瘕不能守一家之见，"审证贵精详，切脉要细探"。消息病情，通权达变。乃获得满意效果之最有力保证。

(《老中医经验汇编》)

痰气郁结癥瘕案

苏某，女，51岁，已婚，病历号1835。

初诊：1971年8月24日。患子宫肌瘤10余年，月经先期，15天1次，5~6天净，量多。近一年来，月经周期紊乱，先期15天，或后期50~90天，3~4天净，量多。末次月经8月2日来潮，3天净，头晕口苦，失眠便秘，舌苔薄黄腻、边有齿痕，脉细滑数。妇科检查：子宫肌瘤如孕8周大小。病由气阴两虚，痰气郁结。治以益气养阴，化痰软坚之法，方用生脉散加减。

处方：北沙参12g，麦冬9g，五味子6g，茯苓12g，夜交藤12g，女贞子12g，昆布12g，海藻12g，生牡蛎15g，川贝母12g，莲肉12g。以上法治疗14个月，已绝经，宫体已萎缩。

(《钱伯煊妇科医案》)

子宫肌瘤案

案一

刁某，女，43岁，已婚，病历号86976。

初诊：1972年10月10日。患子宫肌瘤6年，月经量多，出血持续时间长，10余日方能净。末次月经9月28日来潮，12天尚未净，前4天量多色红，有紫色块，现感腹痛腰酸，面浮肢肿，便溏溲频，舌苔白腻覆紫暗，且有瘀点，脉弦。

妇科检查：子宫肌瘤如孕8周大。证属脾肾两虚，肝气郁结，冲任不调。目前治法，以健脾益肾，疏肝解郁，固摄冲任。

处方：党参12g，茯苓12g，山药12g，制香附6g，生牡蛎15g，川断12g，白芍12g，桑寄生12g，女贞子12g，枸杞子12g，莲肉12g，生龙骨15g。

经净后加土贝母、乌贼骨等化痰软坚，继续治疗。用上法治疗4个月，子宫肌瘤未见增大，月经周期为40~50天，5天净，月经量减少三分之二，临床症状明显减轻。

(《钱伯煊妇科医案》)

案二

邢某，女，38 岁，已婚。

初诊：1970 年 11 月 4 日。发现子宫肌瘤半年，月经先期，周期 20～23 天，7 天净，量多色红，有大血块，腹痛腰痛，神疲乏力，夜寐不安，小溲夜频，白带量多，舌苔薄黄有刺，脉象细软。妇科检查：子宫肌瘤如孕 12 周大。证属脾肾两虚，痰气凝结。治以健脾益肾，理气软坚。

处方：太子参 12g，白术 9g，山药 12g，沙苑子 12g，女贞子 12g，生牡蛎 15g，海藻 12g，昆布 12g，川断 12g，阿胶珠 12g，乌贼骨 12g。

（《钱伯煊妇科医案》）

案三

胡某，女，30 岁，已婚。

初诊：1974 年 12 月 17 日。妊娠 4 个月余，于 1974 年 11 月 22 日自然流产（死胎），恶露在产后 11 天左右干净。于 12 月 14 日（流产后第 22 天）在某医院检查子宫复旧情况，发现子宫仍如怀孕 10 周大，质硬，做超声波检查，确诊为子宫肌瘤。经该院介绍来我院治疗。

刻诊：腰背酸痛，纳差，大便偏稀，舌苔薄白，脉象沉软。治以健脾和胃，益肾软坚。

处方：党参 12g，茯苓 12g，甘草 6g，山药 12g，生牡蛎 15g，扁豆 9g，橘皮 6g，昆布 12g，川断 12g，桑寄生 15g。6 剂。

另：三七末 9g，如月经量多，早晚各加服 1.5g，开水调服。

二诊：1975 年 1 月 6 日。服上方 6 剂，月经于 1974 年 12 月 26 日来潮，10 天净，前 7 天量多，有血块，后 3 天量少，色褐，腰酸，纳差，二便尚调。妇科检查：子宫体前位如孕 8 周大，舌苔薄白，脉象沉软，仍从前法。

患者将回西安，要求服丸剂。

处方：党参 90g，白术 60g，茯苓 120g，橘皮 60g，生牡蛎 150g，昆布 90g，海藻 90g，山药 90g，川断 120g，桑寄生 120g。1 料。

上药同研末，炼蜜为丸，丸重 9g，早晚各服 1 丸，经行照服。

三诊：1976 年 3 月 1 日。自服汤剂及丸药 3 个月，检查子宫肌瘤如孕 40 天大小。11 个月后，在解放军某医院检查，子宫已正常大小。现月经周期 28～30 天，7～9 天净，量不多，色黑有小血块，经期少腹不痛，仅感下腹坠冷，大便偏稀，日一次。末次月经 2 月 15 日来潮，8 天净，平时腰酸背痛，舌苔薄白、边尖刺，脉象细软。治以健脾强肾，理气软坚，仍拟丸剂。

处方：党参 90g，白术 90g，茯苓 120g，橘皮 60g，木香 60g，菟丝子 90g，山药 120g，生牡蛎 150g，狗脊 90g，桑寄生 150g。1 料。

上药共研末，炼蜜为丸，丸重 9g，早晚各服 1 丸，经行照服。

（《钱伯煊妇科医案》）

案四

史某，女，38 岁，索庙乡小王村农民，于 2000 年 12 月 19 日初诊。

子宫出血，时断时续，有血块，去济南经三个医院均诊为子宫肌瘤、附件炎等，用中西药治疗已 2 年余，每年去济南四五次，均无显效，流血多则腰疼，血止后有白带，白带多则又流血，腰痛、胯痛、腹胀食不振，消瘦，气短乏力，脉弱。

辨证：子宫肌瘤为血瘀成癥，瘀阻经络而出血。

治疗：疏肝健脾，化瘀消癥。

处方：白芍 15g，当归 10g，生地 15g，柴胡 10g，白术 20g，云苓 20g，丹皮 10g，三棱 10g，莪术 10g，桃仁 10g，红花 10g，牛膝 10g，枳壳 10g，焦三仙各 10g，甘草 5g。水煎服，3 剂。

二诊：12 月 23 日。服后血已止，食欲好转，但大便微溏，腰痛。上方去生地、丹皮，加熟地 20g，木香 10g，川断 20g，桑寄生 20g。4 剂。

服后饮食增加，大便正常。但白带如清水样，小腹胀，小便频有下坠感，上方改云苓为 30g，又服 4 剂，白带已少，值月经来潮，血块已少，4 天即过。

此后为巩固疗效，以上方略为加减嘱其每半月服 4 剂，以防复发。

按：子宫肌瘤属中医的血癥，乃气滞血瘀久而成癥。初起即需行气活血化瘀以消癥，若见血止血，而用止血消炎之剂，必致时止时发，时轻时重，助长肿瘤，终无宁日。

（《名医玄振一医案选》）

卵巢囊肿切除后遗症——血癥案

王某，女，36 岁，索庙乡窦家村农民，于 2000 年 6 月 28 日初诊。

患卵巢囊肿，于今春在济南某医院手术切除后来家未断服药治疗，至今食后胀闷难下，小腹胀痛而泻，身消瘦，面色无华，每次月经来带有烂肉样血块，血色淡红、腹痛。最近在县院彩超诊为十二指肠息室、子宫直肠窝处液性阴影。舌苔白厚，脉弱。

辨证：术后虚寒，瘀积血癥。

切除囊肿，必伤气血，护养不当，势难康复。食后胀闷腹痛而泻，是脾胃虚寒，运化失职；月经夹有烂肉样血块，乃术后残留瘀血，聚成血癥。

治疗：温补脾胃。化瘀消癥。

处方：台参 30g，白术 20g，云苓 20g，陈皮 10g，半夏 10g，干姜 6g，附子 6g，生山药 30g，焦楂 10g，麦芽 20g，甘草 5g。水煎服。

方意： 此方以附子理中汤与六君子汤化裁而成，目的是先健脾胃，顾护元气，与病抗争，待正气充沛，然后战而胜之。

疗效： 连服3剂，腹痛腹泻止，3天只大便一次，腹两侧仍胀闷。改炙黄芪15g，附子8g，枳壳10g，继3剂。因吃西瓜又引起痛泻，改丹参20g，川楝子、元胡各10g，焦楂20g，服3剂后未再泻。至7月25日月经来潮，下如鸡卵大血块一枚，腹胀顿减。此乃正气渐复，与病邪战斗，病邪已难存留而被逐出体外，但患者疲惫不堪，不思饮食，是战后气衰之自然现象，必须加强补养并注意清除病邪残余。方用：台参30g，白术20g，云苓20g，桂枝15g，附子6g，莪术10g，半夏10g，枳壳10g，焦楂30g，麦芽20g，甘草5g，服3剂后食欲好转，食后已不胀闷，又服8剂。至8月11日停药。前后历时40天，共服31剂，饮食增加，精神清爽，已完全康复。

（《名医玄振一医案选》）

宫外孕案

李某，女，30岁，曲堤公社妇联主任，于1969年10月15日初诊。

经闭2个月余，阴道见血，左侧腹痛，来县院妇科检查，诊断为子宫外孕，欲与手术。患者因曾于1965年患过子宫外孕，在县院动手术，将右侧输卵管切除。一听动手术，非常害怕，同时顾虑下无儿女，如再将左输卵管切除，则更无生育之望，于是要求中医治疗。患者面色红润面带愁容，左小腹连腰坠痛，阴道点滴流血，舌红润，苔黑腻，脉缓滑。

辨证： 子宫外孕，相当于血瘀癥块。

治疗： 活血通经，化瘀消癥。

处方： 当归25g，川芎12g，丹参45g，桃仁1g，红花10g，牛膝10g，枳壳10g。水煎服。

方意： 当归、川芎名芎归汤，又名佛手散，是治疗难产，催生下胎之方，药性温和，经动物实验，能使子宫充血，故有助产之功；重加丹参，此药能祛瘀生新，活血止痛，使下焦血液充满；再由桃仁、红花活血破瘀，牛膝引导下行，更加枳壳行气以推送之，可使血癥迅速脱落而下。

疗效： 连服3剂，无大变化，服至4剂，子宫出血渐多，次日下一血块，如鸡卵大，小腹和腰之坠痛均减轻。乃改以活血逐瘀收缩子宫方：当归18g，川芎10g，赤芍10g，生地10g，桃仁10g，红花10g，枳壳10g，益母草15g，甘草5g，水煎服，连服3剂，流血与腹痛完全消失。惟胃脘略有胀闷，食欲不振，不愿再服汤药，改服少量舒肝和胃丸而愈。此后经妇科检查，子宫附件完好，未遗不适之症。

（《名医玄振一医案选》）

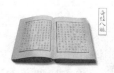

带脉篇

一、白带病类证案

温邪伤阴， 带脉失约案

某，温邪劫阴，带下火升，胸痞，脉小数。

生地，阿胶，牡蛎，川斛，小麦，茯苓。

（《临证指南医案》）

阳明脉虚， 带下如注案

某，阳明脉虚，手麻足冷，身动，带下如注，用通摄方。

人参，桂枝木，桑螵蛸，生杜仲，归身，茯苓。

又：胸中似冷，热饮乃爽，照前方去杜仲加白芍、炮姜。

（《临证指南医案》）

带脉不束， 络脉不宣案

蒋，带下不止，少腹内踝连痛，至不能伸缩。络脉不宣，最有结瘕绵缠，不可不虑，医云肝气，岂有是理。

桂枝，生沙苑，远志，当归，鹿角霜，杞子，茯苓。

（《临证指南医案》）

带下如注， 阴液不固案

袁，舌光赤，头胀身热，带下如注。此五液走泄，阳浮热蒸，当用摄剂。若与鹿角霜、沙苑，仍是升举动阳，则无效矣。

熟地炭，阿胶，芡实，茯苓，湖莲肉，炒山药。

又：照前方去阿胶、山药，加桑螵蛸、黄肉炭。

（《临证指南医案》）

阳上阴下不续， 崩带淋漓并作案

吴，崩带淋漓，阴从下走，晕厥汗出，阳从上冒，逢谷雨暴凶，身中阴阳不相顺接，怕延虚脱，戌亥时为剧，肝肾病治。

人参，阿胶，生龙骨，生牡蛎，五味，茯神。

又：血液去则脏阴失守，神不内附，致目中妄见，非鬼祟也。当镇阳神为主，骤用阴药，则有妨胃纳矣。

人参、龙骨、五味、茯苓、芡实、建莲肉。

又： 淋带黄白未净，五更心悸汗出。

人参、炒枸杞、五味、茯苓、芡实、湖莲肉。

（《临证指南医案》）

带脉湿注，脾肾虚寒案

某，女科病，多倍于男子，而胎产调经为主要，淋带瘀泄，奇脉虚空，腰背脊膂牵掣似坠，而热气反升于上，从左而起，女人以肝为先天也。医人不晓八脉之理，但指其虚，刚如桂、附，柔如地、味，皆非奇经治法。先以震灵丹固之，每服一钱五分。

又： 淋带瘀泄，诸液耗，必阴伤，此参附姜桂，动阴不效；而胶地阴柔，亦不能效，盖脉隧气散不摄，阴药沉降，徒扰其滑耳，必引之固之。震灵丹意，通则达下，涩则固下，惟其不受偏寒偏热，是法效灵矣，后方常用。

人参一钱，鹿角霜一钱二分，沙苑一钱二分，桑螵蛸一钱，炒杞子一钱二分，茯神三钱，甘草二分。

丸方：人参（隔纸烘研）二两，鹿茸（切烘研）二两，生菟丝子（研）二两，淡补骨脂（炒）一两半，生紫石英一两二钱，生余粮石一两二钱，茯苓一两，炒黑小茴五钱，炒黑远志五钱，晚服妙香散三钱。

（《临证指南医案》）

奇脉虚损，淋带为病案

陈，怀孕三月，小产半年不复，寒从背起，热起心胸，经水后期不爽，带下脉脉不断，脊膂腰髀痿坠酸痛，膝骨跗胫易冷无力。由冲任督带伤损，致阴阳维跷不用，调治非法，有终身不肯孕育之累。

鹿角霜，炒枸杞，当归，炒沙苑，桂枝，小茴香。

（《临证指南医案》）

肝肾内损，带脉不固案

王，二七，产后漏淋成带，入暮溺频不爽，惊恐神呆，骨骱尽痛，是肝肾内损，渐及奇经，不司束固，是产后虚在下，甘辛温补肝肾，不与燥药，以肾恶燥，肝忌刚也。

枸杞子（炒黑），鹿角霜，归身，菟丝子（炒香），生杜仲，沙苑子，茯苓，补骨脂（盐水煎）。

（《临证指南医案》）

带脉不束，湿热淋带案

达女，十七岁，初因内伤生冷，又加伏暑中之湿热，去冬寒热频仍可知，以致经闭洒带腹痛等证，现在食太少，大便溏。议先与和腑，经云二阳之病发心脾，女子不月，应以此处入手，近世罕知之，再补土者必先行湿，土恶湿故也。

姜半夏五钱，苡米五钱，川椒炭二钱，云苓块五钱，萆薢五钱，白蔻二钱，益智仁二钱，广皮二钱。煮三杯，分三次服。

照前方再服三帖。

瘕气绕脐痛，少腹亦时痛。天台乌药散二两，每服一钱，分早中晚夜四次服，淡姜汤和。如痛甚服二钱，服三四日再商。

腹痛已减，胃已见开，脉仍弦数，肢倦，与宣肝络之中兼两和肝胃。

新绛纱三钱，当归须三钱，姜半夏五钱，郁金二钱，旋覆花三钱，降香末三钱，云苓块五钱，广皮三钱，益智仁三钱，苡仁五钱。煮三杯，分三次服。

每日空心服天台乌药散二钱至二钱三分，此方服十二帖，胃渐开，腹痛止，肢倦减，面色稍红。

（《吴鞠通医案》）

白带案

黄公溇徐，小腹仍属滞痛，脉尚涩，白带未除，冲任腰胯酸痛。宜和肝涩下为稳。

当归（小茴香炒拌）一钱七分，省头草三钱，覆盆子三钱，杜仲三钱，延胡三钱，九香虫一钱，乌药一钱七分，香附三钱，炒小胡麻三钱，牡蛎四钱，玫瑰花五朵。

清煎七帖。

介按：王叔和曰：带脉为病，左右绕脐，腰脊痛，冲阴股也。据是以观，则此症系是带脉失司，肝逆未平之候。

（《邵兰荪医案》）

湿热带下案

安昌杨（妇），血虚气滞，湿热盘踞，肝逆犯胃，每癸来心泛，脉濡，腹满带下。故宜和肝调经。

大腹绒三钱，庵子一钱七分，佩兰三钱，厚朴一钱七分，仙半夏一钱七分，茯苓四钱，丹参二钱，玫瑰花五朵，香附二钱，鸡血藤三钱，川连八分，吴萸七分。五帖。

（《邵兰荪医案》）

带下阳虚案

一妇，病带下不止，医投调经剂，血愈下，复按寒凉剂，遂下泻，肌肉如削，不能言语，四肢厥逆。程诊其脉细如丝，曰阳气微而不能养孤，法当温补，阳生则阴长，而血不下漏。遂以人参一两，附子三钱，浓煎，一服手足自温，继进八珍四十剂愈。

（程明佑医案）

带下色白，气虚下陷案

一妇，年四旬外，苦于白带朝夕不止，已十余日，外证头晕腰痛，诊其脉涩。此肝肾阴亏，气虚下陷也，法宜涩可去脱之剂治之，否则因循日久，坐成弱证也。以六味饮去萸肉、泽泻，加牡蛎、龙骨、川断、肉桂、杜仲、白芍、鹿角胶，不数剂而瘳。

（来天培医案）

带脉失束，小便淋沥案

一妇人，久患白带，瘦削无力，倦怠欲睡，腰酸腿痛，饮食无味，面黄，日晡烦热，小便淋沥。以归身、茯苓各一钱，炒白芍药、地骨皮、白术、川芎、人参各三分，黄芩、鹿角胶各一钱，炙甘草、熟地、车前子各二分，枣二枚，入水煎服，数服而愈。

（《吴茭山医案》）

白带淋漓案

一妇，久患白带，瘦削无力，倦怠欲睡，腰酸腿疼，饮食无味，面黄，晡时烦热，小便淋沥。以当归身、茯苓各一钱，炒芍药、地骨皮、白术、川芎、人参各二钱七分，黄芩、鹿角胶各一钱，炙草、熟地、车前子各八分，枣两枚，水煎服。数服而愈，后治数妇皆验。

（《吴茭山医案》）

一妇人，头晕吐痰，胸满气喘，得食稍缓，苦于白带二十余年矣，诸药不应，薛曰：此气虚而有痰饮也，饮愈带始愈，遂用六味地黄丸，不月而已。

（《女科医案选粹》）

带脉不束，寒痰盘胸案

一妇，病带下已三年矣，诊其脉，两手俱滑大有力，约六七至，常上热口干眩晕，时呕酸水。知其实有寒痰在胸中，以瓜蒂散投之，吐出冷痰二三升，皆酢水也，兼有黄涎，状如烂胶；次以浆粥，养其胃气；又治用异水禹功以泻其下，然后以痰剂渗泻之药，利其小便，数日而愈。

（《女科医案选粹》）

带脉久虚，形成白崩案

吴涌母，年六十余，久患白带，历治不效，变成白崩案。诊得右寸滑，左寸弱，两关濡，两尺软弱。据脉：心肾俱不足，中焦有湿。古云：崩中日久为淋带，漏下多时，骨髓枯，今日物下多，气血日败。法当燥脾，兼补心肾，以既济丹补其心肾，以断下丸燥宫中之湿，果未终剂而愈。

（《女科医案选粹》）

带下案

王寿夫室，辛巳十二月。脘痛三候，痛引腰背，带下绵绵，脉小紧数。先拟宣痹，后当培补奇经。

生香附二钱，制半夏一钱，茯神三钱，楝实一钱，瓜蒌三钱，旋覆花一钱，薤白一钱，紫菀一钱，苏罗子三钱，老苏梗七分，杜仲一钱。

经以任脉为病带下瘕聚；阴维为病苦心痛。八脉隶于肝肾，胃为水谷之海，生化之源。故兹拟膏方，从当归内补、建中汤增味。

当归身一两，生地一两，制半夏七钱，杜仲一两，人黄芪五钱，香附一两，麦冬七钱，旋覆花七钱，楝实七钱，苏罗子五钱，紫菀五钱，甘草三钱，茯神三钱，乌贼骨五钱，螺蛳壳七钱，红枣一两。

上用河水煎浓去渣，收厚，入炖烊阿胶一两半、饴糖一两半，成膏，出火气。每日早晨米饮冲服四五匙。

（《女科医案选粹》）

阴挺带下案

杨某，女，43岁，1974年6月7日初诊。

病起自新产后操劳太过，先罹阴挺，继患带下，迄今十一载，迭经补中益气升阳，奈何带量时增时减，色白质稀，偶如涕而略腥，脐周少腹之分胀痛重坠如带五千钱，喜按，腰际虽无溶溶之状，却有酸冷之感，胃纳不减，小便清，大便干，时间日而行。脉沉弱，舌淡，苔薄白。证属肾气有亏，带脉失约。治宜温补先天，固涩带脉。药用当归身15g，熟地黄、龙骨各12g，菟丝子、黄芪、艾叶、仙灵脾各9g，左牡蛎18g，肉桂心3g，莲须1.5g。服药5剂，症情无变化，原方中龙骨加至15g，牡蛎加至30g，复增乌贼骨15g，续服5剂，从此带量迭减，腰冷腹胀坠诸恙日见好转。以后曾用过鹿角霜、川断肉、升麻、陈皮等，共服药28剂，除阴挺未愈外，余悉瘥。

（王少华医案）

白带案

案一

张某，女，38岁，1958年春初诊。

患者带下白色，后转为黄色。面色㿠白，四肢不温，精神倦怠，大便溏薄，两足跗肿，舌苔白，舌质正常，脉缓弱。证属脾虚带下，系脾虚不能运化水谷及其精微，水湿之气下陷所致。治宜升阳除湿，健脾益气。方用升阳除湿汤治之。

方药： 人参10g，白术6g，山楂炭20g，苍术炭15g，山药10g，陈皮6g，白赤石脂6g，莲须6g，芡实10g。2剂，1日1剂，水煎服。

二诊： 带下减少，精神好转，面色淡红，大便转为正常。惟两足跗仍肿，舌脉同前。原方再服2剂。

三诊： 诸症消除，惟纳食无味。原方去石脂、莲须，加红蔻6g，砂仁6g，以助脾之运化。病愈。

（姜化甫医案）

案二

侯某，28 岁，已婚，门诊号 46872。

初诊： 1962 年 5 月。切脉为细数，观其舌苔，质淡苔薄黄。询其病症，生育 2 胎，近 2 年来，情绪不佳，脾气急躁，头眩心悸，稍一劳累，即感气逆喘急，夜寐不安，腰酸神疲，并有带下，色白而稠黏，如浆糊之状。再仔细询问，且有梦交之象，醒后神疲肢楚。证属心肾不交。治用补肾水、泻心火法。

莲薏 6g，熟地 9g，山药 9g，山萸肉 9g，丹皮 9g，茯苓 9g，泽泻 9g，黄柏 6g，知母 6g，芡实 9g，煅牡蛎（先煎）12g。

服数剂后，症已好转。

（《朱小南妇科经验选》）

白崩案

王某，36 岁。最近阴道流出白色黏液，如米泔状，久而不止，不能自禁，形容消瘦，面色憔悴，时常头眩目花，腰背酸楚，精力疲乏，头发渐落，久患白带，近则质稀如崩，按脉虚细而稍带数，舌质淡苔薄黄。诊断为脾虚肾亏，湿淫内蕴型之白崩。

本症经 2 次诊治，崩下已停。

初诊： 1959 年 7 月。白崩月余，头眩腰酸，落发神倦，胸宇不宽。参以脉苔，脾肾阳虚而兼湿浊未清，以致固摄失权，势如堤决。治当补涩燥湿。

狗脊 9g，巴戟天 9g，杜仲 9g，续断 9g，山萸肉 9g，白石脂（包）9g，焦白术 9g，金樱子 9g，菟丝饼 9g，柴胡 3g，盐水炒川柏 9g。

复诊： 服药后，崩势已缓，症好大半，但究属慢性病，尚需调治。刻仍有头晕腰酸，两目朦胧，脉细软，舌质淡、苔转薄白。湿浊渐清，脾肾亏损未复。治当温补固涩，兼清余邪。

鹿角霜 9g，五味子 4.5g，狗脊 9g，巴戟天 9g，黄芪 9g，怀山药 9g，山萸肉 9g，焦白术 6g，白茯苓 9g，盐水炒川柏 6g，海螵蛸 9g。

次年随访，述白崩痊愈后，迄今未见复发。

（《朱小南妇科经验选》）

白带多，腰痛案

李某，女，38 岁，家属，1975 年 3 月 11 日初诊。

病史： 尿急尿频，肛门及阴道坠胀作痛。原有白带多，腰痛已 2 年余。近 4、5 天来，因脐腹疼痛，取服驱虫药（十二丹）后，下蛔虫 20 余条。继之赤白带增多，上述症状出现。腰腹疼痛加剧，小便不通利。

已生 4 胎，末次生产于 2 年前，仍在哺乳。月经已按时来潮。

检查： 舌红淡、苔薄，脉沉滑。

辨证： 肝郁侮脾，湿热久郁而脾气下陷、带脉失约。

治则： 疏肝清热，健脾行湿兼以升陷。

方药： 丹栀逍遥散加减：白芷、当归各 12g，柴胡、灵脂、蒲黄、生甘草、丹皮、黄芩、升麻各 9g，生白芍、焦白术各 24g，车前子、银花、香附各30g。水煎服。

二诊： 3 月 15 日。服药 3 剂，已无下坠感，仍有腰痛、赤白带多。上方去升麻、香附，加炒贯众 24g（清利湿热、止带），连服 3 剂。

三诊： 3 月 18 日。上症显轻，除少有赤白带、乏力外，余均好转。上方去白芷、灵脂，加橘红、桂枝各 12g（取其利气和荣之功），连服 3 剂。

四诊： 3 月 21 日。腹痛、带下已消失，仍有腰痛、心悸。舌苔薄黄、脉濡。按第二方去灵脂、丹皮，加黄柏、芥穗各 9g，生龙骨 30g，取其泻热清火，镇静安神之功。连服 3 剂，诸恙悉平。

（《妇科医案》）

带脉无束，脾肾气下案

于某，女，30 岁，居民，1961 年 9 月 26 日初诊。

白带如注，色白而腥，迄今年余，隐而不治。面色苍白，饮食不香，气短畏冷，腰膝酸痛，大便经常溏薄。邻人劝之，始来求诊。脉象沉细，舌淡，苔白薄。

辨证治疗： 综合脉证分析，显属脾气下陷，带脉失束。以致湿浊下注而为白带。治以健脾化湿，升阳益气，方用补中益气汤加减。

处方： 黄芪 15g，党参 9g，炒白术 15g，升麻 3g，柴胡 6g，茯苓 12g，炮姜 6g，薏仁 15g，甘草 3g，泽泻 9g，鹿角胶（烊化）9g，炒山药 25g。水煎服。

二诊： 10 月 2 日。上方连服 6 剂，白带渐止，大便已调。畏冷亦差，腰膝酸痛减轻，食欲转香。尚觉气短，仍宗上方化裁。

处方： 黄芪 15g，党参 9g，炒白术 12g，牛膝 6g，茯苓、当归各 12g，甘草 6g。水煎服。

上方连服 12 剂，诸症悉除而告愈。

（《孙鲁川医案》）

带脉不约白带案

案一

徐某，女，44 岁，教师，1973 年 11 月 2 日初诊。

病史： 原有盆腔炎，白带多，月经先期量多，腰腹疼痛甚重。经来本科服中药 15 剂，症状已消失。今因感冒、发热 10 余天，病又发作。妇科检查：宫旁组织炎。月经来潮，量不多。今以少腹痛，白带多为主症，兼项背痛。

检查：舌质红、苔薄黄，脉数。

辨证：外感风热，原有之湿兼血瘀，随之复发。

治则：外解风热，内化瘀滞。

方药：桂枝茯苓汤加疏散风热之品：桂枝、桃仁、丹皮、灵脂、蒲黄、元胡各12g，葛根、芥穗、赤芍、茯苓各18g，土茯苓、香附各24g。水煎服。

二诊：11月12日。服药3剂，腹痛缓解，仍腰痛、白带多。上方去元胡，加白芷、桑寄生各18g。此因白芷与寄生配伍，能祛风通络、止疼痛、益肝肾，尤以带下病之腰痛为适用。连服3剂后，诸症悉除。

（《妇科医案》）

案二

左某，女，43岁，汽车司机，1973年9月25日初诊。

病史：白带多，并发经前发热。原有白带病。近3个月来，每次月经前，全身不舒，发热，伴有烦躁不寐，口渴多饮，饥而不欲食。

月经史：$15\dfrac{3 \sim 7}{22 \sim 31}$天，血量多。22岁结婚，孕9产8，人工流产1次，于2年前已行结扎术。现有白带多、质稠、味秽。自昨天又发热（37.4℃），头痛，全身不适，四肢胀重，妇产科诊为盆腔炎。

检查：舌苔黄厚而腻，脉滑数。

辨证：肝脾郁热，经前加重。

治则：疏肝解郁，清热凉血。

方药：逍遥散加减：芥穗、薄荷、当归各9g，柴胡、黄芩、苍术、茯苓、茜草各12g，银花、赤芍、天花粉各24g，生甘草6g。水煎服。

二诊：9月28日。服药3剂，症已减，头痛消失，食欲好转，体温正常，月经昨天来潮。舌苔薄白兼黄，脉濡缓。上方去黄芩、银花，加灵、脂、蒲黄各12g。此因经行之时，不宜寒凉，加失笑散以调经血。连服3剂。

三诊：10月1日。上药服6剂，诸症消失。上方再服3剂，以巩固疗效。

（《妇科医案》）

气火有余带下案

邵某，女，42岁，家属，1973年9月29日初诊。

病史：白带甚多，月经先期$\dfrac{4}{20 \sim 24}$4天，血量多，色黑成块。病已年余，近三四个月来，症状加重，并有胁腹胀痛，脘腹不舒，不欲食。经前头痛头晕，心烦易怒；月经过后，一切症状均减。

已生3胎。自然流产2次。当前大便干，2、3天1次，排便困难，小便色红。

检查： 舌苔黄厚，脉滑实。

辨证： 肝肾阴虚，气火有余。

治则： 养血调肝，滋阴清热。

方药： 知柏四物汤加味：当归、麦冬、知母、黄柏各 12g，川芎、赤芍、香附各 18g，生地、天花粉、蔓荆子各 24g，菊花、栀子各 9g，大黄 4.5g。水煎服。

二诊： 10 月 13 日。服药 3 剂后，全身觉舒，行经时流血 3 天，血量较前少。大便仍干，夜间恐惧。上方去菊花加元明粉 6g，大黄加至 9g，以助其清泻之力。连服 3 剂。

三诊： 1974 年 3 月 9 日。上症药后已愈。今又月经 50 天未至，白带多，腰痛。此属冲任失调，带脉失约。再用活血养阴之桃红四物汤加味：当归、桃仁、红花、丹皮、续断、川芎各 12g，赤芍、生地、桑寄生各 18g，炒贯众 24g，连服 3 剂。1 个月之后，又来复诊 1 次，自述上药服完后 5 天，月经来潮。愿再取 3 剂，以求痊愈。并嘱服六味地黄丸 30 丸，每日早晚各服 2 丸。此后康复如常。

（《妇科医案》）

带脉失约， 湿郁化热案

张某，女，37 岁，干部，1976 年 12 月 21 日初诊。

病史： 偏头痛，耳鸣、耳聋与带下痛时有发作。此症发病于 10 年前，因产后感受风寒所致。甚则自右半边头顶痛，连及颊部麻木，耳内疼痛。每逢感冒、遇冷、劳累亦有加重。并有昼轻夜重之别。

近 2 年来，又加白带量多，腰腹疼痛，地区医院诊为：宫旁组织炎、宫颈糜烂。现又病重而来就诊。

检查： 舌淡红少苔，脉滑数。

辨证： 风寒入内，郁久化热。又与脾湿相合，带脉失约而发为带下。

治则： 养血祛风，兼以清热利湿。

方药： 逍遥散加入清散热湿之品：葛根 30g，菊花、蝉蜕各 15g，芥穗、当归、丹皮、白术各 12g，柴胡、黄芩、薄荷、甘草各 9g，白芍、车前子、萆薢、茯苓各 24g。水煎服。

二诊： 1977 年 9 月 13 日。自述服上药 3 剂后，症状减轻，又连服 5 剂而病愈。今又感觉耳鸣、耳聋，右耳及面部麻木，白带甚多。舌红、苔白干，脉数。原方去当归、车前子，加丹参 18g，木通 9g（功用相近），连服 3 剂。此后又复诊 2 次，服药 6 剂，未再复发。

（《妇科医案》）

带脉湿郁案

张某，女，39 岁，农民，1974 年 2 月 25 日初诊。

病史： 白带多，少腹痛。病已四五年，伴有胃脘痛闷、食欲不振，每次行经即淋漓不断，持续七八天。月经干净后，继以白带甚多，腰痛。约在10余天后，少腹、胃脘痛又逐渐加重。如此周而复始连续发作。

孕3产3，末次生产于7年前。

检查： 舌苔薄黄，脉滑数。

辨证： 气郁不畅，脾湿不行。

治则： 先开郁理气，再化湿行瘀理冲任。

方药： 以《三因方》之当归散加减：乌药、苍术、木香各9g，当归、桂枝、茯苓、槟榔、陈皮各12g，橘核30g。水煎服。

二诊： 2月28日。服药3剂，脘腹已舒。再以化湿行瘀之桂枝茯苓汤加减：肉桂、茯苓、桃仁、丹皮、木香、槟榔各12g，乌药、小茴香、灵脂、蒲黄各9g，赤芍、贯众、制香附各24g。连服3剂。

三诊： 3月5日。自觉症状已消失。上方继服3剂后停药。

（《妇科医案》）

带下郁热伤阴案

李某，女，30岁，农民，1974年4月17日初诊。

病史： 带下与痛经并发，已3年余。原发于产后高热、恶寒、头痛，继而赤白兼下，伴有腰腹痛，头痛，经期尤重。近来又经期不定，两三个月一行，见血后淋漓不断，达半月之久，或赤白兼下。平时则白带多，头痛、头晕，不欲食。孕3产3，现已戴避孕环。

检查： 舌苔白厚，脉濡涩。

辨证： 外感风寒，入内化热，而致脾不化湿，郁热伤阴。

治则： 祛风行湿，健脾化瘀，以清郁热。

方药： 丹栀逍遥散加减：柴胡、丹皮、生甘草、炒蒲黄各9g，当归、炒灵脂各12g，生白芍、白芷、焦山楂各18g，焦白术、炒贯众、银花各24g，黄芩5g。水煎服。

二诊： 4月22日。服药3剂，食欲好，仍头晕。原方去白芷、丹皮、灵脂，加芥穗、苏梗、椿皮炭各9g，取其散郁、理气、燥湿止带。连服3剂。

三诊： 4月26日。赤白带已轻，食欲甚好。但又觉腹痛下坠，头晕。病在下焦之水湿不化。改用桂枝茯苓汤加减：桂枝、桃仁、灵脂各12g，茯苓、赤芍各18g，茜草、炒蒲黄、小茴香各9g，白芷24g，炒贯众、土茯苓各30g。连服5剂。

四诊： 1976年7月16日。上药服完，诸症悉平，一年多来，一直很好。今因农事繁忙，疲劳过度，又觉少腹坠痛。再以调肝理脾为主拟方：芥穗、当归、炒灵脂、黄芩各12g，白芷、赤芍各15g，柴胡、炒蒲黄各9g，焦白术、炒贯众、土茯苓各 24g。服 3 剂停药。

（《妇科医案》）

湿热带证案

何某，女，29 岁，工人，1974 年 2 月 19 日初诊。

病史： 现以白带多，腰痛为主症。伴有月经先期，血量时多时少，夹有瘀血块，经前头痛，不欲食，心烦，全身不适，少腹坠痛等。已确诊为附件炎。

月经史： $16\dfrac{3}{22\sim27}$ 天。婚后 7 年，生一胎，已 5 年未再受孕。

检查： 舌苔薄白，脉濡。

辨证： 湿热久郁，冲任失调。

治则： 化湿清热，活血理冲。

方药： 桂枝茯苓汤加减：桂枝、茯苓、丹皮、桃仁、五灵脂、蒲黄、芥穗、黄柏各 9g，生白芍、香附、炒贯众、车前子各 24g。水煎服。

二诊： 2 月 21 日。服药 3 剂，症状已减轻。原方继服 3 剂。

三诊： 3 月 1 日。原方已连服 9 剂。症状全部消失，食欲显增。再服 3 剂，以观行经情况。

四诊： 3 月 9 日。月经 27 天来潮，现为第一天，血量不多，经前少腹坠胀作痛。舌苔薄白，脉濡滑。再予活血调经方：当归、白芍各 15g，川芎、灵脂、生蒲黄、生甘草各 9g，生山楂 24g。连服 3 剂。

五诊： 6 月 5 日。病愈受孕，现在恶心不欲食为主症，伴有口渴、头痛。按妊娠反应调理之（方药从略）。

（《妇科医案》）

带脉失约， 湿郁案

傅某，女，28 岁，干部，1977 年 1 月 20 日初诊。

病史： 腰腹痛，白带多已 4 年余。于 1973 年 1 月流产 1 次。以后白带多、味臭，腰腹部疼痛，至今未孕。经县医院妇产科检查，左侧输卵管有囊肿 3cm×3cm 大。

月经史： $14\dfrac{4}{30\sim32}$ 天，末次月经于 1 月 1 日。

检查： 舌尖红、苔黄，脉沉弦。

辨证： 脾虚湿盛，郁久化热，带脉失约。

治则： 化湿清热，活血治带。

方药： 桂枝茯苓汤合失笑散加减：肉桂、丹皮、灵脂、蒲黄、黄芩、甘草各 9g，白芍 24g，当归 12g，土茯苓、萆薢、薏米各 30g。水煎服。

二诊： 1 月 24 日。服药 3 剂，白带减少，仍有少腹左侧痛，小便时有灼热感。舌红、苔黄腻，脉濡。上方去黄芩，加银花 30g，连服 3 剂。并嘱其避孕

1年，以便治疗。

三诊： 2月9日。上方已服12剂。经地区医院妇产科检查双侧输卵管炎，但囊肿已消失。自觉症状减轻。原方去当归、薏米，加车前子18g、三棱12g，加强其利湿散结之力。继服3剂。此后调方4次，取药12剂。

五诊： 1978年4月28日。上证已愈。现为50天妊娠，少腹痛。舌红、苔黄白，脉濡弱。拟桂枝汤合橘皮竹茹汤加味：苏梗、桂枝、生甘草、竹茹、半夏各9g，橘红、黄芩各12g。台参15g，生白芍23g。服3剂后，未再来诊。

（《妇科医案》）

湿热白带案
案一

吴某，女，38岁，干部，1973年10月9日初诊。

病史： 白带多，大小便不通利为主症。伴有头痛，脘腹不舒，甚则胃脘胀痛。原有慢性盆腔炎，月经先期量少，行经第一天腰腹胀痛等。

检查： 舌质暗、苔薄黄，脉弱。

辨证： 湿热壅滞，以至清阳不升，浊阴不降。

治则： 宣清降浊，健脾行湿。

方药： 左金丸合二妙散加减：苍术、黄柏、黄芩（代黄连）、茯苓、橘红、陈曲各12g，桂枝、防己9g，蔓荆子、炒麦芽各24g，川芎15g，吴萸4.5g。水煎服。

二诊： 10月12日。服药3剂，食欲好转，头痛减轻，仍有腰腹胀痛，白带较多。舌苔白腻，脉濡。上方加白芷18g、丹参24g。加此二味，并重用其量，意在取其宣郁胜湿、凉血调经之功。连服3剂。

三诊： 10月15日。症状均减轻，睡眠不好。原方去防己（苦寒败胃），加炒枣仁（养心安神）18g，连服3剂。诸症消除。

（《妇科医案》）

案二

孟某，女，39岁，农民，1973年8月28日初诊。

病史： 近3个月来，月经量少，白带增多，经常腰腹痛，背及肩部酸重疼痛。近来又加消化不良，心下痞闷，噫气不止，恶心欲吐等。孕8产4，人工流产2次，自然流产2次。

检查： 舌苔白厚，脉濡滑。

辨证： 脾胃虚弱，湿热壅滞。

治则： 辛开苦降，调补脾胃。

方药： 四君子汤合左金丸加减：党参5g，苍术、茯苓，橘红、木香、槟榔、川楝子、当归各12g，黄连、佛手各9g，干姜、薄荷各6g，吴萸5g。水煎服。

二诊：8月31日。服药3剂，症状已显轻，食欲好转。上方去干姜，加胆草、黄柏、甘松各12g，以加重其苦泻行气之功，连服3剂。

三诊：9月6日。症状基本消失。仍觉腰痛，面部微呈浮肿，再以健脾行湿为主：台参、茯苓、白芷、泽泻各18g，黄柏、桂枝、苍术、川楝子各12g，防己、草果各9g，薏米30g，干姜6g。连服3剂。此后又复诊2次，取药6剂，药后诸症悉平。

（《妇科医案》）

阴道炎案

马某，44岁，建筑公司家属。于1977年6月17日诊。咽喉不利，如有物阻，胸中憋闷，嗳气稍舒，口舌发热，左上下齿痛，二便上抽，大便不干而难排，阴道作痒而脉乱，夜则心烦失眠，昼则乏力嗜睡，病3个月，屡治无显效。近1个月加重，全身难受，食不振，口干舌红，苔白，脉弦细，经闭3个月，妇科检查无孕。西医诊为神经官能症、阴道炎、阴道滴虫病，服西药治无效而转中医。

辨证：肝郁湿热阴痒。

肝主疏泄，关系全身的功能活动。疏泄失常，气机不畅，故上则咽喉不利而胸闷嗳气，下则二阴上抽而大便难排。肝郁化热，上扰心神而失眠。痰湿困脾，中焦气虚而嗜睡。肝火上炎，则口舌发热而齿痛。湿热下注，则阴道作痒而麻乱。年近停经之期，阴虚血少，故月经闭而不潮。

治疗：疏肝清热，健脾祛湿。

处方：内服方：白芍15g，当归10g，柴胡12g，香附12g，郁金15g，珍珠母3g，生赭石末30g，白术15g，云苓15g，半夏10g，龙胆草12g，麦芽15g，生地15g，丹皮10g，甘草6g。水煎服。

外用方：蛇床子30g，白矾末30g，地龙12g，藜芦12g。共为细末，每用6g左右，绢包纳阴道中，留线于外，每日一换。

方意：内服方以归、芍、柴胡、香附、郁金平肝养血理气；珍珠母、赭石平肝潜阳；胆草、生地、丹皮清热滋阴凉血；白术、云苓、半夏、麦芽健脾祛湿，使肝气条达，肝阳潜降，则全身气血通畅。脾胃健运，则湿热下渗而去。外用坐药，具有燥湿杀虫止痒之功，内外结合，收效自速。

疗效：服2剂并外用坐药，嗳气、齿痛、二便抽等症均消失，阴痒麻乱也大减。但咽喉仍不利。上方去丹皮、郁金，加青皮6g，服2剂，续有好转，食欲精神转佳。又连服10剂，诸症基本消失。停药5天，突然全身起荨麻疹，作痒难忍，脉弦数，乃风热屡犯血络所致。原方去香附、胆草，加苦参15g、青蒿 2g、蝉蜕 15g，以清热散风止痒。服 3 剂，痒疹消失。嘱继服 2 剂，防复发。

（《名医玄振一医案选》）

二、赤白带病选案

带脉太阴液涸案

某，少腹拘急，大便燥艰，淋带赤白，此属液涸。

肉苁蓉，枸杞子，河车，当归，柏子仁，郁李仁。

又：淋带年久，少腹拘急胀痛，溲不爽，大便艰涩，得泄气利胀宽，食物少纳，脘中不降，必抚摩始下。此病久脏阴腑阳皆伤，热药难受，以通阳固阴兼之。

早服： 人参，归身，炒杞子，茯苓，鹿茸，河车。

暮服： 震灵丹二十粒。

附： 震灵丹方：禹粮石、赤石脂、紫石英、代赭石各四两，（上四味作小块，入净锅中，盐泥封固候干，用炭十斤，煅。炭尽为度，入地出火气，必得二昼夜，研细末）、乳香二两，没药二两，朱砂（水飞）一两，五灵脂一两，为末，宜坚细。同时八味和匀，糯米饭丸。

（《临证指南医案》）

带脉损伤，赤白如漏卮案

带下赤白，常如漏卮，脉虚弦，舌绛中有红巢，大便坚结难解。少腹左角作痛，遍体关节酸痛，咳嗽震动，按摩其痛不止，甚至呼吸往来，俱觉牵引痛处。此皆血液脂膏耗损，不能营养一身经隧，滞涩脉络，卫营二气，无能流贯连络交经之处。前哲谓久漏非堵塞可止，升提可愈，法当协和二气，调护两维，宣补中寓以收涩之意。

大生地，洋参，阿胶，海螵蛸，杜仲，金樱子，白前，橘红。

连进通以济塞之剂，带下十减一二，少腹关节酸痛俱缓。

（《王九峰医案》）

冲脉损伤，赤带侵漏案

设法缓图之方，已服十剂，望色温润，闻声清爽，问食畅进，诊脉和平。惟赤带侵漏不止，总是血不归冲，冲脉支流脉络损伤成漏。引血归于脏腑，皆有成法，引血归于冲脉，竟少专方，惟《内经》乌贼骨鱼丸能入冲脉，方中所用蓠茹，谬为茜草，非是。雀卵非时难得，半夏秫米汤能入阳跷，不能治带，以故侵漏不止。然血统于脾，藏于肝，布于肺，生于心，施于肾，能使五脏气血充盈，自可潜通八脉。仍以《内经》七法为主，益以五福十灰等品为丸，缓图痊济可也。

乌贼鱼骨，鸡血藤膏，大熟地，人参，当归身，冬白术，绵州黄芪，炙甘草，血余灰，陈阿胶，线鱼鳔，麻雀卵，陈棕灰，莲房灰，故锦灰，乌梅灰，地榆灰，石榴皮灰，槐蕊灰，百草霜，败蒲灰。

为末，鲍鱼煎水叠丸。早晚各服三钱，温水下。

（《问斋医案》）

带脉失司， 痰火互扰案

带下赤白，气血俱伤。肥人多痰，瘦人多火，昔肥今瘦，痰火互扰，由带脉出于精道，极难奏效。

赤石脂，禹余粮，海石粉，制半夏，制南星，炒黄柏，制苍术，椿根皮，赤白葵花，川黄连，西芍药。

（《问斋医案》）

带脉失职， 赤白脓血案

河间、丹溪谓：带下，犹诸痢也，以赤白脓血相同，亦内痈之属，解作交肠之理凿矣。新病宜攻，久则宜补宜固。带下腥臭，少腹痛，经迟食少，形盛脉细，延今三载之久，托补何疑？

大熟地，人参，冬白术，怀山药，山萸肉，云茯苓，当归身，海螺蛸，鸡血藤膏，凌霄花。

（《问斋医案》）

带下赤白， 下如漏卮案

带兼赤白，下如漏卮，舌有红槽，大便结燥，少腹左角作痛，遍体关节亦疼，咳嗽振动，呼吸往来，俱觉牵引痛处。此皆血液脂膏耗损，不能荣养一身，隧道滞涩，脉络乖分，二气不足以流贯连络交经之处。宜于温补法中寓以收涩之意。

大熟地，人参，陈阿胶，赤石脂，禹余粮，厚杜仲，海螺蛸，鲍鱼肉，金樱子，芡实，艾叶。

温补法中寓收涩之意，取通以济塞，服后带下竟减，痛楚渐舒，舌上红槽未退，乃真阴亏损之据。药获效机，依方进步可也。

大熟地，人参，赤石脂，禹余粮，海螺蛸，鲍鱼肉，三七，白敛，蒲黄，陈阿胶，艾叶，赤白鸡冠花。

连进温补收涩之方，带下十减八九，少腹关节酸疼俱缓。症本血液脂膏耗，奇经八脉俱伤，岂铢两之丸所能窥其繁膴。再以一通一塞，大封大固之品，共煎浓汁如膏如饴，下咽之后入胃舒脾，上归于肺，下注州都，若雨露之溉，濡枯泽槁，则睟然之气充满一身，自能勿药有喜。

大熟地，人参，陈阿胶，何首乌，当归身，川芎，黄鱼鳔，绵黄芪，椿根白皮，石菖蒲，牡蛎粉，龙眼肉。桑柴火熬膏。

（《问斋医案》）

带任失司案

带下即崩漏之类，旧属带脉失其约束。然任脉为病，带下瘕聚，则任脉不胜其任，亦能带下，总是阴亏肝郁脾伤，损及奇经八脉。《内经》有八脉之论，无治八脉之方，前贤未有成法，本草又无专入奇经之品，此奇经八脉中病所以调治不易也。然湿热盘踞，亦能下带，故河间、丹溪言痢带同法，从湿热论治，亦不入奇经，思入八脉之方，惟《内经》乌贼骨鱼丸可入冲脉，丸中有藘茹，今人不识，然茜草根名藘茹，或以鸡血藤膏代之，近是。

乌贼鱼骨，鸡血藤膏，大生地，元武板，九肋鳖甲，灵犀角，川黄柏，制苍术，川黄连，广木香，雀卵，鲍鱼肉。

五进《内经》七法加味，病势退而复进，药浅病深。经以冲脉起于肾下，出于气街，并足阳之经夹脐上，行至胸中而散，为十二经脉之海。自觉胸中一嘈，带即下溜，显是冲脉之血散而为带，且带下瘕聚，淋漏赤白互见，任脉亦损，非调八脉，焉能奏效，仍以《内经》七法加味主之。

乌贼鱼骨，鸡血藤膏，灵犀角，大生地，大白芍，粉丹皮，五色龙骨，元武板，生牡蛎，当归身，线鱼鳔，麻雀卵，鲍鱼肉。

（《问斋医案》）

带脉阴虚，带下赤白夹杂案

大补真阴，以副七法，今晨诊脉如昨，夜来赤带未下，白带中有黄色。白属肺金，黄属脾土，二经不固之使然也。仍以《内经》七法，佐以培土生金。

乌贼鱼骨，鸡血藤膏，人参，冬白术，云茯苓，炙甘草，当归身，酸枣仁，远志肉，麻雀卵，线鱼鳔，鲍鱼肉。

昨进《内经》七法，佐以培土生金，今思诊脉六部三取均皆和缓，两尺尤觉调平。人之有尺，犹树之有根，枝叶虽枯槁，根本将自生，根本坚固，最是佳征。然白带之中，又见粉红之色，总是血不归经，肝少潜藏，脾失统摄，而八脉支流不固。仍以七法为主，辅以肝脾两和之品，令其气血各守其乡，又何赤白带下之有？

乌贼鱼骨，鸡血藤膏，大生地，当归身，白芍药，人参，冬白术，炙甘草，云茯苓，酸枣仁，雀卵，鲍鱼肉，线鱼鳔。

肝脾两和，以佐《内经》七法，颇合机宜，五日以来，六脉更觉和平，尺部尤好，根本坚固佳征。赤带特鲜红虽止，白带中有粉红，此乃五脏六腑、奇经八脉相通流，脉损伤，如痈疡陷脉为漏之理。仍以七法为主，辅以固涩之品。

乌贼鱼骨，鸡血藤膏，人参，冬白术，赤石脂，禹余粮，五倍子，绵州黄芪，血余炭，田三七，雀卵，乌梅肉，鲍鱼肉。

昨进《内经》七法，加以固涩之品，反见鲜红数点，陷脉为漏无疑。盖暴崩、久漏一体，崩如山崩为重，漏如卮漏为轻，赤属冲脉，白属任脉，皆假道于带脉而下，故名带下。自觉心下懊憹，即见赤漏，亦心下崩之类，见在脉神形色俱起，眠食共安，舌光如镜生苔，面色戴阳亦退，崩患殊属多虞，漏下频仍难断。前贤未立专主之方，缓缓设法图痊可也。

乌贼鱼骨，鸡血藤膏，大生地，人参，赤石脂，五倍子，象牙末，思州田三七，血余炭，丹参，乌梅肉，雀卵，鲍鱼肉，线鱼鳔。

（《问斋医案》）

带下瘕聚案

陈（枫桥），月事不来者，胞脉闭也。任主胞胎，任脉为病，女子得之，往往带下瘕聚。此间带下赤色，瘕聚攻痛，如是者久矣，已属重候。加之以内热口干，咳嗽音烁，痰曾带血，少纳肉削，右脉涩，左关弦数，自下而损及于上，何从下药乎！况因病而用药物，因药物而反增其病，变作真寒假热之体，自古以来，本无治法，作法治之，难又难矣。

椿根丸，鹿角霜，紫石英，归身，北沙参，龟板，麦冬，川贝，茯苓，陈皮，西黄，烟灰。

（《女科医案选粹》）

赤带案

胡某，女，39 岁，农民，1986 年 2 月 14 日初诊。

家事繁劳，操心过度，春节前患带证，未加介意，迩来竟下赤红之带，心中更加恐慌，心中悸惕不安、烦热，不得安寐，甚则头目眩晕，不欲饮食，大便五六天一次，干燥，脉来细数，舌质红绛少苔。

带脉发起于十四椎，隶属于少阴肾，肾之阴血亏耗，内热炽盛，带脉失却约束之职，血热下行，而发赤带，舌绛脉细数，实属少阴阴虚之主症。至于兼夹之症，暂不赘述。治以滋阴、清火、固肾、止带。

生熟地各 30g，白芍 25g，当归 10g，炒山药 20g，黄柏 10g，丹皮 10g，棕炭 15g，黄芩 10g，川续断炭 15g，甘草 10g，地榆炭 15g。

上药以水 3 杯，煮取 1 杯，药滓再煮，取汁 1 杯，日分 2 次温服。

二诊：2 月 19 日。上药连服 5 剂，赤红之带，十去其七，大便泻下两次，头目眩晕，心中烦热亦减，心中悸惕亦好转，饮食已感馨香。上方既已显效，仍守旧章续进。

生熟地各 30g，白芍 20g，当归 10g，炒山药 15g，黄柏 6g，丹皮 10g，棕炭 10g，黄芩 10g，续断炭 10g，地榆炭 10g，生甘草 10g。

上药以水 3 杯，煮取 1 杯，药滓再煮，取汁 1 杯，日分 2 次温服。

三诊：2 月 22 日。上药又服 3 剂，赤带止，心悸已安，烦热亦蠲，寐意良好，食欲增加，脉来冲和不数。再与养阴固肾之法调之。

生地 20g，熟地 20g，当归 20g，白芍 10g，甘草 6g。

上药水煮 2 遍，取汁 1 大杯，日分 2 次温服。

带脉湿热，无约束之权案

费右，营虚肝旺，肝郁化火，脾虚生湿，湿郁生热，湿热郁火流入带脉，带无约束之权，以致内热溲赤，腰酸带下；湿热下迫大肠，肛门坠胀。郁火宜清，清火必佐养营；蕴湿宜渗，渗湿必兼扶土。

白归身 6g，赤茯苓 9g，厚杜仲 6g，六一散（包）9g，大白芍 6g，怀山药 9g，乌贼骨 9g，炒条芩 3.5g，黑山栀 3.5g，黄柏炭 0.8g，生白术 3.5g，荸荠梗 6g。

吴右，三阴不足，湿热下注，带下频频，阴挺坠胀，腑行不实，里急后重。拟益气升清，滋阴化湿。

生黄芪 9g，黄柏炭 0.8g，小生地 9g，川升麻 0.3g，蜜炙枳壳 3g，乌贼骨 9g，粉丹皮 3g，净槐米（包）9g，生甘草 0.8g，苦桔梗 3g，福泽泻 3.5g，威喜丸（包）9g。

黄右，营血亏，阴火旺，挟湿热入扰带脉，带下赤白，头眩腰酸。与养肝化湿束带。

白归身 6g，云茯苓 9g，厚杜仲 6g，鲜藕（切片）60g，生苡仁 12g，乌贼骨 9g，生白芍 6g，嫩白薇 3.5g，川断肉 6g，黄柏炭 0.8g，粉丹皮 3.5g，福泽泻 3.5g，生白术 9g，震灵丹（包）9g。

复诊赤白带下，已见轻减。经事超前，营阴不足，肝火有余，冲任不调。再拟养血柔肝，而调奇经。

前方去白薇，加炙鳖甲 6g。

（《叶熙春医案》）

三、黄带病类证案

带下犹痢，晡热里急案

《金匮要略》谓：妇人经断下痢，晡热腹满，少腹里急，掌心烦热，唇口干燥，属带下。故河间、丹溪俱以痢带同法，今诸恙相符，当以《金匮》法参入河间意。

当归身，大白芍，人参，陈阿胶，炙甘草，油肉桂，制半夏，广木香，制大黄，鸡心槟榔，川黄连，艾叶。

（《问斋医案》）

带脉失约，黄带如注案

一妇人，吞酸胸满，食少便泄，月经不调，服清气化痰丸，两膝渐肿，寒热往来，带下黄白、面黄体健。此脾胃虚，湿热下注，用补中益气倍参、术，加茯苓、半夏、炮姜而愈。若因怒，发热少食，或两腿赤肿，或指缝常湿，用六君子加柴胡、升麻及补中益气。

（《女科医案选粹》）

任带为病案

方右，霞飞路。肝胆火热下移任脉，带频色黄，少腹胀，两旁作酸，脉弦涩。久恐聚而为瘕。《内经》云："任脉为病，女子带下瘕聚。"宜先事消弭也。

炙龟板，白蒺藜，茺蔚子，乌贼骨，煅决明，川续断，炒条芩，白鸡冠花，炒白芍，白茯苓，椿根皮，银杏肉。

（《女科医案选粹》）

带脉湿热案

周某，女，37岁，干部，1964年4月1日初诊。

带下绵绵，色黄腥臭，头晕头重，心烦不寐，病来月余，日甚一日。经友介绍，故来求治。脉象濡数，舌苔黄腻。

辨证治疗：濡脉主湿，数脉主热，湿热下注，任带二脉失调，故而形成黄带。治以清热渗湿。方宗傅青主易黄汤加味。

处方：炒山药30g，炒芡实米18g，黄柏6g，白果、茯苓、陈皮、泽泻各12g，车前子（布包）18g。水煎服。

二诊：4月7日。上方连服6剂，头晕，头重减轻，带下尚无起色。再三揣摩上方，仍觉适度，再守上方稍加分利之品。

处方：炒山药30g，炒芡实米18g，黄柏9g，茯苓15g，泽泻12g，车前子（布包）15g，川萆薢9g，生甘草3g。水煎服。

三诊：4月14日。带下显著减轻，继守原方续进。

四诊：4月22日。上药断续服药6剂，带下已止。他症亦相继告愈。

（《孙鲁川医案》）

带下案

韩某，女，35岁，1956年3月17日初诊。

黄白带多，小腹及腰痛。月经来潮前更甚，月经周期先后无定，胃纳欠佳，大便时干时溏，小便黄。舌苔黄白，有时灰黑，脉上盛下虚，两关濡弱。属湿困脾胃，下注胞宫。治宜调理脾胃，清利湿热。

处方：连皮茯苓6g，泽泻6g，苡仁15g，山茵陈9g，豆卷15g，黄芩（炒）6g，萆薢12g，苍术（炒）6g，金毛狗脊（炮）9g，乌贼骨15g，白通草3g，晚蚕砂9g。

5剂。每剂水煎2次，共取250ml，分早晚2次温服。

复诊：3月31日。药后带色转白，量亦减少，饮食增加，精神好转。舌苔转薄，脉迟有力。仍以前法。

处方： 萆薢12g，黄柏（酒炒）3g，泽泻6g，连皮茯苓15g，苍术（炒）6g，苡仁15g，豆卷15g，山茵陈9g，川楝子6g，金毛狗脊（炮）12g，晚蚕砂12g，白通草3g，乌贼骨15g。5剂。煎服法同前。

三诊： 4月4日。月经25天来潮，少腹及腰痛显著减轻，但经色不正常，内夹黑色血块。精神、食欲、睡眠继续好转。脉弦迟，苔白。治宜温经利湿。

处方： 茯苓15g，桂枝9g，泽泻6g，苡仁15g，苍术（炒）6g，当归6g，川芎2g，桃仁2g，萆薢10g，川楝子（打）6g，白通草3g。5剂。煎服法同前。

（《叶熙春医案》）

带脉湿热，黄白带下案

王某，女，22岁，工人，1973年8月27日初诊。

病史： 原有黄白带下，腰腹疼痛，病已年余。近几天来加重，又加全身关节疼痛，头痛身热。

检查： 舌红、苔薄黄，脉滑数。体温37.8℃，血沉40mm/h。

辨证： 湿热久郁，又加风热之邪，合为风湿热痹。

治则： 清热行湿，祛风宣痹。

方药： 二妙散加味：苍术、黄柏各15g；茯苓、防己、桂枝、土元、知母、红花、续断、姜黄各9g，茵陈、车前子、秦艽各24g，薏米30g。水煎服。

二诊： 1974年1月20日。上方稍作加减，已服42剂，关节疼痛及黄白带等，均已消失。近来又有发作，但血沉10mm/h。舌红、苔薄黄，脉弦滑。原方去薏米，加牛膝、元参各18g。连服5剂后，未再复发。

（《妇科医案》）

带脉蕴热，黄白带下案

沃某，48岁，已婚。

初诊： 1959年12月。经水偏早，近几个月来有黄白色带下，连绵不断，腰酸神疲。最近带下增多，质黏，色黄白，有腥味，纳呆，切脉细濡而稍数，舌质淡、苔薄白。脾虚肾亏，湿热内蕴。治用补脾肾，清湿热法。

焦白术9g，茯苓9g，菟丝子9g，蛇床子12g，盐水炒黄柏9g，青蒿6g，鸡冠花9g，石莲肉9g，樗白皮12g，白槿花9g，墓头回9g。

复诊： 上方服数剂后，带下已大好，不仅量渐减少，且气味亦减，胃口稍开，惟仍有腰酸肢软。久带后脾肾两亏，非调补两脏清解余邪，不能收功。处方以培补先后两天，并清带脉余邪为旨。

川断9g，狗脊9g，巴戟9g，党参3g，焦白术6g，茯苓9g，陈皮6g，盐水炒川柏9g，蛇床子12g，樗白皮9g，薏苡仁12g。

（《朱小南妇科经验选》）

四、青带病选案

青带案

李某，女，32岁，农民，1973年9月4日初诊。

患者腰及小腹胀痛，带下青绿色。多因分娩后，湿浊秽邪乘虚袭于胞脉，或因肝经湿热下注，伤及任带二脉所致。症见阴道流出青绿色黏液，气味臭秽，连绵不断，四肢疲乏，头晕，舌苔腻，脉弦数。此乃肝经湿热下注带脉，治宜调肝清热利湿。方用加减逍遥散。

处方： 茯苓10g，白芍6g，柴胡4.5g，茵陈10g，焦栀9g，甘草3g。

二诊： 3月8日。服上药4剂后，两胁胀痛减轻，继服原方6剂。

三诊： 3月15日。带及臭秽之气大减，仍服原方6剂。

四诊： 3月22日。先后服药18剂，诸症消失，恢复健康。

按： 妇科之病，以肝为先天。所以诸病无不涉及肝。本例患者，带下青如绿豆汁，连绵不断，其气腥臭。此乃肝经之湿热下注成带，盖湿热之由于肝经。因肝气之郁，郁而必逆。惟以逍遥散加味治之。方中茵陈、茯苓以利湿，焦栀以清热解逆，白术养阴安脾，甘草补脾。肝气得清，则湿热自去，诸症皆愈。

（潘养之医案）

五、五色带病选案

冲脉湿热，带下五色案

经以任脉为病，女子带下，瘕聚。客秋溲血，后带见五色，溲痛如淋，夜寐不安，饮食少进，往来寒热。心移热于小肠，损及奇经八脉，湿热肝火内扰所致也。

大生地，赤茯苓，白通草，粉丹皮，当归身，生甘草梢，福泽泻，萹蓄，瞿麦，龙胆草，川黄柏。

服煎四剂，带下白减赤多，寒热已轻，溲痛已缓，夜卧渐安，饮食亦进，原方去黄柏，加银柴胡。

原方加减又服四剂，寒热已解，溲痛亦除，饮食畅进，赤带仍多。原方加椿根白皮。

原方加椿根白皮又服四剂，赤带亦除，诸症悉退，但二气久伤未复。当以阴阳两补，脾肾双培，以善其后。

大熟地，怀山药，川萸肉，粉丹皮，福泽泻，赤茯苓，人参，冬白术，炙甘草，绵黄芪，当归身，酸枣仁，远志肉，广木香。

生姜、大枣、龙眼肉煎水，叠丸。早晚各服三钱。

（《问斋医案》）

五色带下案

经以任脉为病，女子带下，客秋小便有血，秋后带见五色，每逢小便作痛，夜寐不安，饮食不甘，心移热于小肠，湿热、肝火内郁。病延半载，极难奏效。

山栀子一钱二分，海金沙一钱，甘草一钱，扁竹三钱，太子参三钱，湖丹皮一钱，龙胆草一钱，莲子心三分，赤茯苓三钱，侧柏叶一钱，灯心草三寸。

服药四帖，赤带仍多，白带微解，寒热已轻，小便痛亦微止，卧稍安，饮食亦甘，原法加减。

七正散加生地、丹皮、灯心。

寒热已解，带亦减，溲痛亦宁，饮食渐增，原方分量略更。

叠进七正散加味，带下已痊，溲痛已愈，饮食亦甘。惟血虚头痛，两腿酸楚，乃气血两虚，肝肾湿热未清，归芍地黄汤加减。

归芍地黄丸去萸肉，加草梢、萹蓄、竹叶、灯心，带下溲痛俱愈。惟右胁作胀，血虚头痛，精神不振。宜补三阴，佐化湿热。

归芍地黄丸、桑螵蛸、草梢。

（《王九峰医案》）

六、黑带锦丝带类证案

冲肾虚弱黑带案

利某，49岁，已婚。

经惯于超先，经量颇多，经停后带下连绵，黄白带下中夹有黑色，气味腥臭，身体虚弱，面黄唇白，望其面色就知道阴血虚亏。根据黑带以经净后一旬较多见，平时口燥内热，但不思饮水，腰酸心荡，精神不好。经诊疗后，乃作下列脉案：

初诊： 1960年7月。黑带连绵，腰酸股软，面色不华，心烦失眠，脉象虚细而数，舌质淡少苔。《诸病源候论》云："肾脏之色黑，带下黑者是肾脏虚损"。肾水虚乏，不能制火，虚火蒸熬，积血枯固而成黑带。治拟滋水清火。

生地黄12g，女贞子9g，白芍6g，柏炭9g，肥知母9g，陈青蒿9g，地榆炭9g，仙鹤草12g，牛角䚡（先煎）9g，炒贯众9g。

复诊： 次月。上月服药2帖后，黑带已止，惟素有月经过多的现象，平时腰酸头眩，精神不振，昨日经临，经量又复过多，脉细数，舌苔薄黄。证属阴虚内热，脾不摄血。治拟养血固肾，健脾清热。

当归 6g，黄芪 9g，生熟地各 9g，山萸肉 9g，牛角腮（先煎）9g，炒阿胶 9g，炒莲房 9g，炒贯众 9g，蒲黄炭 9g，焦白术 6g，青蒿 6g，白薇 6g。

（《朱小南妇科经验选》）

带脉不束，黑带案

王某，女，30 岁，工人，1974 年 9 月 17 日初诊。

病史：因产后带下量多，已 4 年余，经期腹痛，并未再次受孕而来就诊。

月经史：$13\dfrac{5\sim6}{30\pm}$天，经血一直正常。惟在上次生产后，月经量多，有紫黑瘀血块，经期前后白带甚多，质稠味秽。全身起硬结，大如扁豆仁，发痒，行经时腰腹疼痛。

当前月经刚过 3 天，白带甚多，伴有腰腿痛，食欲低。

检查：舌质红、苔薄白，脉滑数。

辨证：邪热内郁，冲任损伤。

治则：活血理冲，祛邪散郁。

方药：桂枝茯苓汤加味：桂枝、丹皮、桃仁、独活、续断各 12g，茯苓、赤芍、桑皮、桑寄生各 15g，丹参 24g。水煎服。

二诊：9 月 20 日。药后症状同上，服药 3 剂，亦无不适。原方加黄芩 9g、银花 30g 以助其清解郁热之力。续服 3 剂。

三诊：10 月 3 日。上方已服 2 剂，诸症若失。因经期将近，再调理月经，拟香桂散加味：当归 15g，肉桂、川芎、木香、乌药、桃仁各 9g，续断 12g，山楂 24g。连服 3 剂。

四诊：10 月 11 日。月经按期而至，持续 3 天，经血量色均较正常，腹痛轻微，未见皮肤硬结。再按行气化瘀方调之：当归、赤芍、坤草、续断各 15g，川芎、肉桂、木香、乌药、桃仁、红花、知母各 9g。服 3 剂。

五诊：1975 年 3 月 28 日。服上药后，诸症已平。现又停经 45 天，恶心不欲食。碘试（＋），按妊娠反应调方：桂枝、生甘草、清半夏、竹茹各 9g，生白芍、台参各 15g，橘红、黄芩各 12g。服 3 剂后，未再来诊。

（《妇科医案》）

锦丝带案

沈某，28 岁，已婚。

初诊：1962 年 1 月。婚后未孕，经期偏后。初潮颇迟，来后往往 1 年一转，婚后较见好转，惟有时亦延至 2 个月一转。平时畏寒，精神疲倦，在经净后第二旬间，常有锦丝带出现，逢有这种带下时，腰部酸楚不堪。据述，此种透明的锦丝带，常伴同腰酸而来，小溲或大便后，可随草纸揩出，平时小腹有虚冷感，现则稍有隐痛，性欲淡薄，精神不振。按脉沉细，舌质淡苔薄白。肾气亏损，冲任虚寒。治拟温肾暖宫，填补冲任法。

鹿角霜9g，紫河车6g，淡附片6g，肉桂2.4g，当归9g，熟地9g，山萸肉9g，仙灵脾9g，菟丝饼9g，杜仲9g，金樱子9g，陈皮6g。

用上方加减调理后，腰酸、小腹虚冷感均好，锦丝带亦少。乃嘱因症属慢性，难以急切图治，丸以缓治，宜常服金匮肾气丸，徐徐改善。

（《朱小南妇科经验选》）

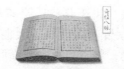

阴维阳维篇

阴维阳维病选案

阴维湿热，血络痹痛案

宋，病在长夏霉天奔走，内踝重坠发斑，下焦疼起，继而筋掣，及于腰窝左臂。经云：伤于湿者，下先受之。夫下焦奇脉不流行，内踝重著，阴维受邪，久必化热烁血，风动内舍乎肝胆，所谓少阳行身之侧，诊得右脉缓，左脉实，湿热混处血络之中，搜逐甚难，此由湿痹之症失治，延为痿废沉疴也。三年病根，非仓猝速攻，故进先通营络，参以奇经为治。考古圣治痿痹，独取阳明，惟通则留邪可拔耳。

鹿角霜，生白术，桂枝，茯苓，川芎，归须，白蒺藜，黄菊花。

（《临证指南医案》）

维跷任督气乖，头坠心痛案

某，产后十年有余，病发必头垂脊痛，椎尻气坠，此督任气乖，维跷皆不用。是五液全涸，草木药饵，总属无情，不能治精血之惫，故无效。当以血肉充养，取其通补奇经。

鹿茸，鹿角霜，鹿角胶，当归，茯苓，杞子，柏子仁，沙苑，生杜仲，川断。

（《临证指南医案》）

跷维血虚痹证案

方，左脉弦大，面赤痰多，大便不爽，此劳怒动肝，令阳气不交于阴，阳维阳跷二脉无血营养，内风烁筋，蹒躃痹痛，暮夜为甚者，厥阴旺时也，病在脉络。

金斛，晚蚕砂，汉防己，黄柏，半夏，萆薢，大槟榔汁。

又： 痛右缓，左痛，湿热未尽，液虚风动也。

生地，阿胶，龟板，稆豆皮，茯苓，通草。

（《临证指南医案》）

阳维为病，血虚脉空案

张氏，勉强攻胎，气血受伤，而为寒热，经脉乏气，而为身痛，乃奇经冲任受病，而阳维脉不用事也。难经以阳维为病若寒热，维者，一身之刚维也。

既非外感，羌苏柴葛三阳互发，世无是病；又芩栀枳朴之属，辛散继以苦寒，未能中病。胃口屡伤，致汤饮皆哕出无余，大便不通，已经半月。其吐出形色，青绿涎沫，显然肝风大动，将胃口翻空，而肠中污水，得风翔如浪决东西荡漾矣。熄风镇胃，固是定理，但危笃如此，不易图也。

阴维阳维篇阴维阳维篇淮小麦百粒，火麻仁一钱，阿胶二钱，生地二钱，秋石拌人参一钱，南枣肉一钱。

（《临证指南医案》）

营卫不和，阳维为病案

董，脉数色夺，久嗽经闭，寒从背起，热过无汗。此非疟邪，由乎阴阳并损，营卫循行失其常度，经云阳维为病苦寒热矣。证属血痹成劳为难治，痹阻气分，务宜宣通。

生鹿角，川桂枝木，当归，茯苓，炙草，姜，枣。

另： 回生丹二服。

（《临证指南医案》）

阳维少阴精亏案

范，二一，父母弱症早丧，禀质不充旺，年二十岁未娶，见病已是损怯，此寒热遇劳而发，即《内经》阳维脉衰，不司维续，护卫包举，下部无力，有形精血，不得充涵筋骨矣。且下元之损必累八脉，此医药徒补无用。

鹿茸，杞子，归身，巴戟，沙苑，茯苓，舶茴香，羊肉胶丸。

（《临证指南医案》）

维脉失司，营卫失于护守案

阴不维阳，阳不维阴，卫失外护，营失中守，寒热往来，七载经候不能应月盈亏，是以未能孕育。肝木乃东方生发之本，郁怒则失其化育之机。法当条畅肝脾，以充营卫，补阴益气，以护两维，冀其二气相协其平，方有兰征之庆。

大生地，当归身，抚芎，东洋参，怀山药，炙甘草，银柴胡，绿升麻，青蒿梗，乌贼骨，大丹参，肥玉竹，佩兰叶，厚杜仲。

为末，水叠丸。早晚服三钱，开水下。

（《问斋医案》）

二维为病，寒热心痛案

阳维为病苦寒热，阴维为病苦心痛。阳维维于阳，阳气弱，则腹痛而便溏；阴维维于阴，营阴虚则心痛而舌红矣。脉微形瘦，阴阳并损，损于奇经，治以甘温。

黄芪，桂枝，当归，炙甘草，白芍，川贝，陈皮，砂仁，鹿角霜。

再诊： 但寒不热，便溏脉细，肢体面目俱浮，悉属阳虚见象；惟舌红无苔，此属阴伤之候；但口不渴，乃君火之色外露。治当引火归原。

桂附八味丸加鹿角霜、党参、冬术。

（《柳选四家医案》）

阴维为病，心冷腹痛案

心胸觉冷，经事数月一次，食入则腹中胀痛。寒痰气郁，凝滞不通，当以辛温宣畅，遵热料五积意。

半夏，桂枝，茯苓，苍术，白芍，川芎，川朴，归身，炙甘草，陈皮，枳壳，高良姜。

再诊： 苦辛温通之剂，而能调经散痞，用之果效，益信古人，言不妄发，法不虚立，在用者何如。

前方去良姜，加茺蔚子、砂仁。

（《柳选四家医案》）

阴维阳维为病案

钱，内则阴虚有火，外则寒邪深袭。失血咳嗽，又兼三疟，病已数月。疟来心口酸痛，胸腹空豁难过。《难经》云：阳维为病苦寒热，阴维为病苦心痛。此阴维营卫之偏虚也。拟黄芪建中法，和中藏之阴维而调营血。复合生脉保肺之阴，复脉保肾之阴。通盘合局，头头是道矣。

归身炭，炙甘草，大生地（砂仁炒），五味子，鳖甲，黄芪，青蒿，沙参，白芍（桂枝三分拌炒），阿胶，麦冬，煨生姜，红枣。

渊按： 三疟寒热，并非阳维为病，心口酸痛难过，乃胃有寒痰，肝有蕴热，肺胃失顺降之常，再袭寒邪而咳血矣。腻补之方，恐不相合。

（《柳选四家医案》）

二维失调案

丁，血虚木横，两胁气撑痛，腹中有块，心荡而寒热。病根日久，损及奇经。经云：冲脉为病，逆气里急；任脉为病，男疝女瘕。阳维为病苦寒热，阴维为病苦心痛。合而参之，谓非奇经之病乎？训之不易。

黄芪，党参，茯神，白薇，枸杞子，沙苑子，白芍，当归，陈皮，香附，紫石英。又和营卫而调摄奇经，病势皆减。惟腹中之块未平。仍从前法增损。

前方去杞子，加砂仁、冬术。

（《柳选四家医案》）

阴维为病案

经以喜怒伤气，寒暑伤形，大怒则形气绝而血菀于上。阴维为病，口苦心痛，胸胁背亦痛，痛则牵引胀满。曾服旋覆、代赭、归芍、地黄，作肝肾治理，路甚善。其不效者阳明之病，气血郁结，肝为起病之源，胃为传病之所。先治阳明，再养肝肾，中气久伤，不可不理。

补中益气汤加南山楂。

（《王九峰医案》）

二维俱病，寒热心痛案

又，经以阳维为病，苦寒热；阴维为病，苦心痛。久病阴伤，气血不和，阴阳不相维护。胸腹气撑作痛，寒热间作，咳嗽痰多，作恶，苔黄而燥。汗出津津，汗为心液，肾主五液，阴液外泄，心气不和。当荣液并调，以和肝胃。

首乌，人参，洋参，於术，白薇，当归，白芍，法夏，陈皮，乌梅，炙草，玉金。

(《马培之医案》)

先天性心脏病案

李某，男，7岁。

患先天性心脏病，心悸气短，唇青肢冷，活动尤甚，冬天加重。面色㿠白，舌质紫暗，舌苔薄白，脉沉细无力，胸前"虚里"搏动击指。处方：酒当归6g，桂枝9g，酒白芍6g，细辛3g，木通3g，炙甘草6g，大红枣6枚。煎服5剂后手足渐温，气促心悸减轻。虑其先天元气亏损，又加太子参30g，继服25剂，患儿精神振奋，气促心悸完全消失，唇色变红，四肢转温，脉转有力，获临床治愈。

(丁金元医案)

心脏病案

孙某，女，19岁。

患风湿性心脏病，胸闷微痛，动则气喘，心悸头昏，怯寒肢冷，血压80/50mmHg，口淡不思食，胃脘及左肋下痞闷按之微痛，舌苔白黄润滑，脉沉细弱。投以四逆汤合理中汤加味：熟附子、桂枝、陈皮各9g，炮干姜、炙甘草各4.5g，党参、焦白术各15g。煎服2剂，胸闷减，但胃脘痞痛，不思饮食，改用香砂六君子汤，但药后胸闷痛又作，又予初诊方5剂，胸闷痛全除，气不喘，心不悸，头不昏。继予善后调理，7年后告之，从未复发。

脏躁（围绝经期综合征）案

吕某，女，49岁。

月经先后不定期，经行量多，经期情志抑郁，胸腹胀满，悲伤欲哭，头晕心悸，睡眠不佳，纳少便溏，舌淡红，苔薄白，脉弦细。治宜疏肝养血，安神宁心。方以四逆散加小麦30g，大枣12枚，合欢花15g，石菖蒲12g，炒枣仁15g，麦冬15g，五味子6g。煎服药20剂后月经来潮，经量减少，诸症消失，舌淡红，苔薄白。再拟前方加当归9g，川芎6g，去大枣、小麦，又服10剂善后。

(李佃贵医案)

心悸案

俞某，女，26岁。

心悸不安，睡眠不宁，小便短赤，观其舌质红苔薄，按其脉弦而带数。证属气郁化火。治宜疏肝养心清火。处方：柴胡、枳壳、茯苓各10g，杭芍20g，牡蛎（先煮）30g，生甘草6g。煎服2剂后脉证依旧：守前方加龙骨（先煎）20g，元参20g，麦冬10g。煎服2剂后，心悸不安减轻，睡眠转佳，再服3剂而愈。

（汪其浩医案）

胸痹（冠心病）案

黄某，男，59岁，1983年4月4日初诊。

患冠心病心绞痛已6年，断续发作，服硝酸甘油片维持治疗。刻下：胸痛憋气不时发作，痛时窜及肩臂，不时心烦，精神委顿，夜寐汗出，咽干，心悸乏力，头晕，舌质偏红，舌苔薄黄，脉象细数，重按无力。综合脉证分析，证属心肾阴虚，虚阳上僭，心血暗耗。治以滋补肾阴，潜纳浮阳，养血通络，安神定志。方以灵枢饮加味调之。

处方： 生熟地各30g，当归10g，丹参30g，川芎10g，白芍20g，龙牡各20g，怀牛膝20g，生龟甲20g，仙灵脾10g，甘草10g。

上药以水4杯，煮取1杯，药渣再煮，取汁1杯，日分2次温服。

二诊： 4月14日。上方连服9剂，胸闷显宽，心绞痛大减，心烦、眩晕、盗汗均减大半，精神转佳，脉来不若前甚。上方既显效机，仍步上方续进。

三至六诊： 5月21日。心绞痛基本未发，他症亦随之递减将瘥，精神振作，仍步原方小其制剂予服，隔日服药1剂以巩固疗效。

冬月患感案

唐叟，年逾古稀，冬月患感，头痛、发热、鼻塞流清涕，自服银翘解毒丸，前后共服6丸，感觉精神甚疲，而且手足发凉。其子请余诊，切脉未久，唐即侧头欲睡，握其手，果凉而不温，切其脉不浮而反沉，视其舌，则淡嫩而白。语其子曰：此少阴伤寒，肾阳已拔，如再进凉药，恐生叵测，法当急温，以回肾阳，"老怕伤寒"，在于肾阳之易衰也。为疏四逆汤，服1剂而神转旺，再剂手足转温而愈。

（《刘渡舟临证验案精选》）

高血压案

刘某，女，55岁。

患高血压病10余年，经某医投滋潜清降药反剧。诊见面容憔悴，精神萎靡，步态蹒跚，面赤颧红，彻夜难寐，口干不渴，身着棉衣，四肢逆冷，大汗淋漓，舌质淡，苔薄白，脉沉细欲绝，血压150/110mmHg。证属阴盛格阳。拟四逆汤加味为治：熟附子9g，干姜6g，炙甘草6g，党参12g，龙骨3g。煎服1剂，手足转温，精神转佳，大汗已收，血压170/100mmHg，仍心烦难寐。上方加黄连3g，进3剂。三诊时，诸症悉除，渐能入睡，血压140/90mmHg。继服二仙汤15剂善后。

（徐宏成医案）

自汗案

陶某，女，44岁，农民，1982年4月20日初诊。

年前感冒，服发散药，汗出淋漓，病虽解而经常畏冷，来兹已数月不瘥，近来经常心悸自汗出，一日两三度发，脊背畏冷，头目眩晕，精神委顿，脉虚数，舌红嫩，苔薄白。误汗伤阳，经久不复，心悸汗出，一日两三度发，此必调养失宜，以致营卫不得和谐。根据《伤寒论》"病人脏无他病，时发热，自汗出而不愈者，此卫气不和也。先其时发汗则愈，宜桂枝汤"之法治之。

处方：桂枝15g，白芍15g，甘草15g，生姜15g，大枣（掰）12枚。

上5味，以水3碗，煮2遍，取汁2碗，日分3次温服。忌生冷黏滑、鱼肉荤物。

二诊：4月23日。上药连服3剂，心悸得平，汗出已减，畏冷已差，精神转旺。药已中病，原方续进。

三诊：4月26日。心悸、汗出、眩晕均除，惟脊背有时尚感畏冷，仍步原方加味。

处方：桂枝15g，白芍15g，甘草15g，生姜15g，大枣12枚，熟附子（先煮）6g。

上6味，先煮附子，加水至3杯，煮取1杯，药滓再煮，取汁1杯，日分3次温服。

按上方服药6剂，脊背煦煦而温，病愈。

（《经方临证录》）

皮肤瘙痒案

左某，男，68，农民，宁津县，1986年9月4日初诊。

体质素盛，恃其壮而不避寒暑，仲春展衣受风，遂患周身瘙痒，甚则抓破而痒不止，服扑尔敏、苯海拉明，症状减而未愈，转来中医治疗。目前：精神急躁，心烦意乱，脉浮按之无力，舌淡苔薄。拟桂枝汤加味，调和营卫，养血活络。

处方：桂枝15g，白芍15g，甘草15g，生姜（切）15g，当归15g，首乌15g，丝瓜络15g，大枣（掰）12枚。

上8味，以水3碗，煮取1碗，药滓再煮，取汁1碗，日分3次温服。每次服药后1小时，嘱服稀粥或热汤1碗。

上药服3剂痒症大减，续服5剂病愈。

（《经方临证录》）

产后发热案

杜某，女，37岁，市民，1965年10月11日初诊。

产后9天，恶漏未尽，气血未复。3日前感冒风寒，发热、汗出，连续注射安痛定数支，服阿司匹林药片、牛黄解毒片，病未解而转甚。目前，面浮肿，头痛，浑身疲惫，寒热往来，心悸，怵惕不安，心下痞闷，少腹小痛，心烦，口苦，脉虚数，舌苔薄腻，舌质偏红嫩。

新产气血未复，风邪外入，未得及时蠲除，转属少阳。治以调和少阳，养血益气，逐邪外出。

处方：柴胡6g，白芍9g，条芩6g，党参9g，甘草9g，制首乌24g，当归24g，柏子仁9g，云茯苓24g，川芎6g，生姜10片，大枣（掰）12枚。

上12味，以水3碗，煮取1碗，药滓再煮，取汁1碗，2碗药汁再煎，日分3次温服。

二诊：10月14日。上方服1剂，往来寒热得除，浑身已感舒适，少腹痛止，连服两三剂后，面浮肿消失，心悸得安，心烦口苦已减大半，心下痞闷显宽，脉来较前有力。少阳证候基本消失。治当养血益气，以为固本计，又当顾及乳水，否则，他病虽去而乳水已断，应当注意及之。

处方：制首乌24g，当归24g，柏子仁12g，云茯苓24g，党参9g，川芎9g，竹茹9g，王不留行9g。

上8味，以水3碗，煮取1碗，药滓再煮，取汁1碗，日分2次温服。连服6剂，诸症悉除。

（《经方临证录》）

低热案

叶某，男，32岁，农民，1988年8月20日初诊。

半月以前，患感病已，旬日以来，每天下午辄发寒热，如疟状，中脘胀闷，两胁胀痛，精神倦怠，饮食不香，心中惮悸，不欲寐，时时欲呕，脉来弦细，舌质淡红，舌苔薄白。感冒而余热未尽，留连少阳，未及发越。拟小柴胡汤加减轻调。冀望机转。

处方：柴胡10g，半夏15g，桂枝6g，甘草10g，黄芩12g，炒莱菔子10g，炒枳壳10g，生姜10片，大枣（煮熟，掰）12枚。

上药以水3碗，煮取1碗，药滓再煮，取汁1碗，2碗药汁合煎，日分2次温服。

二诊：上方连服2剂，寒热蠲除，中脘显宽，两胁痛止，食有香味，心安寐酣，惟感口渴，别无他苦。

处方：天花粉20g，玉竹10g，炒枳壳10g，竹茹15g，石斛15g，砂仁3g。

上药以水3碗，煮取1碗，药滓再煮，取汁1碗，日分2次温服。

（《经方临证录》）

血痹案

李某，女，22岁，工人，德州，1982年11月3日。

产后近月，气血尚亏，五六日前略感风气，则觉右膝下麻木不仁，左臂肘亦麻木不仁，服去痛片、布络芬均无效，服小活络丹亦无效。刻下症见上两处麻木不仁，并头晕头重，身自汗出，心悸、畏冷。脉细微而兼小数，舌质淡白，方以黄芪桂枝五物汤加味。

处方：黄芪30g，桂枝15g，白芍15g，当归30g，制首乌25g，柏仁10g，丝瓜络10g，生姜（切）15g，大枣（掰）12枚。

上9味，以水3碗，煮取1碗，药滓再以水2碗，煮取1碗，日分2次温服。

二诊：10月10日。上方选服6剂，以调和营卫，养血活络，麻木不仁显减，上肢尤为显著。头晕头重、心悸、畏冷均除，身自汗出减而未瘥，脉来较前有力。气血亏虚之体，恐一时难复。既见机转，仍予上方踵步。

处方：黄芪30g，桂枝15g，白芍15g，制首乌25g，当归25g，党参15g，桑寄生20g，生姜（切）20g，大枣（掰）12枚。

上9味，以水3碗，煮取1碗，药滓再煮，取汁1碗，日分2次温服。

三诊：11月22日。上方断续服药7剂，麻木不仁逐渐减轻，遇天冷时，尚感轻微麻木，书方如下，嘱2日服药1剂，病愈为止。

处方：黄芪15g，桂枝10g，白芍10g，当归10g，丝瓜络10g。

上5味，水煮2遍，取汁2碗，日分3次温服。

阳维惊悸案

李某，女，44岁，工人，水电部十三局，1969年5月3日初诊。

一日，一辆汽车突然从身旁飞驰而过，吓了一跳，浑身立即出了一阵冷汗，心中怦怦，经久不安，当日晚，寒热往来，惊悸不得安寐，家人扶持到医院打了1支安痛定，服了2片安定。惊悸寒热好转，次日傍晚，又发寒热，又打了1支安痛定，服了2片安定。结果一夜惊悸不安，心中躁扰，不可名状，转来门诊。刻下症见精神恍惚，烦躁不安，胸肋胀闷，不欲饮食，易惊易恐，夜寐不安，两手伸平则显震颤，下肢痿软，行走振振欲仆，大便1日3次，量少不爽。脉象弦滑，按之无力，舌苔薄白，质地偏红。症属惊悸，治以安神宁胆，佐以疏达之品调之。

处方：柴胡9g，黄芩6g，云茯苓24g，半夏12g，赭石20g，龙骨30g，牡蛎30g，竹茹12g，生枣仁25g，生姜6片，生甘草9g。

上11味，以水3大碗，煮取1大碗，药滓再煮，取汁1大碗。嘱夜间10点钟温服1碗；次日上午10点钟温服1碗。忌一切肉食及黏滑之品。

二诊：5月6日。每次服药后，胸背辄有微汗。上药连服3剂，寒热不作，惊悸十去其七，夜寐好转，烦躁大减，一日之内还有一两次，烦躁时间亦短暂，胸胁已显宽舒，食欲好转；但仍梦多联翩，两手伸平仍有震颤，下肢走路较前稳妥，仍乏力，大便次数减少，脉仍弦滑无力，舌苔尚未尽退。综观全局，病已趋向好转，斟酌上方继进。

处方： 柴胡 6g，黄芩 6g，云茯苓 24g，半夏 12g，龙骨 30g，牡蛎 30g，竹茹 12g，甘草 9g，生姜 6g，枣仁 30g，知母 6g，钩藤 30g，白芍 15g。

上 13 味，以水 3 碗，煮取 1 碗，药滓再煮，取汁 1 碗，日分 2 次温服。

三诊： 5 月 11 日。上药断续服药 3 剂，两手伸平尚有震颤，夜寐仍少，口干，微烦，再拟金匮酸枣仁汤，以养血安神、清热除烦。

处方： 生枣仁 60g，甘草 12g，知母 15g，云茯苓 30g，川芎 15g，龙骨 30g，牡蛎 30g。

上 7 味药，以水 3 碗，煮取 1 碗，药滓再煮，取汁 1 碗，日分 2 次温服。

患者服药 7 剂，诸症全痊。

癫狂案
案一

杨某，男，25 岁，武山县蓼川乡人。1938 年 7 月患癫狂，奔走怒骂，不避亲疏，家贫，无亲族，只有一老母。一日，患者将家中所有物具全毁，母往掩护，即遭患者击伤，次日即死。并在房中放火，屋梁坍下，将患者右臂压断，不但毫无痛苦，反将断臂伤口伸入火中燃烧，结成黑痂，赤身露体，奔驰村中，人不敢近。笔者约会村中健壮少年数人，强制诊察，面红眼赤，舌干口燥，脉滑实有力。乃用调胃承气汤，重加生赭石、郁金、半夏等味，煎 2 次，合汁作 1 次饮。次日，病势较减，即连用上方 3 日，每日 1 剂。虽有转机，效果不大，即用生铁落饮，1 剂能安眠，3 剂能辨亲疏，共服 8 剂痊愈。

案二

康某，男，23 岁，武山县龙泉乡人，时任武山县洛门完全小学校长。1951 年 9 月间，连夜失眠，语无伦次，嬉笑怒骂，游走奔驰，已入癫狂状态。初诊时，脉象滑数，答非所问，诊未毕，即惊骇叫号，下床逃走。先以景岳二阴煎（生地、元参、麦冬、甘草、枣仁、黄连、茯苓、木通）服 3 剂后，稍见安静，续以生铁落饮 12 剂大愈。

附：生铁落饮说明

组成： 天门冬 15g，麦门冬 15g，浙贝母 12g，胆南星 4.5g，化橘红 6g，远志 6g，石菖蒲 3g，云茯苓 6g，开连翘 6g，朱茯神 6g，黑玄参 6g，钩藤 6g，血丹参 9g，辰朱砂 1.5g，生铁落 120g。

用法： 先将铁落用水 800ml 煎取铁落汁 400ml 去渣，再以此汁一半（200ml）煎药，取药汁 100ml；再以所留铁落汁煎药渣（第 2 煎），取药汁 80ml。两次药汁，合成 180ml，一日分作 3 次服。

（《中医医案医话集锦》）

癫痫案

刘某，男，44 岁，农民，1972 年 7 月 31 日初诊。

半年以来，因生闷气，初见精神淡漠，继而神志错乱，语无伦次。经某医院诊断为精神分裂症。服苯妥英钠等药已无效果。目前，头昏目糊，少寐多梦，心烦多虑，惊恐心悸胜于往昔，常常自言、自笑、自啼、嗳气。大便秘结，小便黄短。脉象弦滑，舌红少苔。

辨证治疗： 木喜条达，最恶抑郁，郁而化热，痰浊蒙闭心窍，神明无所附丽，故病癫疾。治以清心开窍，涤痰潜阳之法。

处方： 黄连、石菖蒲、远志各 9g，胆南星 6g，竹茹 12g，茯苓 9g，麦冬 12g，瓜蒌皮 25g，珍珠母 30g。水煎服。

二诊： 8 月 3 日。上方连服 3 剂，精神较前清爽，惊恐心悸亦较前减轻，睡眠多于往常。惟自言、自笑、自啼不已。再以原方加朱珀散 3g，冲服。

三诊： 8 月 7 日。精神好转，头昏目糊亦差，仍大便秘结。郁热未下也，再以上方，重佐养阴通腑。

处方： 生地 25g，麦冬 18g，石斛 25g，元参 12g，瓜蒌 30g，竹茹 12g，石菖蒲 8g，远志 3g，珍珠母 25g，生龙牡各 18g，生大黄 9g，玄明粉（冲）3g。水煎服。

四诊： 8 月 9 日。上方服 3 剂，大腑畅通，神志逐渐清醒，寐亦转酣，饮食渐增，自言、自笑、自啼亦相继而愈，脉尚弦数。余热未清，再予清热生津之品以复其阴。

处方： 生地 25g，麦冬 18g，石斛 25g，元参 18g，沙参 12g，枸杞子 18g，黄连 3g，生龙牡各 18g，生甘草 3g。水煎服。

上方连服 6 剂，阴复热退，诸症悉平，恢复劳动。迄今 7 年，未再复发。

（《孙鲁川医案》）

肾着腰痛案

周某，女，46 岁，1982 年 11 月 5 日初诊。

腰痛腰冷，身重倦怠，下肢行走感觉沉重，四肢无力，眼睑略浮肿，踝上略浮肿，饮食便溲均正常，脉象沉缓，舌淡苔白。综合脉证分析，属中医之肾着病，拟如圣汤合甘姜苓术汤意。

杜仲 20g，寄生 20g，川续断 20g，干姜 15g，茯苓 30g，炒白术 20g，甘草 10g，防风 10g，苡米 20g。

上药以水 3 杯，煮取 1 杯，药渣再煮，取汁 1 杯，日分 2 次温服。

治疗经过： 上药连服 6 剂，面浮跗肿显消大半，腰痛身重，亦不若前甚。继服上药至 15 剂，腰痛身重基本消除，只是走路尚感乏力。继服上方加重杜仲、川断、白术，6 剂，病愈。

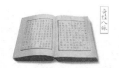

阴跷阳跷篇

阴跷阳跷病选案

阳跷脉空，寐不成寐案

朱，四九，烦劳太过，阳伤，痰饮日聚，阳跷脉空，寐不成寐，卫阳失护，毛发自坠，乃日就其衰夺也。初进通饮浊以苏阳，接服外台茯苓饮。

（《临证指南医案》）

阳跷脉虚，寐不成寐案

某，四二，脉涩不能充长肌肉，夜寐不适，脾营消索，无以灌溉故耳，当用温脾汤意温之。

嫩黄芪，於术，茯神，远志，枣仁，当归，炙草，桂元，新会皮。

某，肝阴不降，夜无寐，进酸枣仁法（胆液亏，阳升虚烦）。

枣仁，知母，甘草，茯神，小麦，川芎。

某，不寐六十日，温胆诸药不效，呕痰不适，明系阳升不降，用金匮酸枣仁汤。

枣仁，知母，茯苓，川芎，炙草。

陈，阴精走泄，复加洞泻，重亡津液，致阳暴升，胃逆，食入欲呕，神志不静无寐，议酸枣仁汤。

枣仁五钱，炙草七分，知母二钱，茯苓二钱。

某，三三，寐不成寐，食不过甘味，尪羸，脉细数涩，阴液内耗，厥阳外越，化火化风，燔燥煽动，此属阴损，最不易治，姑与仲景酸枣仁汤。

枣仁（炒黑勿研）三钱，知母一钱半，云茯神三钱，生甘草七分，川芎七分。

田，脏液内耗，心腹热灼，阳气不交于阴，阳穴空，令人寐不成寐，《灵枢》有半夏秫米法，但此病乃损及肝肾，欲求阳和，须介属之咸，佐以酸收甘缓，庶几近理。

龟胶，淡菜，熟地，黄柏，云苓，萸肉，五味，茯苓。

又：咸苦酸收已效，下焦液枯，须填实肝肾。

龟鹿胶，熟地，苁蓉，天冬，萸肉，五味，茯苓，羊内肾。

（《临证指南医案》）

跷维不用， 下肢麻木案

包，五三，寝食如常，脉沉而缓，独两腿内外肌肉麻木，五旬又三，阳脉渐衰，跷维不为用事，非三气杂感也，温通以佐脉络之流畅，仿古贤四斤金刚之属。

淡苁蓉，枸杞子，牛膝，茯苓，白蒺藜，木瓜，萆薢，金毛狗脊膏丸。

（《临证指南医案》）

阳跷脉虚为病案

顾，四四，发鬓已苍，面色光亮，操心烦劳，阳上升动，痰饮亦得上溢。《灵枢》云，阳气下交入阴，阳跷脉满，令人得寐。今气越外泄，阳不入阴，勉饮酒醴，欲其神昏假寐，非调病之法程。凡中年以后，男子下元先损，早上宜用八味丸，晚时用半夏秫米汤。

赵氏，呕吐眩晕，肝胃两经受病，阳气不交于阴，阳跷穴空，寤不肯寐，《灵枢》方半夏秫米汤主之。

又：接用人参温胆汤。

（《临证指南医案》）

阳跷脉满， 寤不成寐案

肾水下亏，心阳上亢，阳跷脉满，寤不成寐。

大熟地，牡丹皮，白茯神，大麦冬，酸枣仁，白知母，紫石英，乌梅肉，制半夏，黄小米。甘澜水煎。

（《问斋医案》）

阳跷脉盛， 目不瞑案
案一

经以胃不和，则卧不安，阴虚则不寐。胃者，卫之原。卫气独卫其外，行于阳，不得入阴，则阳跷脉盛，故目不瞑。阳跷乃奇经八脉之一，不拘于十二经中，如天雨下降，沟渠满溢，莫之能御。是以经旨有论死方，即诸家本草，亦无专入奇经之品。独伯高用半夏、秫米假道胃卫以入脾营，而达阳跷之络，复则流水轻扬，苇薪武火，寓升降交通之意，阴阳和，卧立至矣。

制半夏，黄粟米。

川千里长流水，木勺扬万遍，炊以苇薪，饮一小杯，稍益，以知为度，覆杯则卧。

（《问斋医案》）

案二

脉来弦数，时多疑虑，幻生惊恐。惊则伤胆，恐则伤肾，特无所倚，胆冷无眠。所服诸方，理路甚是，仍请一手调治，何必远涉就诊。

大熟地，人参，白茯神，琥珀，酸枣仁，柏子仁，炙甘草，远志肉，竹茹，陈橘皮，制半夏，枳实，秫米。甘澜水煎。

（《问斋医案》）

案三

阴不敛阳，竟夜不寐。

大熟地，元武板，白知母，川黄柏，鳖甲，牡蛎，琥珀，制半夏，秫米。甘澜水煎。

（《问斋医案》）

案四

形开则寤，魂交则寐。

大熟地，牡丹皮，福泽泻，怀山药，云茯苓，人参，大麦冬，五味子，琥珀。

（《问斋医案》）

跷脉失司， 寤不成寐案

经以胃之大络，名曰虚里，出于左乳下，其动应衣，脉宗气也。动甚则为怔忡，令人惶惕不安，凄怆不乐，甚至心烦虑乱，不知所从，无故多思，寤不成寐。良由心劳肾损，有动乎中，宗气上浮，憾于胸臆。伐下者，必枯其上；滋苗者，必灌其根；上不安者，必由于下；心气虚者，必因于精。精也者，纯一无二之谓也。至圣随遇而安，大贤浩然之气，《内经》恬淡虚无，南华自适，其适皆专精之道，有一于此，病安从来？昔韩魏公病心疾怔忡，惊悸健忘，寤寐恍惚，异状无不有，心药无不服，未能收效，后服十四友丸，徐徐而愈。今宗其法，略为增损主之。

大熟地，人参，白茯神，绵黄芪，当归身，柏子仁，酸枣仁，远志肉，五味子，大麦冬，紫石英，龙齿，灵犀角，羚羊角。

水叠丸。早晚各服三钱，滚水下。

（《问斋医案》）

痿躄案

案一

经以肺热叶焦，则生痿躄。《吕览》云：台高则多阳，多阳则痿。又云：户枢不蠹，流水不腐，动也。形气亦然，形不动则精不流，精不流则气郁，郁处足则为痿。《淮南子》云：木气多伛。用此观之，痿躄乃水亏火盛，木郁脾伤所致，泻南补北主之。

川黄连，黄芩，川黄柏，连翘，大生地，怀山药，山萸肉，福泽泻，赤茯苓。

连进泻南补北之剂，两足自可徐行，饮食亦增，形神亦振，软数之脉亦缓，都是佳征。盖泻南方火，则肺金清，而东方不实，何脾伤之有？补北方水，则心火降，而西方不虚，何肺热之有？药获效机，原方增损。

大生地，怀山药，云茯苓，福泽泻，怀牛膝，制豨莶，川黄柏，制苍术，黄芩，川黄连。

（《问斋医案》）

案二

风痉，非枯不生。痛痹，无寒不作。寒侵于骨，枯削于筋，故也。痿症有异，右脚软短，时觉酸疼，行步不正，汤偏禹跳，乃肺热失其治节。肺在卦为乾，其用在右，天气右降，故患生于右，亦由肝肾阴亏，不能荣养筋骨，阳明气馁，无以约束机关，非风痉痛痹可比。徒事追风散湿，愈治愈穷，愈驱愈远，非徒无益，而又害之，培养肾肝，畅和胃气，清肃令行，何忧不已。

大生地，大麦冬，怀牛膝，白知母，生石膏，北沙参，生甘草，鲜石斛。

（《问斋医案》）

阴跷阳跷不交案

案一

心与身仇，形为神役，婴姹不交，寤不能寐。

大熟地，柏子仁，参琥珀，人参，天门冬，麦冬，灵犀角，熟枣仁，五味子，元参，远志肉，白茯神，当归身。

胆冷，魂清，无梦寐。

制半夏，秫米，人参，淡竹茹，川白蜜。

（《问斋医案》）

案二

阴虚不受阳纳，阳亢不入于阴，心肾不交，彻夜不寐，内热口燥，脉象弦滑而数，舌苔薄黄。宜育阴潜阳，交通心肾。拟黄连阿胶汤加味。

川雅连一钱，玄参心一钱，川石斛二钱，鸡子黄二枚，炒枣仁二钱，天竺黄一钱，川贝母二钱，朱灯心二扎，朱茯神三钱，远志肉一钱半，天花粉三钱，海蛤壳三钱，青龙齿（先煎）三钱，清阿胶（烊冲）二钱，珠粉（吞）八厘。

又方： 南沙参三钱，珍珠母一两，柏子霜二钱，鲜莲子五钱，川石斛三钱，夜交藤三钱，朱茯神三钱，远志肉一钱半，怀牛膝三钱，青龙齿（先煎）三钱，酸枣仁（炒）二钱。

头眩眼花，纳减少寐，肝阳上扰，胃失降和。宜谋以柔肝和胃。

太子参一钱半，朱茯神三钱，川石斛二钱，荷叶边一角，大白芍二钱，炒枣仁三钱，柏子霜二钱，稆豆衣三钱，法半夏一钱半，夜交藤三钱，炒杭菊一钱，炒於术三钱，嫩钩钩（后下）三钱，莲子三钱。

（《丁甘仁医案》）

疟热伤阴案

李，疟热伤阴，肺津胃汁被劫，舌红燥裂，咳嗽气逆。养肺胃之津液，而降其气，如喻氏清燥救肺之例，叶氏遵其意而减其制，恒取玉竹、门冬之属，今仍叶氏意。

麦冬，玉竹，川贝母，甜杏仁，花粉，沙参，雪梨肉，茯苓，桑叶，枇杷叶。

二诊：《脉经》有寸左右弹，阳跷为病之诀。《内经》有阳跷脉满，令人不寐之文。大抵阳盛阴亏，卫气不交于阴，此寒热止而复来，仍属营卫不和也。阳跷者，太阳之别，阳跷由外踝而上行卫分，阴跷由内踝而上行营分。夫肺主卫，心主营，又脾为营之本，胃为之源，盖以营卫生成于水谷，而五脏多受荫于脾胃。《灵枢》半夏秫米汤，主阳跷脉满，卫气不得入于阴，阴虚而目不瞑者，即以和脾胃，调营卫，交通阴阳为治，未尝专主奇经。自古奇经为病，亦未尝有专主之剂。然以半夏秫米施之于此病，似有不合者，嫌其燥也。今舌边碎痛而恶辣味，体质阴亏而喜甘柔之药，其不宜辛燥可知矣。连日用方大法，甘润益阴，不出门冬、玉竹之属。昨因疟势寒热又来，未便进剂，自饮百合汤数盏，咳缓得寐，颇觉相安。思百合色白入肺，其形象心，甘苦微寒，为心肺二经生津清火之药。仲景用百合一味为君，治百脉一宗，悉致其病，从心营肺卫立法。王晋三注之甚详，不遑缕析。经云：问病人之所好恶，即可得其治法。今遵此旨，燮安世长兄闻之，得毋又笑其不惮烦乎？

百合一两，大生地四钱，麦冬二钱，玉竹三钱，川贝母一钱，北沙参三钱，桑叶五片，红枣五枚。

（《王旭高医案》）

目疾案

目赤已久，甚则流血，肝火妄升，逼血上行也。治宜清降。

鲜生地五钱，冬桑叶二钱，淡竹叶一钱半，牡丹皮二钱，象贝母三钱，甘菊花二钱，小川连七分，京赤芍二钱，夏枯花三钱，生甘草一钱，谷精珠（炒）三钱，山栀一钱半，薄荷叶（后下）一钱，车前子（包）三钱。

目为肝窍，肝火上升，风热外乘，右目红肿，胬肉突出，宜以清解。

荆芥穗一钱半，京赤芍三钱，连翘壳一钱半，淡竹叶一钱半，净蝉衣一钱半，京玄参三钱，炒山栀一钱半，夏枯头三钱，冬桑叶二钱，淡黄芩一钱半，甘菊花二钱，象贝母三钱，青葙子三钱，生石决（先煎）五钱。

水亏不能涵木，木火上扰，始而目赤，继则生翳，口角生疮。宜育阴清降。

鲜生地五钱，象贝母三钱，净蝉衣一钱半，淡竹叶一钱半，京玄参三钱，谷精珠三钱，冬桑叶二钱，京赤芍二钱，甘菊花三钱，牡丹皮三钱，青葙子三钱，夏枯花三钱，生石决（先煎）五钱。

（《丁甘仁医案》）

痿证案

案一

刘某，女，19 岁，农民。

农村夏收割麦，会战于田野，挥镰上阵，你追我赶，劳动较重。下工后又用凉水洗脚。翌日晨起发现右腿筋纵肉弛，痿软无力，不能站立。西医诊治无效，特邀刘老会诊。切其脉沉细而滑，视其舌苔则白。刘老曰：夏令天热，肺金先伤，劳动过力，而肝肾内弱；又加时令湿热所伤，故成下痿也，惟"清燥汤"治此病最为合拍。

麦冬 15g，五味子 6g，党参 12g，生地 10g，当归 12g，黄柏 6g，黄连 3g，苍术 10g，白术 10g，茯苓 12g，猪苓 12g，泽泻 12g，陈皮 6g，升麻 3g，柴胡 3g。

服至 3 剂，腿力见增，然立久犹有颤动不稳，上方又加石斛 30g、木瓜 10g，又服 7 剂而愈。

（《刘渡舟临证验案精选》）

案二

朱某，男，20 岁，安徽农民，1993 年 12 月 8 日初诊。

3 天前酒后与同乡口角，即觉两胁胀满，小腹隐痛，两腿发凉，是夜双下肢痿软无力，不能行走活动，由人搀扶来诊。主诉：两腿肌肉痿软不能步履任地，关节疼痛，小便如油脂状，短赤不利，口渴喜饮，身体困重，少食，头目不爽，耳鸣口苦，脘胁闷满。其人面垢如烟尘，舌红，苔白腻，脉弦大而缓。询其日常饮食，喜食酒肉肥甘。辨为肝胆湿热下注，气机不利，经络受阻之证。当清泻肝胆湿热，通利气机。

龙胆草 10g，栀子 10g，黄芩 10g，柴胡 12g，木通 10g，车前子 12g，泽泻 16g，木瓜 10g，牛膝 10g，枳壳 10g，槟榔 10g，当归 10g，苍术 10g，黄柏 8g，白芍 10g，防己 15g。7 剂。

二诊： 双腿痿软大减，能站立迈步，尿量增多，混浊转清，药已奏效。上方柴胡增至 16g，再服 7 剂。

三诊： 行走恢复正常，颜面光润，小便清利，尚有口苦不欲食之症。转方用小柴胡汤加减，其病渐瘳。

（《刘渡舟临证验案精选》）

案三

陈某，男，50 岁，干部，1969 年 2 月 18 日初诊。

患风温 9 日，已经注射青霉素及链霉素 5 日，身热不退，烦渴引饮。余用白虎汤加味。服药 2 剂热退。自昨天起，觉两腿软弱无力，今已不能行走，咽干口燥，心烦不寐，小便黄短，胸部有紧束之感。脉象细数，舌红少津。

辨证治疗：温病余热未尽，熏灼肺胃之阴，宗筋失养，故病痿证。咽干口燥，心烦不寐，小便黄短，脉来细数，皆属肺胃阴伤之候。治以清热养阴，舒筋通络。方用石斛饮加减。

处方：石斛 25g，麦冬、细生地各 15g，玉竹、元参各 18g，丝瓜络 9g，怀牛膝 12g，生甘草 6g，鲜茅根 80g。水煎服。

二诊：2 月 21 日。上方连服 3 剂，两腿已能任地站立，咽干口燥，心烦不寐，均见减轻。津液有来复之机。原方加桑枝 30g，生地改为 25g 继进。

三诊：2 月 28 日。上方服 6 剂，肺胃得清，胸前紧束之感消失，两腿已能缓缓行走，惟感软弱乏力。继予上方加重养血活络之品，缓图全功。

处方：石斛 25g，麦冬 18g，细生地 25g，玉竹 18g，怀牛膝 25g，狗脊 18g，当归 9g，鸡血藤 30g。水煎服。

上方连服 13 剂，诸症悉平，活动自如。迄今 9 年，情况一直良好，痿证未见复发。

按语：温热之邪，最易伤津耗液，津液耗伤无以布化，筋脉失去濡养，因而肢体痿软，形成"痿证"。方用石斛饮，偏重养阴益胃，即"治痿独取阳明"意。胃之津液充沛，筋脉得其濡养，故痿证自可向愈。所谓"治痿独取阳明。阳明者，五脏六腑之海，主润宗筋，宗筋主束骨而利关节也"。自始至终，仅守这一原则，方证相符，药不芜杂，因而疗效显著。

（《孙鲁川医案》）

案四

陆某，男，51 岁，干部，1974 年 10 月 11 日初诊。

两下肢痿软跗肿，足膝之内常觉烘热，步行困难，迄今月余，病势逐渐加重。食欲不香，胸脘痞闷，精神倦怠，便秘溲赤，脉象细弦兼数，舌苔黄腻根厚。

辨证治疗：综合脉证分析，为湿热浸淫于内，循经下注足膝，以致经络湮淤，筋失所养，形成"痿证"。经云："湿热不攘，大筋緛短，小筋弛长，緛短为拘，弛长为痿。"宗此旨，治以清热化湿，活血通络。方遵四妙丸加味。

处方：制苍术、盐炒黄柏各 9g，怀牛膝 12g，炒薏仁 18g，细木通 6g，泽泻 12g，木瓜 9g，广陈皮 12g，鸡血藤 18g。水煎服。

二诊：10 月 21 日。上方连服 10 剂，胸脘宽舒，胃纳转佳，跗肿、痿软、足膝烘热俱减大半。上方既合病机，仍以原方扩充。

处方：制苍术、盐炒黄柏各9g，怀牛膝12g，炒薏米18g，泽泻12g，木通6g，木瓜12g，鲜茅根30g，鸡血藤18g。水煎服。

三至四诊：10月30日。上方连服9剂，诸症相继渐退，仍觉行走乏力，再宗上方加减。

处方：制苍术、盐炒黄柏各6g，怀牛膝12g，鸡血藤18g，当归6g，川续断、桑寄生各18g，生地12g，枸杞子20g。水煎服。

五诊：11月10日。断续服药6剂，诸症悉平，行走基本如常。为巩固其疗效，再予健步虎潜丸缓缓调养。

按语：李濒湖云："湿热成痿，乃不足中有余也，宜渗泻之药。"谨守此说，故选四妙丸加木通、泽泻、茯苓、鲜茅根以清泻湿热之有余。湿热得清，而治者又于清泻药中加入川续断、桑寄生、枸杞子取其补而不滞，"疏其气血，令其条达"。故获良效。

（《孙鲁川医案》）

案五

于某，男，32岁，农民，1970年1月30日初诊。

两下肢痿软乏力，予小续命汤加味，调治月余，其病非但不效，反而肌肉消瘦，麻木不仁，两腿寒冷，上及腰腹，寸步不能行走，精神萎靡不振，状若痴呆，不欲饮食。脉象沉细无力，舌淡，苔白薄。

辨证治疗：寒湿凝结下焦，肝肾阳虚不伸，故经络湮瘀，筋骨失养，而见下肢寒冷，痿弱乏力，肌肉消瘦，麻木不仁等症。精神萎靡不振，状若痴呆，又为经血亏虚之候。治以温养肝肾，填补精血。

处方：黑附子、肉桂各6g，淫羊藿9g，大熟地18g，杭萸肉15g，怀牛膝12g，菟丝子15g，金毛狗脊18g。水煎服。

二诊：2月5日。上方连服6剂，腰腹寒冷好转，他症尚无起色。其效虽微，乃属生机已动，故宗原方扩充。

处方：黑附片、肉桂各6g，淫羊藿9g，大熟地18g，杭萸肉15g，怀牛膝12g，菟丝子15g，金毛狗脊18g，当归9g，黄芪12g，甘草3g。水煎服。

三至五诊：2月14日。上方连服9剂，两腿寒冷转温，知觉灵敏，精神已振，食欲较前增加。两腿均能站立，但仍不得行走。再宗上方，重佐温通奇经之品，更进1剂，以观进退。

处方：大熟地30g，杭萸肉25g，黑附片6g，淫羊藿9g，炒杜仲、金毛狗脊各18g，当归9g，菟丝子18g，黄芪12g，肉苁蓉18g。水煎服。

六至七诊：2月20日。上方加减，服药5剂，可以挽扶缓行。继服5剂，步行基本自如，两腿消瘦好转。惟膝腘尚感无力，予金鸡虎丸，以资巩固。月余康复，恢复劳动。

按语： 肝主筋而藏血，肾主骨而藏精，肝肾阳虚不能化生精血，以致筋骨失养而形成痿证。张景岳说："元气败伤，则精虚不能灌溉，血虚不能营养者，亦不少矣。"李濒湖说："若精血枯涸成痿，乃不足中之不足也，全要峻补之药。"仰宗二者之说，自始至终，用药以温补肝肾、壮筋骨、调补奇经而收全功。

（《孙鲁川医案》）

案六

赵某，男，51岁，1982年9月23日初诊。

平素喜饮酒，上月被雨淋湿，患下肢酸楚乏力，继则两下肢浮肿，服药酒2瓶，酸楚好转，下肢仍肿，步履维艰，继则精神倦怠，不欲饮食。扪之下肢欠温，脉来沉细，舌质淡红，苔白腻，偏黄。脉证合参，此湿热郁滞营卫，气血不得濡润筋骨所致之湿热痿证。经云："湿热不攘，大筋緛短，小筋弛长，緛短为拘，弛长为痿。"脉来沉细，下肢浮肿，显属肝肾虚弱，脾湿不运之候。治以鹿跷汤加减调之。

处方： 熟地30g，鹿角胶10g，狗脊20g，怀牛膝30g，杜仲20g，当归15g，制苍术12g，炒苡米仁30g，黄柏10g，防己15g，云苓20g，防风10g。

上11味，水煮2遍，取汁2杯，烊化鹿角胶，日分2次温服。

二诊： 9月30日。上药断续服药5剂，饮食渐进，下肢浮肿显消，行走尚属困难，仍感痛楚。再步上方，重佐虫蚁搜剔之法，观其所以。

处方： 熟地25g，鹿角胶（烊化）10g，狗脊30g，杜仲30g，牛膝20g，苡米30g，云苓20g，防己、防风各10g，大蜈蚣2条，甘草6g，黄柏10g。

上11味，水煮2遍，烊化鹿角胶，取汁2杯，日分2次温服。

三诊： 10月6日。下肢可任地行走，浮肿消失，仍有痛楚之感未蠲。

处方： 当归20g，熟地20g，丹参30g，狗脊30g，杜仲20g，怀牛膝20g，苡米20g，鸡血藤30g，红花10g，大蜈蚣2条，甘草10g。

上11味，水煮2遍，取汁2杯，日分2次温服。

另： 健步虎潜丸5瓶，日服2次，每次1丸。

痿证（腓总神经损伤）案

曹某，男，37岁，北京人，1989年6月24日初诊。

自诉因工作关系，接触冷水，左脚痿软，不能弯曲，足趾无力，行走困难，已1周有余。无疼痛与麻木，尚未发现肌肉萎缩。下肢发凉，小便清长，检查左脚呈"垂足"状，西医诊为"腓总神经损伤"。舌苔白厚腻，脉来沉。脉沉为寒，舌腻为湿，寒湿伤于筋脉，阳气失煦，用温阳除湿之法。处以"桂枝去芍加术附汤"。

桂枝 12g，生姜 10g，炙甘草 6g，大枣 12 枚，白术 12g，炮附子 12g。7 剂，水煎服。

另用川椒 12g，艾叶 12g，千年健 15g，苏木 10g，桂枝 10g，川芎 10g，追地风 15g，煎汤熏洗患足。

二诊： 7 月 11 日。患者感觉左脚跟部有了疼痛之感，抬足略有升高，反映了阳复之象。于上方中再加强筋骨、引药下行之品。

桂枝 12g，生姜 12g，白术 12g，附子 12g，木瓜 10g，牛膝 10g。7 剂，水煎服。

外用药物： 川椒 10g，艾叶 15g，麻黄 10g，草乌 10g，红花 10g，海桐皮 10g。煎汤熏洗。

三诊： 7 月 8 日。自诉服药后足胫有力，能随意屈伸，足趾也可以上翘。但与常人比，行走仍感力量不济，舌苔白腻，脉沉。转方用：

桂枝 12g，白术 10g，附子 10g，生姜 10g，当归 10g，杜仲 10g，续断 10g。服 30 余剂而病痊愈。

（《刘渡舟临证验案精选》）

白睛溢血案

郑某，女，37 岁，工人，1967 年 1 月 9 日初诊。

左目外侧白睛处，有血斑 1 片，如赤小豆粒大，不痛不痒，界线分明，色红鲜艳，俨如胭脂。初由感冒引起，迄今 3 个月不愈。脉来细数，舌红少苔。

辨证治疗： 初由风热客肺，血热妄行，以致血溢络外而形成本症。近 3 个月来，脉数舌红，仍系阴虚火盛之候。治以清热疏风，凉血散瘀。

处方： 生地 15g，赤芍 12g，黄芩 9g，菊花 12g，当归 3g，红花 6g，升麻 3g。水煎服。

服药 2 剂，溢血消散而愈。

（《孙鲁川医案》）

下痿案

胡某，42 岁，1968 年 4 月 11 日初诊。

感冒后，但头汗出，已 4 个月不瘥。目前，胸中有紧束感，下肢痿软酸楚，几不能行，心中懊憹不畅，食欲不香，寐劣多梦，口苦咽干，身痒，大便干燥，小便黄短，气短，脉细数，舌质偏红少津。综合脉证分析，感冒，数月不瘥，余热蕴于肺胃之中，久之津气被灼，宗筋失于濡养。治以清热养阴，降肺和胃，濡养筋骨之法；方用健步饮意。

金钗石斛 30g，麦冬 20g，生地 20g，元参 20g，白芍 30g，知母 15g，狗脊 20g，鸡血藤 30g，怀牛膝 20g，生甘草 10g。

上药以水 3 杯，煮取 1 杯，药渣再煮，取汁 1 杯，日分 2 次温服。忌酒肉。

二诊：4 月 16 日。上药服 5 剂，口苦咽干除，大便通调，他症尚无起色，仍步原方继进。

三诊：4 月 22 日。睡眠转安，饮食较馨，下肢痿软好转，惟胸中紧束之感不减。上方加桑寄生 30g。

四诊：4 月 28 日。上方加桑寄生后，胸中紧束之感消失，行走亦大有进步。上方既效，仍守上方续进，冀望病瘥。

五诊：5 月 7 日。可骑自行车来诊。诊其脉证均趋正常。六味地黄丸服之。

痛、经闭、癫痫等。治疗偏枯阴血以正中脉，带脉久起于季肋下面第一图，主治诸疝、影，胸闷固

至痉、咳逆、左右发胁痛、腰痛、气、阴挺、阴吹、前冲、漏下、肾著等、阴跷起于诸阳之会，阳维无病若实热增，阴维之交，阴维为病苦寒热增，阴维起于诸阴之交，阴维为病苦心起、发复癫痫，治从多阴补阴跷、阳跷主一身左右之阴

其治必脉合阴经辨证论治疗、而维无起于诸阳之会，阳维辨证论治疗、阴跷起于少阴阴气专起、发复癫痫、治从多阴补阴跷、阳跷主一身左右之阴

主一身左右之阴气，而可运动，阴跷为于少阴阴气专起、发复癫痫、治从多阴补阴跷、阳跷主一身左右之阴

而与跷健，此病多为失眠，盛发痛证，卸气痛阻，治疗上温气血，此病，调其阴跷。

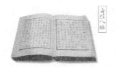

附： 医家论粹

王罗珍、李鼎对奇经命名、分布以及辨证论治的概述

一、阴维阳维脉

（一） 维脉的命名

"维"字的原意是指纲维——大的绳索，用作维系和连结。《史记·扁鹊传》有"中经、维、络"一语，说明那时已用"维""经""络"这些名词来称道人体中各种脉道。在《内经》中，除了"维脉"之外，还有"维筋"，意义相仿。《难经》杨玄操注"维者，维持之义也。此脉为诸脉之网维，故曰维脉也。"纪齐卿注："阳维者，维络于阳之脉；阴维者，维络于阴之脉。所以阴阳能相维者，经血满足，通达四旁，能维络于诸经也。"网维和维络都是联络的意思。《难经》所说的"维络于身"最能说明维脉的基本意义。这维络之脉不能算是总纲（总纲要算任、督），而是次一级的纲，它们连结阴经和阳经以通于任、督，是一些起维络作用的脉络。

（二） 维脉的分布和交会穴

维脉的作用特点是"溢蓄，不能环流灌溉诸经"。意指它是像网络一样连续各经脉之间，起溢蓄气血、调节盛衰的作用：血气盛则蓄进，血气虚则溢出，以维持十二经脉的环流，维脉本身则不参与环流。这样，维脉的分布并不具有上下环周的流注关系。"阳维起于诸阳会也，阴维起于诸阴交也。"何谓"诸阳会"？这并不是指起于金门，而是指头肩部各交会穴。滑伯仁注说："阳维所发别于金门，以阳交为郄，与手足太阳及脉会于臑俞，与手足少阳会于天窌，及会肩井，与足少阳会于阳白，上本神、临泣、正营、脑空，下至风池，与督脉会于风府、哑门——此阳维之起于诸阳之会也。"以上各穴，除了下肢的金门为阳维别属，阳交为郄之外，其余各穴都集中在头及肩部，张飞畴说的"诸阳皆会于头"，意即指此。

何谓"诸阴交"？这也并不如杨上善所说的指三阴交，而应是指腹部各交会穴。滑伯仁注说："阴维之郄筑宾，与足太阴会于腹哀、大横，又与足太阴厥阴会于府舍、期门，又与任脉会于天突、廉泉——此阴维起于诸阴之交也。"同样，除了下肢的筑宾为郄穴外，其余各穴都集中在腹及胸部，张飞畴所说的"诸阴皆交于胸"（应作"腹"），亦即此意。

从上述可知，风府、哑门是阳维与督脉交会穴，天突、廉泉是阴维与任脉交会穴。即阳维联络各阳经通向督脉，阴维联络各阴经通向任脉，可示意如下表：

$$\left.\begin{array}{l}头\quad 诸\\[6pt]肩\quad 会\\[2pt]\end{array}\right\}\!\!\to 项（风府、哑门）\quad 督脉$$

$$\left.\begin{array}{l}胸\quad 诸\\[6pt]腹\quad 会\\[2pt]\end{array}\right\}\!\!\to 颈（天突、廉泉）\quad 任脉$$

（三） 维脉的辨证与施治

维脉的功能即上文所说的"维络"阴阳经和"溢蓄"气血，使阴阳能"自相维"；异常时则"阴阳不能自相维"，表现为"阳维为病苦寒热，阴维为病苦心痛"表证与里证。三阳俱属于表，与阳维的交会部位主要在头，故其见症以寒热、头痛为主，细分为太阳、阳明、少阳的不同证型。三阴俱属于里，与阴维的交会部位主要在腹，故其见症以心腹痛为主，细分为太阴、少阴、厥阴的不同证型。洁古等人就《伤寒论》六经主方、主药来分析，认为阳维的方药有桂枝汤等，阴维的方药有当归四逆汤等。故后来《得配本草》一书，将桂枝列作阳维药，当归列作阴维药。这一理论的运用，在叶天士《临证指南医案》中也有所体现，如治一"左后胁痛连腰胯，发必恶寒逆冷"的痹证患者，即"从阳维、阴维论病"，处方用：鹿角霜，小茴香，当归，川桂枝，沙苑蒺藜，茯苓。

维脉的主病还关系到腰腿。《素问·刺腰痛》所说的"阳维之脉，令人腰痛"，"飞阳之脉，令人腰痛"，即取用阳维和阴维的郄穴阳交、筑宾治疗。

明代徐凤《针灸大全》记载八脉八穴，又称作八脉交会穴。其中内关通阴维，外关通阳维。意指内关主治心腹痛等里证，外关主治寒热、头痛等表证，故说通于阴维和阳维。其相通途径应是通过其所属的经脉而上达于八脉。即：

内关→手厥阴心包经→阴维

外关→手少阳三焦经→阳维

关于八穴的配合，最早见于金、元时窦汉卿的《针经指南》中，原称"流注八穴"和"交经八穴"，初时八穴与八脉似无确定的联系。可能由于临床应用广，后来根据其主治症而归结出通八脉的概念。

二、阴跷阳跷脉

（一）跷脉的命名

"跷"字原意为举足行高。"跷跷"，形容强盛健步的样子。《诗·鲁颂》："其马跷跷"。引申其义为形容骄傲。《诗·大雅·板》："小子跷跷"。《太素》脉字从简作"乔"，乔即有高义。字可读如乔、翘，平声、上声或入声。后人写作"跷"。《汉书·高帝纪》："可跷足待"，即举足可待的意思。《素问·针解》："巨虚者，跷足胻独陷者"。王冰注："跷，谓举也。"又与"屩"通，指草鞋或木屐。《史记·虞卿传》说"蹑跷"，意指足穿草履。因跷脉起于跟部，与足之健步有关，故以为名。杨玄操《难经》注："跷，捷疾也。是人行走之机要，动足之所由。"这是就跷脉的作用来解释，基本切合原意。丹波氏《难经疏证》从"屩"字作释，以杨注为误，未免失于偏执。

（二）跷脉的分布与卫气运行

跷脉"从足至目"，其作用主要表现在足的行动和目的张合，实际关系着脑的清醒与睡眠。阴跷是足少阴的分支，阳跷是足太阳的分支，虽然《难经》都说成从下向上，但从卫气的运行情况看，阴阳跷脉应是有升有降，其走向与足少阴、足太阳相一致。《灵枢经·脉度》说的，阴跷脉上行，"属目内眦，合于太阳、阳跷而上行"，这是指阴跷、阳跷会合于睛明部，主濡养眼目。阳跷的走行没有具体说明。《灵枢经·寒热病》说的"足太阳……在项中两筋间，入脑乃别阴跷、阳跷，阴阳相交，阳入阴出，阴阳交于目锐眦。"锐眦当作内眦，以与上文相合。足太阳于风府穴处入脑，于目系分成阴跷、阳跷。目系是目与脑的连接部。阴阳跷脉在目部交会，阳跷从目至足，走向阴；阴跷从足至目，走向阳，以目内眦睛明为交会点。杨上善注释作"阳乔之气从外入内，阴乔之气从内出外"，似难以说明原意。阴阳跷脉的分合关系可示意如下表：

$$
\text{风府—脑—目（睛明）}\left\{\begin{array}{l}\text{阳→外踝下（申脉）}\\\text{阴←内踝下（照海）}\end{array}\right\}\text{跟中}
$$

跷脉的"从足到目"或"从目至足"，还得结合卫气的运行来说明。卫气白天运行于阳经，这时阳气充实，阳跷脉气盛，表现为目张不欲睡，夜间则运行于阴经（五脏），这时阴气充实，阴跷脉气盛，表现为目闭欲睡。

（三）跷脉的辨证与施治

跷脉的病症多表现于头目和四肢，主要在下肢，重点则在脑。阴阳跷脉除在目部交会之外，还有个左右交叉关系。《灵枢经·经筋》记载，足少阳之筋"维筋急，从左之右，右目不开，上过右角，并跷脉而行，左络于右。故伤左角，右足不用，命曰维筋相交"。这是说足少阳经筋与阳跷脉并行，在颈部左右交叉。所以左额角受伤会出现右下肢瘫痪。这种交叉病变，主要与跷脉和经筋有关。《难经》说，阳跷脉"上行，至咽喉，交贯冲脉"，也可认作是左右相交。在四肢部，阴跷行于下肢内侧，症见"阴缓而阳急"；阳跷行于下肢外侧，症见"阳缓而阴急"。缓急掣引之症，于瘫痪外，多在癫痫中见之，故洁古取照海治痫证夜发，取申脉治痫证昼发。《针灸甲乙经》照海主治"目痛引眦，少腹偏痛，背伛瘘疭，视昏、嗜卧"等；申脉主治"癫狂互引、僵仆"，"腰痛不能举足"等。又《千金方》阴跷主"卧惊，视如见鬼"，阳跷主"髋冷痹、脚屈伸难"及"百邪癫狂"等。可知洁古以二穴灸痫证，言之有据。治痫辨夜发、昼发，主要在于辨阴阳。《灵枢经·口问》说的："上气不足，脑为之不满，耳为之苦鸣，头为之苦倾，目为之眩；中气不足，溲便为之变，肠为之苦鸣；下气不足，则乃为痿厥、心悗。补足外踝下留之。"这是取申脉以治阳气不足之证。《拦江赋》："头部须还寻列缺，痰涎壅塞及咽干；噤口咽风针照海，三棱出血刻时安。"这是泻照海以治阴虚火盛之证。申脉和照海二穴，在八脉八穴中列作阳跷、阴跷的主穴，这是符合古代记载的。元、明以来推用八穴治病，针灸临床应用更广。

在方药治疗方面，《杂病源流犀烛》以升阳为主，治痫证昼发；以养阴为主，治痫证夜发，用四物汤加元胡、瓜蒌、半夏、南星、知母、黄柏、远志、枣仁、菖蒲等。叶天士治痫证也是从调理跷脉论治，其用药有白芍、萸肉、白石英、南枣、淮小麦等（见《古今医案按》）。

三、冲脉

（一）冲脉的命名

"冲"原作"衝"，《说文》："通道也，从行，童（重）声。"《广雅》解释"动也""行也"。《难经》杨玄操注："冲者，通也。言此脉下行于足，上至于头，通受十二经之气血，故曰冲焉。"说明冲脉是因其通受十二经脉之气血，运行于全身而得名。《灵枢经·海论》："冲脉者，为十二经之海"，又称"血海"。全身血气之运行，其动力即出于冲脉。杨上善说："脐下肾间动气，人之生命，是十二经脉根者，此冲脉血海，是五藏六府十二经脉之海也。渗于诸阳，灌于诸精，故五藏六府皆禀而有之。是则脐下动气，在于胞也；上下行者，为冲脉也。"这是将冲脉与《难经》所说的"脐下肾间动气"结合起来，"冲"即含有动的意义。

（二）冲脉的分布和交会穴

冲脉起源于"肾下、胞中"，为"脐下肾间动气"所在。其深伏于脊内者称"伏冲之脉"，《灵枢经·百病始生》说："其著于伏冲之脉者，揣揣应手而动……"，即指此。这也是"上循脊里，为经络之海"的部分。其应手而动的现象当与腹主动脉有关，而"动气"的描述，似又不限于指动脉。浅部相应部位当关元穴所在，故《素问·举痛论》说："冲脉起于关元"。其交会穴为腹部第一侧线，即足少阴肾经各穴。《素问·气府论》："冲脉气所发者二十二穴，挟鸠尾外各半寸，至脐寸一；挟脐下旁各五分，至横骨寸一，腹脉法也。"所指即腹部任脉旁五分各穴。可知冲脉的分布以腹部为重点，此处在"腹气之街"中被称为"冲脉于脐左右之动脉"，也即"其浮而外者，循腹右上行"的部分。冲脉之上行者，散于胸中，会于咽喉，络于唇口，"渗诸阳，灌诸精"，通行手足三阳经，分布于头面五官。三阳之中以阳明血气最盛，与冲脉的关系最为密切。下行者则与足少阴经并行，"渗三阴"，前者"循跗，入大指间"，其穴有冲阳、太冲。似即因冲脉而得名。由此推论，凡以"冲"为名的穴位，如手部的中冲、少冲，头部的天冲，腹部的气冲、冲门等，均与冲脉相联系。《素问·痿论》："冲脉者，经脉之海也，主渗灌溪谷，与阳明合于宗筋……会于气街"，气街即指气冲部，而溪谷则泛指筋肉间各穴。又冲脉上输在大杼，下输在上下巨虚，均说明其联系范围之广。八脉八穴中，说公孙通冲脉，似乎也是从冲脉的下行支来联系。

（三）　冲脉的辨证与施治

冲脉为血海，其循行部位与全身动脉有关；其外行部分还与体毛的分布相联系。《灵枢经·五音五味》说："血气盛则充肤热肉，血独盛则澹渗皮肤，生毫毛。"妇女因为"冲任之脉，不荣口唇，故须不生"；"宦者"或"天宦者"则因"去其宗筋，伤其冲脉"或是"任冲不盛，宗筋不成"，致"唇口不荣，故须不生"。男女的发育及衰老均关系于冲脉的盛衰。由此而论，冲脉还概括了内分泌脉的功能。"血海有余，则常想其身大，佛然不知其所病；血海不足，亦常想其身小，狭然不知其所病。"说明其盛衰影响全身的强弱。《诸病源候论》对虚劳里急的病因，即归原于"肾气不足，伤于冲脉"，由于劳伤内损，故腹里拘急。《素问·骨空论》："冲脉为病，逆气里急"；此语应与"从少腹上冲心而痛，不得前后，为冲疝"一句同看。王冰注说："所以谓之冲脉者，以其气上冲也。故经云此生病从少腹上冲心而痛也。"可知冲脉之"冲"还有气上冲的含义，这也就是前面所说的"逆气"。腹里拘急作痛，大小便不通畅（"不得前后"）则称"里急"。"冲疝"一名即概括气上冲和腹部疝痛的见症。

冲脉腹部各交会穴，一般即主治冲脉病症。如关元、阴交、气穴、四满，均主治"奔豚气上下"等。公孙本是足太阴络穴，《灵枢经》说它"入络肠胃，厥气上逆则霍乱，实则肠中切痛，虚则鼓胀"，本穴能镇痛、消胀、降逆，说它通冲脉，可能也是结合其主治作用而言。冲脉病的用药，李东垣主用调中益气汤，着重以当归理血，甘草缓急。叶天士更多从利气通络论治，谓"冲脉为病，络虚则胀，气阻则痛，辛香何以入络，苦温可以通降。"

四、任脉

（一）任脉的命名

"任"字有担任、担保的意思，《说文》："任，保也。"又与妊娠的"妊"相通。《难经》杨玄操注："任者，妊也。此是人之生养之本。"《素问·骨空论》王冰注："所以谓之任脉者，女子得之以任养也。故经云：此病其女子不孕也。"指出此脉与人的生育功能有关。又衣襟称"袵"，此脉行身之前，与衣襟接近。故《难经疏证》谓："任与袵通，其循腹里上行，犹袵之在于腹前也。"各阴经均行于腹前，通于任脉，杨上善说："任维诸脉，故曰任脉。"又称之为阴脉之海，亦即此意。

（二）任脉的分布与交会

任脉与冲脉同起于胞中，下出于会阴，据《素问·气府论》载："任脉之气所发者二十八穴"。王冰注："今少一穴"。这是指会阴至承浆二十四穴，又加龈交（与督脉会）一穴，承泣（与足阳明会）二穴。这也是"上颐、循面、入目"的部位。《针灸甲乙经》称会阴为"任脉别络，挟督脉、冲脉之会"，意指任、督、冲三脉同出于此穴。任脉为阴脉之海，各阴经以足三阴为主，共同交会于任脉的中极、关元穴，足厥阴又交会于曲骨穴，足太阴又交会于下脘穴，足少阴则交会于督脉的长强穴。由此说明，足三阴经的联系既有其共同点，又有其各自的重点。各阴经还通过阴维与任脉交会于天突、廉泉。

（三）任脉的辨证与施治

《素问·骨空论》："任脉为病，男子内结七疝，女子带下瘕聚"；又说："其女子不孕，癃、痔、遗溺、嗌干。"所说病症都当任脉循行部位。因其起于胞中，下出会阴，上达喉嗌，故主男女生殖器官以及肛门、尿道、咽喉部的见症。任脉与冲脉同起于胞中，循行的关系甚为密切，但其间又各有特点。王冰说："冲为血海，任主胞胎，二者相资，故能有子。"说明任脉主生殖功能，与女妇的性周期关系最大。女子"二七而天癸至，任脉通，太冲脉盛，月事以时下，故有子"；"七七，任脉虚，太冲脉衰少，天癸竭，地道不通，故形坏而无子"。任者妊也，就是概括这一意义。这样在妇科病症中特别注重冲任二脉。

任脉各穴，一般根据其所在部位和交会关系分主有关病症。如下腹部属下焦，其关元等穴即主治生殖、泌尿方面病症；上腹部属中焦，其中脘等穴即主治消化方面病症；胸喉部属上焦，其膻中等穴即主治呼吸、循环方面病症。又手太阴络穴列缺能治咽喉、小便各症，《针灸大全》说它通于任脉，可能就是结合其主治作用而言。

任脉用药，以龟甲为代表。即濒湖所说"龟纳鼻息，能通任脉"。叶天士还将鳖甲、阿胶、鱼胶、淡菜、蚌水等药均属之，即所称"血肉填阴"。再如知母、黄柏、玄参、生地等降肾火药也参用，其成方则有大补阴丸。"任主胞胎"，紫河车、紫石英、艾叶等暖宫药均属任脉，因"冲脉、任脉同起于胞中"，这些药又可归入冲脉。

五、督脉

（一）督脉的命名

"督"字有审察、率领、正中的含义。《说文解字段注》："督者，以中道察观之。人身督脉在一身之中，衣之中缝亦曰督缝。"《庄子·养生主》："缘督以为经，可以保身……可以尽年。"注："督，中也。"有人解释此为督脉，《周礼冬官考工记·匠人》疏："中央为督，所以督率两旁。"督脉的分布部位即在脊背正中，对其两旁的经脉起统率作用。王冰说："所以谓之督脉者，以其督领经脉之海也。"又《难经》杨玄操注："督之为言都也，是人阳脉之都纲，人脉比于水，故吕氏（广）曰'阳脉之海'。"说明督脉是因其行于脊背正中，起督率各阳经以及全身经脉的作用而得名。

（二）督脉的走向

督脉的走向，古代记载有两说：《灵枢经·营气》所说是从上而下，《难经·二十八难》所说是从下而上，这两种相反的走向应作如何解释呢？可以认为，前者是营气运行的正常走向，后者则属于反向运行的特殊走向。关于营气的运行，十二经脉之间互相衔接，从手太阴肺经……流注到足厥阴肝经，随后又流注到肺，构成了十二经的循环传注；另一支上循喉咙之后，上入颃颡（咽喉上部和鼻腔后部），接通督脉。《灵枢经·营气》说："足厥阴，上行至肝，从肝上注肺，上循喉咙，入颃颡之窍。究于畜门。其支别者，上额，循巅，下项中，循脊，入骶，是督脉也。络阴器，上过毛中，入脐中，上循腹里，入缺盆，下注肺中，复出太阴，此营气之行，逆顺之常也。"

以上说的是营气运行的正常走向，所谓"逆顺之常"。营气运行的顺序也就是十四经的顺序，它们的走向顺逆，如以两手上伸的姿势来表示：阴经都是从下向上，阳经都是从上向下，互相连接。这就是明代《金针赋》中所说的"阴升阳降"。那么为什么任督脉又有反方向的运行呢？这与气功家的内气运行现象有关。气功家意守丹田之后，渐致热气产生，向后经骶、脊、项中，上达头部再下降胸、腹，这一途径是逆转而不是顺转。《难经》所载的督脉通路就是这种异乎正常的逆转。后来针灸书中督脉穴的排列顺序也是多采取逆排，只有少数的采取顺排。

（三）内气的运行

气功中的内气运行与督脉的关系最为密切，关于这方面的描述也最多。《唱道真言》说："人身血气流通，其循环升降原应周天之度。动中觉，及至静时，则脉络骨节之间瞒然而上升，油然而下降，分寸不差，毫厘不爽。自尾间逆至泥丸，自泥丸顺至绛宫，翕聚神房，与五行之气浑合为一，归于中黄脐内。"这就是气功中的任督脉打通时称为"通三关"：即尾闾关（骶），夹脊关（腰脊），玉枕关（项中）。这与身前的膻中、中脘、丹田分称为后三关、前三关。又有"尾闾太玄之窍，夹脊双关之窍，天谷泥丸之窍"和"心源性海之窍，黄中正位之窍；关元气海之窍"等名称。在内气运行时，这些通路并非狭小的点和线，清代柳华阳曾说："三关左右皆有窍，必由中窍而运行。"夹脊双关的意思也是说明有两旁通道。杨上善《太素》注说"旧来相传为督脉当脊中唯为一脉，不可为正也。"应当认为，正中为主干，两旁属于它的分支。关于这种内气的上下运行，道家书中有称之为"转法轮""运河车"，又称为"小周天循环"和"升降沐浴"等。萧紫虚的《原道歌》（见《金丹大成集》）有说："妙运丹田须上下，须知一体合西东，几回笑指昆山上，夹脊分明有路通。"

昆山，指昆仑山，借指头部。柳华阳在《金仙证论》中，还根据"亲自领会之熟境"画一《任督二脉图》以改正旧说的错误。他说："旧说谓督脉在脊内，而任督止于上下唇，此二说皆俗医之妄指。"本来针灸书中的经脉图所以只画浅表，一是因为便于联系腧穴，一是因为深部位置难作具体明确的表示。从经脉的原始文献记载来看，经脉通路并非只是位于体表的简单的线状走行而已。

（四）督脉的分支

《素问·骨空论》所载，没有行于头脊正中的督脉主干，只有两旁及身前的一些支脉，即与足少阴、足太阳、任脉、冲脉相通的部分。这可看成是广义的督脉。督脉与任脉、冲脉一起，起源于"肾下、胞中"，即"少腹——骨中央"的部位，向下经阴部，出会阴，绕肛（篡）后，与足少阴、足太阳在长强、会阳处会合，贯脊上行属于肾；另一支与足太阳会合，从内眦上巅、入络脑，夹脊旁，会风门而下行络于肾。这一上一下，突出了与足少阴、足太阳——主要与肾、脑相联系。此外，前行的则与任脉、冲脉相通，主要与心、目相联系。督脉的别络也是由主干分出，从长强挟脊上项，散头上，于背部两旁分支走向足太阳。由此可以看出，督脉与位于其两旁的足太阳经关系最为密切。《素问·热论》说："巨阳者，诸阳之属也。其脉连于风府，故为诸阳主气也。"说明各阳经都从属于足太阳，主要是因为足太阳通连督脉，所以能起主持阳气的作用。足太阳与督脉的作用，甚至难作截然分开。如古代将经穴画成"十二人图"，就是将督脉并入足太阳，而任脉并入足少阴，正反映了两者之间关系的密切。

（五）督脉的穴位与交会关系

《素问·气府论》载："督脉气所发者二十八穴；项中央二，发际后中八，面中三，大椎以下至尻尾及旁十五穴"。据王冰注，所说即风府、哑门（项中）；神庭、上星、囟会、前顶、百会、后顶、强间、脑户（发际后中）；素髎、水沟、龈交（面中）；大椎、陶道、身柱、神道、灵台、至阳、筋缩、中枢、脊中、悬枢、命门、阳关、腰俞、长强、会阳（脊椎）。其中，阳关、中枢、灵台三穴不见于《针灸甲乙经》；会阳是双穴，后来归属足太阳，这也可看作是督脉与足太阳的交会穴。督脉的下端长强穴，为足少阴所结，下出于会阴，与任脉会；上端龈交穴，也是与任脉会（据王冰注），由此构成任、督二脉的交流。其余各穴：水沟，与手足阳明会；神庭，与足太阳、阳明会；百会、脑户、陶道，与足太阳会；大椎，与三阳经会；风府、哑门，与阳维会；又与足太阳会于风门（王冰注作大杼）。这是督脉与两旁各阳经的交会关系。

（六）　督脉的辨证与施治

督脉循行脊柱，上属于脑，故主脑、脊病症。《素问·骨空论》："督脉为病，脊强反折"；《灵枢经·经脉》："实则脊强，虚则头重"，都是就其循行部位而言。《难经·二十九难》所说的"脊强而厥"，意义也相同。又脑为髓海，髓海的病症也可属于督脉。《灵枢经·海论》："髓海有余，则轻劲多力，自过其度；髓海不足，则脑转耳鸣，胫酸眩冒，目无所见，懈怠安卧。"督脉上属于脑，下属于肾，督脉的通路，主要是肾与脑的通路。肾藏精，脑主髓，所以对督脉病的调治，多从填精补髓着眼。明清以来的医家尤多注意及此。

督脉主病，《脉经》提到"大人癫病，小儿风痫"，这也是关系到脑。其治法灸"顶上"，即髓海的上部腧穴百会。《风论》所说的"风气循风府而上，则为脑风。"风府，是髓海的下部腧穴。《太素·四海合》杨上善注说："胃流津液，渗入骨空，变而为髓，头中最多，故为海也，是肾所生。其气上输脑盖百会之穴，下输风府也。"说明脑髓的生成，有赖于饮食的补养，其根源则关系到肾。程杏轩《医述》引《医参》说："脑髓实则思易得，过思则心火烁脑，头眩、眼花、耳鸣之象立见而髓伤矣。髓本精生，下通督脉，命门温养，则髓益充。"所论心、脑、肾与督脉的关系，可与杨注相参照。

《素问·骨空论》于督脉之后接着说："此生病，从少腹上冲心而痛，不得前后，为冲疝；其女子不孕，癃、痔、遗溺、嗌干。"所说实应属于冲脉病和任脉病，因督脉与冲脉、任脉相通，故连带及此。督脉本病自以脑、脊为主。脑为髓海，广义言之，脑、脊髓均为髓海。督脉路线即贯串其上下。李时珍于《本草纲目》称鹿乃"纯阳多寿之物，能通督脉"，尤其推重鹿茸和脊髓，说有"生精补髓、养血益阳、强筋健骨"的功效。叶天士等医家更推而广之，选用羊、牛、猪脊髓等。针灸治疗，常取脊骨上的大椎、脐下的关元等穴以温阳，这也就是《素问·骨空论》所说的"督脉生病治督脉，治在骨上，甚者在脐下营。"大椎穴为各阳经所交会，其中尤以足太阳为接近；关元穴为各阴经所交会，其中尤以足少阴为接近。因而督脉病又多从足太阳、足少阴论治。叶天士所称的"通阳刚药"多属太阳经药，"通阳柔剂"则多属肾经药，主张用"血肉有情，栽培身内之精血。"此外，八脉八穴说手太阳经的后溪通于督脉，也是就其能主治项脊等部的督脉病症而言。

六、带脉

（一）带脉的命名

《说文》："带，绅也……象系佩之形；佩必有巾，从重巾。"所说的"绅"解释"大带"，指腰带的下垂部分。可知"带"的本义是腰带，字的上半，像腰带横于腰部，可佩系各装饰品；下半重叠二"巾"字，即指其下垂部分（绅）。因带脉行于腰部，故以"带"为名。《难经》杨玄操注："带之为言，束也。"言总束诸脉，意指腰腹部各纵行的经脉都受带脉的联系和约束。杨上善《太素》注说："既言一周，亦周腰脊也。故带脉当十四椎束腰带腹，故曰带脉也。"

（二）带脉的分布与交会穴

带脉横行于腰脊和腹部，起"总束诸脉"的作用。《素问·痿论》说："阴阳总宗筋之会，会于气街，而阳明为之长，皆属于带脉而络于督脉。"这段文字可理解作：腹部各阴阳经脉——足三阴经和足阳明经与冲、任脉会合于宗筋（王冰注："宗筋，侠脐下，合于横骨。阳明辅其外，冲脉居其中"），各经脉气又通于气街（气冲）部，其中以阳明经血气最盛。各经都受带脉的约束，并联络于督脉。带脉本身又是当督脉十四椎处，从足少阴、足太阳经别分出，走向季胁下，与足少阳经交会于带脉、五枢、维道各穴。这样，总束诸脉，即包括冲、任、督和足三阴、三阳各经。带脉的交会穴均属足少阳，而足厥阴的章门穴不在内。金、元时期提出的八脉八穴，说足临泣通于带脉，可能也是出于同属足少阳的关系。带脉的循行路线是"回身一周"，《资生经》注语所说"如带绕身，管束诸经脉"，可知其脉不下行于足，只能说是临泣循经通于带脉。带脉、五枢、维道三交会穴，脉气相连，其上方出自季胁下，下方绕行至脐腹部（张子和说是"络胂而过"）。但清人所绘带脉循行图，却从带脉、五枢、维道三穴各自平行"回身一周"，近人多不从此说。

（三）带脉的辨证与施治

带脉的功能主约束腰腹部诸经脉，异常时则表现为腰腹胀满，下肢不利等。《难经》说："带之为病，腹满，腰溶溶若坐水中"；《素问·痿论》说："带脉不引，足痿不用"。可知带脉受损则出现腰以下各症，主要的是小腹部妇科诸症。古代所称的"带下病"就是泛指妇女病而言。据张子和所论，还包括男子生殖、泌尿病症。即小腹部男女生殖泌尿器官均为带脉所联系。所说赤白带下、白淫、腰冷痛、腹胀、水肿、疝气、下元虚冷等症均属之。妇女"阴挺出"也属癞疝一类。《诸病源候论》说："胞络伤损，子脏虚冷，气下冲则令阴挺出，谓之下脱。亦有因产而用力偃气而阴下脱者。"又载"**癀候**"；"此或因带下，或举重，或因产时用力，损于胞门，损于子脏，肠下乘而成**癀**。"此**癀**应是指子宫或阴道壁脱垂，又称"胞落癀"。此症也与带脉不能约束有关。血崩、漏下，也关系到带脉。叶天士论经漏症有说："其不致崩决淋漓者，任脉为之担任，带脉为之约束，刚维脉之拥护，督脉以总督其统摄"。再如男子的遗泄、淋浊，叶氏也认为"当以任督冲带调理，亦如女人之崩漏带下"。可见带脉主病，应是包括男女生殖、泌尿各症。其用药多以固摄下焦为主；《得配本草》则将当归、白芍、川断、龙骨、艾、升麻、五味都归入带脉。

朱小南对冲、任、带、阴维、阳维及阴跷阳跷脉的探讨

一、冲任探讨

冲任是奇经八脉中的两脉。冲是冲要的意思，脏腑经络的血都归于冲脉，是十二络的冲要，又是经络之海，所以又叫血海；任是担任或妊养的意思，任脉担任一身阴脉的妊养，又同妇女妊娠有关。两脉的功用和病变虽也与其他各科相关，但主要的作用还是在于妇科方面，特别是和妇女经、带、胎、产有直接的联系。

在我国，古代医籍上常认为冲任是妇科病诊治的纲领，如《妇人良方·博济方论第二》说："妇人病有三十六种，皆由冲任劳损而致。"清代徐灵胎《医学源流论》也说："冲任脉皆起于胞中，上循背里，为经脉之海，此皆血之所从生，而胎之所由系。明于冲任之故，则本原洞悉，而后其所生之病，千条万绪，可以知其所从起。"

冲任和心、肝、脾关系很密切，这是因为心生血、肝藏血、脾统血，而冲任是血海，任又是妊养阴脉的缘故，所以这些脏器的病，往往由经络传导到冲任方面。在经络方面，冲任又和足太阴、足阳明、足少阴、足厥阴等经相联系。所以理解冲任两脉的生理和病理，也必须首先明了它们同以上诸经的关系。

（一）冲任和脾胃

冲为血海，任主胞胎，两者相辅相成，息息相关。冲主经水，经水源于血，而血又为脾胃所生化，故古人认为冲脉是阳明所隶，叶天士也主是说，如《临证指南医案》说："冲任隶于阳明""凡经水之至，必由冲脉而始下，此脉胃经所管"。秦天一更总结叶天士理论说："冲脉为月经之本也，然血气之化

由于水谷，水谷盛则血气亦盛，水谷衰则血气亦衰，是水谷之海又在阳明。可见冲任之血，又总由阳明水谷所化，而阳明胃气，又为冲脉之本也。"阳明胃和太阴脾相表里，相互为用，都与血的生化有关。任主胞胎，胞胎的供养也必依靠脾胃，所以叶天士说："夫冲任血海，皆属阳明主司。"

在经络方面讲，冲脉和足阳明胃"合于宗筋，会于气街"，同胃经络脉在腹部并行同上。至于任脉，有些腧穴是和脾胃两经相会合的：

任脉和脾经的会穴：中极、关元、下脘、膻中。

任脉和胃经的会穴：中脘、上脘、承浆。

胃经和任脉的会穴：承泣。

《妇人良方》说："乳汁资于冲任，若妇人疾在冲任，乳少而色黄者，生子则怯弱而多疾。"李东垣在《兰室秘藏·经闭不行三论》篇中说："妇人脾胃久虚……血海枯竭，病名曰血枯经绝。"可见脾胃和冲任的关系甚为密切。脾虚胃弱、纳食不佳，运化受阻，能引起冲任血虚，上见乳汁缺乏，下见月经闭止。

（二） 冲任和肝

冲任和肝的关系也很密切。肝藏血，冲脉又为血海。所以肝脏的功能旺衰也能够影响血海的盈亏。

肝喜条达，易于怫郁，肝郁则气滞血瘀，能影响冲脉，导致胞宫的癥瘕。这同《难经·二十九难》"任之为病，其内苦结，男子为七疝，女子为瘕聚"所说相符合。

肝郁日久能化火。妊娠恶阻的原因，往往因肝经郁火挟冲脉而上逆，如唐容川《中西汇通医经精义》中说："诸逆谓吐咳呛哕等，凡是冲脉气逆，头目咽喉胸中受病，均系心肝之火，挟冲脉上行也。"叶天士也说："冲脉上冲，犯胃为呕。"

以经络方面言，冲任起于胞中，而玉户亦是足厥阴肝经所环络之所，所以关系很密；而任脉有些腧穴是和肝经相会的，如曲骨、中极、关元等。

（三） 冲任和肾

冲任和肾的关系最为密切，生理方面如《素问·上古天真论》说："女子七岁肾气盛，齿更发长；二七而天癸至，任脉通，太冲脉盛，月事以时下，故有子。"《难经·三十六难》认为肾的功能是："男子以藏精，女子以系胞。"清代钱国宾说："经本于肾，旺于冲任二脉。"《女科经纶》说："八脉属于肾。"都阐明两者间的密切关系。在经络方面，冲脉是"注足少阴肾经的大络"，在腹部又和胃经相并，挟脐旁而上，而且冲脉自己没有腧穴，大部分的腧穴是依附肾经的。至于任脉，是主胞胎，肾又是系胞，并且它也有些腧穴是和肾经相交会的：

冲脉依附胃经的腧穴：横骨、大赫、气穴、四满、中注、商曲、肓俞、石关、阴都、通谷、幽门。

任脉和肾经的会穴：中极、关元、阴交、膻中。

肾系胞，肾气虚弱往往影响冲任引起漏胞、小产等胎前病。肾气盛，然后冲任通盛，方能月经以时下；如果肾气亏损，先天不足，冲任两脉也能连带受到影响，发生室女到应有月经的年龄而经水不来和发育不足的疾病。

（四）冲任的病机

妇科疾病的产生，与冲任功能的失调有密切关系，但推究冲任病变的形成，可以分成两个部分：一是脏腑、气血和其他经络的病变，影响冲任的功能；一是各种致病的因素（三因）直接使冲任损伤转而影响脏腑、气血和其他经络而产生疾病。具体表现在下列几个方面：

1. 经　冲任受伤，月经不调（见《诸病源候论》）。

2. 带　任脉湿热，发为黄带（见《傅青主女科》）；冲任虚损，带下纯白（见《证治准绳》）。

3. 胎　肝火挟冲脉上逆，发为恶阻（见《中西汇通医经精义·下卷·诸病所属篇》）；冲任气虚，发为漏胞（见《诸病源候论》）。

4. 产　冲任损伤，致产后恶露不尽及暴崩（见《妇人秘科》）；冲任有病，致乳汁不足（见《妇人大全良方》）。

5. 其他　冲脉为病，女子不孕（见李时珍《奇经八脉考·冲脉为病》，引王叔和《脉经》）；"任脉为病……女子带下瘕聚"（见《素问·骨空论》）。

根据上面所述，可以看出：①凡是由于脏腑等病变影响冲任的，可以依照它所发生的症状进行诊断。例如漏胞一症，在它的前驱期有腰酸、胎动不安等征象时，属于肾虚的类型；如果后来漏红现象显著时，则是属于冲任固摄无权。②凡是由于三因直接影响冲任的，例如经期内行房引起的崩漏，刮宫后所引起的小腹痛和经水淋漓等，都是属于冲任损伤或虚弱的类型。

（五）药物归经

十二经均有归经的药物，而在冲任两脉的专治药物问题上，古代医家有以下三种主张：

1. 主张冲任没有专药者　例如清代柳宝诒在《柳选四家医案》里说："古无专属奇经之病，亦无专入奇经之药。考《内经》、八脉行度及前贤议论，均谓十二经气血有余，则溢入奇经，有病者亦必日久病深，由正经而侵入，然则用药治病，自当仍以正经为主。"

2. 主张冲脉有专药者　例如清代徐灵胎在《临证指南医案》的译语中说："奇经者乃十二经之溢出者也，十二经能统之。惟冲脉为血海，女子及带之事，全赖乎此。"

3. 主张奇经八脉有专治法者　叶天士在《临证指南医案》中，记载了许多运用奇经杂说治疗妇科疾病的经验。他对于八脉损伤所用的药和方剂，也不同于一般补脾、补肝肾之剂。

在《神农本草经》等古典医籍中，没有药物归经的记载。唐代以后，医家不断地从临床实践中积累了许多宝贵的经验，从而逐渐总结出了十二经归经的药物。关于冲任归经的药物，在本草书籍中同十二经络一样，也有所记载。如元代王好古在《汤液本草》吴茱萸条下说："冲脉为病，逆气里急，宜此主之。"《本草纲目》巴戟天条载："补血海。"《得配本草》更附有："鹿茸入冲、任、督三脉，大能补血，非无情之草木所可比也。"又如《傅青主女科》有"用巴戟、白果以通任脉"等论述。

治冲任病不仅有归经药，还有专方。在《济阴纲目》治妇人病方中注明治冲任病的有：四物汤、茸附汤、断下汤、伏龙肝散、神仙聚宝丹、调生丸、秦桂丸、南岳魏妇人济阴丹、内补丸、大圣泽兰散等诸方。喻嘉言《寓意草》中记杨氏长女经闭的治验，是用龙荟丸，说是能"以敛其血入内而下通于冲脉，则热退经行"。王孟英更有温养奇方（《王氏医案译注·卷九》赵案注：龟甲、鹿角霜、归、苓、杞、甘、芍、乌贼、苁蓉、蒲桃）。此外，众所周知，龟鹿二仙胶是冲任双补的著名方剂。

根据朱老初步归纳，冲任的归经药有以下几种：

入冲脉药

补冲脉之气：吴茱萸（《本草纲目》引王好古言），巴戟天（《本草纲目》），枸杞子、甘草、鹿衔（《得配本草》），鹿茸（《女科要旨》），紫河车、苁蓉、紫石英、杜仲（《临证指南医案》）。

补冲脉之血：当归、鳖甲、丹参、川芎（《得配本草》）。

降冲脉之逆：木香、槟榔（《得配本草》）。

固冲脉：山药、莲子（《傅青主女科》）。

入任脉药

补任脉之气：鹿茸（《女科要旨》）、覆盆子（《临证指南医案》）、紫河车（《杏轩医案·辑录》）。

补任脉之血：龟甲、丹参（《得配本草》）。

固任脉：白果（《傅青主女科》）。

（六）补冲任药和激素的关系

冲任起于胞中，对女子胞的功能具有重要的作用。补冲任的药具有调节月经、助长胞宫发育以及恢复正常性生活的功效。其所以有这种作用，据最近研究，一部分可能是与它们所含的激素有关。

据文献记载：动物药如鹿茸含有少量的女性卵泡激素（《中药志》第四集

131 页），紫河车含有性腺激素、卵巢激素和黄体激素等（《中药志》）；植物药如覆盆子经求偶素含量测定证明含雌素酮、雌二醇、雌三醇等激素（1961年《上海市医药联合年会论文汇编·妇产科》第 7 页）。

朱老在参加治疗经闭的过程中，发现有一部分肾亏、冲任虚弱的病人，在未服药前病人宫颈黏液涂片观察求偶素和黄体酮水平，见涂片中除少数上皮细胞外未见有羊齿状结晶；服用补冲任的鹿角霜、紫河车、巴戟、当归等后，涂片渐渐出现羊齿状结晶，证明补冲任药似有恢复和增加性腺激素的功能。

现举例一则如下：

范某，28 岁，已婚，教师。门诊号：27498。

患者自 1960 年下乡劳动后，经水来过一次，现已 7 个月未转，兼有头眩神疲，性欲减退，两乳平塌，带下腰酸，不耐烦劳等症状。妇科检查：宫小（约 5.5cm×3cm×2cm）。宫颈黏液涂片观察求偶素和黄体酮水平，每 3 日 1 次，连续 5 次，宫液少且厚，每次涂片中除少数上皮细胞外未见羊齿状结晶出现。诊断为冲任虚弱。用药为：

当归丸（吞）6 粒，丹参 9g，巴戟天 9g，鹿角霜 6g，仙灵脾 9g，紫石英9g，益母草 9g，紫河车（研粉冲服）3g。

以上方加减连服 9 剂，在服药期间，宫颈黏液涂片检查，发现逐渐出现羊齿状结晶。该病例后用中西医综合快速疗法而恢复月经。

从补冲任药和性腺激素的关系，可以证明古人认为冲任主血海和胞胎的理论是有其根据的。同时这些发现也可以作为研究冲任作用的新开端。

二、带脉探讨

带脉在所有的经络中，有它特殊的特行途径。一般的经络都是上下周流的，惟有带脉是绕身一圈，像箍桶的圆环一样，和其他的经络不同。所以《难经·二十八难》里说："带脉者起于季胁，回身一周。"李时珍（《奇经八脉考·带脉》）说："带脉者，起于季胁足厥阴之章门穴，同足少阳循带脉穴，围身一周，如束带然，又与足少阳会于五枢、维道，凡八穴。"由于它的经络是围身一周，所有直行的经络都要经过它的经道、受它的约束，因此带脉是能总束诸脉，尤其是腰以下的，是受它的提系才能维持正常的位置。

在十二经络中，带脉同肝胆的关系很密，因为带脉的穴位中，章门穴是属肝经，而带脉穴又隶胆经，所以情绪抑郁，肝胆不疏，积久化热，湿热乃滞留于带脉，便能引起带下等疾患。此外，带脉是络腰而过，腰部是足少阴肾经所属，腰为肾之府，带脉又和肾相关联，倘若带下日久，滑泄无度，终可延及肾脏。这也证明两者之间的联系。

带脉是总束腰以下的诸脉，下焦是奇经汇集的所在，带脉在奇经中的重要性就可想而知了。其间，冲任督是发源于小腹部，张子和说："冲任督三脉同起而异行，一源而三歧，皆络带脉"（《儒门事亲·证妇人带下赤白错分寒热章》），说明带脉和冲任督三脉有不可分割的关系。

男女都有带脉，所以带脉病不仅限于妇人，但妇科病多发于腰带以下，因此妇科医生又名"带下医"（《史记·扁鹊仓公传》），证明带脉在妇科的生理和病理上都占重要的地位。

带脉如果受损，它的提系功能便遭受影响，于是产生了下陷的症状——"腹满，腰溶溶若坐水中"（《难经·二十九难》）。这种现象，说明带脉不固，能使中气不运，所以有腹部胀满，腰部弛散无力，像坐在水中的样子；相应地，可以理解是有软弱而有下垂的感觉。

笔者归纳历来文献有关带脉的论述，并结合个人临证所得，认为带脉的病理机制主要是由于带脉的弛缓，产生各种下陷的症状。这些症状可以分为两大类：一类是带脉虚弱，提系乏力。例如带脉虚惫后，任脉也受影响，任主胞胎，于是胎元不固，能导致胎漏；又如带脉弛缓后，小腹内的部分脏器也因而下陷，如肠下垂成为疝，胞宫下垂成为子宫脱垂等；此外，如带脉失去约束阳明经脉的能力，宗筋弛纵，会形成足部痿弱不用的症状。另一类是痰、湿、寒、热等各种致病因素影响带脉，以致它的约束能力减退，导致带下的疾患。所以带下病虽有以颜色、气味、清浊来辨证定名，但都属于带脉的病变，这是肯定的。

明了带脉在生理和病理上的关系，在临证治疗时，能起到一定的指导作用。

（一）带脉在临床上的具体应用

1. 漏胎　带脉主腰以下疾患，约束督、任、冲诸脉，和生育很有关系。《奇经八脉考·气口九道脉》曾说带脉病变"令人无子"。带脉有病，不仅难于生育，即或受孕，胞胎亦不牢靠，每致引起漏胎早产。例如《傅青主女科》说："带脉者，所以约束胞胎之系也，带脉无力，则难以提系，必然胎胞不固，故曰带弱则胎易坠，带伤则胎不牢。"

至于损伤带脉的原因，有因跌仆闪挫，有因纵欲，也有因先天不足，肾气虚弱，带脉失调。治疗这种漏胎，应以固带脉、补肾气为主。笔者运用这种法则，临床颇获效验。下面是一则验案：

邵某，女，24岁，已婚，教员。门诊号39714，初诊日期：1955年10月4日。患者新婚5个月，怀孕已2个月，头眩目花，肢软神疲，腰部酸楚，小腹有下坠感，小便频数，漏红已数日，淋漓不净。此乃带脉提系失调，肾气不固，属漏胎证，治宜固带脉、益肾气法，药用：太子参、黄芪、黄芩、白术、白芍、川断、杜仲、生地、炒归身、南瓜蒂、苎麻根等为主。服6剂后，漏红已止，小腹下垂感、腰酸均消失，在1956年5月间平安生产。

按：归身、黄芪、白芍、续断等品，根据《奇经药考》（《得配本草》附录）所记述，都是入带脉的药，能使带脉恢复正常的提系能力，所以临证应用能固带脉、安胞胎。

又有滑胎证，近代称为习惯性流产，孕妇每至妊娠月间，引起漏胎，接连数次，乃带脉不固、肾气虚弱所引起。所以即使没有跌仆等外来因素，也能突然漏红胎堕，而且堕后每易得胎，到相同月份又复胎堕。治疗这种病，最好能在滑胎后避孕年余，并在这期间，用菟丝子、覆盆子、杜仲、续断、黄芪、白术、芍药等巩固带脉，调补肾气，候带脉和胞宫功能恢复正常后再行得胎，则胎元结实，就可以预防滑胎了。

2. 肾着和足痿　肾着证属带脉证（《奇经八脉考》列入"带脉为病"的一章），带脉气分不足，弛缓下垂，肾经也受影响，于是产生了肾着的现象。

本证首先记载于《金匮要略》："肾着之病，其人身体重，腰中冷，如坐水中，形如水状，反不渴，小便自利，饮食如故，病属下焦，身劳汗出，衣里冷湿，久久得之，腰以下冷痛，腰重如带五千钱，甘姜苓术汤主之。"

肾着证有人认为是"偻麻质斯性腰神经痛"，笔者认为并不最妥当，从病机和临证所见，似和肾下垂的征象非常相近。这种病主要是由于中气不运，带脉弛缓，所以腰部有"如带五千钱"那种重垂的感觉。此外，患者腰部常有酸楚不适的现象，躺着较好，站立和劳动时，酸重并作或有疼痛感。

甘姜苓术汤（甘草、干姜、白术、茯苓）又名肾着汤，以温中气、固带脉为主。中气足，带脉固，肾脏不致下垂，所以它是属于带脉之方。

足痿证首见于《素问·痿论》，是由于带脉不固，不能约束阳明经脉，于是宗筋弛纵所致，也可以用上方治疗。《金匮今释·卷四》曾载日本汉医有以甘姜苓术汤治疗足痿的验案。因本方能固带脉、温脾胃，但其着眼点则在温固带脉。

3. 癫疝　即㿗，是下坠的意思，疝是阴肿的解释。癫疝一般指肠子下坠而形成阴囊肿大，在《素问·至真要大论》即有"丈夫癫疝"的论述。

癫疝属带脉病，又同厥阴肝经相关，带脉和肝经联系颇密，章门穴就是两者的交会穴。带脉是约束下焦的经络，中气虚弱，带脉松弛，于是在男子方面，肠的一部分陷下而至阴囊中（阴囊属阴器，是厥阴肝经所循），成为癫疝。

金代张子和在《儒门事亲》中论疝颇详。他所说的七疝中，气疝也就是小儿癫疝（小儿亦有此病，俗名偏气），狐疝是癫疝的轻症（卧则入少腹，行立则出少腹入囊中），癫疝则为重症（阴囊肿缒，如升如斗）。实则三者都属民间所说的"小肠气症"，治法也相同，中气虚弱，带脉不固，都可用补中益气汤治疗，例如：

清代曹仁伯《继志常医案》："狐疝、卧则入腹，立即出也，补中益气汤另金匮肾气丸合小安肾丸（香附、川乌、茴香、椒目、川楝、熟地）。"

清代王旭高《环溪草堂医案》："……大凡治疝，不越辛温苦泄。然劳碌气陷者，苦泄则气益隐陷，当先举其陷下之气，稍佐辛温，是亦标本兼治之法，补中益气汤加云苓、茴香、延胡、全蝎、木香。"

补中益气汤治气陷之疝气，属正治之法。本方首订者李东垣即认为本方可治带脉的疾患，他说："补中益气汤……必加升麻、柴胡以行之，引黄芪、甘草甘温之气味上升，能补卫气之散解而实其表也，又缓带脉之缩急（按：应为升带脉之弛陷），二味苦平，味之薄者，阴中之阳，引清气上升也。"（《内外伤辨惑论·饮食劳倦论》）

上方中之升麻、黄芪、人参、当归都能补中气、固带脉，使陷下者上升，弛缓者恢复正常。笔者治疝气，凡属劳倦而致者，用该汤加荔核、茴香、枳壳、木香，服数剂后每能应手，而奏效之理由即在升提兼温补的功效。

女子亦有患癩疝的，《素问·脉解》："厥阴所谓癩疝，妇人少腹肿者。"与近世子宫脱垂症相似，它又名阴癩、癩阴茄、茄子疾等，都以形似而定名的。这种病也是带脉不固、中气虚弱所致，而劳伤每为其诱发原因，所以病因与男子的相似，故治法的原则也相同。下面就是笔者用补中益气汤加减治愈妇女癩疝的验案：

毛某，女，35岁，已婚。门诊号：32886。初诊日期：1960年6月23日。患者生4胎，现存3孩，幼孩已夭，因产后操劳过早，以致子宫脱出阴道外，起立则坠，卧则缩入，腰酸头眩，胃纳不佳，脉象虚软，舌苔薄白。治疗采用补中气、升带脉法，处方用补中益气汤加丹参、枳壳、杜仲、续断。服4剂后，子宫不再下垂而痊愈。

4. 带下 带下属带脉为病，这是历来医书上公认的。如《傅青主女科》说："夫带下俱是湿症，而以带名者，因带脉不能约束，而有此病，故以名之。"

历来医案中也有很多因带脉损伤而引起带下，治法是依据病因而定。例如蒋宝素对痰火互扰，影响带脉而引起的赤白带，采用化痰清热法，用药是赤石脂、禹余粮、海石粉、制半夏、制南星、炒黄柏、制苍术、椿根皮、赤白葵花、川黄连、赤芍药（《问斋医案·卷五》）；对于带脉不固、肝肾虚弱引起带下如注，采用补养固带脉法，用药是大熟地、人参、椿根白皮、生甘草、甜桔梗、济水阿胶、当归身、酸枣仁、柏子仁（《问斋医案·卷三》）。吴鞠通对带脉寒湿下注引起的带下，采用温燥法，用药是艾叶炭、苡仁、车前子、小茴香、萆薢、通草、姜半夏、全当归、益母草、大腹皮、炮姜（《吴鞠通医案》)。叶天士对冲任督带交病引起的经漏成带、久带精枯证，采用填补法，用药是：乌贼骨鲍鱼汁丸（《临证医案指南》）。

治疗带下与治疗泄泻不同，不论病的新久或带下颜色质味的不同，都宜截止而不宜任其下注，所以椿根皮、白槿花、鸡冠花、乌贼骨等成为治带的常用药，因其能固托带脉，止其下陷。初起属湿热者配以苍术、苡仁、黄芩、黄柏，秽臭者配以土茯苓、墓头回，久带寒湿者配以艾炭、茴香，阳虚者配以鹿角霜、白薇，精枯者配以阿胶、鲍鱼汁。中气虚弱者补中益气汤也可饮用。

此外，尚有一种透明带，历代医书少有记述，在临证时每多发现。症状是患者带下黏液，形状如丝，短至一寸，长至尺余，无色透明，有韧性，可以拉长而不折断，并常伴有小腹冷痛，腰酸肢软，脉象虚细。这是肾气亏弱，冲任虚寒，带脉不固所引起的，患者每多不孕。治疗用金匮肾气丸加狗脊、菟丝子、金樱子、五味子，颇验。

另一种透明带，常发生于妇女产后，也是带下细长如丝，质韧可以拉长，但小腹并无冷痛感，兼有头目眩晕，精力疲乏，时思睡眠，心悸烦恼，两颧红赤，脉象细数，倘能仔细询问，大多伴有梦交现象。这是肾阴虚亏而君相火旺，带脉不固所导致。治法与前者不同，宜补阴潜阳兼固带脉。笔者常用知柏八味丸加莲子、薏仁、芡实、龙骨、牡蛎。

（二） 带脉药考

带脉药考的引经药，《得配本草》附录《奇经药考》及《杂病源流犀烛·带脉病源流》等，都有记载。笔者归纳先贤的经验，补充一己之得，将带脉药分类如下：

1. 升提带脉　升麻、五味子。

升麻，《奇经药考》认为能缓带脉之缩急。笔者认为以升提带脉的弛松为妥。凡癥疝、肾着等证都可应用，甚至带下崩中久陷者，用本品颇验，都取其升提之力。五味子为带脉药，《傅青主女科》宽带汤用五味子，谓："或疑方中用五味、白芍之酸收，不增带脉之急而反得带脉之宽，殊不可解。"他又解释："用五味之酸以生肾水，则肾能益带，似相碍而实相济也"（《傅青主女科·少腹急迫不孕》）。笔者不能同意他的论点，因为五味子的性能，正如李东垣所说："补气不足，升也，酸以收逆气"（《本草纲目》五味子条所引），盖味酸能收敛带脉，补气则巩固它提系的功能而奏升提之效。

2. 固托带脉　龙骨、牡蛎、乌贼骨、椿根皮。

《奇经药考》认为"龙骨治带脉为病"，盖带下久陷，非固托不能奏效。除龙骨外，尚有牡蛎、乌贼骨、樗白皮都有固托带脉的功效，带下日久，上列诸品均可选用。

3. 止带脉之疼痛　白芍、甘草。

《奇经药考》认为"白芍治带下腹痛",又说:"甘草缓带脉之急。"凡是带脉失调而发生疼痛现象,芍药、甘草二者并用,有协同安抚带脉,而收止痛之效。

4. 温带脉之寒　艾叶、干姜。

《奇经药考》认为艾叶能温下焦,暖胞宫,所以能祛带脉之寒。干姜辛热散寒,带脉受寒,则功能减退,弛垂而酸痛;用热药温暖,寒去而功能恢复,所以甘姜苓术汤中用本品,其理即在于此。

5. 清带脉之湿热　黄芩、黄柏、白芷炭、车前子。

《杂病源流犀烛·带脉病源流篇》认为黄芩亦为治带脉病要药,凡带脉有湿热滞留,黄芩之外可加黄柏。如果形体虚胖,湿重而兼阴部痛痒并有浮肿的,可加白芷炭、车前子,以增燥湿之力,尤其白芷,《神农本草经》已述其治带下之效,近人更认为是治湿热带下的引经药(《中药学讲义》)。

6. 补带脉之阴　当归、熟地。

叶天士治奇经之法,以当归为治带脉病主药,"带脉为病,用当归以为宣补"(《临证医案指南》龚商年按语)。带脉阴虚营亏,当归之外,可加熟地,效力更为显著。

以上入奇经药品,仅列举其主要者以供参考,疏漏之处,在所难免,尚希同道不吝指教为感。

三、阳维阴维探讨

阳维阴维是奇经八脉里的两脉,所说的"维"含有纲维的意义。阳维维于阳,阴维维于阴,分别连系着阴阳两组的经脉而相互维络,以维持着机体的平衡和协调。

近人对维脉有不同的解释。章太炎认为:"阳维阴维皆是膝中筋腱"(《章太炎医论》)。刘柏楷认为:"阳维阴维即人体内的甲状腺"(前《新中国医学院院刊》第 1 期第 109 页)。陈宴春认为:"阳维即交感神经,阴维即副交感神经"(《江苏中医》1961 年 12 月第 3～8 页)。这几家说法差异很大。据朱老体会,阳维阴维目前是无法用西医学名词概括的。然维脉不仅关系经络学说,并且在妇科临床上亦颇多应用,所以不揣谫陋,撰文阐明。

维脉在人身上的循行部位,如《难经·二十八难》说:"阳维起于诸阳会也,阴维起于诸阴交也。"阳维起于诸阳会,是指起于足外踝前下方的金门穴,上沿腿外侧,上胁肋至肩胛循行于耳后及头侧。与他经交会的腧穴是:足太阳膀胱经的金门,手太阳小肠经的臑俞,手少阳三焦经的天髎,足少阳胆经的阳交、日月、肩井、风池、脑空、承灵、正营、目窗、临泣、阳白、本神,督脉的风府、哑门。阴维起于诸阴交,是指起于足内踝之上的筑宾穴,上循腿内侧至腹肋前侧至咽部。与他经交会的腧穴是：足少阴肾经的筑宾，足太阴脾经的腹哀、大横、府舍，足厥阴肝经的期门，任脉的天突、廉泉。总而言之，阳维是和手足三阳经相连系而会合于督脉，阴维是和手足三阴经相连系而会合于任脉，阴阳相维，能维护身体健康。正如《难经·二十九难》说："阴阳不能自相维，则怅然失志，溶溶不能自收持。"

古人又认为，阳维主表，上行于卫分；阴维主里，上行于营分。清代叶天士等诸家认为，维脉同属奇经，奇经汇集下焦，殊为深远邃幽，病久肝肾亏损，精血枯涸，奇经终仍受累而出现寒热疼痛证候，属维脉病。同时，妇科病多以小腹部病变为主，与奇经关系密切。其间，每多出现维脉的病症，所以深入了解维脉的功能，在临床上有指导治疗的意义。

（一）阳维在临床上的具体应用

《难经·二十九难》说："阳维为病苦寒热。"所以寒热的病候是阳维脉病变的主症。阳维苦寒热的病变分类如下：

第一类是外感。太阳病卫虚自汗而兼有头项强痛，是太阳和阳维合病。《伤寒论·卷一》："太阳病，初服桂枝汤，反烦不解者，先刺风池、风府，却与桂枝汤则愈。"说明恶寒发热而自汗为卫虚。阳维主卫，如兼有头项强痛，而累及阳维经络，所以单服桂枝汤而病不解，必须先治阳维的经络（风池是阳维和足少阳的会穴，风府是阳维和督脉的会穴），阳维受制，再服桂枝汤也就痊愈。也有人认为，先寒后热的阳明证、寒热往来的少阳证，都归于阳维病中，是不甚妥当。应该在卫虚气弱的前提下苦寒热，才算属于阳维的范畴。因为阳维有病，阴阳维系失调，于是有"溶溶不能自收持"的虚弱现象，这和阳明、少阳证是不相符的；而久疟阳虚苦寒热，损及奇经，才是阳维病的一种。清代叶天士认为，久疟而阳虚卫弱苦寒热者为阳维病。现举《临证指南医案》治久疟为例："前议劳伤阳气，当知内损邪陷之理，凡女人天癸既绝之后，其阴经空乏，岂但营卫造偏之寒热而已。故温脾胃及露姜（按：即露姜饮）治中宫营虚。但畏寒不知热为牝疟，盖牝为阴，身体重著，亦是阴象，此辛甘理阳，鹿茸自督脉以煦提，非比姜、附但走气分之刚暴，驱邪益虚，却在营分。奇经曰：阳维脉为病，苦寒热也。鹿茸、鹿角霜、人参、当归、浔桂、茯苓、甘草。"吴鞠通亦谓久疟阳微，能损奇经，略举其治例如次："孙，四十岁，少阴三疟，二年不愈，寒多热少，脉弦细，阳微损及八脉，与通补奇经丸（鹿角胶、鹿茸、沙蒺藜、肉苁蓉、小茴香、人参、补骨脂、川萆薢、当归、炙龟甲、乌贼骨、桑螵蛸、生牡蛎、杜仲炭、紫石英、枸杞子、益母膏）四两。"

第二类是内伤。李时珍认为，阳维为病如果"营卫慓卑而病寒热者，黄芪建中及八物汤之类主之"（《奇经八脉考·二维为病篇》）。说明阳维气弱，虚损不足而兼有寒热的，治疗从阳着手，扶阳建中而补虚损。阳维起于下焦，属奇经，会合于督脉，妇科病多属小腹部分，经带胎产又多与奇经有关。如虚损日久出现寒热者，大多与阳维有关，治疗也必须顾到这一病变。清代诸医家颇多注意及此，举例如下：

1. 经闭兼有寒热　叶天士《临证指南医案·卷九·朱案》谓："经云阳维为病苦寒热。缘上年冰雪甚少，冬失其藏，春半潮湿，地气升泄，以肝肾血液久亏之质，春生力浅。八脉隶乎肝肾，一身纲维，八脉乏束固之司，阴弱内热，阳微外寒矣。脊脊常痛，经事愆期，血海渐涸，久延虚怯，情景已露……今则入暮病剧，天晓安然，显是肝肾至阴损伤，八脉不为约束，故热无汗，至阴深远，古人谓阴病不得有汗也，当宗仲景甘药之例，勿取气辛助阳可矣。炙甘草、阿胶、细生地、生白芍、麦冬、牡蛎。"

2. 蓐劳兼有寒热　王旭高《环溪草堂医案》："体气素亏，频年屡患咳嗽，今春产后悲伤，咳嗽复作，背寒内热，气逆痰多，脉虚数，大便溏，延今百日，病成蓐劳。按产后，血舍空虚，八脉之气先伤于下，加以悲哀伤肺，咳嗽剧发，震动冲脉之气上逆。经云：'冲脉为病，逆气里急'。阳维为病苦寒热。频进疏风清热，脾胃再伤，以致腹痛便溏，食减无味，斯皆见咳治咳之弊。越人谓上损及脾，下损及胃，俱属难治。故拟通补奇经，镇摄冲脉，复入扶脾理肺，未能免俗，聊复尔尔？熟地（砂仁炒炭）、当归（小茴香三分拌炒）、白芍（桂枝三分拌炒）、紫石英、牛膝（盐水炒）、茯苓、川贝。"

3. 产后腰脊刺痛血淋兼有寒热　《杏轩医案·辑录》："鲍莳春部曹尊堂，血枯久伤奇经。产育多胎，冲任受亏，兼之自乳，阴血更耗，恙经年远，腰脊刺痛，转侧维艰，小便血淋，痛引少腹。揣摩其故，非特血气之伤，而且奇经亦损，故归、地养阴，参、芪益气，均无灵效。冲脉起于气街，任脉起于中极之下，淋痛诸候，必有所关，即寒热一端，亦阳维为病耳。病由血海空虚，损及奇经八脉，寻常药饵，谅难奏功，宗《内经》血枯，治以四乌贼骨一藘茹丸。"

归纳古来医家见解，复根据临床所得，阳维病阳虚气弱，虚损而有寒热或自汗者，应效法黄芪建中汤意，以黄芪、桂枝、芍药、炙草、大枣、饴糖为要药，兼有血虚者，当归补血汤（黄芪、当归）可选用，兼督脉虚损可配鹿茸、鹿角霜，精枯血亏者配以阿胶、鲍鱼汁，颇能效应。

（二）　阴维在临床上的具体应用

《难经·二十九难》说："阴维为病苦心痛。"这是因为阴维维于阴而上行于营分，营又属血，心主血，所以阴维病变出同苦心痛的证候。王叔和加以补充："诊得阴维脉沉大而实者，苦胸中痛，女子阴中痛如有疮状。"按阴维在手足三阴脉中，与足太阴脾经、足少阴肾经、足厥阴肝经的联系较密。这三条经络是循环于胸脘胁腹之间的，和阴维能够相互影响。阴维病变，就出现心胸胁腹间的一切疼痛征象。

治疗阴维病苦心痛，张洁古以三阴温里药治之（兼太阴证用理中汤，兼少阴证用四逆汤，兼厥阴证用当归汤）。沈金鳌谓阴维病"心痛病来详洁古，理中四逆法堪寻"（《沈氏尊生书·诸脉生病》）。李时珍认为，洁古法适于治寒痛，"热痛兼少阴及任脉者金铃子散、延胡索散；兼厥阴者失笑散，兼太阴者承气汤主之"。并且认为"营血内伤兼夫任冲、手厥阴者，宜四物汤、养营汤、妙香散之类"（《奇经八脉考·二维为病篇》）。

朱老认为，阴维病的范围不应如上述那样广泛，重点应注意在阴维络于阴而上行于营的前提下，复参照两维失调的症状，凡属阴虚血亏而兼有疼痛的症状，方是阴维的病候。

现举朱老根据上述原则诊断和治疗的治验二则如下：

案例 1：胸闷胁痛腹痛骨节疼痛

刘某，已婚，34 岁。门诊号：29536。于 1960 年 1 月 7 日初诊。

已产 7 胎，经期先后不定，近日时感头晕，胸闷，胁痛，腹痛，骨节疼痛，全身倦怠无力，舌质红苔薄黄，脉象细弦。证属血虚肝郁，脾土失调，阴维兼病。治拟养阴疏肝。用逍遥散加香附、郁金、川芎、熟地。服药 6 剂后，征象好转。

按：足厥阴肝经、足太阴脾经和阴维维交密切，肝郁脾弱，复加阴虚血亏，成为肝脾和阴维合病，而有头晕，肢软无力，胁腹疼痛，甚至出现心痛证候，逍遥散为本症主方。柴胡疏肝解内热，当归、芍药养血止阴维疼痛，白术、甘草、茯苓扶脾益土。用于上症每能应效。

案例 2：阴中痛

张某，女，25 岁，已婚。门诊号：27348。于 1959 年 8 月 28 日初诊。

患者结婚 6 年，曾流产 1 次，未生育，月经常愆期，头晕，四肢无力，胸闷乳胀，阴中时疼痛（剧烈时有抽搐感），舌红苔黄，脉象细弦。证属血虚肝燥，厥阴和阴维并病。治宜养血疏肝。四物汤加金铃子、香附、乌药、巴戟肉。先后服药 10 剂，胸闷乳胀、阴中抽搐均次第就愈。

按：上症俗名"吊阴病"，妇科病中颇多见。血虚肝郁而有疼痛现象，每为足厥阴、足少阴和阴维合病。因肝郁则气滞血阻，营阴又亏，所以阴内痛。如王叔和所谓阴维病"阴中痛如有疮状"。而阴中胞宫为肾所系，因此，又同足少阴有关，治用四物汤为主，酌加疏肝补肾之品，见效颇著。四物汤一般均以为调经补血药，殊不知其中当归、白芍、川芎均有入阴维而止疼痛的功用。

（三）维脉药考

《得配本草》附录《奇经药考》中，认为阳维主药有三：一曰黄芪"主阳维为病苦寒热"；二曰白芍"主阳维寒热"；三曰桂枝"走阳维"。

黄芪助阳补气，并能固表治卫虚自汗，所以是阳维病的要药。白芍也能止汗，并有解除潮热恶寒的功效。桂枝性辛甘而温，能通阳化气治卫虚自汗有寒热。朱老常以桂枝、芍药同用，治产后气血弱而兼自汗、盗汗，效如桴应。

上列三药，都是黄芪建中汤的主药，所以黄芪建中汤又是阳维病虚而有寒热的主方。

阴维主药，选以当归、川芎。当归养阴活血，能入阴维，兼有止痛功效。《金匮要略》当归生姜羊肉汤方，就用以治血虚腹痛，近代普遍用于治月经痛。川芎活血入阴维，兼有显著的止痛效验。

王旭高治虚损心痛，"阴维维于阴，营阴虚则心痛而舌红也"，重用当归（《环溪草堂医案·虚损门》）。蒋宝素《问斋医案》治维脉失调不孕："阴不维阳，阳不维阴，卫失外护，营失中守，寒热往来七载，经候不能应月盈亏，是以未能孕育。"治选川芎、当归入阴维。

阴维血亏而疼痛，应以四物汤为主，因养血外兼有止心腹痛的功效。

四、阳跷阴跷探讨

"跷"字含两种意义：一是强盛的意思，阳跷是说阳气很盛，阴跷是说阴气很盛；一是捷的意思。阳跷主外侧，阴跷主内侧，互助地主持着机体的活动。如果跷脉有病便能出现运动失调的现象。跷脉的循行部位，都是起于足部而上行于身的左右。其中，阳跷脉起于足跟外侧，沿足外踝上行，循胁肋上肩，过面颊上行入风池。《难经·二十八难》说："阳跷脉者，起于跟中，循外踝上行，入风池。"它是禀足太阳膀胱的脉气而别出，为足太阳之别。由于与足太阳的联系很密，所以病时常有"动苦腰背痛，身直"的症状。阴跷脉起于足内踝前大骨干上陷中，经内踝骨上部，循大腿内侧入小腹，上胸至缺盆循入人迎前面，到颧部，入目内眦，与足太阳、阳跷脉会合上行。《灵枢经·脉度》说："跷脉者少阴之别，起于然谷之后，上内踝之上，直上循阴股，入阴。上循胸里，入缺盆。上出人迎之前，入顺，属目内眦，合于太阳、阳跷而上行。"它是禀足少阴肾经的脉气而别出，为足少阴之别。由于与足少阴的联系很密，所以病时有"少腹痛、腰髋、阴中痛"等症状。

跷脉失调，发生的病理机制是："阴跷为病，阳缓而阴急；阳跷为病，阴缓而阳急"（《难经·二十九难》）。也就是说：阴跷为病，阴跷脉拘急而阳跷脉便相应的弛缓。反之阳跷有病或阳跷拘急而阴跷脉便相应的弛缓。这种症状，多表现在癫痫瘛疭的手足抽搐和足部内翻或外翻的现象上。

阳跷和阴跷两脉，上行会合于目内眦，所以有一些目疾是有关跷脉的病变。例如有种从内眦开始的目痛是属于阳跷病，而有一种目生青白翳的属于阴跷病。

两跷脉络又是分别主持着阴气和阳气的，而人类的睡眠现象与阴阳两气有关。《灵枢经·寒热病》解释这种生理现象时说："阴跷阳跷，阴阳相交，阳入阴出，阴阳交于目锐眦，阳气盛则瞋目，阴气盛则瞑目。"换一句话说，就是阳气盛则寤（醒），阴气盛则寐（睡）。临床上有阴虚的失眠症，又有阳虚的多寐症，都和跷脉的病变有关。所以治疗的方法，亦应该从奇经跷脉着手。

清代叶天士、吴鞠通等诸家，认为久病缠绵不愈，肝肾虚损，精神虚损，精血枯槁，延及遐幽的奇经、八脉均受影响，其中跷脉亦不例外。如《古今医案按·虚劳门》有"跷维失护"，《临证指南医案·产后门》有"跷维皆不用""阴阳维跷不用"等语，都是说明奇经损伤，跷脉属八脉之内，所以亦呈虚亏。其表现的症状，不外乎久病虚损而出现失眠或嗜卧、两脚痿软无力等现象，是属于兼损跷脉的病变。治疗也应该顾及跷脉方能中鹄。

（一） 脉在临床上的具体应用

1. 目疾　阳跷和阴跷从内外足部上行而会于目内眦，所以有些目内眦的疾患同跷脉的病变有关，例如《素问·缪刺论》说："邪客于足阳跷之脉，令人目痛，从内眦始。"《灵枢经·热病》说："目中赤痛，从内眦始，取之跷阴。"在病理机制方面说来，凡是阳盛阴弱的属阳跷病，阴盛阳衰的属阴跷病。治法也是依据这种原则而区分的。

有一种从目内眦疼痛开始，逐渐演进到胬肉攀睛的严重证候的属于阳跷目疾，明代倪维德的《原机启微》说："阳跷受邪者，内眦即赤，生脉如继，缕根生于瘀肉，瘀肉生黄赤脂，脂横侵黑睛，渐蚀神水，此阳跷为病之次第也。"治疗是用泻阳救阴法，《原机启微》推荐还阴救苦汤（李东垣方：桔梗、连翘、红花、细辛、归尾、炙草、苍术、龙胆草、羌活、升麻、柴胡、防风、藁本、黄连、生地、黄柏、黄芩、知母、川芎）。其间以川芎为引经药，治风入脑，配合生地、归尾以充盈阴分，并有升麻、连翘、知母、黄柏、龙胆草泻阳除邪，防风、羌活、藁本清热止痛，红花以活络。

另一种目中生翳是属于阴跷病，如《东垣十书》中认为眦有青白翳是属于阴盛阳虚的病，李梴《医学入门》曾补充这种病的证候（"浑身手足麻木，九窍不利，两目紧急，青白翳见大眦，视物无力"）的治法是早服补阳汤（肉桂、知母、归身、生地、茯苓、独活、泽泻、陈皮、白芍、防风、黄芪、人参、白术、羌活、熟地、甘草、柴胡），临卧服滋阴肾气丸（石决明、羌活、独活、甘草、当归梢、五味子、防风、草决明、黄芩、黄连、黄柏、知母）。上列各方，值得参考。

2. 癫痫　癫痫的病因很多，但它发作的时间如昼作或夜作，以及发作时所再现的症状如瘈或疭，是和跷脉的病变有关。

王叔和《脉经》里，对二的癫痫是用脉象来分别的。例如寸口脉"前部左右弹者，阳跷也。动苦腰背痛，癫痫，僵仆羊鸣"。寸口脉"后部左右弹者，阴跷也，动苦癫痫寒热"。后来，有以发作的时间来分，也有以症状来分，治法也有所不同。例如张洁古认为癫痫昼发者灸阳跷，夜发者灸阴跷。而沈金鳌《杂病源流犀烛》引嵩崖专治两跷的方法，分别治疗。昼作者为阳跷，宜升阳汤（莲节、麻黄、防风、苍术、炙草）。夜作者为阴跷，宜四物汤加柴胡、瓜蒌、半夏、南星、黄柏、知母、远志、枣仁、菖蒲。

按：升阳汤治阳跷痫证，是李东垣所订定的。《兰室秘藏》升阳汤条说："治阳跷痫疾，足太阳经寒，恐则气下行，宜升阳气。"至于阴跷痫证，则用养阴、涤痰、安神、开窍，兼清虚火的方法。《续名医类案·癫门》列跷脉的虚癫证，是以症状来分别的。阳跷：跌仆倒地，身软作声而痫，或筋缓而伸为疢，治疗宜十补汤加减益智仁。阴跷：语言颠倒，举止错误，筋急而缩为瘈，治疗宜六味丸加鹿角霜或用紫河车、当归、人参。

癫痫的辨证，有夹火、夹气、夹寒等分别，治法固应辨证而灵活使用。而清代诸家认为昼夜俱发及瘈疢并见的，为二跷虚损，治法以补养为主。例如《续名医类案》："余治冯旭先病痫，昼夜俱发，外感全无，左右尺寸皆弹指，应作二跷俱损治之。用黄芪二钱，人参一钱，当归二钱，地黄二钱，紫河车四钱，益智仁一钱，白术一钱，山药一钱，服之而愈。"

至于跷脉虚损，肝风内动的癫痫，治用甘缓和阳，柔肝熄风法。叶天士有一则著名的医案，是用甘麦大枣汤加白芍、萸肉、白石英而奏效（俞震《古今医案按·卷六·癫狂门》）。

按：甘麦大枣汤为《金匮要略》治脏躁的方剂，有甘缓和中、养心润燥之功，日本汉医亦每多用于治癫痫。朱老曾视一癫痫证，患者为年轻妇女，2个月来时常发作，发作时神志恍惚，身不由己，突然吵闹妄骂，甚至动武，或昏迷不醒，隔一时间，苏醒后如常。乃处甘麦大枣汤加芍药、茯神、石菖蒲、山萸、枣仁，服2剂，神志清醒，症已大瘥。证明形体征象俱虚的跷脉病变，用甘麦大枣汤能获得意外之效。

3. 失眠和多寐　跷脉的疾患，有表现在失眠或多寐方面。这两种病理机制，《灵枢经·大惑论》里说得很详细，例如失眠是："卫气不得入于阴，常留于阳，留于阳则阳气满，阳气满则阳跷盛，不得入于阴则阴气虚，故目不瞑矣。"多寐是："卫气留于阴，不得行于阳，留于阴则阴气盛，阴气盛则阴跷满，不得入于阳则阳气虚，故目闭也。"

治疗阳盛阴虚的失眠症，主要是兼有痰饮引起"胃不和则卧不安"（《素问·逆调论》），所以《内经》里的半夏秫米汤（《灵枢经·邪客》）是一张著名的适用方剂，能够祛痰浊和胃气，调和阴阳。蒋宝素说："半夏秫米汤假道胃卫以入脾营而达阳跷之络"(《问斋医案》)。

用半夏秫米汤治疗胃不和的失眠症，历来医案颇多，现选叶天士的一则如后："陕西四十七，痰饮乃阴浊所化，以渐有形，阻碍阳气，不得入于阴，阴跷穴空，夜不熟寐，《灵枢经》用半夏秫米汤，谓通阴交阳，痰饮不聚也……半夏加秫米汤"(《叶氏医案存真·卷上·不寐》)。

另有阴虚阳亢的失眠症，宜壮水为主，以制阳光。这一类病，在产后的妇女血虚火旺时，每多患之。朱老曾治疗沪上某医院女护士，产后28天，患失眠症，近已5昼夜不能安睡，心烦懊憹，痛苦万分，舌质红苔薄黄，脉象细数。证属产时流血过多，血亏阴亢，脉受损。治拟滋阴潜阳兼益奇经。药用当归、地黄、芍药、酸枣仁、柏子仁、茯神、紫贝齿、炙草等为主，服6剂后，渐能入睡。

至于阳气虚弱而形成的多寐症，临床上亦复多见，患者多头眩心荡，精神疲乏，终日欲睡，小溲清长甚至不禁，经水多愆期，脉虚弱，舌苔薄白。朱老常以黄芪人参汤（李东垣方：黄芪、升麻、党参、陈皮、麦冬、苍术、白术、黄柏、神曲、当归、炙草、五味子）治疗。其间以五味子为要药，因为五味子能助阳益气而提精神。孙思邈认为："夏月嗜睡无力，以五味子配黄芪、麦冬、人参，少加黄柏，服后能使精神顿加，两足筋力涌出也。"

4. 足外翻和足内翻　跷脉起于足部，同时又主持两足的运动，所以张洁古说："跷者捷疾也，二脉起于足，使人跷疾也。"说明跷脉正常，行动就轻捷灵活。

《难经·二十九难》所说："阴跷为病，阳缓而阴急；阳跷为病，阴缓而阳急。"不仅说明了足部病变的机制，而且也是治疗这种病的法则。

由于步行过劳或是外伤等因素，影响了跷脉，使足部发生病变。阳跷脉受损，则它的经脉拘急，而阴跷脉则纵缓，于是形成走路时足背向外侧的外翻足（也就是钩足）。治疗就用针刺外侧阳跷脉的穴位，使减少拘急，同时用皮肤针（七星针）刺激内侧弛缓的阴跷脉。如果是阴跷脉损伤，足掌的外缘偏向内方，会形成内翻足（也就是马蹄足），治疗就用针刺内侧阴跷脉的穴位，减少拘急，同时用皮肤针刺激外侧弛缓的阳跷脉。经过几个疗程，常能使跷脉的病变恢复正常。

（二）　跷脉药考

关于跷脉的药，历来医书叙述得比较少，在《得配本草》附录的《奇经药考》中，仅提出四味，一是防己"入阳跷"，一是肉桂"通阴跷"，另外是穿山甲、虎骨入阴阳两跷。

防己性味辛苦寒，能祛风止痛，清热渗湿。凡是湿热蕴留阳，以致下肢酸痛浮肿，行动不便，本品为要药。肉桂性味甘辛大热，凡是阴盛阳虚的病如目生青白翳等，用它入阴以"益火之元"。穿山甲通经活络，虎骨强筋益络，凡是跷脉虚弱、两足痿软，用这两味药可引经治疗。

此外，秫米是入跷脉的，《灵枢经》半夏秫米汤中用它，就是因为它性味甘寒，能泻阳补阴，调和跷脉的失常。

朱老认为有两味药是可以列入跷脉的：一是五味子，一是酸枣仁。五味子治阳虚的多寐是有特殊的功能，同时还可以治跷脉病变的癫痫而带抑郁性者，如喃喃自语，终日忧虑，甚至时常昏厥。酸枣仁治阴虚的失眠，在临睡前服用，如鼓应桴。

朱小南论奇经八脉在妇科临证间的具体应用

奇经八脉，以小腹部位为盘踞之所，或为起点，或为交会枢纽。妇科又名带下医，亦以腰下部位为重点。所有经、带、胎、产诸疾，以小腹部为主要病变之处。两者区域既同，当有不可分割的关系。小腹属下焦，为足厥阴肝和足少阴肾的管辖地带，奇经汇集于此，与肝肾关系极为密切。所以吴鞠通谓："盖八脉丽于肝肾，如树木之有本也。阴阳交，胎前产后，生生化化，全赖乎此"（《温病条辨·解产难》）。

古来医籍中，有关妇科的病机，颇多与奇经有关，如《素问·骨空论》称女子不孕系督脉为病，女子带下、瘕聚乃任脉为病。《诸病源候论》称月经不调为冲任受损，月水不通为冲任受寒，带下责之于任脉，漏下乃冲任虚损，妊娠漏胞为冲任失固等。如果妇科不究奇经，犹似隔靴搔痒，难以推敲病机，治疗亦难中鹄。正如李时珍所说："医不知此，罔探病机"（《奇经八脉考》）。徐灵胎亦认为必须钻研冲任，因"血之所从生，胎之所由系，明于冲任之故，则本源洞悉，而后其所生之病，千条万绪，可以知其所从起"（《医学源流论》）。

奇经八脉中，冲、任、督三脉都起于胞中。冲脉从中直上，乃血海，主经水，涵养精血，温濡表里。任脉行于身前，主胞胎生育。督脉行于背后，乃阳脉之都纲，维系人身之元气，与命门关系密切，同时亦主孕育。跷、维均起于足，汇集于腹。阴阳两跷和洽，则阴阳跷健而相交；阴阳两维正常，则阴阳之气相维。以上七脉皆会于带脉，带脉绕腰一周，总束诸脉，以维护各脉正常之功能，使不妄行。所以八脉虽各有循行部位，各有特殊功用，但仍为一不可分割之总体，互相联系，互相影响。

奇经病变，月经不调，多与冲任有关；瘕聚在少腹部位，病在任脉；背寒脊痛，下元虚冷以及不孕等均关系督脉；带下等症，乃带脉为病；跷脉失和，则失眠或嗜睡，甚至两腿痿躄；阴阳两维，不能维系，则病寒热，或苦心痛，以上均属奇经为病。但奇经八脉为一整体，病初则为局部经脉受累，如拖延日久，缠绵不愈，精血亏虚，终于八脉俱病。治疗非究奇经，难以获效。本篇乃试行阐明奇经病所涉机制，探讨其治疗特点，供参考。

一、奇经实证

久病演进至奇经，身体必较虚弱，然其征象仍有属实邪者，乃为体虚病实。此类病症，系指久病瘕聚或产后体虚夹瘀而言。

久病瘕聚，按腹可能摸触结块，而有隐痛，形瘦潮热，崩漏或有带下，腿膝无力。病初原为冲任气滞，久则带、跷、维等均受牵累。至于产后，由于去血过多，八脉空虚。如夹有瘀滞，兼有头眩、腰酸、失眠、心悸、经带淋漓、腹痛而有寒热、两腿软弱或有麻木感。此时治疗，叶天士谓："奇脉之结实者，古人必用苦辛和芳香，以通脉络；其虚者，必辛甘温补，佐以流行脉络，务在气血调和，病必全愈"（《临证指南医案》）。

奇经气滞，乃经络中气分不能宣畅流通，以致形成积聚，治疗当从疏通经络着手。在临证间，朱老根据叶氏原则，加以灵活应用，以应付各种复杂病症，现略介绍如下：

1. 用辛苦芳香法以温通瘕聚　对于久病瘕聚，治疗必须参照病之新久、体之虚实、病之寒热。如由于奇经气滞而有虚寒现象者，宜辛苦芳香法以温通经络，用药以青囊丸（《韩氏医通》）。方中香附、乌药为主，酌加当归、川芎、郁金、枳壳、木香、乳香、茴香、没药、黄芪、桂枝等品，以疏通气滞，消散瘕聚。

病例：梁某，36 岁。患者结婚 6 年未孕，经水迟早不一，腰部膨胀如怀孕象，带下连绵，经来时腹痛腰酸，小腹有下垂感，两腿软弱无力，脉象细弦，舌苔薄腻，诊断为气滞瘕聚。妇科检查：未产式，宫颈肿大，宫口轻度发炎，宫体中后位，宫体特大似 2 个月怀孕状，兼有压痛。西医诊断为迁延性子宫扩大，需手术治疗。患者不愿，乃用辛苦芳香法温通奇经，腰酸时加狗脊、巴戟天，体虚时加黄芪、熟地。经 6 个月治疗，腰围缩小 1 寸，妇科检查子宫体已缩小，症状消失。

2. 气滞瘀结用食血虫类　奇经气滞而兼有瘀结者，药又进深一层，不仅要疏通气滞，也需化瘀消积，并须详察体质的虚实，以攻补兼施，轻则用桂枝茯苓丸、回生丹，重则用大黄䗪虫丸、抵当丸等；其间以行气药为佐。盖血瘀之蕴成莫不先由气滞启其端，利气药能帮助活血，除掌握剂量外，适当配合补肝肾填奇经药，如参、芪、归、地、狗脊、巴戟、苁蓉、仙灵脾等以扶正，常能获效。

病例：张某，32 岁。产后 3 个月，腰痛不能俯仰，恶寒潮热，形瘦、胃呆、盗汗、肢软、小腹按之有小块硬结，脉象细弦，舌苔薄白。妇科检查：子宫有肌瘤。诊断为冲任癥结。治疗用温散和中，破血引瘀法，并适量吞服含有食血虫类的丸剂，攻补兼施，汤丸并用。历时40日，症状消失，检查子宫已无癥块。

3. 久病秽带用清润法　久病带下，气味秽臭，精涸形瘦，内热口燥，奇经虚损，而残余之湿热未清。此时治疗，宜用咸寒腥臭直达下焦法。以乌贼骨丸为主方，除鲍鱼、乌贼骨、茜草炭外，加入味浊之品，如鱼腥草、墓头回、败酱草等，直达病所。

二、奇经虚证

奇经虚证，临诊较为多见，八脉亏损，非血肉有情之品峻补，难以挽回。治疗方法，依照病症之不同，分别使用丸、膏或汤剂。

1. 先天虚亏为主以河车回春丸　先天不足、肝肾虚亏，以致影响奇经，往往天癸匮乏，经水迟至。一般少女在13～14岁初潮，患者则迟至18～20岁始来。婚后性欲淡薄，小腹虚冷，腰酸肢楚，多年不孕，时或经闭，失眠或嗜睡，带下连绵，腿膝无力。此乃冲、任、督、带俱病外，跷、维也不为所用。治宜温养肝肾，填补奇经，予甘辛咸温之品；证属慢性，丸以缓治。宜河车回春丸（紫河车、鹿角霜、阿胶、龟甲胶、紫石英、附子、肉桂、当归、熟地、冬术、党参、山药、仙灵脾、巴戟天、制香附、丹参、狗脊、木香、杜仲、续断、茯苓、陈皮。研细，水泛为丸，每日早晚各服4.5g，温开水送下）。

病例：蔡某，34岁。患者19岁时月经初潮，婚后时常经水后期，将近3年未孕，性欲淡薄，小腹虚冷，腿膝无力，夜寐不安，经来时恶寒颇甚，脉象细软，舌苔薄白。妇科检查：外阴未产式，阴唇较肥大，子宫颈光滑，宫体前屈而较小，发育欠佳、活动、无压痛，两侧阴性。诊断为奇经虚损，发育欠佳不孕。用河车回春丸调治1个月，4个月后复诊，经水已54天未来。妇科检查：乳晕发黑、子宫较大、颈口呈蓝色，妊娠小便试验阳性，证明业已怀孕。

2. 崩漏连绵不断主以填补奇经膏　妇人以血为至室，藏于肝脏、蓄于血海，以温养脏腑，灌溉全身。崩漏、带下日久，血液枯涸，脂液荡尽，头晕目眩，腰酸肢楚，腿膝无力，形瘦面黄，失眠或嗜睡，精神委顿。当此精血衰倦之候，非草木药饵所能胜任；宜用血肉有情之物，补养奇经。厚味胶质，尤能摄血固带，取效确实。并宜于冬令进补奇经膏（阿胶、龟甲胶、鳖甲胶、霞天胶、金樱子膏、桑椹子膏、牛角腮、乌贼骨、党参、黄芪、熟地、制首乌、怀山药、制冬术、地榆炭、炙升麻、五味子、炒贯众、仙鹤草、仙桃草、菟丝子、覆盆子、狗脊、杜仲、续断、山萸肉、石莲肉、茯苓、陈皮、熟军炭，上药除膏、胶外，用清水先浸一宿，继以武火熬取三汁，然后加入膏、胶及冰糖，用文火收膏。每日早晚各服 1 茶匙，开水冲服）以峻补之。

病例 1：蒋某，经水超早，时常淋漓不止，头眩目花，面色萎黄，精力疲乏，腰酸，失眠，腿膝软弱无力，行走稍多，即感眼前乌黑，摇摇欲倒，带下连绵，脉象细软，舌质淡，少苔。诊断为久病崩带，奇经虚损。嘱于冬令服填补奇经膏 1 个月余，崩带均愈，精神亦好转。

病例 2：陆某，40 余岁。患崩漏 5 年余，流血无度，头眩、目花、步行无力，时常眼黑昏厥，形骸枯槁，曾经刮宫 2 次，复用激素治疗，仍未见效。后于冬令进服含有厚味血肉有情胶质之膏滋药，症状始逐渐好转而愈。后经随访，彼盛称膏滋药效力好，胜过汤药数倍。

3. 产后阴伤主以柔养　产后流血较多，阴分必伤，奇经首当其冲，常致虚弱难复。叶天士谓："产后下元阴分先伤，而奇经八脉皆丽于下，肝肾怯弱不固，八脉咸失职司。"吴鞠通亦云："产后当究奇经"（《温病条辨·解产难》）。

产后去血过多，复恶露连绵不止，胃纳不佳，每致头眩，目花，失眠，心悸，虚寒、虚热，腿膝无力，精力疲乏。证属脾胃虚弱，奇经虚损。治疗当以健脾益血，填补奇经法为主。用产后柔养方：紫河车、陈阿胶、茯神、远志、制首乌、沙苑蒺藜、淡苁蓉、细生地、女贞子、金樱子、焦白术、陈皮。

病例：李某，24 岁，产后 3 个月余，恶露连绵不思，形容消瘦，据述体重减轻 10 余斤，夜寐不安，纳呆不香，精神疲惫，乳汁缺乏，掌心灼热，腰酸肢楚，脉象细软，舌质淡，少苔。诊断为产后虚弱，奇经失司。治用上方加减，调理数次后，征象好转。

按：产后血虚，奇经亏损，叶氏每多引用鹿茸、鹿角霜。朱老临证经验，以紫河车疗效较好。紫河车甘咸温养，峻补营血，填补八脉，能制止恶露，安心宁神，涩补下元衰惫，并能催乳，为产妇调补之妙品。盖本品为奇经所滋养，即用以治奇经之虚损。正如吴球谓："本其所自出，各从其类也"（《本草纲目》）。试观动物每多吃掉自己产出之胎盘，正用以填补自身产后之虚惫，乃合乎"以脏补脏"和"同气相求"之原则。朱老从事妇科 40 多年，经验所得，对产后滋补，推紫河车为上品，能用自身产出者更好。配以柔静温养之药，研末为丸，每日服用，功效确实，非他法所能比拟。

三、奇经疗法的探讨

1. 辛香温散之通，治瘕聚滞结　下焦瘕聚，多由于奇经气滞开其端，经络迟滞，气和血密切相关，血气瘀结，结块疼痛随之而起。治疗之法，气滞则用辛香温散行气之药，以疏通凝滞，恢复气行；血瘀宜于活血剂中加入行气药，以增强祛瘀散结功效。

叶天士用于疏通奇经滞结有关方剂，对产后有瘀，轻则用交加散（《妇人良方》方：生地、生姜），以补阴温化；重则用回生丹（黑豆、红花、苏木、大黄、米醋、人参、川芎、当归、熟地、茯苓、香附、延胡、苍术、桃仁、蒲黄、乌药、牛膝、地榆、橘红、白芍、羌活、炙甘草、五灵脂、黄肉、三棱、良姜、木香、木瓜、青皮、白术、益母草、乳香、没药、马鞭草、秋葵子）。该丹为清代医籍中治疗产后体虚有瘀较通用之成方。《医宗金鉴》用治产后痛疽而有里热，《验所验》用治产后败血。对于奇经气滞瘀凝而有结块者，一般用葱白丸（熟地、白芍、当归、川楝子、茯苓、川芎、枳壳、厚朴、青皮、神曲、麦芽、三棱、莪术、干姜、大茴香、木香、肉桂、葱白汁）；结块疼痛较剧者，用乌鸡煎丸（乌骨雄鸡、乌药、蛇床子、丹皮、白术、人参、黄芪、茅术、海桐皮、红花、白芍、肉桂、附子、川乌、莪术、陈皮、熟地、延胡、木香、肉果、草果、琥珀）。

朱老于临证间，对奇经气滞瘕聚，主以青囊丸之香附、乌药，该方见于《韩氏医通》。《串雅内编》认为效著，乃走方铃医用以治妇人有病者。辛香温散，能开郁行气，宽胸止痛，配合郁金、枳壳、木香、川楝子等，颇获功效。如有瘀结，轻者加归、芎、红花、桃仁等祛瘀活血药；重则用虫类宜为丸、为散，不宜汤煎。服时除掌握剂量外，更宜配补益脾胃、温养肝肾之品，务使攻补配合，攻不伤正，补不壅中，达到病去正复之目的。

2. 升陷固带之摄，治经络弛缓　带脉为奇经之总束，盖绕腰一周，提高其他诸脉。带脉固，经络功能正常；带脉弛缓，影响其他经络松弛，甚至导致内脏下垂。

带脉弛缓影响其他经络所致疾患，其主要有：

（1）子宫脱垂：都由于体弱气虚，带脉弛缓，复加操劳过度，以致子宫坠下。

（2）阴吹：带脉弛缓，冲任不固，气虚下陷，阴中气体喧扰。

（3）痿躄：带脉弛缓，引起蹻、维不用，轻则腿膝无力，重则两脚痿躄。

（4）内脏下垂：身体虚弱，带脉弛缓，小腹内经络松弛，导致胃、肾等脏器下垂。

治疗应用补中益气、升陷固带法，以补养身体、固摄带脉。带脉巩固，诸脉受其提高，亦能恢复正常，诸恶遂愈。所以上述诸病虽征象各异，追溯其本，治疗则一，均主以补中益气汤。医籍中如妇人阴挺下脱，气虚下陷，主补中益气汤（《妇人良方》薛己按语）。叶氏治阴吹，谓："胞门气虚，胃气下泄，乃有正喧之病，古人以膏发煎导之，今宜先用补中益气法，以升其气为妙"（《未刻本叶氏医案》）。陈士铎治痿，谓："两足之弱，不能步履，人以为肾水之亏，不知非也，盖气虚不能运用耳。方用补中益气汤加人参、牛膝各三钱、金石斛五钱、黄芪一两治之，二剂即足生力，四剂可以步履矣"（《石室秘录》）。

朱老治疗内脏下垂，如胃、肾等下垂，均主以补中益气汤加减。而肾下垂兼有积水者，症腰溶溶若坐水中兼重如带五千钱状，则用补中益气汤加甘姜苓术汤（《金匮要略》方：甘草、干姜、茯苓、白术），温中举陷、利水化湿并重。

上例诸症应用补中益气汤时，朱老尚加入补益奇经之药，如巴戟天、狗脊、杜仲、续断、苁蓉、金樱子、菟丝饼之类，比单纯用成方有效。盖奇经之病用奇经之药，效更显著。

3. 血肉厚味之补，治奇经虚惫　《素问·阴阳应象大论》谓："形不足者，温之以气；精不足者，补之以味。"盖病至奇经，缠绵难愈，每致形瘦肌削，精血枯槁。在这种消耗至严重程度时，单依靠草木植物之药，难以峻补；当用血肉有情厚味胶质之品，填补奇经，方能治精血之惫。

叶天士、吴鞠通等所用血肉有情之品，包括鹿茸、鹿角霜、龟甲、鳖甲、河车胶、紫河车、猪脊髓、羊脊髓、牛腿骨髓、阿胶、鹿鞭、鹿毛、乌骨鸡、羊腰子、鸡子黄、燕窝胶、羊肉、海参、淡菜、乳粉等。朱老在临证间所用，范围不若上列之广泛，但精择有效者引用，如若对证，功力颇宏。如胞宫发育不足，性欲淡薄之不孕症，以鹿角霜与紫河车同用；产后虚弱，恶露淋漓不止，则以紫河车与阿胶同用；营血虚亏或漏下不止，选用阿胶、龟甲、鳖甲胶；形瘦肌削则用牛、羊、猪骨髓或霞天胶（《韩氏医通》方：黄牯牛精血熬膏）；腿膝无力，则用鹿筋、虎骨胶；背寒下之虚惫，则用鹿茸、鹿角胶等为主，配合其他药品同用，获效确较显著。但此类药物究属厚味胶质，消化吸收较难，故使用时必须注意脾胃情况，宜加用健脾醒胃之品。

4. 腥臭脂膏之润，治秽带精枯　妇人久患秽带，血海枯涸，形瘦精槁，奇经亏损，吴鞠通主用腥臭脂膏之品，以酸甘咸之品，直达下焦。其理论根据为："下焦丧失，皆腥臭脂膏，即以腥臭脂膏补之"（《温病条辨·卷三》）。

吴氏提出此类疗法的典型方剂有二。用于阴虚者，为专翕大生膏（《吴鞠通医案》方：熟地、海参、黄肉、洋参、鳖甲、桂圆肉、鲍鱼、麦冬、白术、牡蛎、龟甲胶、茯苓、猪脊髓、乌骨鸡、莲子、沙苑蒺藜、芡实、羊腰子、阿胶、鸡子黄、白蜜）；用于阴阳俱虚者，为天根月窟膏（《温病条辨·解产难》方：鹿茸、乌贼骨、鲍鱼、鹿角胶、鸡子黄、海参、龟甲、羊腰子、桑螵蛸、乌骨鸡、茯苓、牡蛎、洋参、菟丝子、龙骨、莲子，桂圆肉、熟地、沙苑蒺藜、白芍、芡实、归身、小茴香、补骨脂、枸杞子、肉苁蓉、黄肉、紫石英、杜仲、牛膝、萆薢、白蜜）。

考腥臭脂膏疗法，实起源于《素问·骨空论》乌贼骨丸，其间用乌贼骨、蓝茹合麻雀卵为丸外，饮以鲍鱼汁以增药力，治血枯精亏证。按鲍鱼气味辛臭性温，能厚肠补肝，充养气血，日人用治劳损，取其强壮之功。此外《别录》谓：可治"瘀血血痹，在四肢不散者"。可见尚有活血消结之效。《临证指南医案》谓："饮以鲍鱼汁，利肠垢，和肝伤，取其臭秽之味，佐乌贼骨而辟秽宿积之血"，均称其兼有活血散积的效验。

朱老认为吴氏两膏乃治崩漏之带，膏脂丧失过多，以致形枯而所下之液清稀无臭味者为宜。至于临证间所遇形骸枯槁，带下腥臭色杂者，常兼内热，证属胞宫郁热，或痛肿溃烂，体虽虚弱而证属实。脂膏消耗枯涸而湿热未清，吴氏两膏于病情不合。盖徒然填补，随补随泻，病根未去，漏卮依旧。治疗宜秉《素问》乌贼骨丸法，取其养阴填精、消结止带之义。惟鲍鱼药铺未备，购买不便，煮烧麻烦，代以海藻、昆布，两味亦均海产，颇多黏胶，且为营养之品。配以乌贼骨、茜草炭外，复加入草本中有臭秽性味者，如鱼腥草、败酱草、墓头回等，并参照症状酌加黄芪、当归、甜苁蓉、白芍、土茯苓、川柏、薏苡仁、带柄菱壳（按：药店只备老菱壳，带柄菱壳须自备。老菱壳能收敛固涩，止带摄血，而带柄菱壳兼有消肿散结功效）等。蒸后气味浓浊，本乎浊者下降之义，以治下焦病症。

钱伯煊对妇科病的论述摘要

一、痛经

钱老治病，特别强调辨证论治这个原则。在治疗痛经方面，认为首先要分清虚实。在实证方面，多见于气滞、寒凝两类。气滞、寒凝，都能使血流不畅，积而为瘀，瘀阻则不通，不通则痛。

气滞治法：以疏肝调气为主，所谓气行则血行，气滞则血滞，但使用调气药，要用入血分的气分药，才能直达病所，效力较速。

寒凝治法：则以温经散寒为主，都采用温经汤（《金匮要略》方）加减，如寒甚而疼痛剧烈，改用吴茱萸汤（《证治准绳》）加减。

如腹痛拒按，都酌加化瘀之剂，方用失笑散（验方）。

虚证方面，主要由于血去肝失所养，失其疏泄之常，治法以养血疏肝为主，方用芍药甘草汤合抑气散（《伤寒论》方、严用和方）。

二、闭经

钱老在治疗闭经方面，主要以益心脾、补肝肾、调冲任立法，疗效尚好，因为月经不来，乃"血病也"，而心、脾、肝、肾与血关系密切，《素问·阴阳别论》谓："二阳之病发心脾，有不得隐曲，女子不月"。二阳指阳明大肠及胃也，胃为仓廪之官，主纳水谷。此病由于心脾所发，忧思善虑，伤及心脾，心不生血，脾失健运，胃不受纳，故谓胃病发于心脾也。由于纳谷衰少，无以化生精微，灌注经脉，而血脉遂枯，月事不得以时下，因此可见心脾与经闭有很大关系。但此症也有在于肝肾，因肝为藏血之脏，又主疏泄，若藏血不足，疏泄失常，遂致血虚气滞而致闭经，肾藏精，月经之源，全赖肾精以施化，若肾精乏，无以濡养肝脏，肝不藏血，无以下注于血海，血海空虚，遂致月经不至，因此肝肾与闭经，也有一定的影响。

张某，女，23岁，未婚。

初诊：1971年6月29日。闭经半年，末次月经于去年12月份来潮，量少色褐，以前月经周期为30~60天，8天净，量中等，有痛经、经前腰酸，曾服己烯雌酚、当归浸膏片、白凤丸、艾附暖宫丸等均无效，现感腰痛，少腹寒痛，白带量多气味腥，舌苔淡黄腻、中裂尖刺，脉细软尺弱。脉证参合，此属先天肾虚，又因劳倦伤脾，不能运化水谷而生精微，于是营血不足，无以下注于冲脉，冲为血海，血海空虚，而致经闭，治法以补肝益肾，理气调经。

三、妊娠恶阻

恶阻，又名妊娠呕吐，是妊娠初期影响孕妇饮食的一种临床表现。其原因由于妇女怀孕之后，血聚胞宫，以养胎元，遂致血不养肝，肝气易逆而犯胃，或肝胃不和，痰气凝滞，或脾胃虚弱，升降失常，都能使气从上逆，胃浊不降，发生呕吐。又因孕妇体质之强弱，以及呕吐程度之轻重，而致耗伤津液之多寡，又可出现各种不同之兼症，如病情较重，恶心呕吐剧烈，形肉消瘦，或诱发其他疾病。

钱老治疗此症，根据患者具体情况，通过辨证，多数采用平肝降逆、调气和胃、清热化痰、益气温中、养阴生津等法施治，用药精简，使患者易于接受，不致服药即吐，疗效尚好。

四、保胎

《素问·六节藏象论》谓："肾者，主蛰，封藏之本，精之处也"。任主胞胎，肾与任脉相系，胎系于肾，故保胎首先以强肾为主，肾强则任脉亦强，如此则胎能巩固。脾为生化之源，气血之本，若脾气健旺，气血充盈，则又能供养胎儿生长，反之，如果孕妇素体虚弱，气血两亏，脾运不健，肝肾又虚，往往发生腰痛下血，腹部坠痛等症状，如此则最易引起流产。治疗方法，应当采取补气血、益脾肾、和肝胃，兼固胎元，以期达到妊娠足月，而顺利分娩。

钱老治疗此症，首先从辨证着手。如气血两虚者，治以补气养血，采用十圣散，或泰山磐石饮；气虚者，主以补气，方用补中益气汤加减；脾弱肾虚者，治以健脾补肾，方用千金保孕丸合四君子汤，如有热象，再加黄芩、知母，如有气滞，再加橘皮、木香。总之以补肝肾为主，健脾胃为辅。从上所述，都是治本之法，所谓治病必求其本，因此无论胎漏、胎动不安、滑胎等，经治疗后，往往都能足月而顺利分娩。

五、妊娠水肿

妊娠水肿，主要病因由于脾弱积湿，气失运行所致。治疗方法，以益气健脾为主，佐以化湿，方用香砂六君子汤加减。如小溲不多，改用化湿利水之法，方用白术散或五皮饮加味；如肿势较甚，小溲甚少，方用天仙藤散加减，使小溲增多，则肿势可消。但用利水之剂，不能用滑利之药，恐伤及于肾，而致影响胎元，因胎系于肾，肾伤则胎元不固，故在临诊时，需要特别慎重，以免有顾此失彼之弊。

六、子痫

子痫的发生，往往在妊娠后期，或在分娩期间，突然发生头痛剧烈，头旋眩晕，遂致昏迷，两目上窜，四肢抽搐，牙关紧闭，少顷渐平，继后复作，若不急治，母子都有生命之危。主要病因由于肝藏之血，营养胎儿，肝血不充，遂致肝阴不足，肝阳上亢，肝旺生火，热极生风，风火交炽，侵犯心包。治疗方法，以镇肝熄风，清心降火，方剂采用钩藤汤加减，再加羚羊角粉。如昏迷甚者，可加至宝丹，如体质较弱，治法改用育阴潜阳，熄风泻火，再加羚羊角粉、犀角粉、安宫牛黄丸、至宝丹，在此一发千钧之际，必须详细辨证，迅速治疗，才能达到转危为安。

七、产后血晕

产后血晕，此症主要病因，由于产后血夺阴损，心肝之阳亢逆，又有恶露不下，瘀血上冲，前者属虚，后者属实，二者都能发生血晕。治疗方法，虚证：根据虚则补之，应大补气血，以防暴脱，方用当归补血汤合生脉散为主；实证：根据实则泻之，应养血化瘀，使积瘀下行，方用生化汤加减，再加失笑散，此外再可用醋炭法，以炭烧红，置在盆内，将醋洒之，将炭盆置产妇旁而熏之，神志亦能渐清。通过辨证，内外兼施，才能达到转危为安。

八、产后癃闭

癃为小便不利，闭为小便不能，《素问·灵兰秘典论》云："膀胱者，州都之官，津液藏焉，气化则能出矣。"说明如膀胱不能气化，则小便不通，留于膀胱而不下，遂致癃闭。

产妇因产程过长，或手术助产，产后每易发生癃闭，主要原因由于产时努力伤气，或失血过多，气随血耗，因而肺脾气虚，不能通调水道，下输膀胱，

古今奇经验案选编

遂致膀胱气化失宣而窒塞。症见小便点滴不爽，甚则不通，少腹胀满，腰部酸痛。根据钱老治疗此症立法，常以温通气化为主，随症用药，主方以琥珀、肉桂、沉香三味为末相和冲服。方中之琥珀，性平味甘，功能通行水道，散瘀安神，使肺气下降而通利膀胱，具有利小便，通淋闭的作用；肉桂辛甘大热，能补命门相火之不足，温阳通经，蒸发膀胱气化；沉香辛苦而温，能调气降气，下达肾经。三味同用，有温阳通经，助膀胱气化而利小便之功能。

九、不孕症

中医对妇女不孕的病因、病机，主要认为是由于先天不足，以致肾气虚弱，冲任失调，或因胞宫寒凝，或由于劳伤气血，都能使月经紊乱，其他如七情内伤，而使肝气郁结，或六淫外感，而邪伤冲任，以及瘀血停积等，都能引起不孕。

对受孕的机制，认为须赖肾气旺盛，真阴充足，冲任两脉协调，月经按月来潮，才能摄精受孕。

钱老治疗不孕症，因在临床上遇到的，大都由于月经不调所引起。治疗方法：如肝肾两虚，采用补肝强肾；如气血不足，采用补气养血；如下焦寒凝，采用温经散寒；如肝郁气滞，采用疏肝解郁；如瘀血内阻，采用活血化瘀。使月经得到正常，然后才能怀孕。

十、癥瘕积聚

癥瘕积聚，男女皆有，但由于妇女生理上的特点，发病较多。癥和积是坚硬成形，推之不移，病在血分，瘕和聚是聚散无常，推之移动，病在气分，这是癥瘕积聚的根本区别。西医所称子宫肌瘤、慢性盆腔炎、输卵管阻塞等症，按中医学识，都属于癥瘕积聚范围之内。子宫肌瘤，坚硬成形，其病变特点，是月经先期量多，或淋漓不断，以致气阴两伤，冲任不固。治疗方法，在经前或行经期间，以补气养阴为主，兼固冲任，主要控制月经，不使其如崩如漏；经净后，以软化肌瘤为主，故方中常用龟板、鳖甲、牡蛎、乌贼骨、昆布、海藻、蛤壳、海浮石等，使肌瘤得以逐渐软化，甚至缩小。慢性盆腔炎、输卵管阻塞等，其症状有下腹痛，病因都由于肝郁生火，脾弱积湿，湿热下注，气化失宣，治疗方法以疏肝调气为主，和脾化湿为辅。

刘奉五对奇经妇科病的论述摘要

一、谈"肾"二三事

肾藏精，主人体生长发育与生殖功能，以及人体的水液代谢，故为"先天之本"。肾所藏之精，包括来源于饮食之精、肾本身之精（生殖之精）。这些精的生成与储藏都由肾气所主。所以肾包括肾精和肾气，亦即肾阴、肾阳两部分。肾精是肾气的物质基础，肾气是肾精的功能体现，两者相互为用。肾的生理功能以及病理变化与妇女的生长发育，以及胎、产、经、带诸证，密切相关。除其他篇节已述者外，赘补以下几点：

1. 肾司开阖　《素问·六节藏象论》中说："肾者，主蛰，封藏之本，精之处也"。《素问·金匮真言论》中说："……肾，开窍于二阴，藏精于肾"。所谓"开窍"与"封藏"，不仅包括水液代谢，而且与泌尿、生殖、排泄器官的生长发育、生殖功能密切相关。概括而言，也就是肾气的开阖功能。肾气充盛则开阖有节，当开则开，当阖则阖。肾气开，则二便自调，月经按时而至，精血、津液排泌适度，性欲正常，两精相搏故能有子。肾气开而不阖，则见泄利、尿频、崩漏、胎漏、性欲妄动等。肾气阖而不开，则肠燥便结，排便无力，小便癃闭，月经稀发、量少甚而闭经，精血津液枯竭，性欲减退，外阴干枯，阴户失荣甚至闭锁，交媾困难，卵萎不孕或不能系胎。所以，临床上均应从治肾入手，以求其本。重点在于滋补肾精以益其损，或充养气血以促进开阖之功能。例如调理月经常用的定经汤；治疗崩漏的寿胎饮，以及治疗习惯性流产、围绝经期综合征、不孕症的经验方药，都以补肾为主，或辅以补肾的药物。使之肾气充沛，开阖自如。

2. 肾气通于脑　《素问·骨空论》中说："督脉者，起于少腹以下骨中央，女子入系廷孔……其络循阴器……合少阴；上股内后廉，贯脊属肾"，说明足少阴肾经与督脉相连，而督脉起于胞中下出会阴，沿脊柱上行过风府入络于脑，至巅顶过百会穴，沿额部下达鼻柱与任脉合于人中穴，所以，肾气与脑，由督脉相贯通。肾精充盛，可以促使脑力充沛，脑主思维，情志舒畅可以促进肾气的功能，二者相互关联。中医认为肾为先天这本，天癸赖以滋养，肾虚则天癸竭，月经闭止，腰酸腿软，性欲减退，面色晦暗，全身乏力，精神疲惫，健忘。从西医的观点来看，月经正常与否有赖于大脑皮层-下丘脑-垂体-卵巢、子宫之间的功能协调，其中任何一个环节发生病变，都可以导致月经失调。例如，席汉综合征。除闭经外，还会出现生殖器萎缩，乳汁分泌减少，阴毛、腋毛脱落，性欲减低，消瘦，面色苍白，记忆力减退，精神萎靡，极易疲劳，肌张力减退，基础降低，血压低，血糖低等。临床使用四二五合方（经验方）治疗，取得一定的疗效。方中以五子衍宗丸补肾气，仙茅、仙灵脾补肾阳，四物汤养血补精，突出从肾论治。通过实践不但能改善症状，月经能通，而且萎缩的生殖器官也逐渐有所恢复，内分泌检查结果也有所改善。因此对于本病病理变化的探讨，中西医之间看来是有共同可寻之处，值得进一步研究。

3. 肺肾相关　《灵枢经·经脉》篇中说"肾足少阴之脉……贯脊，属肾，络膀胱，其直者，从肾上贯肝膈，入肺中，循喉咙，挟舌本"。说明肺与肾在经络上是相通的。因此在水液代谢上，肺主通调水道，为水之上源，肾主开阖，为水之下源。在呼吸方面，肺的呼吸功能，要靠肾的纳气，所以肺主吸气，肾主纳气。肺为华盖居人体的上焦至高之位，肾居下焦至阴之地，上下相隔悬殊，表面上似无联系，但从整体观念来看，肺与肾是有一定联系的。这种联系就是肺主治节，能够输精布化，肺气虚实能够影响肾气。肾受气于肺，又为肺之根，两者相互滋助。所以《素问·经脉别论》中说："饮入于胃，游溢精气，上输于脾，脾气散精，上归于肺，通调水道，下输膀胱。水精四布，五经并行"。足太阳膀胱经与足少阴肾经互为表里，因此，膀胱为太阳之腑，太阳主一身之表气（皮毛），而肺又主皮毛，所以膀胱与肺在三焦气化过程中，可以说是腑气与表气的关系。若皮毛遇寒则腠理闭塞，膀胱之气也不开，肾气开阖之功也受限。若欲开肾气而利膀胱，则必须通过皮毛宣肺气，始能奏效。例如：五苓散中用桂枝（入太阳经），温通皮毛开太阳之表，肾气也受益而得开，膀胱气化得行，癃闭得通。有些产后尿潴留的患者属于此种类型。可见肺、肾、膀胱相互关联甚为密切。若以两脏的内在联系来看，足少阴肾之经脉，贯脊属肾，络膀胱而又上贯肝膈，入肺中。肺之精华可以直接入肾以养肾气。肺痿则肾失所养，而肾虚又可以影响到肺。例如：黑锡丹治疗肺肾不足、肾不纳气之虚喘，用黑锡、硫黄温肾补肾以纳肺气而平喘。又如人参、黄芪原为补肺益气之药，但李时珍说，黄芪主虚喘，治肾虚耳聋。他对人参的看法又引用朱丹溪之说，"肺肾虚极者独参汤主之"，可见补肺之药可以益肾。《药性赋》中说："五味子止嗽痰，且滋肾水"，说明五味子原为入肺之药，既能补肺气也能入肾。妇科常见病中与肺直接相关者较少，多与肾直接相关，有时治肾也借助补肺气而提高疗效。例如：崩中下血危急时大汗出，气虚欲脱，急宜独参汤以救脱，若单纯补肾则远水不解近渴，不能应急救危。近年来，使用二五合方（经验方），治疗席汉综合征，效时尚好，加人参、黄芪之后，效果更为理想，就是根据肺肾相关的道理逐步摸索出来的。

二、为什么说"肝为五脏六腑之贼"？

——兼谈妇科治肝八法

临床上经常有人提到"肝为五脏六腑之贼"（也有人说是五脏之贼），意义何在？值得推敲。

1. 肝的生理功能　为了搞清楚这句话的含义，首先应了解一下肝的生理功能。肝藏血，为罢极之本，意即贮藏血液调节血量，故能耐受疲劳抵御外邪。在体为筋，其华在爪，开窍于目，其液为泪，而且主疏泄条达。人的生命活动，靠脏腑间的密切联系所构成的人体生理功能的整体性。肝与其他脏腑、器官、经络密切相关，相互联系、依存、制约和相互促进，表明了肝能生养五脏六腑的特点。

所谓"肝为五脏六腑之贼"，必然涉及肝与五脏六腑之间的关系，特别是与五脏之间的关系问题。例如：

肝与肾：肝与肾二者同源，相互滋养。肝之疏泄条达与调节血量的功能，依赖于肾阴的滋助，肾阴（精）物质又需通过肝的疏泄而藏于肾。

肝与脾：脾的运化，必须通过肝的疏泄，反之，脾失健运，也会影响肝的疏泄。

肝与肺：肺主治理调节全身之气，肝主调节全身之血。肝向周身各处输送血液，依赖于肺的治节肃降；肝失条达气壅郁滞，反过来也会影响肺之治节肃降。

肝与心：主要是血液环流与血量调节的关系，心血不足则影响肝的调节，肝血不足也可影响心的功能。心主精神意识，肝主疏泄条达（情绪舒畅），精神与情绪也是相互影响的。

另外，肝与冲任二脉，从经络上就有连属关系。肝为藏血之脏，冲为血海，任主胞宫，肝的功能正常，肝血充足，则血海满盈，月经能以时下。其他与六腑、器官、经络的关系，也都因与其相表里的五脏相关，而直接或间接地相互影响。

总之，肝为血脏，功能贮藏和调节全身的血量。五脏六腑、四肢百骸，各器官组织都赖血以养；肝又能疏调气机，使之气血流畅，经络疏浚，脏腑功能和调，四肢关节健利，诸窍开阖正常，从而使整体功能健壮，精力充沛，情绪舒畅，耐受疲劳，能以抵制外邪。所以，肝能生养五脏六腑，这些都是肝对五脏六腑极其有利的一面。

2. 肝的病理　肝以阴血为主以气为用，体阴而用阳，其性喜柔恶刚。所以肝气太过与不及均可致病。主要表现为肝气、肝火、肝风、肝寒等。

肝气：肝气以条达疏畅为顺，若遇太过与不及均可演变为病理性的肝气。不及，则气机不利，胆汁分泌不足，脾胃运化功能减退，脏腑经络的供血不足，筋骨肌肉也失养，耳目不聪，手不能握，足不能步，全身趋于衰退，故有"罢极之本"之称。太过，则气机壅塞郁滞不畅。气机不畅，经脉不通，轻者表现为游走性肢体、关节、肌肉疼痛，即所谓"肝气窜痛"；重者烦急，胸闷，气憋，两胁胀痛，横逆而犯脾胃，以致嗳气吞酸，胃气上逆，脾湿内生，湿热蕴育甚至出现黄疸，即所谓"万病不离于郁，诸郁皆属于肝"。是有一定道理的。

肝火：外因所致者，多表现为肝火胆热升腾，目赤眵多，口干口苦，口渴，舌红苔黄或便干溲赤，皮肤起疱疹，局部红肿灼痛。肝胆火热下注，则睾丸阴部肿痛，步履艰难；内因所致者，多因气郁化火。郁火热势较缓，多见烦躁，胸闷，口干，咽燥或见低热。另外，尚可因为暴怒伤肝（怒则气上），肝气冲逆，血随气上，甚则热势郁结而欲动风，正如《素问·生气通天论》中所说"大怒则形气绝，而血菀于上"，而出现吐血、衄血、中风、出血、倒经等证。

肝风：《素问·至真要大论》中曾说"诸风掉眩，皆属于肝"。肝风有内、外、虚、实之分。外因所引起的肝风，多系肝胆热盛而动风，症见惊厥抽搐，即所谓热极生风（或热痉风）；内因所引起的肝风，可因暴怒伤肝，肝风内动，风火相煽，症见严重的眩晕，头痛如裂，颈项牵强，震颤，言语不利，痉厥等；如实火中风见有头剧痛、抽搐等；若因肝阴不足，肝阳上亢，肝风上扰，则见头痛头晕，失眠，肢麻，属于实风。至于热病后期阴血大伤，也可以引起血虚风动，属于虚风。

肝寒：肝阳不足，虚寒循经下行，则见寒疝，妇女多表现为少腹两侧、腰胝部寒痛。

以上所说的是肝本身的病理，至于肝气、肝火、肝风、肝寒对于诸脏的影响以及夹杂为病，其范围就更加广泛了。例如：

肝与肾：肝阴不足，肝阳上亢，由于肝肾同源，肾阴不足肝阴也虚，也可以导致肝气、肝火、肝风的形成或加重其病情。肝肾阴虚两者也可同时兼见。肝火旺盛，疏泄太过，也可以导致肾不闭藏。

肝与肺：肝火灼肺，则可见咳嗽咯血。肝气郁滞也可以影响肺的肃降；以致喉痒作咳两胁掣痛，或梅核气等。

肝与脾胃：若脾运失职，湿滞中焦，则影响肝之疏泄。脾湿肝郁日久也可以生风。肝气横逆侵犯脾胃，又可以引起脾失升举，胃失和降。

肝与心：心血不足则肝血也不足，肝血不足也可以影响心的功能，肝火上炎也可以引动心火，肝风内动心神也必受扰。

综合以上所述，肝的生理功能正常，则气机条达，经络畅通，气血和调，五脏六腑的功能才能保持正常，所以说肝能生养五脏六腑。如果肝的功能失常，发生肝气、肝火、肝风或肝寒时，则五脏六腑必受其贼害，所以说"肝为五脏六腑之贼"。

三、略谈"冲任不能独行经"

妇科治疗月经、带下、妊娠病，以及妇科杂病时经常提到安冲、固冲、调理冲任、调补冲任、降冲逆等治则。但是，未能从本草书中查到入冲脉或入任脉或冲任并入者，即或是治冲任的药物也都没有入冲任二脉之说。因为冲任二脉是奇经八脉中的两条脉络，不是正经。所以，在具体运用这些法则时，就需要搞清楚冲任二脉从属的脏腑以及正经的关系。

临床用于调治冲任的药物，绝大部分都有补肾、理脾和肝的作用。因此可见冲任二脉不能看成是一个独立的经络，而是附属于肝、脾、肾三脏的两条脉络。所以说："冲任二脉不能独行经"。另外，十二正经与五脏六腑直接相通，而奇经八脉是经外之经、脉外之脉，并不与五脏六腑直接相通。营、气血、津液依靠脏腑通过十二正经，才能运送到奇经八脉。若脏腑发生病变时，往往通过正经而累及奇经。因此在治疗时必须以治脏腑为先。若病发于外在的奇经也必然累及正经，或由正经向脏腑传变。临床上一般也多以治疗脏腑、正经为主。试从以下三方面进一步说明"冲任不能独行经"的道理。

1. 冲、任二脉的循行及其生理功能　冲脉最主要的一条起始于胞中（子宫），下出会阴，于腹股沟处（气街）与足少阴肾经相并上行，经过脐旁，过于胸中，再上则到咽喉部，又环绕口唇。还有一条经脉，从胞中分出，通过脊柱，循于背部。冲脉为"十二经脉之海"，又称为血海，能够调节十二经的气血。所主病候为月经不调、崩漏、带下等妇科疾患，以及少腹痛，气上冲心等症。任脉起于少腹部，下行于会阴，由此向前向上走行，经过阴毛处，沿腹里上行至关元穴处，再上直到咽喉，然后环绕口唇，经过面部，进入目下。任脉为"阴脉之海"，与足的三条阴经（肝、脾、肾三经）会于曲骨、中极、关元。阴维脉及冲脉均在腹部与任脉相合。因此，任脉对于人身的阴经有调节作用，且与月经、妊育有关。所以说"任主胞胎"。其所主病候：在男子为疝气，女子为月经不调、带下、不孕、癥瘕、遗尿等。

根据冲、任二脉的始末与循行，足以说明冲、任二脉与足少阴、足厥阴、足太阴经脉相通。冲脉充盛，任脉通畅则月事以时下，二者互相滋助。正如《医宗金鉴·妇科心法要诀》中说："先天天癸始父母，后天精血水谷生，女子二七天癸至，任通冲盛月事行"。

2. 从与肝、脾、肾三脏的关系来看"冲任不能独行经"　冲、任二脉虽然不与脏腑直接相通，但是与肝、脾、肾三脏间接相通。也就是肝、脾、肾所属的经脉由冲、任（和带脉）联系起来。因此冲、任二脉的生理功能可以说是肝、脾、肾三脏的功能体现，所表现的证候也是肝、脾、肾的证候。

（1）肝与冲任二脉的关系：足厥阴肝经络阴器，与冲、任二脉相通。肝主血液的贮藏与调节，血液化生之后，除营养周身外均藏于肝。肝血有余，下注血海，变化而为月经。肝喜条达，肝气郁滞则经血不畅；肝气上逆则经血随冲气而上逆，以致倒经；肝郁化火内灼津液则阴血耗竭而致血枯或经闭。故临床有"调经肝为先，疏肝经自调"的说法。

（2）肾与冲任二脉的关系：冲脉出会阴至气街即与足少阴肾经相并而上行。阴脉之海，在腹部与足少阴肾经相会，所以冲任二脉均与肾间接相通。肾主二阴，肾气盛则任脉通，太冲脉盛，月事才能按时以下，且能孕育生子。若肾气衰，涉及任脉虚衰，太冲脉也衰少，地道不通，形坏而无子。肾失闭藏，开阖失司，可致崩漏、带下。肾不系胎则胎漏或无子。

（3）脾胃与冲任二脉的关系：足太阴脾经、足阳明胃经在少腹部的气街以及三脘穴与冲任二脉相通，故有"太冲脉隶属于阳明"之说。所以，冲任二脉间接与脾、胃相通。脾胃为气血化生之源、月经之本。如薛立斋所说"血者水谷之精气也，和调于五脏，洒陈于六腑，妇人上为乳汁，下为月经"。脾胃精气充盛，则冲脉盛、血海盈，月经以时下。若脾胃虚弱，气血化生无源，则经血稀少或经闭。脾虚不能统血，则经血淋漓不断或崩中下血。故临床有"治血先治脾"之说。

综上所述，冲为血海，而血的来源与生成依赖脾胃之生化与肝的调节；血的贮存与排泄依赖肾的闭藏和脾的统摄。如果脾胃不生化则经血无源，肝不藏血则血海盈亏无度，脾不统血、肾失闭藏则经血外溢而失控。任脉虽主胞胎，但是气血、津液、阴精均源于脾胃之生化，故脾为孕育之源；其所以能孕育和系胎，又依赖于肾气之盛衰，故肾为孕育之根。大凡冲任之为病均责之于肝、脾、肾三脏；冲任二脉的生理病理现象均依附于肝、脾、肾三脏。所以，"冲任不能独行经"的道理也就在于此。

3. 从临床治疗的具体方药来看"冲任不能独行经"　冲任为病以月经病、带下病和妊娠病为多见。而在治疗选方用药上也多以调理肝、脾、肾三脏为主。例如，月经病中，对于月经先期量多或崩漏下血，属于血热伤经迫血早行者，多选用清经汤为主方加减。方中丹皮、地骨皮、黄柏、白芍凉血和肝；青蒿养阴清肝热；茯苓健脾宁心；熟地补肾安冲。总起来说是通过凉血清肝热，健脾补肾而后达到安冲的治疗作用。若属于脾虚者，多选用归脾汤进行治疗。方中四君子汤加黄芪健脾补气为主要组成部分。脾气充足则能以统血，配合远志、酸枣仁、桂圆肉养心。有时尚须根据病情加用川断、熟地补肾，通过健脾养心补肾而达到固摄安冲的治疗作用。对于月经先后不定期，从临床病象来看主要是气血不调、冲任功能紊乱。但是引起的原因则为肝郁脾肾两虚所致。在治疗时多选用定经汤为主方。其中柴胡、荆芥穗疏肝；山药、茯苓健脾；熟地、菟丝子补肾为主要药物；佐以当归、白芍养血和肝。更能说明是从调补肝、脾、肾入手而达到调理冲任的治疗作用。其他如得生丹、逍遥散也都是通过调肝疏气，养血和肝来调理冲任。再拿张锡纯以固冲命名的固冲汤为例，从其证候特点来看也是由于脾气虚衰不能摄血，以致冲任不固而引起的崩漏。但是方中却以生黄芪、白术健脾益气为主药，脾气足则能以统摄；山萸肉、白芍补肝肾和阴血；佐以煅龙骨、牡蛎、海螵蛸、棕榈炭、五倍子入肺、肾、大肠经。煅龙骨入心、肝、肾经，牡蛎入肝、胆、肾经，海螵蛸入肝、肾经，棕榈炭入肺、肝、大肠经，均不入冲任。全方也是通过健脾益气，凉肝止血而达到固冲的目的。

　　对于治疗白带的常用方剂如完带汤。方中以党参、苍白术、山药健脾燥湿为主药；配合陈皮和胃理脾气；柴胡、荆芥穗疏肝散湿；车前子泄肾中之湿浊而有补肾之功。通过调肝理脾达到燥湿止带的目的。

　　对于妊娠病的治疗，如常见的妊娠恶阻。因为冲脉隶属于阳明，冲气上逆不得下泄，则可引起恶心、呕吐。常用的安胃饮、加味温胆汤，其中除了清肝、清胃的药物外，常用的药物如半夏、厚朴、苏梗通过降胃气，而降冲脉之逆气。其他如不孕症、流产等妊娠病，因为肾为冲任之总司，脾为后天之本，所以在治疗时，也多以补肾、健脾、养血为法。常用的方剂如五子衍宗丸，其中枸杞子、菟丝子、覆盆子、五味子补肾益精为主。又如张锡纯的寿胎丸，方中以川断、菟丝子补肾为主；泰山磐石汤为八珍汤去茯苓，加川断、生黄芪、黄芩、砂仁、糯米，通过健脾益气，补肾养血而达到固冲安胎的目的。

　　所以从临床治疗冲任病常用的方药来看，也都是通过治疗肝、脾、肾而达到安冲、固冲、调理冲任、调补冲任的目的。

　　总之，通过冲任二脉的循行与其他经脉的关系，与肝、脾、肾三脏的关系，以及临床治疗冲任二脉疾病的常用方药看来，都充分说明冲任二脉的生理功能，实际上是肝、脾、肾三脏生理功能的体现。对于冲任二脉为病也是通过治疗肝、脾、肾，而后达到治疗冲任的目的。所以说"冲任不能独行经"。

四、妇科血证论治体验

　　妇科"血证"可谓之常见的、多发的病证，因此治血法则在应用上也比较广泛。为了探讨妇科血证论治的基本规律，谈谈自己的粗浅看法：

　　1. 对于血的生成及其生理功能的看法　血是营养全身的物质基础，血盛则形体盛，血衰则形体衰。血来源于水谷之精微，正如《灵枢经·决气》中所说："中焦受气取汁，变化而赤，是谓血"。《灵枢经·邪客》中说："营气者，泌其津液，注之于脉，化以为血，以荣四末，内注五脏六腑"。就是说中焦吸收了饮食水谷的精微之后，通过气化作用成为营气，营气所分泌的津液，入心化赤而为血，注入血脉之中以营养全身。即所谓"化气者为阳，化血者为阴，上浮者为阳，下凝者为阴，阳者气也，阴者血也"。血的生成、循环、调节与心、肝、脾三脏的功能密切相关。心生血主血脉，脾统血，肝藏血。血的功能主要是营养全身，凡皮毛、筋骨、经络、脏腑等一切组织器官，均需要血的营养才能发挥其生理功能。所以《素问·五脏生成论》中说："肝受血而能视，足受血而能步，掌受血而能握，指受血而能摄"。血在人体无处不到无处不有，循环无端不能休止。即《灵枢经·本脏》中所说的"血和则经脉流行，营复阴阳，筋骨强劲"。

从血的生成来源看，从中焦一方面"受气"，一方面"取汁"，营气又泌其津液入心化赤注之于脉，因此可以认为"血"分为实质性的血与血中之气。前者是物质，后者是功能。血，必须在气帅血行、循环流动的情况下才能发挥其生理功能，否则不流动的血（死血）非但无用反而为害。如果不明确这一点，对于某些血中的气药（入血分能行血中之气的药物如川芎等）就不理解，更不会使用了。

2. 对于气、血关系的看法 "气"一方面指体内流动着的营养精微物质，具体到脏腑则是指脏腑的生理功能活动。而血的生成，是通过脾胃的运化将水谷消化后的精微物质上注于肺，与肺气相合，经过心的功能，化赤而为血。所以血的来源就离不开气。形成血之实质的血并不少，但是血的功能不足，同样表现为血虚的证候。所以血虚往往伴发于血瘀、血热、血寒等病理情况，而且互相兼见或互为因果，往往不是孤立的存在。常见于月经病、产后病等。

其他尚可兼见气虚、阴虚、血燥、冲任失调，或兼感风、寒、湿、热等外邪。也可以兼见肝、脾、肾等脏腑的功能失调或实质性的亏损等。这样，除了病机相同或在同一疾病的不同阶段，就可以按照"同病异治，异病同治"的原则治疗，逐步摸索出妇科血证论治的基本规律。

3. 妇科治血八法 妇科血证基本上可以概括为以上四种证型，即血的虚、实（瘀）、寒、热。因此血证的治疗大法不外乎补、消、温、清。临床上曾有"血以调为补"的说法。所谓"调"就是调其偏向。若因血瘀，血流必然缓慢，甚而凝聚成块或为死血，这些无气以帅行之血，当然就失去了血的生理功能。除了阻滞经络而作痛，瘀血化热，瘀血内停，新血不守，见有出血的症状外，伴发的症状就是血虚。如果用"消法"活血祛瘀以恢复其血行环流，充分发挥血的动能，就等于补血。若因血热，血流沸腾疾速，或上冲下溢，或妄行吐衄，或壅滞结热，或灼耗阴津，以致津枯液涸。灼热之血不能循经而走，循络而行，当然不能发挥血的营养功能。除了上述证候外，伴发的证候同样表现为血虚血少，如果用"清法"凉血泄热，引血归经，恢复其功能也等于补血。若因血寒凝泣，或阻塞脉道，或凝聚集结，血行滞涩，经络阻隔，脏腑、经脉、四肢百骸无以养，除了寒凝疼痛外，伴发的症状同样表现为血虚血少。如果用"温法"散寒温经，使之流行通畅，凝结化散同样也等于补血。总之消其瘀，凉其血，温其寒以纠其偏向，实际效果就是补血。所以"血以调为补"的说法，实际上就是通过调理和纠偏，以达到恢复和充分发挥血的功能的作用。另外，在补血法中若欲充实其阴血物质，也是要通过益其气，以提高血中之气的功能，使之阳生阴长而促进新血自生；或养其阴津，使之阴盛阳附，阴阳和调而血自足，同样也意味着"血以调为补"的含义，并非几味中药就可以把亏虚的血液补充起来了。因此"血以调为补"的观点，对于临床治疗血证，还是很有意义的。

4. 试就妇科常见的血证，综合其治疗大法和常用方药如下

（1）对于血瘀证类，多使用活血化瘀、破瘀散结、养血活血等法则

1）活血化瘀法：主要针对血瘀气阻，血行滞涩等证。以活血药为主，行血中之气，通畅血脉，疏浚经络。常用的方剂如失笑散、产后生化汤、佛手散等。

2）破瘀散结法：主要针对血瘀日久或凝聚成块，或阻塞脉道等证。以破瘀的药物为主，配合软坚散结或破血消癥的药物，破除瘀血消散有形的死血凝块，祛瘀生新，疏通经脉。常用的方剂如抵当汤、桂枝茯苓丸或大黄䗪虫丸等。

上述两种法则是根据血瘀的不同程度而设。前者不一定为有形的瘀血，或仅仅表现为气行缓慢不够畅通，而后者已见有形之凝块。所以运用活血化瘀法则时，还需要配合使用行气的药物，气行以帅血行。若血瘀偏热，又需要配合凉血的药物，使之循经而行不致妄走。若兼血虚，尚需补血生血，血足则能行。若兼见肝郁气滞更需要疏肝调气。对于有形的瘀血凝块，死血聚结，就需要用破瘀软坚散结力强的药物。临床运用时应当辨证精确和考虑到邪正的关系以防伤正太过。所以，必须掌握好活血药物的作用强度和适应范围。根据临床体会：若用于一般活血并针对无形的血瘀（仅仅表现为血行缓慢者），开始多选用当归、川芎、益母草、红花。若用于化瘀，而有形的瘀血尚不明显时，多选用桃仁、红花、没药、刘寄奴、蒲黄、五灵脂等。对于有形的血块则用三棱、莪术、桃仁、丹参、血竭、苏木。对于有形的死血，多选用破血祛瘀的水蛭、虻虫、大黄、䗪虫等药。

3）养血活血法：主要针对血虚脉空，血行涩缓诸证。血虚宜补血，血脉充盈始能流行畅通，即所谓"若欲通之，必先充之"的法则。对于血虚所引起的血瘀证候，首先要补血才能达活血化瘀的目的。常用的方剂如桃红四物汤。四物汤中的熟地补阴血，白芍酸甘化阴均能补充有形之血（即血中之阴）；而当归、川芎偏于辛甘温，川芎更能行血中之气，使活血之功增强。辛甘为阳以助血中之阳，以阳带阴使之阴随阳转。一阴一阳既补充血的实质，又增强血的功能；而桃仁、红花少用能养血，多用能活血，再多用则能破血。因此在养血的基础上活血，以达到血充而瘀化的目的。

（2）对于血热证类，多使用清热凉血、养阴化燥等法则

1）清热凉血法：主要针对血热所引起的月经失调，冲任不固等证。以凉血药物为主配合清热之剂，凉血和营，调理冲任。常用的方剂如清经汤、清热固经汤。若属湿热蕴于血分，则常选用芩连四物汤，或清肝利湿汤。

2）养阴化燥法：主要针对血热日久，灼耗阴液所引起的病证。所谓津枯

液燥多指胃阴枯竭，生化之源燥结，阴血枯燥等证。所以在治疗时要增液养阴而化燥。常用的方剂如两地汤或四物汤、增液汤合方。如果燥热内结，则多选用三合汤（即四物汤与凉膈散加减。药物组成为：川芎、当归、生地、白芍、栀子、连翘、大黄、元明粉、甘草。其中四物汤养阴润燥；栀子、连翘清热散结；大黄、元明粉釜底抽薪，泻火救燥）。通过临床实践摸索出来的养阴化燥的经验方瓜石汤可供参考。

（3）对于血寒证类，多使用温经散寒等法则

温经散寒法：主要针对内寒或外寒入于血分，或寒邪凝泣经脉等证。以温血通经，散寒祛瘀的药物为主，使之温散流通，瘀去而生新，寒去凝散则经络疏浚。常用的方剂如温经汤（《金匮要略》方或《妇人良方大全》方），或少腹逐瘀汤等。

在具体运用温经散寒法则时，应当根据病情的需要，配合温补气血的药物。因为虚能生寒，寒久必虚，故当温补。另外气滞则血瘀，血瘀则气滞，滞则阳气不通，寒不得去，故又要配合行气通络，温化祛瘀的药物。例如：四物汤、附子、肉桂、桂枝、炮姜、香附、艾叶、吴茱萸、仙茅、仙灵脾等。

（4）对于血虚证类，主要针对气血双虚等证

1）益气养血法：通过益气以气带血，使之阳生阴长。气足则能促进血的功能，使新血旺盛以达到气血双补的目的。常用的方剂如参芪四物汤、八珍益母丸、人参养荣丸、八珍汤、十全大补汤等。

2）滋阴养血法：主要针对阴血双虚诸证。其目的偏重于补充阴血物质的不足，多使用血肉有情之品。常用的方剂如三胶四物汤等。偏于阴虚者多选用两地汤加减。

在使用益气养血药时，尚需根据病情的需要配合温阳、升阳、健脾补肾的药物。在使用滋阴养血的法则时，尚需根据病情需要配合清热化燥等药物。

综合以上所述，妇科的血证可谓之常见、多见的证候。治血法则也较多，简单归纳如前，以供在探讨血证辨证施治规律时参考。

朱祥麟对奇经证治的概说

一、奇经八脉证治沿革

奇经学说创见于《内经》。《内经》对奇经八脉循行及生理证候有初步述及，并创用了针灸疗法与药物治疗。如《灵枢经·邪客》治阳跷脉满目不瞑用半夏汤。又如《素问·腹中论》记载，因大脱血，或醉入房中，气竭伤肝，以致月事不来之血枯病，用四乌贼骨一䕡茹丸，皆为代表方剂。其中乌贼骨、鲍鱼、雀卵等药物，辛咸温润，味厚气浊，能入下焦，开后世用动物血肉有情

之品入于奇脉治病之先河。《难经》鉴于《内经》所述散漫，特列专章以论八脉循行及生理病证，使其条理分明，从理论上发皇奇经学说。至东汉张仲景能将奇经理法运用于临床。如用桂枝加桂汤平冲降逆；用苓桂五味甘草汤治冲气上逆，面翕然如醉；用甘姜苓术汤治带脉的肾着病；用温经汤治妇人崩漏暮即发热，少腹里急，唇干口燥等症，乃冲任虚寒，瘀血内停，阳维失调所致。病种不独妇科，还涉及内科。从临床上丰富了奇经证治内容。王叔和著《脉经》，叙述八脉病证、脉象，特收录《手检图》以阐明八脉切诊法，独具一格。其非《内》《难》之文，当别有所本。晋代皇甫谧取《内经》、《难经》文义，祖述八脉循行、生理及取穴证治，指导针灸治疗，尤其增补某些穴位，注明八脉与他经交会，使奇经循行分布一目了然，为其突出贡献。其后王冰、滑伯仁、张景岳等注释《内经》，涉及奇经八脉，虽随文释义，亦间有阐发。唐代孙思邈在奇经用药方面有较大发展。如用小牛角䚡散（牛角䚡、鹿茸、当归、禹余粮、干姜、续断、阿胶、乌贼、龙骨、赤小豆）治"伤冲任下血"；用阿胶散（阿胶、乌贼、当归、芍药）治"妇人下血"；用鲍鱼汤（鲍鱼、阿胶、当归、艾）治"妇人漏血崩中"；用猪肾汤（猪肾或羊肾、香豉、粳米、葱白）治"产后虚羸、喘气、乍寒乍热"等症，乃产后奇脉虚损，冲气不纳，阳维失调之候。宋代许叔微有内补丸（熟地、当归）治"妊娠冲任脉虚"，补血安胎。又如用紫石英丸（紫石英、禹余粮、人参、龙骨、牡蛎、杜仲、远志、苁蓉、泽泻、石斛、川乌、桂心、桑寄生、当归、五味子、甘草、干姜）治月经或前或后，或多或少，等等。上述动物药通补阴阳药如鹿茸、阿胶、鲍鱼、猪肾、羊肾、乌贼骨；镇固收摄药如紫石英、禹余粮、龙骨、牡蛎等，皆为后世治奇经之常用药。金元张洁古在脏腑辨证的学术基础上，重视奇经，扩充二维二跷证治内容。其弟子李东垣受其影响，亦注意到脏腑与奇经的相互关系。如治冲逆里急燥热，用补中益气汤加黄柏、黄连、知母。一方面补阳明以渗灌冲脉，一方面泄冲热以安中。又如冲气上逆，挟木气上干，肺气不降，喘息有音不得卧，用调中益气汤加吴茱萸，升清降浊，脏腑与奇脉同治。他如张子和，认为男子之白淫，女子之白带，皆系湿热之邪侵及带脉所致，治从湿热，与治痢同法，后人有宗其说者。上述虽皆片纸只字，弥足珍贵。宋代官修《圣济总录》专篇记载奇经八脉之循行及其功能、病证、腧穴与针灸治疗，较皇甫谧为明晰。至明代伟大医药学家李时珍上考坟典，下及百家，发《灵枢经》《素问》之秘旨，著成《奇经八脉考》，对八脉循行重加考订，并述生理功能，病理反应，以及治疗方药等，奇经证治始有较系统的阐明。奇经八脉理论作为一种独特的辨证方法，渐为广大中医同仁所重视。有清一代，将奇经八脉辨证应用于临床者逐渐增多。如武之望、傅青主、马培之、叶天士、尤怡、陈修园、吴鞠通、俞根初等，不过零星片爪，多应用于妇科。惟叶天士，其人深达经旨，广采前贤经验，在其丰富的临证实践中，深刻认识奇经八脉病理，治病每多讲究奇经，以通补为法，扩大奇经辨证治疗范畴，从而大大地促进了这一学术体系的发展。其时亦有医家如徐灵胎则斥八脉论治为"立异"（见《临证指南医案》徐批）；不过，他亦不完全排斥这一方法，其谓八脉辨证较之脏腑经络辨证，"于理不碍，则亦各成议论耳"。有识之士，希望进一步推动奇经辨证理论的发展。如稍晚于徐灵胎的沈金鳌编著《杂病源流犀烛》，条列奇经八脉证治源流，在方药治疗方面较《奇经八脉考》又有所充实。严西亭等人又明确提出四十二味药物入归奇经，对开拓奇经用药研究有一定意义。然而至近代医家，将八脉辨证广泛运用于临床者仍少，一般以囿于妇科为多。较有见地者为张锡纯、朱小南等。若结合临床并从理论上阐发奇经证治之书更觉阙如。惟今贤钱远铭研究员在《奇经八脉考研究》一书中，明确提出奇经八脉辨证体系之说，为免这一宝贵的医学理论沦于沉没，乃给医林一振聋发聩的疾呼。

二、奇经八脉及八脉辨证概念

奇经八脉即阴维脉、阳维脉、阴跷脉、阳跷脉、冲脉、任脉、督脉、带脉。奇经八脉不拘于十二经脉。《难经·二十八难》说："圣人图设沟渠，沟渠满溢，流于湖泽，故圣人不能拘通也。而人脉隆盛，入于八脉，而不环周，故十二经亦不能拘之。"李时珍说："正经犹夫沟渠，奇经犹夫湖泽，正经之脉隆盛，则溢于奇经。"说明奇经八脉是十二正经之外的特殊经脉。虽然与十二经相联系，但不拘于正经，能蓄溢调节十二正经的气血。其与十二正经的不同点为：

①奇经八脉不与脏腑直接相通，这与十二经脉与脏腑直接相络属不同。②奇经八脉无表里相配的规律，这与十二经脉中阴阳经之间形成六对表里关系的情况有别。③奇经八脉无五行干支相配，这与十二经脉有五行干支相配不同。④奇经八脉无如环无端周而复始的流注规律，这与十二经脉有次序的环流贯注有异。⑤奇经八脉除任督二脉有专穴分布外，其余六脉的腧穴则附属于有关的十二经脉中，这与十二经脉各有专穴分布不同。

奇经八脉错综于十二经脉之间，如自然界的河流与湖泊一样，能蓄溢十二正经的气血，从而参与了整个机体的维系与调节作用，成为脏腑经络整体的主要组成部分。深入认识奇经八脉的生理、病理及其证候，能深化临床有关疾病的诊断与治疗。经络内连脏腑，外络肢节，故六经证候往往能反映脏腑病变。奇经不直接与脏腑相连，但通过十二正经而与脏腑相关。其更与脑、髓、骨、脉、胆、女子胞奇恒之府密切相续。如二维脉主营卫而关乎血脉，二主痦痹当涉于心胆，督脉络脑属肾，关系骨、髓、脑与命门，冲、任、督脉发于胞中，带脉系于胞，等等。因此奇经八脉证候既与有关脏腑病变相关，更与奇恒之府病变密切，由此才具有它独特的内容。

李时珍说："阳维主一身之表，阴维主一身之里，以乾坤言也；阳跷主一身左右之阳，阴跷主一身左右之阴，以东西言也。督主身后之阳，任、冲主身前之阴，以南北言也。带脉横束诸脉，以六合言也"（《奇经八脉考》）。此论说明奇经八脉的功能包罗了表里、左右、前后、上下，即凡身体之阴阳表里、气血虚实、脏腑寒热无所不涉。故奇经八脉辨证能将脏腑、六经、气血、八纲等辨证方法融于一体，成为一种独特的辨证方法。此种方法，所识者少，因此李时珍有"医不知此，罔探病机"之慨叹。可见奇经八脉辨证是根据八脉生理功能及其所系奇恒之府、五脏六腑、十二经脉、气血津液的病变而反映于外的症状、体征，进行全面综合分析，而诊断其病位、病机、病性，为治疗提供立法处方的一种辨证方法。其对于中医各科均有临床指导作用。

三、奇经八脉辨证内容

（一）奇经八脉与脏腑

奇经八脉系于正经而与脏腑相联系。若就八脉之主要功能而言，则尤与脏腑（包括奇恒之府）相涉。阴维脉主营属血，气通血脉，维络诸阴脉而主心痛。故其生理病理每与五脏相联系。以心主血，肝藏血，脾统血，肺主气朝百脉而布血，肾藏精而化血，若脏阴血气失荣，或因邪阻脉络，则阴维失却维系之职，而发生心胸疼痛的证候。李时珍说："阴维之脉，虽交三阴而行，实与任脉同归，故心痛多属少阴、厥阴、任脉之气上冲而然，暴痛无热，久痛无寒，按之少止者为虚，不可按近者为实。"是以阴维脉病心痛，当结合心、肝、脾、肺、肾五脏寒热虚实对脉道的影响而辨治。阳维主卫属气，维络诸阳经而主寒热。因三阳属表主气，肺合皮毛主卫，卫出于下焦，邪气犯之，则阳维与相关之脏腑失调，多有寒热之变。故阳维病寒热，须结合膀胱、胆、胃、肺、肾等脏腑之寒热虚实辨治。

二跷脉主目之开合与足之矫健，与筋相关，筋乃肝气主之，故二跷筋病，与肝有关。二跷入脑，又主卫气之出入而司寤寐，故与脑及五神脏功能密不可分，尤以心脑肝肾胆有关。以脑为元神之府，心藏神，肾藏志，肝藏魂，胆主决断，皆关乎神魂之动静。故寤寐失常，必辨二跷与五脏之证候，分清寒热虚实以施治。

奇经八脉赖后天脾胃之水谷精微以濡养，其中尤以冲脉关系密切。因冲脉起于气街，为血海，其源于脾胃，故有冲脉隶于阳明之说。若脾胃虚损，中宫乏气，坐镇无权，冲脉失养，其病或阳动失固，崩漏带淋，或冲气上逆，则冲心犯肺，肝胃皆逆。变症殊多。

在藏象学说中，脑为髓海属肾，而在八脉中，脑与督脉关系密切。督脉入络于脑。李中梓说："脑髓至阴，通于尾骶"（《医宗必读》）。脑脊之外，正属督脉循行之所。《灵枢经·经脉》说：督脉病，"实则脊强，虚则头重，高摇之"。六淫外袭，脑与督脉俱病，则为脊强反折。督脉络脑属肾，气通命门，以阴精为用，以阳气为体。若督脉精血不足，阳气失充，脑府失养，则为虚证，发生头重震摇。

在藏象学说中，生殖功能为肝肾所主，而在八脉中，则与冲、任、督、带密切相关。因冲、任、督皆起于胞中，主女子月经、男子精室之功能，带脉系于胞。再冲、任、督、带皆与少阴肾经相交，而督脉属肾；带脉发于足厥阴肝经之章门穴，肝肾同居下焦，故叶天士统谓"八脉隶乎肝肾"，而"肝肾下病，必及奇经八脉"。这种情况，在生殖系统功能失调上表现最为突出。故凡妇女之经、带、胎、产，男子之精冷、不育、遗精、白浊等证候，必究冲、任、督、带。龚商年说："奇经八脉，为产后第一要领，盖八脉丽于下，产后阴分一伤，而八脉自失所司，温补镇摄在所必先"。说明奇恒之府的胞宫虚损，即显示奇经病证。八脉有如深湖涵蓄，产后失血证治，多从冲、任、督、带着手调治。邵新甫说："久虚不复谓之损，损极不复谓之劳。此虚、劳、损三者相继而成也……因纵欲伤精者，当治下而兼治八脉"（《临证指南医案·卷一·虚劳》）。纵欲伤精，肝肾虚损，必及奇经。由此推论，凡各科疾病，精血大伤，由虚至损至劳者，每多奇经证候出现。

凡脏腑病而及奇脉者，或奇脉病而及脏腑者，或奇脉自病者，必权衡轻重缓急主辅，辨其寒热虚实而治之。经云："治病必求其本"。循其病源以治最为关键。沈金鳌说："奇经八脉所以总持十二经，不明乎此，并不知十二经之纲维，十二经之出入。如肝藏血，其人本血病，治其肝而勿愈，必求其源于冲，冲为血海也。肺主气，其人本气病，治其肺而勿愈，必求其源于督，督为气海也。其任带跷维六经，可以类推"（《杂病源流犀烛·凡例》）。若沈氏之言，类推之，则肾藏精，其人本精病，治其肾不应，必求其源于任，任主胞胎（精室）也。脾胃主湿土，斡旋四周，其人本湿病，治其脾胃而勿愈，必求其源于带，带脉居中，总约诸脉，统领六合也。三阳主气属卫，其人本卫病，治其三阳勿愈，必求其源于阳维，阳维维系诸阳也。三阴主血属营，其人本营病，治其三阴勿愈，必求其源于阴维，阴维维系诸阴也。五脏主藏神，其人本神病，治其五脏勿愈，必求其源于阴跷阳跷，二跷主瘑痹也。故病如经、带、胎、产、亡血、遗精、阳痿、不孕、不育、淋浊、久痢、久泻、脱肛、便血、厥证、虚劳、心痛、血痹、疝癖、癥瘕、腰痛、足痿、眩晕、失眠、癫痫、寒热等，除按脏腑证治而外，都可从奇经寻得治法。

（二）奇经八脉与十二经脉

奇经八脉与十二经脉有密切联系。阴维脉发于足少阴之筑宾穴；阳维脉起于足太阳之金门穴；阴跷乃足少阴之别络；阳跷乃足太阳之别络。可见阴维、阴跷隶于足少阴，阳维、阳跷隶于足太阳。故阴维脉病心痛有从少阴来者，如阴液大劫之心中谵谵大动，甚则心中痛者，可用三甲复脉汤滋少阴以益阴维。阴跷脉至睛明，目中赤痛从内眦始者，病在阴跷，可取刺足少阴之照海，照海亦为阴跷所发。阳维脉能病腰痛，以阳维脉发太阳，足太阳循腰背，可取刺足太阳之承山穴。阳跷亦能病腰腿疼痛，可治以川乌龙马丸，温通太阳阳维痹阻之邪。冲脉为十二经之海，尤与少阴阳明相关切。其联系先后二天，交足少阴于会阴，交足阳明于气街，会于宗筋。若少阴受寒，逆气循冲脉而上，病发奔豚，治以桂枝加桂汤，温经平冲。若劳伤胃阳，中宫乏气，冲气上逆，脘痛高突，治从阳明冲脉，用苓桂蓲甘汤温阳下气。任脉为阴脉之海，主摄三阴。任脉为病，内结七疝。若由三阴经而病及任脉者，或疏厥阴，或纳少阴，或升太阴，治从三阴以调任脉。亦有用之不效者，如任脉阳虚气陷，治宜通补任脉，方如鹿茸桂枝汤。督为阳脉之海，与足太阳并行于背。在上相交于大椎，在下相交于会阳，为卫气之根本。故邪入太阳，其甚者必犯督脉，为病脊强而厥，其用药如羌活、独活、苍耳、藁本等，能祛太阳风邪，亦能祛督脉风邪。又如疟入少阳，久而不愈，渐伤督阳者，治从督脉升阳以逐邪，方如鹿椒汤。督脉交足少阴于会阴，通于命门，其有背冷脊痛，重裘不暖者，可用加味附子汤，温少阴补督阳。带脉约束诸脉，发于厥阴之章门，章门又为足太阴之募穴，带脉在脊交于足少阴。如带病肾着，乃太阴阳虚湿阻所致，用甘姜苓术汤，治从太阴湿土以理带脉。上述乃八脉与十二经脉交相为病之大概，临证宜将八脉结合十二经脉之循行交会进行辨证，认清证候之来路而后施治。

（三） 奇经八脉与卫气营血阴阳

阳统卫气，阴统营血。阳者卫外而为固，阴者藏精而起亟。故卫阳捍卫于表，营阴固守于里，营卫和谐，气血环周，则阴阳调和，机体康泰。前从经脉联系分析，阴维阴跷隶于足少阴，阳维阳跷隶于足太阳。若从营卫关系分析，则阳维阳跷隶于足太阳之卫气，而阴维阴跷又系于手太阴之营血。阳维脉关乎卫气之乖逆。如感受外邪，使阳维维系卫阳的功能失调，有恶寒发热证候发生，可结合太阳辨治，或用麻黄汤开卫气之表实，或用桂枝汤调和营卫之失谐。亦有久病阴血亏虚，损及阳维者。如少阴阴虚（少阴与太阳相表里）续起寒热，可用阿胶龟板汤等。阴维关系营血之盛衰，其病心痛，有阴维脉气失荣者，可结合太阴治（手足太阴同气），用人参养营汤，补肺脾太阴气血以益阴维。又有脉气阻滞所致心痛者，如用小承气汤泻太阴实热以通阴维气机。

二跷主卫气的出入，关系寤寐之正常，司眼睑之开合。阳跷隶于足太阳。若阳跷脉满，卫不入阴，夜不能寐者，能从少阴（太阳与少阴相表里）以纳阳跷，方如龟甲安跷汤。阴跷系于手太阴，若阴跷气盛，卫不行阳而多眠者，可结合太阴（手足太阴同气）治疗，以通阴跷，方如交泰丸。

冲脉为十二经脉之海，容纳十二经脉的气血而渗灌溪谷。冲主动脉，行气以温分肉。故凡气血厥逆证，多与冲脉气机逆乱相关，而临床有冲脉逆则诸脉皆逆之说。冲脉为病，逆气里急。如张仲景治奔豚气每重平冲。冲气逆则胃逆而呕，如妊娠呕吐。冲气逆则肝逆，而有气血并走于上，发为大厥类中之证，如张锡纯治中风不独镇肝，尤重平冲降逆。冲阳上干心神，则烦不安。冲气上干肺金，肺气不降，则咳逆喘满，面翕然如醉。冲气上损肺络，则咳喘带红。冲阳大动，血海不藏，妇女可发生崩漏。此皆冲气厥逆所致脏腑气血逆乱之病变，临证当审其气血寒热虚实而调治。

带脉约束诸脉而下系于胞。其病或为寒热湿邪有余，或为气血之不足，典型如带下病，当辨带脉气血之有余不足论治。又如肾着病，乃湿邪阻滞带脉气机所致。阴挺病，乃带脉气虚陷下失约。

任脉主胞胎（精室），其脉气血通行，女子月经来潮，男子精气溢泻，而具有孕育之功。若冲任脉虚，胞脉无贮，可导致闭经不孕。故凡经带胎产之病，关乎任脉气血之盛衰。调理冲任气血成为治疗妇科病的一大方法。经云："任脉为病，男子内结七疝"。疝证为任脉气病。张仲景治疗寒疝用大乌头煎破阴气散寒邪，以助任脉经气通行而止痛。若任脉血虚，复感寒邪而腹痛寒疝，则用养血散寒之当归生姜羊肉汤。此乃任脉气血虚实论治之例。

督脉主阳气，为卫气之根本。若邪犯督脉，初病必伤其气。如风气循风府而上，头连巅痛，邪在气分，则以苍耳藁本汤升清气祛风邪。又如正对口，乃邪毒与督脉气血搏结所致，其有平塌散漫者，乃督脉阳气不充，无力外透之症，治疗不独需解毒散结，尤应通补督脉之气以托邪，方如鹿角芪笋汤。

奇经八脉虽无阴阳表里相配，但究之仍有阴阳属性之别。督为阳脉之海，总督一身之阳。其脉下属于肾，通于命门。肾为水火之脏，内藏真阴真阳。命门属阳主火，而内含阴精。故李时珍说："命门藏精血而恶燥"（《本草纲目·卷三十·胡桃》）。可见命门主相火元气，右肾亦藏精气；命门藏精血，左肾亦藏精血，所以肾与命门阴阳之气相通。李时珍指出："命门气与肾通"（引同上）即指此义。督脉属肾而通命门，即以阳气为本体，而以阴血为用。若督脉阳衰则诸脉失煦；督阳过亢，为邪气有余，而有强厥之症。若督脉阴血失濡，脑脊失养，则有头重高摇生风之变。故其治疗，凡不足者，如鹿角、鹿茸能补肾命之阳，亦入督脉而通补其阳；如猪、羊脊髓能补肾命之阴，亦能入督脉而清补其阴。督脉总督诸阳，其不足者以阳衰为多见。

任为阴脉之海，总任一身之阴。其脉以阴血为体，而以阳气为用。其阴宜固，其阳宜通。任脉之阴血充濡，则能养胞孕胎；任脉之阳气宣通，则月经按时而下。是本至静之体，而有乾健之用。静则能藏，通则和顺。李时珍尝谓："三焦即命门之用，与冲、任、督相通"（《奇经八脉考》），而命门"为藏精系胞之物"（《本草纲目·卷三十·胡桃》）。任脉主胞胎通于命门，隶于肾，故任脉之阴阳盛衰与肾命相关切。其药如龟板能补肾命之阴，亦能清补任脉之阴；鹿胶、沙苑子、蛇床子能温肾命之阳，亦能通补任脉之阳。任脉总任诸阴，其不足每以阴虚为突出。

任督二脉一居身之前，一居身之后。滑伯仁说："人身之有任督，犹天地之有子午，可以分，可以合。分之以见阴阳之不离，合之以见浑沦之无间，一而二，二而一者也"（《十四经发挥》）。此二脉实乃人身阴阳之总纲。其阴阳之气能接续循环，气功家谓之小周天，有意识地练此功有却病健康延年的作用。使身中阴阳二气平衡合化，故有生生之妙。凡八脉阳气不足，最终必求治于督；凡八脉阴气虚衰，最终必求治于任。任督阴阳对立而又统一，可为八脉阴阳之总纲。

维脉分阴阳，阳维维于阳，阴维维于阴。阳维关乎卫，阴维关乎营。人身营卫相从，二维脉阴阳必须互相维系，以维护表里营卫之和谐。丁德用说："阳维阴维者，是阴阳之纲维也，而主持阴阳之脉。今不能相维者，是阳不能主持诸阳，阴不能主持诸阴，故言怅然失志也；溶溶者缓慢，所以不能收持也"（《难经集注》）。《圣济总录》明确指出："阴阳更相维持，则诸经常调"。于此可见二维脉阴阳表里之对立而又统一。

跷脉分阴阳，阳跷为太阳别脉，阴跷乃少阴别脉。阳动阴静。阳跷主寤而目睁，阴跷主寐而目瞑。可见二跷阴阳之气共同主持了人的正常活动与睡眠。《难经》说："阴跷为病，阳缓而阴急；阳跷为病，阴缓而阳急。"丁德用注："其阴阳缓急者，即是虚实之义。阴跷为病，则阳缓而阴急，即病阴厥，足胫直而五络不通；阳跷为病，则阴缓而阳急，即狂走不卧死"。一跷为病，则内外阴阳失衡，而病有内外虚实的表现。说明跷脉阴阳内外之对立而又统一。

冲脉为血海居身前，为至阴之体；冲脉隶于阳明，多气多血，乃行气之冲衢，故以冲阳为用。其脉以充盛平谧为恒常。太冲脉盛，则经潮而能孕育。若阴血不涵，而冲阳妄动，阴虚火炎，厥逆上犯，变症多端。由于冲脉关系胞宫（精室）之功能协调，故其阴阳盛衰与任督阴阳常相左右。

带脉总领六合，形如混沌，其一元之气，通于先后二天，包涵阴阳二气合化而天成，故带脉为病初在气血，若至虚至损，终见阴阳衰败之象，又必须从阴阳着手调治。

由上观之，凡八脉皆各涵阴阳而又互相联系，其中以任督阴阳为总纲。古人治八脉为病，随八脉病理特点用药各有不同。如龚商年说："冲脉为病，用紫石英以为镇逆；任脉为病，用龟板以为静摄；督脉为病，用鹿角以为温煦；带脉为病，用当归以为宣补"（《临证指南医案·卷六·产后》）。但在总体上可以充养八脉之阴，通补八脉之阳以概之。故邵新甫指出：大凡八脉虚损，"须知填补精血、精气之分，益火、滋阴之异。或静摄任阴，温理奇阳之妙处"（《临证指南医案·卷一·虚劳》）。说明奇经八脉用药除有归经个性特点之外，尚存在有共性的一面，即不离阴阳二字。

（四）奇经为络脉及其用药特点

奇经八脉有络脉之称。如阳跷为足太阳经之别络，阴跷为足少阴经之别络。《灵枢经》论跷脉，谓男子以阴跷为络，女子以阳跷为络。《难经》有云："阳络者，阳跷之络也；阴络者，阴跷之络也。"因此，奇经具有络脉的特点。就奇经本体而观之，其发于肾下胞中，远离脏腑经脉，脉道迂回深远，形同络脉而细小。故治疗奇经疾病，常以流通之药投之，使能通行于深远处。或搜逐其邪，或通补其虚。以补为本，以通为用，始符奇脉生理特点。

八脉实证用药当分风、寒、湿、热、气滞、血瘀、痰阻等。祛风如麻黄、桂枝、柴胡、防风等药；入络搜风如乌蛇、全蝎、僵蚕、蜈蚣等药；散寒如羌活、独活、细辛、藁本、苍耳子、川乌、吴萸、生姜、川椒、小茴、肉桂、附片等药；祛湿如艾叶、苍术、茯苓、苡仁、车前子、泽泻、防己、土茯苓、鹿衔草、威灵仙等药；清热如栀子、黄芩、大黄、川楝、石膏、鱼腥草、败酱草、赤芍、丹皮、犀角、地龙、花粉等药；调气如香附、乌药、木香、青皮、陈皮、降香、延胡索、厚朴、枳壳、紫石英、代赭石等药；行血如当归、川芎、泽兰、郁金、红花、丹参、益母草、桃仁、苏木、没药、牛膝、琥珀、灵脂、蒲黄、三棱、莪术、䗪虫、虻虫、鳖甲、穿山甲等药；祛痰如半夏、远志、南星、杏仁、海藻、昆布等药。凡此之类，或辛香流动，或走窜入络，能深入奇经祛除病邪。故叶天士说："治奇脉之结实者，古人必用苦辛和芳香以通脉络。"（叶语不注出处者均见《临证指南医案》）。

八脉虚证，治宜补养，要以通补为法。切忌敛涩呆补，否则难以通达迂远之病所。叶天士常说："今以络脉失养，是用补方中，宣通八脉为正。"即强调宣畅通补。

八脉之虚，有气血阴阳之别。如黄芪、人参等能补其气，熟地、当归能养其血。而病至八脉虚损，每多见阴阳虚衰证候，是以通补八脉，首分阴虚阳虚。八脉皆赖阴血涵养，若八脉阳虚补阳须顾其阴，应避免温热刚燥之品，恐再损其阴。叶天士说："阳药若桂附刚猛。风药若灵仙、狗脊之走窜，总皆劫夺耗散。用柔阳辛润通补方妥"（《叶氏医案存真·卷一》）。柔阳辛润药如鹿茸、麋茸、鹿角胶、鹿角霜、苁蓉、枸杞子、沙苑子、故纸、杜仲、菟丝子、胡桃、巴戟天、怀牛膝之类。至若八脉阴虚，用滋阴药，若无滑脱之证，则应舍酸收如萸肉、五味等品；用凉润药，应避免苦寒如知母、黄柏等。叶天士指出："夫精血皆有形，以草木无情之药为补益，声气必不相应。桂附刚愎，气质雄烈；精血主脏，脏体属阴，刚则愈劫脂矣。至于丹溪虎潜法，潜阳坚阴，用知柏苦寒沉著，未通奇脉"。若"不晓八脉之理，但指其虚。刚如桂附，柔如地味，皆非奇经治法。"大凡养阴，柔润清补药如猪、羊、牛之脊髓、鱼鳔胶、阿胶、淡菜、海参、鲍鱼、龟板、鳖甲、生牡蛎、紫河车、生熟地、石斛、女贞子、旱莲草、白芍、桑椹子、天冬、秋石等。惟八脉失摄，如冲任紊乱，带脉失约，精血不固者，乃视情而用收引固涩法，药如乌贼骨、茜草炭、血余炭、贯众炭、芡实、金樱子、莲肉、莲须、椿根白皮、桑螵蛸、煅龙骨、煅牡蛎、萸肉、五味子、禹余粮、赤石脂等。

奇经八脉为病，以不足虚损者居多，实证较少，其中虚实夹杂者又恒见之。在辨证的基础上，确立治法，或以通补为主，或以逐邪为主，或补泻兼施。而所用药物原则，则不越上述内容。其临证施方择药，又在医者善于权衡以行之。

孙永显： 奇经八脉与膀胱、 肾经关系考辨

奇经八脉是经络系统的重要组成部分。最早记载散见于《素问·骨空论》《灵枢经·五音五味》《灵枢经·逆顺肥瘦》等，《难经》有比较集中的记述。后世医家如元代滑寿在《十四经发挥》中、明代医家李时珍在《奇经八脉考》中又陆续进行了考订论述。充实和发展了奇经理论，对临床辨证施治起到了一定的指导作用。清代医家叶天士提出了"八脉隶乎肝肾"的说法。吴鞠通曾指出："盖八脉丽于肝肾，如树木之有本也。"突出强调了奇经八脉与肝、肾的密切关系。但实际上无论从奇经八脉的循行分布，还是从生理病理及诊断治疗去考察，足太阳膀胱经脉和足少阴肾经脉与奇经八脉的关系远比肝与八脉的关系密切。试从以下三方面进行初步探讨。

一、奇经八脉的循行分布与肾、膀胱经的关系

奇经八脉的循行分布，与足少阴肾经和足太阳膀胱经有密切关系，有的本身就是这两条经脉的支脉。冲、任、督脉一源三歧，均起于胞中而与足少阴相通。带脉乃"足少阴之正，至腘中别走太阳而合，上至肾，当十四椎出属"而来（《灵枢经·经别》）；"阴跷脉者，少阴之别，起于然谷之后，上内踝之上，直上循阴股，入阴……属目内眦，合于太阳、阳跷而上行"（《灵枢经·脉度》）；"阳跷者，足太阳之别脉，其脉起于跟中，出于外踝下足太阳申脉穴……以仆参为本……以跗阳为郄"（《奇经八脉考》）；"阴维起于诸阳之交，

其脉起于足少阴筑宾穴"，"阳维起于诸阳之会，其脉发于足太阳金门穴"（《奇经八脉考》）；冲脉"起于气街，并少阴之经，挟脐上行"（《素问·骨空论》），"其下者，注少阴之大络，出于气街……并于少阴之经，渗三阴"（《灵枢经·逆顺肥瘦》），并以肾经穴为其经穴；督脉"其络循阴器，合篡间，绕篡后，别绕臀至少阴，与巨阳中络者合。少阳上股内后廉，贯脊属肾。与太阳起于目内眦，上额交巅，上入络脑，还出别下项，循肩髆，内挟脊抵腰中，入循膂，络肾"（《素问·骨空论》）。均与足少阴肾经和足太阳膀胱经有密切关系。

二、奇经八脉的生理病理和肾、膀胱经的关系

1. 肾藏精与八脉的"深湖"涵蓄 在生理上八脉与肾有密切关系。《素问·上古天真论》云："肾者主水，受五脏六腑之精而藏之，故五脏盛，乃能泻"。《难经·二十八难》则生动地把奇经的功能比于"圣人图设沟渠，沟渠满溢，流于深湖……而人脉隆盛，入于八脉，而不环周。"《奇经八脉考》云："盖正经犹夫沟渠，奇经犹夫湖泽，正经之脉隆盛，则溢于奇经。"由此可见，肾主藏蓄五脏之精血，"五脏盛，乃能泻"；奇经主藏蓄十二经脉之气血，也只有在"人脉隆盛"的情况下才能"任脉通，太冲脉盛，月事以时下。"说明二者在藏蓄精气方面是相通的。

2. 肾与奇经在生殖方面的关系 肾藏精，主生殖，与奇经中冲、任、督、带有密切关系。《素问·上古天真论》说："女子七岁，肾气盛，齿更发长；二七而天癸至，任脉通，太冲脉盛，月事以时下，故有子……七七任脉虚，太冲脉衰少，天癸竭，地道不通，故形坏而无子也。"《灵枢经·五音五味》指出："宦者去其宗筋，伤其冲脉，血泻不复，皮肤内结，唇口不荣，故须不生"。说明肾气、冲任与天癸在人体生殖功能的形成、发展及衰退过程中起着极为重要的作用。另外，带脉在妇女生理方面也起着重要作用。如清代医家傅青主云："带脉者，所以约束胞胎之系也。带脉无力，则难以提系，胞胎不固"（《傅青主女科》）。在女子，"冲为血海，任主胞胎"，任通冲盛是产生月经机制的基础。督脉"起于少腹，以下骨中央，女子入系廷孔，其孔，溺孔之端也。其络循阴器，合篡间，绕篡后……其男子循茎下至篡，与女子等……"，与生殖系统也有密切关系。

3. 肾经、膀胱经在神志方面和奇经的关系 肾藏志，主骨生髓通于脑，脑为髓海。肾又为作强之官，技巧出焉。肾精充盛则髓海满盈，思考敏捷，动作轻健。奇经中督脉"贯脊属肾""入于脑"，冲脉、任脉"皆起于胞中，上循脊里，为经络之海"，直接参与脑脊髓的形成。对阴阳二跷脉，《灵枢经·寒热病》云："足太阳有通项入于脑者……在项中两筋间，入脑乃别阴跷阳

跷，阴阳相交，阳入阴出，阴阳交于目锐眦。"二跷脉脉气相交，阴阳和调，则能运肾脏之精血以滋润眼目，即"气并相还则为濡目"之意。另外，阴、阳二维脉分别维系人体之阴阳气血，若维系失常，"则怅然失志，溶溶不能自收持"（《难经·二十九难》）。所谓，肾经、膀胱经在神志活动方面与奇经八脉也有密切关系。

4. 肾阴肾阳与任督　肾为先天之本，藏有元阴和元阳，是人体生命活动最根本的物质基础和动力源泉。张介宾云："左肾主真阴，右肾主真阳，而命门则为阳气之根"，"五脏之阴气，非此不能滋，五脏之阳气，非此不能发。"《难经·三十六难》曰："命门者，精神之所舍，原气之所系，男子以藏精，女子以系胞。"八脉中督为阳脉之海，总督诸阳，为人体诸阳经的总汇，主督率阳气，统摄真元；任脉为阴脉之海，总督诸阴，主导承任诸阴经的气血而主持元阴，妊养胞胎。故肾阴肾阳与任、督二脉有密切的标本关系。

5. 肾经、膀胱经在病理上与奇经八脉的关系　由于奇经八脉的循行分布及生理和肾经、膀胱经有密切联系，所以病理变化也有很多一致的地方。如在经脉病候的记载上，督脉有"实则脊强，虚则头重，高摇之""大人癫病、小儿风痫""角弓反张"及癃闭、遗尿、痔疾等证；足太阳经则有"头项痛，腰脊强""反折、瘈疭""冲头痛……痔、疟、狂、癫疾"及"膀胱不利为癃，不约为遗溺"等记载；任脉、冲脉、带脉、阴维脉载有"苦腹中有气如指，上抢心""逆气而里急""腹满，腰溶溶如坐水中"及"苦心痛""足痿不用"等病候；足少阴肾经则有"上气……烦心、心痛……痿厥""少阴之厥……腹满心痛""肾胀者，腹满引背央央然，腰髀痛"及"其内证，脐下有动气，按之牢若痛，其病逆气，少腹急痛"等记载；阳维、阳跷等有"苦寒热""目痛从内眦始"及"阴跷为病，阳缓而阴急，阳跷为病，阴缓而阳急"等病证；足太阳经则有"三阳为病，发寒热""目似脱"及"瘈疭"等记载。可见，二者在经络病候上有很多是一致的。

三、奇经八脉在辨证施治上和肾经、膀胱经的关系

在临床辨证施治上，肾经、膀胱经与奇经八脉的密切关系主要表现在生殖、泌尿和脑髓脊柱及神志病变方面。如临床常见之遗精、遗尿、久泻、久痢、崩中漏下、胎动胎漏、带胎阴挺及淋浊带下等病，或责之下焦虚寒，肾虚不固；或责之于冲任虚损，带脉不约。治疗上既可取太溪、照海、水泉、交信、横骨、大赫、气穴、四满、三阴交、肾俞、气海俞等与肾经、膀胱经有关的穴位以益肾固脱，也可取任、督、带脉的关元、气海、中极、百会、命门、带脉、五枢、维道等穴以温补固摄；在药物治疗上则多取菟肉、补骨脂、沙苑蒺藜、肉豆蔻、五味子、乌贼骨、芡实等温养下元，固摄奇脉。对形寒肢冷、

精神不振、腰脊酸冷、男子阳痿早泄，女子宫寒不孕，带下清稀等症，则或责之于肾阳虚衰，或责之于奇经虚寒，在针灸上亦可同时或分别取肾经、膀胱经和任、督经穴予以补法或灸治，在药物上则常用苁蓉、鹿茸、枸杞、河车、羊肉、肉桂、附子、小茴等温补肾脏或温养督任；而耳鸣、头晕、健忘少寐、腰脊酸软，男子精少不育，女子经闭不孕等症，则或责之于肾阳气血亏少，或责之于冲任亏乏，督脉虚损，亦可选用肾经、膀胱经及奇经穴位予以治疗，或采用熟地、当归、枸杞、鹿角胶、龟板、河车、杜仲、天冬、猪脊髓等以填补肾精或补益奇经。至于用滋肾固下、平冲降逆的方法治疗"奔豚"，用补肾固摄法治疗冲任不固、带脉失约的崩漏漏下等，也都是奇经八脉和肾在治疗上相互关系密切的明显例证。

通过以上浅析，可见奇经八脉和肾及膀胱在经脉分布循行、生理病理和诊断治疗等方面存有十分密切的关系。虽然八脉与心、肝、脾胃等脏腑也有一定联系，古人也有"八脉隶乎肝肾"之说，但其他脏腑与八脉的关系远不如肾和膀胱与八脉的关系密切。以肾（膀胱）为本，八脉为标，对某些病症进行辨证施治，可起到探本求源，提纲挈领，执简驭繁之功，而不致使中医辨证理论产生枝蔓滋生，繁杂无统之弊。

主要参考书目

江瓘. 名医类案 ［M］. 北京：人民卫生出版社, 1957.

魏之琇. 续名医类案 ［M］. 北京：人民卫生出版社, 1957.

叶天士. 临证指南医案 ［M］. 上海：上海人民出版社, 1976.

尤在泾. 柳选四家医案 ［M］. 上海：上海科学技术出版社, 1959.

吴鞠通. 吴鞠通医案 ［M］. 上海：世界书局, 1937.

愈东扶. 古今医案按 ［M］. 上海：上海会文堂书局印行, 1912.

何廉臣. 全国名医验案类编 ［M］. 上海：上海科学技术出版社, 1982.

武进县医学会. 丁甘仁医案 ［M］. 南京：江苏科学技术出版社, 1988.

蒋宝素. 问斋医案 ［M］. 上海：上海中医学院出版社, 1993.

陈士铎. 洞天奥旨 ［M］. 北京：中国中医药出版社, 1994.

上海中医学院. 程门雪医案 ［M］. 上海：上海科学技术出版社, 1981.

黄新吾. 邹云翔医案选 ［M］. 南京：江苏科学技术出版社, 1981.

高辉远. 蒲辅周医案 ［M］. 北京：人民卫生出版社, 1965.

浙江省卫生厅. 叶熙春医案 ［M］. 北京：人民卫生出版社, 1965.

西苑医院. 钱伯煊妇科医案 ［M］. 北京：人民卫生出版社, 1980.

朱南孙. 朱小南妇科经验选 ［M］. 北京：人民卫生出版社, 2005.

陈明. 刘渡舟临证验案精选 ［M］. 北京：学苑出版社, 1996.

人民卫生出版社. 老中医经验汇编 ［M］. 北京：人民卫生出版社, 1978.

孙朝宗. 孙鲁川医案［M］. 济南：山东科学技术出版社，1982.

刘洪祥. 妇科医案［M］. 济南：山东科学技术出版社，1986.

北京中医学院. 刘奉五妇科经验［M］. 北京：人民卫生出版社，1982.

玄振一. 名医玄振一医案选［M］. 北京：当代中国出版社，2004.

孙朝宗. 经方临证录［M］. 济南：山东科学技术出版社，1993.

奇经八脉

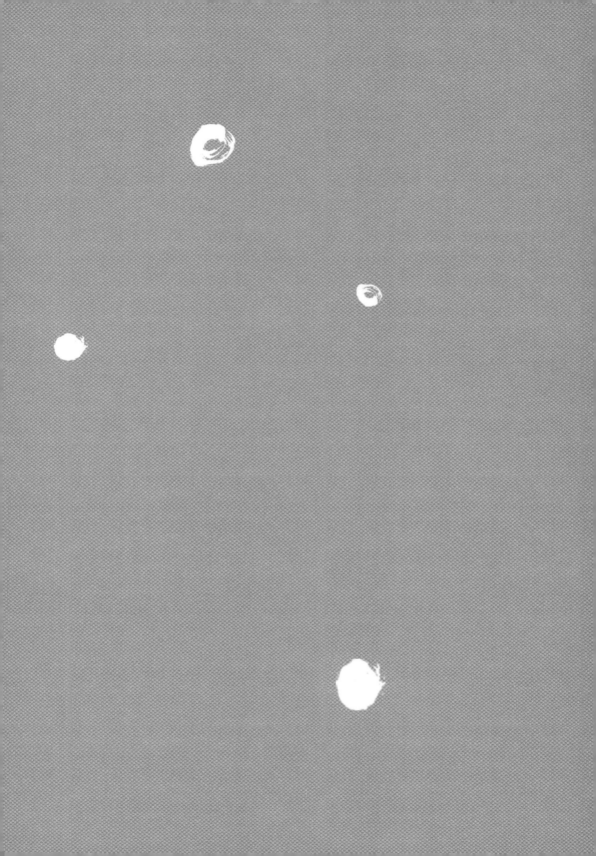

孙朝宗

奇经八脉

学验专辑

孙朝宗 著

上册

人民卫生出版社

图书在版编目（CIP）数据

孙朝宗奇经八脉学验专辑:全2册/孙朝宗著. —北京:人民卫生出版社,2017

　　ISBN 978-7-117-24026-0

　　Ⅰ.①孙…　　Ⅱ.①孙…　　Ⅲ.①奇经八脉-医案-汇编
Ⅳ.①R224.1

中国版本图书馆 CIP 数据核字（2017）第 012215 号

| 人卫智网 | www. ipmph. com | 医学教育、学术、考试、健康，购书智慧智能综合服务平台 |
| 人卫官网 | www. pmph. com | 人卫官方资讯发布平台 |

孙朝宗奇经八脉学验专辑
（上、下册）

著　　者：孙朝宗
出版发行：人民卫生出版社　（中继线 010-59780011）
地　　址：北京市朝阳区潘家园南里 19 号
邮　　编：100021
E - mail：pmph @ pmph. com
购书热线：010-59787592　010-59787584　010-65264830
印　　刷：北京画中画印刷有限公司
经　　销：新华书店
开　　本：710×1000　1/16　　总印张：65　　总插页：6
总 字 数：1238 千字
版　　次：2017 年 4 月第 1 版　2019 年 8 月第 1 版第 2 次印刷
标准书号：ISBN 978-7-117-24026-0/R · 24027
定价（上、下册）：179.00 元
打击盗版举报电话：010-59787491　E-mail：WQ @ pmph. com
（凡属印装质量问题请与本社市场营销中心联系退换）

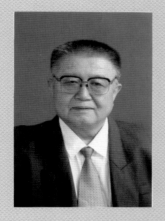

著者简介 | **孙朝宗**

主任医师，山东著名老中医，山东中医药大学兼职教授，1937年8月出生于山东省德州市已相传4代的孙氏中医世家。毕业于山东中医学院中医学专业，先后在德州联合医院、德州地区干部疗养院、德州地区肿瘤医院、德州市中医院从事中医内科工作，其间，并代理德州卫校中医班、山东中医药大学德州中医大专班的教学工作，教学相长，学验俱丰，对奇经八脉理论的临床应用尤有深究。著有《孙鲁川医案》《经方方法论》《经方临证录》《医林典故》《孙朝宗临证试效方》《奇经八脉证治发挥》《古今奇经验案选编》等。

序

余自青年时代就究心于奇经八脉理论与临床实践,略有心得。

奇经八脉学说,是经络学说的重要组成部分。这一学说最早散见于《内经》,后在《难经》中作了集中的阐述,形成专论。之后,历代医家也相继作了一些发挥,如皇甫谧的《针灸甲乙经》、杨上善的《明堂类成》、王冰的《素问注》、孙思邈的《千金方》、王焘的《外台秘要》、滑伯仁的《十四经发挥》等,对于奇经八脉又各有其专说。明代李时珍有鉴于此,始撰辑《奇经八脉考》,旁征博引,形成了奇经八脉学说方面的专著,使这一理论大为丰富起来,惟书中又论及"医不知此,罔探病机;仙不知此,难安炉鼎……以备学仙、医者,筌蹄之用"(《奇经八脉考·奇经八脉总说》)、"仙而知乎八脉,则龙虎升降、玄牝幽微之窍妙得也"(《奇经八脉考·八脉》)。这些"丹道家言"又使后学茫然,望而却步,不敢逾越丹墀而言也。

根据我数十年的临证观察,发现奇经学说与六经学说关系十分密切,又参考了古圣后贤的一些论述,在思维中形成了奇经必与六经融为一体进行辨证论治的概念,在医疗实践中往往取得良好疗效。

学而不思则罔,多年以来,我将个人的思索诉诸笔端,先后出版了《奇经八脉证治发挥》《奇经方药简编》《〈奇经八脉考〉笺注》等小册子,也得到了学界同道的鼓励,因诸书出版时间较早,频接来电来函反映购买困难,遂在门人的帮助下将这些小册子勒成一部,删除重复,并补充《奇经八脉病表解》一篇,而成《奇经八脉学验专辑》。此书系统反映了本人关于奇经八脉的理法方药经验,倘对读者研究奇经有所帮助则幸甚。

孙朝宗

2016 年 12 月

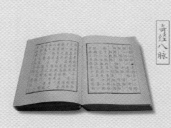

八脉气血，犹天地之有子午，可以分，分之以见阴阳之不离，合之以见浑沦之无间，一而二，二而一者也。

任脉为阴脉之海。三阴经、阴维与冲脉均会于任脉，故有调节阴气的功能。任脉、督……

气之本。其脉下属于肾，通乎命门。肾与命门为水火之脏，二者为一身之本也。

脉气的作用。奇经除了一般的温养脏腑，濡润腠理之外，更与体内某些脏器有着全身之本，为卫气之本。

十二经脉以外的八道脉络，即督脉、任脉、冲脉、带脉、阴维脉、阳维脉、阴跷脉的另一系列经脉。它一方面是补充十二经脉循行流注之不足，另一方面又有维系十二经脉……

经八脉，是指在十二经脉以外的八道脉络，即督脉、

相互错综于人体的另一类经脉，它一方面是补充十二经脉循行流注之不足，

和调节十二经脉气血虚的作用。奇经除了一般的濡养脏腑之外，使与体内某些脏器有着密切

脉特点，奇经统全身之阳气，为卫气之本，其脉下属于冲任督通于命门，肾与命门又为水火之脏，二者山藏真阴真

滑伯仁指出奇经有任督二脉，二面一表此。任脉为阴脉之海，督脉为阳脉之海，三阴经均会于任脉，故有调节阴气的功能。

任脉、冲脉、阴维脉、阴跷脉、阳维脉、阳跷脉等十二经脉的相互

胞胎，振扥了任脉的功能，主女之胞，主女之腹，又主身孕，养胎，往往由肾之阴阳，其病多为气逆里急，冲脉为十二经之海，杂病

经络添注谷，颜面等处，痛疝、经闭、瘕病，经闭，左右绕脉痛疝，瘕气，主治阴维为病以益宗气，阴维之交，阴维脉主身之左右之阴气而可交动所

痛羁其治五结合阴经诸阴诸阳阴诸阳，其病多为阳维，卫主一身左右之阳气而

《奇经八脉考》笺注

孙朝宗 著

孙震 协助整理

序

　　《奇经八脉考》是明代医药学家李时珍的重要著作之一，集中阐述了中医基础理论中的奇经八脉，旁征博引，论证翔实，为后代医家和养生家所赞赏。奇经八脉的理论对针灸、气功及内科、妇科疾病的辨证治疗，均起到了指导作用。奇经八脉是经络学说的重要组成部分，最早散见于《黄帝内经》，后在《难经》中作了集中的阐述，再后来有《明堂孔穴》（原书已佚，其内容多保存在晋代皇甫谧所著的《针灸甲乙经》中），隋唐时期有杨上善的《黄帝内经明堂类成》、王冰的《素问》注、孙思邈的《千金方》、王焘的《外台秘要》，元代有滑伯仁的《十四经发挥》，论述均略而不详。李时珍有鉴于此，特作《奇经八脉考》一书，成为这方面的专著，使奇经八脉的理论大加发展起来。迨至盛清的医学家，如叶天士、王孟英、尤在泾、武之望、傅青主、唐容川等，在内科、妇科的辨证用药方面又多有发挥，均是受本书的积极影响。还有沈金鳌《沈氏尊生书》卷十一专论奇经八脉的辨证论治，并附有方剂五六十首。严西亭的《得配本草》又专设了"奇经药考"，又使奇经八脉的辨证治疗更加丰富起来。如果把奇经八脉说成一个经络学说的单独系统，那么，它是由冲脉、任脉、督脉、带脉、阴维脉、阳维脉、阴跷脉、阳跷脉所组成，它不拘于十二经脉，无表里配属关系，内不连属脏腑，也不配属支干，作用上各经有异，但总的来说，它有溢蓄正经脉气的调节作用。李时珍说："正经之脉隆盛，则溢于奇经。故秦越人比之天雨降下，沟渠溢满，霶霈妄行，流于湖泽。"比喻十二经犹如江河干道，而奇经则是调节流量的湖泊。

对于八脉，如分而论之，督脉为阳脉之海，又云"为阳脉之都纲"，其功能，一是统摄全身阳气，二是维系人身元气，十二经脉中的手足三阳均会于督脉，有调整和振奋全身阳气的重要作用。因督脉由下向上，贯脊属肾，别络又从上向下，循膂络肾。如督脉不和，"实则脊强，虚则头重"，脊强是经气受阻，头重是清阳不升。同时又因督脉络脑，如风气侵之，易成脑风。督脉之别络由少腹上循，故能产生腹气上冲之冲疝、癃、痔、遗尿、女子不孕等证。

任脉为阴脉之海，三阴经、阴维脉、冲脉均会于任脉，有总调人身阴气的功能。张洁古以为"任者妊也，为阴脉之妊养"。《脉经》以任脉为病，"动苦少腹绕脐下引横骨、阴中切痛"，"苦腹中有气如指，上抢心，不得俯仰拘急"，等等症状。它在内科及妇科的疾病中，占有很重要的部分。

冲脉为"十二经脉之海"，又为"血海"，一则上行"渗诸阳"、下行"渗诸阴"，能含蓄经脉脏腑的气血。冲脉下起于少阴，上络于阳明，得先后二天之真气，故成为经脉之海，所谓太冲脉盛，月经以时而下。如冲任失调则易发生女子不孕、漏胎等证。这是因为冲为血海，关系到妇女月经、胎产之病。冲又与足阳明合于宗筋，又有束骨、利关节的功能。至于"逆气而里急""少腹痛上抢心"等，都是因冲脉循少腹上行的缘故。

带脉环身一周，络腰而过，有如束带，总束诸脉不使妄行。如带脉不和，则见"腹满，腰溶溶如坐水中"。月经不调，赤白带下，亦与带脉相关。张子和云："诸经上下往来，遗热于带脉之间，客热郁抑，白物满溢，随溲而下，绵绵不绝。"李濒湖引杨氏之说："妇人恶露，随带脉而下，故谓之带下。"《素问》谓：阳明与冲脉皆属于带脉，故"阳明虚则宗筋纵，带脉不引，故足痿不用"。《脉经》又有"诊得带脉，左右绕脐腹腰脊痛，冲阴股也"等的叙述。

阴跷脉与阳跷脉都起于足跟部，与足的健步行走有关，故以跷字名之。杨玄操《难经》注云："跷，捷疾也，言此脉是人行走之机要，动足之所由"。这是对于跷的解释。跷的功能，概而述之，既表现于足的行动，又表现在眼目的开合，实际上关系着脑的清醒与睡眠。阳跷从足外踝上行，循背上风池；阴跷从内踝上达咽喉部，两跷均上会于目。故《黄帝内经》云"气并相还则为濡目，气不荣则目不合。"又谓："阳气盛则瞋目，阴气盛则瞑目。"《难经》云："阳跷为病，阴缓而阳急；阴跷为病，阳缓而阴急。"是说当病者急，不病者缓。这个缓急现象多见于"癫痫、瘈疭"。因癫痫、瘈疭的举发，都会发生抽搐，筋脉牵引。阳跷发于足太阳，故阳跷为病，动苦腰背痛，身强直。阴跷发于足少阴，故病多少腹痛，腰髋连阴中痛，男子阴疝，女子漏下等证。

阴维脉、阳维脉：阳维维于阳，阴维维于阴。阳维关乎卫阳，阴维关乎营阴。二维相从，则维护了表里营卫的和谐。二维为诸脉之纲维。阳维起于诸阳之会与手足三阳相维，与太阳、少阳关系密切；太阳主表，少阳主半表半里，若二经脉气不和，就会出现"阳维为病苦寒热。"阴维脉交三阴而行，与任脉同归。脘腹痛多与太阴、少阴、厥阴气逆有关，挟任脉之气上冲，故"阴维为病苦心痛"。有关胁下实、腰痛、阴中痛等证，都关乎阴维之为病。

以上则简述了八脉的大略。

《奇经八脉考》一书概述了八脉的循行、八脉的功能以及八脉的治疗，形成了以奇经八脉为辨证论治的雏形。但本书涉及《黄帝内经》《难经》《针灸甲乙经》及《脉经》等内容，所描述的奇经病证的临床表现又极为复杂，给辨证论治造成极大难度，令人有望文生叹之感。王罗珍、李鼎《〈奇经八脉考〉校注》为我们起到一个很好的引导作用。我们所编之《〈奇经八脉考〉笺注》即在《奇经八脉考》原文之下，一一作了笺注，初衷是想为研习《奇经八脉考》者提供捷径，对读者有所裨益。又必须说明的是，书中李时珍的注解不亚于历代先贤，所以本书又将李时珍的注说用黑体字表示，并加以笺注。

由于个人能力有限，本书一定会有疏漏和不足的地方，谨就正于同道，望不吝指教，以便不断修正与提高。

作者　于德州

2016 年 11 月

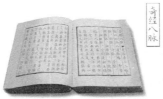

奇经八脉

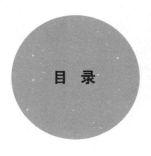

目 录

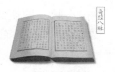

总说篇

奇经八脉总说

凡人一身，有经脉、络脉，直行曰经，旁支为络。 经凡十二，手之三阴三阳，足之三阴三阳。

【笺注】《灵枢·脉度》曰："经脉为里，支而横者为络。"指出了人身之内有经有络。经的原意指纵脉、直行；络的原意指横行之脉。经脉是经络的主干，多行于人身之深里之部；络脉即其经脉的分支，多散布于人身之皮肤浅部。手三阴指手太阴、手少阴、手厥阴，左右两侧共六条；手三阳指手太阳、手少阳、手阳明，左右两侧共六条。足三阴指足太阴、足少阴、足厥阴，左右两侧共六条；足之三阳指足太阳、足少阳、足阳明，左右两侧共六条。

手三阴 { 手太阴——肺经 手少阴——心经 手厥阴——心包经

手三阳 { 手太阳——小肠经 手少阳——三焦经 手阳明——大肠经

足三阴 { 足太阴——脾经 足少阴——肾经 足厥阴——肝经

足三阳 { 足太阳——膀胱经 足少阳——胆经 足阳明——胃经

络凡十五，乃十二经各有一别络，而脾又有一大络，共任、督二络为十五络也；共二十七气，相随上下，如泉之流，如日月之行，不得休息。 故阴脉营于五脏，阳脉营于六腑，阴阳相贯，如环无端，莫知其纪，络而复始。 其流溢之气，入于奇经转相灌溉，内温脏腑，外濡腠理。 奇经凡八脉，不拘制于十二正经，无表里配偶，故谓之奇。

【笺注】 人身有十五络穴，其中十二经各有一络穴，脾又有一大的络穴，加任、督之络穴，共有十五络穴。《灵枢·九针十二原》曰："经脉十二，络脉十五，凡二十七气……"这十二经之脉气与十五络脉之气，共二十七气，在人体内如泉之流而不止，如日月之行而不休。六阴经脉荣营于五脏，六阳经脉荣营于六腑，阴脉、阳脉相互贯通，如环无端，终而复始，莫知其头绪也。这十二经气血充实，而流溢于奇经，溢蓄之气，又转相灌溉，内可温煦五脏六腑，外可濡润体之腠理。奇经共有八脉，即阴维脉、阳维脉、阴跷脉、阳跷脉、任脉、督脉、冲脉、带脉。奇经即"别道而行"，其经之行与功能，也就不同于十二正经。杨玄操谓："奇，异也，此之八脉与十二经不相拘制，别道而行，与正经有异，故曰奇经也。"它无配属关系，又不固定络属何脏何腑，不随十二经循环。其功能主调盈虚。正经犹如江河，奇经犹如湖泽，江河水满，则溢入湖泽，故湖泽有含蓄水量和调节江河之水的过多或过少的作用。所以奇经八脉能够维系和调节十二经气血，含蓄人身精血和阴阳真气，灌溉于体内组织，起着内温脏腑、外濡腠理的作用。

◆ 十二（四）经脉与十五络脉穴图 ◆

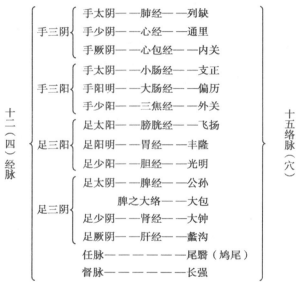

盖正经犹夫沟渠，奇经犹夫湖泽，正经之脉隆盛，则溢于奇经。 故秦越人比之天雨降下，沟渠溢满，霈霈妄行，流于湖泽，此发《灵》《素》未发之秘旨也。 八脉散在群书者，略而不悉。 医不知此，罔探病机；仙不知此，难安炉鼎。 时珍不敏，参考诸说，萃集于左，以备学仙、医者筌蹄之用云。

【笺注】 秦越人即相传之扁鹊，著有《难经》，于《难经·二十八难》谓："比于圣人图设沟渠，沟渠满溢，流入深湖，故圣人不能拘通也。"奇经和十二经在生理功能的区别，就譬如圣人设计了沟渠通畅水流，当沟渠里水量盛满充溢时，就会流入深湖之中，这是自然趋势，故圣人不能阻止水的满溢旁通，而在人体经脉中的脉气到了丰盛之时，也就会流入奇经八脉，不循经脉的通路环运周转。所以十二经脉不能阻止丰盛的脉气外流，等于是不能阻止沟渠满溢的水，流入深湖一样。《难经》此说为《黄帝内经》未有所载。因而说这是发《灵枢》及《素问》所未发明的秘旨了。八脉散在于群书，多略而不详，医者不懂得这奇经八脉的道理，怎么能够探讨出人身之病的病机呢。仙为道家术语，指当时的修炼以求长生的人，不懂得这奇经八脉的道理，也就难以安定炉鼎了。炉鼎实指当时炼丹家的用具，此处可借指丹田。

八脉

奇经八脉者：阴维也、阳维也、阴跷也、阳跷也、冲也、任也、督也、带也。 阳维起于诸阳之会，由外踝而上行于卫分；阴维起于诸阴之交，由内踝而上行于营分，所以为一身之纲维也。

【笺注】 阳维起于诸阳会，是指阳维与各阳经交会于头及肩部的各个穴位。阴维起于诸阴之交，是指阴维交会于腹部的各个穴位。阴维与阳维为共同卫护营卫之气的总纲。故云"为一身之纲维也"。

阳跷起于跟中，循外踝上行于身之左右；阴跷起于跟中，循内踝上行于身之左右，所以使机关之跷捷也。

【笺注】 阳跷脉起于跟中，循外踝上行而入风池；阴跷脉起于跟中，循内踝上行，至咽喉，交贯冲脉。杨玄操注云："跷，捷疾也，言此脉是人行走之机要，动足之所由，故曰跷焉。"

督脉起于会阴，循背而行于身之后，为阳脉之总督，故曰阳脉之海；任脉起于会阴，循腹而行于身之前，为阴脉之承任，故曰阴脉之海；冲脉起于会阴，夹脐而行，直冲于上，为诸脉之冲要，故曰十二经脉之海。

【笺注】 督脉为诸阳经之总督，是指诸阳经脉皆会于督脉，又称"阳脉之海"。任脉为诸阴经汇集之处，有总担任之职，又称"阴脉之海"。冲脉为奇经八脉之一，为精血所聚之处，能调节十二经气血，所以为"十二经之海"。《类经》卷九说："血海者，言受纳诸经之灌注，精血于此而蓄藏也"。

带脉则横围于腰，状如束带，所以总约诸脉者也。 是故阳维主一身之表，阴维主一身之里，以乾坤言也。 阳跷主一身左右之阳，阴跷主一身左右之阴，以东西言也。 督主身后之阳，任、冲主身前之阴，以南北言也。 带脉横束诸脉，以六合言也。 是故医而知乎八脉，则十二经、十五络之大旨得矣。 仙而知乎八脉，则龙虎升降、玄牝幽微之窍妙得矣。

【笺注】 奇经七脉皆上下行而络属于带，所以带脉如束带一样可以约束诸经脉。带脉起于章门穴，绕腰腹一周，约束诸经，称为六合，曰上下四方也。阳维主表，阴维主里，以乾坤言；阳跷主一身左右之阳，阴跷主一身左右之阴，以东西言；督脉主身后之阳，任、冲主身前之阴，以南北言。带脉约束诸经，以上下四方言。医者知此，则十二经、十五络之功能，也就得知了。修行者知道八脉的道理，也就知道了修炼的诀窍了。关于龙升虎降，邱处机等的《颐身集内功图说》云："舌为赤龙，口液升起为龙，口液咽下汩汩响，气降为虎。"《导引歌诀》云："平明睡起端坐，凝神息虑，舌舔上腭，闭口调息，津液自升满口，以意咽下，久行之，则五脏之火不炎，四肢之气流畅，诸疾不生，久除后患，老而不衰。"

十二经脉与奇经八脉交会总图

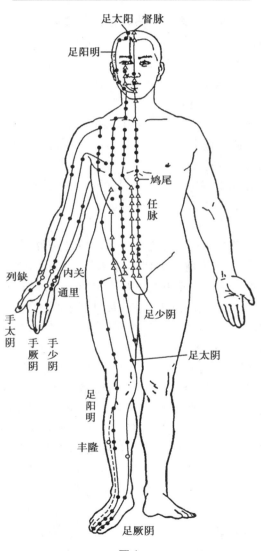

图1

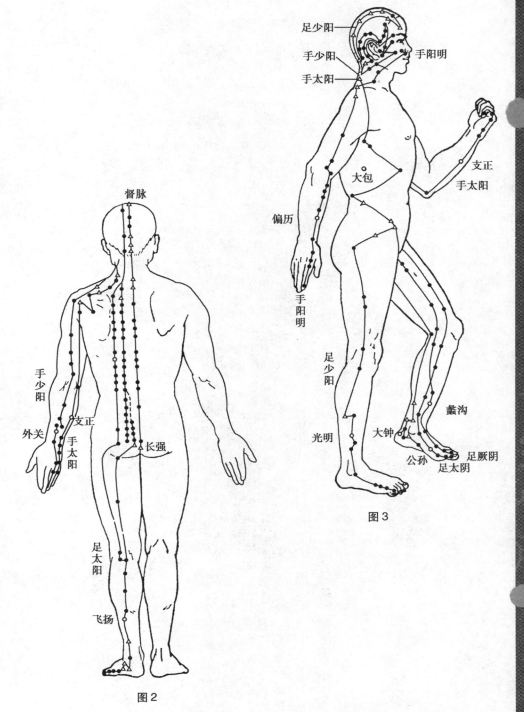

足少阳

手少阳　　手阳明

手太阳

支正
手太阳

大包

偏历

手阳明

足少阳

光明

蠡沟

大钟

公孙　　足厥阴

足太阴

图3

督脉

手少阳

支正

外关

手太阳

长强

足太阳

飞扬

图2

病、经闭、崩漏等，治疗偏补阴而以温养脉气，带脉发起于季胁，主行末诸脉皆络胞固护

是横出绕腰左右绕脐痛、腰痛等，阴挺、阴吹、漏下、癥瘕等，阴维起于诸阳之交，阳维为病苦寒热

，其治法结合阴经辨证论行。阳经发起于诸阳之会，阳维正气头调，论结合诸阳经辨证论疗

主一身左右之阴气，而可运动，阴跷发于足少阴阴气素乱，夜发癫痫，治从少阴调补阴跷。阳跷主一身左右之阳

而可与膀胱，其病多为共痹，盛发痫疾，邪气阻闭，论疗生满之血，柱腰脊、调其阳跷门

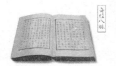

维脉篇

阴维脉

阴维起于诸阴之交，其脉发于足少阴筑宾穴，为阴维之郄，在内踝上五寸腨肉分中。 上循股内廉，上行入小腹，会足太阴、厥阴、少阴、阳明于腑舍（在腹结下三寸，去腹中行四寸半）。 上会足太阴于大横、腹哀（大横在腹哀下三寸五分。 腹哀在日月下一寸五分。 并去腹中行四寸半）。 循胁肋会足厥阴于期门（直乳下一寸半）。 上胸膈挟咽，与任脉会于天突、廉泉，上至顶前而终（天突在结喉下四寸半宛宛中。 廉泉在结喉上二寸中央是穴）。凡一十四穴。

【笺注】 阴维开头云：阴维起于诸阴之交。何为诸阴之交，这个三阴交，并非杨上善说的三阴交穴，而是指腹部各个交会穴。滑伯仁指出："阴维之郄筑宾，与足太阴会于腹哀、大横，又与足太阴、厥阴会于府舍、期门，又与任脉会于天突、廉泉，此乃阴维起于诸阴之交也。

阴维脉交会穴图

廉泉——任脉会

天突——任脉会

期门——足厥阴、太阴会

腹哀——足太阴会

大横——足太阴会

府舍——足太阴、厥阴会

筑宾——足少阴会

↑　　↑

阴维——交会

阳维脉

阳维起于诸阳之会，其脉发于足太阳金门穴，在足外踝下一寸五分。 上外踝七寸会足少阳于阳交，为阳维之郄（在外踝上七寸，斜属二阳之间）。循膝外廉，上髀厌，抵少腹侧，会足少阳于居髎（在章门下八寸，监骨上陷中）。 循胁肋，斜上肘上，会手阳明、手足太阳于臂臑（在肘上七寸，两筋罅陷中，肩颙下一寸）。 过肩前，与手少阳会于臑会、天髎（臑会在肩前廉，去肩端三寸宛宛中。 天髎在缺盆中，上毖骨际，陷中央）。 却会手足少阳、足阳明于肩井（在肩上陷中，缺盆上大骨前一寸五分）。 入肩后，会手太阳、阳跷于臑腧（在肩后大骨下胛上廉陷中）。 上循耳后，会手足少阳于风池（在耳后发际陷中）。 上脑空（承灵后一寸半。 夹玉枕骨下陷中）、承灵（正营后一寸半）、正营（目窗后一寸）、目窗（临泣后一寸）、临泣（在瞳人直上，入发际五分陷中）。 下额与手足少阳、阳明，五脉会于阳白（眉上一寸，直瞳人相对）。 循头，入耳，上至本神而止（本神直耳上入发际中）。 凡三十二穴。

【笺注】 阳维开头云：阳维起于诸阳之会。何为诸阳之会，这里并不是指起于金门穴，而是指头部及肩部各个交会穴。滑伯仁指出："阳维所发别于金门，以阳交为郄。与手足太阳及跷脉会于臑腧；与手足少阳会于天窌，及会肩井；与足少阳会于阳白，上本神、临泣、正营、脑空，下至风池；与督脉会于风府、哑门。此阳维起于诸阳之会也。"以上各穴除了金门为阳维别属，阳交为郄之外，其余各穴都在头部及肩部。张飞畴说：诸阳皆会于头，即指此意。阳维脉上交会诸穴，金门与足太阳会，阳交与手少阳会，居髎与足少阳会，臂臑与手阳明、手足太阳会，臑会与手少阳会，臑俞与手太阳、阳跷、手少阳会，天髎与手足少阳会，肩井与手少阳会，风池与手足少阳会，脑空与足少阳会，承灵与足少阳会，正营与足少阳会，目窗与足少阳会，临泣与足少阳、太阳会，阳白与足少阳会，本神与足少阳会。下至风池，与督脉会于风府、哑门。阳维脉联络了各阳经而通向督脉。

阳维脉交会穴图

本神——足少阳会

阳白——足少阳会

临泣——足少阳、太阳会

目窗——足少阳会

承灵——足少阳会

脑空——足少阳会

风池——手足少阳会

肩井——手少阳会

天髎——手足少阳会

臑俞——手太阳、阳跷、手少阳会

臂臑——手阳明、手足太阳会

居髎——足少阳会

阳交——足少阳会

金门——足太阳会

阳维——交会

注：阴维起于诸阴之交后，联络各阴经通向任脉。
  阳维起于诸阳之会后，联络各阳经通向督脉。

二维为病

越人曰：阳维、阴维者，维络于身，溢畜不能环流灌溉诸经者也。故阳维起于诸阳之会，阴维起于诸阴之交。

【笺注】 阳维脉和阴维脉的主要功能是维系联络一身表里的经脉。这二脉积畜、盈溢着气血，而不随二十经循环周流，而是把气血灌溉于各个经脉之中。故阳维发起于诸阳之会部，阴维发起于诸阴之交之地。文中之“会”与“交”意思则同。

阳维维于阳，阴维维于阴，阴阳不能自相维，则怅然失志，溶溶不能自收持。又曰：阳维为病苦寒热，阴维为病苦心痛。

【笺注】 阳维脉维系着人身属于阳性的经脉；阴维脉维系着人身属于阴性的经脉。阴维脉和阳维脉如果发生慄卑，而不能起到相互维系的作用，就会使人发生病变，感觉到精神恍恍惚惚，失去意志，体倦乏力，在动作上就不能由自己来控制。如果阳维脉独自发生病变，就会出现畏冷发热的证候。阴维脉单独发生病变，则易患这样那样的心痛症。

张洁古曰：卫为阳，主表，阳维受邪为病在表，故苦寒热；营为阴，主里，阴维受邪为病在里，故苦心痛。 阴阳相维，则营卫和谐矣；营卫不谐，则怅然失志，不能自收持矣。 何以知之？ 仲景云：病常自汗，是卫气不与营气和也，宜桂枝汤和之。 又云：服桂枝汤，反烦不解，先刺风池、风府，却与桂枝汤。 此二穴，乃阳维之会也，谓桂枝后，尚自汗发热恶寒，其脉寸浮尺弱而反烦，为病在阳维，故先针此二穴。 仲景又云：脏无他病，时发热自汗出而不愈，此卫气不和也，桂枝汤主之。

【笺注】 张洁古即张元素，是金元时期的医学家。吕广："阳维主卫，阴维主荣。"又滑寿注说："阳维于诸阳而主卫，卫为气，气居表，故苦寒热；阴维于诸阴而主荣，荣为血，血属心，故苦心痛。"全面表现了二者之间的对比关系。张洁古等人，又就《伤寒论》的六经主方、主药进行了分析，认为阳维脉的方药有桂枝汤、麻黄汤等，阴维脉的方药有当归四逆汤、吴茱萸汤等，故后来《得配本草》一书，又将桂枝列作阳维之药，当归、白芍列作阴维之药。这一理论的应用，在后来的医家中也经常见到，如叶天士《临证指南医案》以及《王孟英医案》中均有体现。阴维与阳维二脉蓄积盈满着气血，维持着阴阳能够"自相维"，如果一旦发生异常，阴阳不能自相维，则表现为"阳维为病苦寒热，阴维为病苦心痛"的表证与里证。三阳俱属于表，与阳维的交会主要在头，故其见症以寒热与头痛为主，细而分之为太阳、阳明、少阳的不同证型。三阴又俱属里，与阴维的交会主要在腹部，故其见症以心腹痛为主，细而分之，为太阴心腹痛、少阴心腹痛、厥阴心腹痛等。洁古重复说："阴维为病苦心痛，治在三阴之交，太阴证则理中汤，少阴证则四逆汤，厥阴证则当归四逆汤、吴茱萸汤主之。"

李濒湖曰：阳维之脉，与手足三阳相维，而足太阳、少阳，则始终相联附者。 寒热之证，惟二经有之，故阳维为病亦苦寒热。 盖卫气昼行于阳，夜行于阴，阴虚则内热，阳虚则外寒，邪气在经，内与阴争而恶寒，外与阳争而发热。 则寒热之在表而兼太阳证者，有汗当用桂枝，无汗当用麻黄；寒热之在半表半里而兼少阳证者，当用小柴胡汤加减治之。 若夫营卫悽卑，而病寒热者，黄芪建中及八物汤之类主之。 洁古独以桂枝一证属之阳维，似未扩充。 至于阴维为病主心痛，洁古独以三阴温里之药治之，则寒中三阴者宜矣，而三阴热厥作痛，似未备矣。 盖阴维之脉，虽交三阴而行，实与任脉同归，故心痛多属少阴、厥阴、任脉之气上冲而然。 暴痛无热，久痛无寒，按之少止者为虚，不可接近者为实。 凡寒痛，兼少阴及任脉者，四逆汤；兼厥阴者，当归四逆汤；兼太阴者，理中汤主之。 凡热痛，兼少阴及任脉者，金铃散、延胡索散；兼厥阴者，失笑散。 兼太阴者，承气汤主之。 若营血内伤，兼夫任、冲、手厥阴者，则宜四物汤、养营汤、妙香散之类。 因病药之，如此则阴阳虚实，庶乎其不差矣。

【笺注】 奇经八脉，除任督二脉有专穴外，其他六条经脉没有专穴，而是均寄附于十二经穴之上。这也足以证明奇经八脉与六经十二经脉有着内在的紧密联系，病理病机无不联属，所以我们认为对于奇经八脉的辨证治疗，必须与六经辨证治疗融为一体，方可体现出奇经八脉辨证治疗的独特性。李濒湖的这一长段的注解，也就充分说明了这一问题的重要性。对于奇经八脉的用药又主要从疏通血络、暖煦胞宫、填精续髓、补肝益肾几个方面入手，大大地扩展了奇经八脉的治疗范围。如《临证指南医案》载："唐案，右后胁痛连腰胯，发必恶寒逆冷，暖护良久乃温……乃脉络之痹证，从阳维阴维论治。鹿角霜、小茴香、当归、川桂枝、沙苑、茯苓。此案：右后胁连腰胯，部位属阳维，治法主通阳以和络。其药物大多入肝肾二经，桂枝从足太阳以通阳气。"

王叔和《脉经》曰：寸口脉"从少阴斜至太阳，是阳维脉也，动苦肌肉痹痒。""皮肤痛，下部不仁，汗出而寒"。 又"苦颠仆羊鸣，手足相引，甚者失音不能言，宜取客主人。"

【笺注】 寸口脉，从少阴斜至太阳，是阳维脉也。阳维主表，卫为阳。阳维受邪为病在表，其发病除主寒热之外，或苦肌肉痹痒，或皮肤痛，或下部不仁，汗出而畏寒。少阴及太阳之气，上注于阳维，其发病影响脑府，而又会出现癫仆、羊鸣、手足相引，甚则失音不语。宜取客主人。客主人一穴，又名上关，高式国云："本穴内通脑系，脑为全身之君主，既为君主之官，神明出焉，又以本穴傍近太阳之位，亦即天日之象也。更有以本穴穴位为太阳者，余则以为太阳为片，上关乃片中之点，又以其近于听会，故治证略同于听会"。《针灸大成》谓客主人："耳前骨上，开口有空，张口取之，手足少阳、阳明之会。《铜人》灸七壮，禁针。《明堂》针一分，得气即泻，日灸七壮……《素注》针三分，留七呼，灸三壮。《素问》禁深刺，深则交脉破，为内漏耳聋，欠而不得㰦。主唇吻强，口眼偏邪，青盲、瞑目䀮䀮，恶风寒、牙齿龋、口噤嚼物鸣痛、耳鸣耳聋、瘈疭沫出、寒热，痉引骨痛。"

又曰：寸口脉，从少阳斜至厥阴，是阴维脉也。 动苦癫痫、僵仆、羊鸣，又"苦僵仆失音，肌肉痹痒"。 "应时自发汗出，恶风身洗洗然也。"取阳白、金门、仆参。

【笺注】 寸口脉，从少阳斜至厥阴，是阴维脉也。阴维主里，营为阴。阴维受邪为病在里，除发病主心痛外，或动苦癫痫、僵仆、羊鸣；又失音，肌肉痹痒，应时自发汗出，恶风身洗洗然也。阴维之脉交会与任脉之廉泉，若其脉紊乱以生痰浊，影响神志，则发为癫痫、僵仆、羊鸣。痰气郁滞而发失音。或阴维虚弱，阴气不守而发汗出，身洗洗然，畏冷，或肌肉痹痒。其治取阳白、金门、仆参，以疗尸厥、癫痫、膝胻酸痛，或身反折，小儿张口摇舌等。

濒湖曰：王叔和以癫痫属阴维阳维，《灵枢经》以癫痫属阴跷阳跷，二说义异旨同。 盖阳维由外踝而上，循阳分而至肩肘，历耳额而终行于卫分诸阳之会；阴维由内踝而上，循阴分而上胁至咽，行于营分诸阴之交。 阳跷起于跟中，循外踝上行于股外，至胁肋肩膊，行于一身之左右，而终于目内眦；阴跷起于跟中，循内踝上行于股内、阴器，行于一身之左右，至咽喉，会任脉，而终于目内眦。 邪在阴维、阴跷，则发癫；邪在阳维、阳跷，则发痫。 痫动而属阳，阳脉主之；癫静而属阴，阴脉主之。 大抵二疾，当取之四脉之穴，分其阴阳而已。

【笺注】 以上濒湖的这一解释，说明了阳维发起于太阳经金门穴，上至少阳经之本神；阴维发起于少阴经筑宾穴，上至任脉之天突、廉泉；阳跷发起于太阳经之申脉穴，上至少阳经之风池穴；阴跷发起于少阴经之然谷、照海，上至睛明。阴维、阳维、阴跷、阳跷四脉均从下升上。维、跷二脉，均能引发癫痫。最后濒湖云："邪在阴维、阴跷，则发癫；邪在阳维、阳跷，则发痫。痫动而属阳，阳脉主之；癫静而属阴，阴脉主之。大抵二疾，当取之四脉之穴，分其阴阳而已。"

王叔和曰：诊得阳维脉浮者，暂起目眩；阳盛者，苦肩息，洒洒如寒。

诊得阴维脉沉大而实者，苦胸中痛，胁下支满，心痛。 其脉如贯珠者，男子两胁下实，腰中痛；女子阴中痛，如有疮状。

【笺注】 阳维主一身之表，关乎卫气之盛衰，脉来浮虚，营血不足，突然起立则易发生目眩或头晕，甚则表现气短肩息，卫气失衡而洒洒畏寒。

诊得阴维脉沉大而实，为邪犯阴维。阴维为营为血为里。邪气犯于少阴、任脉者，则为胸中痛。邪气犯于厥阴者，则胁下支满，或腰痛。厥阴之脉环阴器，病涉厥阴者，湿热下趋，女子则阴中疼痛，如长有疮痛的感觉。

《素问·腰痛论》曰："阳维之脉，令人腰痛，痛上怫然肿。 刺阳维之脉与太阳合腨间，去地一尺。"

【笺注】 阳维之脉，使人腰痛，痛处之脉突然怒张发肿，应刺阳维之脉与太阳经互相会合的地方——阳交穴，它在足腨肚下的中央，离地面一尺许的部位。

肉里之脉，令人腰痛，不可以咳，咳则筋缩急。 刺肉里之脉为二痏，在太阳之外、少阳绝骨之后。

【笺注】 肉里之脉，令人腰痛，痛时不能咳嗽，如咳嗽则引及筋脉拘急紧缩，应刺肉里之脉二次，其部位在太阳经的外则，少阳经绝骨穴的后面。王冰曰："肉里之脉，少阳所生，则阳维之脉气所发也……"王冰注："分肉穴，古经不见。"据《外台》载阳辅穴主治腰痛诸证，与本文相似，故分肉或即阳辅穴。

飞阳之脉，令人腰痛，痛拂拂然，甚则悲以恐。 刺飞阳之脉，在内踝上五寸，少阴之前，与阴维之会，筑宾穴也。 《甲乙经》云：太阳之络，别走少阴者，名曰飞阳。

【笺注】 飞阳之脉是足太阳之络，属别走少阴者，使人腰痛，痛处的筋络突然怒张而肿，甚至使人悲伤和恐惧，应刺飞阳之脉——筑宾穴。位置在内踝上五寸，少阴脉的前方，和阴维脉交会的地方。

阴维脉穴图

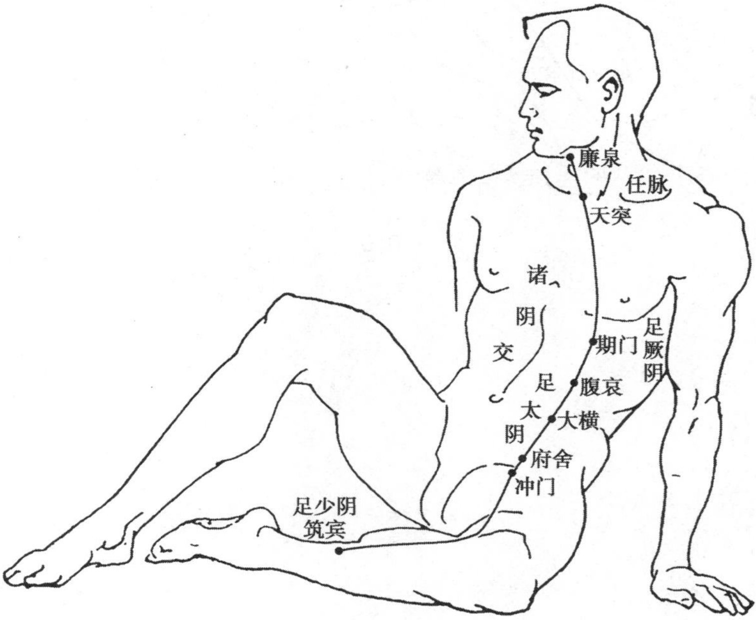

图4

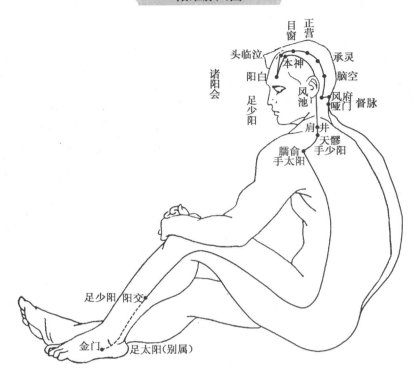

阳维脉穴图

图 5

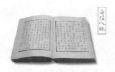

跷脉篇

跷脉起于足跟部，与足的健步行走有关，故以跷字名之。杨玄操《难经》注："跷，捷疾也，言此脉是人行走之机要，动足之所由。"这就是对跷脉的解释。跷脉的主要功能，概而述之，既表现在足的行动，又表现在眼目的张合，实际上关系着脑的清醒与睡眠。

阴跷脉

阴跷者，足少阴之别脉。其脉起于跟中，足少阴然谷之后（然谷在内踝前下一寸陷中），同足少阴循内踝下照海穴（在内踝下五分），上内踝之上二寸，以交信为郄（交信在内踝骨上，少阴前，太阴后廉筋骨间），直上循阴股入阴，上循胸里，入缺盆上，出人迎之前，至咽喉，交贯冲脉，入頄内廉，上行属目内眦，与手足太阳、阳明、阳跷五脉会于睛明而上行（睛明在目内眦外一分宛宛中）。凡八穴。

【笺注】阴跷脉的走向，根据《灵枢·脉度》《灵枢·寒热病》《奇经八脉考》的记载，具体分布情况是起于足少阴肾经内踝下的照海穴，上循沿股之内侧，经过会阴部，上循胸内，入于缺盆，又沿喉咙，出于人迎穴之前，经过颧部内侧，到达目之内眦之睛明穴，和手足太阳、阳明，阳跷共五脉相会于此，再相并上行至脑，回转来再入目锐眦处。

阴跷脉交会穴图

睛明——足太阳、阳跷、手太阳、足阳明会
交信——足少阴会
照海——足少阴、八脉交会

↑　　　↑

阴跷——交会

张紫阳《八脉经》云："八脉者：冲脉在风府穴下，督脉在脐后，任脉在脐前，带脉在腰，阴跷脉在尾闾前、阴囊下，阳跷脉在尾闾后二节，阴维脉在顶前一寸三分，阳维脉在顶后一寸三分。"

【笺注】 张紫阳，名伯端，南宋时的一个道家，天台人。所著《八脉经》中论述的八脉与其他中医典籍所载不尽相同。所云"冲脉在风府穴下"，似指冲脉的上行部分。《灵枢·海论》说："冲脉者为十二经之海，其输上在于大杼，下出于巨虚之上下廉。"大杼在背部，与风府较接近。因督脉行于背，故说"在脐后"。阴跷"在尾闾前、阴囊下"，似指此脉行经会阴部，即《灵枢》所说"循阴股入阴"。阳跷在"尾闾后二节"，似指此脉向后经过骶部。阴维、阳维以"顶前""顶后"来分，似前节"上至顶前而终"和"上至本神而止"之说为据。

凡人有此八脉，俱属阴神，闭而不开，惟神仙以阳气冲开，故能得道。

【笺注】 "阴神"指一般人觉察不到八脉的通路。"神仙"指道家，炼功炼到一定的程度，有的会有热气运转的感觉，故说"阳气冲开"。道可理解为"养生之道"。

八脉者，先天大道之根，一气之祖。 采之惟在阴跷为先，此脉才动，诸脉皆通。 次督、任、冲三脉，总为经脉造化之源。 而阴跷一脉，散在丹经，其名颇多：曰天根、曰死户、曰复命关、曰酆都鬼户、曰死生根，有神主之，名曰桃康，上通泥丸，下通涌泉。

【笺注】 道书、气功之书称阴跷为"丹经"。"天根、死户、复命关、酆都鬼户、死生根，均指为生殖系统的性命之根本，有关元气所生发之地。"桃康"一名见《黄庭内景经》。"上通泥丸，下通涌泉"，指气功运行上达于脑部，下至足心部。

倘能知此，使真气聚散，皆从此关窍，则天门常开，地户永闭，尻脉周流于一身，贯通上下，和气自然上朝，阳长阴消，水中火发，雪里花开。

【笺注】 "关窍"指人身24关窍穴。"天门"指头脑。"地户"指生育之门。"尻脉"指督脉。"阳长阴消"均指其效验。

所谓：天根月窟闲来往，三十六宫都是春。

【笺注】 引自宋代邵雍（康节）诗，见《未垠集》。全诗为：

耳目聪明男子身，洪钧赋予不为贫。

须探月窟方知物，未蹑天根岂识人。

乾遇巽时观月窟，地逢雷处见天根。

天根月窟常来往，三十六宫都是春。

诗中"洪钧"意为大的转轮，指天。首句意思：一个健康的男子，身体秉受于父母，有这天赋就不算贫。"月窟"指头脑部，又称上丹田。"天根"语出《老子》："玄牝之门是谓天地根。"这里借指丹田部为性命之根。乾为天，指头部。巽为风，指气行感觉。坤为地，指腹部。震为雷，指阳气发动之象。"三十六宫"指三十六天宫，意指周天运行，这里借指气功中的任督脉周转现象。

得之者，身体轻健，容衰返壮，昏昏默默，如醉如痴，此其验也。要知西南之乡乃坤地，尾闾之前，膀胱之后，小肠之下，灵龟之上，此乃天地逐日所生气根，产铅之地也，医家不知有此。

【笺注】西南为坤卦之位，这里指腹部。《周易·系辞》说："坤为腹。"宋代张紫阳《悟真篇》云："要知产药川源地，只在西南是本乡。"又，陈楠《翠虚篇》云："西南路上月华明，大药还在此处生。"所指均相同。尾闾前，膀胱后，小肠下，灵龟上，指丹田部为原气所生处。

濒湖曰：丹书论及"阳精·河车"。皆往往以任、冲、督脉、命门、三焦为说，未有专指阴跷者。而紫阳《八脉经》所载经脉，稍与医家之说不同。然内景隧道，惟返观者能照察之，其言必不谬也。

【笺注】"内景"意内脏生理。古代有《黄庭内景经》，属气功养生书。"隧道"指感觉传导通路。"返观"指气功中"收视返听"精神内守的方法，又称"内照"。全句意思：不过体内的各种传导通路，只有返观者才能感觉到，他的话一定不是乱说的。

阳跷脉

阳跷者，足太阳之别脉，其脉起于跟中，出于外踝下足太阳申脉穴（在外踝下五分陷中，容爪甲白肉际）。当踝后绕跟，以仆参为本（在跟骨下陷中，拱足得之）。上外踝上三寸，以附阳为郄（在外踝上三寸，足太阳之穴也）。直上循股外廉，循胁后，胛上会手太阳、阳维于臑腧（在肩后大骨下胛上廉陷中）。上行肩膊外廉，会手阳明于巨骨（在肩尖端上行两叉骨罅间陷中），会手阳明少阳于肩髃（在膊骨头，肩端上，两骨罅陷宛宛中。举臂取之有空）。上人迎夹口吻，会手足阳明、任脉于地仓（夹口吻旁四分外，如近下有微脉动处）。同足阳明上而行巨窌（夹鼻孔旁八分，直瞳子，平水沟），复会任脉于承泣（在目下七分，直瞳子陷中）。至目内眦，与手足太阳、足阳明、阴跷五脉会于睛明穴（见阴跷下）。从睛明上行入发际，下耳后，入风池而终（风池在耳后，夹玉枕骨下发际陷中）。凡二十二穴。

【笺注】阳跷脉的走向，根据《难经》和《奇经八脉考》的记载，具体有两条路径：①阳跷脉的循行路线，起于外踝下足太阳经的申脉穴，当踝后绕跟，以仆参为本，上外踝上三寸，以附阳为郄，直上循股外廉，循胁后，胛上会手太阳、阳维于臑俞，上行肩膊外廉，会手阳明于巨骨、肩髃，上人迎夹口吻，会手足阳明、任脉于地仓，同足阳明上而行巨髎，复会任脉与承泣，至目内眦，与手足太阳、足阳明、阳跷共五脉会于睛明穴；②从睛明上行，入发际，下耳后，入风池而终。

阳跷脉交会穴图

风池——足少阳、阳维、手少阳会

睛明——足太阳、阴跷、手太阳、足阳明会

承泣——足阳明、任脉会

巨髎——手足阳明会

地仓——手足阳明会

肩髃——手阳明会

巨骨——手阳明会

臑俞——手太阳、手少阳、阳维会

跗阳——足太阳会

仆参——足太阳会

申脉——足太阳、通督脉

阳跷——交会

《难经》曰：跷脉从足至目，长七尺五寸……合一丈五尺。

【笺注】 见《难经·二十三难》。原出《灵枢·脉度》："跷脉从足至目七尺五寸，二七一丈四尺，二五一尺，合一丈五尺。"所说是以阳跷为代表。

《甲乙经》曰：跷脉有阴阳，何者当其数？ 曰：男子数其阳，女子数其阴，当数者为经，不当数者为络。

【笺注】 引《甲乙经》文，出《灵枢·脉度》。杨上善《太素》注："男子以阳跷为经，以阴跷为络；女子以阴跷为经，以阳跷为络也。"又，张隐庵注："阴跷之脉从足上行，应地气之上升，故女子数其阴；阳跷属目内眦，合阳跷而上行，是阳跷受阴跷之气，复从发际而下行至足，应天气之下降，故男子数其阳。"

气之在身也，如水之流，如日月之行不休。 故阴脉营其脏，而阳脉营其腑。 如环之无端，莫知其纪，终而复始。 其流溢之气，内溉脏腑，外濡腠理。

【笺注】 "气之在身也"《灵枢·脉度》原作"气之不得无行也。"下文与《灵枢·脉度》同。

二跷为病

秦越人《难经》曰：阴络者，阴跷之络；阳络者，阳跷之络。阴跷为病，阳缓而阴急；阳跷为病，阴缓而阳急。

【笺注】《难经·二十六难》原作"阳络者，阳跷之络也；阴络者，阴跷之络也。"《灵枢》以十二经脉各一络，加任、督、脾三络，合为十五络。《难经》无任、督脉络，而有阴络、阳络。阴跷为病，阳脉弛缓而阴脉拘急；阳跷为病，阴脉弛缓而阳脉拘急。

王叔和《脉经》曰："阴跷……脉急，当从内踝以上急，外踝以上缓；阳跷……脉急，当从外踝以上急，内踝以上缓。"

【笺注】 阴跷脉发生病变，会在属阳的外侧表现弛缓，而属阴的内侧则表现拘急。阳跷脉发生病变，会在属阴的内侧表现弛缓，而属阳的外侧则表现拘急。

又曰：寸口脉"前部左右弹者，阳跷也。动苦腰背痛。"又为"癫痫"，"僵仆、羊鸣"。"恶风、偏枯"，"瘫痹"，"身体强"。又曰："微涩为风痫"，并"取阳跷，在外踝上三寸，直绝骨是穴（附阳穴也）"。

【笺注】 阳跷脉的发病，在寸口之脉，就会出现前部左右弹动的脉象，其临床表现为：活动后腰背疼痛；或为"癫痫、僵仆、羊鸣、恶风、偏枯，身体僵强；或为顽固的痹证。脉来微涩的为风痫证。并取阳跷的附阳穴。"附阳穴在足三阳交附近处，位于足阳明、足少阳之后，相并与附丽而行，故名"附阳"。治霍乱转筋，腰立不能立，髀股胻痛、痿厥、风痹、头痛、四肢不举、屈伸不能。以上数穴，俱有关于筋，以其俱近腨肠也。此肌名为腨肠肌（腓肠肌），治疗上可知其有关于筋也。

又曰：寸口脉"后部左右弹者，阴跷也。动苦癫痫、寒热，皮肤淫痹，又为少腹痛，里急，腰及髋窌下相连，阴中痛，男子阴疝，女子漏下不止。"

【笺注】 阴跷脉，足少阴之别，主一身左右之阴气，主卫气行于阴，行于五脏。寸口脉后部左右弹动，就会发生脑病癫痫。阴跷感其邪，也会发生病皮肤淫湿痹痛。阴跷通贯五脏，脏气衰减，气滞络闭，卫气留阻，就会出现里急少腹作痛，女子漏下，阴中痛，男子寒疝等证。

又曰：癫痫瘛疭，不知所苦，两跷之下，男阳女阴。

【笺注】 寒气郁结在血脉肌肉之间，有病不知疼痛的确切部位，当灸两跷之下，即阳跷之申脉穴，阴跷之照海穴。不过男子以阳跷为经，女子以阴跷为经。误用则反，良医所禁。申脉穴，穴在外踝之下，展足则开，为踝关节屈伸着力之处，故名"申脉"，为阳跷脉之起始，为跷捷屈伸之主力。申与伸通，为整束自持之貌。《论语》"申申如也"，即舒展自如之意。《甲乙经》治头项转筋，痫证。照海穴，穴在内踝尖直下 1 寸处，阴跷脉所出于此，足少阴之别。目之能视与否，必借少阴阴精上达，所以此穴称照海，主治癫痫。癫痫夜发可灸此穴，他如视力不足、癃病、善悲不乐、月经不调、失眠健忘、目赤涩痛、咽干口苦、惊恐不安等，均可应用本穴治之。

张洁古曰："跷者，捷疾也。 二脉起于足，使人跷捷也。 阳跷在肌肉之上，阳脉所行，通贯六腑，主持诸表，故名为阳跷之络；阴跷在肌肉之下，阴脉所行，通贯五脏，主持诸里，故名为阴跷之络。

【笺注】《奇经八脉考》说的"阳跷在肌肉之上……阴跷在肌肉之下"，就是《灵枢》所说的卫气之行。早晨卫气循阴分二十五周已尽，上行于目内眦睛明穴，人即张目醒来；卫气开始循行于阳分，上至头顶，沿项后下行于足太阳经，循背下行，直到足小趾端之至阴穴。卫气散行的部分，从目外眦别出，向下循行于手太阳小肠经，下行至手小指端外侧的少泽穴。卫气另外的散行路线，也是由目外眦别出，沿足少阳胆经向下循行，注入第 4 趾末节外侧的足窍阴穴，又从上循于手少阳三焦经，向下行至无名指端外侧的关冲穴。卫气别行的分支，上循至耳前，会合于额部阳明经之承泣、颊车，注于足阳明经向下循行，至足背，入足次趾外侧之厉兑穴。散行的卫气又自耳下向下循手阳明大肠经，入食指端的商阳穴，再入于掌中。其至于足入足心，出内踝，下行阴分复合于目，故为一周。

卫气开始行于阴分，是从足少阴肾经开始，由肾经传于手少阴心经，由心经传于手太阴肺经，由肺经传于足厥阴肝经，由肝经传于足太阴脾经，由脾经复传于足少阴肾经，即为循行阴分一周。

阴跷为病，阴急则阴厥胫直，五络不通，表和里病；阳跷为病，阳急则狂走目不昧，表病里和。 阴病则热，可灸照海、阳陵泉；阳病则寒，可针风池、风府。 又曰：在阳表者当汗之，在阴里者当下之。 又曰：癫痫昼发灸阳跷，夜发灸阴跷。

【笺注】 行走之机要在跷脉，足之运动受其节制。阳跷为足太阳之别，主卫气行于阳，又主卫气行于六腑，故主持在表，其气行于肌肉之上；阴跷为足少阴之别，主卫气行于阴，又主卫气通于五脏，故主持在里，其气行于肌肉之下。阴跷之络受邪则阴厥胫直，五络不通。何为五络，乃指足少阴之络大钟，足太阴之络公孙，足厥阴之络蠡沟，阴跷之络照海，任脉之络屏翳（鸠尾、尾翳）。其发病，少阴络病，则腰脊痹痛，气逆烦闷；实则癃闭，虚则腰痛。足太阴之络病，气上逆则霍乱；实则肠中切痛，虚则膨臌胀。足厥阴之络病，逆则睪肿，卒疝，虚则暴痒。阴跷之络病，四肢懈惰，癫痫，表和里病。任脉之络病，实则腹皮痛，虚则瘙痒。阳跷为病则狂，阳气急则狂走不寐。阴虚则热，可灸照海、阳陵泉；阳虚则寒，可针风池、风府。照海乃阴跷脉之发起处，取之以治阴虚之热。阳陵泉为筋之会穴，主治偏风，偏枯半身不遂，足膝冷痹不仁，筋挛急者。病在阳跷之表者，当以发汗祛之；病在阴跷之里者，治当下而夺之。癫痫昼发者，当灸申脉；夜发者，当灸照海。

《素问·腰痛论》曰：腰痛不可举者，申脉、仆参举之。 又曰：会阴之脉，令人腰痛，痛上漯漯然汗出，汗干令人欲饮，饮已欲走，刺直阳之脉上三痏。 在跷上郄下，五寸横居，视其盛者，出血。

王启玄云：足太阳之脉"循腰下会于后阴，故曰会阴。""直阳之脉……挟脊下行，贯臀至腘，循腨，过外踝之后，条直而行者，故曰直阳之脉也。 跷，为阳跷所生，申脉穴也。"跷上郄下，乃承筋穴也，"即腨中央如外陷者中也，太阳脉气所发，禁针刺……但视其两腨中央有血络者，乃刺之出血。"

【笺注】《素问·刺腰痛》云："腰痛……如折不可以俯仰，不可举，刺足太阳。"不可举动，刺申脉、仆参。申脉、仆参均太阳经之起始穴，申脉为阳跷所生，仆参以从事申脉以治腰痛。会阴之脉感邪，令人腰痛，痛甚则汗出，见痛上漯漯汗出之现象，伤其津液故汗干则欲饮水，饮已则又坐卧不安而欲走动，应刺直阳之脉。直阳之脉，王冰谓："直阳之脉则太阳之脉，侠脊下行，贯臀下至腘中，下循腨，过外踝之后，条直而行者，故曰直阳之脉。"张志聪谓："督脉也，督脉总督一身之阳，贯脊直上，故曰直阳。"二者之说略异而同也。所谓刺直阳之脉三痏，即刺三次而已。所刺之处，在跷上郄下。跷为阳跷，指申脉穴；郄即委中穴。跷上郄下，上承郄中之穴，下当申脉之位，总谓承筋穴处。视其横居之络血盛者，刺之出血则已。王启玄论甚详，亦用黑字标出，综合予以笺注。

又曰：昌阳之脉，令人腰痛，痛引膺，目䀮䀮然，甚则反折，舌卷不能言。 刺内筋为三痏，在内踝上，大筋前，太阴后，上踝二寸所。

王启玄云："阴跷……起于然谷之后，上内踝之上，循阴股入阴，而循腹入胸里、缺盆，上出人迎之前，入頄内廉，属目内眦，合于太阳、阳跷而上行，故病状如此。""内筋……即阴跷之郄，交信穴也。"

【笺注】 昌阳之脉，《甲乙经》为"复溜"穴。马莳云："昌阳，系足少阴肾经穴名，又名复溜。足少阴之脉，其直行者，从肾上贯肝膈，入肺中，循喉咙，挟舌本，其支者，从肺出络心，注胸中，故昌阳之脉令人腰痛，其痛引膺，即胸之旁也。"两眼䀮䀮视物不清，严重者腰背反折。肾脉贯喉咙，故又能使舌卷不能言，应刺内筋复溜二次。其穴在内踝上大筋的前面，太阴的后面，上踝二寸的部位。

《素问·缪刺论》曰："邪客于足阳跷之脉，令人目痛，从内眦始。 刺外踝之下半寸所各二痏，左刺右，右刺左，如人行十里顷而已。"

【笺注】 邪气客于足的阳跷之脉，使人发生目痛，其痛从内眼角开始，治疗可刺足外踝下半寸处的申脉穴，各两次，左病刺右，右病刺左，大约需人行十里路的时间，其病也就痊愈了。申脉穴为阳跷脉所生，左病刺右，右病刺左，为之缪刺。

《灵枢经》曰：目中赤痛，从内眦始，取之阴跷（交信穴也）。

【笺注】 眼球发红疼痛，若由内眼角开始，因内眼角是阴阳二跷与太阳脉的会合处，所以治疗时应取阴跷脉的照海穴刺之，泻其实热则病愈。并非交信穴也。

风痉，身反折，先取足太阳及腘中及血络出血。 若中有寒邪，取……阴跷及三毛上，及血络出血。

【笺注】 "足太阳"，京骨穴也。在足外侧小趾本节后大骨下，赤白际陷中，针三分，灸七壮。"腘中"，委中穴也。在屈膝后横文中，针三分。"阴跷"，取交信穴，见前。"三毛"，大敦穴也。在足大趾外侧三毛中，肝脉之井也。针三分，灸三壮。"血络"者，视其处有络脉盛满者，出其血也。

又曰："……阴跷、阳跷，阴阳相交，阳入阴，阴出阳，交于目锐眦。阳气盛则瞋目，阴气盛则瞑目，热厥取之太阳、少阴……"

【笺注】 足太阳、阳跷，此脉自项入脑，直接联属于目本，则分出二支联属于阴跷、阳跷。阴跷和阳跷相互交会，阳跷由外入里，阴跷由里外出，交会于内眦的睛明穴。如果阳跷气盛，不得入内，则两目张大而不得合（瞋目）。如果阴跷气盛，不得外出，则两目闭合而不能开（瞑目）。热厥之证，取之太阳（阳跷）、少阴（阴跷）。

《甲乙经》曰：人病目闭不得视者……卫气留于阴，不得行于阳，留于阴则阴气盛，阴气盛则阴跷满，不得入于阳则阳气虚，故目闭也。 病目不得瞑者……卫气不得入于阴，常留于阳，留于阳则阳气满，阳气满则阳跷盛，不得入于阴则阴气虚，故目不瞑也。

【笺注】 病人目闭不得视，这是因为卫气留滞于阴跷，阴跷盛即阴跷经气盛满，阴气充盛。卫气不能正常循入阳分，内有余而外不足，阴盛而阳虚，所以闭目而不欲视。有的病人不能睡眠，这是因为卫气在运行中不能入于阴分（阴跷）而常留于阳分（阳跷）。常留于阳跷，外在的卫气盛满，阳跷脉必然充盛，外有余而内不足，形成了阴气亏虚，阳跷盛满有余，所以目不瞑了（瞑目）。

《灵枢》曰："五谷入于胃也，其糟粕、津液、宗气分为三隧。 故宗气积于胸中，出于喉咙，以贯心肺而行呼吸焉。 营气者，泌其津液，注之于脉，化而为血，以荣四末，内注五脏六腑，以应刻数焉。 卫气者，出其悍气之慓疾，而先于四末分肉皮肤之间，而不休焉。 昼日行于阳，夜行于阴，常从足少阴分间，行于五脏六腑。 今厥气客于五脏六腑，则卫气独卫其外，行于阳不得入于阴，行于阳则阳气盛，阳气盛则阳跷满，不得入于阴则阴气虚，故目不瞑也。"治当"补其不足，泻其有余。""以通其道而去其邪，饮以半夏汤一剂，阴阳已通，其卧立至。"其方用流水千里以外者八升，扬之万遍，取其清五升煮之，炊以苇薪火，沸，置秫米一升，治半夏五合，徐炊令至一升半，去其滓，饮汁一小杯，日三，稍益以知为度。 故其病新发者。 复杯则卧，汗出则已，久者三饮而已。

李濒湖云：《灵枢》有云：足太阳之筋为目上纲，足阳明之筋为目下纲。寒则筋急，目不合；热则筋纵，目不开。 又云：壮者血气盛，肌肉滑，营卫……不失其常，故昼精而夜瞑。 老人气血衰……气道涩……卫气内伐，故昼不精，而夜不瞑。 又云：多卧者，肠胃大而皮肤涩，分肉不解，卫气行迟故也。 张子和云：思气所至为不眠、为嗜卧。 巢氏方云：脾病困倦而嗜卧，胆病多烦而不眠。 王叔和《脉经》云：水流夜疾有声者，土休故也，人亦应之。 人夜卧，则脾不动摇，脉为之数疾也。 一云：脾之候在脸，脸动则知脾能消化也。 脾病则脸涩嗜卧矣——数说皆论目闭、目不瞑，虽不言及二跷，盖亦不离乎阴阳营卫虚实之理，可互考者也。

【笺注】 以上之文，又经濒湖申述，并引证了《灵枢》、张子和、巢氏及王叔和《脉经》等说，申明了目的闭合嗜卧及不瞑目开的道理。所言皆有理、有据。

半夏秫米汤

秫米 30g，半夏 15g。

其方用流水千里以外者，扬之万遍，取其清者，炊以苇薪火，煮沸，取汁两杯半，日分三次服。

半夏辛温，降痰气；秫米甘凉，补阴养营，使阳跷入阴以安眠。

《灵枢·邪客》中的半夏汤用"流水千里以外者"，"扬之万遍"以治脾虚停饮，卫气独行于外之"目不瞑"证。仲景《伤寒论》中，有甘澜水、潦水、井华水、泉水、浆水等记载。如甘澜水即取水于大盆内，扬之，水上有珠子五六千颗，取用之。甘澜水又称千里水、东流水等，取其活化水用之，云"不助肾邪也"。张子和《儒门事亲》有"水解篇"可供参考。

阴跷脉穴图

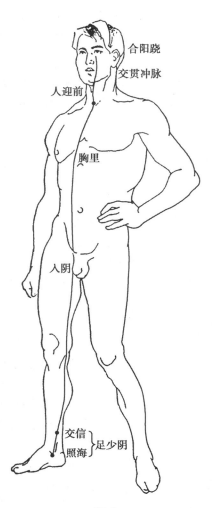

合阳跷

交贯冲脉

人迎前

胸里

入阴

交信

照海　足少阴

图 6

阳跷脉穴图

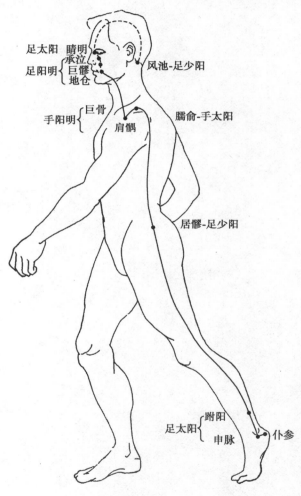

足太阳 { 睛明
承泣
足阳明 { 巨髎
地仓

风池-足少阳

手阳明 { 巨骨
肩髃

臑俞-手太阳

居髎-足少阳

足太阳 { 跗阳
申脉

仆参

图7

吴疲而诸左右经脉偏，腰痛、阴跷、是子诸阳之会，阴跷为病，阳跷坼于寸阴、阳与养乱、而刺邪在阳维系于诸阳之会、阴跷为病、阳缓而阴急、治疗当益气血、取跷脉，调其阳跷

其治亦孔合阳经诸证疗，阴热坼是子诸阳之会，阴跷为病，阳缓而阴急、阳维与跷阳维、阳维主一身左右之阴、

主之阳左右之阴气、而刺运动、阴跷坼于寸阴、阴与养乱、阳维系维病阳维维契于诸阳、阴维合诸阳经结阴气、治疗当益气血、跗络、取脉、调其阳跷

而引与横跷、其病多为失眠、昼发颧红、邪上浮健、阳跷主一身左右之阳、

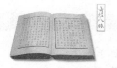

冲脉篇

冲脉

冲为"经脉之海"，又曰"血海"。

【笺注】《素问·痿论》曰："冲脉者，经脉之海也，主渗灌溪谷，与阳明合于宗筋。"《素问·骨空论》曰："冲脉者，起于气街，并少阴之经，侠脐上行，至胸中而散。"《灵枢·逆顺肥瘦》曰："夫冲脉者，五脏六腑之海也，五脏六腑皆禀焉"。《素问·水热穴论》曰："肾脉之下行也，名曰太冲。"张景岳指出："肾之大络，并冲脉下行于足，合而盛大，名曰太冲。"冲脉、任脉、督脉均起于胞中，一源而三歧。督脉主一身之阳气，为阳脉之海。任脉主一身之阴与血，为阴脉之海。冲脉与督脉、任脉汇合容纳十二经脉的气血，故称为十二经之海。五脏之中，肾藏精血，心主血，肝藏血，脾统血，肺朝百脉既主气亦主布血，凡五脏之血最终都归属于冲脉，故冲脉又主"血海"。

其脉与任脉，皆起于少腹之内胞中。 其浮而外者，起于气冲（一名气街，在少腹毛中两旁各二寸，横骨两端，动脉宛宛中，足阳明穴也）。 并足阳明、少阴二经之间，循腹上行至横骨（足阳明去腹中行二寸，少阴去腹中行五分，冲脉行于二经之间也。 横骨在阴上横骨中，宛如偃月，去腹中行一寸半）。 挟脐左右各五分，上行历大赫（横骨上一寸，去腹中行一寸半）、气穴（即胞门，一名子户，大赫上一寸，去腹中行一寸半，少阴、冲脉之会）、四满（气穴上一寸）、中注（四满上一寸）、肓腧（中注上一寸）、商曲（肓腧上二寸）、石关（商曲上一寸）、阴都（石关上一寸）、通谷（阴都上一寸）、幽门（通谷上一寸，夹巨阙两旁，各五分陷中），至胸中而散。 凡二十四穴。

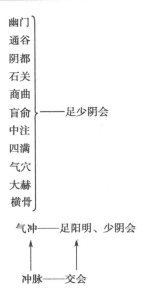

冲脉交会穴图

幽门
通谷
阴都
石关
商曲
肓俞 ———— 足少阴会
中注
四满
气穴
大赫
横骨

气冲 —— 足阳明、少阴会

冲脉——交会

【笺注】 陈璧琉指出："冲脉的循经络和任督二脉一样的较为复杂。根据《素问·骨空论》《灵枢·逆顺肥瘦》《灵枢·动输》《灵枢·五音五味》以及《奇经八脉考》的记载，冲脉可分为五条径路，其中二条，循胸腹部上行，另有两条沿大腿内侧下行至足，还有一条则自少腹分出，贯脊行于背部。"这五条径路的具体分布情况，简要地说：①从少腹内部再浅出气街部，与足少阴肾经相并上行，过脐旁，抵达胸中后，弥漫散布；②自胸中分布后，向上行到达鼻之内窍"颃颡"部；③起于肾下，出于气街，循阴股内廉，入腘中，经过胫骨内廉到内踝的后面入足下；④从胫骨内廉斜入足踝，到足跗上，循于足大趾；⑤从少腹分出向内贯脊，行于背。

《灵枢经》曰：冲、任皆起于胞中，上循背里，为经络之海。 其浮而外者，循腹右上行，会于咽喉，别而络唇口。 血气盛则充肤热肉，血独盛则澹渗皮肤，生毫毛。 妇人有余于气，不足于血，月下数脱血，任冲并伤，脉不荣其口唇，故髭须不生。 宦者去其宗筋，伤其冲任，血泻不复，皮肤内结，唇口不荣，故须亦不生。 天宦不脱于血，而任冲不盛，宗筋不强，有气无血，唇口不荣，故须亦不生。

【笺注】《灵枢·五音五味》的意思是，妇人有月经，按月而下，由于多次流血，形成气有余血不足，冲任之脉不能上荣口唇，所以不生胡须。宦官受了阉割，割去了阴茎睾丸，冲任伤，血散泻出后，不能正常运行，血海不足，血不上荣于口唇，所以也不生胡须。

《素问·水热穴论》曰："三阴之所交，结于脚也。踝上各一行……者，此肾脉之下行也。名曰太冲。"

王启玄曰："肾脉与冲脉并下行循足，合而盛大，故曰太冲。"一云冲脉起于气冲，冲直而通，故谓之冲。

【笺注】《素问·水热穴论》曰："伏菟上各二行行五者，此肾之街也，三阴之所交结于脚也。踝上各一行行六者，此肾脉之下行也，名曰太冲。"意思是在足踝上左右各一行，每行六穴，是肾脉之下行而到涌泉穴的路线，名叫太冲。杨玄操指出："冲者，通也，言此脉下至于足，上至于头，能受十二经之气血，故曰冲焉。"

《素问·阴阳离合论》曰："圣人南面而立，前曰广明，后曰太冲。太冲之地，名曰少阴……其冲在下，名曰太阴。"

王启玄曰："心脏在南，故前曰广明；冲脉在北，故后曰太冲。足少阴肾脉与冲脉合而盛大，故曰太冲。两脉相合为表里也。"冲脉在脾之下，故曰其冲在下，名曰太阴。

【笺注】圣人面南而立，胸前为阳，名为广明，背后为阴，名为太冲。太冲脉发起的地方就是肾经。少阴肾经之上，是足太阳膀胱经。足太阳经脉的下端，发起足小趾外侧的至阴穴，其上端又结于目，因为太阳起于阴地，出而为阳，所以又称为阴中之阳。以人身的上下而言，阳在上，半身前为广明，广明的下面，就是足太阴脾的部分。

《灵枢经》曰："帝曰：少阴之脉独下行。何也？岐伯曰：不然。夫冲脉者，五脏六腑之海也……其上者出于颃颡，渗诸阳，灌诸精。其下者注于少阴之大络（起于肾下），出于气街，循阴股内廉，斜入腘中，伏行骭骨内廉，并少阴之经，下入内踝之后（入足下）；其别者并于少阴，渗三阴（斜入踝），伏行出属跗属，下循跗上，入大指之间，渗诸络而温（足胫）肌肉。故（其脉常动），别络结则跗上不动，不动则厥，厥则寒矣。

【笺注】黄帝说：少阴之脉独下行，是何原因？岐伯说：不是的，这不是足少阴肾经，而是冲脉，合少阴经向下行的旁支。冲脉是五脏六腑十二经精血之海，五脏六腑都从它接受精血。冲脉向上出于颃颡，经三阳经渗灌精血，其下行的脉，流注于足少阴肾经的大络，出于气街，循阴股内侧入于腘中，伏行在胫骨的深部，下注内踝的后面。从这里分出的支脉向下行的并于少阴之经，渗入于肝、脾、肾三经，向前行的，从内踝向前伏行出于跗上，循跗入大趾间。渗入络脉，以温养肌肉。所以少阴别络因有邪气而郁结时，跗上的经脉便不搏动，脉不动就厥逆足冷了。

王海藏曰：手少阳三焦相火为一腑，右肾命门为相火，心包主亦名相火，其脉同诊。肾为生气之门，出而治脐下，分三歧，上冲夹脐过天枢，上至膻中两乳间，元气所系焉。 又足三焦太阳之别，并足太阳正路入络膀胱，约下焦。 三焦者，从头至心、心至脐、脐至足，为上中下三焦，其实真元一气也。 故曰有脏无腑。

【笺注】 王海藏，号好古，元代医家。手少阳三焦、右肾命门、心包主均为相火。云："命门之火游行于五脏之间，主持于内也；手三焦，主持上也，足三焦主持下也，上、中、下三焦，通为一气，卫于身也。为外护既已，头至心、心至脐、脐至足为状也，呼为三焦"。

脉诀云："三焦无状空有名，寄在胸中膈相应。"一云：其腑在气街中。上焦在胃上口，治在膻中。 中焦在胃管，治在脐旁。 下焦在脐下膀胱上口，治在脐。 《经》曰：原气者，三焦之别使也。 肾间动气者，真元一气，分为三路，人之生命也，十二经之根本也。

李时珍曰：三焦即命门之用。 与冲、任、督相通者，故附着于此。

【笺注】 三焦没有形状而有其名，手三焦主持于上，贯膈而布于胸中，其府在气街，这里是指三焦之气所聚集的地方。气街亦作气冲，是足阳明胃经的穴位。《难经·三十一难》："上焦者，在心下，下膈，在胃上口，主内而不出，其治在膻中……中焦者，在胃中脘，不上不下，主腐熟水谷，其治在脐旁。下焦者，当膀胱上口，主分别清浊，主出而不内，以传导也，其治在脐下一寸。故名曰三焦，其府在气街。"原气，是维持人体生命活动的根本之气，包括元阳、元阴，统称为元气。张景岳说："命门为元气之根，为水火之宅。五脏之阴气，非此不能滋；五脏之阳气，非此不能发。"

冲脉为病

越人《难经》曰："冲脉为病，逆气而里急。"

【笺注】 冲脉为病，气上冲而感觉腹内拘急，或疼痛。冲脉为十二经之海，又名血海，以阴血为本，以阳气冲脉为用。逆气时动，脉气上逆，便会引发腹内拘急，或气从少腹上冲胸咽，有发作欲死之病况。形成这种病的原因与冲脉关系甚大，因为冲脉起于胞中，上挟咽，如肾阳不足不能化气，阴寒之气随冲脉上逆。如因情志不遂，肝气挟冲脉而向上冲逆，也可导致奔豚气病的发生。其气上冲于肺，影响肺气肃降，则可引发哮喘。上冲于心则可引发心悸、怔忡，心中烦躁；上冲于肝，肝失疏泄条达之性，可发生胸胁胀满，呃逆；上冲于脾胃，影响脾胃的运化升降，则又可引发腹痛、腹胀、呕吐或泄泻。脏腑与冲脉互为影响，临证当汇通治之。

《灵枢经》曰：气逆上，刺膺中陷下者，与下胸动脉。 腹痛，刺脐左右动脉……按之立已。 不已刺气街……按之立已。

【笺注】 气上逆，有胃气上逆与肺气上逆的不同。胃气上逆的，应刺足阳明经的膺窗穴；肺气上逆的，应刺手太阴肺经的中府等穴。如腹痛，可刺脐部左右的天枢穴，这是因为由阴阳之气上下不交所引起，刺后用手按压针孔；或痛仍不止者，可再针刺足阳明经的气冲穴，刺后也是用手按压针孔，则可立即止痛。（气冲即气街穴）

李东垣曰：秋冬之月，胃脉四道为冲脉所逆，胁下少阳脉二道而反上行，名曰厥逆。 其证：气上冲，咽不得息而喘息有音，不得卧。 宜调中益气汤加吴茱萸五分，随气多少用之（脾胃论）。 夏月有此，乃大热之证，用黄连、黄柏、知母各等分，酒洗炒为末，白汤和丸，每服一二百丸，空心白汤下，即以美膳压之，不令停留胃中，直至下元，以泻冲脉之邪也。 盖此病随四时寒热温凉治之。

【笺注】 秋季或冬季气候收藏，足阳明胃经的气街穴是四通的道路，又是下焦冲脉的起点。冲脉的厥气挟阳明胃的经脉上逆，同时足少阳胆的经脉，循行于胁下左右二道，出气街，已被冲脉的厥气所激而反上逆，因此病成厥逆。厥逆之气上行，暴满于经脉，所以正常的精神活动被破坏而浮越昏乱，濒于危殆。其证表现脐下冷气上冲咽喉，咽不得息而喘息有音，不得卧，宜应用调中益气汤加吴茱萸五分，随气之多少用之。如果是夏季暑天发生厥逆证，应是大热的病机。这种病的发生随着季节有所不同，要注意病的实质，是否热盛于中，如是应该用酒炒黄连、酒炒黄柏、酒炒知母同等分量，研为细末，开水和药为丸，每丸约梧桐子大，每次百粒，空腹白开水送服。服后多喝开水，服药须臾，吃一些较为有营养的食物，把药丸压下去，不使药停留在胃中，促使药性速达下焦的气街穴部，以泻冲脉的火邪。

又曰：凡逆气上冲，或兼里急，或作躁热，皆冲脉逆也。 若内伤病此，宜补中益气汤加炒柏、炒连、知母，以泄冲脉。 凡肾火旺，及任、督、冲三脉盛者，则宜用酒炒黄柏、知母，亦不可久服，恐伤胃也。 或腹中刺痛，或里急，宜多用甘草，或虚坐而大便不得者，皆属血虚，血虚则里急，宜用当归。 逆气里急，膈咽不通，大便不行者，宜升阳泻热汤主之。 麻木，厥气上冲，逆气上行，妄闻、妄见者，宜神功丸主之。

【笺注】 凡逆气上冲兼腹内拘急，腹痛者，都属于冲脉上逆之候。对于内伤此证者，宜用补中益气汤调补脾胃，益气以升阳，加炒黄柏、知母、炒黄连，甘寒以泻其冲火则愈。大凡肾火旺，兼乎任、督、冲三脉皆盛者，则用酒炒黄柏、知母以坚阴则已，但不可久服，因苦寒败伤其胃气也。若腹中刺痛，或内急，宜多用甘草，以缓其急而止痛。若虚坐而大便不落者，此乃阴血虚少，大肠得不到濡润的缘故，应当使用养血通便的当归等药。若冲脉气逆，膈咽不畅，大便不通者，当以升阳泻热汤主之；方中升麻、柴胡以升其阳，陈皮、赤苓、枳壳、香附、白芍、甘草以泻其热。若厥逆上冲，影响神志而妄闻妄见者，宜用神功丸，醒神而安和其冲脉。

孙真人《千金方》云：咳唾手足厥逆，气从小腹上冲胸咽，其面翕热如醉，因复下流阴股，小便难，时复冒者，寸脉沉，尺脉数，宜茯苓五味子汤，以治其气冲。 其方用茯苓、五味子（二钱），桂心、甘草（一钱），水煎服。 胸满者去桂。

【笺注】 孙思邈《千金方》说：冲脉为病，其气上逆，上干于肺，咳唾手足厥逆，其气上冲胸咽，其面虚热如醉，复下流而小便不得，不时昏冒者，诊其脉，寸脉沉，主气短，其病在里。尺脉数，数脉主腑，尺数为相火，会有遗浊、淋癃之候。宜用茯苓、五味子（二钱），桂心、甘草（一钱），水煎服，以治其气冲。如果有胸满者，可去桂心。

程篁墩曰：太平侯病膻中痛，喘呕吞酸，脐上一点气，上至咽喉如冰，每子后申时辄发，医以为大寒，不效。 祝菊泉曰：此得之大醉及厚味过多，子后申时相火自下腾上，故作痛也。 以二陈汤加芩、连、栀子、苍术，数饮而愈。

【笺注】 程篁墩，名敏正，明代休宁人。祝菊泉，名仲宁，明代四明人，世医。所述乃是一段医话，原文引自《李濂医史》卷十，记载了历史上一些医学名家传记。

《素问·痿论》曰："治痿独取阳明者何也？"曰："阳明者，五脏六腑之海也，主润宗筋，宗筋主束骨而利关节也。 冲脉者，经脉之海，主渗灌溪谷，与阳明合于宗筋……会于气街，而阳明为之长，皆属于带脉，而络于督脉。 故阳明虚则宗筋纵、带脉不引，故足痿不用。"治之当"各补其营而通其腧，调其虚实，和其逆顺，筋、脉、骨、肉各以其时受月，则病已"。（谓肝甲乙、心丙丁、脾戊己，主气法时月也）

【笺注】 黄帝说："治疗痿证，为什么要独取阳明经？"岐伯说："阳明是五脏六腑的营养大源，能滋润营养宗筋，而宗筋又主约束关节使之屈伸滑利；冲脉是十二经脉的大源，能渗透灌溉分肉肌腠，与阳明经会合于宗筋……所有阴经阳经总会于宗筋，又循腹上行而相会合于气街，而诸脉皆受阳明的滋养，所以说阳明为五脏六腑十二经脉的统领。所有诸脉，又都联属于带脉，而系络于督脉。所以阳明经脉不足，则宗筋便要弛纵。带脉也不能收引，就使两足痿弱不用。治疗当根据发病于何脏而补益其营（荥）穴，通利其经的腧穴。元气虚的用补法，热气盛的采用泻法，并调其逆气使之和顺，又根据筋脉骨肉受病的情况和脏腑所主当旺的月份，进行治疗，病就会痊愈了。（注）以其时受月：张志聪《诊要经终篇》："正月二月，人气在肝；三月四月，人气在脾；五月六月，人气在头；七月八月，人气在肺；九月十月，人气在心；十一月十二月，人气在肾。”

李东垣曰：暑月病甚，则传肾肝为痿厥。痿，乃四肢痿软。厥，乃四肢如火，或如冰。心烦，冲脉气逆上，甚则火逆，名曰厥逆。故痿厥二病，多相须也。经曰：下气不足，则痿厥心闷。宜以清燥去湿热之药，或生脉散合四苓散，加酒洗黄柏、知母，以泄其湿热。李濒湖曰：湿热成痿，乃不足中有余也，宜渗泄之药。若精血枯涸成痿，乃不足中之不足也，全要峻补之药。

【笺注】暑月病甚，伤其肾肝而病痿厥者，则四肢痿冷，并心中烦躁，精血枯涸，乃不足之中不足也，全要峻补之药治之。若冲脉上逆，四肢如火，乃湿热成痿之证，宜以清燥去湿热之药治之，或用生脉散合四苓散加黄柏、知母以去湿热而坚阴。

《灵枢经》曰："胸气有街，腹气有街，头气有街，胫气有街。故气在头者，止之于脑；气在胸者，止之膺与背腧；气在腹者，止之背腧与冲脉于脐之左右之动脉；气在胫者，止之于气街与承山踝上以下。取此者，用毫针，先按在上，久应手乃刺而与之。所治者，头痛、眩仆，腹痛、中满暴胀，及有新积作痛……"

【笺注】《灵枢·卫气》中说，胸有胸的气街，腹有腹的气街，头有头的气街，胫有胫的气街。所以气在头部者，聚留于脑。（《类经》云："诸髓者，皆属于脑，乃至高之气所聚，此头之气街也。"至高指百会穴。）气在胸中的，聚留在胸两侧之膺部或背部的腧穴（膈膜以上部分）。（《类经》云："胸之两旁为膺，气在胸之前者止于膺，谓阳明、少阳经分也；胸之后者，在背腧，谓自十一椎膈膜以上与足太阳经诸脏之腧，皆为胸之气街也。"）气在腹中的，聚留在背部腧穴和冲脉在脐左右两旁的动脉处（即肓俞、天枢等穴）。气在小腿部分的，聚留于足阳明胃经的气街穴，与足太阳经承山穴及足踝上下等处。凡取这些部位治病时，要用毫针，并必须先用手较长时间按压所刺部位，体察气的反应，然后刺而治之。刺这些部位所治疗的证候是：头痛、眩晕、昏仆、腹痛、中满、急暴而剧烈的膜胀，以及积聚初起。若积痛按之其积移动者，容易治疗；若积聚有形而不疼痛，则难于治疗。

《素问·举痛论》曰："寒气客于冲脉，冲脉起于关元，循腹直上。寒气客则脉不通，脉不通则气因之，故喘动应手。"

【笺注】寒气侵入了冲脉，冲脉起始于关元穴处，循腹上行。若寒邪侵入，则冲脉的血脉不得畅通，血脉不通，则气也随之不通，气上冲逆，所以循按其腹部可以觉得搏动应手。

王叔和《脉经》曰："两手脉浮之俱有阳，沉之俱有阴，阴阳皆盛，此冲、督之脉也。冲、督之脉，为十二经之道路也。冲、督用事，则十二经不复朝于寸口，其人若恍惚狂痴。"

又曰："脉来中央坚实，径至关者，冲脉也。 动苦少腹痛上抢心，有瘕疝、遗尿、胁支满烦，女子绝孕。"

又曰："尺寸俱牢，直上直下，此乃冲脉，胸中有寒疝也。"

【笺注】 两手脉浮之而有力，沉之而有力，阴阳两脉俱盛大，此冲脉与督脉阴阳皆盛之为病。冲、督之脉为十二经之通衢也。督脉盛则阳气盛，则发为狂痴之病；冲脉盛则发为恍惚之病。脉来中央实至关部，此亦冲脉之病也。冲脉上而直行，盛则少腹痛而抢心，并有瘕疝、遗溺、胁支满烦，女子不孕之证。又说：尺脉、寸脉俱牢，此乃冲脉为病。《诊家正眼》谓："牢主坚积，病在乎内（冲脉）。左寸之牢，伏梁为病；右寸之牢，息贲可定。左关之牢，肝家血积；右关见牢，阴寒痞癖。左尺牢形，奔豚为患；右尺牢形，疝瘕痛甚。"此乃"冲脉有寒疝也"。

张仲景《伤寒》动气在右，不可发汗，汗之则衄而渴，心苦烦，饮水即吐；不可下，下之则津液内竭，头眩、咽燥、鼻干、心悸（先与五苓散，次以竹叶汤）。

【笺注】 动气，即气筑筑然而跳动。动气在右，不可用发汗的办法。如果错用了发汗，就容易产生鼻衄、口渴、心中烦闷，饮水下去，随即吐出。这是肺气虚弱，误汗后的变证。《伤寒论》说："肝内证，脐左有动气。心内证，脐上有动气。脾内证，当脐有动气。肺内证，脐右有动气。肾内证，脐下有动气。"可知动气就是脏气之动。本条动气在右，乃肺气虚证。肺开窍于鼻，肺病则治节不利，误汗更伤其气，气虚不能帅血，血溢妄行则衄；汗出亡津，故渴而心烦。肺气不能通调水道，所以饮水即吐。方用五苓散，次用竹叶汤。脐右动，不可攻下，如果误用攻下，则更伤其津液，因而会引起咽喉和鼻中干燥，头眩晕，心悸；肺伤之后，则津液之化源告竭，而成燥证。

动气在左，不可发汗，汗之则头眩，汗不止，筋惕肉瞤，此为难治（或先用防风白术牡蛎汤，次用小建中汤）；不可下，下之则腹里拘急不止，动气反剧，身虽有热反欲拳（先服甘草干姜汤，次服小建中汤）。

【笺注】 动气在脐之左边，不可用发汗法，如果误汗，容易产生头目眩晕、汗出不止、筋肉跳动的症状。此乃肝气虚。肝为风木之脏，藏血而主筋，误汗则使肝气更虚，虚风上扰，就会产生头目眩晕。如汗不止，就会出现"诸风掉眩，皆属于肝"的病理机转，肝血既已虚弱，误汗则阴液益亏，无以荣筋濡肉，所以筋惕肉瞤（先服防风白术牡蛎汤，次服小建中汤）。动气在脐的左边，不可攻下，攻下则腹中拘急，食不下，动气更加厉害，虽然身上有热（这是真虚假实），但是喜欢蜷卧。这是肝气虚，不可用下法。此病原属肝虚，再误下，即伤中气，致使肝气更逆，木横克土，所以食不下，腹内拘急，而动气更剧。虚而得下，则正气益伤，出现真虚假实的现象，故身虽有热，而卧则欲蜷曲了（先服甘草干姜汤，次服小建中汤）。

动气在上，不可发汗，汗之则气上冲，正在心端（李根汤）；不可下，下之则掌握，热烦、身热、汗泄，欲水自灌（竹叶汤）。

【笺注】 动气发自脐的上面，知系心气虚弱，当然不可发汗，误用之，形成误汗后的变证。误汗心阳更虚，肾气上凌，故产生气上冲直抵心端（李根汤）。更不可攻下，误下之后，阴液损伤，心火必炽盛，所以掌心烦热，热汗自泄，身上浮冷；这是因为内热既甚，体表之热随汗外泄，故并不发热而似发冷，但决不是怕冷，而是因为内热甚而又汗泄太过，导致津液严重受损，所以欲得水自灌（竹叶汤）。

动气在下，不可发汗，汗之则无汗，心中大烦，骨节疼，头痛目运，恶寒吐谷（先服大陈皮汤，次服小建中汤）；不可下，下之则腹满，卒起头眩，食则下清谷，心下痞坚（甘草泻心汤）。

【笺注】 肾为阴中之阴，位居下焦。脐下有动气，是肾气虚。肾虚之证不可发汗。肾者主水，为闭蛰封藏之本，其经少血，所以虽用发汗药，亦不得汗出，但究由于药不对证，使肾气益虚，水亏不能上交于心，心火无制，故而心中大烦。肾主骨，肾气虚，故骨节苦痛。头目眩晕乃精气不能上承，瞳子无荣所致。肾阳不足则恶寒，火气不足，不能生土，则食即呕吐。这种变证，都是由于肾气虚弱，误用发汗所致。误下之后，伤及肾阳，阴寒之气上逆，故腹部胀满而心下痞塞。头为诸阳之会，肾阳虚，故卒起之时，头则眩晕。火衰于下，不能腐熟水谷，所以食则下清谷。

李濒湖曰：此乃脐之左右上下，有气筑筑然牢而痛，正冲、任、足少阴、太阴四经病也。 成无己注文，以为左肝右肺，上心下脾，盖未审四脏乃兼邪耳。

岐伯曰：海有东西南北，人亦有四海以应之。 胃者水谷之海，其输上在气街，下至三里；冲脉为十二经之海，其输上在于大杼，下出于巨虚之上下廉；膻中者为气之海，其输上在于柱骨之上下，前在人迎；脑为髓之海，其输上在于盖，下在风府。 气海有余，气满胸中悗息、面赤；气海不足，则气少不足以言。 血海有余，则常想其身大，怫然不知其病；血海不足，亦常想其身小，狭然不知其所病。 水谷之海有余，则腹满；水谷之海不足，则饥不受食。 髓海有余，则轻劲多力，自过其度；髓海不足，则脑转耳鸣，胫酸眩冒，目无所见，懈怠安卧。

【笺注】 海有东西南北，命曰四海，人亦有四海，即髓海、血海、气海、水谷之海。胃者为水谷之海，主受纳、腐熟水谷，为气血生化的大源，其经脉的流注主要在气街，下在于足三里之穴。冲脉为精血所聚之处，能调节十二经的气血。《类经》说："血海者，言受纳诸经之灌注，精血于此而蓄藏也。"冲脉为十二经之海，其气流注的部位，上达足太阳的大杼穴，下出于足阳明胃经之上巨虚与下巨虚。膻中者为气海。膻中，此处指胸中而言。《类经》说："膻中，胸中也，肺之所居，诸气者，皆属于肺，是为真气，亦曰宗气。宗气积于胸中，出于喉咙，以贯心脉而行呼吸，故膻中为之气海。"其气流注的部位，上至柱骨以上的哑门穴和柱骨以下的大椎骨，前在足阳明经的人迎穴。脑为髓海，其气流注的部位，上在脑盖的百会穴，下在督脉的风府穴。气海的邪气有余，就会气满于胸中，烦闷而喘息，面部色赤；气海的正气不足，就会声音低怯而无气力。血海的邪气有余，就会经常觉得身体庞大，郁闷而不舒适，但又说不出病在何处；血海的正气不足，经常觉得身体狭小，也察觉不出病在何处。水谷之海的邪气有余，则饮食之物停滞不下，腹中胀满不已；水谷之海的正气不足，则虽感觉饥饿，却又不愿进食。髓海正常，则身体轻劲有气力，并能长寿；髓海不足，就会觉得头旋耳鸣，两腿酸懒，眩晕，甚者视力减退，看不清东西，周身懈怠，没有力气，常常喜安卧。

冲脉穴图

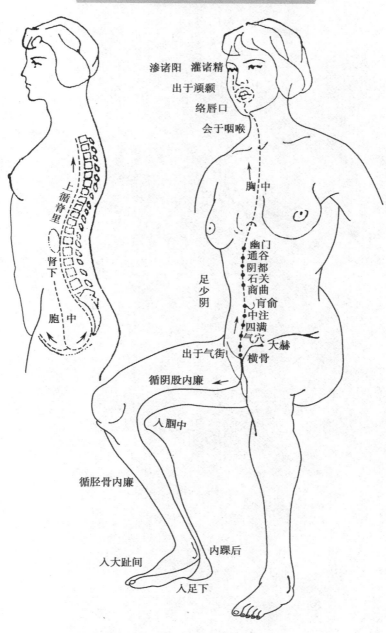

渗诸阳　灌诸精

出于颃颡

络唇口

会于咽喉

胸中

上循脊里

肾下

胞中

入

足少阴

门幽
谷都
通阴
石关
商曲
育俞
注
中注
四满
气穴
大赫
横骨

出于气街

循阴股内廉

入腘中

循胫骨内廉

内踝后

入大趾间

入足下

图8

新妊妇……治疗偏补阴血，益子肾，常脉发生于学上、足，周身一周，主约束诸阴……起于诸阳之会，阳维为病苦寒热……治疗以温补肾阳，调其阴跷。阳跷主一身左右之阳……

及瘦，苗崔，左右绕脐痛、腰痛……气、阴挺，阴吹，崩中、漏下、带着等，阴维起于诸阳之会，阳维为病苦寒热，阳维起与太阴，以结合诸阴经辨证治疗。阴跷主一身左右之阴气，而可运动，阴跷发于下阴，阴气不起，夜失瞑……治从以阴调补阴跷，阳跷主一身左右之阴

其治证结合阴经辨证治疗，阳维起至于诸阳之会，阳维为病苦寒热，阴维走于诸阴之交，阴维为病苦心痛，治疗与益气血，补肾阳，调其阳跷。

金，身左右之阴气，而可运动，阴跷发于下阴，阴气不起

而可与瘠使，其病多易关联，金失病壮，带上排组，治疗与益气血

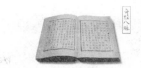

任脉篇

任脉

任为阴脉之海，其脉起于中极之下，少腹之内，会阴之分（在两阴之间），上行而外出，循曲骨（横骨上毛际陷中），上毛际，至中极（脐下四寸，膀胱之募），同足厥阴、太阴、少阴并行腹里，循关元（脐下三寸，小肠之募，三阴任脉之会），历石门（即丹田，一名命门，在脐下二寸，三焦募也）、气海（脐下一寸半宛宛中，男子生气之海），会足少阴、冲脉于阴交（脐下一寸，当膀胱上口，三焦之募），循神阙（脐中央）、水分（脐上一寸，当小肠下口），会足太阴于下脘（脐上二寸，当胃下口），历建里（脐上三寸），会手太阳、少阳、足阳明于中脘（脐上四寸，胃之募也），上上脘（脐上五寸）、巨阙（鸠尾下一寸，心之募也）、鸠尾（蔽骨下五分）、中庭（膻中下一寸六分陷中）、膻中（玉堂下一寸六分，直两乳中间）、玉堂（紫宫下一寸六分）、紫宫（华盖下一寸六分）、华盖（璇玑下一寸）、璇玑（天突下一寸）。 上喉咙，会阴维于天突、廉泉（天突在结喉下四寸宛宛中；廉泉在结喉上，舌下，中央）。 上颐，循承浆，与手足阳明、督脉会（唇下陷中）。 环唇上，至下龈交，复出分行，循面，系两目下之中央，至承泣而终（目下七分，直瞳子陷中，二穴）。 凡二十七穴。《难经》、《甲乙经》并无"循面"以下之说。

【笺注】 陈璧琉《难经白话解》谓："任脉的循行径路，也不只是胸腹部正中线的一条。根据《素问·骨空论》《灵枢·经脉》《灵枢·五音五味》以及《奇经八脉考》的记载，任脉的循行共有三条径路，其中行于胸腹部的有两条：①起于少腹部中极穴的下面，沿胸腹正中线直上至咽喉，再上颐，循面入目；②从鸠尾穴处分出，散布于腹部。但另有一条却是由背部转出于腰部，开始时起于胞中，贯脊，上循背部正中，其浮而外出的，循腹右上行会于咽喉，别而络口唇。"

任脉交会穴图

承泣——与足阳明会

龈交——与督脉会

承浆——足阳明会

廉泉
天突 }——阴维会

上脘
中脘 }——足阳明、手太阳会

下脘——足太阳会

阴交——冲脉会

关元
中极 }——足三阴会

曲骨——足厥阴会

会阴——督脉、冲脉会

任脉——交会

任脉之别络，名曰尾翳，下鸠尾，散于腹，实则肤皮痛，虚则痒搔。

【笺注】 任脉的别络，名曰尾翳。尾翳又名屏翳，其脉在下会阴部至鸠尾，散布于大腹，经气实则腹皮痛，虚则血虚而腹皮瘙痒。

《灵枢经》曰："缺盆之中任脉也，名曰天突。"其侧动脉人迎，足阳明也。

【笺注】 左右两缺盆之间的正中线，是任脉陷中的天突穴，上行距正中旁开第一行，而任脉旁动脉应手处，属足阳明胃经的人迎穴。

任脉为病

《素问》曰：任脉为病，男子内结七疝，女子带下瘕聚。

【笺注】 任脉的病变，在男子则腹结为七疝，在女子则带下积聚。《难经·二十九难》云："任之为病，其内苦结，男子为七疝，女子为瘕聚。"七疝：即冲疝、狐疝、癫疝、厥疝、瘕疝、癀疝、癃疝。"瘕"有假的含义，言假借他物而形成。"聚"是积聚。"瘕聚"是指结聚的疾病。

又曰：女子"二七而天癸至，任脉通，太冲脉盛，月事以时下"，"七七任脉虚，太冲脉衰，天癸竭，地道不通，故形坏而无子。"

【笺注】 女子到了十四岁，天癸发育成熟，任脉通畅，太冲脉旺盛，月经按时而来，所以开始有了生育能力。太冲实指冲脉而言。女子到了四十九岁，任脉空虚，太冲脉衰少，天癸竭尽，月经绝止，形体也衰败了，不能再有生育了。

又曰："上气有音者，治在缺盆中（谓天突穴也，阴维、任脉之会，刺一寸，灸三壮）。"

【笺注】 如果患者气上逆而呼吸有声音，应当治其喉部中央的天突穴。天突穴在两缺盆中央。如果有逆气上冲喉部的，应治其上行挟颐的人迎穴了。

《脉经》曰：寸口，脉来紧细实，长至关者，任脉也。 动苦少腹绕脐，下引横骨、阴中切痛，取关元治之。

【笺注】 任脉为阴脉之海，亦主营阴。脉来紧细实，紧似弦脉之象，挺急而劲，其病可见少腹绕脐作痛，下引横骨、阴中切痛，应取关元穴治疗。关元穴乃人身阴阳元气交关之处，此处为下玄关，古时"玄"与"元"通；所治之证多为有关身体虚弱方面的病证，如遗精、阳痿、尿频、癃闭、少腹痛、绕脐痛、阴中疼痛，以及女子月经不调诸证。

又曰："横寸口边，脉丸丸者，任脉也。 苦胸中有气如指，上抢心不得俯仰，拘急。"

【笺注】 任脉为阴脉所聚。任脉横于寸口，乃任脉搏搏而动，挺长于寸口，此必任脉结实，故苦腹中有气如指上抢心，胸腹拘急而不得俯仰。

任脉穴图

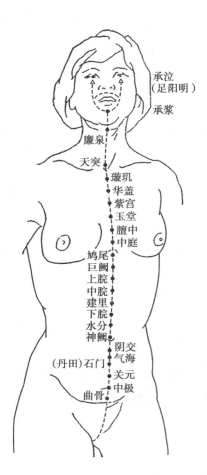
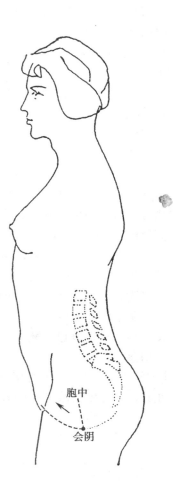

图9

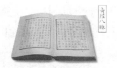

督脉篇

督脉

督乃阳脉之海，其脉起于肾下胞中，至于少腹，乃下行于腰、横骨围之中央，系溺孔之端，男子循茎下至篡；女子络阴器，合篡间，俱绕篡后屏翳穴（前阴、后阴之间也）。 别绕臀至少阴，与太阳中络者合，少阴上股内廉，由会阳（在阴尾尻骨两旁，凡二穴）贯脊，会于长强穴。 在骶骨端与少阴会，并脊里上行。 历腰腧（二十一椎下）、阳关（十六椎下）、命门（十四椎下）、悬枢（十三椎下）、脊中（十一椎下）、中枢（十椎下）、筋缩（九椎下）、至阳（七椎下）、灵台（六椎下）、神道（五椎下）、身柱（三椎下）、陶道（大椎下）、大椎（一椎下），与手足三阳会合，上哑门（项后入发际五分），会阳维，入系舌本。 上至风府（项后入发际一寸，大筋内，宛宛中），会足太阳、阳维同入脑中。 循脑户（在枕骨上）、强间（百会后三寸）、后顶（百会后一寸半），上巅，历百会（顶中央旋毛中）、前顶（百会前，一寸半）、囟会（百会前三寸，即囟门）、上星（囟会前一寸），至神庭（囟会前二寸，直鼻上，入发际五分），为足太阳、督脉之会。 循额中至鼻柱，经素髎（鼻准头也）、水沟（即人中）会手足阳明，至兑端（在唇上端），入龈交（上齿缝中），与任脉、足阳明交会而终。 凡三十一穴。

【笺注】 陈璧琉谓："督脉的循行，一般都以在脊部的贯脊络脑，下额至鼻柱的这一条通路为主，但根据《素问·骨空论》《灵枢·经脉》《甲乙经》及《奇经八脉考》的记载，它的循行路线，包括各支脉在内共有四条，其中二条都自背部由下而上，另一条是由脑部循脊旁下行至腰，还有一条是行于腹部，由少腹直上，入喉。这四条径路的具体分布情况，简要地说：①起于少腹胞中，下抵阴器，到会阴部，经尾间骨端的长强穴，由脊上行，至项后风府穴处，入脑，上行巅顶，沿额至鼻柱；②由尾间骨端分出，斜绕臀部，与足少阴从股内后廉上行的脉及足太阳的经脉相会合，再回过来贯脊入属肾脏；③从目内眦上行，上额交巅上入络脑的正中，再分别下颈项，循脊旁下行至腰中，入络肾脏；④由少腹胞中直上，贯脐中央，上贯心、入喉，上颐环唇，上系目下之中央。”

督脉交会穴图

龈交——任脉会
水沟——手足阳明会
神庭——足阳明、太阳会

百会
脑户 }——阳维会

大椎——三阳会
陶道——足太阳会

风门
会阳 }——足太阳会

长强——足少阳会
会阴——任、冲会

督脉——交会

督脉别络，自长强走任脉者，由少腹直上，贯脐中央，上贯心，入喉，上颐，环唇，上系两目之下中央，会太阳于目眦睛明穴。 上额与足厥阴同会于巅。 入络于脑，又别自脑下项，循肩胛，与手足太阳、少阳会于大杼，内挟脊、抵腰中，入循膂络肾。

【笺注】 督脉之别，自长强向前走腹为任脉，直上贯脐中央，上贯于心而入喉，上颐，环口唇，上系两目之下中央，会于承泣穴，再向上会于太阳经于目内眦的睛明穴，再上额，与厥阴同会于巅顶，入络于脑。又别自脑下项循肩胛会手足太阳、少阳于太阳经之大杼穴，挟脊抵腰中，再循膂络于肾。

《难经》曰：“督脉、任脉四尺五寸……合共九尺。”

《灵枢经》曰：“颈中央之脉，督脉也，名曰风府。”

张洁古曰：督者都也，为阳脉之都纲。 任者妊也，为阴脉之妊养。

【笺注】《难经》曰：“督脉、任脉各长四尺五寸，二四八尺，二五一尺，合九尺。”颈中央之脉，为督脉之经，这里的这个穴，名为风府穴。督脉、任脉均为奇经八脉。督脉总督诸阳之经，为阳脉之海，故名为督；任脉能主任诸阴经，为诸阴之海，女子尤赖此以妊养，故名为任。

王海藏曰：阴跷、阳跷同起于跟中，乃气并而相连；任脉、督脉同起于中极之下，及水沟而相接。

【笺注】 阴跷、阳跷同起于跟中，其中阴跷起于跟中之照海，阳跷起于跟中之申脉。阴跷上至睛明穴，阳跷上至目眦，亦交会于睛明。二者是"行走之机要，动足之所由"，从足至目又表现在目的开合，清醒与睡眠，都关系着人之脑。其气并行而实则相连属。任、督二脉均起于会阴，督脉循行于身后之背部，任脉循行于身前之腹部。

滑伯仁曰："任督二脉，一源而二歧，一行于身之前，一行于身之后。人身之有任、督，犹天地之有子、午，可以分可以合，分之以见阴阳之不离，合之以见浑沦之无间，一而二、二而一者也。"

【笺注】 督脉和任脉首尾相连，实际上就是一条大的经脉，所谓"一而二、二而一"也。行于身背部，属阳的一段称为督脉；行于身前胸腹，属阴的一段称为任脉。故谓之"分之以见阴阳之不离，合之以见浑沦之无间"。

李濒湖曰：任、督二脉，人身之子、午也。 乃丹家阳火阴符升降之道，坎水离火交媾之乡。 故魏伯阳《参同契》云："上闭则称有，下闭则称无，无者以奉上，上有神德居，此两孔穴法，金气亦相须。"崔希范《天元入药镜》云："上鹊桥，下鹊桥，天应星，地应潮；归根窍，复命关，贯尾闾，通泥丸。"《大道三章直指》云："修丹之士，身中一窍，名曰玄牝。 正在乾之下、坤之上、震之西、兑之东、坎离交媾之地，在人身天地之正中，八脉、九窍、十二经、十五络联辏，虚间一穴，空悬黍珠。 医书谓之任、督二脉。此元气之所由生，真息之所由起，修丹之士，不明此窍，则真息不生，神化无基也。"俞琰注《参同契》云："人身血气，往来循环，昼夜不停，医书有任、督二脉，人能通此二脉，则百脉皆通。"《黄庭经》言："皆在心内运天经，昼夜存之自长生。"天经乃吾身之黄道，呼吸往来于此也。 鹿运尾闾，能通督脉；龟纳鼻息，能通任脉，故二物皆长寿。 此数说，皆丹家河车妙旨也。 而药物火候，自有别传。

【笺注】 李时珍的以上之论画龙点睛，将医学与丹道的共同点阐述了出来。两种学说的融合，对于中医学的发展，尤其是对奇经八脉学说的认识和发展大有裨益。王罗珍等的《奇经八脉考校注》中的几条校注也集中阐述了"丹道"与医学的密切关系。今把王罗珍先生的校注收于此处，以裨益于读者，其云："《参同契》上卷'金气'原作'有无'。俞琰《参同契发挥》注：'有无亦相须者，是不闭则火不聚，上不闭则药不升也。'又云：崔希范《入药镜》前后分二段。前段王道渊注：'人身夹脊比天之银河也。银河相隔，而有灵鹊作桥，故有鹊桥之说。人之舌言鹊桥也。凡作丹之时，以黄婆（脾意）引婴儿（肾精）上升泥丸（脑）与姹女（心神）交会，名曰上鹊桥也……从泥丸而降，故曰下鹊桥也。黄婆、婴儿、姹女非真有也，乃譬喻之说，无出乎身、心、意三者而已。'后段王道渊注：'复命之道，必有三关而转……精化为气……从尾闾徐徐提起，直上泥丸交媾，炼气化神，神居泥丸为本宫……《道德经》云："归根曰静，静曰复命。"其说是矣。元代陈希白《规中指南》："玄牝条有此片段，文字略异，乾、坤、震、兑，意指南、北、东、西之中，指丹田所在。"《黄庭内景经》心神章，诗云：心神丹元字守灵，肺神皓华字虚成，肝神龙烟字含明，翳郁导烟主浊清，肾神玄冥字育婴，脾神长在字魂停，胆神龙曜字威明，六腑五脏神体精，皆在体内运天经，昼夜存之自长生。"

王海藏曰：张平叔言铅乃北方正气，一点初生之真阳，为丹母，其虫为龟，即坎之二阴也，地轴也。一阳为蛇，天根也。阳生于子脏之命门，元气之所系，出入于此，其用在脐下，为天地之根，玄牝之门，通厥阴，分三歧为三车，一念之非，降而为漏，一念之是，守而成铅。升而接离，补而成乾，阴归阳化，是以还元。至虚至静，道法自然，飞升而仙。

【笺注】 王罗珍、李鼎"校注"谓：张平叔，名伯端，宋代道家，著有《悟真篇》等。其中多以"铅""汞"等名来解释"内丹"。所说"铅"指肾精，又比拟作"坎水"；"汞"指心神，又比拟作"离火"。两者相互结合。《悟真外篇》说："真丹生于坎，其用在离宫；真汞生于离，其用在坎。"各道家著作还有各种对比的说法，列表如下：

铅	婴儿	龙	坎中一点真阳	黄芽	肾精
汞	姹女	虎	离中一点真阴	甘露	心神

"北方正气"即肾气。《钟吕传道集》论铅汞说："铅者，肾中所生元阳气，气中有真一之水"；"汞者，心液之中正阳之气是也。"肾精为一身之本，故称"丹母""龟""蛇"，也是用以比拟阴阳、水火、肾精和心神之用。《悟真篇》西江月调有说："牛女情缘道合，龟蛇类禀天然。"《难经》称"脐下肾间动气"为"十二经之根本"。道家著作又说成是"天地之根""玄牝之门"。此处下通足厥阴经，后为督脉，前为任脉，中为冲脉，顺行为生育，逆行则养生。所说"升而接离，补而成乾"即指由心神的导引，上达头部，炼就纯阳之气而"还元"。

督脉为病

《素问·骨空论》云："督脉生疾，从少腹上冲心而痛，不得前后，为冲疝，女子为不孕、癃痔、遗溺、嗌干……治在骨上，甚者在脐下营。"

【笺注】 督脉生病指督脉行于腹部的部分，其气上冲而疼痛，不得大小便，称为冲疝。督脉和任脉、冲脉并起于胞中，所以在女子就不能怀孕，或为小便不利而癃，或痔疮，或遗尿，或咽中干等。督脉有病治督脉，这时可以刺耻骨上的曲骨穴，重则刺脐下的阴交穴。曲骨穴在耻骨上缘，凹曲处，主治虚冷失精，五脏寒弱诸证，以及子宫、精室、膀胱诸病，多取用之。阴交穴为冲、任、肾三经之交会穴，冲脉循足少阴上行，至本穴相平处，由任脉交叉互过，仍循肾脉上行，以至膈下，其上行冲贯之力尚不只膈下而止。女子至乳而乳房发达，男子至口而生髭须。因冲、任、肾俱为阴经，故名阴交。三脉交会，治此三脉发病腹部者，均可取之。脐下营指关元穴，可针，多用灸法。

《素问》曰："督脉……实则脊强反折；虚则头重高摇之，挟脊之有过者，取之所别也。"

【笺注】《素问·骨空论》言督脉总一身之阳而行于背，如果发生病变，属实的会引起脊柱强直反折的症状；属虚的则头脑沉重、摇晃不宁，这种症状是由于挟脊之络脉病变引起的。督脉的别行络脉，名为长强，在治病时，可取此穴。

秦越人《难经》曰："督脉为病，脊强而厥。"

【笺注】 督脉发病，会脊部强直，甚者会发生昏厥。

王海藏曰：此病宜用羌活、独活、防风、荆芥、细辛、藁本、黄连、大黄、附子、乌头、苍耳之类。

【笺注】 督脉病风寒湿痹之痛，治当辛温发散、活络止痛。方中羌活、独活以发汗、化痰，祛风、搜风、化湿以止痛；荆芥、防风、细辛以发汗、化痰、通络，亦为止痛之品；藁本、苍耳子可达于巅顶，治大寒犯脑，因此二药有内通骨髓之功；附子、乌头行督脉之阳气以疗风寒湿痹，并有通达十二经腧之功；黄连、大黄苦寒，用于大队温阳药之中，有中和之力。李时珍指出："一冷一热，阴阳相济，最得制方之妙，而无偏胜之害。"

张仲景《金匮》云：脊强者，五痓之总名。 其证卒口噤，背反张而瘛疭。 诸药不已，可灸身柱、大椎、陶道穴。 又曰：痓家脉，筑筑而弦直上下行。

【笺注】 痓乃痉字之误。《金匮要略·痉湿暍病脉证治》云："病者身热足寒，颈项强急，恶寒，时头热，面赤目赤，独头动摇，卒口噤，背反张者，痉病也"。此是论述痉病的主症。这里所说的痉病，是风邪引起的督脉、太阳、阳明之痉病。《素问·至真要大论》云："诸暴强直，皆属于风。"督脉与太阳之经主表卫，其脉自巅下项，行脊背正中与两旁。邪在督脉太阳之经，故发热恶寒，而见项背强直。痉属督脉与太阳经之疾，督、太二脉挟口而行于面，故病见面赤目赤、卒口噤、颈部强直拘急的病候。风为阳邪，上行而主动，所以头热足寒、独头动摇，这些病状都是痉病的主要症状。其脉按之紧，如弦直上下行。必须指出，这种紧弦按之才有感觉，也就是沉紧，它与太阳伤寒的浮紧不同。治疗可灸身柱、大椎、陶道。身柱穴：本穴承神道之气，循督脉而上行，正而且直，故名身柱；主治脑力不足而眩晕，中气不足而喘息，心脑衰减而癫痫，大气下陷而脱肛，督脉气虚而不举；灸之使督脉之气以得充，其脉直行，功同抵柱；督脉之证，均可采用本穴以治之。大椎穴：穴在第七颈椎下，此椎为诸椎之长，为"脊部大腧，在杼骨之端"；背属阳，本穴为阳中之阳，有调益阳气之功。陶道穴：与任脉之璇玑前后相应，璇玑乃北辰之枢，比喻督脉之气直上；本穴缘身柱上巅、下额、循鼻入齿，衔接任脉；主治眩晕，疟疾，时疫，感冒，发热恶寒，四肢无力，百节酸痛，烦满，瘈疭，癫痫等。

王叔和《脉经》曰：尺寸俱浮，直上直下，此为督脉。 腰背强痛，不得俯仰，大人癫病，小儿风痫。 又曰：脉来中央浮，直上下动者，督脉也。 动苦腰背膝寒，大人癫，小儿痫，宜灸顶上三壮。

【笺注】 督脉为阳脉之海，分布位置主要在背之中央，对于两旁的经脉起着统率的作用。王冰说："所以谓督脉者，以其督领经脉之海也。"督脉循行脊柱，上属于脑，其病多属脑脊病变。《素问·骨空论》云："督脉为病，脊强反折。"《灵枢·经脉》云："实则脊强，虚则头重。"脑为髓之海，髓海的病证也可以属于督脉。《灵枢·海论》云："髓海有余，则轻劲多力，自过其度；髓海不足，则脑转耳鸣，胫酸眩冒，目无所见，懈怠安卧。"督脉上即属于脑，下又属于肾。督脉的通路主要是肾与脑的通路。肾藏精，脑主髓，所以对于督脉的辨证与治疗也多从填精补髓入手。它们所表现的脉象"尺寸俱浮，直上直下""脉来中央浮，直上下动"都是属于督脉的病变，也可以说成是脑的病变，所以有"大人癫，小儿痫"及"腰背强痛，不得俯仰"的症状。"宜灸顶上三壮"即灸百会穴。百会穴在人头至高处中央，手足三阳与督脉之会穴，故说头为诸阳之会。道藏云："天脑者，一身之宗，百神之会，故其名曰'百会'"。本穴处人身最上，四围各穴，罗布有序，大有百脉朝宗之义。针灸家治脑神之病，多取此穴，热则针之以泻其热，寒则灸之以温其经。

《素问·风论》曰："风气循风府而上，则为脑风。 风入系头，则为目风、眼寒。"

【笺注】 风府穴为督脉、阳维脉之会穴，循风府穴而上行即是脑户穴，脑户穴亦为督脉与太阳经之会穴，所以风邪侵入风府而上，则为脑痛的脑风证。足太阳之脉起于目内眦，所以风邪侵入头中之目系，则形成目痛羞涩而畏惧风寒的目风证。王冰注曰："自风府而上则脑户也。脑户者，督脉足太阳之会，故循风府而上则为脑风也。足太阳之脉者，起于目内眦……故风入系头，则为目风眼寒也。"

督脉穴图

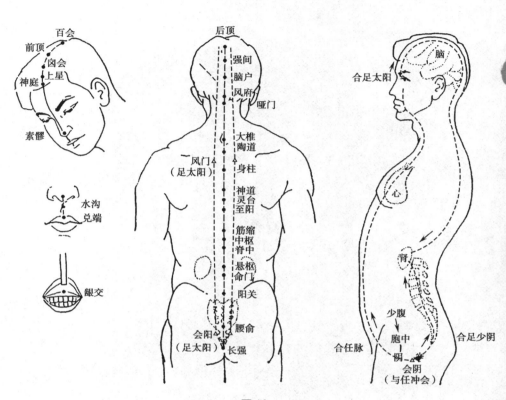

百会
前顶
囟会
上星
神庭

素髎

水沟
兑端

龈交

后顶
强间
脑户
风府
哑门

大椎
陶道

风门
（足太阳）

身柱

神道
灵台
至阳

筋缩
中枢
脊中

悬枢
命门

阳关

腰俞

会阳
（足太阳）

长强

脑
合足太阳

心

肾

少腹

胞中
阴

会阴
（与任冲会）

合任脉

合足少阴

图 10

经证、脏证当辨作主治肺、肺脏发生于头之上、但喜之作
治为脏证、又主治肺、肝脏发太于头之上、阳维为病苦寒热、
"足痿""白浊""左右终脉痛""腰痛"与"阴挺"的咳"胸中痛"胁下、肾着等
……其病足结合阴经辨证论治。阴维为气于诸阳之会、阳维为病苦寒热
主一身左右之阴气……而司运动、阴跷发于少阴、阴气秦乱、夜发癫病、治从于阴调补阳跷、阳跷主一身左右之阳
而与跷脉、其病多多失眠、昼发癫证、邪气壅阻、治疗当益气血、扶肝肾、调其阳跷、阳跷主一身左右之阳

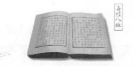

带脉篇

带脉

带脉者，起于季胁足厥阴之章门穴，同足少阳循带脉穴（章门，足厥阴、少阳之会，在季肋骨端，肘尖尽处是穴；带脉穴，属足少阳经，在季胁下一寸八分陷中），围身一周，如束带然。 又与足少阳会于五枢（带脉下三寸）、维道（章门下五寸三分）。 凡八穴。

【笺注】 带脉发起于季胁部足厥阴经之章门穴，为足厥阴、足少阳之会穴。带脉穴在章门穴下一寸八分，与脐平。五枢穴（枢为致动之机）当人身长度之折中，带脉穴下三寸，当髂前上棘前，为少阳经穴，与带脉为会穴，名"五枢"即中枢之意。维道穴亦少阳经穴，与带脉穴为会穴，在五枢穴下五分。带脉穴、五枢穴、维道穴三穴，俱是少阳经之穴，都与带脉相会。带脉在人身体犹若约束诸经之带，故名带脉矣。

带脉交会穴图

维道——足少阳会
五枢——足少阳会
带脉——足少阳会
章门——足厥阴、少阳会

↑　　　↑

带脉——交会

《灵枢经》曰："足少阴之正，至腘中，别走太阳而合，上至肾，当十四椎，出属带脉。"

【笺注】 这里所说的"正"与"别"，"正"指经脉，"别"指有经脉别出而行的脉。足少阴之正经，至膝腘窝中，而又别出一脉，与足太阳之脉相合，上行至肾，当十四椎之处，出而联属带脉。其直行的从肾上行系于舌根，又出于项合并于足太阳经脉，这是阴阳表里之合。诸阳之正经，均流入诸阴经而为之别，此皆为正经之离合。

杨氏曰："带脉总束诸脉，使不妄行，如人束带而前垂，故名。 妇人恶露，随带脉而下，故谓之带下。"

【笺注】 带脉如腰带而约束诸脉，使各经不得妄引摇动；带脉之形，如腰带而至腹部则下垂，好像前面带上有物前垂下引而已。《说文》云："带，绅也……象系佩之形。"即指腰带前面好像有佩戴的金玉之物一样，所以这腰带前面就有下垂的样子。妇人恶露，随带脉而下，故谓之带下，此凡指妇女病而言。据张子和所论，还包括男子之生殖、泌尿病证，即小腹部男女生殖泌尿器官均为带脉所联系。所说的赤白带下、白淫、腰冷病、腹胀、水肿、疝气、下元虚冷等均属之。

带脉为病

秦越人曰：带之为病，腹满，腰溶溶如坐水中。

【笺注】 此言带脉为病之病态，腹部胀满，腰大部好像坐在水中，而感觉有畏冷湿重一样。张洁古云："带脉为病，太阴主之。"其腹满亦如《伤寒论》"太阴为病，腹满……"之形。脾主运化，运化无权，故带脉太阴多病腹满。腹满而腰部弛散无力，这种畏冷的形症，就是腰如坐水中。吕广云："带脉者，回带人之身体，病则其腹缓，故令腰溶溶也。"《素问·痿论》云："带脉不引，足痿不用。"可以看出带脉受到损伤，则会出现腰以下诸证，主要表现在小腹部及妇科病诸证。

《明堂》曰：带脉二穴，主腰腹纵，溶溶如囊水之状。 妇人少腹痛，里急瘈疭，月事不调，赤白带下，可针六分，灸七壮。

【笺注】 《明堂》是历史上的一部针灸书。带脉穴，为少阳经之穴，与带脉交会。带脉失却了提携之力，而脏腑下垂，腰腹如囊水之状，可于带脉穴针六分、灸七壮，以收之引之。

张洁古曰：带脉之病，太阴主之，宜灸章门二穴，三壮。

【笺注】 太阴指太阴脾。脾主湿，湿之盛衰，与带脉的寒湿与湿热相关，所以言"带脉之病，太阴主之"。唐容川云："肾着汤治带脉，以脾为主，女科以妇人带下，皆归于脾，良有以也。"灸章门穴，章门为脾之募穴。张式国说："章，障也。《礼记》云：'四面有章，犹之障碍也。'本穴治癥、瘕、疝、痞（音疝，古称疝疾），以及脏气郁结之证，灸之犹开四章之门，以通痞塞之气也，故称章门。"

《素问》曰：邪客于太阴之络，令人腰痛，引小腹控䏚，不可以俯息。

【笺注】 邪气客于太阴之络而腹满，腰部弛散无力并收少腹控于季胁下，侠胁两旁虚莫处而痛楚。

《素问》云：邪气客于足太阴脾经的络脉，就会发生腰痛，牵引到少腹和胁下部位，不能挺胸呼吸。这是由于太阴之络脉从髀合阳明上贯尻骨中，与厥阴少阳结于下髎，循尻骨内入腹，上络嗌，贯胸中。

张仲景曰：大病瘥后，腰以下有水气，牡蛎泽泻散主之。若不已，灸章门穴。

【笺注】 大病瘥后，若下焦气化失常，湿热壅滞，膀胱不泻，故从腰以下积水为肿。此属有余之邪，脉来沉数有力，必二便不利，方可用排水之剂。

牡蛎泽泻散方：牡蛎（炒）、泽泻、蜀漆（暖水洗去腥）、葶苈子（炒）、商陆根（炒）、海藻（洗去咸）、瓜蒌根各等份。

上七味，各捣，下筛为散，更于白中治之，白饮和服 3～5g，日三次，小便利，止后服。其方牡蛎软坚行水，泽泻渗湿利水，蜀漆祛痰逐水，葶苈子宣肺利水，商陆、海藻专于利下行水，共使水邪从小便出；瓜蒌根止渴生津，为本方之反佐，使水去而津液不伤。

若不已，灸章门穴。章门穴为脾之募穴，灸之以开障，其气下行，而水亦随去。

王叔和曰：带脉为病，左右绕脐，腰脊痛，冲阴股也。

【笺注】 带脉环腰而贯于脐，又下络于胞，居于下焦，其脉关联于脾肾，其脉下行冲阴股而痛楚。

王海藏曰：小儿癫疝，可灸章门三壮而愈，以其与带脉行于厥阴之分，而太阴主之。

【笺注】 小儿癫疝，阴囊肿，不痛不痒，此与带脉行于厥阴有关，可灸章门穴。章门穴因是脾之募也，故曰"太阴主之"。

又曰：女子经病血崩，久而成枯者，宜涩之益之。血闭久而成竭者，宜益之破之。破血有三治，始则四物入红花，调黄芪、肉桂；次则四物入红花，调鲮鲤甲、桃仁、桂、童子小便，和酒煎服；末则四物入红花，调易老没药散。

【笺注】 阅沈金鳌《杂病源流犀烛》卷十一"奇经八脉门"，有治血三方之说，认为其说有理，今录之以供参考。其云："血崩久而成枯，四物汤。崩者涩剂，收白芍、白垩、艾叶、黄芩。血闭久而成竭，四物汤。闭者破剂，通，三棱、牛膝、桃仁、红花、黄芪、鲮鲤甲（炙）（即炒穿山甲）、肉桂。"

破血三法初治："四物汤加红花，调肉桂、黄芪。次治：四物汤加红花，调鲮鲤甲（即穿山甲）、桃仁、肉桂、童便，酒煮尤佳。三治：四物汤加红花，调没药散。四物汤春加川芎，风胜也；夏加白芍，火胜也；秋加当归，金胜也；冬旺水胜，又加熟地以益之，若血旺必无服四物之理，以其血衰而烦，以此补之，故加熟地也。"

张子和曰：十二经与奇经七脉，皆上下周流，惟带脉起少腹之侧，季胁之下，环身一周，络腰而过，如束带之状。而冲、任二脉，循腹胁，夹脐旁，传流于气冲，属于带脉，络于督脉。冲、任、督三脉，同起而异行，一源而三歧，皆络带脉。因诸经上下往来，遗热于带脉之间，客热郁抑，白物满溢，随溲而下，绵绵不绝，是为白带。

【笺注】 十二经脉与冲、任、督、阴维、阳维、阴跷、阳跷七脉皆上下周流，惟带脉起于少腹之侧，季胁之下，环身一周，络腰而过，如束带之状。十二经脉与奇经七脉皆上下行，受带脉约束，其中包括冲、任、督三脉，虽循行不同，而皆传流于气街，与太阴之脉合，其湿下迫，白物满溢，随溲而下，绵绵不断，是为白带。缪仲淳云："白带多属脾虚，肝气郁则脾受伤，脾伤则湿土之气下陷，是脾精不守，不能输为营血而下白滑之物。"这是说明因气郁脾虚而形成的带下。

《内经》云：思想无穷，所愿不得，意淫于外，入房太甚……发为筋痿，及为白淫。 白淫者，白物淫衍，如精之状，男子因溲而下，女子绵绵而下也，皆从湿热治之，与治痢同法。 赤白痢乃邪热传于大肠，赤白带乃邪热传于小肠，后世皆以赤为热、白为寒，流误千载，是医误之矣。

【笺注】 《素问·痿论》所说"思想无穷，所愿不得，意淫于外，入房太甚，宗筋弛纵，发为筋痿，及为白淫"，冠于其证，实为有据。《女科指要》说："白淫乃思想无穷，情欲不遂，一时放白……乃郁火也。"根据古人的认识，其病因不外郁火与肾虚两种。郁火白淫者，则时下白淫，烦躁不安，或有潮热，舌质红、苔薄，脉象弦数，此皆肝火内炽之象；治当开郁泻火，可用丹栀逍遥散之类调之。还有一种乃肾虚白淫，临床表现为头晕目眩，腰腿酸软、颧红、烦热，舌中心光剥，脉象虚细，此亦髓亏而不养脑，不华于面之形矣；治当补肾固涩，用桑螵蛸、菟丝子、茯苓、龙骨、牡蛎、知母、黄柏、山药之类治之，或用固精丸。

又曰：《资生经》载一妇人患赤白带下，有人为灸气海未效，次日为灸带脉穴，有鬼附耳云：昨日灸亦好，只灸我不着，今灸着我，我去矣，可为酒食祭我。 其家如其言祭之，遂愈。 予初怪其事，因思晋景公膏肓二鬼之事，乃虚劳已甚，鬼得乘虚居之。 此妇亦或劳心虚损，故鬼居之。 灸既着穴，不得不去。自是凡有病此者，每为之按此穴，莫不应手酸痛，令归灸之，无有不愈。 其穴，在两胁季胁之下一寸八分，若更灸百会穴尤佳。 《内经》云："上有病，下取之，下有病，上取之。"又曰："上者下之，下者上之，是矣。"

【笺注】 李濒湖先生予此附载其事，王执中《针灸资生经》有此事，而孙思邈《千金翼方》第二十九卷"禁经"也谈了一些如是之事。这鬼神之事，在如今当避而弗谈为是。对于"鬼"我们只能认为是"邪"或"邪气"罢了。本案的中心是叙述妇人赤白带下，其因是由"虚劳已甚……劳心虚损"而发，其病在带脉，不在跷维，所以灸气海不效，而灸带脉穴遂愈。因带脉穴属足少阳之经，穴在季胁下一寸八分陷中，脐上二分，两旁各七寸半；主治"腰腹纵，溶溶如囊水之状，妇人小腹痛，里急后重，瘈疭、月事不调、赤白带下"（《针灸大成》）。

刘宗厚曰：带下多本于阴虚阳竭，营气不升，经脉凝涩，卫气下陷，精气积滞于下焦奇经之分，蕴酿而成。以带脉为病得名，亦以病形而名，白者属气，赤者属血。多因醉饱房劳，服食燥热所致；亦有湿痰流注下焦，肝肾阴淫湿胜者；或惊恐而木乘土位，浊液下流；或思慕无穷，发为筋痿，所谓二阳之病发心脾也；或余经湿热，屈滞于少腹之下；或下元虚冷，子宫湿淫。治之之法，或下或吐，或发中兼补，补中兼利，燥中兼升发，润中兼温养，或温补，或收涩。诸例不同，亦病机之活法也。

【笺注】 刘宗厚，名纯，明代医家。引文出自《玉机微义》"论赤白带下"条："以带脉为病得名，亦以病形而名"原作"白物如涕状，故言带者亦病形"；末句原作"盖病机有轻重浅深之异尔"。这里是刘宗厚的一段话。其云：妇人下部流出的黏稠色白如蛋清样而有腥味液体，称为白带。这种病的病因及病机，说法不少。缪仲淳曰："白带多属脾虚，肝气郁则脾受伤，脾伤则湿土之气下陷，是脾精不守，不能输为营血而下白滑之物。"这是气郁脾虚而造成的白带。赵养葵曰："带者奇经八脉之一也，八脉俱属肾经……下焦肾气损虚，带脉漏下。"《济阴纲目》曰："本病由劳伤冲任，风冷据于胞中，气多于血，气倍生寒，血不化赤，遂成白带。"可知白带病机不一。刘宗厚说的阴虚阳竭以及卫气下陷，就属于缪仲淳之说，即肝郁脾虚，也就是脾虚气弱，不能化湿，湿气陷而为带，脾阳不振，不能化生营血所发生之带下。

白者属气，亦《景岳全书》所谓"阳气虚寒，脉见微涩，色白清冷，腹痛多寒"之形。赤者属血，多因醉饱劳房、多食燥热之物所致。

亦有湿痰流注下焦，肝肾阴淫，湿之所胜者，此多属肥胖之人，湿邪下注，伤及脾肾，清阳不得升举，形成之带状如痰涎，有味，神疲、眩晕、胸闷、腹胀、痰多泛恶，脉多弦滑，舌苔腻。

或有惊恐而木乘土位，肝气胜而脾气弱，浊液下流而成之带。或有思慕无穷，发为筋痿所致之带下以及白淫者，所谓二阳之病发于心脾也。或余经（他经）湿热，郁滞于少腹带脉，其发带脉而兼他经之寒热而发多种之带证。抑或有单纯脾肾虚寒所致之白带，即属于下元虚冷。治之之法，刘宗厚云："或下或吐，或发中兼补，补中兼利，燥中兼升发，润中兼温养，或温补，或收涩。诸例不同，亦病机之活法也。"

巢元方《病源》曰：肾着病，腰痛冷如冰，身重腰如带五千钱，不渴，小便利。因劳汗出，衣里冷湿而得，久则变为水也。《千金》用肾着汤，《三因》用渗湿汤，东垣用独活汤主之。

【笺注】 巢元方，隋唐名医，京兆华阴（今属陕西省）人，约生于南北朝（梁）大宝元年（550），卒于唐贞观四年（630），享年81岁；集著有《诸病源候论》，全书50卷，分67门，载证候1739条。本节文字所论皆《金匮要略·五脏风寒积聚病脉证并治》"肾著之病，其人身体重，腰中冷，如坐水中，形如水状，反不渴，小便自利，饮食如故，病属下焦；身劳汗出，衣里冷湿，久久得之，腰以下冷痛，腰重如带五千钱，甘姜苓术汤主之"之证与方。肾著（着），乃寒湿附着于肾之外府（腰）；体重，乃湿重；口不渴，小便利，饮食如故，谓胃气正常；身劳汗出，衣里冷湿，久久得之，乃指湿停着于下焦腰部；甘姜苓术汤，乃对证之方。《千金方》用肾着汤即指此。《三因》指《三因极一病证方论》，宋代陈无择著。"渗湿汤"载于"伤湿证治"，其方为苍术、白术、甘草、干姜、茯苓、陈皮、丁香、姜三片、大枣二枚。"东垣"指李杲，字明之，宋金时真定（今河北正定）人，享年71岁，金元四大家之一，所著有《内外伤辨惑论》及《脾胃论》。所谓"独活汤"，可能为羌活胜湿汤，方用羌活、独活、甘草、防风、蔓荆子、川芎。

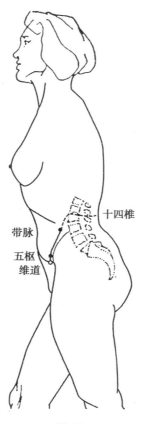

带脉穴图

十四椎

带脉

五枢
维道

图 11

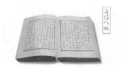

气口九道脉篇

手检图曰：肺为五脏华盖，上以应天，解理万物，主行精气，法五行，应四时，知五味；气口之中，阴阳交会，中有五部。前后左右，各有所主，上下、中央，分为九道。诊之则知病邪所在也。

李时珍曰：气口一脉，分为九道，总统十二经并奇经八脉。各出诊法，乃岐伯秘授黄帝之诀也，扁鹊推之，独取寸口，以决死生。盖气口为百脉流注朝会之始故也。三部虽传，而九道沦隐，故奇经之脉，世无人知。今撰为图，并附其说于后，以泄千古之秘藏云。

【笺注】肺是全身诸气之主，是藏魄所在之地，其位最高，是为五脏之华盖，上以应天，管理万物，是总统人身十二经及奇经八脉的，又因寸口之脉是五脏六腑百脉朝会之所，寸口有寸、关、尺之分，三脉各有浮、中、沉之节，共分为九道，以诊十二经及奇经八脉之病，李时珍发《脉经》之秘，列于"气口九道脉"于书之末，以备诊家之应用，以把握五脏六腑及奇经八脉之信息，传其岐伯黄帝之秘也。其厥功之伟，显见于此。

岐伯曰：前部如外者，足太阳（膀胱）也，动苦目眩，头、项、腰、背强痛，男子阴下湿痒，女子少腹引命门，阴中痛，子脏闭，月水不利，浮为风，涩为寒，滑为劳热，紧为宿食。

中部如外者，足阳明（胃）也。动苦头痛，面赤。滑为饮，浮为大便不利。涩为嗜卧、肠鸣，不能食，足胫痹。

后部如外者，足少阳（胆）也。动苦腰、背、胻、股、肢节痛。浮为气，涩为风，急为转筋、为劳。

【笺注】前部脉动稍外者，为足太阳膀胱之脉，足太阳之脉上为睛明穴，阳气动则目眩，风阳之邪中之，则头痛、项强、腰痛、脊部强痛。若阳气虚损，伤及肝肾，则又可引发男子阴下湿痒，女子少腹痛而引之命门，阴中痛，或子脏闭，月经不调，或劳热，虚甚则寒波及阳明而宿食不下。《诊家正眼》指出："寸部左右弹。阳跷脉起于跟中，上外踝，循胁上肩，夹口吻，至目，极于耳后风池穴。越人曰：阳跷为病，阴缓而阳急。王叔和注云：当从外踝以上急，内踝以上缓。又曰：寸口前部左右弹者，阳跷也，苦腰背痛，癫痫、僵仆、恶风偏枯、痛痹体强，左右弹，即紧脉之象。"中部脉动稍外者，乃足阳明胃之脉动，足阳明脉气盛则苦于头痛，面目红赤。脉偏于滑为有饮邪。阳气浮于外，津气内亏而大便秘滞不利。若脉涩，气血亏虚则嗜卧神衰，或不欲食，或足胫痿痹。后部脉动而稍外者，乃足少阳胆之脉，亦并有阳跷脉动之象。少阳与阳跷脉病，则腰痛、背痛、胻酸、股及肢节痛。浮涩为风气所伤，若脉急甚则为转筋。虚则为劳。

前部如内者，足厥阴（肝）也。 动苦少腹痛引腰，大便不利，男子茎中痛，小便难，疝气两丸上入；女子月水不利，阴中寒，子脏闭，少腹急。

中部如内者，足太阴脾也。 动苦腹满，胃中痛，上管有寒，食不下，腰上状如居水中；沉涩，为身重，足胫寒痛，烦满不能卧，时咳唾有血，泄利食不化。

中部左右弹者，带脉也。 动苦少腹痛引命门，女子月事不来，绝继复下，令人无子；男子少腹拘急，或失精也。

后部入内者，足少阴（肾）也。 动苦少腹痛，与心相引，背痛，小便淋，女人月水来，上抢心、胸胁满，股里拘急。

【笺注】 前部脉动而稍入于内者，足厥阴肝也，肝脉……循股阴入毛中，过阴器，抵少腹。是动则病腰痛，即动苦少腹痛引腰，而大便不利。男子则茎中痛，疝气两丸上入，小便不利。女子则月经不利，阴中寒，子脏闭而不孕，或少腹作痛。

中部之脉动略偏于内以候脾胃。中部之脉左右弹者，乃带脉之脉象也。张洁古云："带脉为病，太阴主之。"中部如内者，其脉左右弹者，乃足太阴带脉之征；中部如外者，其脉左右弹者，乃足阳明之带脉也。所以中部左右弹者，乃脾、胃、带脉为病之候。太阴之脏，主湿，为湿水之脏，带脉亦偏主湿，所以带脉之病，均以湿为主，带脉发于脾之募穴。寒湿之邪着于带脉，带脉经气不足，则前及于脾胃而发胀满，故曰：动苦腹满，胃中痛，痛甚则小腹拘急而引发小腹命门处疼痛不止。阳明统率诸经，连属带脉，阳明脉虚则宗筋失养，带脉不引，筋脉弛纵，发为足痿。若七情内伤，房劳失遗，斫伤带脉，带脉失约，则易发生内脏下垂，女子月经不来或带下连绵，或为白浊、白淫、阴挺、阴吹、崩中、漏胞、身重、足寒、泄利等证。东垣主用补中益气汤，调中益气汤，治中气不足，亦治带脉之源募也。傅青主说"带脉通于肾"，后及腰部宽缓，不能收持，如坐水中，《金匮要略》有肾着汤。唐容川云："肾着汤治带脉，以脾为主，女科以妇人带下，皆归于脾，良有以也"。肾着汤温脾之阳以渗湿，以振带脉之阳气，这是张仲景治疗带脉病的一道良方也。

后部脉动稍偏于内者，为足少阴之脉。其脉起于跟中，足少阴经然谷穴之后，同足少阴循内踝下照海，上内踝之上二寸，以交信为郄。其发病主要在少阴肾、如动苦少腹疼痛或引发痛及心背间。或激发月经失调、气上抢心，胸胁胀满。下则又可引发阴下股里拘急不适。

前部中央直者，手少阴（心、手太阳小肠也）。 动苦心下坚痛，腹胁急。 实急者为感忤，虚者为下利、肠鸣，女子阴中痒痛，滑为有娠。

中部中央直者，手（厥阴）心主也。 动苦心痛，面赤，多喜怒，食苦咽。 微浮，苦悲伤，恍惚；涩为心下寒，沉为恐怖，如人将捕之状，时寒热，有血气。

后部中央直者，手太阴（肺、手阳明大肠）也。 动苦咳，逆气不得息，浮为风，沉为热，紧为胸中积热，涩为时咳血。

【笺注】 前部中央脉动实直者，乃手少阴心、手太阳小肠之盛实，故病动苦心下坚痛，腹胁拘急，实急者或为痰气作祟而感忤，而虚弱者或为下利，或为肠鸣。在女子阴中湿盛而为痒痛。若脉滑利勃勃而动者，是为有娠。中部中央脉动实直而行者，乃手厥阴心包主之脉勃勃而动之盛实，故病动苦心痛、面部红赤、多喜、多怒。饮食味苦咽痛。若脉微弱而浮动，虚则悲伤精神恍惚，或为恐怖，如人将捕之。脉若沉涩，为心下有寒气，病有阵热阵寒之状。后部中央脉动实直而行者，乃手太阴肺与手阳明大肠之脉盛实，故病动苦咳嗽，气逆而不得息。其脉浮沉者，为风热之邪。若紧实为胸中有积热，或为时咳血。

前部横于寸口丸丸者，任脉也。 动苦少腹痛，逆气抢心，胸拘急不得俯仰。 《脉经》云：寸口脉紧，细实长，下至关者，任脉也。 动苦少腹绕脐痛，男子七疝，女子瘕聚。

【笺注】 任脉为阴脉之海，三阴经脉、阴维脉与冲脉均会于任脉，故有总调人身阴血的功能，其功能涉及之面较广泛，其发病亦比较复杂。其脉起于小腹胞中，循腹部、胸部与足三阴经、阴维脉、冲脉交会，合而盛大，总统诸阴之气，主月经、孕育以及胞胎。《素问·上古天真论》："岐伯曰：女子……二七而天癸至，任脉通，太冲脉盛，月事以时下，故有子……七七任脉虚，太冲脉衰少，天癸竭，地道不通，故形坏而无子也。"此说为月经通下为任脉通，更与冲脉相关，"冲为血海"也。任、冲、督皆起于胞中而异行，一为阴脉之海、一为血海十二经之海、一为阳脉之海。任脉以阴血为本，以气为用，与肝肾的功能密切，故有"任脉隶属于肝肾之说，肾精充实，则任脉涵纳而不妄行；肝血充实，而任脉通调，而无瘕聚之患，任脉病，则少腹痛，或瘕聚，或少腹绕脐痛，或腹胁拘急而痛，或月经不潮而胞脉闭塞不孕。《灵枢·经脉》云：任脉之别以实则皮肤痛，虚则痒瘙。《难经·二十九难》云：任之为病，其内苦结，男子为七疝，女子为瘕聚。"又，《脉经》云："横寸口边丸丸，此为任脉，若腹中有气，如指上抢心，不得俯仰，拘急。"又云："脉来紧细实长至关者，任脉也，动苦少腹绕脐下引横骨阴中切痛，取脐下三寸。"

此为任脉感寒为病，或为疝气。《金匮要略》指出："腹痛，脉弦而紧，弦则卫气不行，即恶寒，紧则不欲食，邪正相搏，即为寒疝，绕脐痛，若发则白汗出，手足厥冷，其脉沉弦者，大乌头煎主之。"《素问·长刺节论》指出："病在少腹，腹痛不得大小便，病名曰疝，得之寒。"说明寒疝以腹痛为主。任脉上行至胸中膻中，紫宫之分正内合于心，膻中即内为心之包络，主生血，随任脉上下行之，包脉属心而络于胞中，包与胞宫血脉相通苦胸中积热，其气上迫于肺，而或为时咳血。

三部俱浮直上直下者，督脉也。 动苦腰脊强痛，不得俯仰，大人癫，小儿痫。

【笺注】 寸关尺三部浮取，直上直下者，是督脉也，督脉上行至巅，下行至尾闾。张洁古以督脉"为阳脉之都纲"。十二经脉中的手三阳、足三阳的经脉都会于督脉，故有调整和振奋全身阳气的重要作用。同时督脉对人身元气有密切影响，为阳脉之海。三关浮取寸主足太阳膀胱、关主足阳明胃、尺主足少阳胆，督脉统督诸阳，故又寸关尺三部者浮取，而直上直下，以候督脉。如果督脉失之不和，实则脊强反折，虚则头重。脊强反折是由经气阻塞引发；头重是因为清阳不升。又因督脉上通于脑，如风邪侵入，易病头风，外邪发热而至痉，肝风内动，经气乖错，而又会引发大人癫，小儿风痫。

三部俱牢，直上直下者，冲脉也。 动苦胸中有寒疝。 《脉经》曰：脉来中央坚实，径至关者，冲脉也，动苦少腹痛，上抢心，有瘕疝、遗溺，女子绝孕。

【笺注】 冲脉之所以为"十二经脉之海"，又为"血海"，一方面是因冲脉上行则"渗诸阳"，向下则"灌诸阴"，故能涵蓄经脉脏腑的气血。冲脉与足阳明、足少阴肾关系密切，与阳明"合于宗筋，会于气街"又"注足少阴之大络"。肾为先天之本，阳明为后天之本，冲脉连属于先后天之真气，冲为血海，故太冲脉盛，妇人月经以时而下。若冲脉不调，则"女子绝孕"。又冲脉、任脉皆起于胞中，若冲、任气虚失司，则易发生崩漏，滑胎。动苦少腹里急腹痛，其气上冲而出现上抢心胸而不得息。这个"逆气里急"随之而发者，为动苦胸中有寒疝作痛。冲为血海，血气瘀滞，而病发为瘕瘕积聚。冲脉夹脐上行，至胸中而散，寒气客于冲脉，其脉直上直下者，此为气血壅滞之象。逆气时动上逆，气从少腹上冲咽部而呼吸困难。若病兼五脏者，上逆于肺而咳喘，上逆于心而心悸、面赤、烦躁，上逆于脾胃则腹胀、呕逆，上逆于肝则胸胁支满，若肝阳动风而发眩晕筋脉挛急。下逆于肾，寒水上逆而发奔豚。冲脉与足阳明合于宗筋，并有束筋脉利关节之功能。《素问·痿论》指出："宗筋主束骨而利机关。"宗筋指肌腱关节，若冲与阳明失于血润，则关节筋膜失养而易发生"痿躄"。冲脉又主阴器，冲脉损伤男子精血不荣，病则遗精、遗溺、阴痿，女子则月经不调、崩漏、宫寒不孕。

前部左右弹者，阳跷也。 动苦腰背痛、癫痫、僵仆、羊鸣、偏枯、瘛疭，身体强。

【笺注】 阳跷者，足太阳之别脉，其脉起于跟中，出于外踝，下足太阳申脉穴，在外踝下五分陷中，容爪甲白肉际，当踝后绕跟，以仆参为本，上外踝上三寸以附阳为郄。上会于睛明，从睛明上行入发际，下耳后，入风池而终。阳跷主卫气行于阳。阳跷脉上行交于目内眦之睛明穴。若邪气客于阳跷，脉络郁滞不通，可以引发目赤涩痛。阳跷脉下循于足之外侧，主司行走之机要，阳跷受邪可引发筋脉拘急，痉痛；而足内侧的阴跷之脉可引发缓纵，所谓的"阳急而阴缓"。阳跷与太阳之筋又循行腰背，若风邪伤及，经脉之气不利，可引发太阳阳跷而腰痛、头痛、项痛，若卫气痹阻于阳跷之络，则可引发麻木，汗出恶寒。阳跷太阳之脉，卫气引于阳，不能入于阴，阳气盛而目窹失眠。其脉从风池、风府而入于脑，虽然下肢拘急，但重点则在于脑，若阳跷脉盛，病则为癫痫、僵仆、羊鸣，甚则中风、偏枯，或顽固性痹痛。

后部左右弹者，阴跷也。 动苦癫痫、寒热、皮肤强痹、少腹痛、里急、腰胯相连痛，男子阴疝，女子漏下不止。

【笺注】 后部指尺脉。尺脉左右弹动是阴跷之脉。病则少腹痛、心背疼痛，实则小便淋浊，月经来抢心，胸胁胀满股里拘急。《难经·二十九难》言："阴跷为病，阳缓而阴急；阳跷为病，阴缓而阳急。"它并不是单独的一种病证，而是属于病理变态。这种病理变态可以出现于多种疾病之中，只要见到这种病理变态，便和跷脉密切相关。以上所谓的缓急，就是当病者急，不病者缓，阴跷脉急，是内踝以上急，外踝以上缓，这个缓急现象的病理变态最多见于癫痫、瘛疭。故王叔和有"癫痫瘛疭，不知所苦，两跷之下，男阳女阴"的说法。因癫痫瘛疭的举发，都能发生手足抽搐，筋脉牵引现象。它是从癫痫瘛疭的阴阳缓急的原理加以推论而发展出来的。阴跷则与足少阴相关，故有少腹痛、里急、腰胯相连而痛，以及男子阴疝，女子漏下不止，甚则胸胁胀满与心相引，背痛、小便淋。阴跷之脉行于股部以及腹里，所发之病，故有股里之拘急之病态。以上所言之病态对于人体许多疾病有一定的重要影响。

从少阴斜至太阳者，阳维也。 动苦颠仆、羊鸣，手足相引，甚者失音不能言，肌肉痹痒。

从少阳斜至厥阴者，阴维也。 动苦癫痫、僵仆、羊鸣、失音、肌肉痹痒、汗出恶风。

【笺注】 从尺脉至寸脉，从关脉至尺脉跳动，可分别阴维阳维。从生理方面讲，"阳维维于阳，阴维维于阴"，这是指出了阴阳两维的生理功能。

"维"有维持、维系的含义，阳维主一身之表，阴维主一身之里，所以阴维、阳维有着联系全身经脉的作用。两者分别调节着阴阳两组经脉。在病变时，阴阳不能自相维，则怅然失志，溶溶不能自收持，这就概括地说明了阴阳不能相互维系之后产生的症状。以下分别述说阴维与阳维的各自发病情况。

"阳维为病苦寒热"：从阳维主一身之表以及阳维维于阳的生理功能来说，它和三阳经有着密切的关系，故"苦寒热"实质上已包括了三阳经的表证，因为三阳经病，都具有寒热症状的表现，如太阳经有形寒发热（即发热恶寒），阳明经有先寒后热，少阳经有往来寒热，因此都与阳维脉有关，因而说"阳维为病苦寒热。"

"阴维为病苦心痛"：阴维维于阴，主一身之里。阴维之脉，维络于阴，阴为营而主里，营为血而主心，故其受邪为病必苦于心痛。这里所说的心痛，治在三阴之交，包括太阴心痛、少阴心痛、厥阴心痛等。

阳维、阴维除寒热、心痛之外，还有癫痫、僵仆、羊鸣、失音，这与维脉与心神有关。"肌肉痹痒"与经脉受邪有关。

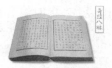

附录一 《奇经八脉考》引用经穴笺注

二维为病所用经穴

服桂枝汤，反烦不解，先刺风池、风府，却与桂枝汤。 此二穴，乃阳维之会也。

【笺注】 风池穴：穴在脑后，与风府相平，阳维会穴，风邪入脑之冲道，此为风之所汇，故说为"风池"。治证多，如寒热证，汗不出，偏正头风，目眦赤痛、目昏耳塞，疟疾，凡属外风内火头项诸痛，俱可取之。

风府穴：《灵枢·岁露论》云："风府无常，卫气之所应，必开其腠理，气之所舍节，则其府也。"本穴在脑后，与风池相平而居中，犹统领风穴之衙府也。风邪伤人，多伤腠理，腠理风应三焦，卫气所应，凡病关于风者，均可取本穴治之。

按：服桂枝汤为对证之方，反烦不解者，风邪阻于腧也，故取风池、风府，以通经腧也。这一条的"却与"即"立即"之意，针刺风池、风府穴后，经腧已通，立即再予桂枝汤，其邪必解。

王叔和《脉经》曰：寸口脉，"从少阴斜至太阳，是阳维脉也。 动苦肌肉痹痒。""皮肤痛，下部不仁，汗出而寒。"又"苦颠仆羊鸣，手足相引，甚者失音不能言，宜取客主人"。

【笺注】 客主人穴：即上关穴。本穴内通于脑系，又近于太阳之位。上关古说禁针，何许又设此穴？正为使人注意，以防粗人不慎。高式国说："余则以为太阳为片，上关乃片中之点，又以其近于听会，故治证略同于听会。但治以抚按为主，或以毫针轻取之。"

又曰：寸口脉，从少阳斜至厥阴，是阴维脉也，动苦癫痫、僵仆、羊鸣；又"苦僵仆、失音、肌肉痹痒"。 "应时自发汗出，恶风，身洗洗然也。"取阳白、金门、仆参。

【笺注】 阳白穴：目正视，瞳孔直上，眉上 1 寸。本穴为少阳经穴与阳维之会，多用于治疗目疾等，如目痛、目昏、眼睑瞤动、头痛。又关乎脑。

金门穴：足太阳郄穴。申脉穴下方，当骰骨外侧陷中，太阳经至此临于垂末，将与少阴经气相接。高式国说："犹时属九秋，金风肃起，遏化阳和之气也。"一变而为萧瑟之阴，故曰"金门"。其所治之证为霍乱转筋、癫痫、尸厥、膝胻酸、小儿惊风、腰痛、外踝痛、下肢痹痛。针刺0.3～0.5寸。

仆参穴：穴在外踝下缘凹陷中，八脉交会之一。仆参，犹仆从也，行动转侧，由踵趾为主。本穴治足之病为主，如下肢痿弱、足跟痛、腿痛转筋、脚气膝肿、癫痫等。

《素问·腰痛论》曰："阳维之脉，令人腰痛，痛上怫然肿。刺阳维之脉与太阳合腨间，去地一尺。"（此处指阳交穴，为阳维之郄）

王启玄曰：阳维起于阳，则太阳之所生……并行而至腨下，复与太阳合而上行……去地一尺，乃承山穴也，在锐腨之下，分肉间陷中，可刺七分。

【笺注】阳交穴：本穴为少阳经穴与阳维之会穴，又近于太阳、阳明，《针灸大成》谓"斜属三阳分肉之间，为阳维之郄"，好像是三阳与阳维交会处，故以"阳交"名之。本穴与外丘、丰隆、飞阳三穴在外踝上7寸。主治风寒痹痛、瘤、噤、瘰疬、胸胁胀满、足胫痿痹、惊狂癫疾、喑不能言等。

承山穴：足太阳经穴。穴在腓肠肌两肌腹之间凹陷的顶端。本穴亦承于筋也，故主治筋病、腰痛、腿痛转筋、痔疾、便秘、脚气、头疼、鼻衄、疝气、腹痛、痞满等。

按：本穴以少阳经穴阳交为准。承山穴只是王启玄的说法。

肉里之脉，令人腰痛，不可以咳，咳则筋缩急。刺肉里之脉为二痏，在太阳之外、少阳绝骨之后。

王启玄曰：肉里之脉，少阳所生，阳维脉气所发……绝骨之后，阳维所过……分肉穴也，在足外踝，直上绝骨之端，如后二分筋肉分间……刺可五分。

【笺注】绝骨穴（又名悬钟穴）在外踝上3寸，腓骨后缘。高式国《白虎通·五行》云："钟，动也"。阳气动于黄泉之下，动养万物也，养生家称为黄钟。本穴位于下肢，而能兼治上焦各证，犹《易经》所谓"乾德之隐，得时飞跃，发挥大用也"。本穴主治腹满不欲食、胁痛、足胫挛痛、痔血、脚气、足不收、咳逆、喉闭、颈项强、二便涩、手足不遂等。

飞阳之脉，令人腰痛，痛怫怫然，甚则悲以恐。

王启玄曰：此阴维之脉也，去内踝上五寸腨分中，并少阴经而上也。

刺飞阳之脉，在内踝上一寸，少阴之前，与阴维之会，筑宾穴也。《甲乙经》云：太阳之络，别走少阴者，名曰飞阳。

【笺注】筑宾穴：太溪直上5寸。足太阳之别，名曰飞阳，别走少阴；阴维之脉，起足少阴筑宾穴，为阴维之郄。故名飞阳者，为阴维之原，从太阳之脉，别少阴而起者也。怫怫郁怒貌，肾病意不乐，气并于肾则恐也。任督二脉，与维跷之脉，皆阴阳互相交会而起。

二跷为病所用经穴

寸口脉"前部左右弹者，阳跷也。动苦腰背痛。"又为"癫痫""僵仆、羊鸣"。"恶风、偏枯""痦痹""身体强"。又曰："微涩为风痫"，并"取阳跷，在外踝上三寸，直绝骨是穴（附阳穴也）"。

【笺注】 附阳穴，《针灸大成》无此穴，可能为辅阳穴，根据王叔和"在外踝上三寸，直绝骨是穴"语。《针灸学》说："外踝上四寸，腓骨前缘稍前处。所治多属寒性之阴证，亦扶阳以抑阴，风痹肿痛，膝下浮肿，筋挛，百节酸痛，风痹不仁，汗出振寒，厥逆，目锐眦痛，缺盆中痛，心胁痛等。

阴病则热，可灸照海、阳陵泉；阳病则寒，可针风池、风府……又曰：癫痫昼发灸阳跷，夜发灸阴跷。

【笺注】 照海穴：足内踝下4分，前后有筋，上有踝骨，下有软骨，其穴居中，阴跷脉所发生，主治咽干，心悲不乐，懈惰，视如见星，小腹痛，妇人经逆，月经不调。洁古曰："痫病夜发灸阴跷、照海穴也。"高式国云："水中有火，故名照海……水泉幽也、阴也，得照海之阳经灼之，而能化气飞升……人身气化，本乎自然也……本穴为阴经阳穴，治大风、肢懈、咽干、嗌肿、卒疝，最常用于目疾，即银海朗照之意也。"癫痫昼发，可灸阳跷申脉。

阳陵泉：膝下1寸，胻外廉陷中，足少阳所入为合土。《难经》曰："筋会阳陵泉。"主治：足膝伸不得屈、髀枢膝骨冷痛、脚气、痹痛、半身不遂、脚冷无血色，苦咽中介然，头面肿，足筋挛。

风池穴、风府穴见前。

《素问·缪刺论》曰："邪客于足阳跷之脉，令人目痛，从内眦始。刺外踝之下半寸所各二痏，左刺右，右刺左，如人行十里顷而已。

【笺注】 申脉穴："穴在外踝之下，展足则开，为足关节屈伸着力之处，故名为之申脉，为阳跷脉之起始，为跷捷屈伸之主力。申有伸意，为整束自持之貌。"《甲乙经》曰："申脉阳跷所生也"。申脉的意思，即上下开展，无所不伸，故能治头目颈项转筋及痫证。"洁古曰："痫病昼发，灸阳跷即指此穴。又主腰脚痛，胻酸不能自立、如在舟中，劳极，冷气逆气，腰髋冷痹，妇人血气痛，目痛。"

《灵枢经》曰：目中赤痛，从内眦始，取之阴跷（交信穴也）。

【笺注】 交信穴：本穴与复溜相并，承照海而来，海有潮汐，潮汐有信，其穴与三阴交近，故名交信。本穴交会脾之三阴交，得肝脾之助，行其藏血、经血之司，故治妇人经漏，月信失调，二便难，包括疝证、淋证、癃证或痛有定期，以及季节有关之证。

风痉，身反折，先取足太阳及腘中及血络出血。 若中有寒邪，取……阴跷及三毛上及血络出血。

李濒湖曰：" '足太阳'京骨穴也，在足外侧小指本节后大骨下，赤白际陷中，针三分灸七壮；'腘中'委中穴也，在曲膝后横文中，针三分。 '阴跷'取交信穴，见前。 三毛，大敦穴也，在足大趾外侧三毛中，肝脉之井也，针三分，灸七壮。 血络者，视其处有络脉盛满者，出其血也。"

【笺注】 京骨穴：足小趾节后外侧之骨弓形而上凸，此处称京骨。穴在京骨处，故为之京骨。与腕骨之处名腕骨穴同，治证与申脉、金门同。

委中穴：本穴在腘窝正中委曲之处，故各委中。治腰脊背痛、风冷痹痛、转筋、半身不遂。本穴又名"血郄"，治疗多以放血取效，但虚证不宜。

大敦穴：足厥阴经穴。敦者，厚也，与少阳之气会于人身最下，则一阴生发之气，萌动于下，而资长全生，动养万物也。承少阳之交与气聚于大趾，阴气之聚，至博至厚，所以名大敦。《素问·阴阳离合论》云："少阳根起于窍阴……厥阴根起于大敦。"此阴阳互根之意。本穴主治：淋、疝、小腹痛、脐痛、腰痛等。

冲脉为病所用经穴

气在胫者，止之于气街与承山踝以下。 取此者，用毫针，先按在上，久应手乃刺而与之。 所治者，头痛、眩仆、腹痛、中满暴胀，及有新积作痛……

【笺注】 气街穴：又名气冲穴，归来下1寸，动脉应手宛宛中，冲脉所起，故名气冲。主腹满不得正卧，癫疝，大肠中热，腹痛，小腹奔豚，腹有气逆上攻心，妇人无子、月经不利。

承山穴：穴在腓肠肌合缝处，承山巅气势之下行也，故名。主治头热、鼻衄、疝气、腹痛、痔肿、便血、转筋、痞痛等。

任脉为病所用经穴

上气有音者，治在缺盆中（谓天突穴也，阴维、任脉之会，刺一寸，灸三壮）。

【笺注】 天突穴：在颈结喉下四寸宛宛中，阴维、任脉之会，针五分留三呼，得气即泻。主治：面皮热、上气咳逆、气喘、咽肿、喉中生疮、胸中气梗、喉中翕翕如水鸡声、心与背相控而痛、多唾、呕吐、瘿瘤等。

《脉经》曰：寸口，脉来紧细实，上至关者，任脉也。 动苦少腹绕脐，下引横骨、阴中切痛，取关元治之。 又曰：横寸口边，脉丸丸者，任脉也。苦腹中有气如指，上抢心不得俯仰，拘急。

【笺注】 关元穴：脐下3寸，小肠之募，足三阴、任脉之会。主治：脐下绞痛、渐入阴中、冷气结块、寒气入腹作痛、失精、白浊、七疝、眩风头痛、转胞闭塞、小便不通、五淋、奔豚气、脐下结血、状如覆杯、妇人带下、月经不通、胎漏下血、产后恶露不止等。取之良。

督脉为病所用经穴

《素问·骨空论》云："督脉生疾，从少腹上冲心而痛，不得前后，为冲疝，女子为不孕、癃痔、遗溺、嗌干……治在骨上（曲骨穴也），甚者在脐下营（阴交穴也）。"

【笺注】 曲骨穴：横骨上，中极下1寸，毛际陷中，动脉应手，足厥阴、任脉之会。主治失精，五脏虚弱，虚乏冷极，小腹胀满，小便淋涩不通，癞疝，小腹痛，妇人赤白带下。

阴交穴：脐下1寸，膀胱上口，三焦之募，任脉、少阴、冲脉之会。病主气痛如刀绞、腹膜坚痛、下引阴中、不得小便、两丸骞，疝痛，阴汗湿痒，腰膝拘急，脐下热，鬼击，鼻出血，妇人血崩、月经不绝、带下、产后恶露不止、绕脐冷痛、阴痒、奔豚上腹等。

张仲景《金匮》云：脊强者，五痓之总名。 其证卒口噤，背反张而瘈疭。 诸药不已，可灸身柱、大椎、陶道穴。

【笺注】 身柱穴：三椎下，俯而取之。本穴承神道之气，循督上行，正而且直，故名身柱。主治：脑力不足而眩晕，中气不足而喘息，心神不足而癫痫，大气下陷而脱肛，督举之气无力产生腰脊肩背诸病。取本穴以兴奋之，督气得充，正立直行，功同抵柱，诸证可愈。

陶道穴：一椎下，俯而取之，足太阳督脉之会。病主：痎疟寒热，洒淅脊强，烦满，汗不出，头重，目眩，瘈疭，恍惚不乐，或感冒发热，四肢无力，百节酸痛，烦满。

大椎穴：一椎上，陷者宛宛中，手足三阳、督脉之会。病主：肺胀胁满，呕吐上气，五劳七伤，乏力，疟疾，气注背膊拘急，颈项强不能回顾，风劳，食气骨热，齿燥。

脉来中央浮，直上下动者，督脉也。 动苦腰背膝寒，大人癫，小儿痫，宜灸顶上三壮。

【笺注】 百会穴：（一名三阳，一名五会，一名巅上，一名天满）前顶后

1.5寸，顶中央旋毛中，可容豆，直两耳尖，手足三阳、督脉之会。病主：头风，中风，语涩，口噤，半身不遂，心烦闷，惊悸健忘，心神恍惚，无心力，疟疾，脱肛，角弓反张，羊鸣，多哭，头痛目眩等。

带脉为病所用经穴

张洁古曰：带脉之病，太阴主之，宜灸章门二穴，三壮。

王叔和曰：小儿癫疝，可灸章门三壮，以其与带脉行于厥阴之分，而太阴主之。

【笺注】 章门穴：脐上3寸，两旁6寸，脾之募，足少阳、厥阴之会。主治：肠鸣盈盈然，食不化，胁痛不卧，烦热口渴，胸胁满，心痛而呕，吐逆，腰痛不可转侧，腰脊冷痛，溺多白浊，腹中如鼓，肩臂不举，少气厥逆等。

《资生经》载一妇人患赤白带下，有人为灸气海未效，次日为灸带脉穴，有鬼附耳云：昨日灸亦好，只灸我不着，今灸着我，我去矣……

【笺注】 带脉穴：季胁下1.8寸，脐上2分，两旁各7寸，足少阳、带脉之会。主腰腹纵、溶溶如囊水之状，妇人小腹痛，里急后重，月经不调，赤白带下。

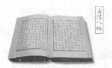

附录二 《奇经八脉考》引用方剂汇释

理中汤

党参 20g 干姜 8g 炒白术 20g 甘草 10g

上药以水 4 杯，文火久煮，取汁 1 杯，药渣再煮，取汁 1 杯，一日分 2 次温服。

功效： 补脾益维，温中祛寒。

主治： 阴维太阴寒证。胸闷痞痛，腹满时痛，吐利益甚，口不渴，不欲食，畏寒肢冷，舌淡苔薄，脉沉细，或缓而无力。

方义：《难经·二十八难》谓："阴维起于诸阴之交。"所谓诸阴之交，阴维之郄曰筑宾，此穴属少阴肾经，上行于足太阴，会于腹哀、大横，又与足太阴、厥阴会于府舍、期门，又与任脉会于天突、廉泉。此乃阴维起于诸阴之交也。诸阴经以阴血用事。阴血化于心少阴，阴气不利故心痛。此又《难经》所谓"阴维为病苦心痛"矣。综合分析：阴维病之苦心痛，尤兼太阴脾经之证较为突出。《奇经八脉考》指出："兼太阴者，理中汤主之。"脾胃属土，有统血、运化、升降之能，今因寒滞失职，非温补虚寒不除。方中党参甘温入脾，补中益气，强壮脾胃为主；有虚致寒，寒者热之，干姜辛热，温中而扶阳气，故以为辅；脾虚则生湿，以甘苦温之白术为佐，燥湿健脾；三药一补一温一燥，配合甚当；甘草为使，补中扶正，调和诸药；共成温中祛寒，补气健脾之功。

大承气汤

大黄 12g 厚朴 12g 枳实 12g 芒硝 10g

上 3 味以水 3 杯，煮取 1 杯，药渣再煮，取汁 1 杯，日分 2 次温服。

功效： 清泻热结，存津益维。

主治： 阴维太阴热证。腹部胀满，按之痛甚，潮热，口干，大便燥结，舌苔黄燥，脉来滑数。

方义： 仲景作《伤寒杂病论》旨在以六经为经，至于六经与奇经相关者，俱隐而论之。本条为大承气汤证。名为阴维太阴之病，言其阴维之脉，发于少阴经之筑宾穴，入腹则首与府舍穴会合，府舍乃脾经穴，厥阴之脉亦会于此，次会于大横穴、腹哀穴；此脉上络于胸，下入于腹，结于心肺，走胁而至肩，由此看来，阴维之脉与太阴之脉关系甚为密切，病则互为影响。仲景以小承气汤荡涤太阴之热邪，方以大黄之苦寒泻之，芒硝破结，则热可去，实邪可下，可通；佐枳实、厚朴，一可化滞，一可除满，微通其气，亦为微和之剂。太阴热却焉有维脉之热不清之理，是仲景从六经为治，实亦包乎奇经之治也。

养营汤

当归　白芍　川芎　熟地　姜黄　川姜　青橘皮　五加皮　丹皮　海桐皮　白芷各等份

上药以水 3 杯，煮取 1 杯，药渣再煮，取汁 1 杯，日分 2 次温服。

功效： 滋补阴维，调补肝肾。

主治： 阴维为病，营血内伤。心腹作痛，心悸怔忡，心烦少寐，不时发热，汗出，精神委靡，健忘，脉虚数，舌红苔薄。

方义： 阴维亏虚，肝肾精血亦不足。阴维络于诸阴之脉，起于诸阴之交，其发病亦在心胸之部。维脉亏虚，故心胸疼痛，心悸怔忡，或心烦少寐，健忘。阴虚阳浮，故不时发热，汗出，脉虚数。方中当归、丹皮、白芍养血清热；熟地滋补阴血；姜黄、川芎温通血脉，通利伤骨；橘皮以行气止痛；海桐皮、白芷以祛风通络。

升阳泻热汤 （《沈氏尊生书》）

柴胡 9g　升麻 6g　陈皮 12g　赤茯苓 12g　枳壳 12g　香附 12g　甘草 6g　白芍 12g

功效： 升清泻热，安和冲脉。

主治： 逆气里急，膈咽不通，大便不行。

方义： 冲脉为病，逆气里急，其气冲及胸膈及咽喉，乃血气虚而上逆之象，所以上冲胸咽，其因又为大便不行，大肠燥金伤津，肾与冲脉阴液不足，故而虚火升之，阻塞于胸膈而形成冲脉之病。方中柴胡、升麻以升清阳之气，所谓"火郁发之"；陈皮、赤茯苓、香附以理气机；枳壳开胃宽肠；白芍以平肝火、冲热。以通其腑，上以清之，下以泻之，冲脉安和而病则已。

神功丸 （《兰室秘藏》）

兰香叶 （如无，藿香代之）　当归身　木香各 3g　升麻 3g　生地黄 （酒洗）　生甘草各 9g　黄连 （酒洗）　缩砂仁各 15g

上同为细末，汤浸蒸饼为丸，如绿豆大，每服 100 丸或 200 丸，白汤下，食远服，兼治血痢及血崩及血下不止，血下褐色或紫色、黑色，及肠澼下血，空心服米汤下。其脉洪大而缓者，及治麻木、逆气上行、妄闻妄见者。

功效： 清热燥湿，凉血止血。

主治： 多食肉的人口臭不可近，牙齿疳蚀，牙龈肉将脱，牙齿落血不止；并治血痢及血崩，血下不止，血下褐色或紫色、黑色，及肠澼下血，脉洪大而缓者；及治麻木厥气上冲，逆气上行，妄闻妄见者。

方义： 东垣意在清热，仍以去湿为首务。湿淫所胜，治以黄连、木香，以苦燥之；佐以兰香、藿香，以辛散之。热淫所胜，治以木香、砂仁之苦温；佐以升麻、甘草之甘辛；反佐以清胃散中之当归、生地滋湿之品，引领风燥之药，并去其血分之湿热。

二陈汤（《和济局方》）

陈皮 3g　半夏（姜制）6g　茯苓 3g　甘草 1.5g　本书于"冲脉为病"篇加黄芩、黄连、栀子、苍术。

功效： 祛湿热而豁痰，理气和中而理冲。

主治： 冲脉为病，气逆膻中作痛，喘呕吞酸，脐上一点气，上至咽喉如冰。胸膈胀满、头眩、脉滑。

方义： 二陈汤一方治湿痰之证，多由脾气不运，湿邪阻滞，胃失和降，清阳不升。方中半夏祛湿化痰，陈皮理气降逆；茯苓健脾渗湿；甘草调和药味。本方在此又加黄芩、黄连、栀子、苍术以清冲脉中上焦之热。祝橘泉曰："此得之大醉及厚味过多，子后申时相火自下腾上，故作痛也。以二陈加芩、连、栀子、苍术，数饮而愈。"

生脉散合四苓散

人参 15g　麦门冬 9g　五味子 6g　茯苓　猪苓　泽泻　甘草各 9g

功效： 益气以生津固汗，利小便以清湿热。

主治： 湿热痿证，四肢痿软，四肢冷如冰或四肢如火，心中烦，心闷。

方义： 此云冲脉痿证，暑月病此，汗出过多，阴亏伤及肝肾，肝主筋、肾主骨、筋骨失养而病甚，容易形成痿厥，则四肢痿冷，心中烦躁，精血枯涸，乃不足之中之不足也，若冲脉上逆，或四肢如火，乃湿热痿证，宜清燥去湿之药治之，方用生脉散益气生津以固汗，四苓散利小便以清湿热。可加知母、黄柏，以增强去湿热而坚阴之功。

五苓散

猪苓 9g　泽泻 20g　白术 9g　茯苓 9g　桂枝 6g

上药捣为散，以白米汤送服 9g，日三服，并饮暖水，汗出愈。

功效： 利水渗湿，温阳化气。

主治： 外有表证，内有水湿，头痛发热，烦渴欲饮，或水入即吐，小便不利，舌白脉浮。

方义： 肺内证，脐右有动气。动气就是脏腑的经气之动。本条动气在右，乃肺气虚证。肺开窍于鼻，肺病则治节不利，误汗伤其气，气虚不能帅血，血溢妄行，冲脉血气不宁，则衄；汗出亡津，故渴而烦；肺气不能通调水道，所以饮水即吐。方用五苓散以通利膀胱之水。方中重用泽泻，直达膀胱，辅以茯苓、猪苓之渗淡，白术健脾化湿，桂枝一可解表，二可温化膀胱之气。本方既可利水渗湿，又能健脾以运湿。右脐动之，又不可攻下，误用之，津液更伤，就会咽中和鼻干燥，头晕心悸，肺伤后，津液之化源告竭，恐成燥证。所以仲景说："次与竹叶汤。"

竹叶汤（《金匮要略》）

竹叶一把　葛根三两　防风　桔梗　桂枝　人参　甘草各一两　附子一枚（炮）　大枣十五枚　生姜五两

功效： 益津清热，养筋止痉。

主治： 产后血虚汗多之痉证。症见发热，面正赤，喘而头痛，脉虚弱等。

方义： 本证脊背反强而发热面赤，亦痉证之渐。方用竹叶、葛根、防风、桔梗解在外之风热，人参、附子固里气以防脱证，甘、姜、枣调和阴阳之气。本方是风热外淫、里气不固的方剂，《金匮要略》以治产后血虚发热的虚证。

防风白术牡蛎汤

防风　白术　牡蛎（煅）各等份

功效： 养血息风，滋阴补肝，潜阳敛汗。

主治： 肝血虚，头目眩晕，汗出不止，血不养筋而筋惕肉瞤，脉来虚弦。

方义： 防风虽为风药，但力量缓和，李杲谓其"风药中润剂也"。防风、白术相伍，以治卫虚自汗。牡蛎一药，性味咸寒，咸能软坚，寒能清热，有镇惊固涩之功，为调补冲脉、益阴潜阳、固精敛汗之品。

小建中汤

桂枝一两　白芍六两　甘草二两　生姜三两　大枣十二枚　胶饴一升

功效： 温中补虚，和里缓急。

主治： 虚劳里急，腹中痛，或虚劳心中悸动、虚烦不宁，阳虚发热，头晕，汗出不止，筋惕肉瞤。

方义： 虚劳腹痛，肝脾失调，营卫不和，故见虚劳发热。方用饴糖甘温补脾，温中补虚，和里缓急，为方中之主药；桂枝温阳，芍药养阴、养血，有缓冲脉之急之功；生姜辛温，甘草、大枣甘温为使。方中饴糖、桂枝辛甘化阳，甘草、芍药甘酸化阴，缓挛急以调肝脾。中央得运，化生气血，则虚劳发热、心悸不宁等症，何患不愈。

李根（皮）**汤**（《圣济总录》）

李根白皮八两　半夏七两　炮姜　桂枝各四两　赤茯苓三两　人参　甘草各二两　附子（炮裂）一两

按： 此处指用李根白皮汤，并非《金匮要略》的奔豚汤证。《金匮要略》的奔豚汤证是由肝火上逆引发，用之以疏肝清热，降逆止痛。本方所治由肾虚、寒水上逆所引起，系阳虚水停、冲脉上逆之证，所以用附子、茯苓等以温肾化水安冲为法，当鉴别之。

陈皮汤（《三因极一病证方论》）

陈皮一两半　甘草　竹茹各五钱　人参二钱五分　生姜三片　大枣一枚

治动气在下，不可发汗，发之反无汗，心中大烦，骨节疼痛，目睏，恶寒，食则反呕，谷不得入。

按： 脐下有动气，是肾气虚。肾虚之证，不可发汗，因肾主水为闭蛰封藏之本，其经少血，虽发汗而不得汗，使肾气益虚，水亏不能上交于心，心火无制，故心中大烦。肾主骨，肾虚故骨节疼痛，头目眩晕，乃精气亏，瞳子无荣；肾阳虚而恶寒，火气不足不能生土，食则呕吐。这种变证，都是由于肾虚弱，误用发汗所致。误下之后，肾之寒气上逆，合并冲脉，故又腹部胀满而心下痞塞。头为诸阳之会，肾阳虚，故又卒起眩晕，火衰于下，不能腐熟水谷，所以食之则下清谷。

甘草泻心汤（《伤寒论》）

甘草四两　黄芩三两　黄连一两　干姜三两　半夏五合　大枣十二枚

功效： 和胃泄痞。

主治： 心下痞硬而满，腹中雷鸣，下利日十余行，完谷不化，干呕，心烦不安，复下之其痞益甚。

方义： 本方为治下后里虚胃弱，心下痞硬所设。方用甘草、大枣甘以补中，干姜、半夏辛以通达，芩连苦寒，泄痞清热；甘草用四两，为本方君药。

易老没药散

没药（另研）　红花　元胡（炒）　当归各等份。

研为细末，每服二钱，童便、黄酒各半盏，同煎至六分，热服。

功效： 活血养血，祛瘀止痛。

主治： 妇人血气疼痛，不可忍者。

独活汤

当归　连翘各钱半　羌活　独活　防风　泽泻　肉桂各一钱　防己　黄柏　大黄　甘草各五分　桃仁（留尖）九粒。

酒水各半煎。

功效： 活血养血，祛风除湿。

主治： 闪挫劳役，腰痛如折；入带脉以疗湿热赤白带下。

方义： 独活气味苦辛甘平，气味俱薄，浮而升阳也，入足厥阴、少阴，引经之风药，故以之为君；防风气味辛甘温，入手足太阳之风药；羌活之气味与独活同，入足太阳兼能利水；当归、桃仁、大黄活血通络止痛；大黄又协助连翘、黄柏清热，协助泽泻、防己利湿。肉桂温中，又有引火归原之义；甘草气味甘平，兼通入十二经脉也。

桥脉、带脉等治疗偏瘫……督脉、带脉发起于章门，由第一肋，主行末柱脉

是瘘、右陆、左右发胲痛、腰痛、气、阴旋、阳火、额下、漏下、牡藏等

其治必结合经络证治疗。脑维与起于诸阳之会，阳维为病苦寒热，必结合诸阴经络治疗

主一身之阳气，而可流动、阴维为病苦心痛，夜发癫痫，络肤少阴阳利肝疾、阳跷主一身左本之阴

病子与输掉。生病多为半身，阴疾偏祛，那气痛阻，治疗右益气血，接十�

而与输掉。生病多为半身，阴疾偏祛，那气痛阻，治疗右益气血，接十脸中，调其阳跷。

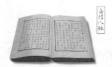

附录三　灵龟八法的临床应用

灵龟八法，亦称"奇经纳卦法"，是古人根据《洛书·九宫图》和《灵枢·九宫八风》篇的方位和八风对人体的侵害，配合奇经八脉的八个穴位，按日时开穴治病的方法。因为它用阴脉四穴，阳脉四穴，也称"阴四针阳四针"。因为它治病效果好，古人有"八法神针"的评价。

与八脉交会穴的配合：

八脉交会穴是十二正经联络奇经八脉的重要腧穴，针感强烈，治疗范围广，疗效好。现将其部位、功能及其应用概述如下：

部位：八脉交会的八个穴位，皆位于四肢腕踝前后（表1）。

表1　八脉交会穴

经脉	肺	小肠	脾	胆	肾	膀胱	心包	三焦
穴位	列缺	后溪	公孙	足临泣	照海	申脉	内关	外关
通脉	任脉	督脉	冲脉	带脉	阴跷脉	阳跷脉	阴维脉	阳维脉

功能："交会"有交接会合的含意。八脉交会穴是十二经与奇经八脉交会相通的八个穴位，有调整脏腑、疏通经络的作用。

应用：八脉交会穴通常是两穴配合应用，亦可单独取用。如单取内关，治疗胃痛；内关、公孙配用，治胃、心、胸部的病和疟疾；后溪、申脉配用，治内眼角、颈、耳部病和发热恶寒的表证；外关、足临泣配用，治外眼角、耳后、颊、颈、胁部病和往来寒热证；列缺、照海配用，治咽喉、胸膈部病和阴虚内热证。

八穴配合歌：

公孙偏与内关合，列缺能消照海疴，

临泣外关分主客，后溪申脉正相合。

按：此歌是内关通阴维脉，公孙通冲脉，二脉交会于胃、心、胸；列缺通任脉，照海通阴跷脉，二脉交会于肺系、咽喉、胸膈；外关通阳维脉，足临泣通带脉，二脉交会于目外眦、耳后、颈、颊；后溪通督脉，申脉通阳跷脉，二脉交会于目内眦、颈、项、耳。治病先取开穴，后取应穴，开穴为主，应穴为客，两穴配合应用。有时也配用其他穴位施治。

灵龟八法的组成：

八法日的"干支"基数歌：

甲己辰戌丑未十，乙庚申酉九为期，

丁壬寅卯八成就，戊癸巳午七相依，

丙辛亥子亦七数，逐日干支即得知。

按： 此歌用于日的"天干""地支"计数（表2）。

表2　日的天干地支基数

天干	甲己	乙庚	丁壬	戊癸　丙辛
地支	戌辰丑未	申酉	寅卯	巳午　亥子
基数	10	9	8	7

八法时的"干支"基数歌：

甲己子午九宜用，乙庚丑未八无疑，

丙辛寅申七作数，丁壬卯酉六顺知，

戊癸辰戌各有五，巳亥单加四共齐。

按： 此歌用于时的"天干""地支"计数（表3）。

表3　时的天干地支基数

天干	甲己	乙庚	丙辛	丁壬	戊癸	
地支	子午	丑未	寅申	卯酉	辰戌	巳亥
基数	9	8	7	6	5	4

临时开穴歌：

阳日除九阴除六，不及零余穴下推。

按： 此歌是将日、时、干、支的四个基数加在一起，然后先按阳日（甲、丙、戊、庚、壬日）用九除，阴日（乙、丁、己、辛、癸日）用六除，根据其余数再找符合下述九宫八卦基数的穴位，就是灵龟八法所开的穴位。在找余数时，阳日如遇到27数，不能以9除尽，应当除18，余9开列缺；阴日如遇30数，也应除24，余6开公孙。如：

甲子日，丙寅时，甲10、子7、丙7、寅7，共31，按阳数被9除，余4开临泣。其算式为：

$$31 \div 9 = 3 \cdots\cdots 4$$

乙丑日，戊寅时，乙9、丑10、戊5、寅7，共31，按阴日被6除，余1开申脉。其算式为：

$$31 \div 6 = 5 \cdots\cdots 1$$

腧穴占八卦基数歌：

坎一联申脉，照海坤二五，

震三属外关，巽四临泣数，

乾六是公孙，兑七后溪府，

艮八系内关，离九列缺主。

按：此歌是将奇经八脉的八个穴位和八卦联系起来，每个腧穴占一卦的基数，用于余数开穴（表4）。

表4　九宫八卦基数和开穴

八卦	坎	坤	震	巽	乾	兑	艮	离
基数	1	2、5	3	4	6	7	8	9
穴位	申脉	照海	外关	临泣	公孙	后溪	内关	列缺

九宫八卦，即乾三连，坤六断，离中虚，坎中满，兑上缺，巽下断，震仰盂，艮覆碗，是无极生太极，太极生两仪，两仪生四象，四象生八卦，八卦变九宫，结合天地水火风雷山泽作成的。它是古代的阴阳、五行、哲学，又是数学。

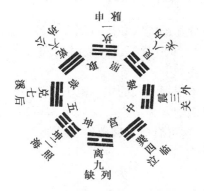

图12　灵龟八法九宫图

戴九履一，左三右七，二四为肩，六八为足，五居中宫，寄于坤局。相对的八方，相合都成十，加中宫之五，都成十五；横平也是十五。比如坎一、离九是十，加中宫之五，共十五；乾六、坎一、艮八，共十五；这就是加法。乾六减坎一、艮八减震三、离九减巽四、兑七减坤二，都剩五，这就是减法。根据阳数为一，阴数为二，阴阳相合等于三，由三相乘分属四方。阳数三为起点，东方震宫为三，三三得九，南方离宫，三九二十七，西方兑宫，三七二十一，北方坎宫，一三得三，震宫；阴数二为起点，西南坤宫为二，二二得四，东南巽宫，二四得八，东北艮宫，二八十六，西北乾宫，二六十二，坤宫。将八卦的一、三、七、九阳数乘五，或二、四、六、八数乘五，都是一百。这就是乘法……

医案举例：李某，女，33岁，因呕吐不止，于1979年10月6日会诊。

患者三四天前感觉全身乏力，胃口不佳，畏寒发热，头胀不适，体温39℃而住院。最近两天来不思饮食，昨日仅吃了一碗面汤，吃后即吐，以后吃饭喝水都吐，有时吐黄绿色苦水，大便干，小便黄、量少而涩痛，次数频繁，每天30次左右，易出汗。检查血象：白血球19 700，中性88%，淋巴9%，单核3%。尿常规：黄色，透明度：清，反应：酸，比重：不足，蛋白（＋＋＋），糖定性（－），红血球5～8，上皮细胞10～20，白血球10～15，面色苍白，眼睑浮肿，舌淡红、苔白，脉数。西医诊断为急性肾炎，中医辨证系邪传中焦，脾失健运，胃纳不受；下焦热阻，肾失开合，膀胱气化失司。采用调和脾胃，泻热养阴之法主治。丙午日、丁酉时取内关，配公孙，用泻法，留针30分钟，针后呕吐即止。

第二日是丁未日、乙巳时取公孙，配内关，共针6次，症状完全消失而出院。（引自郑魁山《子午流注与灵龟八法》）

附：八穴的配伍应用

八穴的配伍应用可分随证配穴和按时配穴两类，前一类用法是主要的。随证配穴法，包括主应配穴和担截配穴；按时配穴法，包括灵龟八法和飞腾八法。现将随证配穴法分述如下：

八穴的随证配穴，是根据八穴的主病范围，对不同病症选取其中一穴为主穴，再适当配取其他对症的穴为应穴。应穴可多可少，据《针灸大全》所载，一般每症配取3～5穴，这可看成是针灸的经验处方。

1. 以公孙为主穴的各症

九种心（胃）疼，一切冷气：大陵，中脘，隐白。

痰膈涎闷，胸中隐痛：劳宫，膻中，间使。

脐腹胀满，气不消化：天枢，水分，内庭。

胁肋下病，起止艰难：支沟，章门，阳陵泉。

泄泻不止，里急后重：下脘，天枢，照海。

胸中刺痛，隐隐不乐：内关，大陵，彧中。

两胁胀满，气攻疼痛：阳陵泉，章门，绝骨（悬钟）。

中满不快，翻胃吐食：中脘，太白，中魁（原注：阳溪）

气膈五噎，饮食不下：膻中，三里，太白。

胃脘停痰，口吐清水：巨阙，厉兑，中脘。

中脘停食，疼刺不已：解溪，太仓（中脘），三里。

呕吐痰涎，眩晕不已：丰隆，中魁，膻中。

心疟，令人心内怔忡：神门，心俞，百劳（原注：大椎）。

脾疟，令人怕寒、腹中痛：商丘，脾俞，三里。

肝疟，令人气色苍苍，恶寒发热：中封，肝俞，绝骨。

肺疟，令人心寒怕惊：列缺，肺俞，合谷。

肾疟，令人洒热，腰脊强痛：大钟，肾俞，申脉。

疟疾大热不退：间使，百劳，绝骨。

疟疾先寒后热：后溪，曲池，劳宫。

疟疾先热后寒：曲池，百劳，绝骨。

疟疾心胸疼痛：内关，上脘，大陵。

疟疾头痛、眩晕、吐痰不已：合谷，中脘，列缺。

疟疾骨节酸痛：魄户，百劳，然谷。

疟疾口渴不已：关冲，人中，间使。

胃疟令人善饥，而不能食：厉兑，胃俞，大都。

胆疟令人恶寒、怕惊，睡卧不安：临泣，胆俞，期门。

黄疸，四肢俱肿，汗出染衣：至阳，百劳，腕骨，中脘，三里。

黄疸，遍身皮肤黄，及面目小便俱黄：脾俞，隐白，百劳，至阳，三里，腕骨。

女劳疸，身目俱黄，发热恶寒，小便不利：关元，肾俞，然谷，至阳。

2. 以内关为主穴的各症

中满不快，胃脘伤寒：中脘，大陵，三里。

中焦痞满，两胁刺痛：支沟，章门，膻中。

脾胃虚冷，呕吐不已：内庭，中脘，气海，公孙。

脾胃气虚，心腹胀满：太白，三里，气海，水分。

胁肋下疼，心脘刺痛：气海，行间，阳陵泉。

痞块不散，心中闷痛：大陵，中脘，三阴交。

食痕不散，人渐羸瘦：腕骨，脾俞，公孙。

食积血痕，腹中隐痛：胃俞，行间，气海。

五积气块，血积血癖：膈俞，肝俞，大敦，照海。

脏腑虚冷，两胁疼痛：支沟，建里，章门，阳陵泉。

风壅气滞，心腹刺痛：风门，膻中，劳宫，三里。

大肠虚冷，脱肛不收：百会，命门，长强，承山。

大便艰难，用力脱肛：照海，百会，支沟。

脏毒肿痛，便血不止：承山，肝俞，膈俞，长强。

五种痔疾，攻痛不已：合阳，长强，承山。

　　五痫等证，口中吐沫：后溪，神门，心俞，鬼眼（按：奇穴，同少商、隐白）。

　　心性呆痴，悲泣不已：通里，后溪，神门，大钟。

　　心惊发狂，不识亲疏：少冲，心俞，中脘，十宣（奇）。

　　健忘易失，言语不记：心俞，通里，少冲。

　　心气虚损，或歌或笑：灵道，心俞，通里。

　　心中惊悸，言语错乱：少海，少府，心俞，后溪。

　　心中虚惕，神思不安：乳根，通里，胆俞，心俞。

　　心惊中风，不省人事：中冲，百会，大敦。

　　心脏诸虚，怔忡惊悸：阴郄，心俞，通里。

　　心虚胆寒，四体颤抖：胆俞，通里，临泣。

3. 以临泣为主穴的各症

　　足跗肿痛，久不能消：行间，申脉。

　　手足麻痹，不知痒痛：太冲，曲池，大陵，合谷，三里，中渚。

　　两足颤抖，不能移步：太冲，昆仑，阳陵泉。

　　两手颤抖，不能握物：曲泽，腕骨，合谷，中渚。

　　足趾拘挛，筋紧不开：丘墟，公孙，阳陵泉。

　　手指拘挛，伸缩疼痛：尺泽，阳溪，中渚，五处。

　　足底下发热，名曰湿热：涌泉，京骨，合谷。

　　足外踝红肿：昆仑，丘墟，照海。

　　足跗发热，五指节痛：冲阳，侠溪，足十宣（按：当指足十趾端奇穴）。

　　两手发热，五指疼痛：阳池，液门，合谷。

　　两膝红肿疼痛：膝关，行间，额顶（按：当指奇穴鹤顶），阳陵泉。

　　手腕起骨痛：太渊，腕骨，大陵。

　　腰胯疼痛，名曰寒疝：五枢，委中，三阴交。

　　臂膊痛连肩背：肩井，曲池，中渚。

　　腰胯疼痛，名曰腿叉风：环跳，委中，阳陵泉。

　　历节风疼痛：肩井，三里，曲池，委中，合谷，行间，天应（原注：遇痛处针，强针出血）。

　　走注风游走，四肢疼痛：天应，曲池，三里，委中。

　　浮风，浑身瘙痒：百会，太阳紫脉（奇），百劳，命门，风市，绝骨，水分，气海，血海，委中，曲池。

　　头项红肿强痛：承浆，风池，肩井，风府。

　　肾虚腰痛，举动艰难：肾俞，脊中，委中。

　　闪挫腰痛，起止艰难：脊中，腰俞，肾俞，委中。

虚损湿滞腰痛，行动无力：脊中，腰俞，肾俞，委中。

诸虚百损，四肢无力：百劳，心俞，三里，关元，膏肓俞。

胁下肝积，气块刺痛：章门，支沟，阳陵泉，中脘，大陵。

4. 以外关为主穴的各症

臂膊红肿，肢节疼痛：肘髎，肩髃，腕骨。

足内踝骨红肿痛：太溪，丘墟，临泣，昆仑。

手指节痛，不能伸屈：阳谷，五处，腕骨，合谷。

足趾节痛，不能行步：内庭，太冲，昆仑。

五脏结热，吐血不已：心俞，肝俞，脾俞，肺俞，肾俞，膈俞。

六腑结热，血妄行不已：胆俞，胃俞，小肠俞，膀胱俞，三焦俞，大肠俞。

鼻衄不止，名血妄行：少泽，心俞，膈俞，涌泉。

吐血昏晕，不省人事：肝俞，膈俞，通里，大敦。

虚损气逆，吐血不已：膏肓，膈俞，丹田（按：即石门），肝俞。

吐血、衄血，阳乘于阴，血热妄行：中冲，肝俞，膈俞，三里，三阴交。

血寒亦吐，阴乘于阳，名心肺二经呕血：少商，心俞，神门，肺俞，膈俞，三阴交。

舌强难言，及生白胎：关冲，中冲，承浆，聚泉（奇）。

重舌肿胀，热极难言：十宣（奇），海泉（原注：在舌理中），金津（在舌下左边），玉液（在舌下右边）。

口内生疮：兑端，支沟，承浆，十宣（奇）。

舌吐不收：涌泉，兑端，少冲，神门。

舌缩不能言：心俞，膻中，海泉（奇）。

唇吻裂破，血出干痛：承浆，少商，关冲。

项生瘰疬，绕颈起核：天井，风池，肘尖（奇），缺盆，十宣（奇）。

瘰疬延生胸前，连腋下者：肩井，膻中，大陵，支沟，阳陵泉。

左耳根肿核者：翳风，后溪，肘尖（奇）。

右耳根肿核者：翳风，颊车，后溪，合谷。

耳根红肿痛：合谷，翳风，颊车。

颈项红肿不消：风府，肩井，承浆。

目生翳膜，隐涩难开：睛明，合谷，肝俞，鱼尾（原注：在眉外头）。

风沿烂眼，迎风冷泪：攒竹，丝竹空；二间，小骨空（原注：在小指二节尖上）。

目风肿痛，胬肉攀睛：和髎，睛明，攒竹，肝俞，委中，合谷，肘尖（奇），照海，列缺，十宣。

牙齿两颔肿痛：人中，合谷，吕细（原注：即太溪穴也）。

上片牙痛，及牙关紧闭不开：太渊，颊车，合谷，吕细。

下片牙疼，及颊项红肿痛：阳溪，承浆，颊车，太溪。

耳聋气痞疼痛：听会，肾俞，三里，翳风。

耳内或鸣或痒或痛：客主人，合谷，听会。

雷头风晕，呕吐痰涎：百会，中脘，太渊，风门。

肾虚头痛，头重不举：肾俞，百会，太溪，列缺。

痰厥头晕，及头目昏沉：大敦，肝俞，百会。

头顶痛：上星，百会，脑空，涌泉，合谷。

目暴赤肿及疼痛：攒竹，合谷，迎香。

5. 以后溪为主穴的各症

手足挛急，屈伸艰难：三里，曲池，尺泽，合谷，行间，阳陵泉。

手足俱颤，不能行步握物：阳溪，曲池，腕骨，阳陵泉，绝骨，公孙，太冲。

头项强痛，不能回顾：承浆，风池，风府。

两腮颊痛红肿：大迎，颊车，合谷。

咽喉闭塞，水粒不下：天突，商阳，照海，十宣。

双鹅风，喉闭不通，此乃心肺二经热：少商，金津、玉液，十宣。

单鹅风，喉中肿痛，肺三焦经热：关冲，天突，合谷。

偏正头风及两额角痛：头临泣，丝竹空，太阳紫穴，列缺，合谷。

两眉角痛不已：攒竹，阳白，印堂（原注：两眉中间），合谷，头维。

头目昏沉，太阳痛：合谷，太阳紫脉，头维。

头项拘急，引肩背痛：承浆，百会，肩井，中渚。

醉头风，呕吐不止，恶闻人言：涌泉，列缺，百劳，合谷。

眼赤痛肿，风泪下不已：攒竹，合谷，小骨空（奇），临泣。

破伤风，因他事搐发，浑身发血颠强：大敦，合谷，行间，十宣，太阳紫脉。

6. 以申脉为主穴的各症

腰背强不可俯仰：腰俞，膏肓，委中（原注：决紫脉出血）。

肢节烦痛，牵引腰脚疼：肩髃，曲池，昆仑，阳陵泉。

中风不省不事：中冲，百会，大敦，印堂。

中风不语：少商，前顶，人中，膻中，合谷，哑门。

中风，半身瘫痪：手三里，腕骨，合谷，绝骨，行间，风市，三阴交。

中风偏枯，疼痛无时：绝骨，太渊，曲池，肩髃，三里，昆仑。

中风四肢麻痹不仁：肘髎，上廉，鱼际，风市，膝关，三阴交。

中风手足瘙痒，不能握物：臑会，腕骨，合谷，行间，风市，阳陵泉。

中风口眼　斜，牵连不已：颊车（针入一分，沿皮肉下地仓穴），人中，合谷，太渊，十宣，瞳子髎。

中风角弓反张，眼目盲视：百会，百劳，合谷，曲池，行间，十宣，阳陵泉。

中风口禁不开，言语謇涩：地仓（宜针透）颊车，人中，合谷。

腰脊项背疼痛：肾俞，人中，肩井，委中。

腰疼、头项强不得回顾：承浆，腰俞，肾俞，委中。

腰痛，起止艰难：然谷，膏肓，委中，肾俞。

足背生毒：内庭，侠溪，行间，委中。

手背生毒：液门，中渚，合谷，外关。

手臂背生毒：天府，曲池，委中。

7. 以照海为主穴的各症

小便淋沥不通：阴陵泉，三阴交，关冲，合谷。

小腹冷痛，小便频数：气海，关元，三阴交，肾俞。

膀胱七疝、奔豚等证：大敦，阑门（奇），丹田（按：即石门），三阴交，涌泉，章门，大陵。

偏坠水肾，肿大如升：大敦，曲泉，然谷，三阴交，归来，阑门（原注：在曲骨两旁各三寸），膀胱俞，肾俞。

乳疾疝气，发时冲心痛：带脉，涌泉，太溪，大敦。

小便淋血不止，阴气痛：阴谷，涌泉，三阴交。

遗精、白浊，小便频涩：关元，白环俞，太溪，三阴交。

夜梦鬼交，遗精不禁：中极，膏肓，心俞，然谷，肾俞。

妇人难产：巨阙，合谷，三阴交，至阴。

女人大便不通：申脉，阴陵泉，三阴交，太溪。

妇人产后脐腹痛，恶露不已：水分，关元，膏肓，三阴交。

妇人脾气，血蛊、水蛊、气蛊、石蛊：膻中，水分，关元，气海，三里，行间，公孙，内庭，支沟，三阴交。

女人血分，单腹气喘：下脘，膻中，气海，三里，行间。

女人血气劳倦，五心烦热，肢体皆痛，头目昏沉：百会，膏肓，曲池，合谷，绝骨，肾俞。

老人虚损，手足转筋，不能举动：承山，阳陵泉，临泣，太冲，尺泽，合谷。

霍乱吐泻，手足转筋：京骨，三里，承山，曲池，腕骨，尺泽，阳陵泉。

寒湿脚气，发热大痛：太冲，委中，三阴交。

肾虚，脚气红肿，大热不退：气冲，血海，太溪，公孙，委中，三阴交。

干脚气，膝头并内踝及五指疼痛：膝关，昆仑，绝骨，委中，阳陵泉，三阴交。

浑身胀满，浮肿、生水：气海，三里，曲池，合谷，内庭，行间，三阴交。

单腹蛊胀，气喘不息：膻中，气海，水分，三里，行间，三阴交。

心腹胀大如盆：中脘，膻中，水分，行间，三阴交。

四肢面目浮肿，大热不退：人中，合谷，三里，临泣，曲池，三阴交。

妇人虚损、形瘦，赤白带下：百会，肾俞，关元，三阴交。

女人子宫久冷，不受胎孕：中极，三阴交，子宫（原注：在中极两旁各二寸）。

女人经水正行，头晕、小腹痛：三阴交，内庭，合谷。

室女月水不调，脐腹疼痛：天枢，气海，三阴交。

室女月水不调，淋沥不断，腰腹痛：肾俞，关元，三阴交。

妇人产难，不能分娩：三阴交，合谷，独阴（原注：即至阴穴）。

8. 以列缺为主穴的各症

鼻流浊涕，臭，名曰鼻渊：曲差，上星，百会，风门，迎香。

鼻生息肉，闭塞不通：印堂，迎香，上星，风门。

伤风面赤，发热，头痛：通里，曲池，绝骨，合谷。

伤风感寒，咳嗽，胀满：膻中，风门，合谷，风府。

伤风，四肢烦热，头痛：经渠，曲池，合谷，委中。

腹中肠痛，下利不已：内庭，天枢，三阴交。

赤白痢疾，腹中冷痛：水道，气海，外陵，天枢，三里，三阴交。

胸前、两乳红肿痛：少泽，大陵，膻中。

乳痈红肿痛，小儿吹乳：中府，膻中，少泽，大敦。

腹中寒痛，泄泻不止：天枢，中脘，关元，三阴交。

妇人血积痛，败血不止：肝俞，肾俞，膈俞，三阴交。

咳嗽寒痰，胸膈闭痛：肺俞，膻中，三里。

久嗽不愈，咳唾血痰：风门，太渊，膻中。

哮喘气促，痰气壅盛：丰隆，俞府，膻中，三里。

吼喘胸膈急痛：人中，天突，肺俞，三里。

吼喘气满，肺胀不得卧：俞府，风门，太渊，膻中，中府，三里。

鼻塞不知香臭：迎香，上星，风门。

鼻流清涕，腠理不密，喷嚏不止：神庭，肺俞，太渊，三里。

妇人血沥，乳汁不通：少泽，大陵，膻中，关冲。

乳头生疮，名曰妒乳：乳根，少泽，肩井，膻中。

胸中噎塞痛：大陵，内关，膻中，三里。

五瘿等证：扶突，天突，天窗，缺盆，俞府，膺俞（原注：喉上），膻中，合谷，十宣。

口内生疮，臭秽不可近：十宣，人中，金津、玉液，承浆，合谷。

三焦热极，舌上生疮：关冲，外关，人中，迎香，金津、玉液，地仓。

口气冲人，臭不可近：少冲，通里，人中，十宣，金津、玉液。

冒暑大热，霍乱吐泻：委中，百劳，中脘，曲池，十宣，三里，合谷。

中暑自热，小便不利：阴谷，百劳，中脘，委中，气海，阴陵泉。

小儿急惊风，手足搐搦：印堂，百会，人中，中冲，大敦，太冲，合谷。

小儿慢脾风，目直视，手足搐，口吐沫：百会，上星，人中，大敦，脾俞。

消渴等证：人中，公孙，脾俞，中脘，照海，三里，太溪，关冲。

黑痧，腹痛头疼，发热恶寒，腰背强痛，不得睡卧：百劳，天府，委中，十宣。

白痧，腹痛吐泻，四肢厥冷，十指甲黑，不得睡卧：大陵，百劳，大敦，十宣。

黑白痧，头痛，发汗，口渴，大肠泄泻，恶寒，四肢厥冷，不得睡卧，名曰绞肠痧；或肠鸣腹响：委中，膻中，百会，丹田，大敦，窍阴，十宣。

徐凤《针灸大全》说："以上八脉主治诸证，用之无不捷效。但临时看证，先取主治之穴，次取随证各穴而应之。或行针，或着艾，在乎用之者之能以临时机变活法施之，不可独拘于针也。"

主要参考书目

1. 唐容川. 中西汇通医经精义［M］. 上海：上海千顷堂书局，1934.

2. 陈言. 三因极一病证方论［M］. 北京：人民卫生出版社，1957.

3. 张隐庵. 黄帝内经素问集注［M］. 上海：上海科学技术出版社，1959.

4. 南京中医学院. 金匮要略译释［M］. 南京：江苏人民出版社，1959.

5. 傅青主. 傅青主女科［M］. 上海：上海科学技术出版社，1959.

6. 南京中医学院. 伤寒论译释［M］. 上海：上海科学技术出版社，1959.

7. 叶天士著，徐灵胎评. 临证指南医案［M］. 上海：上海人民出版社，1959.

8. 南京中医学院. 难经译释［M］. 上海：上海科学技术出版社，1961.

9. 陈璧琉，郑卓人. 灵枢经白话解［M］. 北京：人民卫生出版社，1962.

10. 陈璧琉. 难经白话解［M］. 北京：人民卫生出版社，1963.

11. 杨继洲. 针灸大成［M］. 北京：人民卫生出版社，1963.

12. 李东垣. 脾胃论 ［M］. 北京：人民卫生出版社，1976.

13. 山东中医学院. 针灸甲乙经 ［M］. 北京：人民卫生出版社，1979.

14. 李杲. 内外伤辨 ［M］. 南京：江苏科学技术出版社，1982.

15. 高式国. 针灸穴名解 ［M］. 哈尔滨：黑龙江科学技术出版社，1982.

16. 张珍玉. 灵枢经语释 ［M］. 济南：山东科学技术出版社，1983.

17. 李忠梓. 诊家正眼 ［M］. 南京：江苏科学技术出版社，1984.

18. 周凤梧，张灿岬. 黄帝内经素问语释 ［M］. 济南：山东科学技术出版社，1985.

19. 周凤梧. 实用中医妇科学 ［M］. 济南：山东科学技术出版社，1985.

20. 王罗珍. 奇经八脉考校注 ［M］. 上海：上海科学技术出版社，1990.

21. 李濂. 李濂医史 ［M］. 厦门：厦门大学出版社，1992.

22. 朱祥麟. 奇经证治条辨 ［M］. 北京：中国中医药出版社，1993.

23. 王叔和. 脉经 ［M］. 北京：科学技术文献出版社，1996.

奇经八脉

奇经八脉

奇经八脉证治发挥

孙朝宗 著

刘　政　孙梅生　孙松生　孙凤华　协助整理

前　言

奇经八脉学说，是经络学说的重要组成部分。这一学说最早散见于《内经》，后在《难经》中作了集中的阐述，形成专论。之后，历代医家也相继作了一些发挥，如皇甫谧的《针灸甲乙经》、杨上善的《明堂类成》、王冰的《素问注》、孙思邈的《千金方》、王焘的《外台秘要》、滑伯仁的《十四经发挥》等，对于奇经八脉又各有其专说。明代李时珍有鉴于此，始撰辑《奇经八脉考》，旁征博引，形成了奇经八脉学说方面的专著，使这一理论大为丰富起来，惟书中又论及"医不知此，罔探病机；仙不知此，难安炉鼎……以备学仙、医者，筌蹄之用"（《奇经八脉考·奇经八脉总说》）、"仙而知乎八脉，则龙虎升降、玄牝幽微之窍妙得也"（《奇经八脉考·八脉》）。这些"丹道家言"又使后学茫然，望而却步，不敢逾越丹墀而言也。迨至清代医学家叶天士、王孟英辈，在内妇科的辨证用药方面又有了大的发展，对这一学说起到了承前启后的积极影响。

根据我数十年的临证观察，发现奇经学说与六经学说关系十分密切，又参考了古圣后贤的一些论述，在思维中形成了奇经必与六经融为一体进行辨证论治的概念，在医疗实践中往往取得良好疗效。余因作《奇经八脉证治方论》一书，在社会上引起积极的影响。今又作《奇经八脉证治发挥》，尤注意通过近现代一些中医名家以及个人的验案以证其说，保证了本书的完整性与实用性。

奇经共有八条经脉，即督脉、任脉、冲脉、带脉、阳维脉、阴维脉、阳跷脉、阴跷脉。人身有十二经脉贯穿于身之内外，运行气血，称为正经；而奇经则纵横于十二经之间，在人体内有溢蓄十二经脉气的调节作用，它不拘于十二经脉，无表里配属关系，内不连属脏腑，是"别道奇行"之经，故称之为奇经。

奇经八脉，除任督二脉外，其他六脉皆各寄附于十二经之间，它们与十二经的关系是密切的。

如冲脉起于胞中，发自气街，从足阳明别出，与足少阴经并行。足阳明为水谷之海、生血之源；足少阴为藏精之所。冲脉蓄受二经之气血，故又名"血海"。

带脉起于十四椎，横于腰腹，约束诸经，名为带脉，行于足厥阴经、足少阴经。

阳维脉起于足太阳经之金门穴，行于人体的阳部，经过督脉、手足太阳、手足少阳、手阳明，主一身在表的阳气。

阴维脉发起于足少阴之筑宾穴，上行少腹，过太阴，抵足厥阴之期门，上至天突、廉泉，会任脉，主一身在里的阴气。

阳跷脉起于足太阳之申脉穴，上行于足少阳，会手太阳经、手阳明经，抵足太阳之睛明穴，上入发际后行终于风池。

阴跷脉于足少阴经之照海穴，上入腹胸，入缺盆，出人迎至目内眦，会足太阳，接阳跷脉。

八脉的主要功能：督脉为诸阳之海；任脉为诸阴之海；冲脉为十二经之海；带脉束腰如带，统束诸经；阳维，维络于诸阳经；阴维，维络于诸阴经；阳跷为足太阳经之别，主一身左右之阳气；阴跷为足少阴之别，主一身左右之阴气。由此可知，奇经之脉，一则补充十二经脉气之流注，一则维系十二经脉的相互关系和调节十二经脉气血之盈虚。

八脉参互于十二经之间，又有温养脏腑，濡润腠理之功能，生理相互维系，发病则又必互为影响。奇经八脉的发病，不是孤立存在的，而是反映到与其有关的经络、脏腑。仲景著《伤寒杂病论》，其主要思维是以六经辨证为纲，但书中包含了奇经八脉的辨证与治疗方法。如太阳经病之头项强痛，可刺督脉之风府以解其热，药用桂枝汤，桂枝一药，为太阳经之药，亦为督脉经之药。如崩漏证，与肝脾有关，针灸可取任脉之关元、阴交二穴；药用胶艾汤，胶艾汤亦是肝脾冲任之药。《奇经八脉考》在"二维为病"篇指出："凡寒痛，兼少阴及任脉者，四逆汤；兼厥阴者，当归四逆汤；兼太阴者，理中汤主之。凡热痛，兼少阴及任脉者，金铃散、延胡索散；兼厥阴者，失笑散；兼太阴者，承气汤主之。"又云："邪气在经……寒热之在表，而兼太阳证者，有汗当用桂枝，无汗当用麻黄；寒热之在半表半里而兼少阳证者，当用小柴胡加减治之。""张洁古……又曰：阴维为病苦心痛，治在三阴之交，太阴证则理中汤，少阴证则四逆汤，厥阴证则当归四逆汤、吴茱萸汤主之。"尚有："张洁古曰：带脉之病，太阴主之"（《奇经八脉考·带脉》）。由此推之，督脉太阳虚寒证，桂枝汤主之；督脉太阳表实证，麻黄汤主之；阳维少阳证，小柴胡汤主之；阳维血痹证，黄芪桂枝五物汤主之；阳维虚劳证，黄芪建中汤主之；阳跷太阳发痉证，瓜蒌桂枝汤主之；阳跷太阳郁闭证，葛根汤主之；阳跷胆虚证，酸枣仁汤主之；任脉厥阴疝痛证，当归生姜羊肉汤主之；阴维太阴热证，黄连阿胶汤主之；带脉肾着证，甘姜苓术汤主之；冲脉少阴奔豚证，桂枝加桂汤主之；冲任少阴心热证，甘麦大枣汤主之。有鉴于此，可见仲景以六经为治，亦包含了大量的奇经之治，仲景而后，方书瀚海，迨至盛清，加之温病学派的崛起，对于奇经八脉的治疗，提供了大量的治法方药。

  我数十年中以六经结合奇经综合辨证治疗，取得了良好的效果。如督脉太阳湿热发痉证，以葛根汤加天麻、钩藤、僵蚕，入督脉以祛风清热，息风定痉；阴跷少阴寒疝证之加味附子汤，加肉桂、小茴香、当归、胡芦巴以调补肾阳，温煦跷维；阴跷少阴崩漏证之胶艾汤，加炮姜炭、鹿角胶以温补冲任，调其阴跷；又如阴维少阴心痛证，据阴维为病苦心痛，采用灵枢饮调补阴维，以缓心痛等。这样把奇经与六经融为一体，综合辨证论治，则机圆法活，不可胜用也。

  由于水平所限，囿于闻见，书中疏漏必多，敬希同道指正。

孙朝宗

2016 年 11 日

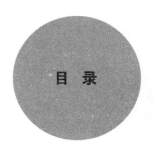

目 录

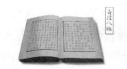

奇经八脉总说

八脉

参见《奇经八脉考》笺注。

奇经的概念

人体除了十二经脉运行气血，环流于全身内外各处外，又有"奇经"参互于它们之间。它的主要意义，是说明这些奇经在人体中对于阴阳、气血、营卫等方面，是起着"主导""支配""调节""联系"作用的一些通路，故与十二经相比较，则前者称为"正经"或"常经"，而后者称为"奇经"。奇经是说"未拘于经"——不受十二经的拘制，且无脏腑配偶关系，因此，"奇"字是不同于"常"，奇经就是不同于常经之意。所以奇经与十二正经的区别，在循行路线上来讲，是"别道奇行"的经脉，故称之为奇经。

关于奇经八脉的专论，是从《难经》开始。《难经·二十七难》说："脉有奇经八脉者，不拘于十二经。"《难经·二十八难》即论述奇经八脉的起止路线，《难经·二十九难》则讨论奇经之为病，故论述比较完整，而《内经》中的记载则较为分散。

奇经共有八条脉，即督脉、任脉、冲脉、带脉、阳跷脉、阴跷脉、阳维脉和阴维脉。现就八脉的功能特点分述如下：

（1）不配偶：奇经与十二经不同之处，是十二经皆有表里络属，阴阳二脉必有配偶，脏腑之间各有络属。奇经八脉既无阴阳两经的一定配偶，又不固定络属于何脏何腑。

（2）不随十二经循环：人身的十二经脉和十五大络共二十七气，是相随上下，如泉流注，阴阳相贯，如环无端，终而复始的。奇经则除任、督二经外，都不随十二经周流循环。

（3）调盈虚：正经如江河，奇经如湖泽，江河水满则溢入湖泽，故湖泽有涵蓄水量和调剂江河之水的过多或过少的作用，奇经八脉能够维系和调节十二经气血，其原理亦正相同。

（4）主温濡：十二经脉载营卫气血而周历人体，流转不息。奇经则涵蓄人身精血和阴阳真气，灌溉于体内组织，起着内温脏腑、外濡腠理的作用。

奇经八脉的功能

1. 督脉

督脉的主要功能有二，即：①统摄全身阳气，②维系人身元气。张洁古以督脉"为阳脉的都纲"，十二经脉中的手三阳与足三阳的经脉均会于督脉，故有调整和振奋全身阳气的重要作用；同时督脉对人身元气有密切影响，因督脉是由下向上，贯脊属肾；它的别络则从上而下，循膂络肾。肾为人身先天之本，左属水而右属火，为性命始生之门。所谓"贯脊属肾"与循膂络肾，就是络属两肾，联系命门，其由廷孔向上循行的，是下起于阴，而贯脊属于右肾，是"以阴属阳"，其与太阳同起于目内，向下循行的，是上起于阳，而下膂属于左肾，是"以阳络阴"，故督脉上下络属于左右两肾，以维系人身的元气。如督脉不和，"实则脊强，虚则头重"。脊强是经气的阻塞，头重由清阳的不升。由于督脉统一身的阳气，又络一身的阴气，故其病变，不仅能发生腰脊强痛，其剧者必致阴阳的经气乖错，而举发"大人癫病，小儿风痫"，临床上对于癫痫、角弓反张，取百会穴，就是据督脉经而论治。

同时因督脉络脑的关系，如风气侵入，易成脑风；又因督脉的别络由少腹上循，故亦能产生少腹气上冲心的冲疝症及瘕、痔、遗尿、女子不孕等疾患。

2. 任脉

任脉为阴脉之海，三阴经脉、阴维脉与冲脉均会于任脉；故有总调人身阴气的功能。张洁古以为"任者妊也，为阴脉的妊养"。男为阳，女为阴，任脉既总调阴脉之气，故滑伯仁以任脉为"妇人生养之本"，王冰以为"任主胞胎"，都是从《素问》"任脉通……月事以时下"的经义而推衍出来的。人体的部位，背脊属阳，胸腹属阴，少腹居下，为阴中之阴，又是任脉所起之处，故任脉的疾病多着重于下焦少腹部位，"男子内结七疝，女子带下瘕聚"。如任脉虚则阴气衰竭，致"地道不通，故形坏而无子"。足三阴之脉皆循行少腹而统于任脉，故《脉经》以任脉为病，"动苦少腹绕脐下引横骨阴中切痛"，又"苦腹中有气如指，上抢心，不得俯仰拘急"等症状。它在内科及妇产等科的疾病中，均占很重要的部分。

临床上对于月经病、疝气、带下、癫痫，在施行针灸治疗时，往往取任脉的关元穴；内科常用的龟鹿二仙胶，以治女子淋沥漏下、男子阳痿早泄等症，其目的就是在于补任、督二脉之亏损。属于任阴不固的遗精、带多、胎漏、小产等症，用滋任益阴煎。这些都是据任、督两经立论而施治的方法。

3. 冲脉

冲脉之所以为"十二经脉之海"，又为"血海"，一方面是因冲脉上行则"渗诸阳"，向下则"渗诸阴"，故能涵蓄经脉脏腑的气血，同时因冲脉的循行与足阳明及足少阴的联系最密切，冲脉与足阳明"合于宗筋，会于气街"，又"注足少阴之大络"。足少阴肾经是人身先天的根本，为五脏六腑元气之所系，足阳明胃经是人身后天的根本，为中气所自出；冲脉与这两条关系先后天的经脉密切相连，因此它涵蓄了人身先天与后天之真气，故成为经脉之海。人身的督脉为阳脉之海，任脉为阴脉之海，任、督、冲是一源而三歧，故冲脉对人体更有极其重要的作用。由于冲为血海，故"太冲脉盛，月事以时下"。冲脉不调，则"女子绝孕"。又因冲、任二脉皆起于胞中，如冲、任气虚不摄，则发生漏胎现象。冲脉不仅对妇女月经胎产疾患有密切关系，同时还对全身的经脉有约束和调节作用，因冲脉与足阳明之脉合于宗筋，故有束筋骨、利机关的功能。至于"逆气而里急"，以及"瘕疝，少腹痛上抢心"等症状，则由于本脉是循少腹上行的缘故；临床上对于气上冲心、少腹痛等症，往往取冲脉的公孙穴。至于妇科所用的固经丸，以治崩中、带下，其作用即是摄纳冲、任之气。

4. 带脉

带脉有总束诸脉使不妄行的作用。人身上的经脉与络脉很多，直行曰经，旁支曰络，而带脉则是环身一周，络腰而过，有如束带之状，故带脉不和，则见"腹满，腰溶溶若坐水中"。至于月事不调和赤白带下，亦与带脉有密切影响，刘宗厚所谓："带下，以带脉为病得名。"其致病因素，则如张子和说的："诸经上下往来，遗热于带脉之间，客热郁抑，白物满溢，随溲而下，绵绵不绝。"以及李濒湖引杨氏说："妇人恶露，随带而下，故谓之带下。"临床上用愈带丸治疗赤白带下的原理，就是使带脉的功能恢复正常。

带脉不和，除能导致上述各症外，更可发生痿证，《素问》认为阳明与冲脉皆属于带脉，故"阳明虚则宗筋纵，带脉不引，故足痿不用"。《脉经·卷二》更有"诊得带脉，左右绕脐腹腰脊痛，冲阴股也"等症的叙述。由此可见它在人身的重要作用。

5. 阴跷脉、阳跷脉

阳跷从足外踝上行，循背上风池；阴跷从足内踝上行，达咽喉，两跷脉均上会于目。以跷脉主荣，能运肾脏之精水于脉中，故"气并相还之则为濡目，气不营则目不合"。以阳跷、阴跷，阴阳相交，阳入于阴，阴出于阳，交于目锐眦，因此，"阳气盛则瞋目，阴气盛则瞑目"。又"邪客于阳跷之脉，令人目痛从内眦起，目中赤痛，从内眦起，取之阴跷"。此外，如《难经》说："阳跷为病，阴缓而阳急，阴跷为病，阳缓而阴急。"所谓缓急，就是当病者急，不病者缓；阴跷脉急，是内踝以上急，外踝以上缓；阳跷脉急，是外踝以上急，内踝以上缓。这个缓急现象，最多见于癫痫、瘈疭等症，故王叔和有"癫痫瘈疭，不知所苦，两跷之下，男阳女阴"的说法；张洁古则说："癫痫昼发灸阳跷，夜发灸阴跷。"因癫痫、瘈疭的举发，都能发生手足抽搐，筋脉牵引现象，是以跷脉的阴阳缓急的原理加以推论而发展出来的。同时由于阳跷与太阳经的联系最密切，故阳跷为病，动苦腰背痛、身体强直；阴跷则联系肾经，故有少腹痛、腰髋连阴中痛、男子阴疝、女子漏下等症，它对人体的许多疾患都有重要的影响。

6. 阴维脉、阳维脉

维脉的作用是维络于身，"为诸脉的纲维"。阳维起于诸阳之会，阴维起于地诸阴之交。阳维脉与手足三阳相联系，与足太阳、少阳则联系更密。人身经脉是太阳主表，少阳主半表半里，这二经经气不和，便显现恶寒、发热等症状，故"阳维为病，苦寒热"，就是这个原理。至于阴维脉，是交三阴而行，与任脉同归。胸脘疼痛多由太阴与少阴二经的寒凝气阻，或因厥气横逆及任脉之气上冲，这几条经脉都与阴维有密切关系，故"阴维为病，苦心痛"，及见"胁下实、腰痛、阴中疼"等症状。临床上对于这些病症，往往取阴维脉的内关穴，就是这个道理。

（引自《经络学说的理论及其运用》）

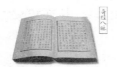

督脉病类证并治

一、督脉太阳虚寒证

督脉太阳证，发热汗出，头项强痛，脊背恶寒，脉浮缓，桂枝汤主之。

若兼体重节痛，难以转侧，脉浮紧，宜桂枝二活汤。

若发汗后，脊背恶寒益甚，四肢屈伸不利，脉浮虚而涩者，宜桂枝加附子汤治之。

若发汗后头重目眩，脊背沉痛，下肢痿软，宜甘草附子汤加味。

浅注： 督脉经络的分部位置，主要在脊背的正中，对其两侧的经络起着统率的作用，与其两旁的足太阳经关系最为密切。《素问·热论》指出："巨阳者，诸阳之属也。其脉连于风府，故为诸阳主气也。"是说阳经都从属于足太阳经，这是因为足太阳经通于督脉，督脉因其行于脊背当中，可统率诸阳经，督脉与太阳经的作用，实则不可截然分离，王冰指出："所以谓之督脉者，以其督领经脉之海也。"督脉与太阳经不能截然分开，一旦风寒侵袭，太阳经与督脉首当其冲，头项强痛为必有症状，风邪束表，督和太阳之气与邪相争，所以即恶风寒。又有发热汗出的表现，应用桂枝汤调和营卫，解肌发汗，然而桂枝一药，实为温通督脉，充实卫气，或为调和营卫中之大宰也。

督脉太阳证，兼体重节痛，难以转侧，是风湿之邪阻滞，经络的表现，风为阳邪，风淫所胜则周身疼痛；湿为阴邪，湿淫所胜则体重节痛，难以转侧。其脉浮紧，说明风湿乍入肌表，法以散风祛湿之轻剂治之，桂枝二活汤主之。

若发汗后，脊背仍恶寒，并四肢屈伸不利，乃风湿之邪深入经络，阳气不得通畅之证，其脉浮虚而涩者，为肌肉经络虚弱，无力祛邪，法以温经助阳，以祛风湿，宜桂枝加附子汤治之。

若发汗后，其头重目眩，脊背沉痛，下肢痿软，乃肾阳虚，督脉阳气不伸，不能温煦筋脉。所以应用甘草附子汤加味主之。一则温补肾中阳气，一则温煦督脉之阳以通经脉。《素问·骨空论》指出："督脉生病，治督脉，治在骨上，甚者在脐下营。"即所谓督脉病，非但从太阳经论治，亦可从少阴经论治。

治法： 调和营卫，解肌发汗，温督通脉。

方药： ①桂枝汤（《伤寒论》）：

桂枝 12g，白芍 12g，生姜 12g，甘草 12g，大枣（擘）12 枚。

上药以水 4 杯，文火煮取 1 杯半，药滓再煮，取汁 1 杯半，每日 3 次，温服。

方药：②桂枝二活汤：

桂枝 12g，白芍 12g，甘草 10g，羌活 10g，独活 6g，防风 6g，生姜 10g，大枣 6 个。

上药，水煮 2 遍，取汁 2 杯，每日 2 次，温服。

方药：③桂枝加附子汤：

桂枝 12g，白芍 12g，甘草 6g，生姜 10g，附子 10g，大枣（擘）12 枚。

上药以水 4 杯，煮取 1 杯半，药滓并煮，取汁 1 杯半，每日 3 次，温服。

方药：④甘草附子汤加味：

桂枝 15g，甘草 15g，白术 10g，熟附子 10g，鹿角胶 10g，川芎 10g。

上药以水 4 杯煮取 1 杯半，药滓再煮取汁 1 杯半，每日 3 次，温服。

方论：桂枝汤一方，《伤寒论》以本方治太阳中风，所谓太阳中风，实则为外感风寒之表虚证。外感风邪，太阳合督脉与邪气相搏于肌表，故见头痛、发热、汗出、颈项强、脊背恶寒等症。方中主以桂枝散风寒以达肌表，温督脉以通经络，究之桂枝不但为太阳经之主药，亦少阴经之主药也。如桂枝加桂汤，重加桂枝以温少阴之阳，平其冲逆。苓桂术甘汤，用桂枝以温里阳，苓术以蠲其饮。五苓散，用桂枝达下焦以化气行水。炙甘草汤用桂枝以通心之阳气，益其血脉，桂枝辅之以白芍敛阴和营，使桂枝辛散而不致伤阴，二药合则营卫调和，生姜助桂枝以行阳，大枣助白芍以养阴，甘草中和以达调和营卫、温通督脉之效。

所谓桂枝能够温煦督脉，主要是指桂枝主入太阳之经。太阳之经，主要分布在督脉周围，而又从属于督脉，与督脉的关系最为密切。《素问·热论》所谓："巨阳者诸阳之属也，其脉连于风府，故为诸阳主气也。"说明太阳经与督脉息息相关。督脉有正中统领的含义。所谓："中央为督，所以督率两旁。"杨玄操指出："督之为言都也，是太阳脉之都纲。人脉比于水，故曰阳脉之海。"又进一步说明了督脉有统率各阳经及全身经脉的功能。桂枝主入太阳之经，又何尝不入督脉呢？

再者从经脉腧穴的交会看，督脉与太阳经亦不可截然分开。《素问·气府论》指出："督脉下所发者，二十八穴，项中央二，发际后中八，面中三，大椎以下至尻尾及旁十五穴。"其义为：督脉从会阴穴开始与任脉、冲脉交会，长强穴与少阴交结，会阳穴与足太阳交会，陶道穴与足太阳交会；大椎穴与三阳经交会；风府、哑门与阳维脉交会；脑户穴、百会穴与足太阳经交会；神庭穴与足阳明、足太阳经交会；水沟穴与手足阳明经交会；龈交穴与任脉交会。

由此看来，督脉不但与太阳经关系密切，还与其他经脉有着密切的关系。桂枝主入太阳经、督脉经，但也可入少阴经、太阴经、冲脉、任脉以及阳维诸经。《伤寒论》以六经辨证立法，未曾言及奇经二字，但在仲景书中，亦多涉及于此，简而言之：太阳病，头项强痛，恶寒，发热，脉浮。太阳病，项背强几几，无汗恶风。前者治之以桂枝汤，后者治之以葛根汤，足以说明仲景在他的《伤寒论》中，已涵盖奇经八脉了，仲景不言奇经八脉，恐后人乱其六经辨证之法矣。

若从督脉论其治疗，又必明了督脉，督脉与任脉、冲脉皆起源于"肾下，胞中"，即一源而三歧，行于背中央为督脉，行于腹中央为任脉，督脉统率阳经，任脉统于阴经，冲脉下行至足，上行于头，通受十二经之气血，行于全身。故冲脉为"十二经之海"，又名"血海"。

单从督脉而言，此脉行于脊背，上属于脑，主脑脊之症，脑为髓海，髓海之病可属于督脉，《素问·骨空论》所谓："督脉为病，脊强反折。"《灵枢·经脉》所谓"实则脊强，虚则头重"。《灵枢·海论》所谓："髓海有余，则轻劲多力，自过其度，髓海不足则脑转耳鸣，胫酸眩冒，目无所见，懈怠安卧"。近一步说明督脉上属于脑，下属于肾，脑与肾的通路即是督脉，肾藏精、生髓、充脑，所以对于督脉的治疗，必以生精、补髓为其要着。《素问·骨空论》于督脉下续言："此生病，从少腹上冲心而痛，不得前后为冲疝；其女子不孕、癃、痔、遗溺、嗌干。"此又属于冲脉和任脉的疾病，这便是督脉与冲脉、任脉相通的缘故，即所谓一源而三歧。《素问·骨空论》又接着说："督脉生病治督脉，治在骨上，甚者在脐下营。"这骨上是指大椎穴；脐下营是指关元穴。大椎穴为诸阳经所会；关元穴为诸阴经所交会处。所以督脉之病，多从足太阳、足少阴论治。

然而督脉既督率诸阳经亦统率诸阴经，这当然就沟通了跷、维、冲、带、十二经脉，这样的沟通为广泛的治疗打开了条条通道。

以《伤寒论》为例，督脉太阳虚证，阳维太阳经病，均以桂枝汤，温煦督脉与阳维脉，调和营卫，达邪外出；少阴奔豚证，以桂枝加桂汤，安靖冲逆，欲作奔豚又以茯苓桂枝甘草大枣汤以崇土安冲；太阳阳跷痉证，治以瓜蒌桂枝汤以滋养津液，解肌祛邪，舒缓筋脉；阳跷太阳郁闭证，治以葛根汤开发腠理，发汗祛邪，滋濡筋脉；阳跷少阳证，以柴胡加龙骨牡蛎汤，和解镇固，攻补兼施；阳跷湿痹证，以麻黄加术汤、麻杏苡甘汤、甘草附子汤以健脾行湿以疗身痛；阳跷少阴郁热证，以四逆散升阳透郁，达邪外出；阳跷厥阴疝证，以大建中汤，温寒回厥以疗寒疝；阴维太阴寒滞，以理中汤温中散寒；阴维厥阴寒证，以吴茱黄汤散寒化饮以降冲逆；阴维少阴寒证，阳跷腰痛，以肾着汤燠土胜水，以疗腰痛；阴维少阴热证，以黄连阿胶汤滋阴和阳，滋阴补血；阳维太阳证亦宜桂枝汤、麻黄汤；二维双虚证以黄芪桂枝五物汤固卫通阳，活血通痹；任脉少阴虚寒证，以温经汤温养气血，消瘀祛邪；任脉厥阴寒疝证，以乌头煎祛寒止痛；任脉转胞证以肾气丸温肾益气，以利小水。

当然，经方疗奇经之证者，不胜枚举，这里仅举数例加以述之。由是，仲景以下，历代先贤引而发之，更加广泛地应用经方，化而裁之以疗奇经八脉之病。

桂枝二活汤一方，即桂枝汤加羌活、独活、防风组成，风为阳邪，湿为阴邪，风湿合而伤人，故而体重节痛，难以转动，脉见浮紧，此风湿之邪初伤人之卫阳，治以散风祛湿，方以桂枝汤调和营卫，加羌、独二活重在祛湿止痛，二者以羌活为优。因羌活一药，辛温入膀胱经，以搜风发表，祛湿止痛为其主要功能。李东垣指出："治风寒湿痹，酸痛不仁，诸风掉眩，颈项难伸。"王好古指出："治颈项腰脊痛。"张石顽又重点指出："治足太阳风湿相搏，一身尽痛，头痛，肢节痛，目赤肤痒，乃却乱反正之主帅，督脉为病，脊强而厥者，非此不能除。"防风一药，亦主入膀胱经，主散风化湿。《本草备要》指出："散头目滞气，经络中留湿，上焦风邪，脊疼项强，周身尽痛。"然而防风虽为风药，但力量较为和缓，李杲称之为"风药中润剂也"。总之本方是在桂枝汤调和营卫的基础上略加二活、防风，亦属散风湿之轻而润剂。

桂枝加附子汤一方，《伤寒论》旨在复阳敛阴、固表止汗，用桂枝汤调和营卫，加附子以复阳固表。此证为发汗后，阳气虚衰，津液耗伤，督脉失温，故脊背恶寒益甚，四肢屈伸不利。方用桂枝汤加附子，桂枝汤从太阳经调和营卫以温煦督脉，加附子从少阴经以温煦督脉。陈修园指出："方中取附子以固少阴之阳"，至言也。《素问·生气通天论》："阳气者，精则养神，柔则养筋。"《难经》："液脱者，骨属屈伸不利。"本方旨在温督柔筋，其方法不须啜热粥、覆被使温。

甘草附子汤加味一方，主治风湿流注关节，外薄肌表，所以本方重用桂枝、附子以温补肾阳，温煦督脉，加川芎，更能助桂附以行督脉；白术苦温，助脾化湿；甘草甘温，缓和诸药，使猛烈之药，缓缓发挥作用，这主要是风湿之邪，流注关节，若单恃猛药以祛风，则湿不易排除，所以甘草的缓用是十分重要的。王晋三指出："甘草附子汤，两表两里之偶药，风淫于表，湿流关节，治宜两顾，白术附子顾里胜湿，桂枝甘草，顾表胜风，独以甘草冠其名者，病深关节，义在缓而行之，若驱之太急，风去而湿乃留，反遗后患矣。"其论十分中肯。

【医案选粹】

头项脊背痹痛

刘某，男，40 岁，缝纫工人，1967 年 10 月 20 日初诊。

项背强痛已 2 年余，与低头工作可能有关，仰头即感头重并项部作痛难忍，经某医院透视诊断，颈项脊椎略有骨质增生，背部经常寒冷，动转尤为困难，一直服西药止痛，但病终未痊愈。刻下：脉象沉缓无力，舌质白苔滑。

辨证治疗： 由于背部经常寒冷，动转尤为困难，可以看出，风寒久羁太阳督维之络，经络之阳气不得温煦流通，尤为病之根蒂，脉与舌象，无一不属阳气不足之形。治以调和营卫以通太阳督维为法。方用桂枝汤。

桂枝 12g，白芍 9g，甘草 12g，生姜（切细）12g，大枣（破、去核）12 枚。

上药以水 3 杯，煮取 1 杯，药滓再煮，取汁 1 杯，每日 2 次，温服。

二诊： 10 月 25 日。上药连服 4 剂，项背强痛减轻大半，抬头沉重感已轻。动转活动尚觉困难，背部寒冷未蠲。上方既已获效，仍步上方加味。

桂枝 15g，白芍 12g，甘草 12g，生姜（切）12g，大枣（破、去核）12 枚，生附子（先煮 50 分钟取汁，滓与他药同煮）12g。

上药以水 3 大杯，煮取 1 杯，药滓再煮，取汁 1 杯，兑前附子汁共 3 杯，每日 3 次，温服。

三诊： 10 月 30 日。上药频服 3 剂，头沉及项背寒冷顿除，动转活动自如，脉来不若前甚，精神振作。嘱停药，10 日后询之，病愈。

伤风感冒

孟某，男，32 岁，公安干部，1978 年 3 月 20 日初诊。

出差归途遇雨，回家后，头痛项强，恶寒发热，鼻流清涕，脉象细数，舌苔淡白，证属伤风，营卫不和。治以桂枝汤。

处方： 桂枝 15g，白芍 15g，甘草 15g，生姜 10 片，大枣（去核）10 枚。

上 5 味，以水 3 碗，煮取 1 碗，药滓再煮，取汁一碗，日分 2 次温服。晚上服第一剂后，加服热粥一碗。

二诊： 3 月 21 日。服药后，头痛不减，项仍掣痛，身不汗出，心胸烦躁不安，特来询之。余诊其诸症未减，思之《伤寒论》有言："太阳病，初服桂枝汤，反烦不解者，先刺风池、风府，却与桂枝汤则愈。"余仍与桂枝汤，并于下午 1 时左右先针风池、风府，然后再服桂枝汤。针 15 分钟后，拔针即服桂枝汤。嘱家人观之。

三诊： 3 月 22 日。下午患者来门诊述：昨针、药后，通身出汗，晚服第二煎，一夜酣睡达旦，病皆愈。并表余针法之妙云云。

《伤寒论》指出："太阳病，初服桂枝汤，反烦不解者，先刺风池、风府，却与桂枝汤则愈。"此乃针、药并行之法，初服桂枝汤，反烦不解，这是因为邪气郁闭于太阳经俞较甚，经气不得疏通，扰其胸膈而生烦。仲景先刺风池、风府，直接破其经俞之结，结气散再与桂枝汤，药力不受阻碍，因而邪气速散而烦亦自解。正如徐灵胎所说："此非误治，因风邪瘀结于太阳之要络，则药力不能流通，故刺之以解其结，盖风邪太甚，不仅在卫而在经，刺之以泄经气。"

风池为足少阳、阳维之会穴，位于项侧发际之陷中，针之有祛邪散风之功，可疗风寒，汗不得出，偏正头痛，颈项强直等症。风府穴，为督脉经穴，位于枕骨下缘；督脉又为手足三阳经经气所会，主统摄诸阳经之经气，也为通达脏腑功能的枢纽，该穴主治伤风头痛，颈项强直等症。

二、督脉太阳风热证

发热口渴，头项强痛，背微恶寒，口燥干咳，心中烦热，多眠睡，脉浮数而滑，舌红苔黄燥，宜白虎加人参汤加味主之。

若兼口渴神昏，手足瘛疭，状如惊痫，身重难以转侧，脉数舌红少津，宜羚羊钩藤汤主之。

若兼神昏谵语，四肢抽搐，筋惕肉瞤，脊背强急，脉细数，舌红少津，宜犀角地黄汤、紫雪丹治之。

浅注：风为阳邪，善行数变，如人素禀阴气不足，或起居不慎，腠理失于固密，则感而为病。风邪伤人气阴，每每引发高热燔灼，阴液益虚而口渴，甚则经筋失濡而头项强痛；外邪不蠲故仍有脊背恶寒之症。叶天士指出："风邪上受，首先犯肺，逆传心包。"邪气入肺，化热伤津，故口燥干咳；逆入心包，伤及阴血，故心中烦热，神气被灼而多眠睡。治宜清气益阴之法调之。柳宝诒指出："凡阳气内动。寒邪化热之证，外虽微有恶寒，而里热炽甚，不恶风寒，骨节烦疼，渴热少汗，用药宜助阴气以托邪外达，勿任留恋。"甚有见地。

若风动热甚，热邪内燔，伤及肝之经筋，督之髓海，以致口渴神昏，手足瘛疭，状如惊痫，身重难以转侧，舌红脉数，治宜息风定痫，辛凉救阴之法治之。

若热入营血，燔烁阴液波及督脉以致神昏谵语，角弓反张，抽搐，筋惕肉瞤，舌红脉细数，当急以凉血散血、清热解毒法以救之。

治法：清热生津。

方药：①白虎加人参汤加味：

知母12g，石膏50g，甘草10g，西洋参10g，葛根30g，粳米10g。

上药水煮2遍，取汁3大杯，每日3次，温服。

方药：②羚羊钩藤汤：

羚羊角片3g，桑叶10g，川贝母12g，鲜生地黄20g，双钩藤30g，菊花10g，茯神10g，白芍20g，生甘草10g，竹茹10g。

奇经八脉证治发挥

上药先煮沸羚羊角、竹茹半小时，后入诸药煮取 1 杯，药滓再煮，取汁 1 杯，每日 2~3 次，温服。

方药：③犀角地黄汤：

犀角 3g，生地黄 30g，白芍 30g，丹皮 10g。

上药先煮犀角沸半小时，后入诸药，煮取 1 杯半，药滓再煮，取汁 1 杯半，每日 3 次，温服。

方论：白虎加人参汤一方乃辛寒清润之方，亦清热泻火之上品方剂。风热之邪，内传气分，使气分实热熏蒸津伤，波及督脉，经筋失却滋润而头项强痛，心中烦热，多眠睡，此证若以苦寒直折，更恐化燥伤津，所以采用甘寒滋润之品以清热生津。柯韵伯谓："然火炎土燥，终非苦寒之味所能治。经曰'甘先入脾'，又曰'以甘泻之'，以是知甘寒之品泻胃火生津液之上剂也。"方中石膏辛甘大寒，清热除烦为主药。知母亦苦寒之品，质润以清其燥，与石膏为伍，清热之力尤胜，甘草粳米，护胃生津，使大寒之品毫无伤津之虞。方中加西洋参，能补阴退热，清火生津。加葛根，以生津退热，又因葛根一药有升发清气、舒缓督脉与太阳经之项背强直的功效，《神农本草经》所谓能起阴气解诸毒，《大明本草》所谓治胸膈烦热发狂。

羚羊钩藤汤一方见于《通俗伤寒论》。该方主要功效为凉肝息风，清热镇痉，增液舒筋。主治热性病、热极动风所致的高热不退，烦闷躁动，手足抽搐，发为痉厥，甚至神昏谵语，舌质绛干，脉来弦数等症。方中羚羊角，凉督脉以定痉，钩藤、桑叶、菊花清热息风，川贝母化痰清热，茯苓安神宁心。由于火旺生风，耗伤津液，又以生地黄、白芍、甘草滋阴增液，柔肝缓急，竹茹清热除烦，祛痰通络。若神昏痰鸣，可先服至宝丹，以开窍豁痰。

犀角地黄汤一方，见于《千金方》。方以清热止痉、凉血解毒见长。主治热入营血诸症，如神昏谵语，胸中烦热，小儿暑痫，大人暑痫，四肢抽搐，筋惕肉瞤，脊背强直，脉象细数，舌红少津，或舌绛起刺等。以上见症虽然不同，但总由热毒炽盛所致，故方中重用犀角清心凉血解毒，心火得清，则诸经之火自平；佐生地黄滋阴凉血，协同犀角清解血分热毒，养血滋阴；芍药和营以泄肝热，丹皮清泄血中伏火。本方四味，面面俱全，亦气血两清之方也。

【医案选粹】

手术后发热

患者男性，64 岁，1980 年 7 月 23 日初诊。

患者于 1 个月前行第 3 次膀胱肿瘤切除术。术后持续发热，经用各种抗生素无效，请中医会诊。

症见面红带垢，昏迷似睡，呼之能应，睁眼瞬时，即又合目。体温 38℃，午后则高达39℃。时时汗出，口渴欲饮，经常泛恶，进食颇少，进多则吐出。舌红少苔，脉洪大，重按反弱。拟清阳明，益气阴，白虎加人参汤主之。生石膏（先入）30g，知母15g，太子参15g，炒党参15g，粳米1撮，甘草6g，川石斛12g，北沙参15g，黄柏10g，丹皮10g。服3剂。

二诊： 7月26日。家属谓："药店无米，未加，余药均齐。"药后热稍减，出汗亦少，仍恶心，药汁多喝几口即被吐出，脉舌同前。续服原方3剂，生石膏加至60g，并嘱煎药时，自加粳米1把。

三诊： 7月29日。服药时不复吐出，呕恶大减，热势顿挫，午后仅37.5℃，已能起坐，食粥觉味，食后仍感不足，舌红退，白苔起，脉洪大之势消失。拟竹叶石膏汤出入。淡竹叶12g，生石膏30g，知母12g，麦冬15g，炒党参20g，北沙参15g，太子参30g，姜半夏8g，甘草6g，粳米自加1撮，红枣5只。服5剂。药后身热退净，起床行动，出院回家调养。

（引自张志民《伤寒论方运用法》）

中风

张某，45岁，1968年5月3日初诊。

有头痛病史，常服索米痛片等临时缓解。昨日突然发生中风，神志不清，喃喃自语，手足抽搐。左半身不灵活，呼之不应，喉中痰鸣形如曳锯，脉来弦长有力，血压190/110mmHg。

辨证治疗： 脉象弦长有力，显属肝风夹痰之象，治以镇肝息风、涤痰、醒神、通络之法调之。

处方： 羚羊角粉（分冲）2g，龟甲24g，龙骨24g，牡蛎各24g，石决明24g，蝉蜕10g，钩藤30g，怀牛膝30g，瓜蒌45g，生地黄30g，夏枯草30g，茺蔚子24g，生甘草6g。

上药以水4杯，煮取1杯，药渣再煮，取汁1杯，每日2次，温服。每次服药时，先以白水冲下羚羊角粉1g。

二诊： 5月5日。上药连服2剂，大便泻下4次，腥臭难闻，小便亦多，神识转清，呼之能应，能简单对答，手足抽搐已安，喉中痰鸣大减，能少食粥，脉尚弦长有力，血压180/110mmHg，左半身不遂，不能动转，以针刺大敦穴而下肢能动，上方既效，仍步上方扩充。

处方： 羚羊角粉（分冲）2g，龟甲24g，龙骨24g，牡蛎24g，石决明24g，钩藤30g，怀牛膝30g，鸡血藤30g，红花9g，丝瓜络18g，川贝母6g。

上药以水4杯，煮取1杯，药渣再煮，取汁1杯，每日2次，温服，冲服羚羊角粉，如上法。并嘱忌食咸鱼腥臭之品。

三诊： 5月8日。神志已清，言语略清，手足活动能力增强，下肢能屈能伸，上肢活动尚差，食欲略香，脉弦长已减，血压 180/100mmHg。上方显效顺利，更当细心调护，并嘱饮食、起居、坐卧之戒。

处方：钩藤 30g，鸡血藤 30g，怀牛膝 24g，丹参 45g，当归 15g，生地黄 30g，赤芍 30g，地龙 6g，红花 9g，桑枝（新鲜）50g。

上药水煮两遍，取汁 2 杯，每日 2 次，温服。

四诊：5 月 14 日。上肢动作好转，能轻轻抬起，下肢能下地缓缓站立，有人扶能向前走动一二步。病已步入坦途，以舒经活络，并调补奇经之法调理可也。

处方如下：鸡血藤 30g，丹参 30g，红花 12g，当归 12g，怀牛膝 24g，生地黄 30g，赤芍 24g，杜仲 24g，桑寄生 24g，地龙 9g，甘草 9g。

上药以水 4 杯，煮取 1 杯，药渣再煮，取汁 1 杯，每日 2 次，温服。连续服药 2 日，休息 1 日再服。

三、督脉太阳湿热证

病人身热足寒，颈项强急，恶寒，时头热面赤，目赤，独头动摇，卒口噤，背反张者，痉病也，脉弦紧，葛根加天麻钩藤僵蚕汤主之。

浅注：督脉太阳湿热证，此引《金匮要略·痉湿暍病脉证治》篇主要指征而成，旨在论述痉病的主症，这里所指的痉病，其发病原因主要是由风邪引起督脉与太阳经的痉证。《素问·至真要大论》指出："诸暴强直，皆属于风。"太阳主表，其脉自巅下项并背脊行于督及两旁，邪在太阳经，故发热恶寒并见项背强直。颈部又属阳明之经，阳明之脉挟口而行于面，邪已波及阳明，故见面赤、目赤、卒口噤、颈部挛急。风为阳邪，主动而上，上为身热，独头动摇，脊背反张，未及于下，故下而足寒，此痉病之主症。陈修园《金匮要略浅注·痉湿暍病脉证治》指出："经云，因于风者；上先受之；故病痉者，上而身热，未及于下，故下而足寒；风伤太阳之经，故颈项强急，风伤太阳之气，故通身恶寒；阳气上行于头面，故时头热面赤；太阳之脉起于目内眦，风热伤其脉，故目赤；头项皆强急而不能动，独头呈风象而动摇，强急则筋不舒而牙关紧闭，且风客会厌，而语言不出，所以卒然口噤背反张者，风邪入于经输也，此痉病本证之形象也。"

治法：生津舒筋，解痉缓急。

方药：葛根加天麻钩藤僵蚕汤：

葛根 30g，麻黄 6g，桂枝 6g，白芍 20g，生姜 6g，天麻 20g，钩藤 30g，僵蚕 10g。

上药以水 4 杯，先煮葛根、麻黄，去沫，纳诸药，煮取 1 杯，药渣再煮，取汁 1 杯，每日 3 次，温服。

方论：柯韵伯指出："葛根味甘气凉，能起阴气而生津液，滋筋而舒其牵引，故以为君；麻黄、生姜能开玄府、腠理之闭塞，祛风而去汗，故以为臣；寒热俱轻，故少佐桂、芍，同甘草以和里，此于麻、桂二汤之间，衡量轻重而为调和表里之剂也"（《伤寒附翼·太阳方总论》）。重点指出葛根能起阴气，滋筋脉，所以用为主药。本方加天麻，因天麻辛平，其功效能息风，镇惊，主治偏正头痛，眩晕仆倒，中风，语謇，小儿风痫，抽搐痉挛。《开明本草》："主诸风湿痹四肢拘挛，小儿风痫。"李东垣谓："疗风热头痛，并有定惊熄风之用。"钩藤一药，药性苦甘而寒，其功能为息风定惊，平肝清热，主疗头目眩晕，小儿惊痫，抽搐挛急。僵蚕一药，性咸辛，主要功效为祛风清热，镇惊祛痰，主疗小儿惊痫，风痰之痫，为治风病发痉之药，多用于小儿痫证，大人痫证。以上三药，增强了生津舒筋、解痉缓急的作用。

【医案选粹】

湿热痫证

周某，男，18岁，学生，1976年4月3日初诊。

患者于3年前曾患过3次痫证，经某医院诊断为神经症，后经中西药治疗，症状基本消失。近1年来，性情怪僻，表情淡漠，一旦着急生气则身热足寒、头痛目赤欲怒，颈项强直，语无伦次，或喃喃自语，有时彻夜不寐，躁扰不安，脉来弦滑，舌质红，苔黄腻。

辨证治疗：肝气抑郁，久则风痰鸥张，痰火蒙蔽心窍，因而形成痫证。治以镇惊安神，豁痰开窍。

葛根30g，钩藤30g，天麻20g，僵蚕20g，杏仁20g，黄连10g，胆南星10g，石菖蒲20g，远志15g，竹茹15g，瓜蒌40g，白芍20g，珍珠母30g，大黄10g。

上药以水4杯，文火煮取1杯半，药滓再煮，取汁1杯半，每日3次。

二诊：4月4日，上药连服3剂，大便泻下4次，腥臭难闻，神志转清，言语清楚有序，表情安定，上方既已获效，仍守上方减量服之。

葛根30g，钩藤30g，天麻20g，僵蚕20g，黄连8g，胆南星8g，石菖蒲10g，远志10g，白芍20g，瓜蒌20g，竹茹10g，珍珠母30g，甘草10g。

上药以水3杯，煮取1杯，药滓再煮，取汁1杯，每日2次，温服。

三诊：4月11日。上方连服5日，精神振作，言语正常，饮食感到馨香，夜寐正常。予一丸方以善其后。

羚羊角粉30g，生首乌50g，天麻40g，僵蚕60g，石菖蒲30g，远志30g，胆南星30g，黄连20g，钩藤60g，生大黄20g，龙齿30g，全蝎15g，甘草20g。

研为细末，炼蜜为丸，每丸9g，每服1丸，每日2次。

1978年6月，询之，其病未发，一切良好。

四、督脉阳虚证

头昏头重，精神萎靡，脊背畏冷，腰膝酸软，倦怠乏力，小便清频，脉象沉细，治宜参茸固本丸。

若兼小便失禁，夜尿频仍，脉象沉迟，舌淡苔薄白，宜沈氏固脬汤，或螵蛸丸主之。

若肾气损伤，腰脊酸软，阳痿不举，神衰，倦怠，脉象虚弱，尺脉尤为沉细，治宜斑龙丸或巴戟丸。

若精关不固，滑精遗精，腰脊酸重，腰以下有冷感者，宜鹿茸大补汤或秘精丸主之。

浅注：督脉者上系于脑，下系于肾，肾阳式微责其命门火衰，肾主生髓、贯脊、充脑，肾阳虚，故脑髓空而头昏、头重、精神萎靡不振。命门火虚，督失温养故而脊背畏冷。督脉根于肾，八脉丽乎肾，督脉为诸阳之会，督脉阳虚，八脉失却温煦故而腰膝酸软，倦怠乏力，小便清频，脉象沉细等证，续而出之，治以温补肾阳，暖煦督脉，方宜参茸固本丸。

若肾气虚弱，膀胱失约，小便失禁，甚则肾气寒冷，夜尿频仍，又当补肾温阳以固脬。宜固脬汤、桑螵蛸丸等。若以妄为常，不知持满，不时御神，耗散其真以致肾气耗伤于素，其病发之于俄顷，腰脊酸软，阳事不举，神气衰弱。此肾阳不振、八脉亏虚之象，宜补肾壮阳、益督振萎之法调之，治以斑龙丸、巴戟丸等。

若年老或体弱之人，滑精遗精者，实属精关不固，精关不固、精气亏虚，腰以下有冷感者，此为下焦元阳虚弱，勿能温暖督脉之阳气，治以温补元阳。可用鹿茸大补汤，或秘精丸治之。

然而遗精一证，亦多有相火炽盛者。精之藏蓄，虽在于肾，而精之主宰则在于心，心藏神，神气安谧则精液自藏，若心有妄思，或外有妄见，心火一动则相火亦随之而动，精即随之而泄，此又属心相妄动之证，又当清心安神为要，勿认为虚而峻补之。

治法：温补肾阳，暖煦督脉。

方药：①参茸固本丸：

鹿茸 10g，人参 10g，黄芪 10g，白术 10g，熟地黄 15g，当归身 10g，白芍 10g，甘草 10g，枸杞子 15g，巴戟天 15g，肉苁蓉 15g，菟丝子 15g，山药 10g，茯神 10g，桂心 10g，小茴香 10g，牛膝 10g，陈皮 10g。

上药研为细末，炼蜜为丸，每丸 10g，每日 2 次，每次 1 丸。淡盐水送下。

方药：②固脬汤（《沈氏尊生书》）：

桑螵蛸（酒炒）6g，黄芪（酒炒）15g，沙苑子 10g，山茱萸 10g，当归（酒炒）6g，茯神 6g，益母子 6g，白芍 5g，升麻 3g，羊脬 1 个。

煎汤代水，再煎，温服。

方药：③螵蛸丸（《类证治裁》）：

桑螵蛸 30 个，鹿茸 60g，黄芪 60g，煅牡蛎 60g，赤石脂 50g，人参 50g。

山药糊丸如梧子大，每服 50 丸，每日 2 次。

方药：④斑龙丸：

鹿茸 50g，鹿角胶 100g，鹿角霜 100g，柏子仁 100g，胡桃肉 150g，补骨脂 50g，菟丝子 150g，熟地黄 150g，茯苓 50g，韭菜子 50g。

上药共为细末，炼蜜为丸，每丸 10g，每日 2 次，每次 1 丸，淡盐水送下。

方药：⑤巴戟丸（《医学发明》）：

巴戟天 100g，白术 60g，覆盆子 60g，菟丝子 60g，牡蛎 30g，益智仁 30g，补骨脂 30g，龙骨 30g，五味子 30g，小茴香 30g，熟地黄 100g，肉苁蓉 60g，人参 60g。

上药共研细末，炼蜜为丸，每丸 10g，每日 2 次，每次 1 丸，淡盐水送下。

方药：⑥鹿茸大补汤（《类证治裁》）：

肉苁蓉 10g，杜仲 10g，人参 6g，白术 6g，肉桂 6g，附子 6g，白芍 6g，五味子 6g，当归 5g，熟地黄 6g，黄芪 10g，茯苓 10g，鹿茸 5g，甘草 5g。

上药以水 4 杯，煮取 1 杯，药滓再煮，取汁 1 杯，每日 2 次，温服。

方药：⑦秘精丸（《六科准绳》）：

炮附子（去皮脐）、龙骨（煅，通赤）、肉苁蓉（酒浸一宿）、牛膝（酒浸，焙干）、巴戟天（去心）各 30g。共为细末，炼蜜为丸，如梧桐子大，每服 30 丸，空腹盐酒或淡盐汤水送下。

方论： 参茸固本丸乃治肾阳久虚，诸虚百损，元气不足，形体瘦弱之方。方中以鹿茸一药为主药，本药为血肉有情之品，养人身之阳气，峻补命门之火，通督脉，兼调冲任，壮筋骨以补髓，益精气以养血，具有虚者补之、损者益之、绝者续之、怯者强之、寒者温之的功效。凡真阳式微、精血不足之证，用之皆宜。本品性味温柔，即《素问·阴阳应象大论》所谓"形不足者，温之以气，精不足者，补之以味"之上品。鹿角之功，逊于其茸，"生用则散热行血，熟用则益肾补虚，强精活血"。鹿角煎胶其功亦逊于其茸，而又专于滋补肾精，养督脉之血气。鹿角霜，为熬胶之存渣，其功力较鹿角为差，但温而不腻，适应于脾胃虚寒的少食便溏、妇人白带如注之症，也有相当疗效。参、芪、术、草性皆甘平，重在补脾肺之气，补气以生血，为治虚证之要品。历代先贤，都用其鼓舞脾胃之元气见长。当归、熟地黄、白芍皆长于补血、活血、养血，尤其熟地黄有大补气血之功，且可益肾填精。枸杞子、巴戟天、肉苁蓉、菟丝子、牛膝皆为温肾益督之要药，功能壮阳益精，强筋健骨。小茴香、桂心重在温暖下焦之气。山药、茯苓甘补淡利之品，补其不足，清其诸药之热而淡渗之。陈皮理气而化滞。组方法度谨严，峻补而灵动见长。

沈氏固脬汤为补肾、温阳、固脬之方，方中以桑螵蛸为主药，此药尤善补肾益精气，壮阳固精；沙苑子助桑螵蛸以固精益肾气，黄芪补肺气健脾气，气化膀胱，以益州都；当归、白芍以养血；益母子养肝益心，行中有补；茯神益神志，健脾和中；升麻益气举陷。诸药相合有固摄肾气以益精、益气升阳以固脬之功。方中更佐以羊脬一个，煎汤代水饮之，取其以脏补脏、以腑补腑之功，此稳而兼妥之方也。

螵蛸丸为补肾温阳固脬之方，方中以桑螵蛸、鹿茸、黄芪、人参大补脾肾，壮元阳，益精气；赤石脂、牡蛎以缩泉固涩。

巴戟丸亦补肾壮阳、益督振痿之方，方中巴戟天、补骨脂、肉苁蓉、覆盆子、菟丝子、益智仁、小茴香，作用于下焦虚冷，能壮阳气、益精气、强筋骨，振阳以化阴。更佐熟地黄以填补精血。人参、白术补脾肾之元气；五味、龙牡皆具收敛精气之功。

鹿茸大补汤乃温通督脉、峻补肾阳之方，老年人以及体质虚弱之人患滑脱不禁，脉弱无力，肾中阳气大虚，以致腰以下有冷感者，此乃下焦元阳虚极之象，治当温补元阳。方中以鹿茸补肾壮阳，益督振痿，辅以杜仲、肉苁蓉补肝肾，壮筋骨，涩精秘气；治者仍恐不及，方中更加附子、肉桂以益火之源；当归以活血，熟地黄以补血，白芍以平肝，五味以收涩精气，下焦之气血得以益蓄也。然而气血之源在中焦，方中又以参、术、苓、草、半夏、黄芪，斡旋于中焦，以益脾、肺、胃中之元气，面面俱到，此乃制方之灵巧处。

秘精丸为补肾益督脉、涩精止遗之方，方中以附子、巴戟天振阳以化阴，补肝肾以壮筋骨。肉苁蓉一药，主要作用于肾虚阳痿，古人谓其补而不峻，有从阴生阳之功。所以用之以益精髓，生精血。龙骨煅之通红，增强收补精气、益阴潜阳、固涩止汗之效；牛膝性味酸平，主入肝肾二经，主要功能为活血通经、舒筋利痹，主治腰膝疼痛、风湿痹痛。《名医别录·上品》谓："补中续绝，填骨髓……益精，利阴气。"李时珍谓："牛膝所主之病，得酒则能补肝肾，生用则能去恶血，二者而已。"此处用之能补肝肾。为使整个方剂补而不滞，佐之以行湿热之郁也。

【医案选粹】

督脉疾患

戚某，男，49 岁。1970 年 4 月 8 日初诊。督脉为统摄诸阳之脉，行于身之后，六载来洒淅形寒，脊背尤甚，虽时至炎暑，而犹非棉不温，若非督阳有损，焉得至此？审得阳事不兴，腰背酸痹强直，难以俯仰者已九易春秋，近 4 月又觉脊背有气攻冲，面色㿠白，语声低微，胃纳欠馨，大便溏薄、每于鸡鸣之分临圊，日一二行。脉细无力，舌淡有紫气，两畔多齿痕，苔白而滑。病在奇经，姑为温督壮阳。药用鹿角霜15g，菟丝子、熟地黄（砂仁拌）1.5g，川断肉、金毛脊各12g，生黄芪、甘枸杞各9g，上油桂3g，猪脊髓1条，煎汤代水。上药服10剂后，形寒好转，脊背攻冲之气未再出现，腰酸亦略有起色。后连续复诊4次，均以上方为基础，略事增损，先后用过补骨脂、煨肉果、胡桃肉、紫丹参等，共服药50剂，除阳事依然不举外，他无所苦，遂停药。（王少华医案）

五、督脉寒凝证

巅顶头痛，内连于脑，下及齿颊，前额沉痛，项强，不欲启目，脉象弦紧，舌淡苔白，病名脑风，藁本汤主之。 若鼻流清涕，凉如冰水，本汤加辛夷、白芷、葱白。 若腰脊损伤，脊骨节肿，不得俯仰，以及下肢痹痛者，鹿角汤主之。

浅注：《难经》指出："督脉者，起于下极之俞并于脊里，上至风府，入属于脑。"《素问·风论》指出："风气循风府而上，则为脑风。"按督脉为阳脉之海，太阳经脉又为诸阳而主气，外之风寒之邪犯及督脉与太阳，故巅顶头痛，内连于脑而项强，邪气盛，下及阳明之络而齿颊作痛、前额沉痛等症续而出之。脉象弦紧乃风寒之邪尤胜。《素问·骨空论》指出："督脉生病，治督脉，治在骨上……"方以藁本汤以温经祛风、散寒止痛。

若风寒之邪循经入神庭、人中，波及阳明及太阴肺络，鼻流清涕，凉如冰水者，方以藁本汤加白芷、辛夷、葱白，辛温散寒，芳香通窍。

若风寒之邪久羁，留连于脊柱之间，脊骨节肿，或兼腰脊损伤，不得俯仰以及下肢痹痛者，以鹿角汤温通督脉，以祛风寒。

治法：温经祛风、散寒止痛。

方药：①藁本汤：

藁本10g，苍耳子10g，桂枝10g，川芎10g，防风6g，羌活6g。

上药，以水3杯，文火煮取1杯，药滓再煮，取汁1杯，每日2次，温服。

方药：②藁本汤加辛夷、白芷、葱白。

藁本汤原方，加辛夷10g，白芷5g，葱白4段。煮药方法，服药方法同上。

方药：③鹿角汤：

鹿角片50g，骨碎补10g，枸杞子30g，川续断30g，鸡血藤30g，当归15g，川芎10g，桃仁10g，红花10g，豨莶草30g，川牛膝15g。

上11味，先煮鹿角片半小时，加水纳诸药煮取1杯，药滓再煮，取汁1杯，每日2次，温服。

方论：藁本汤一方，为温经祛风、散寒之方，方中以藁本一药为主，此药为太阳经风药，亦为督脉经之风药，药性辛温，辛能达表，温可通经，外可祛风寒之束，内可除寒湿之滞。张元素指出："治太阳头痛，巅项痛，大寒犯脑，痛连齿颊。"伍苍耳子以祛风疗湿，且此药又有疏散宣通之力，上达巅顶，下走足膝，内通骨髓，外透皮肤，尤为治疗头痛、鼻渊之要药；羌活上行，为祛风湿之要药。张石顽指出："治足太阳风湿相搏，一身疼痛，头痛肢节痛，目赤肤痒，乃却乱反正之主帅，督脉为病，脊强而厥者，非此不能除。"桂枝、川芎为温经通络之要药，尤其川芎一药上行头目，下行血海，其辛香走散之力较强，以致李东垣谓头痛必用川芎。防风一药为"风药中润剂也"。诸药相合对督脉寒凝之证必借温经祛风、散寒止痛之力而痊愈。

若风寒伤及督脉、阳明、太阴之络，鼻流清涕，状如冰水，上方加辛夷以温通肺窍，又借白芷、葱白辛香，以宣散风寒，风寒得祛，阳气来复，鼻窍必通，清涕必蠲矣。

鹿角汤乃温通督脉祛风散寒之方，方中以鹿角为主药，其药味咸性温，补肾与督脉，坚骨补髓，益损续绝，益气补阳，尤有奇功，主治腰脊作痛，脊骨节肿，及少腹血痛等，《名医别录》谓此药可疗"腰脊痛，折伤恶血"；骨碎补、枸杞子、川续断，皆调补肝肾之药，非但益其督脉腰脊经筋，抑且温经止痛，补肾坚骨。本方更佐当归、川芎、鸡血藤温经，活血，养血；桃仁、红花活血化瘀，牛膝引血下行，并健筋骨，豨莶草一药为方中之风药，合诸药以温通血脉，散其风寒，实乃方中灵动之品耳。

【医案选粹】

头痛

王某，男，41岁，1967年3月15日初诊。

因开拖拉机远处运货，中途遇大风雪受寒，引发头痛，病已年余，曾服药数十剂无效，始服索米痛片临时止痛，后服索米痛片亦无效，头痛愈来愈重，遇冷则痛甚欲劈。脉沉弦，舌淡，苔白薄。此证已属风寒头风，拟以藁本汤并加头风熏蒸法调之。

藁本15g，苍耳子15g，麻黄9g，川芎9g，当归10g，干蝎6g，细辛3g。

上药以水3杯，煮取1杯，药渣再煮，取汁1杯，每日2次，温服。

熏蒸法：川芎12g，防风15g，白芷5g，荆芥穗20g，当归12g，天虫15g，菊花20g。

将上药装入铁壶内，加水3～4大杯，将盖压紧，不可透气，壶嘴上装一皮管，约1米多长，将壶置火炉上煮开，热药气只可从管内冒出，用热药气熏蒸患处。每日熏1～2次，每次20～30分钟。

连服上药3剂加熏蒸法，头痛不若前甚，唯项部仍略有沉痛感，再守上法治疗。

藁本20g，苍耳子15g，川芎12g，当归12g，干蝎10g，葛根30g，桂枝

12g，甘草 10g，细辛 3g。

上药以水 3 杯，煮取 1 杯，药渣再煮，取汁 1 杯，早晚温服。熏蒸方法同上，继续进行。

三诊：3 月 23 日。中药内服及熏蒸之法，连续 5 日后，头痛解除，但头尚有沉重感，停熏蒸法，变通中药汤剂以善其后。

苍耳子 12g，川芎 12g，当归 12g，天麻 15g，葛根 15g，白芍 15g，山茱萸 20g。

上药以水 3 杯，文火煮取 1 杯，药渣再煮，取汁 1 杯，每日 2 次，温服，隔日服药 1 剂。

六、督脉阴虚证

督脉阴虚，脊椎蒸热，小便溺时涩痛，腰痛酸楚，脉数舌红。宜大补阴丸加味。

若带下如注，色黄，腰脊酸痛，小腹下坠，或子宫脱垂，烦，渴不已，脉象滑数，舌红苔黄腻者，宜加减逍遥散方主之。

若妇人阴中灼热疼痛，心烦不得眠者，宜滋阴解毒，方以知柏地黄汤加味。

若癃痔肛门红肿，灼热疼痛，大便干燥者，宜槐实汤治之。

浅注： 督脉下根于肾，肾阴亏损，不能滋养督脉，久之，毒气内炽，故而脊椎蒸热，腰痛酸楚，其热移及州都，故而小便欲出而不利，溺时茎中疼痛。通观脉与舌象，皆属邪热蕴毒之证，治当清热、解毒、除蒸。

若兼湿毒内蕴，损及带脉、任脉，带下浑浊，小腹下坠，或带脉失约，子宫下垂。带脉系于腰脊督脉，其病亦必腰脊酸痛，湿热一日不清，烦渴一日不已，脉与舌象，均属湿热内蕴之证。治以清热解毒、理气化湿之法。

督脉与任脉分之则为二，合之则为一，所谓一而二、二而一者也。若妇人阴中热痛不已，并心烦不得眠者，皆热毒损及心肾之阴而为病也，治当滋阴解毒为法。

若癃痔，湿热之毒，瘀结于肛肠，灼热肿痛。大肠津液不足而大便干结，治宜凉血解毒。

治法： 滋阴降火。

方药： ①大补阴丸加味：

黄柏 10g，知母 10g，熟地黄 20g，龟甲 20g，丹皮 6g，地骨皮 6g。

上 6 味，水煮 2 遍，取汁 2 杯，每日 2 次，温服。

方药： ②加减逍遥散加味：

茯苓 20g，白芍 20g，柴胡 10g，茵陈 15g，陈皮 10g，栀子 10g，甘草 10g，黄柏 10g，车前子（包）30g，樗皮 15g。

上 10 味。水煮 2 遍，取汁 2 杯，每日 2 次，温服。

方药：③知柏地黄汤加味：

熟地黄 20g，山茱萸 30g，山药 30g，泽泻 30g，丹皮 10g，茯苓 30g，知母 10g，黄柏 10g，白蔹 15g。

上 9 味，水煮 2 遍，取汁 2 杯，每日 2 次，温服。

方药：④槐实汤：

槐实 20g，生地榆 20g，卷柏 20g，大黄 6g，蒲公英 30g，紫花地丁 20g，马齿苋 30g。

上 7 味，水煮 2 遍，取汁 2 杯，每日 2 次，温服。

方论：大补阴丸乃滋阴降火之方，主治肝肾阴虚之骨蒸潮热、盗汗、烦热、足膝痛热等症。督脉阴虚，毒气内炽，消灼肾之真阴，真阴不足，相火炽旺，真阴不能滋养督脉也。治宜滋阴降火、解毒除蒸。方中熟地黄、龟甲滋阴潜阳以制其火，知母、黄柏清泄相火之炽盛而保真阴；丹皮、地骨皮，皆除蒸之药；丹皮善清血热，兼行血散瘀。邹澍谓："丹皮气寒，故所通者，血脉中结热。"地骨皮善清气分之热，尤能补肾益精。李时珍谓："地骨，甘淡而寒，下焦肝肾虚热者宜之，此皆三焦气分之药，所谓热淫于内泻以甘寒也。"大补阴丸方中加此二味，一在血分散瘀，一在气分清热。

加减逍遥散方，乃清热解毒、理气化湿之方，方中以茯苓、柴胡、陈皮理气化湿，白芍、栀子清热泻火，茵陈、黄柏、樗皮、甘草燥湿解毒以清带，车前子导湿热之邪而下行，湿热之毒得以清泄，督脉、带脉自安。

知柏地黄汤为滋阴解毒之方，本方所治之证，属真阴亏损、督任二脉火毒蕴结所致阴中灼热疼痛，心烦不寐。方用熟地黄滋肾填精。山茱萸、山药涩精以益肝脾。茯苓淡渗脾湿，泽泻清泄肾火，丹皮清泄肝火。知母清火除蒸，黄柏坚肾之阴而解毒，白蔹"善疗女子阴中肿痛，带下赤白"。诸药合用，通补开合，相辅而成也。

槐实汤乃凉血解毒、消肿活血之方，方以槐实为主药，此药性偏下降，主要用于肛肠肿痛、痔漏、肠风便血。此证虽属督脉火毒所致，但发病只限于肛门局部之火毒蕴结，此药专于凉血解毒于局部。伍地榆增强了凉血解毒之功。苏颂曰："古之断下多用之。"他如卷柏、大黄、蒲公英、紫花地丁等，亦皆属于消肿散结、清热解毒之药，其症来势尤凶，故大队凉血解毒之品，一鼓而下，以求速效。

【医案选粹】

脏毒

侯某，男，44 岁，1986 年 4 月 11 日初诊。

患脏毒证，实由烟酒无度引发，辗转两月，多方求治，未愈转甚。目前，肛门灼热作痛，昼夜呼号不止，大便夹血，某医院肛检，否定痔疮。并心中烦热，躁扰不安，头目昏胀，不思纳谷，甚则整夜坐于便盆之上，任其便溲，痛苦不可名状，度日如年。脉象弦急，舌质赤红，苔黄腻。予槐实解毒汤治之，冀望应手。

处方：醋炙槐实 20g，地榆 20g，黄连 10g，黄柏 10g，白芍 30g，金银花 20g，连翘 30g，当归 10g，血余炭 10g，侧柏炭 10g，大黄炭 10g，甘草 20g。

上药以水 5 碗，水煮取汁 1 碗，药渣再煮，取汁 1 碗，每日 3 次，温服，忌烟酒荤腻之品。

二诊：连续服药 7 剂，其症十去其三，心中烦热稍安，肛内灼热疼痛尚可忍耐，便下夹血始少，精神稍安，纳谷增加，脉仍弦大，舌红稍差，苔尚黄腻。病机虽稍转机，仍守上方踵步。

处方：槐实 20g，地榆 20g，黄连 6g，黄柏 6g，白芍 30g，金银花 20g，连翘 20g，当归 10g，血余炭 10g，柏叶炭 10g，紫花地丁 10g，防风 10g，甘草 10g，生地黄 15g。

上药以水 5 杯，煮取 1 杯，药渣再煮，取汁 1 杯，每日 3 次，温服。禁忌同前法。

三诊：断续服药 7 剂，大病得挫，其症十去其七。目前，肛内灼痛可忍，便中亦不夹血，头目得清，纳谷再增，精神已定，夜已可寐 6～8 小时，脉来不若前甚，黄腻舌苔变薄。病已出险入夷。再守上方增损递进。

处方：槐实 20g，地榆 15g，白芍 20g，金银花 20g，连翘 20g，当归 10g，甘草 10g，紫花地丁 10g，生地黄 20g，防风 10g，枳壳 10g，大黄炭 10g。

上药以水 4 杯，煮取 1 杯，药渣再煮，取汁 1 杯，每日 2 次，温服。禁忌方法同前。

四诊～五诊：药力如此峻猛，其证疗效尚迟，无奈壮年气盛。

目前，肛热灼痛始平，脉象尚弦，再步上法，续加扶正之品。

处方：槐实 10g，地榆 10g，白芍 20g，当归 20g，防风 10g，生地黄 30g，甘草 10g，丹皮 6g，泽泻 10g，云茯苓 20g，赤小豆 10g，白扁豆 10g。

上药水煮两遍，取汁 2 杯，每日 2 次，温服。

痔疮

陈某，男，44 岁，1996 年 4 月 25 日初诊。

患痔疮 3 年，未曾在意，近由肝气郁勃，饮酒失度，痔疮大发，红肿难忍，甚则下红，并心中烦热，不欲饮食，脉弦滑，舌质偏红，苔黄厚腻。

处方：槐实 20g，地榆 20g，黄连 10g，黄柏 10g，白芍 20g，金银花 20g，血余炭 10g，柏叶炭 10g，禹余粮 10g，紫花地丁 20g，防风 10g，红花 10g，生地黄 20g，甘草 10g，枳壳 10g。

上药以水 5 杯，煮取 1 杯，药渣再煮。取汁 1 杯，每日 2 次，温服。忌食辛辣腥臭等物。服药 3 小时后，服硝黄胶囊 6 粒。

二诊: 4月28日。服药3剂,痔核消减近半,下血已止,心中烦热减轻,饮食尚少,脉来不若前甚,已显效果,乃守上方增损续进。

处方: 槐实15g,地榆20g,白芍20g,金银花20g,禹余粮10g,甘草10g。硝黄胶囊12粒,分2次冲服。

煮药方法、服药方法同上。

三诊: 5月7日。上方断续服药6剂,痔核平复,心安,食欲增加,黄腻舌苔转薄。

处方: 槐实10g,白芍10g,金银花10g,连翘10g,生地黄20g,紫花地丁10g,防风10g,当归10g,生龟甲10g,甘草10g。

上药以水3杯,煮取1杯,药渣再煮,取汁半杯,每日2次,温服。隔日服药1剂。

七、督脉火毒证

膏粱为患,毒气内结,或外邪袭之,其发病为百会疽、透脑疽、玉枕疽、脑铄、天柱疽、佛顶疽等。 症见焮热疼痛,憎寒壮热,大渴引饮,口苦唇焦,烦躁便秘。 脉象洪数,舌红苔燥者,宜仙方活命饮、黄连消毒饮,或灸之、浴之,外敷冲和膏。 如有他证,宗《医宗金鉴》法。

如鼻疽、人中疽,色紫坚硬、麻木、热痛者,宜千金漏芦汤。

浅注: 诸疽发于督脉者,大都为膏粱厚味,火毒为病。其发病也,皆因营卫不足,气血凝结,经络阻隔。或因外感六淫诱发,或因舌贪滋味,心思过度,意念淫妄,或因烟酒炽伤阴液,或因房帷,劳伤精气,凡此火毒内生,皆属阳证。症见焮热疼痛,憎寒壮热,甚则毒气动伤脏腑,大渴引饮,口苦唇焦,阴液重伤,以致烦躁便秘。脉与舌象,皆属督脉火毒之证,治宜清热解毒,宣通脏腑,消肿止痛。

鼻疽、人中疽,亦皆督脉之病。然而鼻为肺窍,必并发于肺经郁火凝结,症见色紫坚硬,麻木,热痛,急以宣解郁毒为治。

以上皆为督脉火毒所发之疽,属阳证。若疽发色黯不红,塌陷不肿,本硬不痛,难溃难敛,属阴证,治之之法,宗《医宗金鉴》法。

治法: 清热解毒,消肿止痛,宣通脏腑。

方药: ①仙方活命饮(《校注妇人良方》):

白芷、贝母、防风、赤芍、当归尾、甘草节、炒皂角刺、炒穿山甲、花粉、乳香、没药各3g,金银花10g,陈皮10g。

上药煎煮2遍,取汁2杯,每日2次,温服。每服兑酒少许。

方药: ②黄连消毒饮(《医宗金鉴》):

苏木3g,甘草3g,陈皮3g,桔梗6g,黄柏6g,党参5g,藁本6g,防己

5g，防风 3g，知母 6g，羌活 2g，独活 2g，连翘 6g，黄连 6g，黄芪 5g，泽泻 3g，当归尾 3g，黄芩 6g，生地黄 6g。

上药煎煮 2 遍，取汁 2 杯，每日 2 次，温服。

方药：③千金漏芦汤（《千金方》）：

漏芦 30g，枳壳 30g，朴硝 20g，大黄 30g，生甘草 30g，麻黄 30g，黄芩 30g，白蔹 30g，连翘 30g，升麻 30g。

研为末，每用 6g，水 1 杯，姜 3 片，薄荷 3g，煮减半，温服，以取二便通利为度。

方论：仙方活命饮一方，为痈疽家之主要方剂，痈疽肿毒，多因热毒郁结，气血壅滞而成，热毒胜则红肿，气血滞塞不通则疼痛，其脉洪数有力乃正气与邪气俱盛之候。治以清热解毒，消肿溃坚，活血止痛，宣通脏腑，以使热毒消散，气血通畅，则疽消而痛止。方中以金银花清热解毒，消散痈肿，辅以归、芍、乳、没活血散瘀止痛，陈皮理气，白芷、防风通行营卫，疏风散结以消肿；天花粉、贝母，清热散结；穿山甲、皂角刺，解毒透络，消肿溃坚；甘草清热解毒。脓未成服之可消散，脓成者可使之溃，以酒引者达病所以活血通络。

黄连消毒饮一方，乃治百会等疽之要方。百会疽又名玉顶发，在头顶正中，属督脉经火毒凝结而成，宜服黄连解毒汤以清解火毒，方中以黄连为主药，所谓"诸疮肿疡皆属于火"，辅以黄芩、黄柏、知母、桔梗、甘草、连翘清热解毒，参、芪、生地黄、泽泻以益气养阴，苏木、归尾以活血化瘀。其病发之于头，以藁本行于头顶之督脉，引导防风、二活等以活血散风。陈皮以理气化滞，甘草又可调和诸药，以清热解毒，消肿止痛。

千金漏芦汤为疗鼻疽、人中疽之方。此证生于此处，属督脉经与肺经郁火凝结而成。方中漏芦为主药，此药咸寒，有清热解毒、消痈疽肿痛之功。《神农本草经》谓本品主疗"皮肤热毒，恶疮疽痔"。白蔹一药辅之以清热解毒，生肌止痛；黄芩清上焦肺热，硝黄以通大腑，连翘解毒散结利水，麻黄宣通肺气，升麻引药上行，甘草解毒和中，全方共奏清热解毒之效。《千金》谓本方主治"痈疽丹毒恶肉，时行热毒赤肿，鼻疽色紫坚痛"。

【医案选粹】

正脑疽

殳某，男，64 岁，吴兴塘担村，1964 年 10 月 3 日初诊。

正脑疽腐烂不止，延及颈旁，平塌不高，肌肉色紫，肿势散漫，连及面颊，精神软弱，身热，口渴，胸闷，神烦，夜寐神糊，脉来细数，舌苔中黄边尖色红。此毒火肆横，有内陷之象，况元虚毒重，恐有正不胜邪之虑。急拟清营托毒佐入扶正法。

神犀丹 1 粒（研细分服），带心连翘 12g，黄连 3g，丹皮 6g，炒赤芍 9g，银花 9g，紫花地丁 9g，蒲公英 9g，山慈姑 9g，茯神 9g，灸黄芪 9g，炒当归 9g，皂角刺 9g。一剂。

外治：四周掺祛腐散，中间掺拔毒散，贴清凉膏，用新清凉散合加减紫金锭涂患处。

二诊：10 月 7 日。据述 5 天来仅服药一剂。现在肆横之毒已定，腐烂亦止，惟新腐不分，稠水不多，毒邪内蕴，闭而难化。此系正虚而毒邪深蕴难于化腐成脓，拟扶正解毒，佐入健胃法。前方去神犀丹、丹皮，加炒白芍 9g，败酱草 9g，新会陈皮 4.5g，炒谷芽 15g，银花、紫花地丁、蒲公英各加重 3g。2 剂。

手术：作十字形切开。

外治：掺拔毒散、定痛散加凡士林调成软膏外贴。

三诊：10 月 9 日。屡投扶正解毒之剂，散漫之红晕已退，新腐渐分，稠水时流，毒邪外泄，但体虚症重，尚属棘手。再拟前方加减。前方去山慈姑、茯神、带心连翘易连翘，加太子参 9g。5 剂。

外治：掺八味丹，定痛散加凡士林调成软膏外贴。腐脱后改掺生春散，并用迎春散加凡士林调成软膏外贴。

（引自《老中医经验汇编》）

八、督脉癫狂痫证

大人癫病，静而昏倦，如醉如痴，喃喃自语，哭笑无时，不知秽洁，脉象弦滑，舌淡红，苔薄黄。宜黄连温胆汤加味，兑服白金丸。

若大人狂，躁扰不安，詈骂疏亲，声音壮厉，不畏水火，或躁动不寐，或登高逾垣，目赤，脉弦而有力，舌红苔黄，宜生铁落饮。或当归龙荟丸。

若小儿风痫，卒然昏仆，不知人事，手足抽搐，两目上视，喉发五畜之声，或一日再发，或数日一发，脉数舌红者，宜首乌天麻羚羊汤。

浅注：肾主骨，生髓充脑，濡润督脉，癫与狂证无不与督脉、脑息息相关。癫与狂均为精神失常之病；癫为文痴，狂为武痴；癫为久病，狂为暴病；癫多喜，狂多怒；癫久可转为狂，狂久可转为癫。

癫之发病，多由情志不畅，气郁生痰，痰迷心窍，亦或由惊恐而发，故而症见静而昏倦，如醉如痴，不知秽洁，脉弦滑，舌红苔薄黄。证由痰火引发，治当清热、豁痰、镇惊安神为主。

狂之发病，多由暴怒，或大惊气逆，化火成痰，上蒙清窍，扰乱神明所致。故而症见躁动不安，詈骂声壮，疏亲不避或登高逾垣，不畏水火，一派实象，治当清热镇惊，攻下行滞。

小儿风痫，俗名羊羔风，发则喉中发出马、羊、鸡、猪、牛、五畜之声，故古人以五畜之声为分类方法。痫证的发病，或属风热或属痰火，但总由心肾虚怯，肝风胆火，突然上逆，夹其痰涎，蒙闭心包而病作，发则猝然昏仆，手足抽搐，两目上视，喉发五畜之声，将醒之时，必口吐泡沫，醒后一如平人，或一日再发，或数日一发，其治疗方法，总以镇惊祛痰为要务。久久不愈而体质虚弱者，亦当调养心肾，安神豁痰为治。

治法：清热豁痰，镇惊安神。

方药：①黄连温胆汤加味：

黄连 10g，陈皮 10g，半夏 10g，云苓 10g，甘草 10g，竹茹 10g，枳实 10g，石菖蒲 10g，天竺黄 10g，钩藤 20g，僵蚕 10g，全蝎 6g，竹茹 10g，生姜汁 6g。

上药，先煮 12 味，取汁 2 杯，兑竹沥、姜汁。每日 2 次，温服，兑冲白金丸 9g。

方药：②生铁落饮（《医学心悟》）：

胆南星 6g，橘红 6g，远志 6g，石菖蒲 6g，连翘 10g，茯神 6g，天冬 10g，麦冬 10g，贝母 10g，玄参 10g，丹参 10g，钩藤 15g。朱砂（研末）每次冲服 1g，生铁落 200g。

生铁落煎熬二炷香，取水煎药，服药后，任其安神静睡，不可惊骇叫醒。

方药：③首乌天麻羚羊汤：

首乌 20g，天麻 15g，钩藤 20g，石菖蒲 10g，远志 10g，生枣仁 15g，胆南星 5g，羚羊角粉 3g。

上 7 味，以水 3 杯，煮取 1 杯，药滓再煮，取汁 1 杯，每日 3 次，温服。每服冲服羚羊角粉 1g。

方论：黄连温胆汤为清热镇惊、豁痰安神之方。方中以黄连为主药，黄连乃泻火解毒之品。温胆诸药配之以行气、涤痰、开窍。方中更佐石菖蒲、天竺黄、竹沥、姜汁清热豁痰，佐钩藤、天虫、全蝎从督脉以镇惊安神。

生铁落饮一方，乃《医学心悟》之方，主药生铁落，《素问》云：有病怒狂者，治以生铁落为饮。《本草从新》谓："铁，重，坠痰镇惊，辛平有毒，镇心平肝，定惊疗狂，消痈解毒。"方中以天冬、麦冬、玄参、丹参养阴活血；以贝母、胆星、橘红、远志、石菖蒲豁痰开窍，以茯苓、茯神、连翘安神祛痰，以钩藤、朱砂息风、定惊、安神、攻下行滞。

首乌天麻羚羊汤方，乃清热镇惊祛痰之方，方以首乌养血，润燥通便，天麻主息风定惊。羚羊角，不但能平肝息风，尤能入督脉，入脑海以平风痫。甄权指出："治一切热毒风攻注，昏乱不识人，小儿惊痫。"朱丹溪指出："惊梦狂越，心神不宁，小儿卒热惊搐。"佐钩藤以息风，石菖蒲、远志以醒神开窍；胆南星以清热，攻下郁滞；酸枣仁以柔胆气而安神。此方为刚柔相济之方。

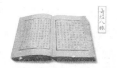

任脉病类证并治

一、任脉疝瘕瘀滞类证

1. 任脉气滞瘕聚证

少腹胀满，瘕聚不坚，或上或下，时聚时散，痛无定处，脉沉弦者，大七气汤主之。

若小腹下坠，子宫下脱，心悸气短，头晕，神衰，脉象虚弱，舌淡苔薄白者，宜补中益气汤、大补元煎。

浅注： 中医医籍，对于此类病证，常以"癥瘕积聚"并称，是指腹内结块，或痛或不痛的一个病证。癥积为固定不移，痛有定处；瘕聚为聚散无常，痛无定处。积有形，病在血分，聚无形，随触随发，病在气分。癥瘕积聚的发病原因，大多由于寒温失调，饮食不节，或忧思伤脾，暴怒伤肝，经期伤于调护，胎前产后失于调养，邪正相搏，气滞不畅，血涩不利，形成本病。

但就瘕聚而言，其发病之主要原因为七情内伤，肝气郁结，滞于小腹形成本病，有云此病为"瘕则假物形成"，故随物之动而为之移，时聚时散。虽有积块而按之不坚，推之移动，痛无定处，此气滞为甚，少腹最为盘踞之地，故而多见少腹胀满，脉象亦多为沉涩，治当行气化滞，疏肝达郁，调和冲任，稍佐行血活络调胃之品。方宜大七气汤。

若小腹下坠，子宫下脱，古称"阴挺""阴脱""阴菌"或"产肠不收"。其发病之因，总不外乎脾肾虚损，冲任不固，收摄失职。脾气虚者，中阳不足，心失所养，故而心悸气短。或操劳过甚，清阳不升，上则头晕神衰，下则胞系失收，以致子宫下脱，脉来虚弱，皆由气虚下陷，任脉失摄而发，治之之法，当以益气健脾，调补任脉。宜补中益气汤加味调之。

治法： 疏肝达郁，调气和胃。

方药： 大七气汤(《济生方》)：

制香附10g，陈皮10g，青皮10g，藿香10g，肉桂5g，益智仁10g，桔梗10g，三棱6g，莪术6g，甘草10g。

上10味，以水3杯，煮取1杯，药滓再煮，取汁1杯，每日3次，温服。忌食生冷、油腻腥臭之品。

方论： 方中以香附为主药，本药辛苦气平，入肝及三焦之经，其主要功能为理气开郁。香气颇浓以香气为能事，故"专治气结为病"。《本草纲目·草部第十四卷》指出："散时气寒疫，利三焦，解六郁，消饮食积聚，痰饮痞满，跗肿，腹胀，脚气，止心腹、肢体、头目、齿耳诸痛……妇人崩漏带下，月候不调，胎前产后百病。"总以开郁行气为用，气行则郁解，郁解则痛止。青皮、陈皮、藿香理气和胃；三棱、莪术通血气中之滞瘀；桔梗开导气机，宣通上下；肉桂助气化以行血气；益智仁温煦脾肾；甘草调中。诸药和合，共达行气化滞、调肝和胃之效。

补中益气汤，药用黄芪、人参、甘草、当归、陈皮、白术、升麻、柴胡，功效为益气升阳，调补脾胃，对于气虚、中气下陷之子宫脱出，确有良好的治疗效果。

【医案选粹】

瘕症

姚某，女，46岁。1964年6月10日初诊。

脐腹左侧有块攻冲，病来1年半，医生总按月经不调治疗，服药无数，终究未能治愈。患者面色苍白，精神抑郁不乐，又尤恐是癌症，精神更加忧伤，以致害怕生气，饮食逐渐减少，四肢倦怠乏力。刻下：脉象沉弦，舌质略红，苔薄腻。诊其腹，脐左侧有一鸡蛋大包块，按之游动，或上或下不定，重按亦不甚痛，此乃腹瘕块也。遂嘱患者言之：此是气郁之瘕症，并非癌症，治当疏肝理气，调和胃气，佐以化瘀之品，不久便会痊愈。遂书大七气汤化裁。

醋制香附30g，陈皮20g，青皮10g，桃仁15g，红花10g，三棱6g，莪术6g，柴胡15g，云茯苓20g，白术10g，当归10g，白芍10g，焦山楂20g。

上药以水4杯，煮取1杯，药滓再煮，取汁1杯，每日2次，温服。每服时，兑服逍遥丸1丸。

二诊： 6月20日。上药连服6剂，腹内包块减少近半，重按仍游动，不痛，继与上方服之。

三诊： 6月27日。服上方5剂，腹内包块消失，腹部柔软，大小便正常，脉来不若前甚，饮食增加，已有馨香气味。嘱：停汤药，每晚服逍遥丸，连服7日，如无其他，不复与诊。

瘕症痞块

茅鹿门三妇人，经期参前，腹中有块，升动有时，作痛作胀，大便不实，脾胃不和，其脉人迎大于气口二倍。茅公谓陆养愚曰：小妾腹块胀痛，屡服消导及养血之药，而反剧何也。陆曰：服何消导药。答曰：轻则积实、枳壳、木香、蔻仁。重则槟榔、棱、莪，俱以养血佐之，药颇中和，而病则日甚一日。陆曰：尊宠之脉左盛于右，气不足而血有余，今反重以破气之药而佐以滋荣之品，不惟诛伐不过，且损不足而益有余，欲其病之不剧得乎。因用人参、白术、茯苓、陈皮、干姜、大枣以益其气，用消痞丸，以去其血之瘀。方用醋炒香附四两，醋炒延胡索一两五钱，归尾二两，川芎、红花、桃仁研如泥，海石、瓦楞子火煅醋淬各一两，醋打面糊为丸，与煎剂相间服，丸药未半，而痞已失矣，大便结实，经水如期。

（引自《陆养愚医案》）

气瘕

王某，35 岁，女。患者于 27 岁时结婚。婚后 8 年，未孕，经水愆期失常。

1959 年 7 月 2 日因腹痛进医院医治，住 3 周后出院。11 月间又因肠梗阻入院治疗。12 月间腹部又复膨胀，疼痛颇剧，乃来就诊。

初诊：12 月 4 日。腹部有瘕块，膨胀疼痛，推之移动，按之有声，胸闷纳呆，口淡乏味，脉象虚缓，舌苔薄白。此乃气聚成形，非有瘀结也。治宜温中理气。

制香附 9g，广郁金 6g，小茴香 4.5g，川楝子 9g，醋吴茱萸 2.4g，枳壳 4.5g，苏罗子 9g，路路通 9g，广木香 2.4g，乌药 4.5g，生甘草 2.4g。

二诊：12 月 6 日。据述服药后腹中咕咕作响，气块翻腾不已，旋得矢气频频，痞块渐小，腹痛亦瘥。药已中鹄，继进温中行气。

制香附 9g，广郁金 6g，炒枳壳 4.5g，陈皮 6g，吴茱萸 4.5g，川楝子 9g，小茴香 2.4g，炒乌药 9g，生甘草 3g，焦山楂 9g，沉香曲 9g。

三诊：12 月 8 日。腹部瘕块已消，疼痛亦十愈其八，仍觉胸闷泛恶，口苦无味，夜寐不安，脉象虚弦，舌苔薄白。此乃木郁克土。治宜利气和胃。

柴胡 4.5g，当归 9g，白芍 6g，枳壳 4.5g，青皮 6g，川楝子 9g，小茴香 4.5g，广木香 4.5g，吴茱萸 2.4g，炒川乌 6g，台乌药 6g，甘草 2.4g。

四诊：12 月 10 日。腹部瘕块消化，疼痛亦愈，惟腹部外形仍觉高耸，脉象细弦，苔白腻。此乃余气滞留，尚待疏达。治宜利气疏泄。

制香附 9g，小茴香 4.5g，广木香 4.5g，炒芍药 6g，炒枳壳 4.5g，焦山楂 9g，白蒺藜 9g，沉香米（后下）2.4g，吴茱萸 2.4g，川楝子 9g，炒槟榔 4.5g。

五诊：12 月 13 日。腹部胀痛消失，外形亦恢复原状，胃纳渐馨。调养脾胃以复其原。

当归 9g，炒川芎 4.5g，煨木香 4.5g，炒乌药 6g，炒枳壳 6g，焦山楂 9g，白蒺藜 9g，小茴香 4.5g，焦白术 6g，陈皮 6g。

（引自《朱小南妇科经验选》）

2. 任脉血瘀癥坚证

少腹胀满，癥块坚牢，固定不移，疼痛拒按，面色苍老。肤燥失润，口

干而不欲饮，月经错后，或数月不至，脉象沉涩，舌黯边有瘀点，当下其瘀，宜桂枝茯苓丸。若癥积渐渐增大，状若怀子，腹部冷痛，名为"石瘕"，脉来沉涩，舌青有瘀，宜少腹逐瘀汤。

浅注：癥坚之积，其发病也，多由经期感寒，产后胞宫不敛，气血失和或情志郁结，血瘀不畅，停蓄而成癥病，愈久愈坚，固定不移，按之痛甚，气血互滞于少腹，影响气血正常运行，气血不得上行荣于头面，故而面色苍老，失于润泽，甚则发枯如柴；气血不得荣濡肌肤，故而皮肤燥干失于柔润。血瘀于内，津气亏乏，口干而不欲饮，癥坚阻于冲任，血海失于充养，故而月经错后，或数月不至，脉来沉涩，舌黯边有瘀血斑点，乃癥坚之明征也，治疗当下其癥，方用桂枝茯苓丸，以活血化瘀，行滞破癥。亦可应用局方五积散、大黄䗪虫丸等。

若癥积渐渐增大，状若怀子，腰腹冷痛，脉迟涩者，多由外感风冷，肝郁血滞，或产育过多，年过六八，气血互凝于内，形成"石瘕"者，宜少腹逐瘀汤加味调之。

治法：活血化瘀，行气破癥。

方药：桂枝茯苓丸(《金匮要略》)加味：

桂枝 10g，云茯苓 15g，桃仁 10g，白芍 15g，丹皮 10g，红花 10g，山楂炭 20g。
上 7 味，以水 3 杯，煮取 1 杯，药滓再煮，取汁 1 杯，每日 2 次，温服。

方论：《金匮要略·妇人妊娠病脉证并治》指出："妇人宿有癥病，经断未及三月，而得漏下不止，胎动在脐上者，此为癥痼害。妊娠六月动者，前三月经水利时，胎也。下血者，后断三月衃也。所以血不止者，其癥不去故也，当下其癥，桂枝茯苓丸主之。"

本条是论述妊娠宿有癥病的治疗方法，妇人本来就有癥病，现又怀胎，忽又下血不止，这是癥病妨害胎气，也就是"癥为害"。癥不去，下血不止，只有去其癥，新血才会濡养胎元，仲景应用桂枝茯苓丸祛瘀化癥，缓缓图之。若无怀胎，尽可应用此法，以丸易汤，峻而用之可也。

倘若癥积渐渐增大，状若怀子，这是石瘕病，亦宿血为害，伤及冲任二脉，当以活血化瘀，调补冲任为治法，宜少腹逐瘀汤。

桂枝茯苓丸以桂枝温通血脉，茯苓益心脾而安其气，芍药主调营气，丹皮、红花、山楂炭、桃仁活血化瘀，实为祛瘀、化癥之方。

若石瘕之病，宜少腹逐瘀汤以活血化瘀，缓缓图之，牢固不破者可加三棱、莪术、紫石英、血竭等，又当记"衰其大半而止"。

【医案选粹】

癥瘕

付某，女，38 岁，1981 年 3 月 3 日初诊。

经常小腹冷痛，腰膝无力，酸楚，月经时来时断，血色黯，白带不已，经常用热水袋暖之。上月于某医院妇科检查，发现子宫内有肌瘤，如大枣许两枚。

刻下： 小腹作痛，按之痛尤甚，脉象沉弦，舌质略显紫绛色，边有瘀点几片，面色苍白不华，有时腰感坠痛，不温，体质比较虚弱。治以活血、养血、化瘀、止痛。

当归 20g，川芎 15g，柴胡 6g，丹参 30g，桃仁 10g，红花 10g，牛膝 20g，茯苓 30g，肉桂 6g，乌药 20g，生蒲黄 10g，五灵脂 10g，炒延胡索 15g，海螵蛸 20g，茜草 15g，甘草 10g，小茴香 6g。

上药以水 3 大杯，文火煮取 1 杯，药滓再煮，取汁 1 杯，每日 2 次，温服。

二诊： 3 月 12 日。上药连服 6 剂，小腹疼痛不若前甚，服至第 3 剂时，月经来潮，所下瘀血甚多。其夫来问何故，答说，药不可停，继续服之，瘀血尽散，其病可愈。

三诊： 3 月 26 日。又以上方断续服药 7 剂，昨日又去某医院妇科检查，经 B 超检查，发现子宫内之肌瘤消失，惟其体质尚弱，与补中益气之药调之。

黄芪 20g，台参 20g，白术 20g，甘草 10g，当归 15g，川芎 10g，陈皮 20g，柴胡 6g，升麻 6g，酸枣仁 30g，云茯苓 15g，柏子仁 10g，川续断 20g，杜仲 20g，菟丝子 30g，阿胶（烊化）10g。

上药以水 3 杯，煮取 1 杯，药滓再煮，取汁 1 杯，每日 2 次，温服。

癥瘕瘀结

王某，女，51 岁，农民，1963 年 8 月 15 日初诊。

小腹胀大，来兹已年余，曾服中药治疗，余看其所服中药药单，皆为调经之方，然小腹仍旧见大，现已状若怀子六七月矣，曾生子女 4 个。今来院检查，妇科认为是子宫瘀血留滞而成。欲剖腹检查，病人惧，转来我处求治。

刻下： 小腹胀大，状若怀子，按之作痛，重按痛甚，经常腹腰冷痛，下肢酸楚乏力，按之轻度水肿，脉象沉细，舌色青紫，苔白腻。诊为癥瘕瘀结，方用少腹逐瘀汤合桂枝茯苓丸加海螵蛸、茜草等与服，望其中病。

当归 12g，川芎 9g，赤芍 12g，桃仁 12g，红花 12g，柴胡 6g，桂枝 9g，茯苓 15g，粉丹皮 9g，沉香 6g，乌药 12g，海螵蛸 25g，茜草根 15g，三棱 6g，莪术 6g，蒲黄 9g，五灵脂 9g，延胡索 15g，丹参 24g，甘草 9g。

上药以水 4 杯，煮取 1 杯，药滓再煮，取汁 1 杯，每日 2 次，温服。

二诊： 9 月 2 日。上药连服 9 剂，大便经常色黑，每日 2~3 次，小腹胀大减轻，按之作痛不若前甚，精神较前好转，脉来沉细不若前甚。惟大便色黑，可能与药液有关，又可能与瘀血下行有关，可喜为症状减轻，现在不可犹豫，仍步上方化裁续进。

当归 15g，川芎 9g，赤芍 15g，桃仁 12g，红花 12g，桂枝 9g，茯苓 15g，丹皮 9g，沉香 9g，乌药 15g，海螵蛸 25g，茜草根 15g，三棱 6g，莪术 6g，蒲黄 10g，五灵脂 9g，生地黄炭 24g，大黄炭 6g，甘草 9g，紫石英 12g。

上药以水 3 杯半，文火煮取 1 杯，药滓再煮，取汁 1 杯，每日 2 次，温服。

三诊： 9 月 18 日。上药断续又服 9 剂，大便尚有黑色，惟大腹减却三分之二，按之较软，重按痛减，脉来较前有力，仍按上方减轻分量续进。

四诊： 9 月 30 日。患者之夫来报，上药服用 8 剂后，小腹癥块基本消失，饮食增加，气力较前壮实。大病将瘥，继以调养。书以丸方予之。

当归 30g，川芎 15g，赤芍 15g，桃仁 12g，生地黄、熟地黄各 30g，白术 30g，茯苓 30g，桂枝 15g，沉香 10g，陈皮 30g，炒枳实 30g，黄芪 30g，桃仁 6g，红花 6g，小茴香 12g，茜草根 12g，甘草 12g，阿胶 12g。

共为细末，炼蜜为丸，每丸 6g，每日 2 次，早晚每服 1 丸，白水冲服。

1963 年 12 月 7 日，患妇又感风寒来诊，述及前事，甚感欣慰云云。

产后癥瘕

韩氏妇，36 岁，得产后癥瘕证。生产时恶漏所下甚少，未尝介意，迟至半年遂成癥瘕。初因恶漏下少，弥月之后渐觉少腹胀大，因系农家，当时麦秋忙甚，未暇延医服药，又迟月余则胀且痛，始服便方数次皆无效，后则瘀处按之较硬，始延医服药，诊治月余，其疼似减轻，而硬处转见增大，月经自产后未见，诊其脉左部沉弦，右部沉涩，一息近五至。诊断：今则已半载月经未见，产后未下之恶露，结癥瘕于冲任之间，后生之血遂不能下为月信，而尽附益于其上，俾其日有增长，是以积久而其硬处增大也，是当以消癥瘕之药消之，又当与补益之药并用，使之消癥瘕而不致有伤气化。处方：生箭芪 15g，天花粉 15g，生怀山药 15g，三棱 15g，莪术 9g，当归 9g，白术 6g，鸡内金 6g，桃仁 6g，知母 6g。共煎汤一大盅、温服。将药连服 6 剂，腹已不痛，其硬处未消，按之较软，且从前食量减少，至斯已复其旧。其脉亦较前舒畅。遂即原方为之加减俾再服之。生箭芪 15g，天花粉 15g，生怀山药 12g，三棱、莪术各 9g，怀牛膝 9g，野党参 9g，知母 9g，鸡内金 6g，生水蛭 6g。共煎汤一大盅，温服。效果：将药连服十五六剂，忽下紫黑血块若干，病遂痊愈。

（引自《医学衷中参西录》）

3. 任脉少阴虚寒证

月经不调，或前或后，小腹冷痛，久久不孕，喜温喜按，傍晚发热，手心灼热，口唇干燥，畏冷便溏，脉沉缓，宜温经汤治之。

若白带如注，四肢不温，小腹冷痛，面浮跗肿，脉缓无力，舌淡苔薄白，宜完带汤治之。

若经闭腹痛，面色㿠白，或偶发面赤肌热，心悸，眩晕，倦怠乏力，脉缓无力，唇舌色淡，宜当归补血汤加党参、白术、桃仁、红花。

浅注： 此证因少阴虚寒，冲任不调，瘀血蓄瘀所致。冲为血海，任主胞胎，二者与少阴肾经关系最为密切，小腹为肾经络之要冲，冲任虚寒，血瘀气滞，故而月经不调，或前或后，小腹冷痛，畏冷便溏，或久久不得受孕。若瘀血不去，新血何以得生，新血不生，则濡润不足，故而口唇干燥。傍晚发热，手心发热，亦属血虚发热之证。肾与冲任，血虚有瘀，其治疗方法，并非纯用祛瘀之法所能克化，又必与温经祛寒之法并用，俾血得温而畅通，血气行则瘀必消，诸证可望而愈。

若白带淋漓又必病及带脉与脾肾，脾阳不伸，故四肢不温；肾气失煦，则小腹冷痛。面浮跗肿，脉缓无力，舌淡苔薄白，均属脾肾阳虚，带脉失束之证。

若经闭腹痛，必是气滞血瘀所致，再见面色㿠白，心悸，眩晕，倦怠乏力，脉缓无力，唇舌色淡或偶发面赤肌热。均为劳倦内伤，元气不足，血虚而阳气虚浮，治当养血、和营、益气、祛瘀之法调之。

治法： 温经散寒，养血祛瘀，调补冲任。

方药： ①温经汤（《金匮要略》）：

吴茱萸 9g，当归 10g，白芍 10g，川芎 10g，党参 10g，桂枝 10g，阿胶（烊）10g，丹皮 10g，生姜 6g，甘草 6g，半夏 10g，麦冬 10g。

本方除阿胶外，上 11 味，以水 4 杯，煮取 1 杯，药滓再煮，取汁 1 杯，烊化阿胶，每日 3 次，温服。

方药： ②完带汤（《傅青主女科》）：

炒白术 25g，炒山药 20g，党参 15g，白芍 15g，制苍术 15g，陈皮 20g，炒黑芥穗 6g，甘草 10g，车前子（布包）20g。

上 9 味，以水 5 杯，煮取 1 杯，药滓再煮，取汁 1 杯，每日 2 次，温服。

方药： ③当归补血汤（《内外伤辨惑论》）加味：

当归 10g，黄芪 50g，党参 20g，炒白术 20g，桃仁 10g，红花 10g。

上 6 味，以水 4 杯，煮取 1 杯，药滓再煮，取汁 1 杯，每日 2 次，温服。

方论： 温经汤为温经祛寒、养血化瘀之方。方中吴茱萸、桂枝温经散寒，温通血脉；当归、川芎活血祛瘀，养血调经，调补冲任；阿胶、芍药、麦冬伍当归以养血益阴；丹皮一药，可助桂枝、川芎以祛瘀通经，并能退其虚热；党参、半夏、甘草、生姜以益气和胃，以资生化之源。本方为妇科常用之方，主要应用于冲脉、任脉虚寒，而有瘀血之痛经、月经不调、崩漏下血等症。《金匮直解》指出："妇人瘀血当用……下瘀血汤。今妇人年五十，当天癸竭时，又非下药所宜，故以温药治之，以血得温即行也。经寒者温以吴茱萸、姜、桂。血虚者益以芍药、归、芎。气虚者，补以人参、甘草；血枯者，润以阿胶、麦冬；半夏用以止带下，牡丹皮用以逐坚癥，十二味为养血温经之剂，则瘀血自行而新血自生矣，故亦主不孕、崩中、而调月水。"

完带汤方，乃主治肝脾虚郁，带脉失束，湿浊下注之佳方。

当归补血汤乃补气生血之方，方中重用黄芪大补脾肺之气，以资生化之源，当归为养血、活血、和营之品，二药合则阳生阴长，气旺血生，血生则虚热自退；方中加党参，以益其元气；加白术以益气化湿，而白术又有治冷气、痃癖、气块、妇人冷瘕之功用；更加桃仁、红花，旨在益气养血之中兼以活血化瘀。

【医案选粹】

闭经

康某，女，37 岁。月经不调已多年，或前或后，痛经，量少有块。3 个月前因精神刺激而致经水不行，经某医院检查诊为功能性闭经，治疗效果不显。现少腹隐痛，喜温喜按，少腹胀满，矢气略舒，腰困腿酸，舌质淡，苔白略滑，脉沉弦。证属冲任虚寒，气滞血瘀。方用温经汤去半夏、生姜，加香附10g、乌药 10g、炒枳壳 10g、桃仁 10g、红花 10g、莪术 10g。煎服 3 剂后，腹痛大减。昨夜少腹隐痛加重，此乃经行欲动之势，按上方去莪术，煎服 1 剂后经来，量中等有块，腹微痛。以本方加熟地、川断善后。

（引自《伊智雄医案》）

胎动不安

李某，女，28 岁。妊娠 3 个多月，少腹隐痛，胎动不安，昨日下部见红，血色淡，时手足心热，口干喜冷饮，但进冷食后腹泻，下肢浮肿，腰酸腿软，时有心悸，舌质淡，苔薄，脉沉略滑。此乃冲任虚寒，胞宫有瘀，胎失所养。改拟温经汤去半夏，加杜仲炭、桑寄生、苏梗各 10g。煎服 3 剂，血止胎安。

（引自《伊智雄医案》）

不孕

吴某，女，28 岁。婚后 5 年未孕，多方治疗无效。月经量少，色淡或紫，时有血块，性欲淡漠，腰膝酸困，少腹经前拘急，胀感明显，时有凉意，发育中等，面色晦滞，舌质淡，苔薄，脉沉迟，两尺尤甚。妇科诊断为子宫发育不良、原发性不孕。证属肾虚宫寒，冲任失调，经脉瘀滞。治宜温经散寒，活血调经。予本方加减：吴茱萸 9g，当归 9g，川芎 9g，赤芍 9g，桂枝 6g，制半夏6g，党参 9g，甘草 6g，淫羊藿 9g，紫石英 15g，阿胶（烊化）9g，泽兰 9g，生姜 3 片。煎服 4 剂后，经量较前增多，色紫夹有血块，小腹拘急减轻，脉沉细。仍予本方加减：吴茱萸 9g，当归 9g，川芎 9g，白芍 9g，桂枝 9g，党参

9g，白术 9g，菟丝子 12g，桑寄生 9g，甘草 6g，阿胶（烊化）12g，淫羊藿 9g，生姜 3 片，大枣 4 枚。水煎服。共服两个疗程，同年 6 月怀孕，后生一女孩，母子健康。

（引自《张绍舜医案》）

4. 任脉厥阴诸疝证

《金匮要略》指出："腹痛脉弦而紧，弦则卫气不行，即恶寒，紧则不欲食，邪正相搏，即为寒疝。""寒疝绕脐痛，若发则白汗出，手足厥冷，其脉沉紧者，大乌头煎主之。""寒疝腹中痛，及胁痛里急者，当归生姜羊肉汤主之。""寒疝腹中痛，逆冷，手足不仁，若身疼痛，灸刺诸药不能治，乌头桂枝汤主之。"

若水疝，阴囊肿痛，光亮明晶，不热不红，或痒，搔之出黄水，宜五苓散加味。

若狐疝，结硬如石，卧则入少腹，行则入阴囊，宜补中益气汤。

若气疝偏坠而痛，上连腰痛，宜天台乌药散。若癫疝，阴囊肿大如斗，不痛不痒，宜三层茴香丸。

浅注：此论述寒疝实证的病因与病理。腹痛，脉弦紧，乃内外寒邪与正气相争而发病，阴盛则阳衰，故而恶寒，阳气内弱故不欲饮食，阳气不伸，故绕脐作痛，痛甚则白汗出（白汗即冷汗）。手足逆冷，脉由弦紧变为沉弦。说明疝痛相当严重，治当破积散寒止痛之大乌头煎治之。

若寒疝症状较轻，只腹中痛，胁痛里急，乃为血虚，寒邪感之而入血分，症状轻重不同，此乃寒疝之虚证，治当扶正为主，散寒次之。方以当归生姜羊肉汤治之，所谓："形不足者温之以气，精不足者补之以味。"若妇人产后腹中疠痛由于血虚及冲任空虚者，亦可应用此方治之。

若寒疝又兼表证，腹中痛，手足逆冷不仁，身痛灸刺不瘥，此表里营卫不和，内外均属一派寒象。治疗方法，一以乌头攻里寒为主，再合桂枝汤以调补内外，所谓"七分治里三分治外也"。

若水疝，不外肾气虚衰，或房帷失和，汗出受风感寒，以致寒湿之邪，留于囊中，形成水肿为之水疝。症见阴囊肿痛，光亮明晶，瘙痒不已，搔之而出黄水，治当利湿为治，轻则宜五苓散加萆薢、薏苡仁、防己、赤小豆等，重则先以细针刺之，放出浊水，或用禹功散加肉桂等调之。

若狐疝，多由肝木横逆、脾气下陷所致，症见结硬如石，卧入腹内，行入囊中，如狐之出入不定而得名，治当益气升举之法治之，补中益气汤、金匮蜘蛛散、酒煮当归丸均可用之。

若气疝，多由肝气郁勃，恼怒不已，肝气疏泄无度，下迫少腹而致，其症上连肾俞，下及阴囊，偏坠作痛，治当疏肝行气，天台乌药散加味治之。

若癫疝，多由伤湿过甚而致，症见阴囊肿大，不痒不痛，年过四十为多，治之尤为不易，可与辛香燥湿之药，如三层茴香丸、荔枝散等。

治法：破积，散寒，止痛。

方药：①大乌头煎(《金匮要略》)：

乌头 5 枚，炒去皮。

以水 3 大杯，煮取 1 杯，去滓，纳蜜 2 杯，煎令水气尽，取 2 杯，强者服 2~3 杯，弱者服 1~2 杯，每日 1 剂。

方药：②当归生姜羊肉汤(《金匮要略》)：

当归 20g，生姜 30g，羊肉（切）240g。

上 3 味，以水 6 杯，煮取 2 杯，每日 3 服，若呕者加陈皮 10g。

方药：③乌头桂枝汤(《金匮要略》)：

乌头去皮 5 枚。

上 1 味，以蜜 1 千克，煎减半，去滓，兑煎成桂枝汤一大杯合和，每日服 2~3 次，每次 30g。如醉状得吐者为中病。

方药：④五苓散(《伤寒论》)：

白术 15g，泽泻 20g，桂枝 10g，猪苓 20g，茯苓 30g。

上 5 味，以水 4 杯，煮取 1 杯，药滓再煮，取汁 1 杯，每日 2 次，温服（多饮暖水）。

方药：⑤补中益气汤：

黄芪 20g，甘草 10g，党参 10g，当归 10g，陈皮 10g，白术 10g，升麻 5g，柴胡 5g。

上 8 味，以水 3 杯，煮取 1 杯，药滓再煮，取汁 1 杯，每日分 3 次温服。

方药：⑥天台乌药散(《医学发明》)：

天台乌药、木香、炒茴香、青皮、炒良姜各 15g，大白片 10g，川楝子 20g，巴豆 14 枚。

先将巴豆打碎，同川楝子麸炒至色黑，去巴豆，共研细末，每服 3g，温黄酒 1 杯送服。

方药：⑦三层茴香丸(《证治准绳》)：

大茴香、川楝子、沙参、木香各 50g。

为末，饭糊丸。每服 10g，空腹盐汤送下，此第一层；服完，照前方加荜茇 30g、槟榔 15g，丸法、服法同前，此是第二层；再不愈，服第三层，即二方加茯苓 100g、附子 30g，丸法、服法同前，此方虽数十年之久，囊肿如升如斗皆可除根。

方论：大乌头煎一方，乌头大热大毒，能疗沉寒痼冷，脉沉紧，四肢厥逆，腹痛寒疝。方中用蜜煎，蜜可解乌头之毒，使辛味变为甘味，使急性之药变为缓性之药，还可以延长药物之效。因此证多为虚证，所以仲景嘱曰："强人服七合，弱人服五合……不可日再服。医者当慎而又慎，万万不可孟浪轻投。"

当归生姜羊肉汤一方，简而言之乃炖羊肉汤，归、姜不过佐料而已。本方只可适应于寒疝之虚证，只是胁下腹部有牵引之痛，得温之、补之、熨之，而病即解。

乌头桂枝汤方，程云来指出："乌头煎热药也，能散腹中寒痛；桂枝汤表药也，能解外证身疼痛，二方相合，则能达脏腑而利营卫，和气血而播阴阳。其药势翕翕行于肌肉之间，恍如醉状，如此则外之凝寒行，得吐则内之冷将去，故为中病。"此论甚当。

五苓散一方，主治下焦积水之证，阴囊水肿明亮作痛，实乃膀胱气化不行，水无去路，积于阴囊而成水疝之证，应用五苓散法加萆薢、薏苡仁以化气行水，渗湿消肿，水气从膀胱气化而出，则水疝必愈。

补中益气汤一方，乃益气升阳、调补脾胃之方，中气下陷，下焦亦下陷，狐疝结硬而下，以此方升之提之，疝不下而病必已。

天台乌药散一方，重在行气疏肝、散寒止痛。本方主治之气疝，多由寒侵肝脉，气机阻滞所为，因肝脉络于阴器，肝络失和，故少腹控引睾丸作痛。治此疝，必先行气。本方乌药、小茴香理气疏肝，散寒止痛；高良姜祛寒止痛；青皮调肝气；木香调中气；槟榔下气导滞；川楝子理气止痛，与巴豆同炒，去巴豆而用川楝子，增强行气破积之力，诸药合，以达行气疏肝、散寒止痛之效。

三层茴香丸： 寒湿之邪侵及肝脉，肝脉失束，发为癫疝，所用之药亦多辛香流动之品，所谓三层者，亦当视其轻重择而用之。

陈修园疝症统治之法，以二陈汤为主，加猪苓、泽泻、白术、桂枝、小茴香、木通、川楝子。如外寒重加干姜、附子；热重加黄柏、知母；小便如膏加石菖蒲、萆薢；气上冲去白术，加肉桂、吴茱萸、当归；阴囊肿如水晶加薏苡仁、桑白皮；痛不可忍，恐瘀血酿脓外溃，加桃仁、红花、乳香；顽麻不痛，加川芎、槟榔；痒，加刺蒺藜。

【医案选粹】

阴寒痛疝

杨某，男，62岁。患者素善腹痛，每因遇寒所激发。10天前因稍微纳凉腹痛暴作，绕脐绞痛，手足厥冷，凉汗自下，抱腹叫号欲死，来院就诊，按肠痉挛、不完全性肠梗阻收入住院，经治疗10天，其痛时重时缓，疗效不显，准备手术探查，因病因未明，家属拒绝剖腹手术。后邀余诊治，察其唇青面白，舌淡苔滑，脉象弦紧而沉，腹部痛时，坚如硬板，缓解时则腹部柔软，每日发作数次。此乃阴寒过盛，搏结而不散，阳气被拒于外，阴寒痛疝。予以大乌头煎：乌头 30g，蜂蜜 30g。先煎乌头两小时以上，去滓纳蜂蜜令沸，一次顿服。药下 1 剂，果然其效卓越，腹痛不作，汗止肢温，又下 2 剂，诸症皆去，病遂脱然。至今 10 余年未再复发。

（引自《王浴生医案》）

产后腹痛

王某，女，30 岁，农民，1978 年 3 月 16 日初诊。

1977 年春季，患少腹寒积，有时环脐作痛，方予当归、川芎、良姜、香附、草果、小茴香、乌药等温阳化滞之品，选服 6 剂，病去十之六七，因农忙而辍诊。去冬腊月又生一子，加之调护不周，少腹作痛迄未得愈，数月以来，左少腹作痛，甚至环脐作痛，时轻时重，每每以热水袋温暖脐腹，尚觉舒适，否则夜不得眠。目下症见形瘦面苍，精神萎靡，乳水短少，心悸汗出，气短乏力，脉沉细，舌体淡瘦，苔白薄后根罩灰。据《金匮要略·腹满寒疝宿食病脉证治》有大建中汤，以疗"心胸中大寒痛"，有乌头煎以疗"环脐作痛"。有当归生姜羊肉汤以疗"腹中痛及胁痛里急"诸方。再三揣度，结合病者有寒积，迁延越年不已，加之产后调护不周，已属气血两虚，几不可支，治当气血双补，以治其本，再入行气止痛之品佐之，可望机转。

处方： 当归 30g，附子（先煮）10g，甘草 15g，鲜羊肉（切成薄片）180g，生姜（切）60g。

上药以水 3 大碗，先煮附子 20 分钟，后再加水 2 碗，纳诸药，取汁 2 碗，每日 2 次，温服。

翌日其夫来报，昨服药后覆杯即吐，家妇从未吃过羊肉，是否与膻味有关。余思之良久，加橘皮 15g，山楂数枚，先清炖羊肉，去浮油及沫，再纳诸药同煮。服药时，先令其服两小口，10 分钟后若不吐再服。

3 月 20 日，其夫来云：遵嘱服药顺利，腹痛大减，汗止心安。原方再进 3 剂，煮服方法同上，观其所以再诊。

二诊： 上方选服 6 剂，每日大便 2～3 次，脐腹痛止，温暖舒适，精神面色好转，舌苔白薄罩灰显退，脉来较前有力。宗"气主煦之，血主濡之"之意处方：

鲜羊肉 100g，当归 30g，生姜 30g。

煮药及服药方法同上。

产后腹中疠痛

时某，女，26 岁，农民，1978 年 8 月 19 日初诊。

产后 2 个月，气血未复，少腹经常隐隐作痛，身体羸瘦，乳水几无。询其以往治疗，患者出示所服药单：一以胶艾四物汤加减，一以逍遥散加减，断断续续服药 20 余剂，腹痛减而未痊。目前症见少腹绵绵作痛，面色苍白，形体憔悴，精神萎靡不振，不欲饮食，周身畏冷，下午时有轻微潮热、面热等感。脉弦按之无力，舌质瘦小，有白薄苔。《金匮要略·妇人产后病脉证治》指出："产后腹中疠痛，当归生姜羊肉汤主之。"审其症，已显轻度潮红面热之征，是以该病将入劳门矣！急以《金匮》法治之。

处方：当归 30g，生姜 30g，何首乌 30g，鲜羊肉（切碎）150g。

上药以水 5 大碗，煮取 2 碗，药滓再以水 3 碗，煮取 1 碗，每日 3 次，温服。药滓中之羊肉捡出另以清酱加水炖食之。

二诊：9 月 2 日。上方断续服 12 剂，腹中疠痛全痊，潮热亦除。上方既见效果，为巩固疗效，仍以上方迭进，冀望气血早复。

处方：当归 20g，生姜 20g，党参 10g，鲜羊肉 250g。隔日煮服 1 剂。

三诊：9 月 26 日。身体逐渐壮实，饮食增加，乳汁已增。宗《医彻》："寒者热之，大半即安，继以调和，此机之从权者也。"嘱停药，以食养尽之，避寒就温，如有他变，再商。

5. 任脉阳明火毒证

唇疽、唇疔无论上下、左右，状如李枣，或如粟米，坚硬肿痛，色紫，甚则麻木难忍，心中烦热，时发寒热，脉弦数，舌红苔黄腻者，治以神授卫生汤，外涂离宫锭子。

浅注：唇疽、唇疔无论上下、左右，主要由脾胃积热，阴津亏虚所致。其发病之由，或感六淫，不时而至，伤杀万物，其人感之，内生重病。外生痈肿，气血凝结，经络不通，所谓"痈疽皆是火毒生，经络阻隔气血凝也"。

或因舌贪滋味，心思过盛，意念淫妄，甚则喜怒无常七情为祟。而或起居无常，酒浆不节，膏粱厚味，强力入房，火毒内结，消灼阴液，皆可发痈疽疔毒。治宜宣热散风，行瘀活血，消肿解毒，疏通脏腑，方以神授卫生汤，或离宫锭子外涂。

治法：清热解毒，活血消肿。

方药：神授卫生汤（《外科正宗》）：

羌活 8g，防风 6g，炒穿山甲 6g，沉香 6g，红花 6g，连翘 10g，石决明 10g，金银花 10g，皂刺 6g，当归尾 6g，甘草 10g，天花粉 10g，乳香 6g，大黄 10g，白芷 6g。

水 2 碗，煮取 1 碗，每日 2 次，温服，服药后饮黄酒 1 杯（50g）。

方论：痈疽疔毒，麻木焮痛，其治法，外以膏散敷之，使毒气外散，内以疏解宣通，使毒气内外透达，方为正治之法。

神授卫生汤一方，实为中的之方，方中以羌活、白芷、防风宣散风热；以炒穿山甲、沉香、红花、当归尾、乳香以行瘀活血；以连翘、石决明、金银花、皂刺、花粉消肿解毒；以大黄、甘草协诸药以通达脏腑。实乃内外双解之方。他如仙方活命饮、双解贵金丸、清热消风散均可随症用之。

离宫锭子方，药为血竭 10g，朱砂 6g，胆矾 10g，京墨 30g，蟾酥 10g，麝香 3g。共为细末，凉水调为锭，以凉水磨汁浓涂患处。此方对于疔毒、肿毒、一切皮肉未变色者或漫肿无头，涂之良效。

二、妊娠病类证

1. 妊娠恶阻证

恶心呕吐，恶闻食味，脘腹痞满，倦怠神衰，舌淡少苔，脉滑。宜白术安胎汤。

若呕吐酸苦，脘胀，头痛，头晕，面苍，神衰，小便黄短，大便秘结，舌红苔黄，脉滑数。宜安妊饮。

浅注：此论妊娠恶阻证治。妊娠早期，脾胃功能失调，如恶心厌食，嗜酸择食，或早晨呕吐清水，经过旬日之后，自行消失，不称为病。若呕吐频发，不能饮食，脘腹痞满，始称恶阻。此证大多由于脾胃气弱，中脘停饮，任脉不固，冲气上逆所致。治宜和胃运脾，降气安冲。

若因肝气郁勃，气逆犯胃，亦易发生呕吐酸苦，脘腹胀满。肝气上逆，火亦随之，故而头痛，头晕。胃气即虚，气机失调，气血不足，故而面苍神衰。肝之郁热不除，灼其津液，由是便秘溲黄。脉及舌象，无一不属肝火上逆。治当疏肝和胃，降逆止吐。

治法：和胃降逆，安和冲任。

方药：①白术安胎汤：

炒白术 15g，砂仁 10g，苏梗 10g，甘草 10g，生姜 6g。

上 5 味，以水 3 杯，煮取 1 杯，药滓再煮，取汁 1 杯，每日 2 次，温服。

方药：②安妊饮：

桑叶 30g，竹茹 20g，丝瓜络 20g，酸枣仁 30g，生姜 6g。

上 5 味，水煮 2 遍，取汁 2 杯，每日 2 次，早晚服之。

方论：白术安胎汤一方，非但用之安胎，亦可适应于妊娠恶阻。方中白术性苦温，甘香缓中，可补脾益气，化湿利水，为脾脏补气之佳品，脾气运化正常，中脘自舒；砂仁性温气香，醒脾调胃，快气宽中，并具止痛安胎之功；苏梗性味辛温，大多合理气和中之品应用，尤善行气健脾；甘草和中；生姜降逆。诸药合用共达和胃降逆、安和冲任之效。

安任饮一方，乃取自王孟英安胎之方加味而成。王孟英指出："条芩但用于血热之体，若血虚有火者，余以竹茹、桑叶、丝瓜络为君，随证辅以他药，极有效，盖三物皆养血清热而熄内风。"恶阻一证，又多由火动而逆，究之实乃胆之虚火上逆而为病。胆主枢机，枢机不利，又必须调枢机而安和胆气。方中桑叶、竹茹，禀秋金之气，不特利肺，亦降胆气。丝瓜络亦清凉降火之品。酸枣仁一药，为肝胆家之正品，安和胆枢之要药也，且又有调和脾胃之功。肝胆脾胃，疏降一气贯之。生姜一药又专主"畅胃口而开痰下食"，实为"呕家之圣药"。诸药和合，非但降胆中之虚火，抑且润肝胆之阴血也，临证用之，无不随手奏效，实佳方也。

【医案选粹】

恶阻

案 1. 井某，女，25 岁，1978 年 4 月 20 日初诊。

怀孕 3 月，呕吐反酸，甚则呕吐苦水，胸闷胀满，纳谷减少，精神疲倦，脉来弦滑，舌质偏红，苔黄腻。

辨证治疗：妊娠 3 个月，胃失和降，胆气上逆，上冲呕吐。治当和胃降逆、宁胆平火之法调之。

嫩桑叶 30g，青竹茹 20g，丝瓜络 20g，酸枣仁 30g，淡子芩 10g，生甘草 10g。

上药以水 3 杯，煮取 1 杯，药渣再煮，取汁 1 杯，每日 2 次，温服。

二诊：连服 3 剂，呕吐酸苦辄止，胸闷显宽，纳谷显增，精神亦觉好转。唯脉来仍属弦滑，舌质偏红，舌苔黄腻仍未减退。仍步上方续服，冀望胆宁胃和。

嫩桑叶 30g，青竹茹 20g，丝瓜络 20g，生酸枣仁 30g，淡子芩 15g，生甘草 10g，胡黄连 6g。

上药以水 3 杯，文火煮取 1 杯，药渣再煮，取汁 1 杯，每日 2 次，温服。

三诊：上方继服两剂，脉来较为冲和，舌红已减，苔黄腻显减大半，饮食尚差，精神已振，再以上方出入，偏重调养，和胃益津。

桑叶 25g，青竹茹 15g，丝瓜络 15g，生酸枣仁 25g，淡子芩 10g，生甘草 10g，炒白术 15g，麦冬 15g，生姜片 6 片。

上 9 味，以水 3 杯，文火煮取 1 杯，药渣再煮，取汁 1 杯，每日 2 次，温服。

案 2. 高某，女，28 岁，1983 年 9 月 21 日初诊。

停经 3 个月，呕吐酸苦稀涎，每日二三发，脘闷，胁下作痛，精神抑郁，头胀目眩，有时耳鸣，心中悸惕，好叹息，不欲食，面色苍老，大便秘结，小便色黄，舌质红赤，苔黄，脉来弦滑有力。

辨证治疗：肝阳偏亢，失却条达之性，上逆犯胃，故胸闷、呕吐酸苦稀涎。肝火鸱张于内，胆火随之，横窜经络而胁下作痛，上冲头目，故头胀耳鸣，目眩。肝郁化火，伤其阴液，故大便秘结，小便色黄。阴液既虚，心失所养，故而心中惕悸不安。脉与舌象，无不属肝胆火盛之形。治当清肝、宁胆、养阴、和胃、降逆之法调之。方用安妊饮加减。

嫩桑叶 30g，青竹茹 20g，丝瓜络 20g，淡子芩 15g，黄连 6g，小青皮 30g，生酸枣仁 15g，麦冬 15g，川贝母 10g，瓜蒌 15g，生姜片 6 片。

上药以水 3 杯，煮取 1 杯，药渣再煮，取汁 1 杯，每日 2 次，温服。

二诊：9 月 25 日。连服上方 3 剂，呕吐酸苦稀涎减轻大半，胸闷显宽，眩晕耳鸣亦减，他证尚无起色。胃气稍降而肝失疏泄。再拟上方加重调肝之品。

桑叶 20g，青竹茹 20g，丝瓜络 20g，淡子芩 20g，黄连 6g，小青皮 15g，生酸枣仁 15g，麦冬 20g，川贝母 10g，瓜蒌 30g，生姜片 6 片，细生地黄 20g。

上药以水 3 杯，煮取 1 杯，药渣再煮，取汁 1 杯，每日 2 次，温服。

三诊：9 月 28 日。继服 3 剂，大便通畅，肝郁得疏。胁痛止，饮食增加，心悸不若前甚，精神振作，面色已显红润，脉来亦不若前甚。上方既效，率由旧章。

桑叶 20g，青竹茹 10g，丝瓜络 10g，淡子芩 10g，黄连 6g，生酸枣仁 15g，麦冬 15g，川贝母 10g，细生地黄 15g，生姜片 6 片。

上药以水 3 杯，煮取 1 杯，药渣再煮，取汁 1 杯，每日 2 次，温服。

四诊：10 月 1 日。上药再进 3 剂，诸证基本平复，唯心中尚感空虚，夜寐梦多，脉弦似觉尚硬，舌质红润，苔黄显退。病却大半，偏重滋补可也。仍守上方加重酸枣仁 30g，加柏子仁 10g，去黄芩、黄连、川贝母。

2. 妊娠子肿证

周身浮肿，下肢尤甚，恶寒，四肢欠温，口淡乏味，不欲纳谷，起则头眩，小便不利，大便溏薄，脉缓细无力，舌苔白滑，全生白术散主之，并食生姜鲫鱼汤。

若腰酸腰痛，有下坠之感者，恐将滑胎，宜寿胎丸方。

若下肢逆冷，心悸头晕，舌淡苔白，脉沉，宜真武汤主之。

浅注：妊娠水肿多责之于脾虚，脾主四肢与肌肉，脾又主运化水湿，脾阳不振，水液停蓄，渐至面目、四肢浮肿。水主下趋，其肿尤以下肢为甚，脾阳不伸，由是恶寒肢冷，口淡不欲饮食。脾之清阳不升，故而头为之晕、目为之眩；湿迫于下，由是小便不利、大便溏薄等症续出。治当健运脾气、利湿行水。宜全生白术散、生姜鲫鱼汤方。

若腰酸腰痛，显有下坠之感者，为脾肾气虚、任脉不固之象，宜寿胎丸方治之。

若下肢逆冷，及肿势上迫心肺，心悸头晕，舌淡苔白，脉沉细者，急以温阳利水，宜真武汤治之。

治法：益气健脾、温和冲任。

方药：①全生白术散(《全生指迷》) 加味：

生白术 20g，制苍术 15g，茯苓皮 30g，陈皮 15g，大腹皮 20g，防风 6g，生姜皮 10g。

上 7 味，以水 2 杯，煮取 1 杯，药滓再煮，取汁 1 杯，每日 2 次，温服。

方药：②生姜鲫鱼汤：

鲫鱼（大小不拘，去鳞肚）250g，生姜 20g，大枣 8 枚。

上方以水 800～1000ml，同煮鱼肉烂如泥为度，取汁 400～500ml，加少许味精、香菜、胡椒粉，早晚分 2 次温服。

方药：③寿胎丸(《医学衷中参西录》)：

菟丝子 30g，桑寄生 30g，川续断 30g，阿胶 15g。

上 4 味，先煮 3 味，取汁 2 大杯，以药汁烊化阿胶尽，每日 2 次，温服。

方药：④真武汤(《伤寒论》)

白术 20g，茯苓 30g，熟附子 6g，白芍 10g，生姜 6g。

上 5 味，水煮 2 遍，取汁 2 杯，每日 2 次，温服。

方论：全生白术散一方。为妊娠子肿之良方，方中以白术、云茯苓健脾渗湿，陈皮调中行气，生姜皮、大腹皮理气宽中以行水。方中更加苍术助白术，以健运脾气，加防风以胜其湿，全方共达益气健脾、运脾行水之效。

真武汤一方，乃温阳利水之方，若非水气过盛，四肢厥逆者，不可轻用，因方中附子辛温有毒，有通行十二经之力，亦为妊娠慎用之品，此处用之以温阳化气利水，白芍敛阴气亦有利水之功，他如白术、云茯苓、生姜皆温运脾阳以利水也，用者当慎而又慎，或效显而止可也。

【医案选粹】

子肿

案 1. 钱某，38 岁，已婚，工人。

患者来诊时，腹部膨大，面目浮肿，按脉浮紧，舌苔黄腻，业已怀孕 9 个月。最近 10 日来开始浮肿，胸闷气急，饮食无味，内热心烦，小溲短少，大便溏薄，次数也较多，乃按其臂上皮肤，按处成一凹穴，久而不起。证属脾虚湿热，兼有内热。治用健脾利湿、束胎清热法。

黄芪 9g，苍术、白术各 4.5g，生地黄 9g，焦山栀 9g，淡子芩 9g，青蒿 6g，汉防己 9g，陈皮 9g，茯苓皮 9g，地骨皮 9g，炒枳壳 4.5g。

患者服上方 2 剂后，小溲通畅，肿势顿减，因将临产期，旋即分娩而肿势全消。

（引自《朱小南妇科经验选》）

案 2. 于某，女，26 岁，1982 年 5 月 12 日初诊。

妊娠 4 个半月，下肢浮肿，小便不多，口淡乏味，不欲饮食，有时呕吐酸水，周身倦怠，头目眩晕，甚则面浮，精神萎靡不振，有时心悸，脉弦滑，按之似芤，舌尖红，苔淡白。

辨证治疗： 妊娠将近 5 个月，脾气虚衰，中阳不振，水湿外溢皮肤，形成水肿。唯舌尖红赤，并头目眩晕。乃虚阳上浮之形，治当健脾利湿，脾得运化则水肿自平，略佐清宣以清头目。

酸枣仁 40g，青竹茹 10g，丝瓜络 10g，桑叶 20g，陈皮 15g，生姜 6 片，白术 10g，防风 6g。

上药以水 3 杯，煮取 1 杯，药渣再煮，取汁 1 杯，每日 2 次，温服。

另： 鲫鱼（大小不拘，去鳞肚）300g，生姜 20g，大枣 8 枚。

上方以水 800～1000ml，同煮鱼肉如泥为度，取鱼肉及肉汁 400～500ml，加少许盐、味精、胡椒粉，合匀，每日 2 次。

二诊： 5 月 15 日。以上方法，连进 3 日，面浮消失，下肢浮肿亦消大半，精神较前振作，他证虽减而不足言，仍依以上方法续进。

三诊： 5 月 18 日。上法连进 3 日，下肢浮肿基本消退，饮食转有馨味，呕吐酸水止，头目眩晕止，心悸亦安，周身倦怠好转。唯脉来弦滑，按之似芤不复。余思之，病痊后脉亦必复，不可虑也，然而总不如小补为是。

酸枣仁 30g，青竹茹 10g，丝瓜络 10g，桑叶 10g，陈皮 10g，白术 10g，太子参 10g，生姜片 3g，甘草 10g，大枣（去核）2 枚。

上 10 味，以水 3 杯，煮取 1 杯，药渣再煮，取汁 1 杯，每日 2 次，温服。

鲫鱼生姜大枣，煮服方法同上，病愈为止。

孕期浮肿

刘某，女，33 岁，农民，1998 年 5 月 20 日诊。孕 7 个月，腿足浮肿，胸部憋闷，气短，夜口干，舌苔白，脉缓。

辨证： 孕期气虚浮肿。人体水液的代谢是由肺脾肾三脏完成的，肺气虚则不能通调水道，脾气虚则不能运化水湿，肾气虚则不能利尿排水。妇女孕后身弱气虚者往往出现浮肿，中医妇科称为"子肿"，肿甚胀满者，称为"子满"。此例子肿，胸憋闷而夜口干，乃不但气虚，而且阴虚有热。

治疗： 补气安胎，利水消肿。

处方： 生黄芪 20g，台参 20g，白术 15g，云茯苓 15g，黄芩 10g，麦冬 10g，桔梗 10g，枳壳 6g，紫苏 10g，陈皮 10g，川续断 20g，桑寄生 20g，甘草 3g。水煎服，3 剂。

本方以参、芪、术、苓补气健脾，渗湿利尿；川续断、桑寄生补肾壮腰，巩固胎元；麦冬、黄芩滋阴生津，清热保胎；桔梗、陈、苏、甘草宣肺调气，散水消肿。使肺脾肾功能增强，三焦水道通利，浮肿自可消退。

疗效： 连服 3 剂，憋闷口干浮肿已消除，因事忙未继。十余天后又现浮肿，至 6 月 4 日来诊，继服上方 3 剂痊愈。

（引自《名医玄振一医案选》）

3. 妊娠淋痛证

小便频数，淋漓涩痛，色赤或黄，心烦口苦，口渴，舌苔黄燥，脉来滑数，此为妊娠热淋，加味导赤散主之；若兼湿热者，宜五淋散方。若兼阴虚者，宜六味地黄汤。

浅注：妊娠淋痛，亦称"子淋"。本病之发，缘于膀胱气化不行。《素问·灵兰秘典论》指出："膀胱者州都之官，津液藏焉，气化则能出矣。"热邪内炽，水液受其煎熬，故而小便频数，淋痛不已，其色赤黄。热伤津气，心阴暗耗，其火炎上而心烦，口苦口渴，舌苔黄燥。其脉滑数等症续出，治以滋阴泻火，通淋止痛。方以加味导赤散。

若兼面垢，胸脘痞满，不欲饮食，舌苔色黄腻垢，此为湿邪困脾，脾气不运，胃气不降，治以清热运湿，通淋止痛，方宜五淋散。

若妊娠小便涩痛，手足心热，心烦寐劣，舌红干而少苔，脉细数，为阴虚淋痛，宜六味地黄汤。

治法：滋阴泻火，通淋止痛。

方药：①加味导赤散：

生地黄 25g，甘草梢 10g，竹叶 10g，麦冬 15g，天花粉 20g，萹蓄 10g，小蓟 10g，车前草 20g，黄芩 10g，茯苓 10g，炒山栀子 6g，木通 6g。

上 12 味，水煮 2 遍，取汁 2 杯，每日 2 服。

方药：②五淋散（《太平惠民和剂局方》）加味：

炒栀子 10g，白芍 10g，当归 10g，赤苓 10g，甘草梢 10g，生地黄 20g，黄芩 10g，车前草 20g，泽泻 20g，茯苓 20g，冬葵子 20g。

上药以水 3 杯，煮取 1 杯，药渣再煮取汁 1 杯，每日 2 次，温服。

方药：③六味地黄汤（《小儿药证直诀》）加味：

生地黄 20g，山茱萸 20g，丹皮 10g，泽泻 20g，山药 15g，云茯苓 20g，冬葵子 10g，黄芩 10g。

上 8 味，水煮 2 遍，取汁 2 杯，每日 2 次，温服。

方论：加味导赤散一方，为滋阴泻火、通淋止痛之方。方中以生地黄、麦冬、小蓟凉血养阴；竹叶、花粉、栀子、木通清心泻火利水，导心火从小便排出，甘草泻火缓急止痛；车前草、萹蓄利水通淋；黄芩、云茯苓益气清热安胎。

五淋散一方，为清热利湿、通淋止痛之方。方中以栀子、黄芩清热泻火；茯苓、泽泻、车前草以淡渗利水，当归、芍药、生地黄以养血安胎；赤苓、甘草梢、冬葵子以利水通淋，缓急止痛。

六味地黄汤加味，为养血益阴之方。方中生地黄养血滋阴；山药、山茱萸调补脾肾以滋阴；茯苓、丹皮以泻血分之郁热；泽泻、冬葵子以利水通淋；黄芩以清热安胎。

4. 妊娠转胞证

妇人怀孕，小便不通，或淋滴量少不畅，小腹痛胀，腰痛畏冷，坐卧不安，精神疲倦，四肢乏力，舌淡苔白，脉沉滑无力，金匮肾气丸主之。

若心悸，气短，少腹坠痛，小便不通，宜补中益气汤。

浅注：《金匮要略·妇人杂病脉证并治》谓："妇人病饮食如故，烦热不得卧，而反倚息者何也？师曰：此名转胞，不得溺也。以胞系了戾，故致此病，肾气丸主之。"提示转胞的证治，追其原因是下焦阳虚，肾阳不能振奋，故而小便不利，小腹急痛，而烦热不得卧。倚息者，是由水气上泛所致，病不在胃肠，故无妨碍饮食，治疗当振奋肾阳，气化州都，方用肾气丸。

若因中气不足或中气下陷，胎气受累而不举，压迫膀胱者，又须益气升阳，使其胎举而小便自通，方宜补中益气汤或张锡纯先生之升陷汤。

治法：温补肾阳，化气利水。

方药：①金匮肾气丸（《金匮要略》）加减：

熟地黄 20g，炒山药 15g，茯苓 20g，山茱萸 20g，泽泻 10g，川续断 20g，桑寄生 20g，砂仁 10g，菟丝子 20g。

上 9 味，以水 3 杯，煮取 1 杯，药渣再煮，取汁 1 杯，每日 2 次，温服。

方药：②补中益气汤：

黄芪 30g，党参 15g，炒白术 15g，当归 10g，陈皮 10g，柴胡 15g，升麻 15g，甘草 10g。

上 8 味，水煮 2 遍，取汁 2 杯，每日 2 次，温服。

方药：③升陷汤：

生黄芪 20g，知母 10g，柴胡 5g，升麻 6g，桔梗 5g。

上 5 味，水煮 2 遍，取汁 2 杯，每日 2 次，温服。

方论：金匮肾气丸乃温阳、化气、行水之方，方以熟地黄大补精血，辅以山药、山茱萸大补肝脾之阴血；茯苓、泽泻渗淡利水；川续断、菟丝子、桑寄生温补肾之阳气，以振奋之，鼓舞之；砂仁性辛温，主入脾、胃、肾，能引诸药归宿丹田，并协他药以止痛安胎。

补中益气汤，方以黄芪为主，补中益气；辅以参、草、白术益气健脾。陈皮理气和胃，当归以养血益胎气，唯柴胡、升麻，可协主药黄芪，以升提下陷之阳气，中阳振作，胎气自举，膀胱无物压迫，小便自出，转胞自已。

升陷汤乃张锡纯先生应用于宗气下陷证之良方，其主要功用为益气升陷，宁心安神，主治胸中大气下陷，大气举之，中气举之，胎气亦举之也。

【医案选粹】

转胞

王某，38岁，已婚。

患者多产，素体虚弱，现妊娠4个月，忽患小腹坠胀，小便不通，已有一昼夜，清晨赶来急诊。患者谓：自怀孕后，食欲不振，时常头眩目花，腰酸不舒。最近10天来，小腹有坠胀感。昨晨起小便不通，尚不留意，至晚间膨胀难受，一夜未能睡好，所以一早赶来就诊。按脉后，嘱其平卧，按其小腹，摸得胎位较一般低下，追问病史，平时经来腰酸便溏，子宫位置后倾，遂作脉案如后。

初诊： 1960年6月。素禀虚弱，复又多产，刻下怀孕4个月，胃呆腰酸，昨起小溲不通，小腹坠胀难受，脉细滑，苔薄白。症属转胞，肾气不足，胎位下垂所致。治拟固肾托胎。

升麻2.4g，五味子4.5g，杜仲9g，续断9g，菟丝子9g，怀山药9g，白术6g，带皮茯苓9g，陈皮6g。

上方嘱服1剂，次日再来复诊。因征象颇急，小溲再不通利，会引起不良后果，所以观察服药后动静如何，再作对策。第2天患者来述，药后，小便已经通畅。

复诊： 昨服固肾托补药后，胎位稍起，膀胱气化已复，小溲通畅，腹胀顿宽，腰酸好转，现稍感耳鸣目花，再宗原意以巩固疗效。

升麻2.4g，五味子4.5g，黄芪9g，孩儿参4.5g，狗脊9g，菟丝饼9g，山药9g，炒枳壳4.5g，覆盆子9g，白术6g，茯苓9g。

（引自《朱小南妇科经验选》）

5. 妊娠子痫证

突发头痛，头晕恶心，四肢震颤，甚则直视跌仆，口噤抽搐，须臾自醒，良久复作，脉弦数有力，舌红少苔。 羚羊钩藤汤加味治之。

浅注： 《素问·至真要大论》指出："诸风掉眩，皆属于肝。"肝肾阴虚，肝阳上亢。妇人孕子之后，阴血以养胎为重，阴血虚而阳亢，故而头痛，头晕。任脉血虚，冲脉上逆，故而恶心。四肢震颤，直视跌仆，口噤，抽搐，皆为阴虚血不养筋之候。因其发作后须臾自醒，良久复作，为之子痫，又名子冒、儿风，治以羚羊钩藤汤加味调之。

治法： 滋阴潜阳，养血息风。

方药： 羚羊钩藤汤（《通俗伤寒论》）加味：

羚羊角粉（分2次兑服）4g，钩藤30g，白芍20g，桑叶20g，竹茹10g，杭菊15g，川贝母10g，茯苓15g，制首乌20g，甘草10g，生地黄30g。

水煮10味，取汁1杯，药滓再煮取汁1杯，每日2次，温服。每服兑冲羚羊角粉 2g。

方论：羚羊钩藤汤一方，是治疗肝热动风的要方，方以羚羊角粉、钩藤、桑叶、菊花凉肝清热，息风定惊；川贝母化痰清热，茯苓安神宁心；由于火旺生风耗其津液，以生地黄、白芍、何首乌、甘草滋其阴液以柔肝；竹茹清热除烦，祛痰通络，诸药相合可凉肝息风，以缓子痫。

【医案选粹】

子痫

余友班某之女，与夫口角，夜半后一阵阵发痫，丑时来人报告，余令弟子前往诊之，回报曰：不时发痫已三次，号哭，头热，颈直，目睛上反，脉弦滑有力。余命书方：羚羊角粉（分三次冲服）3g，钩藤30g，桑叶30g，淡竹茹9g，白芍15g，胆南星15g，生地黄30g，茯神9g，甘草9g。急火煎1大杯，分3次服，每服冲服羚羊角粉1g。翌日晨起，余往诊，病已瘥，正在安睡矣。

（引自《孙景三医案》）

6. 妊娠子烦证

烦热不安，手足心热，午后甚，舌红少津，口渴口干，小便短赤，大便干燥，脉细数。宜人参麦冬散。

若精神郁冒，烦躁不安，两胁胀痛，甚则易怒，宜丹栀逍遥散。

若胆怯易于惊恐者，宜枣仁甘草汤。

浅注：妇人怀孕后，因血聚养胎，阴血不足，心失所养，心神不宁，烦热不安，兼手足心热，舌红少津，口干，口渴，热灼阴液，甚则小便短赤，大便干燥，治当清热养阴，除烦安神。方宜人参麦冬散。

若兼肝郁，肝气不伸，精神郁冒，烦热不安，甚则易怒，宜疏肝解郁，清热除烦，宜丹栀逍遥散。

若平素心胆气滞，气虚而易惊、易恐者，宜宁胆安神法治之，宜枣仁甘草汤。

治法：清热养阴，除烦安神。

方药：①人参麦冬散（《妇科心得》）：

麦冬20g，生地黄15g，竹茹10g，黄芩10g，茯苓10g，甘草6g，知母10g。

上8味，水煮2遍，取汁2杯，每日2次，温服。

方药：②丹栀逍遥散加味：

柴胡10g，白芍15g，当归10g，云茯苓10g，栀子10g，竹茹10g，白术10g，薄荷6g，生姜6g，丹皮5g，甘草10g。

上药水煮2遍，取汁2杯，每日2次，温服。

方药：③枣仁甘草汤：

酸枣仁 30g，甘草 10g。

上 2 味，水煮 2 遍，取汁 2 杯，每日 2 次，温服。

方论： 丹栀逍遥散一方，以柴胡疏肝解郁，归、芍以养血柔肝，苓、术、姜、草以健脾和胃，佐薄荷一药调达肝气，方中更加栀子、丹皮以降心肝之火而除烦热。诸药相合共达疏肝解郁、清热除烦之效。

枣仁甘草汤一方，以生酸枣仁为主，酸枣仁以生者酸味为最良，酸入肝胆。惟胆气宁则脏腑安和，从"十一脏取决于胆"的意义来看，以酸枣仁配合生甘草一药岂不正合酸甘化阴于（肝）胆，胆气和则易惊易恐之症必瘥。

【医案选粹】

妊娠子烦

任某，女，26 岁，1978 年 10 月 8 日初诊。

怀孕两个半月，心中烦闷不乐，甚则起卧不安，手心热，足心亦热，傍晚严重，有时口中干燥，夜间不时心慌害怕，小便黄、大便初头干燥、脉象细数，舌质偏红、苔薄黄。

辨证治疗： 心中烦闷，心火上盛，心神失守，故心烦，阴虚内热、灼伤津液，故而手足心热不已，舌质偏红、大便初头干燥以及脉象等，均为阴虚内热之候。治以滋阴清热、除烦安神。方用人参麦冬汤加味。

西洋参 10g，麦冬 20g，北沙参 15g，黄芩 10g，知母 10g，生地黄 30g，玄参 20g，瓜蒌 20g，甘草 10g，石斛 20g，五味子 6g。

上药以水 3 杯，煮取 1 杯，药滓再煮，取汁 1 杯，每日 2 次，温服。

二诊： 10 月 16 日。上药连服 6 剂，诸证显减，仍步上方加减续服。

石斛 30g，麦冬 20g，沙参 20g，生地黄 30g，玄参 15g，瓜蒌 20g，莲子心 5g，生甘草 10g，柏子仁 10g，丝瓜络 10g，竹茹 10g，酸枣仁 20g。

上药以水 3 杯，煮取 1 杯，药滓再煮，取汁 1 杯，每日分早晚温服。

7. 妊娠子喑证

妊娠八九月，其声嘶哑，甚则不能言语。头晕目眩，耳聋面赤，手足心热，腰痛便秘，脉细数，舌红少津，宜六味地黄汤加味。

浅注：《素问·奇病论》指出："黄帝问曰：人有重身，九月而喑，此为何也。岐伯对曰：胞之络脉绝也。帝曰：何以言之。岐伯曰：胞络者系于肾，少阴之脉贯肾系舌本，故不能言。帝曰：治之奈何。岐伯曰：无治也，当十月复。"综合脉证分析，肾之经络，上行肺中，至咽喉，挟舌本，九月，肾脉养胎，阴虚不能上荣于舌及咽喉，故而声音嘶哑，或不能语。肾阴虚，阴亏火旺，心神被扰，由是面赤，手足心热，甚则头晕，目眩，耳聋。腰为肾府，肾阴不足故而腰痛、便秘等症续出。方以六味地黄汤加味治之。

治法： 滋补肾阴，安妊润肺。

方药：六味地黄汤加味：

生地黄 30g，山药 20g，山茱萸 25g，泽泻 20g，茯苓 20g，丹皮 6g，麦冬 20g，薄荷 6g，细辛 3g。

上 9 味，水煮 2 遍，取汁 2 杯，每日 2 次，温服。

方论：六味地黄汤为滋补肾阴之良方，方中加麦冬滋心阴以降其火。细辛一药可激发肾之气阴上达于肺；薄荷辛润以宣发肺气，二药相合实为启语之舟楫。

8. 妊娠子嗽证

咳嗽胸闷，干咳无痰，口干咽痒，心中烦热，舌红少苔，脉细数者，宜百合固金汤或麦门冬汤主之。

若兼头痛头晕，两耳蝉鸣，腰脊疼痛，咳嗽失溺，脉象虚数者，宜都气丸方加味主之。

浅注：妇人妊娠，阴血主养胎元，一旦将息失宜，阴虚液亏，虚火上炎，伤及肺阴，肺阴虚，宣降不调，故而干咳无痰，口干咽痒。虚火内生，阴液暗耗，故而心中烦热，舌红少苔，脉细数。此属阴虚肺热之证，治以养阴清肺，润燥止咳。方以百合固金汤。

若兼肾虚液亏，干咳无痰，头目眩晕耳鸣，腰脊疼痛，咳而遗尿者，宜补肾纳气，清肺止咳，宜都气丸方。

治法：养阴清肺，润燥止咳。

方药：①百合固金汤（《医方集解》）：

炒白芍 10g，生地黄 20g，川贝母 6g，熟地黄 20g，当归 6g，甘草 10g，百合 30g，玄参 10g，麦冬 10g，桔梗 10g。

上 10 味，水煮 2 遍，取汁 2 杯，每日 2 次，温服。

方药：②都气丸加减：

熟地黄 20g，山药 10g，泽泻 10g，云茯苓 20g，山茱萸 20g，五味子 9g，阿胶（烊）10g。

上方中前 6 味，煮取 2 遍，取汁 2 杯，烊化阿胶，每日 2 次，温服。

方论：百合固金汤一方，主治由肺肾阴亏、阴虚内热、虚火上炎所发之证。虚火灼肺，则咳嗽气短，如灼伤肺络，则痰中带血，至于咳嗽胸闷，口干咽痒，心中烦热均属阴虚内热之证。治以清肺养阴，润燥止咳，方中百合、生地黄、熟地黄滋养肺肾为主药；麦冬助百合以润肺止咳；玄参助生地黄、熟地黄以滋阴清热；当归、白芍养血和阴；川贝母、桔梗清润肺气而止咳；甘草调和诸药，俾阴液充足，肺肾得养，虚火降而诸症自愈。

都气丸一方，乃六味地黄丸加五味子一药而成，本方所主诸证，皆为真阴亏虚、肾不纳气、虚火上炎所致，虽云肾、脾、肝三脏并补之方，而以补肾纳气为主。腰为肾府，肾阴不足故见腰脊疼痛。肾阴亏虚，故而头痛，头晕，两耳蝉鸣。肾虚而不纳气，故见咳嗽失溺。方用熟地黄滋肾填精为主，辅以山茱萸养肝肾而涩精气。山药补脾阴而固精气，茯苓淡渗脾湿，助山药以健脾，泽泻清泄肾之余热，并防熟地黄之滋腻，丹皮又可清肝之余火，并制山茱萸之温。五味子一药，为敛肺止咳、益肾涩精之品，李东垣谓："补元气不足，收耗散之气。"此药与六味相成，旨在纳气平喘。子嗽一证，如有外感，咳喘不已，可择用杏苏散、参苏饮、马兜铃散等。

【医案选粹】

子嗽

朱某，25岁，已婚，工人。从怀孕3个月起，即感受风寒，喉痒咳嗽。现已7个月，症尚未愈，腰酸胁痛，小便频数，并时有潮热恶寒现象，咳剧时甚至小溲不禁，胎动不安，心窝苦闷，乃来就诊。约经半个月调治，症方痊愈。现将脉案录于后，以观疾病进退和用药次序。

初诊：1月12日。怀孕7个月，咳嗽已3个月，咳痰不爽，略有喉痒，恶寒潮热，胸胁闷胀，泛之欲呕，脉象滑数，舌苔薄白。证属风寒袭肺，痰湿内蕴。治当宣肺疏散。

紫苏叶、紫苏梗各6g，前胡4.5g，藿香梗、佩兰梗各4.5g，陈皮6g，制半夏6g，姜竹茹9g，玉桔梗4.5g，白术6g，炙款冬9g，炙甘草3g，象贝粉（吞）3g。

二诊：1月15日。服药后寒热已退，咳嗽已爽，食欲不振，略有腰酸，慎防久咳伤胎。治拟化痰安胎，并祛余邪。焦白术6g，陈皮6g，桔梗2.4g，沙参6g，炙紫菀6g，炙款冬6g，怀山药9g，杜仲9g，续断9g，炙甘草2.4g，杏仁6g。

三诊：1月18日。咳嗽已瘥，痰亦渐清，胃口稍开，腰酸仍然。腰为肾之府，不容忽视。治拟固肾养金。炙款冬6g，炙紫菀6g，肥麦冬6g，苏梗6g，白术6g，白芍6g，陈皮6g，菟丝子9g，覆盆子9g，五味子2.4g，炙甘草3g。

四诊：1月21日。服药调治后，胸闷已宽，咳嗽亦少，刻有胎动不安，腰酸不舒，肺脏余邪已清，但胎已受震。治拟镇咳安胎。枇杷叶（包）6g，蒸百部9g，炙紫菀6g，炙款冬6g，蛤粉炒阿胶9g，杜仲9g，续断9g，五味子2.4g，炙甘草2.4g，苎麻根9g。

五诊：1月31日。咳嗽已停，诸恙次第就愈，稍有腰酸力乏，邪去扶正，以复康宁。治拟固肾安胎。孩儿参4.5g，白术6g，麦冬6g，杜仲9g，续断9g，菟丝子9g，五味子2.4g，熟地黄9g，茯苓9g，苎麻根9g，南瓜蒂2枚。

（引自《朱小南妇科经验选》）

妊娠虚喘

张某，女，24岁，农民。1975年8月24日初诊。

结婚 5 日，即发哮喘，继之怀孕，哮喘益甚，迄今已 3 个月。颜面浮肿，唇睑色青，自汗，心悸，倦怠乏力。其夫略知医学，自按《本草纲目》第三十八卷服器部"上气喘急，故锦一寸，烧灰茶服神效"法服之，暂缓其急。迁延已经月余，未能痊愈。脉来细弱，舌苔胖嫩少苔。

辨证治疗： 脉细而弱，主乎精气虚损。婚后即喘，妊后益甚，乃"冲任损伤，肝肾亏损，经血虚耗"之象。颜面浮肿，唇睑色青，自汗心悸，倦怠乏力，皆肝肾亏虚、冲任损伤之证。治以调补肝肾、益其冲任。方遵都气丸法。

处方： 熟地黄 30g，五味子 3g。水煎服。

服药 5 剂，哮喘已平。继服 5 剂，浮肿尽退，心安，汗止，唇睑转红，病告痊愈。

（引自《孙鲁川医案》）

附注： 熟地黄久蒸日晒，其性甘温，所谓有大补肝肾之功者，"以熟地大补精血故也"。熟地黄得五味以温肾纳气，肾气固秘，故喘自平。方药只用都气丸之熟地黄、五味子而取效，乃未失都气丸之旨故也。

9. 妊娠胞阻证

妊娠少腹作痛，绵绵不止，喜温喜按，心悸不安，甚则胎动不安，舌淡苔白薄，脉细弱。 宜胶艾汤或安奠二天汤主之。

若妊娠感寒，小腹冷痛，按之熨之则痛减，四肢不温，精神倦怠，舌淡苔白，脉沉迟者，温宫汤主之。

浅注： 妊娠腹痛，称为"胞阻"。这是因为胞脉阻滞所致之症，尤在泾指出："胞阻者，胞脉阻滞血少而气不行也。"由于血少气滞，经脉失却濡养，而现腹部绵绵作痛。气血亏虚故喜温喜按，甚则胎动不安。气血不足心失所养，故而心悸不安，脉与舌象，均属血虚腹痛之证，治当养血益气，止痛安胎。

若妊娠感寒，寒气入里，或肾阳不足，寒从内生，阳气不能内外通达，故而小腹冷痛，喜温之熨之。四肢不温，精神倦怠，舌淡苔白，脉象沉迟。治当暖宫安胎，扶阳止痛。

治法： 养血益气，止痛安胎。

方药： ①胶艾汤(《金匮要略》) 加味：

川芎 6g，阿胶（烊）10g，甘草 10g，艾叶 15g，当归 10g，白芍 10g，熟地黄 20g，桑寄生 15g，菟丝子 20g。

上 8 味，水煮 2 遍，取汁 2 杯烊化阿胶，兑黄酒 50g，每日 2 次，温服。

方药： ②安奠二天汤(《傅青主女科》)：

人参 25g，熟地黄 30g，炒白术 30g，山药 15g，山茱萸 15g，杜仲炭 10g，枸杞子 6g，炒扁豆 15g，甘草 10g。

上 9 味，水煮 2 遍，取汁 2 杯，每日 2 次，温服。

方药：③温宫汤：

党参 25g，炒白术 25g，云茯苓 20g，甘草 10g，紫苏 10g，补骨脂 15g，肉豆蔻 10g，菟丝子 30g。

上 8 味，水煮 2 遍，取汁 2 杯，每日 2 次，温服。

方论：温宫汤一方，方用参、术、苓、草四君子以补脾气，补骨脂、肉豆蔻、菟丝子，以温其下焦之寒，暖其胞宫之气血，方中紫苏散内外之寒气，并可安胎。

【医案选粹】

妊娠小腹作痛

安某，女，30 岁，1986 年 3 月 5 日初诊。

怀孕 3 个月，突然小腹作痛，有坠胎之感，小腹部寒凉，喜暖喜按，精神疲倦，腰疼，下肢无力，脉沉迟，舌淡。

辨证治疗：肾阳不足，阴寒内盛，故而小腹作痛，寒凉喜温，然腰痛，乃胞胎与带脉有关，带脉不能维系又关乎脾肾。《傅青主女科·妊娠少腹疼》曰："然脾为后天，肾为先天，脾非先天之气不能化，肾非后天之气不能生，补肾而不补脾，则肾之精何以遽生也，是补后天之脾，正所以补先天之肾也，补先后二天之脾与肾，正所以固胞胎之气与血，脾肾可不均补乎。方用安奠二天汤。"

台参 10g，熟地黄 15g，炒白术 15g，炒山药 15g，山萸肉 15g，炒杜仲 10g，炒扁豆 10g，甘草 10g，小茴香 6g，川续断 20g，桑寄生 20g，菟丝子 20g，苏叶 6g。

上药以水 3 杯，文火煮取 1 杯，药滓再煮，取汁 1 杯，每日 2 次，温服。

二诊：3 月 10 日。上药服 3 剂，小腹痛止，亦无坠胎之感，精神振作。惟腰尚感不适，脉尚沉迟无力。上药既已获效，仍步上方加减化裁。

台参 15g，炒白术 15g，炒山药 20g，炒扁豆 10g，紫苏叶 6g，炒杜仲 10g，川续断 20g，桑寄生 20g，菟丝子 20g，柴胡 6g，酸枣仁 20g，甘草 10g。

上药以水 3 杯，文火煮取 1 杯，药滓再煮，取汁 1 杯，每日 2 次，温服。

三诊：3 月 16 日。上方连服 4 剂，病愈。

本年 10 月，届时顺产一男婴。

妊娠少腹寒凉

宋某，女，28 岁，天津政工干部，1978 年 10 月 23 日初诊。

怀孕 6 个半月，经常下基层工作，经常感到少腹寒凉，曾去某医院妇科检查，发现胎儿发育缓慢。刻下：少腹冷痛，喜温喜按，精神倦怠，下肢亦感不温，脉来沉缓，舌质淡，苔白薄。

辨证治疗： 肾阳不足，阴气内盛，阳气不得斡旋，故而胎儿发育缓慢；胞宫失于温煦，故少腹冷且有微痛；阳气展化不及，是故精神倦怠，下肢亦感不温。治以暖宫扶阳，祛寒安胎。方守温宫汤加味。

党参20g，土炒白术20g，补骨脂10g，菟丝子30g，煨肉豆蔻10g，紫苏6g，桑寄生20g，川续断20g，干姜6g，云茯苓20g，熟附子6g，甘草10g。

上药以水3杯，煮取1杯，药滓再煮，取汁1杯，每日2次，温服。

二诊： 10月26日。上方服3剂，身觉温暖舒适，少腹寒冷之感消失，精神好转，惟下肢尚感微寒，脉来亦觉和缓。综观之，阳气有来复之机，阴寒之气不日即能蠲除矣，再以上方续进，宗寿胎丸意。

紫苏10g，菟丝子30g，川续断30g，炒白术20g，党参20g，补骨脂10g，桑寄生20g，黄芪20g，陈皮15g，熟地黄20g，阿胶（烊化）10g，甘草10g。

上药以水3杯，文火煮取1杯，药滓再煮，取汁1杯，每日2次，温服。

5个月后，亲友自津回德来报，宋某生一男婴，母子平安，特来致谢云云。

10. 妊娠子悬证

腹满痞胀，按之而痛，胸闷气喘，不得卧息，烦躁不安，脉象弦滑，舌质偏红，苔色薄黄，宜紫苏饮加减。

浅注： 肾失纳气之职，以致冲任失养，胎气上逆，导致脾胃失于降运，故而腹满痞胀，气滞不消，按之而痛。肾阴不足，心火上僭，神不守舍，故而烦躁不安，胎气上逆迫肺，肺失宣肃故胸闷气喘，不得卧息，此证，古称子悬，实乃胎气上逆之证。

治法： 理气降逆，安奠冲任。

方药： 紫苏饮(《本事方》) 加减：

全紫苏10g，淡子芩10g，当归10g，白芍15g，太子参10g，大腹皮10g，陈皮10g，甘草6g，生酸枣仁15g，炒紫河车10g。

上10味，以水3杯，煮取1杯，药滓再煮，取汁1杯，每日2次，温服。

方论： 方中紫苏肃降肺气，陈皮、大腹皮理中下气，黄芩、当归、白芍养血清热，酸枣仁养血安神，太子参、甘草益气健脾，紫河车以安奠冲任并清热养血安胎。

【医案选粹】

子悬

李某，女，41岁，干部，1991年3月10日初诊。

妊娠4个半月，情志不遂，生闷气，初感胸闷，转则腹胀，有时作痛，甚则呼吸似喘，心中悸惕，烦躁不安，坐卧不宁，不欲饮食，呃逆，脉象弦滑，舌苔黄腻。

辨证治疗：怀孕期间，尤怕生气着急，近来工作不太顺利诱发此证。肝主疏泄，性喜条达，肝气偏胜，肾阴不足，肝气横伤脾胃，脾胃气滞，降和不利，因而腹胀、作痛，甚则胸闷、呼吸困难。肾水不足，再加心火亢盛故心悸、烦躁，坐卧不安。火气灼肺，形成肺失清肃，故而呼吸困难。脉弦滑、苔黄腻，均为肝气过胜、内热，治以柔和肝脾，理气清肺为法。方用紫苏饮加减。

紫苏 10g，陈皮 15g，半夏 15g，白芍 20g，条芩 10g，香附 10g，大腹皮 20g，当归 6g，青皮 6g，淡竹茹 10g，荷梗 15g，生甘草 10g，茯苓 15g，山栀子 6g，丝瓜络 20g，薄荷梗 6g。

上药以水 3 杯，煮取 1 杯，药滓再煮，取汁 1 杯，每日 2 次，温服。

二诊：3 月 14 日。上方连服 4 剂，诸症显减，胸宇显宽，腹胀减却大半，呼吸通畅，心悸安、呃逆平、饮食增加，惟脉尚弦，仍当降气开郁。《傅青主女科歌括·妊娠子悬胁疼》曰："开肝气之郁结，补肝血之燥干，则子悬自定矣"。遵其法以调之。

北沙参 20g，石斛 20g，麦冬 10g，白芍 20g，淡竹茹 10g，丝瓜络 10g，生地黄 20g，女贞子 10g，阿胶（烊）10g，半夏 6g，生姜 10 片，甘草 10g，薄荷梗 6g，荷花梗 10g，玄参 10g。

上药以水 3 杯，煮取 1 杯，药滓再煮，取汁 1 杯，每日 2 次，温服。

子悬

初诊：曹某，21 岁，已婚，1959 年 12 月初诊。怀孕 8 个月，因气恼而致气机上逆，胸肋间如有气闭壅塞，一度昏厥。今患者自揉胸部，据述前日气塞而昏厥，苏醒后，胸肋闷胀，恶心呕吐。现心烦口燥，腰背酸楚，不思饮食，似有异物阻塞，异常难受。按脉滑数，舌苔黄腻。证系气郁使然，首先宜宽畅心情。

苏梗 6g，白术 6g，陈皮 6g，白芍 6g，合欢皮 9g，带壳砂仁（后下）2.4g，淡子芩 9g，钩藤（后下）12g，杜仲 9g，续断 9g，姜竹茹 9g。2 剂。

复诊：情绪较佳，面貌已无苦闷之象，服药颇见功效，呕逆已停，胸脘闷胀亦瘥，现胃苏思纳，略能饮食，稍感腰酸和胎动，其他无所苦。按脉亦不若上次之数，舌苔由黄腻而变为薄黄，症已大好。宗原意续予宽胸健脾、解郁安胎以善其后。

苏梗 6g，合欢皮 9g，白芍 9g，代代花 2.4g，带壳砂仁（后下）4.5g，白术 6g，陈皮 6g，钩藤（后下）12g，菟丝子 9g，覆盆子 9g，茯苓 9g。

（引自《朱小南妇科经验选》）

11. 妊娠半产证

腰脊疼痛，小腹下坠，血流淋漓，绵绵作痛，小便频数，心悸头晕，脉象细弱，舌淡苔薄白。 或跌仆损伤，伤及胎元，宜寿胎丸主之。

若内热伤阴，胎动不安，小腹作痛，下血淋漓不止，心中烦热，不得安寐，口干，小便短少，大便秘结，舌红苔黄，宜景岳凉胎饮治之。

浅注： 妊娠期间，将息失宜，精气损伤，肾气亏虚，冲任失于固摄，胎失所养，以致腰脊疼痛，小腹下坠，血流不止，少腹绵绵作痛，大有胎坠之虞。肾气虚，不足生髓充脑而头晕，心失所养而心悸。

若因跌仆，伤及胎元，具有腰坠、流血、头晕、心悸等症，脉象细弱，舌淡苔白者，皆宜补益肾气煦其冲任，以安胎元，张锡纯之寿胎丸，为良好的治疗方剂。

若因内热伤阴，热伏冲任，内扰胎元以致胎动不安，腹疼、下坠、流血，并心烦不寐等证，急以清热养阴、调补冲任以安胞胎，宜景岳凉胎饮。

治法： 补肾安胎，调补冲任。

方药： ①寿胎丸（《医学衷中参西录》）加味：

桑寄生 30g，川续断 30g，菟丝子 25g，阿胶（烊化）10g，杜仲炭 20g，艾叶炭 10g，炒白术 15g。

上 7 味，水煮 6 味，取汁 2 杯烊化阿胶，每日 2 次，温服。

方药： ②凉胎饮：

生地黄 25g，白芍 25g，白术 20g，黄芩 15g，当归 10g，石斛 20g，甘草 10g。

上 7 味，水煮 2 遍，取汁 2 杯，每日 2 次，温服。

方论： 寿胎丸一方乃张锡纯先生治疗滑胎得心应手之方，方中桑寄生、菟丝子俱有补肾填任、养血安胎之功；川续断，大有补肝肾壮筋骨之功，并有安胎之效；阿胶以血肉有情之品，为调补冲任之圣药；冲任固秘，胎元自保无虞也。方中加杜仲炭、艾叶炭、炒白术，以加强其养血止血、益气安胎之效。

凉胎饮一方，方中以生地黄、黄芩清热凉血养阴；以当归、白芍敛其阴气以养血生血；白术、石斛健脾滋液以养胎；甘草调和诸药，全方共达清热凉血、滋任安胎之效。

【医案选粹】

胎动

李某，女，25 岁，农民。1965 年 4 月 28 日初诊。

妊娠 4 个月余，在田间劳动，不慎跌仆动胎，腹痛见红，腰痛，不得俯仰，胎动不安，有坠脱之虞，来院门诊。脉象细涩，舌淡苔白。

辨证治疗： 经云："冲为血海，任主胞胎。"今因不慎跌仆，腰腹剧痛见红，显属冲任损伤之危候。治以调养冲任，佐以补气摄血。方用寿胎丸加味。

处方： 菟丝子 18g，川续断 12g，桑寄生 18g，生黄芪 12g，炒杜仲 18g，甘草6g，阿胶（烊化）12g。水煎两遍，每日2次，温服。

上方连服6剂，血止胎安，告愈。

（引自《孙鲁川医案》）

滑胎

田某，女，28岁，工人。1971年8月16日初诊。

结婚4年，流产3次，每次流产都在妊娠3～4个月，身体逐渐消瘦，腰膝经常酸软，现又怀孕2个月余，惟恐再次流产，来院求诊。脉象细滑，舌质淡红，舌苔白薄。

辨证治疗： 综合脉证分析，显属冲任亏虚，不能摄养胎元。治以调补冲任，滋养胎元。方用寿胎丸加味。

处方： 菟丝子、桑寄生、川续断各30g，阿胶（烊化）18g，党参15g。隔日煎服1剂。

上方连服6剂，腰膝酸软已除。续服原方至30剂，情况一直良好。嘱每隔2日服药1剂，又服药15剂，停药，届期生一女婴。

（引自《孙鲁川医案》）

妊娠下血

封某，女，34岁，农民，1984年8月6日初诊。

农田努力劳动，不慎跌仆，已怀孕6个月而胎动不安，阴道少量流血，心中烦扰，悸动不安，口干口渴，夜寐不安，小便黄短，大便略干，脉来滑数，舌红苔黄。

辨证治疗： 跌仆胎动流血，再加热伏冲任，热扰血行，故而阴道流血；邪火上乘于心，故而心中烦热、心悸；津气耗之，故而又口渴、口干；脉与舌象，均系血热之形。治以清热养阴、止血、凉血、安和胎气。方用景岳凉胎饮加减。

生地黄30g，白芍20g，藕节炭20g，旱莲草15g，黄芩10g，石斛30g，黄柏6g，桑寄生20g，生白术15g，玄参10g，血余炭8g，茜根炭8g，丝瓜络10g，生姜6片。

上药以水3大杯，煮取1杯，药滓再煮，取汁1杯，每日2次，温服。

二诊： 8月10日。上方连服4剂，阴道尚有点滴流血，心中烦扰大减，心悸不安，口干口渴减轻，夜寐得安，小便尚有黄短，大便尚干，脉来不若前甚，再步上方加减续进。

生地黄30g，白芍20g，黄芩10g，石斛30g，玄参10g，血余炭10g，茜根炭10g，麦冬20g，瓜蒌15g，生白术15g，生甘草10g。

上药以水3杯，煮取1杯，药滓再煮，取汁1杯，每日2次，温服。

三诊： 8月18日。上方连服7剂，下血止、心烦已安，心悸平，夜寐转醋，小便清长，大便已通，脉来平和。与柏子养心丸、六味地黄丸兑服善后。

三、产后病类证

1. 产后恶漏证

气虚恶漏不止，或淋漓不断，小腹坠痛，神衰气短，舌淡苔白，脉细无力。 宜补中益气汤加味。

若恶漏色紫，有臭味，面颊红润，口干舌红，苔黄，脉细数。 宜保阴煎。

若恶漏不多，腹痛拒按，或恶漏不下，腹疼甚，舌质紫黯，脉来弦涩。宜生化汤加味。

浅注：妇人产后百节空虚，一旦将息失宜，冲任损伤，就易亡血伤津。而或瘀血内阻，败血妄行等症丛生。《医宗金鉴》指出："胎前无不足，产后无有余，此言其常也。然胎前虽多有余之证，亦当详察其亦有不足之时；产后虽多不足之病，亦当详审其每挟有余之证也。"提示后人，辨证不可不详。

若素来体质虚弱，产时失血又多，气必虚而失摄，故而恶漏不止，淋漓不断，气血失于温养，故而小腹坠痛。气血皆不足，由是神衰、气短、舌淡苔白、脉细无力等续发，治当补气补血、温补冲任以摄血。宜补中益气汤急治之。

若产后因血虚内热，扰动冲任，其血妄行，亦易引发恶漏不止，因其血热而有臭味。血虚阳浮，故面颊红润，口干，舌红，苔黄等症续发。急以清热解毒，止血固冲。宜景岳保阴煎。

若产后恶漏不多，腹痛拒按，甚则恶漏不下，腹痛尤甚者，为瘀血当下不下，阻于胞中，治疗又当活血化瘀，温经止痛，宜生化汤治之。

治法：益气敛血，温补冲任。

方药：①补中益气汤(《脾胃论》) 加味：

黄芪 20g，台参 20g，炒白术 20g，当归 15g，阿胶（烊化）10g，柴胡 10g，升麻 10g，陈皮 10g，甘草 10g，艾叶炭 10g，首乌炭 20g。

上药水煮 2 遍，取汁 2 杯，每日 2 次，温服。

方药：②保阴煎(《景岳全书》)：

生地炭 25g，山药 20g，白芍 20g，续断 20g，黄芩炭 15g，黄柏 10g，蒲黄炭 10g，茜根炭 10g。

上药水煮 2 遍，取汁 2 杯，每日 2 次，温服。

方药：③生化汤《傅青主女科》活血化瘀，温经止血：

当归 15g，川芎 10g，桃仁 10g，炮姜 6g，甘草 10g，芥穗炭 10g，红花 10g。

上药水煮 2 遍，取汁 2 杯，每日 2 次，温服。

方论： 补中益气汤，以方名言其治，参、芪、术、草补中益气，以当归补血，又以陈皮理气，升麻、柴胡协主药以升提下陷之阳气，以甘草调和诸药。因其恶漏不已，加阿胶以养血，加艾叶炭以止血，加首乌炭以养血止血，三药合用不但能养血止血，抑且可调补冲任以益其胞宫。

保阴煎乃清热解毒、养阴止血之方，方中将熟地黄易为生地炭，配合白芍、山药、黄柏、黄芩炭，既可养阴清热，又可凉血止血；川续断，补肝肾，强腰系，壮筋骨；蒲黄炭、茜根炭既可止血，又可化瘀。诸药合用，其清热解毒、止血固冲的疗效更强。

【医案选粹】

产后恶露不绝

邵某，24 岁，已婚。产后 2 个月余，腰酸肢软，恶露淋漓不断，头目昏花，乳水不足。

初诊： 1962 年 12 月 20 日。面色萎黄，产后恶露未断已 60 余日，腰酸肢软，精力倦怠。前曾用药奏效不显，观前用药，多为补涩之品。恶露颜色仍红，脉细软稍带弦涩，惟小腹间略有坠胀而无痛感。证属气血亏损，冲任不固而尚有残瘀滞留。治以固肾养血为主，稍加祛瘀之品。

潞党参6g，黄芪6g，熟地黄9g，赤芍6g，杜仲9g，续断9g，白术6g，陈皮6g，地榆炭12g，五灵脂（包）9g，茯苓9g。

复诊： 12 月 23 日。服药后恶露减少，时下时停，腰部仍感酸楚，小腹下坠感则已消失。按脉细迟，已无弦象。治拟固奇经补气血法。

黄芪9g，当归9g，熟地黄9g，淫羊藿12g，巴戟天9g，狗脊9g，炒阿胶9g，赤芍6g，白术6g，炮姜炭2.4g，黑地榆12g。

三诊： 12 月 26 日。喜称恶露于前日起停止，观 2 日来未见红，仅略感腰酸，尚有带下。治用固肾健脾养血束带法。

怀山药9g，焦白术6g，陈皮6g，地榆炭12g，杜仲9g，狗脊9g，五味子4.5g，金樱子9g，熟地黄9g，制何首乌9g，椿根皮12g。

（引自《朱小南妇科经验选》）

产后恶漏不绝

周某，女，32 岁，1985 年 4 月 6 日初诊。

产后 45 天，至今恶漏点滴不断，面色㿠白不华，头晕腰酸，心情烦躁，夜寐亦差，脉细弦数，舌质偏红，两边有瘀血斑点。

辨证治疗： 产后气阴不足，阴虚火旺，夹有瘀血，此肝肾气阴已亏，治当育阴止漏，调补冲任，佐以祛瘀活络，方用保阴煎合生化汤化裁。

当归15g，川芎10g，红花6g，生地炭20g，生山药20g，赤芍10g，黄芩10g，杜仲20g，川续断20g，茜根炭10g，黑芥穗6g，蒲黄6g，甘草6g。

上药以水 3 杯，文火煮取 1 杯，药滓再煮，取汁 1 杯，每日 2 次，早晚温服。

二诊： 4 月 10 日。上药连服 4 剂，恶漏点滴减少，头晕腰痛亦差，夜寐好转，而心情急躁不已，脉尚弦细而数，舌质亦无变化。上证略显小效，病未发展，然而气阴久虚，一时不复也，再步上药续进。

当归 10g，川芎 6g，红花 6g，生地黄 20g，生地炭 20g，生山药 30g，白芍 20g，黄芩 10g，杜仲 20g，川续断 20g，生蒲黄 6g，蒲黄炭 6g，生甘草 10g。

上方另取伏龙肝 100g，水泡后，澄其清汤 2000ml，用此汤再煮上药，煮取 2 杯，每日 2 次，温服。

三诊： 4 月 17 日。上药连服 6 剂，恶漏点滴已止 3 日矣，面色已显红润，精神好，烦躁止，夜寐已酣，脉来亦较和缓，舌稍红。此气阴来复之形也。只与六味地黄丸 2 盒，每日早晚各服 1 丸。

2. 产后尿闭证

妇人产后，小便不通，小腹胀痛，腰及四肢沉重疼痛，恶寒小腹冷，不得卧息，脉来沉迟，舌淡苔白，不渴，真武汤主之。

若肺脾气虚，小便不通，小腹胀满，神衰，肢倦，汗出气短，舌淡苔白，脉细弱者，宜补气通脬饮加味主之。

浅注： 妇人产后，冲任二脉空虚，损及肾阳，不能化气行水。膀胱者，州都之官，气化则能出焉。肾与膀胱相表里，肾阳不足，命门火衰，无力温化州都，故而小便不通，小腹胀痛。腰为肾府，肾阳虚，阳气失温故腰痛。肾阳虚，脾阳必虚，阳气不伸，故而四肢沉重疼痛。命火不足，故小腹冷而恶寒、小便不出、坐卧不安等症续出，治当急以温阳化气行水为第一要招。

肺为水之上源而主治节，脾为制水之中枢，若肺气虚，治节失职，脾气虚运化无权，气化不及州都，故而小便不通，小腹胀急，精神萎靡，四肢倦怠，汗出气短，舌淡苔白，脉细弱，均为肺脾气虚之证，急以补肺运脾、通利膀胱。

治法： 温阳利水。

方药： ①真武汤(《伤寒论》)：

茯苓 20g，白芍 15g，生姜 15g，白术 20g，附子 10g。

上 5 味，水煮 2 遍，取汁 2 杯，每日 2 次，温服。

方药： ②补气通脬饮(《女科辑要》) 加味（补肺运脾通利膀胱）：

黄芪 30g，麦冬 12g，白通草 12g，王不留行 15g。

上 4 味，水煮 2 遍，取汁 2 杯，每日 2 次，温服。

方论： 真武汤一方，主治少阴阳衰，水气为患，为温阳化气利水之剂，盖水之所制在脾，水之所主为肾。肾虚，一则不能化气利水，一则寒水反而伤脾，脾肾阳虚，水气停蓄。

总之以肾阳虚为主，利水必当温肾。方中附子温阳暖肾，化气行水为主药；配茯苓、白术健脾以制水；白芍以养血利水止痛；生姜和胃而温四肢。诸药合用，共奏温阳化气利水之效。

补气通脬饮一方，方中重用黄芪以补脾肺之气，肺气利则治节有权，脾气行则水气得制，麦冬以养肺脾之阴，通草甘淡利尿，方中加王不留行非但通乳，更利小便。

【医案选粹】

产后小便不通

于某，女，26 岁，工人，1976 年 12 月 3 日初诊。

患者之家与余为邻居，其女产后一天半，即令出院。用三轮车接回，由于天气寒冷，车中棉被覆盖不严，第二天突然小便不通，小腹膨胀难忍，急召余诊，诊其脉细，重按无力，周身畏冷，四肢不温，舌淡少苔。此乃产后肾阳已虚，再加着凉，膀胱气化不行，故而小便不通。急拟真武汤 1 剂，急煎服之。

附子 8g，云茯苓 15g，炒白术 10g，白芍 6g，生姜 6 片。

水煮取汁 1 杯，服后 2 小时，通身温暖，小便通利。

尿闭

李某，女，25 岁，市郊农民，1981 年 9 月 3 日初诊。

患者自童年就患肺气不利，经常咳嗽吐痰。结婚后其病仍不断发作，怀孕期间，曾发咳嗽吐痰四五次，甚者并发哮喘。自产后，每受风冷，即患小便不利，每每以热水袋暖其小腹而小便得通。昨又着冷气，喉中有痰鸣声，咳吐白沫痰，形寒，四肢不温，面部浮肿，胸脘痞闷，不欲饮食，小腹膨胀，小便不通，脉证合参：证属脾肺气虚，气化不及州都。拟补气通脬饮方加味调之。

黄芪 30g，杏仁 12g，麦冬 15g，苏叶 10g，通草 10g。

治疗经过：上方服 2 剂，小便通利，再取药 7 剂，半个月后，其夫来德州，告之病愈。

3. 产后尿失禁证

妇人产后小便频数，或失禁，夜间为甚，腰脊畏冷，膝胫疼软，气短，舌淡脉细，固脬丸主之。

若精神倦怠，气短，四肢无力，小便频数或失禁，脉象细弱，舌淡，少苔，宜补中益气汤主之。

浅注： 产妇体质素弱，产后又伤血过多，以致肾气不固，肾与膀胱相表里，肾气不固，膀胱失约束之力，故而小便频数或失禁。肾阳不足，由是夜间失禁为甚，腰为肾府，肾气虚不能温煦经腧，故而腰脊畏冷，膝胫痛软，元气不足而气短，治以温补肾阳、气化州都。

肺与膀胱相通，肺气虚，津气不藏，膀胱失却约束之能而小便不禁。脾主制水，中阳不足，精神倦怠，四肢乏力，气短，甚至动则少气，心悸不安，宜调补脾肺之气以固脬。

治法：温补肾阳，气化州都。

方药：固脬丸(《张氏医通》)加味：

桑螵蛸30g，菟丝子30g，熟附子10g，小茴香10g，覆盆子20g，益智仁15g，芡实20g。

以水4杯，煮取1杯，药滓再煮取汁1杯，每日2次，温服。

方论：固脬丸一方，为补肾固脬之良方，方中以桑螵蛸、小茴香、熟附子温补肾阳，气化州都，固涩缩尿。菟丝子可补肾气，益精气；覆盆子为滋养收涩之药，补而兼固，有益下封藏之力，应用于小便过多，或小便失禁、遗精早泄等症；益智仁性辛温气香，为足太阴少阴之药，益脾胃而和中，温肾阳而暖下，治肾虚滑泄溲浊余沥，夜多小便，尤有其功。陈藏器指出："遗精虚漏，小便余沥，益气安神，补不足，利三焦，调诸气，夜多小便者，取二十四枚碎入盐同煎服，有奇验。"芡实米一药，性味甘平而涩，有扶脾止泻、固肾益精之功，适应于小便不禁，遗尿遗精等症。《本草纲目》指出："止渴益精，治小便不禁。"黄宫绣谓："味涩固肾，故遗带，小便不禁皆愈。"诸药合和，尤适应于妇人产后小便不禁之症。

【医案选粹】

产后尿失禁

王某，女，24岁，工人。1980年8月7日初诊。

平素体质虚弱，20岁前，曾在某单位工作，因工作劳累曾患过尿失禁证，后经中医治疗月余病愈。今产后第3天即患小便淋沥不断，述及夫家，都认为与产后失血过多，体质虚弱有关，待其健壮，病必可愈。迄今已15天，小便仍淋沥不禁，转来我处求治。

目前，病人面色㿠白不华，气短，但得引吸为快，精神疲倦，言语无力，身有畏冷之感，但欲卧，动甚则腰痛，小便频多，脉象沉弱，舌质淡白，苔薄。

辨证治疗：平素体质虚弱，曾患过小便失禁之证，今又逢产后，气血不复，故而体质恢复缓慢，但总因下元虚寒，肾不摄水以致小便失禁为甚，治当温肾益气以使真阳固秘，其病可疗。方用固脬汤合缩泉丸方加减。

桑螵蛸（酒炒）20g，炙黄芪30g，山茱萸30g，当归20g，云茯苓20g，升麻6g，乌药10g，益智仁15g，菟丝子20g，黑附子10g，干姜6g，芡实15g，熟地黄30g，金樱子15g，生甘草10g。

上药以水4大杯，文火煮取1杯半，药滓再煮，取汁1杯半，每日2次，温服，并嘱注意保暖。

二诊：8 月 14 日。其夫来报：六七日以来，其病大有好转，约有 3 日，小便可以自控，就怕天冷，故来述之。余度其情，辄书上方与之。

三诊：8 月 21 日。诊得脉来不若前甚，面部已显华润之色，气短亦差，精神较前振作，言语较前有力，腰痛瘥，天冷时小便频数已差。肾气渐温，真阳已趋固秘，再出上方加减，其病必愈矣。

桑螵蛸 20g，炙黄芪 30g，山茱萸 30g，当归身 20g，云茯苓 20g，菟丝子 30g，黑附子 10g，干姜 6g，芡实 15g，金樱子 15g，熟地黄 20g，甘草 10g。

上药仍以水 4 大杯，煮取 1 杯半，药滓再煮，取汁 1 杯半，每日 2 次，温服。予 7 剂，与后丸法，巩固疗效。

桑螵蛸 50g，炙黄芪 50g，山茱萸 50g，菟丝子 50g，云茯苓 50g，当归身 30g，芡实 40g，金樱子 40g，益智仁 40g，党参 30g，陈皮 30g，生龙骨 30g，牡蛎 30g，炒山药 50g，丹皮 20g，熟地炭 50g，桑寄生 40g，川续断 50g，狗脊 50g，炒白术 40g，五味子 15g，甘草 20g。

上药共为细末，炼蜜为丸，每丸 9g。早晚各服 1 丸。

产后小便失约

上官某，女，31 岁，会计，1986 年 10 月 11 日初诊。

产后仅 20 余日，自觉壮实，就下床操持家务，发现每在往暖瓶倒水时，往往小便亦随之排下，努力约束之尚轻，病来月余，再倒水时，小便排出已约束不了，特来诊之。

目前： 除上证外，尚感腰酸乏力，劳动过后颇感疲倦，其他并无所苦。诊其脉，两尺脉缓弱，舌正，苔白。

辨证治疗： 综合脉证分析，两尺脉来缓弱，过劳则感疲倦，亦属肾气虚弱之证，治当补肾益气之法。

桑螵蛸 30g，黄芪 20g，山茱萸 30g，益智仁 15g，菟丝子 30g，炒白术 20g，乌药 15g，炒山药 20g，蒺藜 10g，小茴香 10g，川续断 20g，桑寄生 20g，金樱子 15g，党参 10g，甘草 10g。

上药以水 3 杯，煮取 1 杯，药滓再煮，取汁 1 杯，每日 2 次，温服。

二诊：10 月 19 日。上药连服 7 剂，再倒水时，用力约束则小便不出，一旦不注意，小便尚有点滴欲出，诊其脉不若前甚，再出上方续进。

三诊：10 月 27 日。上药断续服药 6 剂，病愈。嘱每晚服 1 粒金匮肾气丸。半月后可以复常无虞也。

4. 产后血晕证

妇人产后流血过多而昏愦，肢冷不语，面色苍白，头颈汗出，脉象细微或浮大无力。宜独参汤。

若恶漏不下，少腹疼痛，拒按，甚则神昏，气促，唇青脉涩者，宜生化汤。

浅注： 产后流血过多，神失所养而昏愦，血脱气亦随之而脱，脾阳不达四肢而肢冷，血虚而面苍，虚阳上僭而头颈汗出，脉与舌象，均属血虚气脱之证，治当益气固脱。

若恶漏不下，必小腹作痛。瘀血内阻，心失所养，故现神昏、气促、唇青、脉涩。治当行血化瘀，宜生化汤、失笑散意。

治法： 益气固脱。

方药： 独参汤方：

人参50g，急煎取汁频服。

方论： 人参一药，功效益气固脱，适用于大出血、心衰竭之危重病人，本药能峻补中气、元气。气脱、血脱者，必当先益其气为宗旨，前贤有云："有形之血不能速生，无形之气所当急固。"然而气固之后，又必当续予养血生血之品以填而补之。

若属恶漏不下，而昏冒者，生化汤一方，为最为得力之方。

【医案选粹】

产后血晕

王某，27岁，已婚。

患者禀赋怯弱，1959年冬季分娩后，出血颇多，头晕目眩，胸闷心悸，泛泛欲吐，一度昏厥，不省人事，经家人运用土法，以醋烧沸使气熏两鼻，始缓缓苏醒，前来门诊。

患者面色㿠白，声音低微，感全身酸软无力，头目昏暗，耳鸣作响，恶露不多，指头麻木。手指微微抖动，如落叶然。按脉虚细无力，舌淡少苔。此乃产后出血太多，血少气弱，血液不能正常供应指梢及脑部，于是出现这种症状，返家后宜卧床休息，调补后当能好转。

初诊： 12月26日。产后出血过多，暴虚而难能荣灌全身，一度昏厥。刻感畏寒气弱，恶露量少色淡。证属气血不足。治拟充养气血。大黄芪9g，焦白术6g，陈皮6g，炒当归9g，川芎4.5g，白芍6g，杜仲9g，续断9g，熟地黄9g，砂仁（后下）3g，狗脊9g，怀山药9g，桂枝2.4g。

二诊： 12月28日。服药后未再昏厥，刻感头眩心荡，夜寐不安，腰酸殊甚，食欲不振，皆因血亏气弱，冲任受损。治拟健脾益血兼填奇经。巴戟肉9g，狗脊9g，杜仲9g，续断9g，归身9g，川芎4.5g，黄芪9g，熟地黄9g，白术9g，茯苓9g，陈皮6g。

三诊： 12月30日。服药调理后，精力稍充，指麻亦愈。刻胃口虽已稍开，食后仍有饱满感。脾应中宫属土，为气血之泉源。治拟调补后天，重视充养。潞党参4.5g，白术9g，陈皮6g，白茯苓9g，炒枳壳4.5g，苏梗6g，枸杞子9g，白芍6g，广郁金6g，带壳砂仁（后下）4.5g，焦内金9g。

四诊： 1960年1月2日。诸恙次第就愈，胃纳馨而精神亦佳。治拟宽中健脾。黄芪9g，潞党参4.5g，归身9g，白芍9g，炒枳壳4.5g，广郁金6g，薏苡仁12g，白术6g，茯苓9g，陈皮6g。

（引自《朱小南妇科经验选》）

产后血虚昏晕

金某，女，36岁，1958年夏初诊。

患者分娩时失血过多，突然昏晕，面色苍白，心悸气短，渐至不省人事。手足厥冷，大汗淋漓，舌淡无苔，脉浮大无力，由于失血过多，心肝脾俱虚，心失所养，神明不宁，故昏晕，心悸气短，脾失统摄，故下血多。脾阳衰，则手足冷，阴虚不守，阳虚外越，故冷汗淋漓，面色苍白。舌淡，脉浮大无力，则为血虚气弱之象。治以补气补血，助真阳之气。方用鹿茸蒲黄散治之。

鹿茸（研粉，冲服）3g，红花15g，当归10g，姜炭9g，杭芍10g，蒲黄炭6g，油桂6g。2剂。

二诊： 服药2剂，汗止，神清，惟心悸气短未除，脉浮数有力，舌苔薄微白，舌质淡。原方去鹿茸、蒲黄、杭芍，加人参6g，琥珀2g，酸枣仁6g，以补气宁神。1剂。

三诊： 诸症基本恢复正常，惟气短乏力，手足发热，纳少，再诊方加地骨皮6g，砂仁6g，以清余热，健脾以助运化，服药2剂，病愈。

（引自《姜化甫医案》）

5. 产后发痉证

产后卒痉，口噤，头项强痛，四肢抽搐，甚则脊背强直，脉细弱，或伏而不着，宜四物汤加味。若产后卒痉，发热恶寒，头项强直，牙关紧闭，口小欲吹，脉浮紧或弦。宜华佗愈风散。

浅注： 妇人产后，突然发生四肢抽搐、项背强直、口噤不开为产后发痉证，又名产后风。此病之发生，主要为产后失血过多，血亏津亏，筋脉失却濡养所引起。而或产后感染风邪，伤筋动络，筋脉拘急，亦名产后发痉。

治法： 滋补阴血，柔肝息风。

方药： ①四物汤加味：

当归30g，川芎20g，白芍30g，生地黄30g，阿胶（烊）15g，龟甲20g，钩藤30g，石菖蒲10g，羚羊角粉（冲）2g。

上9味，先煮7味，取汁2杯，烊化阿胶，每日2次，温服，每服兑冲羚羊角粉1g。

方药： ②华佗愈风散（《普济本事方》）：

荆芥穗（略炒黑）30g研细末，每服10g，黄酒温服。

方论： 四物汤加味以四物滋补阴血，加阿胶、龟甲滋阴潜阳，重用钩藤配羚羊角粉以柔肝息风，石菖蒲以醒神开窍。

华佗愈风散一方，以芥穗略炒，专理血中之风气而止痉挛，如病甚则蝎子、僵蚕合芥穗共研细末，以解毒祛风。

《金匮要略》谓："妇人有三病，一者病痉，二者病郁冒，三者大便难。"

痉病： 产后痉病由于产后血虚出汗过多，筋脉失却濡养，表虚为风邪外束，因而发生筋脉挛急的痉病。

郁冒： 只是一个病名一个症状。它与巢氏所云之血晕不同。血晕是由血虚，或血瘀所发。金匮所云之郁冒可以理解由外邪引起。

大便难： 由于产后血虚，津液亏耗，阴血不能润肠所引起。

鉴于以上所言，《金匮要略》所论之郁冒是外感引发；所谓之"血晕"是由失血过多而血虚，恶漏不行而血实所致。

《诸病源候论·产后血运闷候》指出："运闷之状，心烦气欲绝是也。亦有去血过多，亦有下血极少，皆令闷。若产后去血过多，血虚气极，如此而运闷者，但烦闷而已。若下血过少而气逆者，则血随气上掩于心亦令运闷，则烦闷而心满急，二者为异。亦当候其产妇下血多少，则知其产后应运与不运也。然烦闷不止，则毙人。"由此可知产后血晕有二，其产后失血过多而晕者属气虚；下血少而晕者属血逆，亦即血瘀。

【医案选粹】

产后子痫

方某，30岁，农民，已婚。患者生第3胎后，即有手足抽搐，突然昏迷之症。1960年第4胎产褥期间又告发作，突然人事不知，须臾自醒，头晕目眩，腰膝酸楚。家人恐其一再发作，引起危险，乃陪同前来就诊。

初诊： 8月3日。产后22天，恶漏未净，胸闷头晕，日前突然闷冒不识人，少顷自复，舌质红而苔薄黄，脉象细数。属产痫之象，血虚火旺，肝风上扰，以致发病。治宜养血平肝。

紫贝齿（先煎）24g，嫩钩藤（后下）18g，明天麻2.4g，淡子芩9g，生地黄12g，郁金9g，远志9g，炒酸枣仁9g，青蒿9g，炒枳壳4.5g，焦白术6g，陈皮6g，茯苓皮9g。

时值盛夏，天气炎热，农村习俗，恐产妇受风，每将窗棂门户密关，闷不通风，付方时叮嘱谓："产妇不宜直接受风，但宜使室内空气流通，稍开窗户，反而有益。"

二诊： 8月5日。服药颇效，头目渐清，昏冒未再发作，胸肋亦实，食欲稍增，惟感心荡怔忡，夜寐不安，阴虚内热，血不养心。治当潜阳滋阴，平肝安神。

紫贝齿（先煎）18g，嫩钩藤（后下）12g，茯神9g，远志肉9g，炒酸枣仁 9g，青蒿 9g，生地黄 12g，制何首乌 9g，郁金 6g，白术 6g，杜仲 9g，生甘草 2.4g。

本症经治疗后，产痫未再发作。

按：产痫，为病势严重之证候，在分娩时或产褥期发作，症状一若子痫，惟一在妊娠期间发作，一在产期或产后发作。

（引自《朱小南妇科经验选》）

6. 产后大便难证

妇人产后，大便干燥，数日一行，或者腹胀，大便难以排出，小便正常。脉细涩，舌淡，苔薄黄腻，宜麻子仁丸主之。

浅注：妇人产后，失血过多，津气亏虚，大肠失于濡润，以致传导失职；而或失血过多，一时不复，肾与冲任，血虚不能即时来复，肾司二便的功能失职。阴血双亏，内热反而更伤津液。以致大便难以排出，法宜养血以润燥，行气以通便。血得润，气得行，便难必已。

治法：养血润燥，行气通便。

方药：麻子仁丸(《伤寒论》) 加减：

炒火麻仁 20g，白芍 15g，枳壳 10g，熟大黄 10g，杏仁 10g，当归 20g，熟地黄 20g，肉苁蓉 20g，蜂蜜适量。

上药以水 4 杯，文火煮取 1 杯，药滓再煮，取汁 1 杯，每日 2 次，兑蜂蜜 20g 温服。

方论：麻子仁丸主治"脾约"之方。今以此方加减以治产后便难。方中以麻子仁润肠通便为主药，辅以杏仁降气润肠，白芍养阴和里，佐以枳壳开胃宽肠，熟大黄配蜂蜜以润燥滑肠，更加当归、熟地黄、肉苁蓉，滋补肾与冲任，诸药合用，以达养血润燥，行气通便之效。

【医案选粹】

产后大便难

案 1. 于某，已婚，工人。1959 年 10 月就诊。

近生第 1 胎，流血较多，头眩目花，面色萎黄，分娩后数日间，饮食如常而大便不爽，排出困难，最近 3 日未更，舌质淡而有薄苔，脉象细涩，恶露不多，色较淡，腹部并无膨胀感。证属血枯肠燥。治拟养血润肠。

油当归 9g，炒黑芝麻 12g，柏子仁 9g，制香附 6g，炒枳壳 4.5g，焦白术 6g，甜苁蓉 9g，全瓜蒌 9g，云茯苓 9g，陈皮 6g。

服后大便得以润下。

（引自《朱小南妇科经验选》）

案 2. 张某，女，38 岁，工人。1976 年 7 月 23 日初诊。

产后月余，大便艰难，甚则肛裂出血，颇以为苦，脉象细弱，舌质淡红，少苔。

辨证治疗： 产后气血虚损，津液亦亏，肠失濡润，故大便艰难。治以养血润燥，益气通便。方用润肠五仁丸意。

处方： 杏仁9g，桃仁6g，柏子仁16g，郁李仁、橘红各9g，台参12g，当归25g，枳壳6g，阿胶（烊化）、火麻仁各12g，熟地黄25g。水煎服。

服药6剂，大便通畅，肛门出血亦止。嘱续服上方，隔日煎服1剂。月余而病愈。

（引自《孙鲁川医案》）

7. 产后发热证

妇人产后发热汗出，头目眩晕，心悸寐劣，脉细无力，舌质偏红，苔薄，宜三圣温海汤；兼外感者加荆芥穗、葱白、豆豉；兼蓄血者合生化汤化裁之。

浅注： 妇人新产，失血过多，血虚则阳气不敛而外浮，故而出现发热汗出。阳气上浮，头目为之眩晕。心主血脉，血虚则心失所养，故而出现心悸寐劣，脉细无力。治当补血益气，宜三圣温海汤。若兼外感，头痛身痛，咳嗽，鼻流清涕，治当加荆芥穗、葱白、豆豉等以养血祛风。若兼瘀血蓄于胞宫，冲任失调，宜以三圣温海汤，合生化汤加减化裁以活血化瘀。

治法： 补血益气。

方药： 三圣温海汤：

当归身30g，制何首乌30g，柏子仁20g。

上3味，以水3杯，煮取1杯，药滓再煮，取汁1杯，每日2次，温服。

方论： 产后发热一证，以血虚为本，"冲为血海，任主胞胎。" 产后发热，一为失血过多，一为调护失宜，血海空虚，血虚阳浮，阴阳不得相互维系而发病，治之之法，切切不可蛮补，以防蛮补生变，所以组方不用人参、黄芪、白术、甘草之温燥以碍于食；亦不用阿胶、熟地黄之黏腻以碍于温运。只取当归、何首乌、柏子仁温补灵动之品，以收纳阳浮之热，归于血海，达阴阳平秘之效。

兼外感头痛、身热者，在此方基础上加辛温轻品，可达养血祛风之目的。
兼血瘀腹痛者，此方与生化汤合而化裁，可达活血祛瘀之效。

【医案选粹】

产后发热

于某，女，23岁，1977年9月23日初诊。

产后3日，由于失血过多，将息失宜，身热头痛，体温39.3℃，面目红赤，身汗出，精神有时昏冒，心中悸，有畏冷之感，脉虚数按之芤，舌淡苔薄白。

辨证治疗： 产后失血过多，将息失宜，血虚阳浮，血海空虚，阴阳不得维系而发热头痛，精神昏冒，卫阳不固而身汗出，阴血虚心失所养而心悸畏冷，脉与舌象，均为血虚发热之候。治当养血益气之法调之。

当归30g，制何首乌30g，柏子仁20g。

上3味，以水3杯，煮取1杯，药渣再煮，取汁1杯，每日2次，温服。

二诊：9月25日。服上方两剂，身热退去大半，头痛减轻，身仍汗出，精神稍定，心中尚有畏冷之感，再步上方加味调之。

当归30g，制何首乌30g，柏子仁20g，桂枝尖6g，生甘草10g。

上5味，水煮两遍，取汁1杯半，每日2次，温服。每服药后约1小时许，服热粥1杯，仿桂枝汤法。

三诊：9月28日。上方连进3剂，身热，头痛，汗出，心悸均止，精神振作。唯乳汁未下。

黄芪15g，丝瓜络20g，炒穿山甲9g，王不留行30g，路路通10g。

上药以水3杯，煮取1杯，药渣再煮，取汁1杯，每日2次，温服。

产后身热呃逆

高某，女，26岁，1978年3月3日初诊。

产后3日，身热汗出，痛楚乏力，不欲饮食，呃逆频频，精神萎靡，心悸寐劣，脉虚数，舌红少苔。

辨证治疗： 产后失养，汗出痛楚，为血虚气弱；不欲饮食，呃逆为胃气上逆，血虚不得养冲，冲脉又隶属于胃，其气并而冲上则呃逆不已；心悸寐劣，精神不振皆因血虚使然也。治当养血安冲，和胃止逆。

当归身30g，制何首乌30g，柏子仁20g，陈皮10g，生姜（切）20g。

上药以水3杯，煮取1杯，药渣再煮，取汁1杯，每日2次，温服。

二诊：3月8日。连服上药3剂，身热减退大半，汗出将已，仍有呃逆发作，但不若前甚，心悸稍安。他证尚无起色，再步上方继之。

当归30g，制何首乌30g，柏子仁20g，陈皮10g，生姜（切）20g，鸡血藤20g。

上药以水3杯，文火煮取1杯，药渣再煮，取汁1杯，每日2次，温服。

三诊：3月9日。继服上药3剂，身热退，汗出敛，心悸安，呃逆平，饮食可，唯觉身楚乏力，尚未尽瘳。拟养血和络之方予之。

当归10g，制何首乌15g，柏子仁10g，鸡血藤20g，桑寄生20g，川续断10g，陈皮10g，生姜6片。

上药水煮两遍，取汁1杯半，每日2次，温服。

产后潮热

袁某，21岁，已婚。1959年9月产褥期间，时值盛夏，居屋不甚通风，室内温度日升，为暑所伤，又多食甘肥，以致湿阻中焦，时有潮热，昏昏欲睡，乃来就诊。

初诊：9 月 3 日。产后月余，恶露未断，潮热恶寒，胸脘闷胀，口淡无味，不思饮食，脉象细数，舌质红苔黄腻。证属产后血虚，复受暑湿。治拟清暑化湿。

嫩白薇 9g，陈青蒿 6g，蔷薇花 4.5g，清水豆卷 9g，鸡苏散（包）12g，生地黄 12g，白术 6g，陈皮 6g，茯苓 9g，通草 4.5g，鲜芦根 1 支。

二诊：9 月 7 日。药后恶露已停，恶寒亦解，仍有潮热，小便短赤，精神疲惫，困倦欲睡。产后气血虚弱，复为暑湿所乘，扶正祛邪兼顾。治拟补养清暑。

蔷薇花 4.5g，陈青蒿 6g，淡子芩 6g，黄芪 9g，潞党参 2.4g，生地黄 9g，制黄精 9g，金樱子 9g，焦白术 6g，陈皮 6g，茯苓皮 9g。

三诊：9 月 9 日。服药后潮热依然，头目昏花，胸闷已好，胃口渐开，舌质红而苔薄黄，脉象虚细稍数。治宜补养气血，佐以清热化湿。

潞党参 4.5g，黄芪 9g，当归 9g，生地黄 12g，白芍 6g，白术 6g，茯苓 9g，青蒿 6g，焦山栀 9g，淡子芩 6g，鸡苏散（包）12g。

四诊：9 月 11 日。调理后，精力渐充，胸宇亦宽，潮热渐减，自汗颇多。邪已式微，营卫虚弱。治宜扶正达邪。

黄芪 9g，五味子 4.5g，潞党参 4.5g，鲜生地黄 18g，制何首乌 9g，白芍（桂枝 2.4g，同炒）9g，淡子芩 6g，陈青蒿 6g，焦白术 6g，鲜芦根 1 支，甘草 2.4g。

五诊：9 月 13 日。昨起潮热解，自汗亦止，胃纳渐香。刻感精神疲乏，乳汁缺乏，脉象细软，舌质红苔薄。治宜调补以复其健康。

当归 6g，黄精 9g，黄芪 6g，白芍 6g，金樱子 9g，杜仲 9g，续断 9g，巴戟肉 9g，焦白术 6g，陈皮 6g，茯苓 9g，通草 3g。

（引自《朱小南妇科经验选》）

8. 产后腹中疠痛证

妇人产后腹中疠痛，喜温喜按，腰坠痛，大便难，脉细弱，舌淡苔白，宜当归生姜羊肉汤。

浅注：妇人产后流血过多，经脉空虚，冲任二脉失却濡养，气虚而滞，故而腹中隐约作痛，喜温喜按，冲任之脉皆系于腰脊之里，气血两亏之体，冲任二脉亦必虚怯，由是腰坠作痛，下焦血虚，大肠血短而失润，故大便难，脉与舌象，皆属血虚腹中疠痛之症。

治法：补血益气，温经止痛。

方药：当归生姜羊肉汤（《金匮要略》）：

当归 30g，生姜 20g，生羊肉 100g。

上 3 味，以水 6 杯，文火炖之，取汁 2 杯，每日 2 次，温服。

方论：《素问·阴阳应象大论》指出："形不足者，温之以气；精不足者，补之以味。"当归生姜羊肉汤，非但治寒疝亦可治下焦虚寒、气血不足之症。当归、生姜，温煦下焦之寒而活络；羊肉乃血肉有情之品，补虚而生血，益气以温经，亦为温补冲任之佳方。王子接云："以当归羊肉辛甘重浊温暖下元而不伤阴，佐以生姜五两，加至一斤。随血肉有情之品引入下焦，温散虚寒……本方三味非但治疝气冲逆，移治产后下焦虚寒亦称神剂。"

【医案选粹】

产后血虚腹痛

金某，30 岁，已婚，农民。患者于 1959 年 10 月间，值产后第 36 天，恶露连绵未净，头晕腰酸，纳呆泛恶，腰痛绵绵，痛势早缓暮急，喜揉喜按，肢节酸楚。

初诊：10 月 29 日。产后月余而腹痛，恶露未净，面色萎黄，精神疲乏，脉象虚细而弦，舌淡少苔。证属产后流血过多，冲任虚损，血虚脾弱，运行迟滞。治宜养血健脾稍佐行气。

当归身 6g，黄芪 9g，熟地黄（砂仁 2.4g 拌）9g，川芎 4.5g，白芍 6g，山茱萸 9g，焦白术 9g，陈皮 6g，茯苓 9g，香附 6g，川楝子 9g，仙鹤草 12g。

二诊：11 月 7 日。上药服 3 剂后，恶露停，腹痛愈，诸症悉减。刻感头眩肢软，食欲不振。此乃脾虚血弱，精力不充。治宜健脾益血，充养复原。

炒当归身 9g，黄芪 9g，熟地黄（砂仁 2.4g 拌）9g，制何首乌 9g，玉竹 9g，焦白术 6g，陈皮 6g，茯苓 6g，杜仲 9g，仙鹤草 12g，焦内金 9g。

（引自《朱小南妇科经验选》）

9. 产后身痛

产后周身关节疼痛，四肢酸楚，或麻木，头晕，心悸，脉细无力，舌淡红，少苔。 黄芪桂枝五物汤主之。

若痛在腰背，不能转侧，手足活动不利者，宜服青主趁痛散。

若关节疼痛，屈伸不利，或肢体重着，舌淡脉紧者，亦宜黄芪桂枝五物汤加减主之。

浅注：产后必然血虚，而筋脉失于濡养，故而周身关节疼痛，四肢酸楚麻木，血既虚不能上荣，故而头晕或目眩。气血不足，心失所养，故而心悸。治当养血益气，方用黄芪桂枝五物汤。若有瘀血内阻，经脉失畅，下及于少腹肾府，故而腰脊疼痛，不得转侧，脉象沉涩，舌紫瘀斑。治当化瘀通络。若兼肢体沉着，屈伸不利脉紧者，也宜与黄芪桂枝五物汤加味调之。

治法：养血益气，通络止痛。

方药：①黄芪桂枝五物汤（《金匮要略》）

生黄芪 30g，当归 20g，桂枝 15g，白芍 10g，生姜 6 片，大枣 6 枚。

上药以水 3 杯，煮取 1 杯，药滓再煮，取汁 1 杯，每日 2 次，温服。

方药：②趁痛散（《傅青主女科》）

当归 20g，黄芪 20g，甘草 10g，白术 10g，独活 6g，肉桂 1g，桑寄生 20g，牛膝 10g，薤白 5g，生姜 3 片。

上药水煮 2 遍，取汁 2 杯，每日 2 次，温服。

方论：黄芪桂枝五物汤，其功能为益气温经、和营通痹之方，方中黄芪、当归补气、活血养血；桂枝汤以调和营卫；对于产后血虚、血痹身痛等证，有其良好的治疗作用。

【医案选粹】

产后身痛

吴某，女，26 岁，工人。1978 年 7 月 20 日诊。

产后 4 日回家，失于温养，周身汗出乏力，四肢酸痛，日甚一日，迄今已旬余，病不瘥。刻下：四肢酸懒疼痛，有时手麻，下肢行走困难，面色㿠白，精神疲倦，下肢不温，心悸，但欲卧，不欲食，有时头晕，脉来细弱，舌淡苔白。此乃血虚之证。治宜养血益气、温经通络。

黄芪 30g，当归 10g，桂枝 10g，白芍 10g，甘草 10g，制何首乌 30g，柏子仁 10g，生姜 6 片，大枣 10 枚。

上药以水 3 杯，煮取 1 杯，药滓再煮，取汁 1 杯，每日 2 次，温服。

二诊：7 月 5 日。上药服 3 剂，四肢酸痛减却大半，周身四肢已感温暖，手麻已瘥，饮食增进，精神振作，唯乳汁尚少。上方既效，仍宗上方加味。

黄芪 30g，当归 10g，桂枝 10g，白芍 10g，甘草 10g，漏芦 20g，王不留行 20g，生姜 6 片，大枣 10 枚。

上药煮服方法同上。

三诊：7 月 8 日。上药续服 3 剂，身痛痊愈，四肢转温，乳水显多，脉来较前有力。续进 3 剂。

黄芪 25g，当归 10g，桂枝 6g，白芍 6g，甘草 6g，王不留行 20g，漏芦 20g，生姜 6 片，大枣 10 枚。

上药煮 2 遍，取汁 1 杯半，每日 2 次，温服。

产后背痛肢麻

张某，32 岁，已婚，工人。

产后中暑，赴医院急诊，用冰袋降温后，感腰背酸痛，四肢酸麻，一受风吹，腿膝间犹如针刺。近日趋加重，精神疲惫，上下扶梯亦步履不便，心绪焦急，前来门诊。

初诊：舌质淡，苔薄白，按脉细迟。寒入经络，气血阻滞。治拟温经活络、养血固肾法。

鸡血藤膏 12g，熟地黄 9g，黄芪 9g，肉桂 2.4g，川续断 9g，黄精 9g，杜仲 9g，白术 6g，嫩桑枝 9g，宣木瓜 9g，汉防己 12g。

复诊： 步履较前略健，背部仍有寒痛，四肢酸麻则已稍好，精神稍振，胃口渐开。治用温养督脉活血通络法。

鹿角霜 9g，淡附子 4.5g，当归 9g，熟地黄 12g，黄芪 9g，桂枝 4.5g，牛膝 9g，鸡血藤膏 12g，焦白术 6g，络石藤 9g，海风藤 12g，汉防己 12g。

上方加减进服数剂后，症状好转。

（引自《朱小南妇科经验选》）

10. 产后乳汁不行

产后，乳汁不行，乳房按之柔软，面色不华，精神萎靡，饮食减少，脉象细弱，舌淡，苔白薄。治当养血益气，兼以通乳。黄芪八物汤主之。

浅注： 妇人良方指出："妇人乳汁不行，皆由气血虚弱、经络不调所致。"气血素来虚弱，乳汁本气血所化，气血衰弱，则乳之来源不足，若但靠通乳，无济于事，须调养气血为主，稍佐二三味通乳之品，即效。

治法： 调补气血，佐以通乳。

方药： 黄芪八物汤《医略六书》加味。

黄芪 30g，炒白术 20g，茯苓 20g，当归 20g，川芎 20g，白芍 15g，炙甘草 10g，桔梗 10g，王不留行 20g。

上药以水 3 杯，煮取 1 杯，药滓再煮，取汁 1 杯，每日 2 次，温服。

方论： 黄芪八物汤，方中以黄芪补气。白术、茯苓以健脾胃，益其气血之源。当归、川芎、白芍、甘草以养血生血。桔梗升提，王不留行通乳。方药配伍精巧。

【医案选粹】

产后无乳案

朱某，女，30 岁，单位职员，1990 年 4 月 7 日初诊。

产后旬余，乳汁不行，乳房略胀，按之柔软，身体瘦小，面色不华，精神疲倦，不欲食，舌淡，苔白薄。

脉证互参： 患者气血不足，乳来无源，当大补气血，健补脾胃，以益气血生化之源，待气血充足其乳自通。方以黄芪八物汤加味调之。

黄芪 30g，炒白术 25g，当归 30g，川芎 10g，茯苓 20g，白芍 15g，党参 20g，制何首乌 30g，柏子仁 10g，熟地黄 30g，炙甘草 15g，阿胶（烊）10g，王不留行 10g。

上药水煮 2 遍，取汁 2 杯，每日 2 次，温服。

二诊： 4 月 15 日。上药连服 8 剂。饮食增加，精神倍增，乳房已显膨大，仍守上方继进。

三诊： 4 月 24 日。上方又连服 8 剂，乳汁始行，但很少，脉来不若前甚，仍与上方。并嘱：多服鲫鱼汤、小米汤。

四诊： 5 月 5 日。上方又继续服下 7 剂，乳汁增多，只够小儿吃半饱，另一半，有奶粉喂养。然而身体素来形瘦，气血又不足，仍当大补气血，养血生乳继之。

黄芪 25g，炒白术 20g，当归 25g，川芎 10g，党参 20g，云茯苓 20g，柏子仁 10g，熟地黄 25g，炙甘草 10g，阿胶（烊）10g，王不留行 10g，桔梗 6g，白通草 10g，漏芦 10g。

上药以水 3 杯，文火煮取 1 杯，药滓再煮，取汁 1 杯，每日 2 次，温服。

四、产后气虚类证

1. 阴冷证

妇人阴中及小腹冷，腰脊不温，面浮跗肿，性欲淡漠，大便溏薄，脉细弱，舌淡，苔薄白，艾附暖冲汤主之。

浅注： 妇人阴冷，命火不及也。冲任失于温暖，连及小腹寒冷，理之固然。冲任二脉，上系于脊里，亦关乎命门元气，由是腰脊不温。命门火衰，不能温煦脾土，脾阳不运，故而面浮跗肿，大便溏薄。脉与舌象，均为下焦虚寒之征。

治法： 温补肾阳。

方药： 艾附暖冲汤：

艾叶 20g，熟附子 10g，肉桂 6g，熟地黄 30g，菟丝子 20g，蛇床子 20g，云茯苓 20g，小茴香 10g，甘草 10g，干姜 6g。

上 10 味，以水 4 杯，煮取 1 杯，药滓再煮，取汁 1 杯，每日 2 次，温服。

【医案选粹】

李某，女，38 岁，农民。1959 年 10 月 20 日初诊。

患者小腹寒冷，甚则冷至会阴部，腰脊下亦冷，白带淋漓不断，小便清长，大便溏薄，小腹有时作痛，面色苍白不华，脉象沉细，舌淡少苔。

综合脉证分析：命火不及，失于温暖，脾阳不运，形成脾肾阳虚之证。治当温补脾肾之阳。方宗艾附暖冲汤加味：艾叶 20g，熟附子 10g，肉桂 6g，菟丝子 30g，蛇床子 10g，云茯苓 30g，小茴香 10g，干姜 8g，鹿角霜 20g，当归 15g，川芎 10g，海螵蛸 30g，甘草 10g。

上药以水 3 杯，煮取 1 杯，药滓再煮，取汁 1 杯，每日 2 次，温服。

二诊： 10 月 26 日。上药连服 5 剂，小腹、腰脊及会阴部寒冷减轻，白带仍然不已。上方虽显小效，亦属对证，仍守上法续进。

艾叶 20g，熟附子 10g，干姜 10g，肉桂 6g，蛇床子 15g，菟丝子 30g，川续断 30g，桑寄生 30g，云茯苓 30g，小茴香 10g，当归 20g，川芎 10g，鹿角霜 20g，白果 20g，吴茱萸 6g，海螵蛸 30g，甘草 10g，白术 20g，黄芪 20g。

三诊： 11 月 2 日。上药连服 5 剂，小腹、腰脊以及会阴部，感到温暖舒适，白带减轻大半，脉来较前有力。饮食亦较前增加。

11 月 20 日，加服上方 10 剂，告之病愈。

2. 阴吹证

妇人阴道出气，有声，如肛出矢气，四肢乏力，少气懒言，舌淡苔白，脉细，宜补中益气汤。

若气血两虚，面色萎黄，心悸眩晕，脉细无力，舌淡，苔薄白，宜八珍汤治之。

若大便难，心中烦热，晡时潮热，口干舌红少津，脉沉实者，宜麻子仁丸方加减。

浅注： 妇人产后，脾肾气虚，中气下陷，阴道有气排出，并腰坠。脾阳不伸而四肢乏力，少气懒言，宜补中益气，升阳举陷。方以补中益气汤加减调之。

若气血两亏，一时不复，面色萎黄，或苍老不华，心悸，眩晕，脉来细而无力，宜气血双补，方以八珍汤化裁之。

若大便不爽，或数日一行，或大便燥结，并心中烦热，午后潮热者，治当润汤通便，宜以麻子仁丸加减或化为汤剂用之。

【医案选粹】

李某，24 岁，已婚。1963 年 9 月间就诊：据述，最近白带较多，小便频数不舒，阴道里时时有矢气，近日工作比较忙，常偶一转身，下部即放气连连有声。面色㿠白而少血色，时有头眩腰酸。脉虚细，舌质淡而苔白。乃肾气不足，中气下陷，治以固肾益气，升陷固托。

升麻 2.4g，黄芪 9g，肉桂 2.4g，甘草梢 4.5g，白芍 6g，狗脊 9g，巴戟天 9g，白术 6g，菟丝子 9g，覆盆子 9g，五味子 4.5g。

用上方加减先后服用 12 剂后，阴吹症状好转，白带亦少，小便次数恢复正常。

（引自《朱小南妇科经验选》）

3. 阴挺证

妇人素体虚弱，中气不足，阴道内有物脱出，小腹下坠，卧床后其物自可消失，心悸气短，周身疲倦，面色不华，小便数，白带多，舌淡苔白，脉虚弱，补中益气汤主之。

浅注： 身体虚弱，中气不足，气虚下陷，冲任固摄无力，带脉失约，以致子宫脱垂，身感疲倦。或因肾气不足，冲任不固，带脉失束。或因湿气过重，失于运化，冲任虚弱，无力维系胞宫。

治法： 益气升举。

方药： 补中益气汤(《脾胃论》) 加味：

黄芪 30g，党参 30g，当归 20g，白术 20g，甘草 10g，陈皮 20g，升麻 10g，柴胡 10g，川续断 30g，桑寄生 30g，杜仲 20g。

上药以水 4 杯，文火煮取 1 杯，药滓再煮，取汁 1 杯，每日 2 次，温服。

方论： 本方之证，由于中气下陷，中气者，脾胃也，脾胃为营卫气血生化之源，中气不足，故见短气、肢倦、不耐劳。冲脉、任脉、带脉，以中气为养，临床见有脱肛、子宫下垂之症者，皆可用补中益气汤升提下陷之阳气。方中以黄芪为主补中益气；党参、白术、甘草合主药以奏其功；陈皮理气；当归养血，既助脾运，亦益冲任带脉。故子宫脱垂可愈。若因肾气虚者，可用《景岳全书》之大补元煎以升提固脱。若因湿热、冲任不固、带脉失束，不能维系胞宫者，可用四苓散合二妙散加减化裁以健脾祛湿、清热解毒。或可配合针灸治疗，取穴中脘、气海、天枢、足三里、三阴交等，针后施灸。

【医案选粹】

子宫脱垂

毛某，35 岁，已婚，农民。产后过早起床，蹲地洗衣，突感下部垂胀，子宫脱出，后即卧时缩上，立时脱垂，腰酸带下，精神疲惫。于 1960 年 6 月就诊。

初诊： 6 月 23 日。产后阴挺已 3 个月。检查为子宫二度下垂，面色㿠白，腰酸膝软，舌淡多苔，脉象虚弱。气虚下降，治宜扶正固托。

潞党参 9g，生黄芪 9g，怀山药 9g，焦白术 9g，白芍 6g，升麻 2.4g，五味子 4.5g，炒枳壳 4.5g，丹参 9g，熟地黄 9g，陈皮 6g。

外用熏洗方：川黄柏 9g，金银花 9g，蛇床子 12g。

二诊： 6 月 25 日。调治后，子宫业已上升，惟步行时尚有小腹垂坠感，腰酸肢楚。治宜固肾益气，巩固疗效。

黄芪 9g，升麻 3g，白术 6g，白芍 9g，五味子 4.5g，炒枳壳 4.5g，杜仲 9g，川续断 9g，狗脊 9g，丹参 9g，陈皮 6g。

三诊： 6 月 29 日。阴挺已愈，垂坠感消失。刻感纳食不馨，略有腰酸。治宜固肾健脾。

白术 6g，陈皮 6g，茯苓 9g，白芍 6g，黄芪 9g，丹参 9g，炒枳壳 3g，苏梗 6g，佩兰 6g，狗脊 9g，杜仲 9g，金樱子 12g。

（引自《朱小南妇科经验选》）

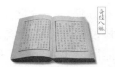

冲脉病类证并治

一、奔豚病类证

1. 冲脉少阴奔豚证

发汗后，烧针令其汗，针处被寒，核起而赤者，必发奔豚，气从少腹上冲心，灸其核上各一壮，与桂枝加桂汤主之。

浅注：云发汗后者，可见病在太阳卫外已应用发汗之药，但病未得解，又复用烧针等法，逼汗外出，烧针后，不慎针处被寒邪侵袭，经络郁闭，血流不畅，周身又发结肿，总之都是由于一再逼汗外出，卫阳不固的缘故。汗为心液，大发其汗，心阳亏虚。引发下焦肾中阴寒之气，向上冲逆而导致奔豚发作。所谓肾中阴寒之气，又必是其人平素阴寒内盛的缘故，又因冲脉起于少腹之内胞中，循少阴之脉上行至胸中而散，寒气循之而上，"逆气而里急"，发为奔豚之证。所谓"灸其核上各一壮"乃在每个结节上各灸一壮，取其温通经腧、助阳祛寒而已，续服桂枝加桂汤，一则固护卫阳之气，一则温肾纳冲而散其寒邪。仲景处以此法，可谓完美。历代名医对此条的看法见仁见智，较之，《医宗金鉴》的看法较为正确："烧针即温针也，烧针取汗，亦汗法也，针处宜当避寒，若不知谨，外被寒袭，火郁脉中，血不流行，所以有结核肿赤之患也，夫温针取汗，其法亦为迅烈矣，既针而营不奉行作解，必其人素寒阴盛也，故虽有温针之火，但发核赤，又被寒侵，故不但不解，反召阴邪，而加针之时，心即惊虚，所以肾水阴邪，得上凌心阳而发奔豚也。奔豚者，肾水阴邪之气，从少腹上冲于心，若豚之奔也。先灸核上各一壮者，外祛其寒邪，继以桂枝加桂汤者，内伐其肾邪也。"

治法：调和营卫，降逆平冲。

方药：桂枝加桂汤(《金匮要略》)：

桂枝15g，白芍9g，甘草6g，生姜15g，大枣12枚。

上5味，以水4杯，煮取1杯半，药滓再煮，取汁1杯半，每日3次，温服，禁忌如桂枝汤法。

方论：桂枝加桂汤，即桂枝汤原方再加桂枝将近一半。旨在积极挽回阳衰的局面，其用意有二。一则祛寒外达，一则内平冲逆，芍药敛阴以止腹痛，甘草、大枣和胃气，以缓迫急，生姜健胃降逆。诸药合用，以调和营卫降逆平冲。凡奔豚之属于寒者，可以本方疗之。后世注家，对于加桂二字颇多争论，一种是主张加桂枝，其依据是桂枝可以外固卫气，内平冲逆；一种是主张加肉桂，其依据是肉桂味厚下行，能散少腹之寒积。综观仲景之方，凡用桂者，皆为桂枝，举凡苓桂术甘汤用桂枝；肾气丸用桂枝；薯蓣丸用桂枝；苓桂五味甘草汤用桂枝；温经汤用桂枝；大小青龙汤用桂枝；小建中汤用桂枝；炙甘草汤用桂枝；五苓散用桂枝；葛根汤用桂枝，总而计之，仲景方中用桂枝为65方而不言肉桂，由此可见桂枝加桂汤，为桂枝汤加重桂枝。《伤寒论》说："太阳病，下之后其气上冲者，可与桂枝汤，方用前法，若不上冲者，不得与之。"《金匮要略》于苓桂五味甘草汤中言及，气从少腹上冲胸咽，皆用桂枝为平降冲逆之用矣。

关于灸法，周禹载说："用桂加入桂枝汤中，一以外解风邪，一以内泄阴气也。"各灸核上者，因寒而肿，惟灸消之也。认识较为统一。

2. 冲脉厥阴奔豚证

奔豚，气上冲胸，腹痛，往来寒热，奔豚汤主之。

浅注：本节所谓气上冲胸是指气从少腹发起，沿冲脉上冲至胸部，腹痛亦为必发之证，但以少腹部的疼痛尤为严重，这是奔豚病的特有证候，总有肝气上逆而发。往来寒热，指寒热交替发作，寒时不热，热时不寒，与恶寒发热之寒热并发不同，此之往来寒热，为足少阳胆经之症，以肝与胆相为表里，肝气病则其气通于胆，使少阳之气郁而不达，故而出现往来寒热的症状。然此病，其本在肝，其标在胆，只治其肝，则少阳之寒热往来可以不治而自愈。这是因为此病是由肝火上逆所引发之奔豚病，故而用奔豚汤予以治之。

治法：疏肝清热，降逆止痛。

方药：奔豚汤(《金匮要略》)：

甘草10g，川芎10g，当归10g，半夏20g，黄芩10g，葛根20g，白芍10g，生姜片15g，甘李根白皮30g。

上9味，以水4杯，煮取1杯，药滓再煮，取汁1杯，每日4次，温服（日3服，夜1服）。

方论：上条言肾气奔豚予桂枝加桂汤。此条乃肝气奔豚，彼则成因为肾寒，此则为肝热。甘李根白皮，即指梨根之白皮。《名医别录》记载："李根皮大寒主消渴，止心烦逆，奔豚气。"《外台秘要》治奔豚气方13首，其中应用李根白皮者就有8方，从而可以知道此药治疗奔豚气属于肝气上逆，在古时已是常用的一味主药。然该证主要由于肝郁气结、化火上逆所致，肝气抑郁者，治当疏散，所以该方用半夏、生姜、葛根以疏而散之；肝气上冲其势迫急，方中以甘草一药甘而缓之。然而肝脏为藏血之脏，肝气既郁而血亦郁之，故而方中又以当归、川芎、白芍和血止痛。肝气传胆，化为火邪，故以黄芩一味直折而清之，伍之诸药助李根白皮清热降冲以治奔豚。全方共达疏肝清热、降冲止痛之效。尤在泾云："此奔豚气之发于肝邪者，往来寒热，肝脏有邪，而气通于少阳也。肝欲散，以姜、夏、生葛散之；肝苦急，以甘草缓之，芎、归、芍药理其血，黄芩、李根下其气；桂、苓为奔豚主药而不用者，病不由肾发也。"甚有卓识。

3. 冲脉少阴欲作奔豚证

发汗后，脐下悸者，欲作奔豚，茯苓桂枝甘草大枣汤主之，真武汤亦主之。

浅注： 冲脉隶属少阴肾，此证由于下焦素有寒邪。发汗之后，心阴耗伤太甚，导致心阳亏虚，而下焦寒水偏胜，有肾水凌心之势，因而发生脐下悸动，筑筑然欲作奔豚。奔豚已成者的症状为"气从少腹上冲至心"或"从少腹起上冲咽喉，发作欲死"，此条经文仅指脐下悸动，还没有发展到上冲心胸，只是欲发奔豚的预兆，所以只能应用通阳利水、降冲逆、和中土的方法予以处理。《医宗金鉴》谓："发汗后，心悸者，心阳虚，本经自病也，脐下者，肾邪乘上干心病也。奔豚者，脐下气动而上冲也，欲作奔豚者，有似奔豚之状而将作未作也。茯苓桂枝甘草大枣汤所以补火土而伐水邪也。上条发明外感寒邪，能病奔豚，此条更申明内有水气，亦能病奔豚也。"魏念庭云："师又为发汗后脐下悸者立一法，此又预防奔豚之意也。"

治法： 通阳行水，补土降逆。

方药： 苓桂甘枣汤(《金匮要略》)：

茯苓 30g，甘草 15g，桂枝 20g，大枣 15 枚。

上 4 味，以甘澜水 6 杯，先煮茯苓，减 2 杯，纳诸药煮，取 3 杯，每日 3 次，温服。

方论： 此条是发汗后心阳不足，肾与冲脉之阴邪上乘心阳欲作奔豚，只是脐下悸动，筑筑欲发之证，方用桂枝振奋心阳于其上，取茯苓甘淡渗湿，以泄肾邪于其下，二药配合，共奏温化太阳寒水，甘草、大枣健运中土，使水邪得以分化，不致泛滥为患。甘澜水载药下行，控制阴寒之邪不再上逆上冲，本方是为发汗后脐下悸动立法，是预防奔豚发作的一个良好方剂。历代医家无不称道。程云来指出："汗后脐下悸者，阳气虚而肾邪上逆也，脐下为肾气发源之地，茯苓泄水以伐肾邪，桂枝行阳以散逆气，甘草、大枣甘温助脾土以制肾水，并用甘澜水者，扬之无力，全无水性，取其不助肾邪也。"

【医案选粹】

奔豚

案 1. 刘某，初诊 9 月 16 日。

始病中脘痛而吐水，自今年 6 月每日晨泄，有时气从少腹上冲，似有瘕块，气还则绝然不觉，此但肝郁不调，则中气凝滞，可治，宜吴萸汤合理中。

淡吴萸12g，生潞党15g，干姜9g，生白术9g，生姜3片，红枣12枚。

二诊： 9月18日。两服吴萸合理中汤，酸味减而冲气亦低，且晨泄已痊愈。惟值黄昏吐清水一二口。气从少腹挟痞上冲者或见或否，治宜从欲作奔豚例，用桂枝加桂汤，更纳半夏以去水。

川桂枝9g，白芍9g，甘草0.5g，桂心3.5g，制半夏15g，生姜5片，红枣7枚，服后痊愈。

（引自《曹颖甫医案》）

案2. 少腹块垒，上攻及脘，其力猛而势剧，转瞬之间，腹鸣响则块垒一阵向下，即证名奔豚者，因其性情踪迹行止类似江豚耳。然考其证有三，犯肺之奔豚，属心火；犯心之奔豚，属肾寒；脐下悸欲作奔豚者属水邪。今系肾水穷邪所获，体属阳亏所致，拟真武汤，参奔豚汤意。

茯苓15g，川芎0.5g，小茴香0.5g，附子0.5g，白芍3g，半夏3g，橘核9g，李根皮30g。

（引自《清代名医医案精华》）

案3. 廉某，女，37岁，干部，1972年8月12日初诊。

脾肾素虚，经常面浮跗肿。5日前，半夜梦惊觉醒，心神恍惚，而作奔豚，少腹有气上冲胸咽，发作欲死，虽服西药中药，但均无效。仍每夜发作1次，并心悸、郁闷、头晕、畏冷，脉象沉细，舌淡红，苔白薄，根部罩灰而湿润。

辨证治疗： 脉沉主里，沉细为脾肾阳虚、水湿内停之证，梦惊神惚，损其心阳，以致水寒气逆，故发奔豚。治以温阳行水，佐以安神，方遵真武汤加味。

处方： 黑附子9g，云茯苓18g，炒白术12g，紫油桂3g，白芍6g，生酸枣仁24g，生姜3片。水煎服。

上方服1剂，当夜奔豚未作，继服二、三剂，奔豚亦未发作，患者颇以为喜，又按原方服药9剂，心悸、头晕、畏冷之症均愈，面浮跗肿亦随之而愈。

（引自《孙鲁川医案》）

奔豚气

案1. 吕某，男，80岁。1988年4月20日初诊。

通经史子集，任教多年，善健谈，耄耋之年尤喜医学，为人治病，多有奇中，余甚慕其博雅。患感冒服阿司匹林，因发汗过多，几至于脱，后觉脐下悸惕不安，甚则有脐下之气如拳上撞之感，发则有恶心感，多在傍晚或夜间发作。自服香砂六君丸、金匮肾气丸，虽有效而病不除，前来商治。余诊其脉，虚软无力，观其舌，质淡苔白薄。余打开《金匮要略·奔豚气病脉证治》第八"发汗后，脐下悸者，欲作奔豚，茯苓桂枝甘草大枣汤主之"，呈之，吕先生看后，拍案大声云："大哉！仲景真乃中医之圣人也。"

处方： 云茯苓40g，甘草10g，桂枝20g，大枣15枚。

吕老先生按规矩自做甘澜水五大碗，先煮茯苓，后纳诸药，服药亦宗仲景方法。药进1剂，病却大半，又续服2剂而病愈。一日特走来告之，云："悔当年未志于医途，憾哉！"

案2. 宋某，男，40岁，工人。1968年1月3日初诊。

数日前患感冒，服发汗药，大发其汗，感冒虽解而身体反虚，时时有心悸怵惕不安之感。3天前黎明之时，突然发病，如惊厥状，不时一发，阖家惊惶，急送某医院急诊室抢救，医生诊断为神经症，治疗3天无效。本院刘某邀余往诊。病人呈半昏迷状态，家人代述："发病时有气从小腹上冲，气至胸部即惊叫一声，立即昏厥，四肢抽动，5~10分钟后即慢慢好转，每发作1次，身即汗出，每日发作3~4次。"诊得脉象弦滑，重按无力，舌淡，苔薄白。余诊毕对刘某说："此奔豚气病，不必惊慌，《伤寒论》指出：'发汗后，其人脐下悸者，欲作奔豚。'《金匮要略》指出：'奔豚病从少腹起，上冲咽喉，发作欲死，复还止，皆从惊恐得之。'先服一剂中药，观其所以，再商治法。"

处方： 云茯苓12g，白术12g，白芍9g，桂枝9g，甘草6g，酸枣仁24g，龙骨30g，牡蛎30g。

上8味，以水3碗，煮取1碗，药滓再煮，取汁1碗，每日2次，温服。

患者服药1剂，只是轻微发作1次，又按原方服1剂，病未发。刘来报告，感到非常惊讶，遂转来门诊。诊见，患者精神镇定，脉象亦不若前甚，饮食已觉馨香，唯感身虚畏冷，少腹为甚。余扪其身，体温尚差，按其少腹，良久不觉其温，此肾阳尚未尽复，亦因汗多，阳气式微故。仍守上方加附子6g，令其先煮30分钟后纳诸药，煮2遍，取汁2碗，晚服1次，翌日9点钟续服1次。上药连服2剂，少腹得温，周身亦感温煦。遂以金匮肾气丸缓缓调治，并嘱其避风寒，慎饮食，怡情自遣。

欲作奔豚

案1. 张某，女，44岁，农民，德州市郊。1962年3月24日初诊。

初感春温病，某医予大青龙汤一再发汗，病人体质遂虚，脊背畏冷，询之脐下有气，筑筑跳动，不时上冲，上冲时即感心慌意乱，每日发作2~3次，面色苍白不华，四肢倦怠，脉象弦滑，舌淡胖大，舌苔薄白。根据《伤寒论》第65条："发汗后，其人心下悸者，欲作奔豚，茯苓桂枝甘草大枣汤主治。"今宗之，书方于下。

处方： 茯苓30g，桂枝9g，甘草9g，大枣15枚。

方虽开出，又顾虑背冷一症，是否可加附子，通其督脉，回其肾阳，斟酌再三，犹豫不决，遂邀王汝琪老大夫会诊，王诊毕说："方症相符，可放胆应用，既有桂枝温通其阳，不必加附子，唯桂枝用量似乎小些。"遂改桂枝24g。余正教以做甘澜水，突然望及岸下大运河千里之水，岂不谓甘澜水乎。故令患者之夫，以罐提水回家依法煮药，服药1剂，病却大半，连服3剂，诸症痊愈。

案2. 刘某，男，46岁，农民。1975年10月29日初诊。

去岁患口祸眼斜，余以鸡血藤方加味调理月余方正。七八天前，不慎展衣受风，夜间即发浑身疼痛，医以羌活胜湿汤加味，一再发汗淋漓，身痛解后，仍动辄汗出，时时恶风畏冷，前3日夜半后，脐下有气顺左少腹上冲心下，心悸不安，伴惊恐感。翌日白天发作1次，症状表现较轻，至夜半后；又发作1次，不得安寐。夜夜如此，家人以为邪祟病，特来求诊。脉象滑大，按之无力，舌质淡白，苔薄白稍腻。余让实习学生诊其脉，嘱说此非邪祟病。《伤寒论》65条所谓："发汗后，其人脐下悸者，欲作奔豚。"即指此症。病因发汗太峻，损伤心阳，以致水气上凌，白天气暖发作较轻，夜半阴气隆盛，故发作尤甚。治当辛甘淡渗，温阳利水。方用茯苓桂枝甘草大枣汤调之。

处方：云茯苓30g，桂枝15g，甘草10g，乐陵小枣20枚。

并教患者做甘澜水法，以甘澜水4大碗煮上药，取汁1大碗，药滓再煮，取汁1大碗，合和药汁浓煎之，每日3次，温服。患者取药回家服3剂。11月4日来诊，述其服药后，其病日轻一日，逐渐好转，夜半后亦不大作，脉来亦较前有力。心阳有来复之机，阴翳何克不散，又予原方加熟附子6g，并嘱以甘澜水，先煮附子半小时，后纳诸药，服药方法等皆同上。予药3剂，嘱：若病瘥，但以饮食调养，忌寒凉，不复来诊可矣。后两月刘某来德办事，顺告3剂药后，病未再发，并致谢意。

二、冲脉经水不调类证

（一）冲脉少阴类证

1. 冲脉少阴实热证

月经超前，量多，色红紫，有腥味，心烦，口干口渴，小便黄，大便结，脉滑数，苔黄，清经汤主之。

浅注：妇人素蕴郁热，或感热邪，或过食辛燥，或劳倦过度，忧思恼怒，火气扰动血海，血气妄行，以致月经超前而至，经水多而色红紫，有腥味。邪热扰心则心中烦热不安。冲脉隶于阳明，内热伤津，津气不得上承则口干、口渴。热邪蕴结下焦，由是小便色黄，大便燥结等症由此而生，其脉滑数，苔黄，均属冲脉少阴实热之证。傅青主指出："妇人有先期经来者，其经甚多，人以为血热之极也，谁知是肾中水火太旺乎！夫火太旺则血热，水太旺则血多，此有余之病，非不足症也，似宜不药有喜。但过于有余，则子宫太热，亦难受孕，更恐有烁干男精之虑，过者损之，谓非既济之道乎！然而火不可任其有余，而水断不可使之不足。治之法，但少清其热，不必泄其水也。"（《傅青主女科歌括·女科上卷》）

治法：凉血清热，滋阴固冲。

方药：清经汤（散）（《傅青主女科》）加减：

粉丹皮 10g，地骨皮 10g，白芍 10g，黄柏 6g，青蒿 6g，细生地 20g，龟甲 10g，茅根 20g，藕节 20g。

上 9 味，以水 4 杯，文火煮取 1 杯，药滓再煮，取汁 1 杯，每日 2 次，温服。

方论：《傅青主女科》之清经散（今化为汤剂）是一首妇科调经偏于清热凉血、滋阴固冲的良好方剂。方中以丹皮、黄柏清热泻火，并可凉血而坚肾阴；青蒿可以清宣血中之郁热；生地黄、白芍可清血中之热以滋肾水，可益脾生津以降火气上炎，水升火降，口干口渴可止，心烦可瘳；况茯苓与生地黄合，可以养阴宁心；加龟甲以补阴益血，安谧冲任二脉，龟甲乃至阴之物，其味咸寒可入心、肾、肝、脾四经，且得水火既济之义；白茅根味甘性凉，既能清热滋阴，又可凉血止血；藕节，涩平无毒，功能止血，活血，且又有清凉解毒之功，可应用于咳血、吐血、血淋、尿血、下血等症。方中加此 3 味，既不失清热、凉血、养阴之效，亦不失补益血海之功矣。

【医案选粹】

实热经血超前

范某，女，32 岁，工人。1980 年 6 月 6 日初诊。

月经经常超前而至，色红紫，有腥味，心中烦热，口干，口渴，多食冷物水果等，病不见轻，小便黄短，大便经常干燥，脉滑数有力，舌红苔黄。

辨证治疗：内热炽盛，血热妄行，故而月经多超前而至；热灼血气，故血色紫红，质黏有腥味。邪热内扰心神，其神不得安养，故而心中烦热不蠲。治以清热泻火、凉血养阴。方用傅青主之清经汤与两地汤加减调之。

粉丹皮 10g，地骨皮 10g，白芍 25g，黄柏 6g，生地黄 30g，麦冬 20g，玄参 20g，茯苓 30g，青蒿 10g，栀子 10g，紫草 15g，益母草 10g，甘草 10g，莲子心 6g。

上药以水 3 杯，煮取 1 杯，药滓再煮，取汁 1 杯，每日 2 次，温服。忌食干燥之品。

二诊：6 月 12 日。上药连服 6 剂，心中烦热减轻，但梦多，口干口渴少减，小便仍黄短，大便初头干燥，脉数有力。少阴实火所去不多，仍守上方出入。

粉丹皮 12g，地骨皮 12g，白芍 30g，生地黄 30g，麦冬 20g，玄参 20g，紫草 15g，青蒿 10g，瓜蒌 30g，栀子 10g，知母 10g，远志 10g，生甘草 10g。

上药以水 3 杯，煮取 1 杯，药滓再煮，取汁 1 杯，每日 2 次，温服。禁忌同前。

三诊：6 月 19 日。上药续服 6 剂，心中烦热已差，夜寐转酣，口干口渴不若前甚，大便得通，小便增多，脉来滑数减轻。上方既效，仍守上方，略事增损。

粉丹皮 10g，地骨皮 10g，白芍 20g，生地黄 30g，麦冬 20g，玄参 15g，栀子 6g，紫草 10g，青蒿 10g，知母 10g，生甘草 10g，石斛 30g。

上药以水 3 杯，煮取 1 杯，药滓再煮，取汁 1 杯，每日 2 次，温服。

经水先期

秦某，39 岁，已婚。近 1 年来经行超早，量多色淡。胸闷心荡，腰酸肢楚，精神疲乏。诊时，望其面色，萎黄不华。颧部稍有淡红，眼睛无神。据述经水超早，一般早 4～10 天，量颇多，每逢经期，精神疲乏。心烦不安，心荡失眠。按脉虚细而数，舌质红苔微黄，舌尖有细微碎痕。为阴虚火旺之经水先期。治用养阴清虚热法。

生地黄、熟地黄各 9g，枸杞子 9g，丹参 9g，白芍 6g，阿胶 9g，玄参 9g，女贞子 9g，白术 6g，黄芪 9g，地骨皮 9g，青蒿 6g，杜仲 9g。

患者先后调治 4 次，期量渐趋正常。2 年后复诊时述 2 年来基本稳定。

（引自《朱小南妇科经验选》）

2. 冲脉少阴气虚证

月经超前，量多，色淡红，腰膝酸软无力，头目眩晕，体倦神疲，心悸气短，体弱畏冷，脉来沉细无力，舌质淡白，舌苔薄白，当归补血汤主之。

浅注：《素问·举痛论》指出："冲脉起于关元。"杨上善指出："脐下肾间动气，人之生命，是十二经脉根本，此冲脉血海，是五脏六腑十二经脉之海也。渗于诸阳，灌于诸精，故五脏六腑皆禀而有之。是则脐下动气，在于胞也，上下行者，为冲脉也。"（《黄帝内经太素·卷第十》）由是可知，冲脉与肾之关系十分密切，即所谓"冲脉隶于肾"。是指冲脉依附于少阴肾经而行，肾阳充足，而血海温煦冲和，肾阴充足，而血海宁谧。若肾气不足，冲脉失固，月经往往超前而至，经血虽多而色淡浅红。腰为肾府，冲脉源于"肾下、胞中"，深伏于脊内者称"伏冲之脉"，肾与冲脉皆不足，故而腰脊痛楚，并下肢痿软乏力，周身倦怠，精神萎靡。气虚血虚，上不能荣于头目，由是头目眩晕，心血不足而心悸气短，气血不能充肤，而体弱畏冷。脉与舌象，综而观之，无不属于冲脉少阴气虚之候。

治法：补气养血，温肾煦冲。

方药：当归补血汤(《内外伤辨惑论》)加味：

当归20g，黄芪30g，党参10g，白术15g，川续断10g，淫羊藿10g。

上6味，以水4杯，文火煮取1杯，药滓再煮，取汁1杯，每日2次，分温服之。忌生冷食品，适寒温。

方论：当归补血汤，乃补气生血之方，所谓"有形之血，不能自生，生于无形之气故也"。是以当归味厚，为补血良药，然而为阴中之阴，又必假黄芪味甘补气之品，而用之量又倍于当归，取其"阳生阴长"也。加党参与白术，旨在健脾，因脾胃者，为气血生化之源，补肾而不补脾非其治也。方中加川续断以补肝肾，强腰膝，壮筋骨，温通经腧，补而能通，行而不泄。淫羊藿一药，其味甘香辛温，为补益命门之要药，有强阳益气、发郁动情之功，能益精气，少阴阳气不振者宜之，良方二仙汤为主药，为调补冲任温补少阴之佳品。诸药合用，对于冲脉少阴因于气虚不能摄血，经期超前者，最为适宜。

【医案选粹】

经来量多色淡

张某，女，28岁。1960年10月8日初诊。

自述经行多年无异常，近半年来经行不规律。这次月经来潮，量多色淡，纳少疲乏，气短懒言，四肢倦怠，身重自汗，头昏眼花，腰腿酸困，面无华色，唇舌色淡，脉沉细。证属气血双虚，气虚者不能摄血，脾虚不能统血。治宜加味八珍汤，气血双补。处方：

炙黄芪18g，党参12g，白术12g，云茯苓9g，当归12g，熟地黄12g，白芍9g，川芎3g，炙甘草4.5g，生姜3片，大枣4枚。

10月4日二诊，服药4剂后，饮食增加，气短乏力减轻，仍服原方4剂。

10月19日三诊：气短懒言、乏力等症大减，脉转缓和。将上药再取4剂，间日1剂，服完停药。隔月来诊，诉说病已痊愈，亦不再服药。

（引自《潘养之医案》）

3. 冲脉少阴虚寒证

月经错后，量少不畅，腰脊酸痛，小腹坠痛，喜温喜按，面色萎黄，头晕气短，四肢逆冷，小便清长，大便稀溏，脉来细弱，舌淡苔白，宜大营煎、艾附暖宫丸主之。

浅注：《素问·上古天真论》指出："女子二七天癸至，任脉通，太冲脉盛，月事以时下，故有子。"充分说明女子的月经，不但与任脉有关，而且与冲脉的关系更为密切。冲脉者，又名血海，女子系胞，为月经之本源。月经之虚衰，与肾脏的功能亦有密切的关系，故有"冲脉隶属于肾"之说，如《素问·水热穴论》指出："肾脉之下行也，名曰太冲。"张景岳指出："肾之大络，并冲脉下行于足，合而盛大，故曰太冲。"若肾阳不足，阴寒内生，阳气不能温煦血海，冲任失调，便会导致月经后错、量少不畅、小腹坠痛。寒气过胜则喜温喜按。肾冲虚寒，气血不得上荣，因而面色萎黄，头晕气短。腰为肾府，肾阳亏虚，伏冲之脉阳气不达，故而腰脊疼痛。肾阳不能熏蒸脾土，脾阳不伸，故而四肢逆冷。脾湿内聚，下趋而为便溏。脉与舌象，结合诸症分析，均属冲脉与少阴虚寒之候。

治法：温经扶阳，调补冲任。

方药：大营煎（《景岳全书》）加味：

熟地黄 30g，当归 20g，杜仲 20g，枸杞子 20g，肉桂 6g，怀牛膝 10g，甘草 10g，炒白术 20g，炮姜 6g，熟附子 10g，党参 10g，炒艾叶 10g。

上 12 味，以水 4 杯，煮取 1 杯，药滓再煮，取汁 1 杯，每日 2 次，温服。

方论：方中熟地黄、当归补血养血，充养血海，因熟地黄九蒸九晒，有大补精血之功；枸杞子、杜仲主调补肝肾，强壮腰系，益其冲脉；肉桂主温补肾阳以散其寒。张石顽说："气之薄者桂枝也，气之厚者肉桂也，气薄则发泄，桂枝上行而发表，气厚则发热，肉桂下行而补肾。"附子协肉桂达下焦以祛在里之寒湿，即所谓"益火之源，以消阴翳"。艾叶性温而香，温通经脉而暖气血，能祛寒湿而止冷痛，仲景多用此药以调补冲海，历代名医都以此为调补经带之品，为妇科之良药。总之该药苦温，主入肝脾肾三经，为治下焦虚寒、寒冷腹痛、经寒不调之良药。炒白术主补脾益气，化湿制水，为脾脏补气之第一要药。党参大补元气。甘草取中和之气，健脾以和胃气，胃气奠定，下焦阴寒之气必散，阴气散，阳气复，冲肾温煦和谐，其病必瘳矣。

【医案选粹】

月经虚寒、错后

丁某，女，30 岁。1982 年 10 月 7 日初诊。

经血经常错后，血量少而不畅，小腹寒冷，喜温暖，喜按摩，有时小腹下坠，并腰脊酸痛，乏力，下肢痿软。面色苍白不华，头晕气短，四肢畏冷，小便清长，大便经常溏薄，脉象沉细，舌质淡，苔白滑。

辨证论治：肾阳不足，阴寒内生，伤及冲任之脉，阳气不能温煦血海，故而经血错后，量少，小腹下坠。冲为血海气血不能上荣，故面色苍白不华、头晕气短。肾之府在腰部，肾阳不及，阳气不达于伏冲之脉，故又腰脊酸楚疼痛。肾之阳气不足而不能温煦脾阳，而四肢为之冷，脾虚湿胜，下趋而便溏。综合以上，无一不属冲脉与少阴虚寒之症，治之当温补脾肾，以益冲任。方用景岳大营煎加味调之。

炒白术 20g，炮姜 10g，附子 10g，肉桂 6g，党参 20g，炒艾叶 20g，当归 15g，熟地黄 30g，枸杞子 20g，杜仲 10g，菟丝子 30g，川续断 20g，黄芪 20g，炒酸枣仁 30g，生甘草 10g。

上药以水 4 杯，文火煮取 1 杯，药滓再煮，取汁 1 杯，每日 2 次，温服。每次温服时，加黄酒 20g 兑冲。

二诊： 10 月 16 日。上药连服 8 剂，每服药后，通身温暖舒适，小腹冷痛减轻，下坠已减，腰脊温煦，四肢显温，大便溏薄减轻大半，脉来不若前甚，饮食较前增加。上药既已显效，仍步上法续进。

炒白术 20g，炮姜 10g，附子 6g，肉桂 6g，党参 20g，炒艾叶 10g，当归 15g，熟地黄 30g，菟丝子 30g，川续断 20g，酸枣仁 30g，黄芪 30g，大枣（去核）10 枚，生甘草 10g。

上药以水 3 杯，文火煮取 1 杯，药滓再煮，取汁 1 杯，每日 2 次，温服，兑黄酒 20ml。

三诊： 11 月 22 日。服上药 5 剂时，适值月经来潮，此次行经血量多而色红，但有少量瘀块、小腹不痛，更无下坠之感，面色红润，头晕气短已愈。所余 2 剂未敢服用，余嘱其在行经之末，可一剂分二，每晚服 1 次。

四诊： 11 月 30 日。诊得脉来有力，舌质红润，他症将逐日获愈。与人参归脾丸善后。

痛经

王某，女，38 岁。1955 年春初诊。

患者经期及经后小腹绵绵作痛，按之则痛减，每次月经量少色淡清稀。精神倦怠，面色苍白，舌苔薄腻，脉微细。证属气血两虚。气血不足，血海空虚，胞脉血少，由虚致滞。故经期及经后小腹绵绵作痛而喜按。治宜补气补血，方用三才滋阴补气汤加减：

人参 10g，熟地黄 10g，天冬 6g，白术 6g，龟甲胶 6g，香附 6g，黄芪 10g，山药 10g，当归 10g，猴姜 10g，覆盆子 6g，补骨脂 6g。

3 剂，每日 1 剂，水煎服。

二诊： 服药 3 剂，腹痛减轻，经量增多，经色淡红，精神好转，舌淡无苔，脉细数无力，食纳差。方以原方将人参、黄芪量减半，加红豆蔻 6g，砂仁 6g，芡实 10g，以助脾之运化。

三诊： 服药 3 剂，腹痛消失，食量增加，精神好转。但夜眠多梦，咽干。二诊方中去人参、黄芪，加乌梅 6g、五味子 6g。服药 5 剂，病愈。

（引自《姜化甫医案》）

4. 冲脉少阴阴虚证

月经错后，量少，质黏有腥味，心中烦热，面热，口干，舌红。脉细数，宜一阴煎加味。

浅注： 妇人素体阴血不足，或病后伤阴耗血，阴虚生内热，阴虚一分，阳胜一分，阴虚火旺，水火不济，火热炽灼，经血必损，由是月经错后，量少质黏，有腥臭味。若阴不维阳，虚阳浮越，故见心中烦热，面热，口干，舌红之症。脉来细数，此阴血不能濡其脉也。综合诸证分析，可见肾阴血海双亏矣。

治法：滋阴清热，安冲调经。

方药：一阴煎（《景岳全书》）加味：

生地黄30g，熟地黄20g，白芍20g，麦冬20g，丹参30g，怀牛膝20g，黄柏10g，知母10g，地骨皮10g，甘草10g。

上10味，以水4杯，煮取1杯，药滓再煮，取汁1杯，每日2次，温服。

方论：地黄一药，由于修制不同，在临床应用上有鲜地黄、干地黄、熟地黄三种，其性味功能亦有所不同。熟地黄，性味甘温，专于滋补，生精血；鲜地黄，其性大寒，长于清热养阴；干地黄甘寒，以滋养阴血为主，补肾中真阴不足，治少阴血虚火旺，有水火既济之功用，为益阴上品，滋补肝肾之良药，虚劳内损，肾衰阴亏，经血不调，最为常用。尤其熟地黄以补血益精见长。《本草纲目·草部第十六卷》指出："填骨髓，长肌肉，生精血，补五脏内伤不足，通血脉，利耳目，黑须发，男子五劳七伤，女子伤中崩漏，经候不调，胎产百病。"张景岳极赞熟地黄之功云："阴虚而神散者，非熟地之守，不足以聚之；阴虚而火升者，非熟地之重，不足以降之；阴虚而躁动者，非熟地之静，不足以镇之；阴虚而刚急者，非熟地之甘，不足以缓之。"（《景岳全书·卷之四十八》）由此可知熟地黄之功用，即"阴不足者，补之以味"矣。白芍有敛阴养血、和血利尿之功，协二地以退热除烦，泻肝安脾清肺，固腠理，和血脉，以调经止痛，麦冬、知母、地骨皮甘寒生津，润燥泻火。惟加黄柏以泻火而又坚阴。丹参、怀牛膝以活血通经。甘草调和诸药。诸药合和，达滋阴清热、安冲调经之效。

【医案选粹】

阴虚经迟

袁某，女，40岁。1987年4月10日初诊。

患者因割痔，流血过多，月经一再迟后，迄今已3个月余，经常心中烦热，夜寐不安，口干欲饮、腰脊酸楚，于昨日经至，面部烘热，经血量少，质黏，有腥味，小便黄短，大便头干，脉象细数，舌质红绛少苔。

患者身体阴血不足，阴血不足则火气过旺，火气炽灼，虚阳浮越于上，故而面部烘热，冲脉少阴阴血不足，故溲短便干，腰脊酸楚乏力。脉来细数，舌质红绛，均属阴虚内热之征。治当滋其阴以清热，调其经血以安冲。方守一阴煎法。

生地黄、熟地黄各20g，天冬、麦冬各20g，白芍20g，丹皮10g，地骨皮10g，丹参20g，知母10g，怀牛膝15g，龟甲20g，青蒿10g，当归10g，杜仲15g，白茅根30g，生甘草10g。

上药以水 3 杯，煮取 1 杯，药滓再煮，取汁 1 杯，每日 2 次，温服。

二诊： 4 月 16 日。上药连服 5 剂，火气稍降，面部烘热减轻，他证尚无起色，脉象依然偏于细数，再守上法续进以观进退。

生地黄 30g，麦冬 30g，白芍 30g，丹皮 12g，地骨皮 15g，知母 15g，黄柏 10g，龟甲 30g，青蒿 20g，白茅根 30g，金银花 30g，连翘 30g，栀子 10g，大黄 10g，生甘草 10g，黄芩 10g。

上药以水 4 杯，煮取 1 杯半，药滓再煮，取汁 1 杯半，每日 3 次，早中晚服之。

三诊： 4 月 23 日。上药又迭服 6 剂，病却大半，面部烘热不起，心中烦热减却大半，夜寐增多，小便稍清，大便泻下 3 次，脉来不若前甚，口干减轻。药液一次次冲击，邪气安能不去。所谓：治乱邪，必用重典。

生地、麦冬、白芍各 30g，丹皮、地骨皮各 10g，知母、黄柏各 9g，青蒿 15g，白茅根 30g，炒栀子 10g，大黄 6g，金银花 20g，连翘 20g，石膏 30g，瓜蒌 20g，生甘草 10g，木通 6g，竹叶 6g。

上药以水 3 大杯，煮取 1 杯，药滓再煮，取汁 1 杯，每日 2 次，温服。

四诊： 4 月 30 日。续服上药 7 剂，舌质红绛减轻，腰脊轻松，近两日来，经血已点点少见，无腥臭之味。邪气退，血气复，再宗上法，以祛邪务尽。

生地黄 30g，麦冬 20g，白芍 15g，青蒿 8g，白茅根 30g，栀子 8g，连翘 30g，木通 6g，竹叶 6g，甘草 10g。

上药以水 3 杯，煮取 1 杯，药滓再煮，取汁 1 杯，每日 2 次，温服。

经行心烦

周某，33 岁，已婚，工人。患者经期尚准，唯临经时头晕、胸闷，食欲不振，常易心烦，记忆力较差，经净后常有白带。

初诊： 1963 年 9 月。根据经来时胸襟不宽，夜寐不安，情绪容易激动，易多思虑，又感头眩，切脉细数，舌质绛、苔薄黄。诊断为肝木郁结、阴虚火动，治以养血逍遥兼清内热法。

甘松 3g，生地黄 9g，石斛 9g，制何首乌 9g，白芍 6g，制香附 9g，炒枣仁 9g，合欢皮 9g，枸杞子 9g，穞豆衣 9g，青蒿 9g。

先后治疗 4 次，恶心时去何首乌，加姜半夏，有带时加樗白皮、海螵蛸，历时 2 个月余，经行心烦始告痊愈。

（引自《朱小南妇科经验选》）

（二）冲脉厥阴类证

1. 冲脉厥阴郁热证

月经先期，经血时多时少，其色红紫夹有瘀血索块，经前乳房胀痛，胁痛，少腹痛，烦躁不安，脉弦数，苔薄黄，丹栀逍遥散主之。

浅注： 热为阳邪，最为耗气伤津，迫血妄行，致成本病之因不一，如外受热邪，过食辛辣，或辛温燥热之品；或肝气郁结，久而化火，伤及冲脉，发为月经先期，经血时多时少，色紫黯而夹血块。肝之经络布于胁肋，肝火鸱张窜入经腧，故而胁肋作痛，乳房胀痛，少腹胀痛。热邪伤津，阴液受灼，心失濡养，因致烦躁不安，甚则夜寐多梦。《伤寒明理论·卷中》说："冲之得热，血必妄行。"肝为藏血之脏，冲为血海，肝火鸱张，血海沸腾，其脉必弦张而数急，舌苔薄黄，脏腑之热象，亦冲海之热象。《景岳全书·卷之三十八人集》指出："然经本阴血，何脏无之，惟脏腑之血皆归冲脉，而冲为五脏六腑之血海，故经言太冲脉盛，则月事以时下，此可见冲脉为月经之本也。"《临证指南医案·卷九》指出："血海者，即冲脉也，男子藏精，女子系胞，不孕，经不调，冲脉病也。"足以说明月经病即冲脉之病也。

治法： 解郁疏肝，清热安冲。

方药： 丹栀逍遥散（《医统》）加味：

丹皮10g，炒栀子10g，柴胡12g，当归10g，白术10g，茯苓10g，白芍10g，煨姜6g，甘草10g，生地炭20g。

上10味，以水4杯，煮取1杯，药滓再煮，取汁1杯，每日2次，温服。

方论： 丹栀逍遥散是逍遥散加丹皮、栀子而成，而逍遥散又是从四逆散发展而来，为肝郁血虚、肝强脾弱而设，肝主藏血，若肝郁气滞，每致肝血不足，肝又主疏泄，喜条达，肝气郁则经气、血络痹阻，痹阻则胁痛，在女子则添乳房胀痛。肝血愈虚，则肝气愈郁，郁久化火，动扰冲脉，以致月经先期而至，血色黯紫。《内经》指出："木郁达之。"故而治疗，必先将顺肝之条达之性，开其郁遏之气，清其火热而安其冲脉。方中柴胡疏肝解郁，以治致病之因，为主药；当归、白芍养血和营以柔肝；茯苓、白术、甘草、煨姜以畅其脾和其中；方中巧佐薄荷协同柴胡以条肝气；丹皮一药有凉血、清热、散瘀之功，《本草纲目》指出此药有"和血、生血、凉血，治血中伏火，除烦热"之效；栀子一药，有泻火清热、凉血解毒之功，其气轻清上行可清心热，亦可随下行之药以解血热之毒；方中更加生地炭一药，凉血，养血，并可止血。诸药合用，共奏疏肝解郁、清热安冲之效。

2. 冲脉厥阴气滞证

月经错后量少，少腹胀痛，胸痞不适，两胁胀痛，精神抑郁，闷闷不乐，易烦易躁，脉弦涩，舌质红黯，舌苔薄黄，宜逍遥散加味。

浅注： 厥阴肝经主藏血，主疏泄，性喜条达。冲脉又名血海，隶属于肝肾。若肝气怫郁，气滞血瘀，又必扰动冲脉。血滞不畅，故而月经错后，量少。血气郁滞，通而不畅，因而少腹胀痛。肝络布于胁下，经气不通，故而两胁胀痛，胸满，筑筑不舒。肝脏体阴而用阳，性喜条达，气郁不伸，由是精神郁闷不快。气郁则易化火,熏灼阴液,扰动神志,故而易烦易躁。肝气既郁,脉道不畅,是脉现弦涩。郁而化火,蕴结于内,由是舌质黯红而少苔。综观脉证,无不属冲脉与厥阴气滞之证。

治法: 疏肝理冲,行气开郁。

方药: 逍遥散方(《和剂局方》)加减:

柴胡20g,白芍20g,当归20g,白术15g,云茯苓20g,生姜6g,薄荷6g,甘草6g,香附15g,郁金10g,丹参20g。

上11味,水煮2遍,取汁2杯,每日2次,温服。

方论: 逍遥散一方由四逆散衍化而成。方中以柴胡为主药,疏肝开郁,和解退热。《神农本草经》曰:"主心腹肠胃中结气,饮食积聚,寒热邪气,推陈致新。"为肝胆经专药。当归、白芍主养血、益肝补冲。三药合用,可补肝体而助肝用,可调冲脉以养血调经。云茯苓、白术可安神益志,补中理脾以奠安中州之气。方中薄荷、生姜可协柴胡以疏肝,使该方以助肝之条达之性。方中加香附,以理气开郁,调经止痛。《本草述钩元·卷八》谓本品主治"常日忧愁不乐,心忪少气"。张山雷谓:"香附辛味甚烈香气颇浓,皆以气用事,故专治气结为病。"本品为肝胆之药。肝气郁滞,三焦不能为气所游行出入,症见脘闷腹满,胸胁胀痛,以及月经不调,行经腹痛诸症,香附为必用之药。郁金主行血利气以止痛,协柴胡以疏肝调经。缪仲淳指出:"郁金本属血分之气药,其治诸血症者,正为血之上行……此药能降气,而其性又入血分,故能下降火气,使血不妄行也。"由此可知本药,不独长于活血,而又能通气,凡气滞血瘀之经停经痛,尤为常用之品。丹参一药,其主要功效为活血通经,主治月经不调、瘀积经闭。《大明本草》谓此药专主"调妇人经脉不匀,血邪心烦"。《妇人明理论》指出:"一味丹参功同四物,能补血活血。"其实丹参一药有参之名,无参之用,只能用之以凉血、行血,为妇科调经之药。以上香附、郁金、丹参三药加入逍遥散之中,实则加强其疏肝理冲、行气开郁之效。

【医案选粹】

月经失调

案1. 孟某,女,21岁,三月,上海。

肝郁气滞,冲任失调,经来超前,量少色褐,乳房作胀,少腹疼痛,腰背酸楚,五心烦热,脉弦小数,口苦苔黄。治拟养血疏肝调经,丹栀逍遥散加减。

炙当归9g,炒赤芍9g,柴胡3g,茯苓12g,丹皮6g,黑山栀9g,炙青皮4.5g,川郁金6g,甘草2.4g,四制香附7.5g,薄荷纯梗4.5g。

二诊: 此月经来,瘀滞减少,量亦较多,乳胀腹痛,不若前甚,脉象弦滑。再拟疏肝调经。

炙当归9g，丹参9g，赤芍、白芍各6g，柴胡2.4g，炙青皮4.5g，丹皮6g，川郁金6g，制香附4.5g，益母草9g，路路通6g，炙甘草2.4g。

按：肝气抑郁，郁则化火，火盛迫血，因而经水超前，量少色褐。乳头属厥阴，乳房属阳明，故而乳胀腹痛。方用丹栀逍遥散清热疏肝，养血调经，使木气调达，则血得畅行。

（引自《叶熙春医案》）

案2. 徐某，女，36岁，干部。患者自28岁结婚后即患痛经，伴月经超前量多，经前胸闷烦躁，乳房胀痛等症。平时黄白带多，4年前曾行子宫输卵管造影术，诊断为"慢性附件炎，宫颈炎""左侧输卵管不通"。每经行第2～3天疼痛加剧，排出血块后痛减，舌质红，苔薄黄，脉弦细。阴血不足，肝郁气滞，血瘀与湿热交阻为患。现值经前，从清肝、解郁、逐瘀论治，方取丹栀逍遥散、大黄䗪虫丸加减。药用当归、赤芍、五灵脂、丹皮各10g，大黄、䗪虫、三棱、莪术、红花、柴胡各5g，桃仁、香附、刘寄奴、川楝子各10g，琥珀粉（另吞）10g。经治疗后，经期血块减少，疼痛减轻，经行4天即净。之后服鸡血藤膏、逍遥丸，病情稳定，平时疼痛好转。后转从经间期经前期论治，首重补肾助阳，清肝通络。药用：当归、赤芍、白芍、川楝子、炒山药、鹿角片、巴戟天、五灵脂各10g，天仙藤15g，菟丝子2g，小茴香3g。药服2个月，症状消失，隔月受孕，转服补肾安胎。

（引自《中医临床家夏桂成》）

案3. 池某，女，48岁。患者系围绝经期崩漏，而又兼围绝经期综合征。病见崩漏量多，始则色紫红有血块，继则色淡红无血块。腹不痛，每次出血之前常见头昏头痛、烦躁内热，或时烘热出汗，激动流泪，夜寐不佳，甚至失眠；但又见面目肢体浮肿，纳谷不馨，神疲乏力，脘腹痞胀，喜热喜按，大便溏泻，苔黄白稍腻，脉细弦数。显系心肝郁火，脾胃虚寒。但多次运用加味归脾汤治疗，虽获小效，终不理想者，缘由加味归脾汤清肝之力不足，施于出血末期则可，而出血初、中期时未免有杯水车薪之感。故出血初期以清肝为主，重用丹栀逍遥散，但脾胃之虚寒又不得不顾。理中汤小其制。药用黑山栀10g，丹皮炭10g，苦丁茶10g，鹿含草30g，钩藤（后下）15g，紫贝齿（先煎）10g，黑当归10g，炒白芍10g，党参10g，炒白术10g，连皮茯苓10g，炮姜3g，陈皮6g，炒川续断10g。服药后出血已少，转用加味归脾汤、防己黄芪汤等，着重心脾虚寒论治，下次仍如法施治，连续4个周期，病情稳定，健康恢复，工作正常。

（引自《中医临床家夏桂成》）

经行先期胸胁胀痛

边某，女，26岁。1963年4月6日初诊。

自述经行先期，超前而至，头晕，两胁胀痛，口苦，乳房发胀，纳差，脘腹不适，口燥咽干，疲乏无力，舌苔发黄，脉弦而虚。此乃肝郁血虚有热所致，方用逍遥散加减。处方：

柴胡6g，香附6g，郁金12g，白术12g，合欢皮12g，薄荷4g，云茯苓9g，当归12g，白芍12g，丹皮6g，山栀9g，乳香6g，没药6g，姜3片，枣3枚。

4月10日二诊：服药3剂后，头昏、两胁胀痛、乳房胀痛大减，脉转缓和。此乃药中病情，再取原方4剂，诸症消失。

（引自《潘养之医案》）

3. 冲脉厥阴瘀血证

月经错后，其色紫黑，夹有瘀块，少腹胀痛，按之痛甚，有时两胁胀痛，脉象沉弦，舌质紫黯，舌苔薄黄。过期饮主之。

浅注： 肝主疏泄，主藏血而司血海，肝气条达则经血冲和，血海安静，蓄溢有常，月经则届期而至。若肝气郁结，隐曲不遂，肝郁日久，则易化火，扰动血海，以致蓄泄无度，形成气血瘀滞，冲血不调。因其血海有瘀，故而月经错后，经血紫黯而夹有瘀血索块，经血行而不畅，故少腹因而作痛。气血既然瘀滞，按之故而痛甚，肝脉布于身侧，肝血郁滞，经腧不利，故而两胁胀痛。前贤有云："痛甚于胀者谓之血，胀甚于痛者谓之气。"气血瘀而不畅，其脉必趋沉弦或涩，舌与苔象，无不属血瘀之候。古人有云："调经肝为先，舒肝经自调"，"调经不先理气，非其治也"。今宗之。

治法： 活血祛瘀，调肝理冲。

方药： 过期饮（《济阴纲目》）加减：

当归20g，川芎10g，熟地黄20g，桃仁10g，红花10g，制香附20g，三棱10g，莪术10g，乌药20g，丹参30g，甘草10g，赤芍20g。

上12味，以水4杯，煮取1杯，药渣再煮，取汁1杯，每日2次，温服。

若血瘀而发热者，可加牡丹皮6g、炒黑栀子6g。

方论： 肝主藏血，为血脏，冲脉为血海，又隶属于肝，冲脉与厥阴瘀血所发之月经不调，治当疏肝调冲、活血化瘀为治。过期饮一方，由四物汤加味衍化而成。方中当归、川芎、芍药、熟地黄以补血活血，调补血海。桃仁、红花、三棱、莪术以活血化瘀。瘀血既成，其气必滞，佐香附一药，是香附尤善开郁调经止痛故也。张山雷指出："香附味辛甚烈，香气颇浓，皆以气为用事，故专治气结为病。"乌药主要功效在下焦，性味辛温，尤善温通"膀胱肾间冷气，攻冲背膂，妇人血气"，与香附合则"能散诸气，故为理气止痛之要药"，与血药合，"能开郁散结，理月经不调"。加丹参主要在活血，取其"调妇人经脉不匀，血邪心烦"，甘草调和诸药，共达活血化瘀、调肝理冲之效。

【医案选粹】

月经不调

盛某，女，20岁，七月，东岳。

室女经停，三月未转，少腹冷痛，四肢不暖，脉来紧细。寒客胞宫，冲任失调，治当温通奇经。

紫石英12g，桂心（研粉，饭丸，吞）1.8g，三角胡麻9g，桃仁6g，当归尾6g，红花4.5g，酒炒白芍7.5g，卷柏9g，四制香附6g，川芎4.5g，炙地鳖虫12g，泽兰9g，盐水炒牛膝9g。

二诊： 前方服后，腹痛减轻，脉见弦滑。寒气得温而散，瘀滞有下达之渐。仍守原法出入。

紫石英12g，桃仁9g，三角胡麻9g，卷柏9g，酒炒蓬术7.5g，泽兰9g，酒炒川牛膝9g，制香附6g，路路通9g。

三诊： 经汛已转，色量亦属正常。再拟调经继之。

炙当归9g，川芎4.5g，炒白芍12g，泽兰6g，杜红花4.5g，路路通9g，制香附6g，酒炒牛膝9g，益母草9g。

按： 患者经停3个月，乃因寒客胞宫，积于冲任所致。因而少腹冷痛，四肢不暖，脉象紧细。治用《济阴纲目》过期饮加减，温通奇经。血得热则行，月经复来，诸症若失。

（引自《叶熙春医案》）

（三）冲脉太阴类证

1. 冲脉太阴虚衰证

月经趱前，量多，色淡红，或经前泄水，甚则形成崩漏，头目眩晕，精神淡漠，面黄浮肿，心悸不安，四肢疲倦，口淡，不欲食，脉细弱，舌质淡红，舌苔薄白，归脾汤主之。

浅注： 脾气素虚，运化失常，或中阳不振，水湿停滞，下渗血海，血海失固，因而月经超前，量多色淡。或经前泄水，将息不慎，恐有形成崩漏之虞，《傅青主女科》指出："妇人有经未来之前，泄水三日，而后行经者，人以为血旺之故，谁知是脾气之虚！夫脾统血，脾虚则不能摄血矣，且脾属湿土，脾虚则土不实，土不实而湿更甚，所以经水将动，而脾先不固；脾经所统之血，欲流注于血海，而湿气乘之，所以先泄水而后行经也。调经之法，不在先治其水，而在先治其血。抑不在先治其血，而在先补其气。盖气旺而血自能生，抑气旺而湿自能除，且气旺而经自能理矣。"脾气既虚，阳气不达四末，而四肢疲倦。血虚失荣而面黄浮肿，头目眩晕，精神淡漠。湿滞不运而口淡乏味，不欲饮食。脾气虚，化源不足，气血不能奉养于心而心悸不安之症作矣，脉与舌象，无不属于冲脉太阴虚衰之候。

治法： 益气补血，健脾固冲。

方药： 归脾汤(《济生方》)：

白术 10g，茯苓 10g，黄芪 15g，龙眼肉 10g，酸枣仁 15g，党参 10g，木香 5g，甘草 5g，当归 10g，远志 10g，生姜 5 片，大枣 1 枚。

上 12 味，以水 4 杯，煮取 1 杯，药滓再煮，取汁 1 杯，每日 2 次，温服。

方论： 脾主统血，冲为血海，脾胃为气血生化之源，脾虚则气衰血少，而血海亦为之不足，其治法，当先益气、补血、健脾。方以黄芪、党参为主药，补气健脾。当归、龙眼肉以养血和营，辅主药以益气养血，白术补脾养血，木香理气开脾，使补而不滞，为方中配伍之巧处。茯苓、远志、酸枣仁养心安神以为佐药，使甘草、姜、枣和其中气，以资化源，使气旺血充，冲脉得以固护，方名只言归脾，未曾有言固冲，细绎义义，固冲之法实以寓于归脾之中矣，读者至此，于此等方法，当三致意焉。

【医案选粹】

月经不调

王某，女，36 岁。十月。上海。

每次经来，色鲜量多，拖延时日，面色萎黄，心悸不宁，纳少便溏，脉象细小，舌苔白薄。心脾两亏，主统无权，拟补益心脾。

米炒上潞参9g，清炙黄芪9g，炒晒白术6g，炒归身4.5g，炙甘草2.4g，炒杵酸枣仁9g，制远志3.6g，炮姜1.5g，炒阿胶珠（砂仁1.5g拌炒）9g，熟地黄12g，煨广木香3.6g，龙眼连核5 只。

二诊： 前方连服 10 剂，经漏即止，胃纳亦增，接服归脾丸，以善其后。

按： 患者心脾两虚，主统失司，血不归经，冲任失固，故而经来淋漓不尽，治用归脾汤加味，补气益血，以摄奇经。经漏止后，接服丸剂，缓图其功，以杜覆辙。

(引自《叶熙春医案》)

2. 冲脉太阴寒实证

月经后错，小腹冷痛，血下有块，色淡量少，形寒畏冷，适温则舒，面色苍白、精神萎靡，脉象沉迟或沉紧，舌质淡，苔薄白，温经汤主之。

浅注： 脾胃为水谷精微气血生化之渊薮，冲脉又名血海，其脉起于气街，源于脾胃，冲脉与脾胃关系甚为密切，故有"冲脉隶于阳明"的说法，冲脉者，冲和之气也，通受十二经脉之气血，运行周身。所以《灵枢·海论》说："冲脉者为十二经之海。"亦名血海。无论是胞中有寒，瘀血不畅或风寒客于胞中，还是饮食失节，风寒外袭，伤及脾阳，均可导致脾失统摄，血海不温，引起月经错后，寒实内结，小腹冷痛，血下量少而夹瘀块。脾阳不伸故而形寒畏冷，适温则感舒适。血气阻滞，不荣于上，由是面色苍白，精神萎靡。脉与舌象，结合诸证分析，均为脾与血海寒实内结之象。

治法： 温经散寒，暖宫止痛。

方药： 温经汤(《金匮要略》)加减：

当归 20g，川芎 10g，台参 10g，肉桂 6g，吴茱萸 6g，炮干姜 6g，阿胶 10g，苍术 15g，白芍 6g，甘草 10g，半夏 10g，陈皮 10g。

上 12 味，以水 4 杯，煮取 1 杯，药滓再煮，取汁 1 杯，每日 2 次，温服。忌食生冷，避寒适温。

方论： 本方所治诸证，皆因太阴脾寒，冲脉虚寒，血瘀凝泣。冲为血海，脾主统血，二者虚寒互为影响，故而月经错后、形寒、腹痛等症续发。方中以吴茱萸、肉桂温经散寒，并通血脉。当归、川芎活血祛瘀，养血调经，协上药使血得温则行，血行瘀消，其症可除。阿胶、白芍合当归以养血益阴。参、草、姜、枣、半夏、陈皮，以益气和胃，以资生化之源，其中甘草又能调和诸药。方中以干姜易生姜，因干姜辛温，能归经于心、肺、脾、胃、大肠、肾六经，主要作用以温中散寒见长，可助参、草、大枣以疗脾胃虚寒，脉微肢冷，寒饮腹痛。甄权谓其能"治腰肾间疼冷冷气"。张元素谓："干姜其用有四，通心助阳一也，去脏腑沉寒痼冷二也，发诸经之寒气三也，治感寒腹痛四也。"加苍术之辛温，主入脾胃，主要功效为健脾燥湿、祛风辟浊。味辛主散，性温而燥，芳香之气尤为雄厚，外可散风寒之邪，内可化浊湿之郁，是解除脾胃湿困的主药。方中加之协干姜、芎、归等以温"太阴之阴"也。

【医案选粹】

功能性子宫出血

唐某，女，41 岁。患者近两年来，月经延期，量多色黯，夹有血块，流血不止，小腹冷痛，腰膝酸软，神疲乏力，手脚不温。诊断为功能性子宫出血。曾用黄体酮、雌激素等药，疗效不显，察其面色萎黄，舌质淡嫩，苔白而润，脉沉细涩。证属冲任虚寒，瘀阻胞宫。治宜益气养血、温通经脉。处方：红参（隔水炖兑服）6g，吴茱萸 5g，当归 12g，炮姜 3g，丹皮 9g，白芍 12g，滇三七（冲服）3g，阿胶（烊化，冲服）12g，炙甘草 5g。水煎服，连服 10 剂，阴道流血减少，诸症均减。后复诊多次，按上方随症加减，继服 15 剂，流血停止，嘱服归脾丸调理善后。随访 1 年，病未复发。

（引自《严肃云医案》）

3. 冲脉太阴血虚证

月经错后，色淡红，小腹空痛，面色苍白或萎黄，头晕目眩，心悸怔忡，四肢倦怠，气短懒言，食欲不振，舌质淡红，苔薄白，脉细弱，或虚大无力。八珍汤加味主之。

浅注： 中焦脾胃者，仓廪之官，营卫气血生化之源也。夫冲者，又为五脏六腑之海，中焦脾胃化生之营血，又为冲脉之源泉。若久病体虚，中焦化源不足，营血不能充养血海，血海空乏，因而月经不能至期来潮，后延而至，其色淡红，量亦不多。胞宫经血亏乏，故而小腹空痛。脾血不足，失却通达之权，气血不能上荣于脑海，由是头目眩晕。脾主四肢、肌肉，气血不能温煦肌肤，因而面色苍白，或萎黄，四肢倦怠，气短懒言。脾虚不能为胃行其津液，胃气当降不降，郁滞于中脘而食欲不振。察其脉、舌象，与诸症综而析之，均属冲脉与太阴血虚之证。

治法：补血益气，温脾调冲。

方药：八珍汤（《正体类要》）加味：

党参 20g，白术 20g，茯苓 15g，当归 15g，川芎 10g，白芍 15g，熟地黄 20g，甘草 10g，生姜 6 片，大枣 3 枚，黄芪 30g，鸡血藤 30g。

上 12 味，以水 4 杯，煮取 1 杯，药滓再煮，取汁 1 杯，每日 2 次，温服，忌食生冷瓜果等品。

方论：八珍汤一方为四君子汤合四物汤加姜、枣所组成，统治气血两虚的病证。方中以党参、熟地黄为主药，以甘温益气养血。加黄芪以补脾气，因黄芪性味甘温，主入手足太阴之经，为补气助阳之药，既能实卫固表，又可温气举陷。黄芪配当归为当归补血汤，则为气血双补之方。佐白术、茯苓，可健脾燥湿。白芍协当归又可养血和营。川芎活血益气。加鸡血藤一药可补血养血，并有舒筋通络之功，但主要功能为补血，所以治疗血虚的月经不调，恒与四物为伍，对腰脊疼痛，筋骨麻木有良效。尤其适应于劳伤气血、筋骨不利之症，恃为要药。《本草纲目拾遗》指出此药有其"壮筋骨，已疼痛，和酒服，治老人气血虚弱，手足麻木，瘫痪，妇人经血不调，赤白带下，妇女干血劳，及子宫虚冷，不受胎"之功。甘草和中益气，更用生姜大枣调和脾胃之气。诸药合用，可温运脾气以养血生血，脾实则化源充沛，因血海溢满，经血自调。

4. 冲脉太阴痰阻证

素体肥胖，月经数月一行。色淡红，白带如注，脘腹胀满，心悸气短，精神萎靡，久久不孕，口淡乏味，不欲饮食，脉缓或滑。宜加味启宫丸法。

浅注：脾虚后天失养，或忧思过度，或饮食劳倦，损伤脾胃，以致生化之源不足，健运失司，中阳不振，统摄无权，水湿壅阻，聚湿成痰，所谓"脾为生痰之源"。或素体肥胖之人，脂膏郁滞胞宫，阻碍经血化生，形成月经数月一行，或后衍无期。脾湿不得运化，津即化为痰湿，斡旋于中焦，有碍胃气和降，故而脘腹胀满，口淡乏味，不欲饮食。痰湿阻隔，心阳被遏，故而心悸气短，精神萎靡不振，痰湿下留，阻于带脉及冲脉，故而白带如注。阻于任脉，气机不宣，浊气不得蠲除，故而难以怀孕，脉来缓滑，皆痰之为患也。

治法：祛痰行滞，健脾理冲。

方药： 启宫丸（《医方集解》）加味：

炒白术 15g，半夏 15g，制香附 15g，炒神曲 10g，茯苓 15g，陈皮 15g，川芎 10g，甘草 6g，苍术 10g，海螵蛸 20g，炒酸枣仁 15g，当归 10g，泽兰叶 10g。

上 13 味，以水 4 杯，煮取 1 杯，药渣再煮，取汁 1 杯，每日 2 次，温服。忌食生冷黏腻腥臭之品。

方论： 启宫丸加味一方，方中苍术、白术、陈皮、半夏燥湿除痰为主药。茯苓、酸枣仁醒脾渗湿，安神定志。香附、神曲理气化滞。海螵蛸，味咸涩，主涩精固带，主治女子赤白带下。当归、川芎、泽兰叶为活血化瘀之品，亦调冲通任之品。惟泽兰叶一药，不但可调经行瘀，又尤善调治"大腹水肿"。李时珍云："泽兰走血分，故能治水肿。"（《本草纲目·草部第十四卷》）久不怀孕者，用之尤良。《医方集解·经产之剂第二十一》指出：启宫丸"治子宫脂满，不能孕育。妇人肥盛不孕者，以子宫脂满壅塞，故不能受孕也。此足太阴厥阴药也，橘、半、白术，燥湿以除其痰，香附、神曲，理气以消其滞。川芎散郁以活其血，则壅者通，塞者启矣。茯苓、甘草，亦以去湿和中、助其生气也。肥而不孕，多由痰盛，故以二陈为君，而加气血药也。"

【医案选粹】

痰湿不孕

徐某，女，34 岁。1988 年 3 月 7 日初诊。

结婚 4 年，迄未孕育，体质丰腴，月经数月一行，甚则年余一行，又因盼子心切，多方求医，服药无数，未能有效。刻下脉象沉缓，舌质淡白，质厚，少苔，腰臀沉重。上 2 个月，月经来潮 1 次，血量甚少，1 天则净，饮食睡眠均可，别无所苦。

辨证治疗： 时将届之五七，尚未孕育，此当责之月经失调。月经所以失调，又当责之体质丰腴，体质丰腴又当责之痰湿过盛，痰湿过盛又当责之子宫脂满壅塞，故不能受胎也。冲任二脉壅滞不畅，故腰臀沉重，月事不下，下亦不畅。治以行滞祛痰，调其冲任。

白术 20g，云茯苓 30g，陈皮 15g，半夏 15g，香附 20g，乌药 20g，沉香6g，薏苡仁 30g，神曲 10g，川芎 9g，泽兰叶 20g，老荷梗 12g，甘草 6g。

上药以水 3 杯，煮取 1 杯，药渣煮，取汁 1 杯，每日 2 次，温服。忌食生冷黏滑腥臭之品，隔日服药 1 剂。

二诊： 5 月 9 日。服药 30 余剂，体重减。昨日经血来潮，至今日血量尚多，夹有瘀块。急于上方加当归 30g、益母草 30g、桃仁 9g、红花 9g，趁月经之行，急服 5 剂停药，嘱 1 个月后再诊。

三诊： 7 月 6 日。患者已经怀孕。

不孕症

纪某，女，29 岁，1976 年 1 月 3 日初诊。

患不孕症已 6 年。结婚后，月经一直不得按期而潮，或提前而来，腹痛腰痛，血下夹瘀，或错后而来，腹痛腰坠，带下黄白，缠绵不已，体胖。脉来弦细，舌苔淡白。余与少府逐瘀汤加减调治。

二诊：4 月 9 日。与少腹逐瘀出入调治 3 个月，月经开始正常，但仍未受孕。虑其体胖，必也痰湿过盛，子宫脂满，滞而不通。拟化脂启宫汤意。

炒白术 15g，云茯苓 15g，陈皮 15g，半夏 10g，薏苡仁 15g，沉香 9g，泽兰叶 20g，益母草 20g，川芎 6g，甘草 10g。

上药以水 3 杯，煮取 1 杯，药渣再煮，取汁 1 杯，每日 2 次，温服。

三诊：4 月 15 日。连服上药 5 剂，服药后，早晨只觉恶心。心中嘈杂，别无他苦。脉弦细，舌苔中黄。详审上方，药性偏燥，虽有恶心嘈杂，但片刻即已，不可更方，于上方略加和胃止呕之品。

白术 15g，云茯苓 15g，陈皮 15g，半夏 15g，薏苡仁 15g，沉香 9g，泽兰叶 20g，益母草 20g，竹茹 10g，生姜（切）6g，甘草 10g。

上药以水 3 杯，文火煮取 1 杯，药渣再煮，取汁 1 杯。每日 2 次，温服。

四诊：4 月 20 日。上方连服 5 剂，胃中调和，恶心嘈杂止，仍守上方继进。

五诊：4 月 23 日。连服 3 剂，舌苔中黄已退，别无他苦，仍与化脂启宫汤续服。

白术 10g，云茯苓 15g，陈皮 10g，半夏 10g，薏苡仁 15g，泽兰叶 10g，益母草 10g，当归 6g，川芎 6g，熟地黄 10g，甘草 6g，生姜（切）6g。

上药以水 3 杯，文火煮取 1 杯，药渣再煮，取汁半杯，睡前服药 1 杯，晨起服药半杯，隔日服药 1 剂，忌食肥甘之品。

7 月 3 日：依上方共进 30 余剂，经医院检查已妊娠。

三、冲脉不调经水无定类证

1. 冲脉厥阴郁热证

经行先后无定期，经行时少腹或胀或痛，胁肋支胀或痛，两乳胀痛，心烦心悸，易躁易怒，易叹息，脉弦滑，舌质偏红黯，舌苔薄黄，加味逍遥散主之。

浅注：妇人精神抑郁，饮食失节，或劳逸失度，忧郁寡欢致郁而化火，动扰血海，冲脉失却正常的蓄溢和调节，引发经血先后无定期，经既行，行亦不畅，不畅则少腹或胀或痛。肝脉布于身侧，肝脉失于条达之性，经络痹阻不通，故而胁肋支胀或痛，甚则乳房胀痛。肝火鸱张，心神被扰；由是心烦心悸，易躁易怒，易太息等症丛生。郁火内勃而不发，故而脉象弦滑，舌质偏于红黯，苔呈薄黄。脉症合参，证属冲脉与厥阴郁热之候。

治法：疏肝理冲，行气开郁，养血安神。

方药：逍遥散(《和剂局方》)加味：

柴胡15g，白芍20g，当归15g，白术10g，茯苓15g，甘草10g，薄荷10g，酸枣仁20g，丹参30g，丹皮10g，泽兰叶10g，生姜6g。

上12味，以水4杯，煮取1杯，药滓再煮，取汁1杯，每日2次，温服。忌食辛辣腥臭之品。

方论：肝主藏血，冲为血海，冲脉又隶属于肝，可见冲脉与肝脏的关系十分密切，所以调理月经，必先调理肝气。方中柴胡一药，尤善疏肝解郁，当归、白芍以养血柔肝，三药合用，有补肝之体而助肝用之功。茯苓、白术以奠安中气。薄荷、生姜，辛香轻扬为佐，助柴胡以疏散条达，为方中灵动之品。方中加酸枣仁一药，因其酸枣仁酸甘："专补肝胆，以复醒脾，从其类也。"为柔肝养血、敛肝益气之正药。加丹参以活血通经，前贤有云："一味丹参，功同四物，能补血活血，其实丹参为苦寒之品，功能凉血行血，血热而滞者宜之，有参之名，无参之用，主要功能为活血通经。"加丹皮以清血海与肝经之血热，邹澍指出："牡丹气寒，故所通者血脉中结热。"泽兰叶一药，最善调补冲任二脉，主治经血不调，属于血气郁滞者。甘草调和诸药，共奏疏肝调冲、行气开郁、养血安神之效。

2. 冲脉厥阴瘀阻证

月经超前错后不定，经血或多或少，夹有瘀血索块，少腹疼痛，拒按，并腰脊疼痛，脉象弦紧或沉弦，舌质黯红，边有瘀血斑点，少腹逐瘀汤主之。

浅注：月经不调超前错后无定期，是妇人常见病证之一，情志不遂，或受风寒，或劳累疲倦，食饮失节，都可引发痛经，少腹疼痛，其中尤其肝郁气结，使冲任失调，血瘀胞宫，引发月经错乱，赶前错后者为多。血既瘀滞于少腹，故而拒按。伏冲之脉，贯于脊里，血海瘀而不畅，痹阻于经腧，故而腰脊为之疼痛。

治法：活血祛瘀，温经调冲。

方药：少腹逐瘀汤(《医林改错》)

小茴香10g，干姜6g，延胡索10g，没药10g，当归20g，川芎10g，官桂6g，赤芍10g，蒲黄10g，五灵脂（炒）10g。

上10味，以水3杯，煮取1杯，药滓再煮，取汁1杯，每日3次，温服。

方论：王清任云："此方治少腹积块疼痛，或有积块不疼痛，或疼痛而无积块，或少腹胀痛，或经血见时先腰痛少腹胀，或经血见三五次，接连不断，断而又来，其色或紫，或黑，或块，或崩漏兼少腹疼痛，或粉红兼白带，皆能治之，效不可尽述。"该方确是临床常用之方，对于冲任虚寒、瘀血郁滞的痛经，均有良好的效果。方中小茴香、干姜、官桂温经散寒，通达下焦。延胡索、没药利气散瘀，消肿定痛，蒲黄、五灵脂活血祛瘀，散结止痛，尤其蒲黄生用，重在活血祛瘀，五灵脂炒用重在止痛而又不伤胃气。当归、川芎乃阴中之阳，血中之气药，配合赤芍，用以活血行气，散滞调经。诸药合用，共奏活血祛瘀、温经调冲之效。

【医案选粹】

经血错乱

付某，33岁，纺织工人。1989年10月11日初诊。

近年以来，月经错乱，时早时晚，经血来时，有时夹有白带样黏液，少腹疼痛，着冷痛甚，温暖舒适，经血中亦夹有小小多个索块，腰脊酸楚，下肢痿软乏力。脉象沉弦，舌质偏于青紫，少苔。

辨证治疗： 经血前后无定，血中夹瘀，此乃肝郁既久，冲任为之不调，气血瘀滞胞宫，又乃经血错乱之证，瘀血不去，气郁不散，故为小腹疼痛，伏冲之脉入于脊里，故腰脊酸楚，足膝无力，脉证互参，显属冲脉厥阴瘀阻证，治以活血祛瘀、温经调冲之法调之，方以少腹逐瘀汤为主治之。

当归20g，川芎15g，官桂6g，赤芍10g，干姜6g，延胡索15g，乳香6g，没药10g，小茴香10g，蒲黄10g，五灵脂10g，桃仁10g，红花10g，白术10g，甘草10g。

上药以水3杯，文火煮取1杯，药滓再煮，取汁1杯，每日2次，温服。

二诊： 10月15日，上药服4剂，少腹疼痛停止，经血量少，但仍有小小索块不净，他症亦随之减轻。上方既已显效，再守上方出入。

当归20g，川芎10g，官桂5g，延胡索10g，小茴香6g，蒲黄10g，干姜6g，白术10g，炒酸枣仁20g，川续断20g，炒杜仲20g，甘草10g。

上药以水1杯，煮取1杯，药滓再煮，取汁1杯，每日2次，温服。

三诊： 10月22日。上方连服6剂，腰脊酸楚，下肢乏力基本痊愈。经血停止。嘱服当归丸以为善后。

1990年秋天，顺生一子。

3. 冲脉太阴气虚证

经行先后无定期，经行则量多，色淡红，面浮、跗肿，精神萎靡，头目眩晕，四肢疲倦，纳谷不馨，小便清长，大便溏薄，舌质淡红，舌苔白薄，脉缓按之无力，参苓白术散加味主之。

浅注： 脾主运化水湿，又主统血；为气血生化之渊薮，脾虚则统运无权，水湿停聚。气血既亏，冲脉失却滋益与固摄，血海空乏，无经可行，而湿邪淹于血海，故而经行无定期，行则量虽多其色淡红，乃湿与血混故也。脾虚不能运化水湿，溢于四末，故而面浮跗肿。脾血既虚，不得上荣于头目，由是头目眩晕，精神萎靡。脾主四肢肌肉，气血既虚，脾阳不伸，四末失养，故而四肢疲倦，甚则畏冷肢麻。若水湿下趋，行走肠间，轻则辘辘有声，重则大便溏薄。脉缓无力，舌淡苔白，结合诸症分析，皆为太阴气虚、血虚，引发血海经血亏少之候。

治法：健脾益气，温冲调经。

方药：参苓白术散（《和剂局方》）加味：

党参15g，白术15g，茯苓15g，甘草10g，山药10g，白扁豆10g，莲子肉15g，薏苡仁20g，砂仁10g，桔梗6g，小茴香10g，淡干姜6g，肉桂5g。

上13味药，以水4杯，煮取1杯，药滓再煮，取汁1杯，每日2次，温服。忌食生冷黏滑腥臭之品。

方论：本方乃四君子汤加味而成，主治脾胃气虚夹湿所引发之证。脾胃虚弱，升降失调，清浊不分，化源不足，气虚血亦虚。因而方用党参、山药、莲子肉以益气健脾，和胃止泻。佐以白术、薏苡仁、茯苓、扁豆渗湿健脾；以甘草益气和中；以砂仁和胃醒脾，行气温中；以桔梗宣肺利气。加淡干姜，因此品有温太阴之阴，温中散寒之功。加肉桂一药，因此品甘温大热，主入肝肾二经，主要功用在下焦，下焦得温，血海亦温；太阴得温，化源有权。二味加入参苓白术散内，共奏健脾益气、温冲调经之功。

4. 冲脉少阴气血亏虚证

月经赶前错后无定期，量少质稀，小腹空痛，腰脊坠痛，耳鸣眩晕，舌淡，苔白薄，脉沉无力，宜定经汤主之。

浅注：冲脉隶属于肾，任脉亦隶属于肾，肾脏气血不足，冲任皆失所养，由是经血先后无定期，量少稀薄。腰为肾府，肾虚府空，经腧失养，故而腰脊坠痛。肾之气血皆虚，精气不得上荣，髓海为之空虚，故而头为之晕，目为之眩。肾开窍于耳，耳之鸣亦为肾气不得上达之故。小腹为胞宫、冲脉、任脉所居之处，肾与冲脉气血皆不足，因而小腹为之空痛。此即为冲任与肾气血亏虚之明征，亦为辨证之着眼点。脉沉无力，舌淡苔薄白，均为冲脉与肾之气血不足之候。

治法：温煦肾气，调补冲任。

治法：定经汤（《傅青主女科》）加味：

菟丝子20g，白芍20g，当归20g，熟地黄30g，山药15g，茯苓10g，柴胡10g，芥穗炭6g，川续断20g，淫羊藿10g，阿胶（烊化）10g，甘草10g。

上11味，以水4杯，煮取1杯，药滓再煮，取汁1杯，以药汁烊化阿胶，每日2次，温服。

方论：熟地黄、山药为大补肾中精血之品，当归、白芍、菟丝子既可补血生血，又可益阴而固阳，茯苓健脾而利湿。柴胡与芥穗炭，非但可以止血化瘀，抑且可以疏发肝之条达之性，以防蛮补气血之壅滞也。傅青主指出："此方舒肝肾之气，非通经之药也；补肝肾之精，非利水之品也。肝肾之气舒而精通，肝肾之精旺而水利，不治之治，正妙于治也。"（《傅青主女科歌括·女科上卷》）加川续断，壮筋骨，补肝肾，亦益其肾与冲脉之气。加阿胶以补其冲任之血，加淫羊藿以补冲与少阴阴中之阳也。诸药合用，共奏温煦肾气、调补冲任之功。

【医案选粹】

肾虚经血无定期

吴某，40 岁，工人。2000 年 3 月 6 日初诊。

经血时来时止，前后无有定期，初由工作劳累疲乏引起，来兹近 1 年半，先服西药，寸效不显，后来又到济南、天津请中医治疗，服药虽有所好转，至今病根不除。前来请予治疗。

目前： 经血不准，但大多还是错后多些，经血量少，质多稀薄，经月来时，腰脊下坠，经后又多小腹空痛，甚则心悸，头目眩晕，四肢酸痛，大便经常偏溏。诊得脉象沉而无力，舌质淡，苔薄白。

综合脉证分析，认为肾之气血不足，冲脉为之空旷，方用定经汤加减，温其肾之气血，更当调补冲脉亦为要着。

熟地黄 30g，云茯苓 25g，炒山药 25g，淫羊藿 20g，菟丝子 30g，当归 20g，川续断 30g，柴胡 6g，台参 20g，白芍 15g，艾叶炭 10g，炮姜 6g，阿胶（烊化）10g，甘草 10g，生姜 6 片，大枣 12 枚。

上药以水 3～4 杯，煮 2 遍，取药液 2 杯，每日 2 次，温服。忌食生冷、油腻之品。

二诊： 3 月 14 日。上药连服 12 剂，适届经血来潮，而腰脊未感下坠。今来诊后，仍与上方服之。

三诊： 3 月 22 日。患者服中药，觉得难以下咽，故以上药加味，取上药 3 倍量，炼蜜配制药丸服之。

其病至 2000 年 11 月，月经周期方准。古谚有云：宁治十男子，不治一妇人。实为经验之谈。

四、冲脉不调经水过多类证

1. 冲脉太阴气虚证

经血过多，过期不止，其色清淡如水，腹中空痛，形寒畏冷，面色萎黄，少气懒言，心悸怔忡，四肢乏力，舌质偏于淡白，舌苔白薄，脉象细缓，治宜举元煎或归脾汤。

浅注：脾主统血，冲为血海，脾与胃又为气血生化之源，脾气既虚，脾阳无能用事，脾阳不足则勿能化血为赤。脾与血海关系十分密切，脾气虚衰，失却统血之功，气虚下陷，冲脉不固，因而经血过多，过期不止，其色清淡。血海阳气不足，因而形寒畏冷，腹中空痛。阳气不达于上，故而面色萎黄。经血过多，心失所养，故而心悸怔忡，不得安宁，少气懒言。脾主四肢，脾阳不伸，故而四肢乏力。脉与舌象综合分析，显属冲脉太阴气虚之证。

治法：补气摄血，温暖冲脉，升阳举陷。

方药：举元煎（《景岳全书》）加味：

党参20g，黄芪20g，炒白术20g，升麻10g，甘草10g，当归10g，酸枣仁20g，海螵蛸20g，茜根炭10g，艾叶炭10g，木香10g，龙眼肉20g，茯苓20g，远志10g。

上14味，以水4杯，煮取1杯，药滓再煮，取汁1杯，每日2次，温服。

方论：举元煎一方，乃补脾肺之气之良方，参、芪、术、草乃补脾肺之正品，升麻升阳举陷，举脾肺下陷之气。方加当归、酸枣仁以养血补冲。海螵蛸、茜根炭、艾叶炭以收固血海，减少月经过多。归脾汤方，方中以黄芪、党参为主，补气健脾，佐以当归、龙眼肉养血和营，合主药以益气养血，方用木香、白术以理气健脾，酸枣仁、茯苓、远志以养血安神；甘草、大枣、生姜和胃健脾以资化源，使其气旺血充，气旺血充则冲脉得以补益，该方未言补冲，其实补冲之药寓于补脾之中矣。

2. 冲脉少阴血热证

经血过多，过期不止，其色深紫黏稠，或夹有瘀血索块，心中烦热，口渴唇燥，腰痛，腹痛腹胀，大便干燥，小便黄短，脉象滑数，舌质红，苔黄少津，宜两地汤加味。

浅注：经血过期不止者，大多属寒证、虚证，然而亦有内热耗阴而致者，少阴火气偏盛，波动血海，迫血妄行，因而月经过多，过期不止。热灼气血，煎熬为色紫黏，夹有瘀血索块。血热津亏、动扰心神，由是心中烦热，口渴唇燥。《素问·举痛论》指出："冲脉起于关元，随腹直上。"其病则腹痛，腹胀。冲脉与督任，皆起于胞中，潜行于脊柱之内，会于足太阳经。病则腰痛不得俯仰。血热气热津液暗耗，由是小便黄短，大便干燥。脉来滑数，舌红，苔黄少津。综合脉证辨证，均为冲脉少阴血热之候。

治法：凉血养阴，固经调冲。

方药：两地汤（《傅青主女科》）加味：

生地黄30g，玄参25g，白芍20g，麦冬10g，地骨皮10g，阿胶（烊化）10g，当归10g，甘草10g，川芎10g，黄柏10g，龟甲（先煮）10g。

上11味，以水4杯，先煮龟甲，减1杯，加水至4杯，纳诸药，煮取1

杯，药滓再煮，取汁 1 杯，2 杯合，烊化阿胶，成 1 杯半，每日 2 次，温服。

方论： 该方以生地黄、白芍二药为主，用之以凉血养阴，滋补肝肾，加当归、川芎以活血养血，调补血海。玄参、麦冬以清热泻火，滋阴生津。地骨皮、黄柏坚阴泻火以清血海之火。阿胶为血肉有情之品，既可以补血止血，亦可滋阴生血。成无己云其"阴不足者补之以味，阿胶之甘以补阴血"。黄宫绣云："阿胶气味俱阴，既入肝经养血，复入肾经滋水。"龟甲一药味咸寒，可入肝、肾、心、脾四经，其主要功效为补阴益血，主治阴虚劳热、腰膝痛软，乃阴中至阴之物，且得水火既济之妙义，尤善调补冲、任二脉，大补精髓，益气养神。

【医案选粹】

经血过多

冯某，32 岁，市郊农民。1984 年 6 月 3 日初诊。

2 年前，患崩漏，治疗 1 个月病愈。今年以来，月经每次来时流血太多，甚至过期不止，小腹隐约作痛，经血清稀，周身畏冷，尤怕阴天下雨，有时心悸、倦怠乏力，气短，面色萎黄，脉象细弱，舌苔白薄。

综合脉证分析：太阴气虚，冲海不固。治当补脾气而摄血，温冲脉以升阳举陷。方用景岳举元煎加味调之。

黄芪 30g，白术 20g，党参 20g，当归 15g，酸枣仁 30g，龙眼肉 30g，茯神 20g，艾叶炭 20g，川续断 30g，炮姜 10g，升麻 10g，甘草 10g，木香 6g。

上药以水 3 杯，煮取 1 杯，药滓再煮，取汁 1 杯，每日 2 次，温服。

二诊： 6 月 10 日。上方服 6 剂，经血止，小腹痛止，心悸已安，精神振作，脉来较前有力。上方既已显效，变通上方，重在健脾安冲。

党参 30g，黄芪 30g，炒白术 20g，云茯苓 30g，川续断 30g，炮姜 10g，龙眼肉 30g，菟丝子 30g，酸枣仁 30g，甘草 10g。

上药以水 3 杯，煮取 1 杯，药滓再煮，取汁 1 杯，每日 2 次，温服。

冲脉少阴血热

案 1. 顾某，32 岁，干部。1999 年 7 月 15 日初诊。

月经过多，经久不止，颜色深紫，有少量瘀血小块，性情急躁，心中烦热，夜寐不安，夜梦联翩，口干少津腰痛、腹痛、腹胀，大便经常干燥，小便黄。脉来滑数，舌红少津。前曾服八珍汤无效。

综合脉证分析：证属冲海少阴热证。治以凉血育阴，安冲滋阴。方宗两地汤合六味地黄汤加减。

生地黄 30g，黄柏 10g，白芍 20g，玄参 20g，丹皮 10g，地骨皮 10g，当归 15g，云茯苓 15g，泽泻 15g，麦冬 20g，阿胶（烊化）10g，龟甲（先煮）20g，生甘草 10g。

上药以水 4 杯，文火煮取 1 杯，药滓再煮，取汁 1 杯，每日 2 次，温服。

治疗经过： 上方连服 6 剂，心中烦热减去大半，经血尚有涓滴，大便泻下 3 次，腰痛、腹胀亦减。原方加艾叶炭 10g，再服 6 剂，观其所以再商。上方服后，经血止，夜寐得安，腰痛、腹胀亦止，脉来不若前甚。冲海热消，少阴液复。仍步两地汤，小小剂量，调治六七日，病愈。

案 2. 章某，女，30 岁，农民。1966 年 6 月 2 日初诊。

月经超前，色黑量少，血有瘀块，腹痛，腰痛，胁痛，乳胀，心中烦热，不得安寐，头目眩晕，迄今已半年，曾服妇科调经片数十瓶，未见效果，今来门诊。脉象弦数，舌红，苔薄黄。

辨证治疗： 弦主木盛，弦数多热。结合诸症分析，显属肝郁化火，动血伤阴，损及冲任，以致月经趋前。治以疏肝清热，调理冲任。方用二地汤加疏肝理气之品为治。

处方： 生地黄 18g，地骨皮 12g，当归 9g，白芍 12g，柴胡 6g，茯苓 12g，制香附 9g，炒杜仲 12g，乌药 6g，生甘草 3g。水煎服。

上方连服 3 剂，腰痛减轻，头目眩晕已差。继进原方 6 剂，适值经来，瘀块减少，色正。再以原方加丹参 25g，桃仁、牛膝各 6g。服药 4 剂，腹痛、腰痛、胁痛均止。经后，仍守原方，3 日服药 1 剂。之后，月经按期而下，病告痊愈。

（引自《孙鲁川医案》）

五、冲脉不调经水缺少类证

1. 冲脉太阴血虚证

经血量少，其色清淡或点滴而止，腹痛，腰痛，头晕目眩，心悸少寐，四肢不温，面色苍白，气短懒言，脉象细弱，舌淡苔白，宜八珍汤加味。

浅注： 中焦脾胃为气血生化之源，今脾虚不能运化水谷以生血，既然不能生血，更无统运之功，又何能充养血海，血海空虚，故而经血量少，其色清淡，或点滴即止。脾与冲脉，其血两亏，气滞脉络，前则腹痛，后则腰痛，血虚不得上荣于头目，故而头晕目眩，面色苍白。血虚不能奉养于心，心失所养，由是四肢不温，气短懒言。脉与舌象，结合诸症分析，证属冲脉太阴血虚之候。

治法： 养血益气，健脾安冲。

方药： 八珍汤（《正体类要》）加味：

党参 10g，白术 10g，云茯苓 10g，当归 10g，川芎 10g，白芍 10g，熟地黄 15g，甘草 10g，黄芪 10g，川续断 10g，鸡血藤 30g，紫石英 10g，生姜 6 片，大枣 12 枚。

上 14 味，以水 4 杯，煮取 1 杯，药滓再煮，取汁 1 杯，每日 2 次，温服。

方论： 八珍汤一方，由四君子汤合四物汤加生姜、大枣所成。方用党参、熟地黄为主药，益气养血，佐茯苓、白术以健脾燥湿；黄芪协参、地、苓益气养血；甘草、白术健脾燥湿。当归、白芍养血和营，加鸡血藤补血活血，与四物汤伍用，主治由血虚所引发之月经不调，更能通经活络，主治腰膝疼痛，筋骨痿软等证。《本草纲目拾遗·卷七》指出此药可"壮筋骨，已疼痛，和酒服，治老人气血虚弱，手足麻木……妇人经水不调，赤白带下，妇人干血劳，及子宫虚冷不受胎"。加续断与紫石英以增强其补精益血、调补冲脉及肝肾之功。诸药合用，使脾血充沛，统血有权而血海得以充养，更佐调补肝肾之品于其方内，血海得以温煦，月经便可自调。

【医案选粹】

气血两虚

李某，31 岁，农民。1999 年 3 月 20 日初诊。

怀孕期满临产，因胎儿太大，妇科大夫予以剖宫产，因失血过多，曾发生过血晕。现已产后月余，气血不复，证见面色萎黄，气短懒言，四肢倦怠，有时头晕、眼花、心悸，甚则怔忡不安，饮食乏味，乳汁不足。脉象细弱，舌淡苔白。

综合脉证分析：此乃气血两虚之候，治当大补气血之法调之。方宗八珍汤合归脾汤意。

党参 30g，当归 20g，炒白术 20g，黄芪 30g，川芎 10g，熟地黄 30g，酒炒白芍 15g，酸枣仁 30g，木香 10g，龙眼肉 20g，陈皮 20g，丝瓜络 10g，生甘草 10g，王不留行 20g，生姜 10 片，大枣（破开）12 枚。

上药以水 4 杯，文火煮取 1 杯半，药滓再煮，取汁 1 杯半，每日 3 次，温服。

二诊： 上方服 3 剂，心悸怔忡显安，饮食渐进，感有馨香之味，四肢渐感有力，脉来不若前甚，气血有来复之机，仍宗上方续进。

党参 30g，当归 20g，白术 20g，黄芪 30g，川芎 10g，熟地黄 30g，酸枣仁 30g，龙眼肉 30g，陈皮 20g，木香 6g，王不留行 30g，生甘草 10g，生姜 6 片，大枣（破）12 枚。

上药煎服方法同上。

三诊： 上方续服 6 剂，气血来复，心悸气短平复，头晕眼花已瘥，饮食增进，乳汁大增，脉来缓和，沉取有力，停服中药。予八珍丸调养善后。

2. 冲脉少阴血虚证

月经偏少，其色鲜淡，头晕耳鸣，腰脊痛楚，下肢痿软，足跟疼痛，脉象沉细，舌淡红，苔薄白，宜当归地黄饮加味。

浅注： 冲脉隶属于肾，肾脏的盛衰会直接影响冲脉血海的盈缺；今肾虚精血不足，不能充盈血海，血海亏虚，故而月经偏少，其色淡；肾主骨，为作强之官，主藏精气，生髓充脑，肾虚血气不得上荣，故而头晕耳鸣；腰为肾府，肾血不足，经气愈虚，由是腰脊疼痛；肾不荫踵，故而下肢痿软，甚则足跟作痛；脉来沉细，舌淡，苔薄白。诸症均属冲脉少阴血虚之候。

治法： 补肾调冲，养血调经。

方药： 当归地黄饮（《景岳全书》）加味：

熟地黄 30g，炒山药 20g，杜仲 20g，怀牛膝 10g，枸杞子 20g，陈皮 10g，甘草 10g，制何首乌 20g，当归 20g，菟丝子 20g。

上 10 味，以水 4 杯，煮取 1 杯，药滓再煮，取汁 1 杯，每日 2 次，温服。忌食生冷、黏滑之品。

方论： 当归地黄饮一方，方中熟地黄一味为主药，该药不但能补血滋阴，而且更能益肾填精，所谓"熟地大补精血故也"。阴血不足之证，应用熟地黄，最为相宜。当归补血活血，为血中之气药，与熟地黄合用，尤可补血生血。制何首乌一药，有补肝肾益精血之功。李时珍指出："此物气温，味苦涩，苦补肾，温补肝，功在地黄、天门冬之上。"用该品与当归、熟地黄合用，大有补肝肾、填血海之力。更辅以杜仲、枸杞子、怀牛膝、菟丝子以强腰系、壮筋骨、通经腧，以起痿弱。山药、陈皮、甘草健脾和胃，结合上药以资化源，并使诸药补而不滞，此处方之巧妙处，不可轻而忽之。

【医案选粹】

肾血虚弱、血海亏虚

姜某，39 岁，石家庄，干部。1992 年 10 月 6 日初诊。

身体清瘦，面色灰白不华，月经偏少，其色淡红，迄今已 3 个月余，经常腰脊疼痛，下肢痿软，两足跟痛，有时头眩耳鸣，浑身疲倦，精神衰减，脉象沉细，舌淡红、苔薄白。

辨证治疗： 少阴肾之气血不足，冲脉血海亏空，此理之固然，故而月经偏少，其色淡红。腰为肾府，肾血不足，经络为之不满，因而又腰脊疼痛，肾阴不能荫踵，由是下肢痿软，甚则足跟作痛。肾之气阴不足，不得上荣，则头眩耳鸣为患。脉与舌象，均属少阴冲海血虚之候。治当补肾补冲、养血调理。

熟地黄 30g，枸杞子 30g，制何首乌 30g，当归 20g，菟丝子 20g，杜仲 20g，牛膝 20g，白芍 15g，川续断 30g，龟甲 20g，陈皮 20g，甘草 10g，阿胶（烊化）10g。

上药以水 4 杯，煮取 1 杯半，药滓再煮，取汁 1 杯半，每日 3 次，温服。

二诊： 10 月 21 日。服药 15 剂后，感腰痛大减，足跟亦不作痛，精神振作，头脑耳鸣不甚。脉来不若前甚，面色亦显红润。上方既已显效，仍守上方加减续进。

熟地黄30g，当归20g，黄芪20g，制何首乌30g，枸杞子20g，杜仲20g，川续断20g，牛膝10g，龟甲20g，阿胶（烊化）10g，陈皮20g，甘草10g。

上药以水3杯，煮取1杯，药滓再煮，取汁1杯，每日2次，温服。另嘱：2日服药1剂。

三诊：11月20日。上药服9剂后，经血至，血量适中，较为畅通，身体较前健壮。唯天气寒冷时，腰感酸痛，下肢乏力，其他均无不适，脉来缓和。大病将瘥，气血尚未尽复，变通上方，偏重调补肾气以壮筋骨。

杜仲30g，川续断30g，牛膝20g，熟地黄30g，陈皮20g，当归20g，鸡血藤30g，菟丝子30g，桑寄生30g，生甘草10g。

上药以水3杯，煮取1杯，药滓再煮，取汁1杯，每日2次，温服。仍嘱2日服药1剂。

3. 冲脉厥阴瘀血证

经血过少，夹有瘀块，小腹痛，拒按，血块下而痛减，或兼胁痛。或兼乳房胀痛。脉来弦涩或弦紧，舌色紫黯，有瘀血斑痕者，桃红四物汤加味主之。

浅注：肝郁气滞，郁久化热化火，滞则经痹络瘀，由肝郁气滞而致血瘀者，又必影响血海充盈失调。肝主藏血，冲为血海，二者关系甚为密切，所以前贤有"妇女以肝为先天"之说。血海既然失调，月经不循常道，因而超前错后为时不定；瘀血阻于胞宫，经血行时，便夹有瘀血索块；经失畅通，因而小腹作痛而拒按，按则痛甚，待血块下后，小腹亦痛减。肝之经络布于身侧，肝之经络瘀痹，肝之条达疏散之性受阻，故而时兼胁肋胀痛，甚则乳房胀痛；病因气滞血瘀，肝失条达，故而脉现弦涩之象，兼寒滞者，脉见弦紧，舌色紫黯，兼有瘀血斑痕者，为肝郁内壅、血气不畅之证；诸症合参，为肝与冲脉瘀血阻滞之证。

治法：舒肝调冲，活血化瘀。

方药：桃红四物汤（《医宗金鉴》）加味。

当归20g，熟地黄20g，川芎10g，白芍20g，桃仁10g，红花10g，制香附20g，乌药15g，延胡索10g，五灵脂10g。

上10味，以水4杯，煮取1杯，药滓再煮，取汁1杯，每日2次，温服。

方论：妇人若肝血不足，不能充盈血海，血海空虚，月经量少，或闭而不畅。血气郁滞，则脐腹作痛。治以舒肝调冲、活血化瘀为总则。方中熟地黄甘温以滋阴养血，填精补冲为主药，辅以当归，补血养肝，白芍和营养肝，川芎活血行滞。四味相合，则补而不滞，通中寓补，为妇人调经之基本方。张秉成指出："夫人之所赖以生者，血与气耳，而医家所以补偏救弊者，亦惟血与气耳。故一切补气之方，皆以四君化出；一切补血之方，又当从此四物而化也。补气者，当求之于脾肺；补血者当求之肝肾。地黄入肾，壮水补阴，白芍入肝，敛阴益血，二味为补血之正药。然血虚多滞，经脉隧道不能滑利通畅，又恐地、芍纯阴之性，无温养流通之机，故必加以当归、川芎辛香温润，能养血而行血中之气者以流动之……"桃仁、红花佐地、归、芎、芍以活血，并加强化瘀之效。加香附与乌药，重在疏肝理气，通经活络，以疗胁痛、乳胀。加延胡索、五灵脂者，旨在活血止痛。

【医案选粹】

经闭

闫某，女，16岁，1989年4月20日初诊。闭经3个半月，少腹疼痛，双乳胀痛，脉沉弦，舌苔薄白。查尿HCG呈（－）。

诊断：闭经。治宜补血活血，调经止痛，方选桃红四物汤加减。

处方：当归15g，赤芍15g，川芎15g，生地黄15g，桃仁15g，红花15g，牛膝15g，通草9g，王不留行15g，刘寄奴15g，三棱18g，莪术18g。

二诊：月经未潮，少腹不痛，乳房胀痛无明显减轻，脉沉弦，舌苔薄白。处方：当归15g，炒白芍15g，柴胡9g，云茯苓15g，白术12g，薄荷9g，丹皮15g，栀子12g，通草9g，牛膝15g，香附18g，甘草9g。

三诊：服上方后，乳房胀痛明显减轻，月经来潮，量中等，色黯伴有血块，无腹痛，脉沉弦，舌苔薄白。处方：当归15g，炒白芍15g，柴胡9g，云茯苓15g，白术12g，薄荷9g，香附18g，丹皮15g，牛膝15g，鸡血藤15g，通草9g，甘草9g。

四诊：月经来潮后，无腰腹疼痛，仍时感双乳胀，脉沉，舌苔薄白。处方：当归15g，炒白芍15g，川芎15g，生地黄15g，丹皮15g，通草6g，牛膝15g，香附18g，益母草18g，鸡血藤18g，红花12g，甘草6g。

五诊：双乳时感胀痛，常易烦躁，微感口苦，脉沉弦，舌苔薄白。处方：当归18g，炒白芍15g，柴胡9g，云茯苓15g，白术12g，薄荷9g，丹皮15g，栀子12g，香附18g，益母草15g，通草9g，甘草9g。

六诊：月经按时来潮，量中等，色淡，无血块，双乳胀痛基本消失，脉沉缓，舌苔薄白。处方：当归15g，炒白芍15g，柴胡9g，云茯苓15g，白术12g，薄荷9g，丹皮15g，栀子12g，香附18g，益母草18g，鸡血藤15g，川厚朴15g，甘草9g。后连续观察3个月经周期，均按时来潮，无其他不适。

（引自《刘茂甫中医世家》）

继发性闭经

成某，女，21岁。1998年6月27日初诊。月经半年未潮，脉沉，舌苔薄白，舌质淡紫。诊断：继发性闭经。治宜补血活血、化瘀通经。方选桃红四物汤加减。处方：当归15g，赤芍15g，川芎5g，生地黄15g，桃仁15g，红花12g，牛膝18g，通草6g，刘寄奴18g，王不留行18g，三棱18g，莪术18g。7剂，水煎服，每日1剂。

二诊： 月经未潮，精神、食纳、二便均正常，脉沉，舌苔白。处方：当归15g，炒白芍15g，柴胡9g，云茯苓15g，白术12g，薄荷9g，红花15g，丹皮15g，桃仁12g，牛膝15g，三棱15g，莪术12g。

三诊： 月经仍未潮，无任何不适，惟上、下肢汗毛较重，脉沉，舌苔薄黄，处方：当归20g，赤芍20g，川芎18g，红花15g，桃仁15g，丹参20g，通草8g，王不留行18g，刘寄奴18g，三棱18g，莪术18g。

四诊： 经服上方后，月经已于3日前来潮，量多，色红，脉沉，舌苔薄黄。处方：当归15g，炒白芍15g，生地黄15g，丹皮15g，香附18g，益母草18g，郁金9g，柴胡12g，丹参18g，枸杞子15g，女贞子15g，甘草6g。

五诊： 行经6天，前3天量大，后3天月经量减少，但少腹部胀痛不适，情志急躁，脉沉弦，舌苔薄白。处方：当归15g，炒白芍15g，柴胡9g，云茯苓15g，白术12g，薄荷9g，丹皮15g，栀子12g，女贞子15g，通草6g，益母草18g，甘草6g。

六诊： 上方服用12剂，诸症悉除，为巩固疗效又来就诊。处方：当归15g，炒白芍15g，川芎15g，生地黄15g，香附18g，益母草18g，丹皮15g，桃仁12g，红花12g，通草6g，牛膝15g，甘草6g。

七诊： 服用12剂，自觉上、下肢汗毛减少，舌质淡、苔白，脉沉细。处方：全当归18g，炒白芍15g，柴胡9g，云茯苓15g，白术12g，薄荷9g，香附18g，郁金12g，丹皮18g，桃仁15g，红花15g，牛膝18g。

八诊： 服上方4剂，月经来潮，量多，色鲜红，少腹及双乳隐痛不适消失，脉沉，舌苔薄白。处方：上方减丹皮、桃仁、红花、牛膝，加女贞子15g，枸杞子15g，川续断15g，阿胶（烊化）15g。

九诊： 因工作缘故，两个月未能服药，但月经每月行经1次，每次持续4~5天，量中等，色红无血块，舌苔白，脉象沉细。处方：女贞子15g，枸杞子15g，桑寄生15g，川续断15g，当归12g，白芍12g，熟地黄6g，黄芪18g，炒白术15g，云茯苓15g，阿胶（烊化）15g，菟丝子12g。以此方善其后。

（引自《刘茂甫中医世家》）

血海空虚闭经

张某，女，23岁，未婚。

初诊： 1971年6月29日，闭经半年，末次月经于去年12月份来潮，量少色褐，以前月经周期30~60天，8天净，量中等，有痛经，经前腰酸，曾服己烯雌酚、当归浸膏片、白凤丸、艾附暖宫丸等均无效。现感腰痛，少腹寒痛，白带量多，气味腥，舌苔淡黄腻、中裂尖刺，尺弱。脉症合参，此属先天肾虚，又因劳倦伤脾，不能运化水谷而生精微，于是营血不足，无以下注于冲脉，冲为血海，血海空虚，而致经闭，治法以补肝益肾，理气调经。

处方：茯苓 12g，山药 12g，当归 12g，川芎 6g，赤芍 9g，白芍 9g，制香附 6g，牛膝 9g，焦三仙 12g，川续断 12g，桑寄生 12g。8 剂。

二诊：7 月 13 日，停经半年，服上方 8 剂，月经于 7 月 9 日来潮，今日未净，量多，色始黑后红，经前腹痛，舌苔淡黄、中裂尖刺，脉象细软，月经已行。仍从前法加减。

处方：茯苓 12g，木香 6g，山药 12g，川续断 12g，桑寄生 12g，艾叶 3g，乌药 6g，当归 9g，制香附 6g，郁金 6g。8 剂。

三诊：10 月 4 日，8 月份月经错后来潮，经期腹痛，9 月份月经先期 10 天，于 9 月 12 日来潮，6 天净，量少，9 月 28 日月经又行，2 天净，色褐，腰酸，口渴思饮，舌苔黄腻，边尖红，脉象细软，自服补肝益肾、理气调经之剂，月经能自动来潮，但最近两次，经行先期，此乃病久阴虚血热，以致血热妄行，治以养阴清热。

处方：地黄 15g，白芍 9g，丹皮 6g，女贞子 12g，旱莲草 12g，白薇 9g，川续断 12g，枸杞子 12g，藕节 12g，茅根 30g。6 剂。

四诊：11 月 19 日，服养阴清热之药 6 剂，月经周期已得正常，于 10 月 29 日来潮，6 天净，量中色红，有小血块，下腹冷痛，有时腹胀，腰酸，大便晨稀，舌苔白腻微黄、中裂尖刺，脉左软，右细弦，病情虽有所好转，但脾肾两虚，下焦寒凝，治以健脾补肾，佐以温经。

处方：白术 9g，茯苓 12g，木香 6g，赤芍 9g，白芍 9g，山药 12g，五味子 6g，川续断 12g，桑寄生 12g，艾叶 6g，制何首乌 12g。8 剂。

另：八珍益母丸 20 丸，每早服 1 丸。

艾附暖宫丸 20 丸，每晚服 1 丸。

小结：此例由于脾肾两虚，营血不足，冲任失养，血海空虚，而致经闭。故先用补肝益肾、理气调经之法；后因转为月经先期，故用养阴清热为治；最后月经渐复正常，但因便稀腰痛，下腹寒痛，再用健脾补肾，佐以温经。治疗将及半年，得以痊愈。

（引自《钱伯煊妇科医案》）

六、冲脉不调痛经类证

1. 冲脉厥阴气滞血瘀证

经前或经期小腹疼痛，月经量少，行而不畅，腹痛拒按，经水色紫，夹有瘀块，胸胁胀痛，或两乳胀痛。或心下痞满，不欲饮食，脉弦涩或沉弦，舌质偏紫黯，舌边夹有瘀血斑血，舌苔薄黄且腻。 血府逐瘀汤加减主之。

浅注：冲脉隶属于肝肾，肝主藏血，主疏泄，肝脏气血盈亏，直接影响血海，血海之虚实亦影响于肝。肝郁气滞，动扰血海，血气凝结，由是月经将行之前，或经期均会发生瘀血腹痛。经既行，行也不畅，并夹有瘀血索块，所以拒按，按之痛甚。肝脉循行身侧，肝郁气滞，经气循行不畅，故而胸胁胀痛，甚则两乳胀痛。肝气郁滞，又必影响脾胃之运降，由是心下痞满，不欲饮食，甚则恶心嗳哕等症续而发之。脉与舌象亦均属于冲脉厥阴气滞血瘀之证。

治法：行气活血，祛瘀止痛。

方药：血府逐瘀汤(《医林改错》) 加减：

当归 15g，川芎 10g，赤芍 15g，生地黄 20g，桃仁 10g，红花 10g，柴胡 10g，枳壳 10g，牛膝 10g，丹参 30g，郁金 10g，乌药 10g，香附 10g，益母草 10g，泽兰叶 10g。

上 15 味，以水 4 杯，煮取 1 杯，药滓再煮取汁 1 杯，每日 2 次，温服。

方论：血府逐瘀汤一方，为活血祛瘀、行气止痛之良方，尤善调妇人经血之病。本方是桃红四物汤（以生地黄易熟地黄，赤芍易白芍）加柴胡、桔梗、枳壳、牛膝、甘草所组成。方中川芎、当归、桃仁、红花、赤芍养血、活血、祛瘀，牛膝祛瘀主通血脉，引血下行。柴胡舒肝解郁。枳壳行气滞。生地黄凉血，配伍当归则可养血润燥，俾瘀去而不伤阴血。甘草调和诸药。方中加丹参以加强其活血化瘀之力，加乌药以解郁止痛，助柴胡以调肝气，助枳壳以理中气，助牛膝以理下焦气滞血瘀。加香附、郁金，因二药都具有调经之性。益母草与泽兰皆为厥阴肝经血分之药，性略温而清香，能疏达肝气，和其营血，为妇人调经之要药，诸药合用，可疏肝行气以活血，调补血海以通经。

【医案选粹】

瘀阻崩漏

周某，女，39 岁，农民。2001 年 10 月 11 日初诊。经来 2 个多月淋漓不断，无痛，色黑而多血块。在当地服中药治疗，服后血止，过 5 ~ 6 日复来，已服 15 剂，至今淋漓不断，并食欲不振，心悸乏力，脉弱。

辨证：瘀阻崩漏。

经来多日不断，色黑多血块，乃瘀血内阻，血不归经所致。譬如河道淤塞致河水上涨而决口，若只顾堵其决口而不疏通河道，无怪其劳而无功也。

治疗：疏肝健脾，活血化瘀。

处方：赤芍 10g，当归 10g，川芎 8g，生地黄 20g，柴胡 10g，桔梗 10g，枳壳 10g，桃仁 10g，红花 10g，白术 20g，云茯苓 15g，怀牛膝 10g，三七粉（分冲）6g，甘草 6g。水煎服 3 剂。

疗效：连服 3 剂血止，食欲好转。继服 6 剂未再复发。

体会：此方是《医林改错》之"血府逐瘀汤"加味组成。该方有活血化瘀调气通经的作用。加白术、云茯苓健脾进食，加三七粉以助化瘀止血之功。每遇崩漏带有血块而身不虚弱者即用此方加减治之，无不随手奏效。

（引自《名医玄振一医案选》）

2. 冲脉少阴血虚证

月经将净，或经后，小腹隐约作痛，腰脊痛楚，下肢痿弱，头目眩晕，甚则心悸怔忡，月经色淡红，其量或多或少。脉象沉弦或沉细，舌质淡红，苔薄白，宜青主调肝汤加味治之。

浅注：肾主藏精肝主藏血，肾之与肝阴血亏虚，冲脉亦必空虚，经血必也虚少，所以月经将净，或经血已净之后，血海更加空乏，故而小腹隐约作痛。腰为肾府，伏冲之脉贯于脊里，精血不足，故而腰脊痛楚，下肢痿弱无力。脑为髓海，肾之精气不足，不得上荣于脑，故而头目眩晕。肾之与心，皆为少阴，肾血虚，心失所养，由是心悸，甚则怔忡不安，脉与舌象，无不属冲与少阴血虚之候。《傅青主女科歌括·女科上卷》指出："妇人有少腹疼于行经之后者，人以为气血之虚也，谁知是肾气之涸乎！夫经水者乃天一之真水也，满则溢而虚则闭，亦其常耳，何以虚能作疼哉！盖肾水一虚，则水不能生木，而肝木必克脾土，木土相争，则气必逆，故而作疼，治法必须以舒肝气为主，而益之以补肾之味，则水足而肝气益安，肝气安而逆气自顺，又何疼痛之有哉，方用调肝汤。"

治法：调补肝肾，养血安冲。

方药：调肝汤（《傅青主女科》）加味：

当归20g，白芍20g，山茱萸20g，巴戟天20g，山药20g，甘草10g，熟地黄20g，川续断20g，阿胶（烊化）10g。

上9味，以水4杯，煮取1杯，药滓再煮，取汁1杯，每日2次，温服。

方论：调肝汤加味一方，方中熟地黄、山药、阿胶大有滋补肾中真阴（血）之功，亦调补冲任无上之佳品。当归、白芍以养血柔肝，亦肝家之正品。山茱萸、巴戟天不但能补肝之阴血，而且还可以调补肾气，填补冲任。川续断一药，既可补益肝肾，又可通行血脉以疗腰脊痛楚，下肢痿弱，其功近于杜仲，但杜仲补力尤强，而川续断通行血脉，壮其筋骨力胜。杨时泰谓："续断之行，寓于补中，既补之以宣。"川续断配巴戟天，更能强健肝肾，益其筋骨，甘草调和诸药以止痛，傅青主于调肝汤后脚注，又重点指出："此方平调肝气，既能转逆气，又善止郁痛。经后之证，以此方调之最佳，不特治经后腹痛之症也。"

【医案选粹】

经血不调

宋某，34岁，职员。2000年2月2日初诊。

月经来潮不准，但每次经血之后，小腹总是隐约作痛，不时腰背痛，不欲仰，工作紧时，头昏、目花、心悸不安，下肢酸软乏力。脉象细弱，舌质淡红，苔薄白。

辨证治疗： 肝肾阴血不足，冲脉空旷，所以经血之后，血海更加亏空，由是小腹隐隐作痛，血虚痛也。伏冲之脉上贯脊里，精血不足，不能濡养血脉经筋，故而腰脊痛楚，足膝无力。脉证互参，证属冲脉少阴血虚之为病也。治宗青主调肝汤加味，调补肝肾，养血安冲。

当归 20g，白芍 15g，熟地黄 30g，山茱萸 20g，山药 20g，巴戟天 15g，川续断 20g，阿胶（烊化）10g，生甘草 10g，枸杞子 20g。

上药以水 3 杯，煮取 1 杯，药滓再煮，取汁 1 杯，每日 2 次，温服。

治疗经过： 上方连服半个月，经血至，经后小腹隐隐作痛消除，心悸得安，头晕目花减轻，唯腰膝尚感乏力。原方加重川续断至 30g，再加杜仲、桑寄生、狗脊等以治之，2000 年 5 月得知病已愈。

3. 冲脉太阴寒湿证

月经前或月经期，小腹冷痛，喜温喜按。经行不畅，或夹灰黑色血块，畏寒肢冷，食欲不馨，精神疲倦，小便清长，大便溏薄，脉象沉弦或沉缓，舌紫黯，苔薄白，温经汤加减主之。

浅注： 冲为血海，其血之来源，主要赖之脾。寒湿困脾，阳气不伸，统运失司，寒湿之邪下注胞宫，血海为之凝泣，故而月经前或月经期，小腹冷痛，喜温喜按。血与寒湿互结，故而经行不畅，其色灰黑甚则如黑豆汁而夹瘀血索块，湿滞中焦，阳气不振，因而不欲饮食，食亦失馨。阳气不达于四肢肌表，故而周身畏寒而肢冷，中阳不振，故而精神疲倦，大便溏薄，原由脾湿下走大肠所致。脉与舌象，结合诸症分析，均属太阴寒湿、冲脉不固之候。

治法： 温脾燠冲，散寒调经。

方药： 温经汤（《金匮要略》）加减：

当归 15g，川芎 10g，吴茱萸 6g，党参 10g，桂枝 10g，半夏 10g，黄芪 10g，苍术 10g，云茯苓 10g，阿胶（烊化）10g，干姜 10g。

上 11 味，以水 4 杯，先煮 10 味，取汁 1 杯，药滓再煮，取汁 1 杯，以药汁烊化阿胶，每日 2 次，温服。忌食生冷、黏滑腥臭之品。

方论： 本方所治，皆因冲脉与太阴虚寒。寒湿困脾，血海凝泣之经血不调之证。血虚有瘀，当以温经散寒与养血祛瘀并用，则湿得温则散，血得温则行。方中吴茱萸、桂枝温经散寒兼温冲脉。当归、川芎活血祛瘀，养血调经。党参、阿胶以益气养血，半夏以健脾燥湿。方中加黄芪、苍术、云茯苓、干姜增强温脾祛湿之力。黄芪味甘气温，主入手足太阴之经，为补气助阳之要药。苍术味辛散，主运脾，为解除寒湿困脾之良药。云茯苓健脾燥湿，干姜主温太阴之阴，与苍术合用为温中散寒之专药。张元素云："干姜其用有四：通心助阳一也；去脏腑沉寒痼冷二也；发诸经之寒气三也；治感寒腹痛四也。"故重加此药以温其脾。诸药共奏温脾燠冲、散寒调经之效。

【医案选粹】

月经延后

范某，女，29岁，市民。1955年9月25日初诊。

月经错后，迄今3个月，少腹经常冷痛，经来痛重，色淡量少，腰膝酸软，脉象沉紧，舌淡苔白薄。

辨证治疗： 脉沉主里，脉紧则主寒，沉紧为里虚寒痛，结合诸症分析，显属血虚气滞、寒郁胞宫、冲任失职以致月经不调。治以温经祛寒、调补气血。方用温经汤加减。

处方： 当归18g，川芎12g，桂枝9g，吴茱萸3g，制香附12g，乌药、小茴香各9g，炙甘草6g，阿胶（烊化）12g。水煎服。

10月2日二诊：上方连服6剂，少腹冷痛遂止，腰膝仍感酸软，脉舌同上，再步原法加减续进。

处方： 当归18g，川芎12g，桂枝6g，制香附12g，乌药、小茴香各6g，阿胶12g，炙甘草6g，巴戟天12g，桑寄生15g，炒杜仲12g。水煎服。

10月16日三诊：昨夜月经应期而下，少腹微痛，颜色正红，兼有瘀块，再拟活血化瘀之品。

处方： 当归、川芎各12g，桃仁6g，红花3g，泽兰叶12g，赤芍9g，炙甘草6g，阿胶（烊化）12g。水煎服。

10月18日四诊：上方刚进1剂，腹痛即止，继进2剂，诸症皆愈。为其固本之计，再予二诊方增减续进。

处方： 当归12g，川芎6g，阿胶、巴戟天、炒杜仲、桑寄生各12g，熟地黄18g，茯苓12g，白术9g，炙甘草6g。每隔3日煎服1剂。

11月17日，月经复潮，色量正常，别无他苦，嘱其停药。1956年2月25日，患者感冒来诊云："已怀孕两月"。

七、冲脉不调经闭类证

1. 冲脉少阴阴亏经闭证

体质虚弱，月经量少，逐渐停经，腰脊疼痛，下肢痿软，头晕耳鸣，舌淡红，少苔，脉细弱者，宜归肾丸加味。

若经闭，五心烦热，两颧潮红，甚则骨蒸劳热，大便干燥，舌红少津，脉细数者，宜加减一阴煎。 若痛从足下，上抵腰及下少腹，痛不可忍，甚则冲胸作痛，面赤如赭如妆，神志不清，宜一阴煎加龟甲、龙骨、牡蛎。

浅注： 妇人体质素虚，或肾气衰弱，肾之精血不足，无力生发与充养血海，血海亏虚，冲任失调，形成经闭；或因半产漏下，或因久病及肾，肾之精血久虚，冲脉亏损，血海无血，造成经闭。腰为肾府，肾与冲脉气血亏虚，无以濡养经腧，故而症见腰脊疼痛，下肢萎软。肾之精气不能上荣于脑，故而头晕，甚则耳鸣目眩，脉来细弱，舌淡少苔，皆为冲与少阴阴亏经闭之候。

若素体气血虚弱，或失血伤阴，或久病耗血形成血海不足而经闭；或肾之精血不足，血海涸竭，形成虚劳经闭，症见五心烦热，两颧潮红，甚则劳热骨蒸，小便赤涩，大便干，脉来细数，舌红少津，而成阴虚血燥经闭证。若冲血空虚，膝下作痛，上抵腰腹，贯胸，面赤，为虚阳上浮，亦宜一阴煎加龟甲、龙骨、牡蛎以育阴潜阳。

治法： 滋补肝肾，养血调冲。

方药： 归肾丸（《景岳全书》）加味：

熟地黄 30g，山茱萸 20g，生山药 20g，茯苓 20g，当归 15g，枸杞子 20g，杜仲 20g，菟丝子 20g，制何首乌 20g，鸡血藤 30g。

上 10 味，以水 4 杯，煮取 1 杯，药滓再煮，取汁 1 杯，每日 2 次，温服。

方论： 归肾丸一方，以六味地黄丸为基础方去丹皮、泽泻。加当归、枸杞子、杜仲、菟丝子而成。今又加制何首乌、鸡血藤而为此方。方中以熟地黄大补精血为主药，辅以当归、山茱萸、枸杞子大补肝肾之血气。制何首乌、鸡血藤生血养血。尤其何首乌一药，大有补肝肾、益精血之功。《本草纲目》指出："此味气温味苦涩，苦补肾，温补肝，能收敛精气。所以能养血益肝，固精益肾。健筋骨，乌须发，为滋补良药，不寒不燥，功在地黄、天门冬诸药之上。"诸药合用，以奏滋补肝肾养血调冲之效。

若血海涸竭，虚劳经闭，又当养阴清热，以调经闭。加减一阴煎方，方中以生地黄、熟地黄、白芍养血清热。知母、麦冬、地骨皮以养阴除蒸；以甘草调和诸药，以达养阴清热、滋肾补冲之效。若潮热甚者，可加青蒿、鳖甲、银柴胡、白薇等。若虚烦不得眠者，可加酸枣仁、夜交藤、合欢皮等。若咳嗽唾血者，可加茜草根、白茅根、鲜苇茎、白及、藕节等。若冲脉空虚，虚阳上僭，痛从足下上抵胸腹腰脊者，加龟甲、龙骨、牡蛎以滋阴潜阳。

【医案选粹】

闭经劳热

唐某，42 岁，农村干部。1978 年 3 月 12 日初诊。

闭经 8 个多月，出现五心烦热，有时还见颜面潮红，面部发热，由于工作忙碌，初未介意，近来夜间劳热、口渴、心中悸惕不安，夜不得眠，大便干燥，小便黄短。诊其脉象细数、舌质红绛，少苔。

辨证治疗： 年过四十，每有气阴不足之象，再加劳心工作忙碌，气血益加虚弱，久之形成冲脉不足，血海为之亏耗，而形成劳热经闭。所见证为五心烦热、面红潮热、口渴、心悸、夜不得眠、便燥溲短，均系冲脉少阴阴亏经闭之候。治当滋补肝肾之阴，佐以养血安神之法调之，方用六味地黄丸合一阴煎加减。

生地黄 30g，熟地黄 30g，山茱萸 20g，生山药 20g，茯苓 20g，当归 15g，制何首乌 30g，丹皮 12g，地骨皮 12g，柴胡 6g，枸杞子 20g，龟甲（先煮）30g，青蒿 10g，杜仲 20g，生甘草 10g。

上药以水 4 杯，文火煮取 1 杯，药滓再煮，取汁 1 杯，每日 2 次，温服。

二诊： 3 月 22 日。上药服 7 剂，五心烦热减轻，面热潮红不若前甚，大便得通，通而不畅，口渴减，寐意稍长。

生地黄 30g，熟地黄 30g，山茱萸 30g，生山药 20g，茯苓 20g，当归 15g，制何首乌 30g，白芍 20g，丹皮 15g，地骨皮 15g，柴胡 6g，青蒿 10g，龟甲（先煮）30g，天冬 10g，麦冬 20g，甘草 10g。

上药以水 4 杯，文火煮取 1 杯半，药滓再煮，取汁 1 杯半，每日 3 次，温服。

三诊： 4 月 4 日。续服上药 8 剂，病却近半，潮热减轻，大便泻下三四次，不干，心中烦热减轻大半，夜寐得安，口渴基本消失，脉来不若前甚。气阴有来复之机，效不更方。

生地黄 30g，熟地黄 30g，山茱萸 20g，生山药 20g，云茯苓 20g，当归 10g，白芍 20g，制何首乌 20g，丹皮 10g，地骨皮 10g，柴胡 6g，龟甲（先煮）30g，青蒿 10g，麦冬 30g，生甘草 10g，白薇 10g。

上药煮服方法同上。

四诊： 4 月 16 日。上药断续服药 8 剂，潮热不作，心中烦热已瘥，夜寐得酣，舌质转为红润，口不干，小便转为清长，大便通畅。脉来亦较为缓和。惟昨小腹略有痛意，今则经血来潮，此佳象也。转方为六味地黄汤以滋肾水。

生地黄 20g，山茱萸 20g，生山药 20g，丹皮 10g，云茯苓 20g，泽泻 20g，白芍 15g，生甘草 16g。

上药以水 3 杯，煮取 1 杯，药滓再煮，取汁 1 杯，每日 2 次，温服。

2. 冲脉少阴寒凝经闭证

经闭，腰腹畏冷，面色苍青。 或羸瘦萎黄，肢倦神衰，但欲卧。 或兼带下稀白，便溏。 脉迟缓，舌质淡，苔薄白。 宜温海汤加味主之。

浅注： 少阴寒化，无论内因外因，无不使肾府气血凝泣，血海虚冷，因而导致经闭。下焦温冷主司在肾，肾与血海凝泣，故而经闭。腰为肾府，小腹亦为肾与血海之属，肾阳亏虚，故而腰腹畏冷。腰腹寒冷无不影响带脉，带脉寒化，故而带下稀白。肾阳既然衰微，不能熏蒸脾土，脾失温运之机，由是面色苍青，或羸瘦萎黄，四肢疲倦，精神萎靡，懒于动作而嗜卧矣。肾为胃之关，肾虚关疏，以致大便溏薄。脉与舌象，皆为少阴寒化之征。

治法： 大补肾阳，温煦血海。

方药： 温海汤加味：

当归30g，制何首乌30g，柏子仁10g，附子10g，肉桂5g，小茴香10g，桃仁10g，党参20g，炒白术20g。

上9味，以水4杯，文水煮取1杯，药滓再煮，取汁1杯，每日2次，温服。

【医案选粹】

产后身热

朱某，29岁，工人。1976年11月1日初诊。

产后半月，调养失宜，恶露点滴不尽，身热头痛，出虚汗，汗后身冷，面色红润，不时心悸，精神萎靡，夜寐不安，脉来虚数，舌淡苔白。

产后将息失宜，血虚阳浮，故而面色红润，身热头痛，血海为之空虚，所以恶漏不尽。营卫之气不调，因之汗出畏冷，脉证互参，显属冲脉血海气血不足。治以养血温经。

当归30g，制何首乌30g，柏子仁20g。

上药以水3杯，煮取1杯，药滓再煮，取汁1杯，每日2次，温服。

二诊：11月6日。上药服后，阴血复，浮阳附之，营卫调和，诸证痊愈。

产后肾病

关某，女，45岁，已婚。1958年6月17日初诊。

患者孕11产7，因早破水入院，于6月2日下午7时30分经手转儿头分娩，当晚小便通畅，次晨自解，小便不畅，下午2时后寒战，尿少，肾区有压痛，白细胞2.23×10^9个/L，尿蛋白（＋＋＋＋），红细胞多。曾用西药抗生素等治疗，于第6日邮电医院会诊，头晕呕吐，腹胀腰痛，神躁少寐，小溲黄少，全日尿量800ml，血压54/30mmHg，非蛋白氮67%，二氧化碳结合力36%，肺有啰音，舌苔白腻中根垢，脉沉弦尺弱。病由产育频繁，气血已伤，此次产后肝肾又虚，阳气失宜，治法以补益肝肾、温阳化气，方用生化汤加味。

处方： 当归9g，川芎3g，炮姜炭3g，炙甘草3g，桃仁6g，橘皮3g，连皮茯苓12g，大腹皮6g，泽泻9g，白术6g，杜仲12g，牛膝9g。2剂。

另：肉桂末3g，沉香末3g，琥珀末3g。3味相和装入胶囊，每隔4小时服1.2g。

二诊：6月9日，服药后诸羔稍减，纳食好转，神躁得安，夜间能寐，小溲亦通，尿量全日2400ml，舌苔白腻，中根微垢，脉象沉弦，治以养血温肾，健脾化温。

处方：熟地黄 12g，当归 9g，川芎 3g，白术 9g，连皮茯苓 12g，炙甘草 3g，砂仁 1.8g，菟丝子 9g，肉桂 3g，炮姜炭 6g，薏苡仁 12g，杜仲 12g，桑寄生 12g，大腹皮 9g。4 剂。

三诊：6 月 23 日，产后 12 日，诸恙得减，惟血压尚高（170/110mmHg），坐起头晕，小便尚可，尿量 1800ml，二氧化碳结合力 44%，舌苔白腻，中剥微垢，脉象细弦、左尺重按无力。证属产后血虚肝旺，阳气上越。治法以补益肝肾，使阴气渐复，亢阳得潜。

处方：熟地黄 12g，当归 9g，沙苑子 9g，黑豆 12g，焦白术 9g，茯苓 12g，炙甘草 3g，牛膝 9g，杜仲 12g，桑寄生 12g，泽泻 9g，橘皮 3g，山茱萸 6g，山药 9g。3 剂。

四诊：6 月 26 日，产后半个月，血压稍有下降，血压 160/110mmHg，头晕依然，两目昏花，舌苔边白腻，中淡黄微垢，脉象细弦，左尺弱，证属阴虚于下，阳亢于上，治以育阴潜阳，使阴平阳秘。

处方：熟地黄 12g，山茱萸 6g，枸杞子 9g，龙齿 12g，牡蛎 12g，龟甲 15g，杜仲 12g，桑寄生 12g，磁石 15g，白芍 9g，橘皮 9g，制半夏 6g。6 剂。

五诊：7 月 4 日，产后两旬，诸恙均安，惟尚觉头晕，血压渐趋正常，小溲如常，舌苔淡黄，脉象沉弦，治以补肝益肾，以制亢阳。

处方：熟地黄 12g，山茱萸 9g，龙齿 15g，牡蛎 15g，天麻 6g，磁石 15g，山药 9g，茯苓 9g，橘皮 3g，桑寄生 12g。4 剂。

小结：患者年逾四十，产育频繁，气血两虚，此次产后，肝肾又伤，即患肾炎，当时小溲极少。根据中医理论，肾与膀胱为表里，肾病必然影响膀胱，故治法以补肝强肾，温通膀胱气化。继后症见头晕，血压亦高，此系肾虚肝旺，虚阳亢逆，治以补益肝肾，使阴气渐复，亢阳得以潜藏。会诊 5 次，中西医结合治疗，基本痊愈而出院。

（引自《钱伯煊妇科医案》）

3. 冲脉太阴气血亏虚证

月经量少，渐至经闭，或二三月不行，面色苍白，爪甲苍白，心悸少气，倦怠乏力，不欲食，唇舌淡白，腹胀便溏，舌淡苔薄白，脉象细弱，宜六君子汤合当归补血汤主之。若体胖痰多，恶心，胸脘痞胀，白带如注者，宜苍附导痰丸。

浅注：脾主统血，运化水湿。冲为血海，女子以系胞，胞宫气血盈满，太冲脉盛，月经以时而下。血海与脾之统血，关系十分密切。若气虚肥胖之妇，多痰多湿，加之脾阳不振，无力运化水湿，脂膏痰湿之邪，阻滞其冲任之脉，气血不能灌溉于血海，血海空旷，因而月经量少，渐至经闭，甚则二三月不行。脾主肌肉四肢，脾之气血亏虚，故见面色苍白，爪甲苍白，倦怠乏力，不欲饮食。脾血虚，不能上奉于心，而心悸少气。脾乏运而腹胀脘痞，湿下注而便溏。若痰湿之邪太盛，脾阳困而不宣，湿聚中焦，浊气蕴结，盘踞不散，故而胸脘痞胀，时欲呕恶，久之带脉失束，白带如注。脉与舌象，结合诸症分析，皆为太阴与冲脉气血亏虚之征。

治法： 益气健脾，养血补冲。

方药： 六君子汤（《医学真传》）合当归补血汤（《内外伤辨惑论》）：

黄芪 20g，白术 20g，当归 20g，党参 20g，茯苓 20g，陈皮 20g，半夏 20g，甘草 10g，生姜 10 片，大枣 6 枚。

上 10 味，以水 5 杯，煮取 1 杯，药滓再煮，取汁 1 杯。每日 2 次，温服。

方药： 苍附导痰丸（《叶天士女科》）：

制苍术 15g，制香附 15g，茯苓 15g，半夏 15g，枳壳 10g，制南星 6g，陈皮 15g，甘草 10g，生姜 6g。

上 9 味，以水 4 杯，煮取 1 杯，药滓再煮，取汁 1 杯，每日 2 次，温服。忌食生冷黏滑之品。

方论： 六君子汤合当归补血汤，方中党参、茯苓、白术以健脾益气，甘温补中为主药。茯苓又为甘淡渗湿之品。黄芪重用，大补脾肺之元气，以资生化之源，所谓"有形之血，生于无形之气"，以干姜易生姜，以干姜辛温，主温太阴之阴，为温中散寒之专药，能引参、术、芪、苓入太阴，助之以生血。佐当归以养血和营。脾喜燥而恶湿，又有陈皮、半夏助茯苓以理气燥湿。甘草、大枣以和胃中之营卫，脾气健旺，气能生血，血海有余，则月经自调。

苍术导痰丸，主治痰湿困脾所致月经不调，重在燥湿化痰。方中苍术，尤善燥湿运脾。南星、半夏、茯苓为佐。惟南星苦辛而烈，善能开泄，为手足太阴之药，虽曰"治痰功同半夏"，然半夏辛散，专理脾胃湿痰，但守而不走，而南星走而不守，功为搜风祛痰，燥湿通络。所以南星之用，多属风痰、湿痰入于脏腑、经络所引起之体胖痰多、胸脘痞满、时时呕恶等症，方中配合香附、枳壳，以行气开郁，开胃宽肠。甘草、生姜、陈皮以和胃，调中健脾，脾气健旺，湿浊得除，太阴冲脉自调，则经血自来无虚也。

4. 冲脉厥阴血瘀经闭证

经闭数月，少腹胀痛，拒按，甚则胸胁胀痛，精神抑郁烦躁，恼怒，大便干燥。脉象沉弦，舌质紫黯，有瘀血斑点，血府逐瘀汤主之，乌药散亦主之。

浅注： 内伤七情，肝郁气结，气血瘀滞，由是经闭。胞室闭塞，冲脉不行，故而月经不以时下，血瘀停蓄，故而少腹胀痛而拒按。肝之经络布于胸胁，经气不得伸展，故而胸胁痛。肝脏体阴而用阳，性喜条达，七情所郁，故而精神郁而不乐，郁而化热，故烦躁易恼怒。冲脉又隶属于阳明。《难经·二十八难》指出："冲脉者，起于气冲，并足阳明之经，夹脐上行，至胸中而散。"由是可知胸脘痞胀，大便干燥，亦属冲胃互滞之候。脉与舌象与诸证互参，均为冲脉厥阴血瘀经闭之征。

治法：活血祛瘀，行气止痛。

方药：血府逐瘀汤（《医林改错》）加减：

桃仁 12g，红花 12g，川芎 10g，当归 20g，生地黄 20g，赤芍 20g，牛膝 15g，柴胡 10g，枳壳 25g，香附 20g，丹参 30g，益母草 20g，泽兰叶 20g，甘草 10g。

上 14 味，以水 4 杯，煮取 1 杯，药滓再煮，取汁 1 杯，每日 2 次，温服。

方论：血府逐瘀汤加减，方中以当归、川芎、赤芍、桃仁、红花、泽兰叶、丹参、益母草活血祛瘀。柴胡、枳壳、香附疏肝解郁，行气调中，使气行则血行。生地黄凉血清热，配当归可养血润燥，可使瘀血去而不伤新血，甘草调和诸药。本方不仅可以行血散瘀滞，还可解气分之郁结，活血而不耗血，祛瘀亦可生新，组方法度谨严，是行气开郁活血化瘀之良方。

乌药散，方中以乌药、莪术行气破血。柴胡、青皮、木香以疏达肝脾之郁滞。当归活血养血，桂心通达血脉，配当归活血养血，调肝理冲。桃仁活血破血，兼通肠秘。诸药相合，共奏行气理冲、活血破血、通经之效。

八、冲任不调崩漏类证

1. 冲任太阴气虚崩漏证

经血淋漓不断，色淡稀薄，面浮跗肿，气短，精神萎靡，倦怠乏力，纳谷失馨，脘腹痞胀，大便溏薄。脉象细弱，舌淡，苔薄白。举元煎加味主之。

浅注：脾主运化与统血，脾气既虚，统摄无力，以致冲任不固，经血淋漓不断，色淡清稀。脾主中气，中气不足，化源亦不足，气血失于温化，由是面浮跗肿，气短，精神萎靡不振，四肢倦怠而乏力。脾既失于运化，因而纳谷不馨，脘腹痞胀，大便溏薄作矣。脉与舌象，均属太阴气虚、冲任失调之候。

治法：温中益气，调补冲任。

方药：举元煎（《景岳全书》）加味：

党参 30g，黄芪 30g，炒白术 20g，炮姜炭 15g，升麻 10g，甘草 10g，炒酸枣仁 30g，熟地黄炭 30g，茜根炭 20g。

上 9 味，以水 4 杯，煮取 1 杯，药滓再煮，取汁 1 杯，每日 2 次，温服。

方论：举元煎加味，方以参、芪、术、草大补脾气以益生化之源，伍升麻、炮姜炭以温中、升阳、止血、益气。熟地黄炭大补精血兼止血以固冲任。茜根炭既有止血之能，又有化瘀之功，既止血又不留瘀。酸枣仁一药，炒则酸味变香，有醒脾益气之功。诸药治于一炉，共奏温运中阳以益其气，调补冲任以固崩脱。

【医案选粹】

太阴气虚崩漏

任某，女，19岁，未婚。1962年6月28日初诊。

主诉月经不调，流血过多，已逾5年，14岁初潮开始，月经即不规律，周期7～10天，量多，多时顺腿流，少腹痛甚且胀。16岁时适值经期参加剧烈运动后，月经量更多，出血持续50余天，后刮宫血止，行人工周期，月经比较规律。近3年来，大出血3次，前2次仍采用刮宫止血，此次流血50余天，曾服中药汤剂、云南白药、三七粉、注射止血针等均无效。现头晕心悸、面色㿠白，心烦自汗，纳呆口渴，腰酸疲乏，舌苔淡黄腻，中微剥尖刺，脉象细数。此症由于素体肾气虚弱，又复经期努力伤气，遂致崩漏不止，血去过多，气阴更耗，治以补气养阴，固摄冲任，故先采用补中益气汤加减。

处方： 炙黄芪15g，人参6g，白术9g，炙甘草6g，升麻3g，生地黄12g，白芍9g，阿胶12g，赤石脂15g，禹余粮15g，生牡蛎15g，河车粉（冲服）3g。8剂。

二诊： 7月7日，腹上药3剂血止，后又连服5剂，头晕心悸气短减轻，口干喜饮，舌苔白稍腻，质淡尖红刺，脉细滑数尺弱，再从前法加减。

处方： 黄芪15g，炙甘草6g，升麻3g，生地黄12g，白芍9g，阿胶12g，生牡蛎15g，赤石脂15g，禹余粮15g，川石斛12g，河车粉（冲服）3g。6剂。

三诊： 7月28日，头部痛晕渐平，时觉目眩，舌苔根薄白，质淡中微裂，脉左细微滑，尺沉细，右细弦微数。证属气阴两虚，脾肾尤亏。治以补气阴，强脾肾，以固冲任。

处方： 党参9g，白术9g，炙甘草3g，山药9g，熟地黄12g，山茱萸6g，阿胶9g，艾叶4.5g，生杜仲9g，川续断12g，女贞子9g，禹余粮15g。6剂。

另： 河车粉90g，每日3g，分2次服。

四诊： 9月14日，月经于9月14日来潮，量多，状如小便，不能控制，色鲜红，夹有少许血块，少腹冷痛，口干腰酸，舌苔薄白腻、中裂，脉象细数。证属气阴重伤，冲任不固。治以益气养阴，固摄冲任。

处方： 人参6g，白术9g，炙甘草3g，熟地黄12g，白芍9g，阿胶12g，艾叶4.5g，龟甲胶12g，赤石脂15g，禹余粮15g，生龙骨15g，生牡蛎15g，乌贼骨15g，河车粉（冲服）3g，仙鹤草9g。7剂。

五诊： 9月20日，药后出血止，经行9天，精神尚好，略感头晕目花，口干，舌苔薄黄腻，脉象细数，病延日久，流血过多，气血两虚，治以补气血，强冲任。

处方：人参归脾丸 10 丸，每晚服 1 丸。河车粉 30g，早晚各服 1.5g。

六诊： 9 月 29 日，精神渐振，余无不适，舌苔中裂、根黄腻，脉细微数，治以补肝肾，固冲任。

处方：熟地黄 12g，白芍 9g，女贞子 9g，沙苑子 9g，桑寄生 12g，龟甲胶 6g，生龙骨 15g，生牡蛎 15g，砂仁 1.8g，橘皮 3g，夜交藤 12g。6 剂。

另：河车粉 30g，早晚各服 1.5g。

七诊： 10 月 13 日，近 3 天来，阴道流水样分泌物，量多，腰酸溲频，舌苔薄黄、中裂，脉象细弦，气阴两虚，冲任不固，仍守前法加减。

处方：熟地黄 12g，白芍 9g，女贞子 9g，金樱子 9g，桑螵蛸 12g，川续断 12g，生牡蛎 15g，制香附 6g，阿胶珠 9g，橘皮 3g。6 剂。

另：河车粉 30g，早晚各服 1.5g。

八诊： 10 月 23 日，月经于 10 月 20 日来潮，量中等，色红，腰酸减轻，腹部尚舒，小溲仍多，舌苔薄黄、中裂，脉象细弦，仍从前法加减。

处方：熟地黄 12g，白芍 9g，女贞子 9g，金樱子 9g，桑螵蛸 12g，川续断 12g，生牡蛎 15g，阿胶珠 9g，橘皮 3g，赤石脂 15g，禹余粮 15g。6 剂。

九诊： 10 月 26 日，此次行经 5 天净，色量正常，今日感冒头痛，咽喉干痛，舌苔薄黄、中裂，脉象细数。拟急则治标，先祛风热。

处方：银翘解毒丸 4 丸，每日上下午各服 1 丸。

小结：此例属于崩漏，病因由于素体先天不足，肾气又弱，冲任调节失常，遂时崩时漏，病逾 5 年，以致气阴虚损已甚，故治法以大补元气，使气旺而能摄血，后以补脾肾，固冲任，继再补肝强肾，兼摄冲任，治疗 4 个月，病遂渐愈。

（引自《钱伯煊妇科医案》）

2. 冲脉太阴湿热崩漏证

崩漏不断，色紫，腥臭难闻，面垢，身热，汗出，口干，口苦，心烦寐劣，少腹热痛，便秘溲赤。脉滑数，舌红绛，宜黄连解毒汤加味。若面目浮肿，脘痞腰坠，少腹胀痛，肢倦乏力，舌苔白腻，脉濡滑者，为湿胜，宜调经升阳除湿汤。

浅注：湿热之邪，蕴蒸于脾与冲脉，秽浊下注而为崩漏，色紫难闻，少腹热痛，便秘溲赤。湿热蕴蒸于上，热伤津液，因之面垢，身热，汗出，口苦，口干，心烦寐劣。脉象滑数，舌质红绛。此属湿热崩漏之证。治当清热渗湿以理脾，调经止血以固冲。若崩漏不止，面目浮肿，脘痞腰坠，少腹作疼，肢倦乏力，属脾湿过胜之邪，蕴结于中焦，下注于冲脉，其脉濡滑，舌苔白腻，或身楚畏冷等，又属湿胜崩漏之候。

治法：清热渗湿，理脾固冲。

方药： 黄连解毒汤(《儒门事亲》) 加味：

黄连 10g，黄柏 10g，黄芩 10g，黑栀子 6g，蒲黄炭 10g，生地黄炭 30g，贯众炭 20g。

上 7 味，以水 3 杯，煮取 1 杯，药滓再煮，取汁 1 杯，每日 2 次，温服。

方论： 黄连解毒汤一方，方中以黄芩、栀子、黄连、黄柏苦寒清热燥湿之品以清上、中、下三焦之湿热，加蒲黄炭主要用以止血，本品甘平，主入肝脾，生者以活血祛瘀见长，而炒炭用之则以止血为胜，古人早有生用行血，炒用止血之说，生熟不同，功效亦殊。甄权谓；"止女子崩中"。《本草备要·草部·蒲黄》谓："炒黑性涩，止一切血，崩带泄精。"《沈氏尊生书》之五炭散主治崩漏下血，尤为代表方剂；贯众炭性味苦寒，入肝脾二经，能除蕴热湿秽之疾，为清热解毒之品，炒炭用之尤能解毒止血以疗崩漏；生地黄炒炭用之尤为凉血、止血之佳品，此方用之，可入血海之中，以固冲止血。

调经升阳除湿汤一方，方中以苍术健脾化湿；柴胡、黄芪、升麻、甘草以益气升阳，燥湿理脾；羌活、防风、独活、藁本、蔓荆子，大队风药以胜其湿，此《内经》"风胜湿"之意。佐当归以引血归经，诸药调和以达醒脾气以祛其湿，固冲脉以止崩漏之效。

【医案选粹】

湿热崩漏

时某，33 岁，农村干部，1970 年 10 月 9 日初诊。

农村工作忙碌、繁重，身体早衰，迄今年余，无暇治疗，近来经血淋漓不断，色紫，腥臭难闻，少腹热痛，心中烦热，不得安寐，面色苍灰，口干口苦，脘痞、便秘溲赤，脉滑数，舌红绛，苔黄腻。

湿热之邪，蕴结于脾，湿浊下趋，伤及冲脉，而作崩漏，其色紫黯难闻，小腹热痛，便秘溲赤。热伤气阴，因而面垢、汗出、口苦、口干、脘痞、不得安寐。脉象滑数，舌红绛，苔黄腻，证为湿热崩漏。治以清热渗湿，理脾固冲。方用黄连解毒汤加减。

黄连 10g，黄芩 10g，黄柏 10g，炒栀子 6g，蒲黄炭 10g，生地黄炭 30g，贯众炭 20g，云茯苓 20g，泽泻 20g，陈皮 20g，半夏 20g，川厚朴 10g，猪苓、茯苓各 20g，炒海螵蛸 20g，丝瓜络 20g，生甘草 10g，白芍 10g，白茅根 30g。

上药以水 3 大杯，煮取 1 杯，药滓再煮，取汁 1 杯，每日 2 次，温服。

二诊： 10 月 15 日。上药服 6 剂，崩漏淋漓减轻，小腹热痛亦减，他证尚无起色，再步上方斡旋，求其机转。

黄连、黄芩、黄柏各 10g，炒栀子 6g，白芍 15g，蒲黄炭 10g，生地黄炭 30g，贯众炭 20g，青竹茹 10g，丝瓜络 20g，白茅根 30g，陈皮 10g，川厚朴 6g，甘草 10g。

上 14 味，以水 3 大杯，煮取 1 杯，药滓再煮，取汁 1 杯，每日 2 次，温服。

三诊：10 月 26 日。上药断续服药 7 剂，崩漏显减大半，大便调，小便将转清，小腹痛止，脘痞显消，口已不苦，口干亦减，夜寐增加，脉来不若前甚，舌苔显退大半。上药佐以清淡之品，而病得以机转，再步上方加减续进，湿热得以清化，崩淋自可得愈。

黄连、黄芩、黄柏各 6g，蒲黄炭 10g，炒栀子 6g，白芍 15g，生地黄炭 30g，竹茹 10g，丝瓜络 20g，白茅根 30g，陈皮 20g，川厚朴 6g，甘草 6g。

上药煎煮方法同上。

四诊：11 月 10 日。上药再服 7 剂，崩漏止，脘痞消，大便调，小便清长，饮食已香，夜寐得安，脉来缓和。再拟清化之品，以善其后。

生地黄炭 20g，白芍 10g，黄连 5g，竹茹 10g，白茅根 30g，丝瓜络 10g，陈皮 15g，甘草 10g，生姜 3 片。

上药以水 3 杯，煮取 1 杯，药滓再煮，取汁 1 杯，每日 2 次，温服。

3. 冲任少阴阳虚崩漏证

经血淋漓不断，色淡红，腰背酸痛，少腹冷痛，喜温喜按，甚则周身畏冷，精神萎弱，大便偏稀，小便清长，脉象沉细，舌淡，苔白薄。宜青主固气汤加味主之。

浅注：冲任二脉，皆隶属于少阴肾。肾之阳气亏损，封藏无力，冲任不固，因之血下淋漓，欲断不断，形成崩漏之证。腰为肾府，少腹又为少阴经络之区域，肾阳不及，因之腰背酸痛，少腹冷痛，喜温喜按，得温则舒；肾阳既亏，不得温通血脉，阴气独行，因之周身畏冷，精神萎弱。肾司二便，肾阳虚大便稀薄，其势之必也。脉与舌象，综合诸症分析，均为冲任少阴阳虚崩漏之征。

治法：补肾助阳，温固冲任。

方药：固气汤(《傅青主女科》) 加味：

人参 30g，炒白术 20g，熟地黄 20g，当归 15g，茯苓 20g，甘草 10g，杜仲炭 20g，山茱萸 10g，远志 10g，五味子 6g，熟附子 6g，炮姜炭 10g，川续断 20g，海螵蛸 20g。

上 14 味，以水 5 杯，文火煮取 1 杯，药滓再煮，取汁 1 杯，每日 2 次，温服。

【医案选粹】

阳虚崩漏

秦某，29 岁，农民。1998 年 2 月 10 日初诊。

经血淋漏不止，色淡红，小腹冷痛，腰背酸痛，周身畏冷，大便稀薄，小便清长，四肢倦怠，精神萎靡，脉来沉缓，舌淡苔白。

辨证治疗：冲任二脉，隶属于肾，肾之阳气不足，封藏不秘，冲任之脉为之不固，因之下血淋漓不止。伏冲之脉行于脊里，阳气虚，因之腰背酸痛，小腹冷痛；肾阳既亏，阴气独行，由是神衰、便溏；脉与舌象，均系冲任少阴阳虚崩漏之征。治以补肾助阳，温固冲任之法调之。方用傅青主固气汤加味。

党参30g，炒白术20g，当归10g，茯苓20g，熟地黄30g，川续断20g，杜仲炭20g，炮姜炭10g，山茱萸20g，血余炭10g，远志6g，五味子6g，甘草10g。

上方先取灶心土200g，水泡澄清，用灶心土水煎药，取汁2杯，每日2次，温服。

治疗经过：服药3剂，崩漏止。再服3剂，小腹不冷，腰背痛止，大便实，精神振作。上方变为轻剂，复服3剂病愈。

4. 冲任少阴阴虚崩漏证

经血淋漓不断，色红，腰痛腿酸，足跟痛，心中烦热，头目眩晕，寐劣多梦，舌质红，少苔，脉象细数。 六味地黄汤加减主之。

浅注：冲任二脉，皆隶属于少阴肾经，肾主水，主藏精，精血不足，冲任二脉亦失却滋润固涩之力，因而经血淋漓不断，其色紫红。腰为肾府，肾之精血亏虚，因而腰痛腿疼。肾不荫踵，故而足跟作痛。阴虚，内热偏盛，心血暗耗，故而心中烦热，寐劣多梦。肾之津气，不能上荣，故而头目眩晕。脉与舌象，均属肾虚冲任不固之崩漏证。

治法：滋肾填精，调补冲任。

方药：六味地黄汤加减方：

熟地黄30g，山药20g，女贞子10g，旱莲草10g，枸杞子10g，阿胶珠10g，龟甲15g，茯苓20g，丹皮10g，泽泻10g，仙鹤草20g。

上11味。以水4杯，文火煮取1杯，药滓再煮，取汁1杯，每日2次，温服。

方论：六味地黄汤加减方，方中以熟地黄、枸杞子、山药大补精血，填精益脾，调补冲任，是为固本计。阴虚内热，以泽泻、丹皮、茯苓泻肝肾之热，渗脾中之湿。女贞子、旱莲草、仙鹤草补血、止血。龟甲、阿胶以血肉有情之品，大补精血，益其冲任，惟龟甲乃阴中至阴之物，且得水火既济之义，由此可知龟甲一物，对于肾之气血不足者，疗效尤为显著。

【医案选粹】

阴虚崩漏

闫某，女，26岁，纺织厂干部。1996年11月8日初诊。

月经淋漓不断，色红、时少时多，迄今已20余日，腰膝酸楚，心中烦热，头目眩晕，夜寐多梦，舌质红嫩，少苔，脉象虚数。

初受寒冷，长此以往，因事忙碌、紧张，阴虚化火，引发此证，冲脉属于肾，肾主水、主藏精，精血不足，冲脉失却滋润与固涩之力，因而出现少阴阴虚崩漏之证，治疗当滋阴补肾，调冲止崩。六味地黄汤加味。

熟地黄 20g，山茱萸 20g，生山药 15g，丹皮 10g，泽泻 20g，云茯苓 20g，女贞子 20g，龟甲 20g，仙鹤草 15g，血余炭 10g，川续断 30g，杜仲 20g，麦冬 20g，炒山栀 6g，甘草 6g。

上药以水 3 杯，煮取 1 杯，药滓再煮，取汁 1 杯，每日 2 次，温服。

二诊：11 月 16 日。上药服 6 剂，崩漏减轻大半，心中烦热，头目眩晕病愈，惟腰膝仍感酸楚，脉来不若前甚，上方既已显效，仍守上方化裁。

熟地黄 20g，山茱萸 20g，生山药 20g，泽泻 20g，茯苓 20g，龟甲 15g，仙鹤草 10g，血余炭 10g，川续断 20g，杜仲 20g，怀牛膝 10g，甘草 10g。

上药以水 3 杯，煮取 1 杯，药滓再煮，取汁 1 杯，每日 2 次，温服。

三诊：11 月 22 日。崩漏止，腰膝多感轻松，脉象较前冲和，再守上方续进。

熟地黄 20g，山茱萸 20g，生山药 20g，丹皮 6g，泽泻 10g，云茯苓 10g，甘草 10g。

上药煮服方法同前。

5. 冲脉阳明血热崩漏证

宫血崩下，夹有瘀血索块，面赤口干，渴欲饮水，烦躁不安，舌红少津，舌苔黄燥，脉洪数。宜清海丸加减。

浅注：冲脉隶属阳明。《难经·二十八难》曰："冲脉者，起于气冲，并足阳明之经，夹脐上行，至胸中而散。"阳明为气血生化之渊薮，又为多气多血之脏，阳明燥热，血海泛滥，其血妄行，有不得遏止之势，宫血崩下量多夹瘀，热邪内炽，灼伤津液，故而面赤、口干，渴欲饮水。热扰心神，而烦躁不安，脉与舌象，均属阳明燥热，血海不固之候。

治法：清热凉血，固冲止血。

方药：清海丸(《傅青主女科》)加减：

生地黄 20g，山茱萸 20g，生山药 15g，丹皮 10g，北五味子 6g，麦冬 15g，炒白芍 15g，玄参 10g，沙参 10g，石斛 20g，煅龙骨 20g，煅牡蛎 20g，藕节 30g。

上 13 味，以水 4 杯，煮取 1 杯，药滓再煮，取汁 1 杯，每日 2 次，温服。

方论：清海汤一方，方中以生地黄、白芍、石斛、沙参、麦冬、山药、玄参，大队养阴清热之品，以清阳明燥热，以滋阳明之液。丹皮、五味子以清血海之热，以固血海之血。更佐煅龙骨、煅牡蛎、藕节以固之涩之。诸药相合，共奏清热凉血、固冲止血之效。

若恐其不效，可取灶心土 250g 以热水浸泡，沉淀后取其清净水 5 ~ 6 杯，煮取上药，甚效。

【医案选粹】

血热崩漏

田某，32 岁，业务员。2002 年 8 月 12 日初诊。

身体丰腴，气扬声高，经常饮酒吃肉，胃肠郁热已久，3 天前患血崩腹胀疼，打针输液止血，不料欲止其血愈多，无奈转来门诊。目前：宫血崩下，瘀血索块夹于其中，小腹阵阵作痛，面赤口干，渴欲饮水，心中烦躁，不得安寐，舌红少津，舌苔黄燥，脉洪大。

辨证治疗：胃气郁热充斥，波及冲脉血海，胃为气血生化之渊薮，为多气多血之脏，胃气燥热，血海泛溢，其血妄行，大有不可遏止之势，宫血崩下量多夹瘀，热邪内炽，灼伤津液，由是面赤口干，渴欲饮水。热扰心神而烦躁不安，脉来洪大，舌红少津，舌苔黄燥，均为阳明燥热、血海沸溢不固之证。治疗当以清热凉血、固冲止崩之法治之。方用傅青主之清海丸法加减。并嘱：瘀血索块下多则吉，勿恐。

生地黄 30g，山茱萸 20g，生山药 20g，丹皮 10g，五味子 6g，白芍 20g，麦冬 20g，玄参 20g，生龙骨 30g，生牡蛎 30g，桃仁 6g，红花 6g，牛膝 10g。

上药以水 4 杯，慢火煮取 1 杯，药滓再煮，取汁 1 杯，每日 2 次，温服。

二诊：8 月 18 日。上方连服 4 剂，瘀血索块较多，近 2 日来，瘀血索块又较少，但小腹阵痛消失，心中烦热减轻，可以安寐，脉来尚洪大，仍守上方加减。

生地黄 30g，山茱萸 20g，生山药 20g，丹皮 10g，白芍 20g，麦冬 20g，玄参 20g，生龙骨 30g，生牡蛎 30g，鲜藕节 60g，血余炭 10g，茜根炭 10g，甘草 10g。

上药以水 3 杯，煮取 1 杯，药滓再煮，取汁 1 杯，每日 2 次，温服。

三诊：8 月 22 日。上方续进 4 剂，崩漏得止大半，只是点点滴滴不净，心中烦热消除，脉来不若前大，诸证大有克化之机，阴血得复指日可待。

生地黄 30g，山茱萸 20g，生山药 20g，丹皮 10g，白芍 20g，麦冬 20g，玄参 20g，生龙骨 30g，生牡蛎 30g，甘草 10g，鲜藕节 60g，赤石脂 20g。

上药以水 3 杯，煮取 1 杯，药滓再煮，取汁 1 杯，每日 2 次，温服。

四诊：8 月 26 日。上药服后，滴血净尽，精神振作，至于后期调护，亦当十分注意。再拟六味地黄汤加味，以养阴、封之、固之。

生地黄 30g，山药 20g，丹皮 6g，泽泻 20g，山茱萸 20g，云茯苓 20g，龟甲（先煮）20g。

上药以水 3 杯，煮取 1 杯，药滓再煮，取汁 1 杯，每日 2 次，温服。

上方予 6 剂，嘱隔日服药 1 剂。注意：少饮酒，饮食以清淡为要。

6. 冲脉厥阴气郁崩漏证

经血崩漏不断，或多或少，胸胁、乳房胀痛，小腹胀痛，头晕头痛，呕吐酸苦，脉象弦涩，舌红，苔薄黄，平肝开郁止血汤主之。若下血量多夹瘀，腹痛拒按，瘀块下则痛减，脉沉涩者，宜桃红四物汤加味治之。

浅注：肝主藏血主疏泄，一旦肝气郁结，血亦随之瘀结，以致气血逆乱，血不归经，动扰血海，发为崩漏，经血淋漓不断，或多或少，少腹胀痛。肝失条达之机，气机不宣，故而胸胁胀痛，乳胀难忍。肝气乘胃则呕吐酸苦。气郁化火，则头痛头晕。脉与舌象皆为肝郁气滞，郁而化火，动扰血海，而致崩漏之证。治以清肝疏郁，调冲止血。宜平肝开郁止血汤调之。若离经之血蓄于血海，阻塞胞脉，血下夹瘀，少腹作痛，瘀下痛缓者，宜理气止痛、化瘀止血，宜桃红四物汤加味调之。

治法：平肝疏郁，调冲止血。

方药：平肝开郁止血汤（《傅青主女科》）加味：

炒白芍 30g，炒白术 30g，当归 20g，炒生地黄炭 30g，丹皮 10g，柴胡 6g，三七粉（冲）10g，黑芥穗 6g，炒香附 10g，贯众炭 10g，甘草 6g。

上 11 味，以水 4 杯，煮取 1 杯，药滓再煮，取汁 1 杯，每日 2 次，温服。

方论：平肝开郁止血汤一方，乃傅青主调治郁结血崩得力之方。傅青主谓："方中妙在白芍之平肝，柴胡之开郁，白术利腰脐，则血无积住之虞。荆芥通经络，则血有归还之乐，丹皮又清骨髓之热，生地复清脏腑之火，当归、三七于补血之中，以行止血之法，自然郁结散而血崩止矣。"（《傅青主女科歌括·女科上卷》）方中加香附以增强理气开郁之效。张山雷指出："香附辛味甚烈，香气颇浓，皆以气用事，故专治气结为病。"本药为足厥阴、手少阳之要药，盖肝气郁结，三焦之气痹阻不畅，因而症见胸胁胀痛，脘闷腹胀，以及经病腹痛诸症所发，香附为必用之良药，历代之医，皆以香附为女科之药，总之，以行气开郁为用，气行则郁必开，气通则痛必止。贯众炭有止血解毒之功，《本草纲目》有独圣汤（取贯众米饮）治血崩之症。除此之外，此药尤能除蕴热湿秽之疾，为清热、解毒、杀虫之良药。

桃红四物汤一方，总为化瘀止痛之方。方中可加茜根炭苦寒入肝经，尤有止血之功。加蒲黄有生用活血、炭用止血之说，实际上蒲黄主要是用做止血之药，可以适用于各种出血之症。伏龙肝一药，有温中和胃、止血止吐、涩肠固下之功效，黄土汤借以治下血，《名医别录》用之治"崩中"。皆取其有固下之功。

九、冲脉不调经行发热类证

1. 冲脉太阳外感发热证

经汛感寒，发热恶寒，头项强痛，咳嗽鼻塞，身痛腰痛，汗出，脉缓，舌淡苔薄白。 宜桂枝四物汤。 若身无汗，咳喘，脉浮紧，宜麻黄四物汤。

浅注： 冲为血海。经汛之时复感风寒，乃血虚外感之证。头项强痛，发热恶寒，咳嗽鼻塞，身痛腰痛，脉浮缓，身汗出，为表虚。若无汗而兼咳喘者为表实。表虚者，宜桂枝四物汤；表实者，宜麻黄四物汤。二方皆属表里双解之法。

治法： 调和营卫，调补冲脉。

方药： ①桂枝四物汤（《医宗金鉴》）：

桂枝 10g，白芍 10g，甘草 10g，当归 10g，川芎 10g，熟地黄 10g，生姜10g，大枣（擘）12 枚。

上 8 味，以水 4 杯，煮取 1 杯，药滓再煮，取汁 1 杯，每日 2 次，温服。

方药： ②麻黄四物汤方：

麻黄 10g，桂枝 10g，杏仁 10g，甘草 10g，当归 10g，川芎 10g，白芍 10g，甘草 10g。

上 8 味，以水 4 杯，煮取 1 杯，药滓再煮，取汁 1 杯，每日 2 次，温服。

方论： 上二方皆为表里双解法：桂枝四物汤，以桂枝汤调和营卫，以疗太阳病之发热恶寒，有汗脉缓；以四物汤和血养血，调补冲脉。麻黄四物汤以麻黄汤疏表散寒、宣肺平喘，复以四物汤调补冲脉。若经汛复感风热者，亦未尝不可用四物汤加桑、菊、薄荷之类。

2. 热入血室证

妇人中风，七八日续来寒热，发作有时，经水适断者，此为热入血室，其血必结，故使如疟状，发作有时，小柴胡汤主之。

妇人伤寒发热，经水适来，昼日明了，暮则谵语，如见鬼状者，此为热入血室，治之无犯胃气及上二焦，必自愈。

妇人中风，发热恶寒，经水适来，得之七八日，热除脉迟，身凉和，胸胁满如结胸状，谵语者，此为热入血室也，当刺期门，随其实而取之。

阳明病，下血谵语者，此为热入血室，但头汗出，当刺期门，随其实而泻之，濈然汗出者愈。 （《金匮要略·妇人杂病脉证并治》）

浅注： 第一条所阐述之热入血室，乃因经血适断，外邪乘虚，袭入血室，与血互结，而致血滞不行，血室隶属于肝，肝与胆相表里，故而见寒热如疟状之少阳证候，方用小柴胡汤清泻肝胆之热，从而散血室之结。

第二条阐述之热入血室，乃指妇人先患外感发热，又适经血来潮，外邪乘虚入于血室，出现白天神志清楚，夜间则神志昏迷，谵语或发狂，其症状比较严重，血结引发谵语，万万不可误认为阳明腑实而下之。必取下焦之治，亦可用小柴胡汤加祛瘀之品如桃仁、红花、丹参、丹皮等。

第三条所阐述之热入血室与前二者不同，妇人中风，发热恶寒，经血适来，热邪入于血室，得之七八日，表证已解，出现热解、身凉、脉迟，但由于瘀热尚瘀结于血室，症见胸胁苦满，有如结胸胁痛及谵语、狂妄之症。血室隶于肝，期门为肝经募穴，故刺之以泻其实，而清其瘀热。

第四条所阐述之热入血室，是指妇人患阳明病，由于里热太盛，虽然不值经期，热邪亦可陷入血室，出现下血、谵语，但头汗出之里热迫血妄行之证，既然已入于血室，治疗即可照上条处理，刺期门以泻其热，使周身汗出而愈，刺期门法，当以规矩，慎之！慎之！

综上热入血室四节，除阳明下血谵语外，以如疟状为最轻；谵语，如见鬼状为较重；热除脉迟，身凉者为最重。治疗之法，除刺期门之法外，均可应用小柴胡汤，酌加丹参、赤芍、红花、栀子、丹皮、生地黄等。

治法：清肝胆之热，散血海之结。

方药：小柴胡汤及刺期门法：

柴胡 15g，黄芩 10g，党参 10g，甘草 10g，半夏 15g，生姜 10g，大枣（擘）12 枚。

上 7 味，以水 6 杯，煮取 4 杯，去滓再煮，取汁 3 杯，温服 1 杯，每日 3 服。刺期门法：期门穴位于乳下第 2 肋处，刺当缓缓进针，得气后，周身微微汗出为度，若针后胸中憋气者，当急针足三里穴以泻之。慎之！慎之！

方论：小柴胡汤为少阳经之专方。人身枢机有二：一为少阴枢机，一为少阳枢机。人身立命之枢机在少阴，但用之枢机在少阳，而三阴出入之枢，必赖少阳之枢而发挥作用。

少阳（火）之源在命门，故云"少阳属肾"。

《素问·六节藏象论篇第九》云："凡十一脏，取决于胆也。"是因胆主中正，内联三阴，外出二阳，为经气出入之门户，亦为疾病出入之门户。仲景所以用小柴胡汤调理枢机而治热入血室。方以柴胡透达少阳之邪，黄芩清泄少阳之里热，二药合用以解寒热往来，口苦咽干，胸胁苦满，心烦喜呕。佐半夏、生姜，和胃降逆，主治心烦喜呕，不欲食。人参、甘草、大枣以生津和胃。全方辛、甘、苦三味俱全，则枢机得转，三焦得通，胆气得利，而诸症必瘳也。

【医案选粹】

汛期感冒

安某，29 岁，工人。1999 年 10 月 16 日初诊。

冒雨外出，患感冒，咳嗽，头痛，鼻流清涕，身热畏冷，无汗，适值经汛，腹微痛，不欲饮食。脉来浮缓，重按无力，苔薄白。拟小小麻黄汤，佐以当归四物治之，既调和营卫，亦顾冲脉之虚。

麻黄 6g，杏仁 10g，豆豉 15g，当归 6g，川芎 6g，熟地黄 10g，生甘草 6g，辛夷 8g，老葱白 4 寸，生姜 6 片。

上药以水 2 杯，煮取 1 杯，药滓再煮，取汁 1 杯，每日 2 次，温服。

二诊：10 月 18 日。上药服 2 剂，病瘥大半，头微微作痛，昨已汗出，今只感微微有汗，身热退却大半，脉来仍浮缓，舌正。再拟上方加减服之。

豆豉 15g，杏仁 10g，当归 3g，川芎 3g，淡苏梗 6g，甘草 10g，荆芥穗 2g，生姜 3 片。

上药煮服方法同前。

3. 冲脉厥阴郁火发热证

经行潮热，量少色紫，头目眩晕，胸闷胁痛，口燥咽干，不欲饮食，精神抑郁，大便燥，脉象弦涩，舌苔黄腻，丹栀逍遥散主之。

浅注：冲为血海，脾主统血，肝主藏血。肝体阴而用阳，与少阳胆为表里，其经布于胸胁，发病则经气不舒，甚则动扰血海，迫血妄行，故而经行潮热，量少色紫。肝气郁勃，故而胸胁胀痛，头目眩晕，口燥咽干。肝气胜，克伐脾土，形成肝脾不和，故而不欲饮食，精神不振，大便干燥。脉与舌象，均为冲脉肝脾郁火发热之征。

治法：疏肝解郁，养血清热安冲。

方药：丹栀逍遥散(《医统》)：

丹皮 10g，栀子 10g，薄荷 6g，柴胡 10g，云茯苓 10g，当归 10g，白芍 15g，生姜 6 片，白术 10g、甘草 10g。

上 10 味，以水 4 杯，煮取 1 杯，药滓再煮，取汁 1 杯，每日 2 次，温服。

方论：丹栀逍遥散一方，方中柴胡疏肝解郁，当归、白芍养血柔肝。三药配合补肝之体，助肝之用，安冲清热。又妙在栀子、丹皮苦寒，主清三焦之热，凉血解毒，其味轻清，功近黄连、黄芩，但芩、连过于苦燥。丹皮辛苦微寒，主入心、肝、肾、心包四经，以凉血清热、散瘀见长，主疗经血不调，潮热无汗，血瘀妄行。《本草纲目》谓丹皮"治血中伏火，除烦热"。邹澍将丹皮之功与桂枝并提，谓："丹皮入心通血脉壅滞，与桂枝颇同，特桂枝气温，故所通者，血脉中寒滞；丹皮气寒，故所通者，血脉中结热。"甘草调和诸药，共奏疏肝解郁、养血、清热、安冲之效。

【医案选粹】

月经错后合并黄褐斑

张某，女，30 岁。1999 年 7 月 20 日初诊。

月经错后，面部有黄褐斑（范围大，色重），月经来潮，量中等，情绪易躁，双乳胀痛不适，口苦，脉沉，舌苔薄白。证属肝郁化火。治宜疏肝解郁，清热调经。方选丹栀逍遥散加减。处方：当归 15g，炒白芍 15g，柴胡 9g，云茯苓 15g，白术 12g，薄荷 9g，丹皮 15g，栀子 12g，益母草 18g，香附 18g，枸杞子 15g，甘草 6g。7 剂，水煎服，每日 1 剂。

二诊：服上方后，月经干净，情绪稳定，口苦消失，时感背酸痛，白带量多，呈黄色，脉沉，舌苔薄白。处方：黄柏9g，苍术12g，败酱草15g，车前子15g，山药15g，炒薏苡仁15g，猪苓15g，赤芍15g，丹皮15g，生地黄15g，益母草18g，甘草9g。

三诊：服上方10余剂，白带显著减少，腰背痛好转，脉沉，舌苔薄白。处方：苍术12g，黄柏9g，车前子15g，泽泻15g，败酱草18g，猪苓18g，蒲公英15g，土茯苓15g，炒薏苡仁15g，山药15g，滑石12g，甘草9g。

四诊：白带消失，偶有腰痛，面部黄褐斑较前明显减轻，脉沉，舌苔薄白。处方：川续断15g，牛膝15g，桑寄生15g，菟丝子15g，生地黄12g，丝瓜络9g，丹参18g，川芎15g，云茯苓15g，白术9g，泽泻12g。

五诊：月经正常来潮，量中等，面部黄褐斑色淡，范围明显缩小，嘱继服上方以巩固疗效。

（引自《刘茂甫中医世家》）

4. 冲脉太阴气虚发热证

经后发热，精神疲倦，少气懒言，四肢酸楚，脘腹痞闷，不欲饮食，心悸，眩晕，汗出，脉象细缓，舌质偏红，苔薄白，补中益气汤主之。

浅注： 脾与胃，为营卫气血生化之源。饮食劳倦，损伤脾胃，气血虚损则易发热。脾主统血，冲为血海，经后血海气血亏虚，与脾互为影响，血虚亦易发热，并精神疲倦，少气懒言。气虚则卫外不固，故而自汗出。脾失运化，胃失和降，故而脘腹痞闷，不欲饮食。脾血不足，不能上奉于心，故而心悸，头目眩晕。脉与舌象，皆为太阴与冲脉气虚发热之候。

治法： 补中益气，调补冲海。

方药： 补中益气汤（《脾胃论》）：

黄芪30g，党参20g，炒白术20g，当归10g，陈皮10g，柴胡10g，升麻6g，甘草10g。

上8味，以水5杯，煮取1杯，药滓再煮，取汁1杯，每日2次，温服。忌食生冷黏腻腥臭之品。

5. 冲脉少阴阴虚发热证

经后潮热，两颧赤红，头目眩晕，心烦不眠，腰膝酸痛，足跟酸楚疼痛，精神萎弱，舌红少苔，脉象细数，六味地黄汤加味主之。

浅注： 冲脉隶属于肾，上症皆属肾与血海真阴不足，虚火上炎所致，此方为肾、肝、脾三阴并补之剂，而以滋补肾阴与血海为主。肾阴不足，又适经后，故见经后潮热。阴不足而虚火上炎，故见两颧赤红，头目眩晕。阴虚，相火内扰，故症见心烦不寐，精神萎弱。腰为肾府，髓海不足，故见腰膝酸痛。肾不荥踵，故见足跟酸楚疼痛。舌红，脉细数，皆为肾与血海阴虚内热之象。

治法： 滋补肝肾，清热滋冲。

方药： 六味地黄汤(《小儿药证直诀》) 加味：

生地黄 20g，熟地黄 20g，山药 10g，丹皮 10g，泽泻 10g，云茯苓 20g，山茱萸 20g，地骨皮 10g，白芍 20g，阿胶 10g。

上 10 味，以水 6 杯，先煮 9 味，取汁 2 杯，以药汁烊化阿胶，成 1 杯半。晚服 1 杯。翌日晨，温服半杯。

方论： 六味地黄汤加味一方。方以生地黄、熟地黄滋肾填精为主，辅以山茱萸养肝肾而涩精，山药滋补脾阴。以上三药合用，可大补三阴。茯苓淡渗脾湿，泽泻清泄肾火，丹皮清泄肝火。诸药合，滋补而不留邪，清泄而不伤正。本方加白芍，以奏清泄肝火、安脾肺、固腠理、和血脉、益气除烦之功。加地骨皮以辅生地黄。傅青主谓："此方之用地骨、生地，能清骨中之热……则肾气自清，而又不损伤胃气，此治之巧也。"(《傅青主女科歌括·女科上卷》)加阿胶以补血养阴。成无己指出："阴不足者，补之以味，阿胶之甘以补阴血。"黄宫绣指出："阿胶气味俱阴，既入肝经养血，复入肾经滋水。"故本方加之以补血养阴，滋濡血海。

十、冲任将竭类证

1. 冲任厥阴气郁证

断经前，两乳胀痛，胸胁胀痛，少腹胀痛，头晕头痛，烦躁易怒，脉来弦涩者，宜柴胡舒肝散加味。

浅注： 女子七七任脉虚，太冲脉衰少，天癸将竭，月经将停止来潮，冲脉亦隶属于肝肾，肝血肾精亦随之渐渐亏虚。此期若见胸胁胀痛，两乳胀痛，必属冲脉与肝脏气机不畅，经脉壅滞之证，因肝经布于胁下，涉及乳头，肝失条达，气血郁而化火，上扰清窍，故而头晕头痛。内扰心神而烦躁。甚则易怒。肝脉环阴器，上抵少腹，肝气横逆，故而少腹胀痛。若侵及脾胃，亦会出现脘腹胀满，呃逆呕哕等症，综而观之，为冲脉与肝气郁滞不畅之候，治以舒肝理气、活血通络、养血安冲之法调之。

治法： 舒肝理气，活血通络，养血安冲。

方药： 柴胡疏肝散(《景岳全书》) 加味：

柴胡 10g，白芍 10g，香附 10g，当归 10g，川芎 6g，炒枳壳 10g，甘草 6g，丹皮 6g，栀子 6g，郁金 10g，川楝子 10g。

上 11 味，水煮 2 遍，取汁 2 杯，每日 2 次，温服。

方论： 柴胡疏肝散加味，方中柴胡以疏肝解郁见长。川芎、川楝子、香附以行气止痛。当归、白芍，养血平肝。炒枳壳、甘草，开胃理脾，和中化滞。

郁金一药以凉血行血、利气止痛见长。缪仲淳说："郁金本属血分之气药，其治诸血症者，正为血之上行，皆属内热火炎，此药能降气，气降即火降，而其性又入血分，故能下降火气，使血不妄行也。"由此可知郁金不独长于活血，而又能行气，凡气滞血凝之胸胁胀痛，经停经痛，尤为常用。丹皮一药善清血热，而又主活血，有通瘀散热之功，如心火炽甚肠胃积热等证，均都恃为要药。栀子一药，主入心肺、三焦，其气轻清上行，功近黄连而疗虚烦，与丹皮伍，一清上，一清下，通利三焦，加入该方之中以清郁而化火之热，热清郁散则肝与血海可宁矣。

【医案选粹】

厥阴气郁

高某，女，43岁，商业干部。1979年3月6日初诊。

商业纠纷，恼怒不得发泄，气郁于胸胁胀痛，乳胀，头痛头晕，心中躁烦，不得安寐，饮食减少，少腹胀痛，大便干燥，小便黄短。脉象弦涩，舌质偏红，舌苔黄腻。

辨证治疗：肝郁气滞，气郁化火，上窜为头痛头晕，心中烦躁，不得安寐。下行则少腹作胀作痛，大便干燥，小便黄短。横行则饮食减少，中气不得和降。脉与舌象，无一不属肝气郁滞之候。治当疏肝理气之法。方宗柴胡疏肝散加减调之。

柴胡10g，白芍20g，醋香附25g，郁金20g，川楝子20g，枳实20g，栀子10g，粉丹皮10g，当归10g，川芎6g，瓜蒌30g，大黄10g，青皮10g，丝瓜络20g，生甘草10g，荷梗10g。

上药以水3大杯，煮取1杯，药滓再煮，取汁1杯，每日2次，温服。

二诊：3月8日。上方服2剂，大腑通下4次，腥臭难闻，少腹痛减，头痛头晕亦减，胸胁胀痛亦减。惟有恼怒之情不得消失，心中尚感烦躁而不得安寐。脉来不若前甚，再守上方，加味调补心阴之药予之。

柴胡10g，白芍20g，醋香附25g，瓜蒌20g，郁金20g，枳实20g，栀子10g，丹皮12g，当归10g，川芎6g，麦冬30g，石斛30g，玄参30g，石菖蒲10g，远志10g，甘草10g，丝瓜络10g。

上药以水4大杯，煮取1杯，药滓再煮，取汁1杯，每日2次，温服。

三诊：3月13日。上药连服4剂，胸胁亦不胀痛，而月经适值而至，经血中量，夹有瘀血索块，而小腹又现隐约作痛之证。变通上方，稍佐活血化瘀之品治之。

柴胡10g，白芍15g，醋香附20g，郁金10g，川楝子10g，枳实15g，栀子10g，粉丹皮10g，当归10g，川芎6g，麦冬30g，玄参20g，生地黄20g，桃仁10g，红花6g，生甘草10g。

上药以水 3 杯，煮取 1 杯，药滓再煮，取汁 1 杯，每日 2 次，温服。

四诊： 3 月 18 日。上药再进 5 剂，诸症大都消失，惟乳胀消后，发现左乳外侧有两块硬结，均有大花生米大小，患者又恐乳癌之变。余告之，此乳内硬结，仍为肝气郁结所致，勿恐，再与疏络之品服之无虞矣。

柴胡 10g，白芍 15g，大瓜蒌（约 40g，杵如泥）1 枚，香附 20g，郁金 20g，丹皮 10g，丝瓜络 20g，炒穿山甲 10g，山慈姑 10g，猫爪草 10g，生甘草 10g。

上药以水 3 杯，煮取 1 杯，药滓再煮，取汁 1 杯，每日 2 次，温服。

五诊： 3 月 25 日。上药连续服药 6 剂，乳内硬结消减近半，患者情绪安定，脉来略有弦意，再守上方加减续进。

柴胡 10g，赤芍 15g，瓜蒌（杵如泥）30g，郁金 15g，丹皮 10g，炒穿山甲 8g，山慈姑 10g，猫爪草 10g，丝瓜络 20g，生甘草 10g。

上药以水 3 杯，煮取 1 杯，药滓再煮，取汁 1 杯，每日 2 次，温服。

六诊： 3 月 31 日。上药继服 6 剂，再按左乳硬结消失，精神饮食均佳，脉来弦和。嘱停药，只服丹栀逍遥丸，每服 9g，每日 2 次，白水冲服。

2. 冲任太阴血虚证

断经前，心悸寐劣，神疲乏力，面色萎黄，四肢畏冷，面浮跗肿，白带如注，舌淡苔白，脉细无力，归脾汤主之。

浅注： 冲为血海，其脉起于胃经的气街穴，故有冲脉隶属于阳明的说法，胃与脾位于中焦，为多气多血之脏，营卫气血之渊薮。冲脉为血海，源于中焦，依赖水谷精微以为滋养。若脾胃亏虚统运失常，气血亏乏，非但影响冲脉，亦可影响心脏，出现心脾两虚，故而症见心悸少寐，神疲乏力。脾主统血，血气虚弱，故而面色萎黄。脾主四肢，脾阳不伸故而四肢畏冷，甚则面浮跗肿。脾湿下流而白带如注。脉与舌象，突出表现在脾虚。

治法： 益气补血，健脾益心。

方药： 归脾汤：白术 10g，云茯苓 10g，黄芪 12g，龙眼肉 12g，酸枣仁 10g，党参 10g，木香 10g，甘草 10g，当归 10g，远志 10g，生姜 6g，大枣 6 枚。

上 12 味，水煮 2 遍，取汁 2 杯，每日 2 次，温服。

方论： 归脾汤以黄芪、党参为主药，补气健脾，佐以当归、龙眼肉养血和营，辅主药以益气养血；白术、木香以健脾理气，使补而不滞。茯苓、远志、酸枣仁、以养心安神，使甘草、大枣、生姜以和胃益脾，资其化源，则气旺血充，血海得养，故其病得疗。

【医案选粹】

太阴血虚

王某，女，30 岁。1998 年 9 月 19 日初诊。每次月经来潮量过多，经期为

7 天，脉沉，舌苔薄白，舌质淡。证属脾肾两虚。治宜健脾摄血、温肾助阳。方选归脾汤加减。处方：黄芪 18g，党参 15g，白术 15g，当归 15g，云茯苓 15g，远志 9g，炒酸枣仁 15g，淫羊藿 20g，巴戟天 18g，肉苁蓉 18g，补骨脂 18g，仙鹤草 20g。7 剂，水煎服，每日 1 剂，早晚分服。

二诊： 经服上方后，月经按时来潮，经量明显减少，色淡，经期 4 天，脉沉，舌苔薄白，处方：上方加槐实 12g，阿胶（烊化）15g。

三诊： 经服上方后，经期时间缩短，经量不多。脉象沉，舌苔薄白。处方：黄芪 15g，党参 15g，白术 15g，当归 15g，云茯苓 15g，远志 9g，炒酸枣仁 15g，淫羊藿 18g，巴戟天 15g，肉苁蓉 15g，仙鹤草 20g，甘草 6g。

五诊： 月经周期、经量、行经时间均恢复正常。

（引自《刘茂甫中医世家》）

月经不调

成某，女，28 岁，1998 年 7 月 5 日初诊。月经量多，每次来潮 15～20 天，色淡，少腹疼痛，乏力，活动后心慌，脉沉，舌苔薄白。诊断：月经不调。治宜补气摄血，补肾助阳，方选归脾汤加减。处方：黄芪 15g，党参 15g，白术 15g，当归 15g，云茯苓 15g，远志 9g，淫羊藿 20g，肉苁蓉 18g，巴戟天 18g，补骨脂 18g，仙鹤草 18g，阿胶（烊化）15g。7 剂，水煎服，每日 1 剂。

二诊： 服上方 6 剂则经血已净，少腹疼痛消失，仍感乏力，心慌，舌质淡，苔白，脉沉细。于上方加菟丝子 18g，桂枝 6g，减仙鹤草、阿胶。服用 20 余剂，月经来潮 7 天，少腹轻微疼痛，乏力、心慌明显减轻之后，将上方间断服用 2 个月余。月经规律，每次行经 4～5 天，量中等，少腹疼痛消失，精神尚佳，未再心慌，睡眠、饮食正常。

（引自《刘茂甫中医世家》）

月经不调

王某，女，25 岁，1999 年 3 月 18 日初诊。月经周期正常，惟排卵期出血，月经来潮时，少腹疼痛，夜眠不佳，疲乏无力，腰痛，脉沉细，舌质淡，舌苔薄白。诊断：排卵期出血。治宜益气健脾，温肾助阳，方选归脾汤加减。处方：黄芪 15g，党参 15g，白术 12g，当归 15g，云茯苓 15g，远志 9g，炒酸枣仁 18g，淫羊藿 18g，巴戟天 15g，柏子仁 18g，合欢皮 18g，夜交藤 18g。7 剂，水煎服，每日 1 剂，早晚分服。

二诊： 服上方后，腰痛疲乏无力消失，睡眠差，烦躁，口苦，脉沉，舌苔薄白。处方：当归 15g，炒白芍 15g，柴胡 9g，云茯苓 15g，白术 12g，薄荷 9g，丹皮 15g，栀子 12g，合欢皮 18g，夜交藤 18g，淡豆豉 12g，甘草 9g，5 剂，水煎服。

三诊： 经服上方后，排卵期出血此次消失，腹无不适，睡眠较前明显好转，情绪稳定，口苦消失，脉沉细，舌苔薄白。处方：当归 15g，炒白芍 15g，生地黄 15g，川芎 15g，丹参 15g，丹皮 15g，香附 18g，益母草 18g，巴戟天 15g，淫羊藿 15g，枸杞子 15g，甘草 9g。

四诊：月经正常，无腹部不适，睡眠尚可，脉沉细，舌苔薄白。处方：当归 15g，炒白芍 15g，柴胡 9g，云茯苓 15g，白术 12g，薄荷 9g，枸杞子 15g，山茱萸 18g，丹皮 15g，泽泻 15g，补骨脂 18g，肉苁蓉 15g。连续观察 3 个月，排卵期再未出血。

（引自《刘茂甫中医世家》）

3. 断经前后，少阴阴虚证

面色潮红，不时发作，头晕头痛，腰脊疼痛，心中烦热，夜寐不安，甚则耳鸣，汗出，口干，胃纳不香，小便色黄，大便秘结，月经滴漏量少，色红或紫。脉象弦数无力，舌红少苔。宜六味地黄汤合左归饮加减调之。

浅注：足少阴肾，主骨，主藏精，冲脉血海系之。肾阴虚，血海不得滋养，虚阳上僭，而现面色潮红，不时发作。脑为髓海，肾之阴精亏虚，髓海不足，故见头痛头晕。腰为肾府，肾虚则症见腰脊疼痛。肾阴虚，精气不得上奉于心，心火鸱张，故而症见心中烦热，夜寐不安，甚则耳鸣，汗出，口干。冲脉隶属阳明，病则不得安谷，胃纳不香。肾阴不足，二便失却濡润，故而小便色黄，大便秘结。血海因阴亏，血气妄动，因而出现小量经血滴漏。脉与舌象，综而观之，证属少阴冲脉阴虚之候。

治法：滋阴潜阳，补肾益冲。

方药：六味地黄汤合左归饮加减：

熟地黄 30g，山茱萸 20g，枸杞子 20g，山药 15g，茯苓 20g，白芍 20g，麦冬 20g，钩藤 30g，桑寄生 20g，丹皮 10g，川续断 20g。

上 11 味，以水 4 杯，文火煮取 1 杯，药滓再煮，取汁 1 杯，每日 2 次，温服。

方论：方中以熟地黄为主药，甘温滋肾以填补真阴。以山茱萸、枸杞子滋养肝血，辅主药熟地黄以加强滋补肝肾之阴血。以茯苓健脾益气，以山药滋补脾肾，加白芍以敛阴平肝，和血养血，因白芍一药有"泻肝火，安脾肺，固腠理，和血脉，缓中止痛，益气除烦"之功。加丹皮以清热凉血。《本草纲目》谓此药"和血，生血，凉血，治血中伏火，除烦热"。足以说明此药尤善清血热而活血，故有"通瘀散热"之功，阴虚火旺者，用之最为相宜。加麦冬以滋阴生津，因麦冬俱甘寒清润之性，以滋燥泽枯为用，主要适应于阴虚内热、津液亏耗、肺肾劳热等证。张山雷指出此药"治胃火偏盛，阴液渐枯及热病伤阴，病后虚羸"。钩藤甘寒，其主要功效为平肝清热、息风定惊。尤善治疗头目眩晕，高热神昏。加桑寄生、川续断以补肝肾，强筋骨，主疗腰脊作痛，下肢痿弱，其功近于杜仲，但杜仲补力较强，续断通脉尤良。杨时泰指出："续断之行，寓于补中，即补之以宣。"方内加入以上四味，更有利于达到滋阴潜阳、滋补肝肾、调补血海的功效。

【医案选粹】

经血滴漏不尽

石某，女，44岁，农民。2000年3月20日初诊。

年逾40岁，少阴阴虚，月经滴漏不尽，心中烦热，面色潮红，头痛头晕，汗出，口干，夜寐不安，耳鸣，腰脊疼痛，胃纳不香，大便秘结，小便色黄，脉象弦数无力。

辨证治疗：年过四十，真阴不足，肾之潜藏亏乏，肾阴虚，冲脉系之，血海不得滋养，虚阳上僭，故而心中烦热、面色潮红、头痛头晕、耳鸣诸候俱见。阴气虚，收涩乏力而汗出口渴，肾之阴气不复，乘于心而夜寐不安。伏冲之脉从后上贯腰脊，阴气不至、腰脊失润而腰脊疼痛。脉象与二便燥结溲黄，无一不属少阴阴虚、血海空旷有关。治以滋阴潜阳、补肾填冲。方以左归六味合方治之。

熟地黄30g，生地黄30g，山茱萸20g，山药20g，茯苓20g，白芍20g，麦冬30g，枸杞子20g，龟甲（打细）20g，钩藤30g，丹皮10g，火麻仁15g，郁李仁15g，茜根炭10g，陈皮20g，枳壳20g，生甘草10g。

上药以水4杯，文火煮取1杯，药滓再煮，取汁1杯，每日2次，温服。

二诊：3月23日。上方服3剂，心中烦热，面色潮红显减，大便得以通下。他证尚无起色。仍守上方续进，以观进退再商。

生地黄30g，熟地黄30g，山茱萸20g，生山药20g，云茯苓20g，生白芍20g，天冬15g，麦冬30g，枸杞子20g，双钩藤40g，冬桑叶20g，龟甲（打细）20g，丹皮10g，茜根炭10g，炒蒲黄炭10g，陈皮20g，炒枳壳20g，炒酸枣仁30g，生甘草10g。

上药以水4杯，文火煮取1杯，药滓再煮，取汁1杯，每日2次，温服。

三诊：3月27日。上方再服3剂，耳鸣、汗出、口干又有所减轻，腰脊疼痛，减而不瘥。思之良久，阳中求阴，阴中求阳的法则，实亦不可偏废，仍拟大队滋补肾阴之中，略加淫羊藿投于其中，意在激发阴气腾升，不知其意如何。

生地黄30g，熟地黄30g，山茱萸25g，生山药20g，生白芍20g，麦冬30g，枸杞子20g，龟甲20g，丹皮10g，生酸枣仁30g，生甘草10g，淫羊藿15g。

上药以水3杯，文火煮取1杯，药滓再煮，取汁1杯，每日2次，温服。

四诊：4月1日。上药迭进4剂，肾之阴液，果然腾起，面色潮红，心中烦热、夜寐不安皆愈，耳鸣、汗出、口干亦瘥，经血滴漏已止，大便畅通，小便清长，脉来弦数不若前甚，惟腰脊尚感乏力。斟酌前方，以作善后之疗。

生地黄 25g，熟地黄 25g，山茱萸 20g，枸杞子 20g，麦冬 20g，云茯苓 20g，丹皮 10g，泽泻 20g，川续断 20g，生甘草 10g。

上药以水 3 杯，煮取 1 杯，药滓再煮，取汁 1 杯，每日 2 次，温服。

4. 断经前后，少阴阳虚证

经断前后，面色淡白，或晦黯，精神萎靡乏力，畏寒肢冷，腰脊痛楚，脘胀纳呆，面浮跗肿，溲多便溏，经血前后不定，量多色淡，白带如注，舌质淡嫩，苔薄白，脉沉细，宜右归丸合理中丸加减主之。

浅注： 妇人经断前后，若肾阳不足，气血亦随之虚弱，不能充养肌肤，阳气不达于上则面色淡白，或晦黯无光，精神萎靡，倦怠乏力。肾与冲海气血既虚，故而腰脊痛楚。肾又为水火之脏，元气所系，肾之阳气亏乏，阴寒内盛，故而面浮跗肿，阳气不能温煦肌肤，畏寒肢冷必也；阳气不及州都，气化不利故而小便清长而量多。肾阳不能熏蒸脾土，湿气下注而便溏，寒湿浸渍带脉而带下如注。脉与舌象，皆为少阴血海阳虚之征。

治法： 补益肾阳，温煦血海。

处方： 右归丸（《景岳全书》）与理中丸（《伤寒论》）加减：

熟地黄 30g，鹿角胶（烊化）10g，枸杞子 15g，川续断 15g，党参 15g，山药 15g，仙茅 10g，淫羊藿 10g，附子 10g，肉桂 6g，白术 10g，菟丝子 20g，杜仲 15g，甘草 10g。

上 14 味，以水 4 杯，煮取 1 杯，药滓再煮，取汁 1 杯，每日 2 次，温服，忌生冷黏滑之品。

方论： 方中熟地黄，九蒸九晒，其性甘温，所谓有大补肝肾之功者，以"熟地大补精血故也"。适得鹿角胶补精髓，壮元阳，强筋骨，壮腰膝。《本草备要·禽兽部》谓其"治腰肾虚冷……四肢酸痛，头眩……崩带……一切虚损劳伤"。枸杞子、川续断以温补肝肾。党参、山药、白术、甘草，以补脾益气。程郊倩谓："阳之动，始于温，温气得而谷精运……实以燮理之功，予中焦之阳也。"又云："若水寒互胜，即当脾肾双温，附子之加，而命门益，土母之温矣。"仙茅、淫羊藿、肉桂以温肾助阳。菟丝子、杜仲主强腰系，补肾气，壮筋骨。诸药合剂，肝、脾、肾诸脏得养，阳气充沛，血海气盛，则诸症可瘳矣。

【医案选粹】

少阴阳虚证

杨某，女，42 岁，干部。因闭经，腰痛，全身浮肿，性欲减退，于 1980 年 2 月 29 日，来诊收入住院。症见全身浮肿，按之凹陷，腰骶疼痛，行走后加剧，心悸失眠，倦怠纳差，形寒肢冷，皮肤干。阴道干燥，无分泌物，性欲减退，近1年来阴道按期流出紫黑色干涸血块少许。情绪抑郁，喜生闷气，面色晦黯，有色素斑，舌淡苔白，脉沉细涩。X线检查为骶骨隐性裂，肩背部肾区体表痛点阳性。24小时尿17-羟类固醇2.0mg，小于正常2倍。妇科检查无异常发现。证属肾阳不足，冲任督失养。治则：温补肾阳，调理冲任，温通督脉。拟四物二仙汤加味：熟地黄、怀山药各15g，白芍、仙茅（缺药）、肉苁蓉、巴戟各9g，鹿角霜、白术各10g，桂枝4.5g，淫羊藿、补骨脂、牛膝、狗脊、当归、酸枣仁各12g，艾叶6g，柴胡、甘草各3g。上方加减煎服，每日3次，住院56天，诸症消失，仅留月经未恢复正常，续服药观察。

（引自《卓宏英医案》）

5. 冲脉少阴心肾两虚证

断经后，烦躁不安，心悸怔忡，寐劣多梦，易于惊醒，头昏健忘，精神不振，口干咽燥，不时汗出，小便黄短，大便秘结。舌质偏红，少苔，脉象细数，天王补心丹治之。

浅注：冲脉隶属于少阴，又适在断经之期，肾与心脏，阴亏血少，心失所养，因而心中烦躁，不得安宁，甚则心悸怔忡。少阴水火不济，心肾不交，心火亢盛，神不守舍而浮动于上，由是寐劣多梦，易于惊醒，头昏健忘，精神不振频作。肾水不及于上则口燥咽干。少阴血海并虚，阳气漂荡于外以致不时汗出。肾阴不及州都而尿短，不及大肠而便秘，此理之固然。脉与舌象，无不属于心肾阴虚、虚火上炎之候。

治法：滋阴清热，宁心安神，养血补冲。

方药：天王补心丹（《摄生秘剖》）：

生地黄30g，五味子5g，当归10g，天冬10g，麦冬10g，柏子仁10g，酸枣仁10g，党参10g，丹参10g，玄参10g，茯苓10g，远志10g，桔梗10g。

上13味，以水4杯，文火煮取1杯，药滓再煮，取汁1杯，每日2次，温服（或服天王补心丹，成药）。忌生葱、大蒜、萝卜、酒、鱼及腥臭之品。

方论：此方以生地黄凉血，滋阴清热，俾心神不为虚火所困，为方中之主药。玄参、天冬、麦冬助生地黄以加强滋阴清热之功；当归、丹参补血养心，心血足而心神自安，参、苓、柏子仁、远志以益气宁心安神；更有五味子、酸枣仁敛心气以安神。桔梗载药上行，诸药合用，以达滋阴清热、宁心安神、养血补冲之效。

本方与归脾汤同属养血安神之方，归脾汤以健脾益气为优，而天王补心丹以滋阴清热为胜，以适应于阴虚血少有热者。柯韵伯对此方解释甚详："心者主火，而所以主者神也，神衰则火为患，故补心者必清其火，而神始安。补心丹用生地黄为君者，取其下足少阴以滋水主，水盛可以伏火，此非补心之阳，补心之神耳……清气无如柏子仁，补血无如酸枣仁，其神存耳；参苓之甘以补心气，五味子之酸以收心气，二冬之寒，以清气分之火，心气和而神自归矣；当归之甘以生心血，玄参之咸以补心血，丹参之寒以清血中之火，心血足而神自藏也。更能假桔梗为舟楫，远志为向导，和诸药入心而安神明。"

6. 冲脉少阴心热证

经断后，精神恍惚，卧寐不安，易惊易恐，言语不序，如有神灵，悲伤欲哭，心烦意躁，喜怒无常，甚则发痉，口干咽燥，二便不爽，脉来细数，舌红少津，苔薄。 宜甘麦大枣汤加味调之。

浅注：经断后，血海少阴精血逐渐亏乏，加之忧思过度而心阴受损，虚火热胜，心神失守引起精神恍惚，卧寐不安，易恐易惊，情绪易于波动，以致言语不序，悲伤欲哭，如有神灵，喜怒无常。心阴虚而心火盛，由是口干咽燥，甚则心烦意躁，二便不爽，进一步发展为类似癫痫候脉与舌象，均属少阴心热之证。

治法：清热养阴，安神定志，和中缓急，滋补血海。

方药：甘麦大枣汤（《金匮要略》）加味：

小麦 20g，甘草 10g，大枣（擘）10 枚，生地黄 20g，白芍 20g，酸枣仁 20g，柏子仁 10g，麦冬 15g，龙骨 15g，牡蛎 15g，远志 10g。

上 11 味，以水 4 杯，煮取 1 杯，药滓再煮，取汁 1 杯，每日 2 次，温服，忌食辛辣、黏腻腥臭之品。

方论：甘麦大枣汤一方，为养心血、安魂魄、滋益清补之良剂。方中小麦，其性微寒，味甘平，主养心之阴血，《内经》所谓："心病者，宜食麦。"指出小麦一物，有养心安神之效。生甘草轻清缓中。大枣甘平，质地柔润，为补胃之正品。《素问·痹论》指出："阴气者，静则神藏，燥则消亡。"即指心阴亏、心血失养之候。方中又加生地黄、麦冬滋养心血、生津润燥，助小麦以疗心热，加白芍以敛阴平肝兼滋脾阴。柏子仁、酸枣仁、远志以滋补心肝以安神定志，加龙牡以收敛精气，潜纳浮阳，益肾镇惊。诸药合用，共达清热养阴、安神定志、和中缓急、滋补血海之效。

【医案选粹】

冲脉少阴心热证

姜某，女，34 岁，七月。绍兴。

素体阴虚，又加情志郁结，寐况不佳，由来多时，食少便秘，迩因受惊，昨起突然哭笑无常，呵欠频作，躁烦心悸，彻夜难眠，口干舌绛，脉来弦细而数。宗《金匮》法。

甘草 6g，淮小麦 30g，生熟枣仁（杵）各 9g，大生地 18g，野百合 12g，麦冬 9g，辰茯神 12g，炒柏子仁（打）12g，肥知母 9g，广郁金 6g，石菖蒲

3.6g，大枣 10 只。

二诊： 前方连服 5 剂，寐况好转，大便通润，情志已趋稳定，呵欠不作，躁烦心悸亦差。再宗原法出入。

甘草 4.5g，淮小麦 30g，青龙齿（杵，先煎）12g，辰茯神 12g，麦冬 9g，炒柏子仁（杵）9g，广郁金 6g，炒枣仁（杵）12g，大生地 18g，生白芍 6g，大枣 8 只。

按： 患者系营阴已亏，又加内伤七情，得惊恐而诱发，属脏躁症也。故方用甘麦大枣合百合地黄汤养心滋液，佐以郁金、菖蒲芳香开郁。服后阴液渐复，心火得降，病遂趋安。

（引自《叶熙春医案》）

脏躁

案 1. 1967 年 3 月 15 日。有一刘姓少妇，25 岁，患脏躁症已月余不瘥，其父陪来看病。诊其脉象细数，舌红少津，形体憔悴，精神淡漠，喃喃自语，躁动不安。据其父述，先由夫妇口角，郁闷不乐而发病，服苯妥英钠药片，效果不大，后又请大夫，服用"甘草三两，大枣 10 个，小麦半斤"，效果不显，仍以甘麦大枣汤予之。

处方： 甘草 15g，大枣（先用水煮透使其胀大，然后掰开入煮）12 枚，小麦 45g。

嘱： 以水 4 大碗，煮取 2 大碗，药滓再以水 3 碗，煮取 1 大碗，每日 4 次，温服。忌食黏滑辛辣等物。其父携女缓缓而去。

7 日后，诊其脉已冲和，精神已振。喃喃自语、躁动不安均除大半，唯感胆怯易惊，夜寐欠安，多梦联翩，心中不时有烦热之感，有时出一阵小汗，反而感到舒适。

处方： 甘草 15g，小麦 30g，大枣 6 枚，云茯苓 15g，酸枣仁 30g，远志 9g，石斛 15g，天冬 15g，龙骨 15g，牡蛎 15g。

上 10 味，以水 3 杯，煮取 1 杯，药滓再煮，取汁 1 杯，每日 2 次，温服。

5 日后，夫妇一同前来复诊，述及服该方而病痊。

（引自《经方临证录》）

案 2. 胡氏，女，37 岁，农民。1975 年 8 月 5 日初诊。

家务繁劳，气阴两虚，精神恍惚，头晕目眩，不思饮食，心悸烦躁，哭笑无常，偏多悲伤，寐劣多梦，胸闷气短，数欠伸，四肢倦怠，小便偏黄，大便干燥。病来已月余。检点前医药方，养阴有六味地黄丸；理气有柴胡疏肝散；安神有酸枣仁汤。病却而未痊，脉细数无力，舌红绛少津，书甘麦大枣汤予之。

处方： 甘草 15g，小麦 45g，大枣 10 枚。

先用水煮大枣，膨大掰开入药。以水3杯，煮上3味，取汁1杯，药滓再煮，取汁1杯，每日2次，温服。

二诊： 上方连服7剂，精神稳定，哭笑大减，二便通畅。嘱患者续服原方7剂，另加朱砂安神丸，早晚各服1丸。

三诊： 精神振作，有喜笑面容，痊已转酣，唯饮食尚感乏味。

处方： 甘草15g，小麦30g，枳实12g。

上3味，以水3杯，微火煮取1杯半，每日2次，温服。

上方连服14剂，诸症悉平。

（引自《经方临证录》）

经络、筋脉等治疗偏术所志……起于脑，循脊贯臀走手足末之脑，阳阳良（阳）治疗偏术所志……

其治法结合阴经辨证治疗，阿……证治行……

至一身左右之阴气，而可运动，阴跷发于少阴阴气蓄积，夜发癫痫，诸从少阴调补阳跷，阿跷主一身左右之阴……

是痿、舌涩、左右绕脐痛、腰痛等气、阴挺、阴吹、疝冲、漏下、肾蓄等、阴维起于诸阴之会，阳维多病苦寒热，阳维卫气失调，患结合诸阴经辨证治行……

病了，与桥健，其病多多头麻，连发阳证，邪干脑阳，诸行岛温气血，壮胆节，调其阳盛……

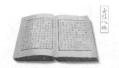

带脉病类证并治

一、白带病类证

1. 带脉太阴虚寒证

带下色白如蛋清，连绵不断，面浮胕肿，四肢不温，精神疲倦，纳少便溏，舌淡，苔薄白，脉来缓弱，完带汤主之。

若带下清稀如水，形寒肢冷，小腹急痛，脉沉迟无力，证为风冷，宜加味吴茱萸汤。

若带下形如痰涎，味腥臭，眩晕神疲，胸闷腹胀，舌淡，苔白腻，脉沉缓，证为痰湿过胜，宜胃苓汤加味。

浅注： 大凡带下之病，总不外乎湿邪为病，其病因病机与脾有着密切关系。脾失健运，水湿停聚，是产生白带病的重要原因。脾虚气衰，水湿之邪，不得温化，下注浸伤带脉，而形成带下之病。脾阳不振，带脉失约，故而带下色白如蛋清，连绵不断。湿困脾阳，阳气不伸，故而面浮胕肿，四肢不温，精神疲倦。脾失健运，转输失司，故而纳少便溏。脉与舌象，无一不属脾虚气弱、带脉不固之证。傅青主曰："夫带下俱是湿症，而以带名者，因带脉不能约束而有此病，故以名之……况加以脾气之虚，肝气之郁，湿气之侵，热气之逼，安得不成带下之病哉！故妇人有终年累月下流白物，如涕如唾，不能禁止，甚则臭秽者，所谓白带也。夫白带乃湿盛而火衰，肝郁而气弱，则脾土受伤，湿土之气下陷，是以脾精不守，不能化荣血以为经水，反变成白滑之物，由阴门下，欲自禁而不可得也。治法以大补脾胃之气，稍佐以舒肝之品，使风木不闭塞于地中，则地气自升腾于天上，脾气健而湿气消，自无白带之患也。方用完带汤。"（《傅青主女科歌括·女科上卷》）

若身体素弱，脾虚及肾，下焦阳气不足，损及冲带，再加感受风寒，带下清稀如水，形寒肢冷，小腹急痛，为风冷带证，宜加味吴茱萸汤以温经散寒，祛湿止带。

若痰湿过胜之妇，以及肥胖多湿之妇，湿困脾阳，清阳不升，湿邪流注带脉，故症见带下，形如痰涎，或味腥而臭。湿邪盘踞于中，气机不得宣畅，故见胸闷腹胀，甚则眩晕神疲，舌淡，苔白腻，脉沉缓，均为湿胜之候。宜健脾祛湿、化气利水之法调之。宜胃苓汤。

治法： 健脾益气，除湿止带。

方药：①完带汤（《傅青主女科》）：

炒白术 25g，炒山药 20g，党参 15g，白芍 15g，制苍术 15g，陈皮 20g，炒黑荆芥穗 6g，柴胡 6g，甘草 10g，车前子（包煎）20g。

上 10 味，以水 5 杯，煮取 1 杯，药滓再煮，取汁 1 杯，每日 2 次，温服。

方药：②加味吴茱萸汤（《证治准绳》）：

吴茱萸 6g，北细辛 6g，当归 15g，半夏 15g，麦冬 10g，茯苓 20g，丹皮 6g，肉桂 6g，干姜 6g，防风 9g，木香 10g，甘草 10g。

上 12 味，以水 5 杯，煮取 1 杯，药滓再煮，取汁 1 杯，每日 2 次，温服。

方药：③胃苓汤《证治准绳》：

炒白术 15g，制苍术 15g，云茯苓 20g，猪苓 15g，泽泻 20g，陈皮 15g，桂枝 10g，川厚朴 10g，甘草 10g，大枣 2 枚，生姜 6g。

上 11 味，以水 4 杯，煮取 1 杯，药滓再煮，取汁 1 杯，每日 2 次，温服。

方论：完带汤一方，所治白带乃脾虚肝郁、湿浊下注所致。治以补中健脾，疏肝解郁，化湿止带。方中土炒白术、山药、党参为主药，以补中健脾；白术并能燥湿，佐以苍术、陈皮，运脾、燥湿、理气；车前子利水渗湿；柴胡、白芍，疏肝解郁；黑荆芥穗以收湿止带；甘草调合诸药。此乃脾肝同治之法，实为脾虚带下之良方。傅青主指出："此方脾、胃、肝三经同治之法，寓补于散之中，寄消于升之内，开提肝木之气，则肝血不燥，何至下克脾土，补益脾土之元，则脾气不湿，何难分消水气。至于脾虚而兼以补胃者，由里以及表也。脾非胃气之强，则脾之弱不能旺，是补胃正所以补脾耳。"（《傅青主女科歌括·女科上卷》）

加味吴茱萸汤一方，乃温经散寒、祛湿止带之方。方中吴茱萸、肉桂、干姜为温热良品，用以祛下焦之寒湿；细辛、防风，其性辛温而散，用以祛除外感之风冷；茯苓、半夏和中渗湿；当归与木香，养血调血，理气和中化湿；丹皮与麦冬，其性凉润，可缓诸药之燥，而丹皮又具有化瘀行血之功；佐甘草以缓急止痛，调合诸药。诸药合用，共奏温经散寒、祛湿止带之效。

胃苓汤一方，乃健脾渗湿，化气利水之方。方中以白术、苍术为主药，白术贵在补脾，苍术贵在运脾，补之运之，恰到妙处；茯苓、猪苓并用，一重在健脾渗湿，一重在利水泄湿，泽泻辅之以通调水道，加强利水渗湿之功；陈皮、厚朴，一重在理气和胃，一重在消胀除满；桂枝辛温，可温化肾与膀胱之气化，加强渗湿利水；甘草、生姜、大枣调和脾胃以助运化，运化得成，湿气得除，带下自愈矣。

【医案选粹】

寒湿带下

田某，女，32 岁，农民。1987 年 2 月 23 日初诊。

素有白带，近1个月白带增多，质黏无臭，绵绵不断，在当地服中药四剂无效而来门诊，伴有胃脘痛，饮食喜热畏寒，咳嗽多白痰，胸中憋闷，夜不能卧，面色无华，苔白脉弱。

辨证：寒湿带下。

带下是任脉带脉之病，《素问·骨空论》云："带脉为病，女子带下瘕聚"。傅青主说："带下俱是湿症，而以带名者，因带脉不能约束而有此病。"分为五色带下，辨其寒热虚实而治之。此例白带属于寒湿，由于脾胃虚寒，运化无权，不能升清降浊，寒湿蕴阻于中，则胃脘闷痛；上壅胸中则憋闷难卧；胃阳不足则喜热畏寒；湿气射肺则咳嗽吐痰；脾气虚则带脉不约，湿气下注于阴道则白带增多。面色无华、舌淡脉弱为虚寒多湿之象。

治疗：温中祛寒，健脾除湿。

处方：台参20g，白术20g，云茯苓20g，山药20g，芡实15g，干姜10g，桂枝12g，陈皮10g，半夏10g，厚朴10g，杏仁10g，甘草6g。水煎服。

方意：此病脾胃虚寒为本，湿气泛滥为标，故以参、术、苓、草补气健脾；山药、芡实固涩止带；干姜、桂枝温中祛寒；陈皮、半夏、杏仁、厚朴理气降逆，化痰止咳。为正本清源、标本兼顾之法。

疗效：服1剂痛止闷轻，能卧寐。又服2剂咳痰与白带均消失。饮食增加。继服3剂巩固疗效。

（引自《名医玄振一医案选》）

白带

李某，女，23岁，农民。1973年9月4日初诊。

带下缠绵，色白，清淡如水，时轻时重，腰腿酸软，腹胀。近来诸症加剧，脉沉迟无力，纳呆，形体消瘦，精神疲乏，少腹冷痛喜按，喜暖，夜间少腹胀痛较甚。症因冲任劳损，复感寒邪侵袭。治以祛寒，温补冲任。

处方：生山药30g，生龙骨18g，生牡蛎18g，海螵蛸12g，茜草6g，土白术24g，小茴香9g，肉桂5g，干姜5g，杜仲10g。

9月8日二诊：服上药4剂后，自觉舒服，继服原方4剂。

9月13日三诊：胀痛已减轻，白带减少，仍服原方4剂。

9月20日四诊：一切不适之症均已消失，惟饮食欠佳，于原方内加鸡内金10g，继服3剂。

（引自《潘养之医案》）

2. 带脉少阴虚寒证

带下清冷，绵绵不断，腰腹冷痛，小便清长，大便溏薄，脉象沉迟，舌淡苔白。宜内补丸加减调治。

浅注：肾阳不足而阴寒内盛，寒湿停蓄于下焦，带脉失却约束之权，故而带下清冷，绵绵不断。腰为肾府，少腹为胞宫之地，肾阳不足，阴寒凝滞，故而腰腹为之冷痛。肾阳不足，命火衰弱，阳气不及州都，故而小便清长。命火无力熏蒸脾土，脾湿下流大肠，故而大便溏薄。脉象沉迟，舌淡苔薄，均属少阴虚寒、肾阳不足、带脉失约之候。

治法：温补肾阳，除湿止带。

方药：内补丸（《女科切要》）加减：

鹿角霜20g，菟丝子20g，沙苑子15g，桑螵蛸20g，肉苁蓉10g，熟附子10g，肉桂10g，黄芪30g，白术20g，白蒺藜10g，紫菀10g，海螵蛸30g。

上12味，以水5杯，煮取1杯，药滓再煮，取汁1杯，每日2次，温服。

方论：方中以鹿角霜代替鹿茸，其价较廉。本品为鹿角熬制而成，其效逊于鹿茸，性味甘平，重量用之，以治脾肾虚寒、腰脊寒冷、少食便溏、赤白带下。菟丝子、肉苁蓉、沙苑子、附子、肉桂，滋肾壮阳，益精止带；白蒺藜以行气舒肝；紫菀以温肺益肾；桑螵蛸、海螵蛸以收敛精气，祛湿止带；黄芪、白术以补脾肺之气。诸药合用，共奏温补肾阳、除湿止带之功。

3. 带脉太少白崩证

白带质稀，量多，其下如注，头晕心悸，气短懒言，腰膝酸软，舌淡苔白，脉沉细，治宜四君子汤合茯菟丹。

若四肢逆冷，口唇发青，身倦不支，脉来细微，可与四逆汤加味。

浅注：白崩一证，实指严重之白带病，带下如注，状似崩漏中之"崩冲"。《诸病源候论》指出："白崩者，是劳伤胞络而气极，而为白崩。"其病主在脾肾，脾气虚极，不能运化水湿，水湿下注，肾中元气不足，不能温化水饮，损伤带脉失约，形成白崩。其症为白带质稀，其下如注。脾肾两虚，精气亏损，化源匮乏，气血不能濡养周身，故而头目眩晕、心悸气短、倦怠、懒言、腰膝酸软等症相继而出。脉与舌象亦均属脾肾虚衰之征。

若脾肾阳虚即将告匮而出现四肢逆冷、口唇发青、脉来细微者，可急以回阳救逆。

治法：补脾益肾，固涩止带。

方药：四君子汤合茯菟丹（《局方》）加味：

党参20g，炒白术20g，茯苓30g，炒山药20g，莲子肉20g，桑螵蛸30g，菟丝子30g，五味子6g，甘草10g，鹿角霜20g，海螵蛸30g。

上11味，以水4杯，煮取1杯，药滓再煮，取汁1杯，日分2次温服。

方论：四君子汤所治之证乃因脾胃气虚，脾虚则精微气血生化不足。方中用党参甘温益气补中为主药；辅以白术甘苦温健脾燥湿；茯苓甘淡渗湿健脾为佐；甘草缓中，配合茯菟丹之茯苓、莲子、山药以健脾渗湿；菟丝子、五味子以温肾助阳，与四君合，则达补脾益肾之功；方中更加桑螵蛸以固肾益精，补肝肾、壮肾阳，主疗妇人腰酸带下之证；海螵蛸用之以涩精固带，主疗女子赤白漏下；鹿角霜既可疗脾胃虚寒，亦可疗腰肾虚冷，涩精止带。诸药相合，共奏补脾益肾、固涩止带之功。

若四肢逆冷，口唇发青，几不可支，脉象细微者，为脾肾阳气告匮之兆，当急用四逆汤加党参、黄芪重剂回阳救逆。

二、黄带病类证

1. 带脉太阴湿热证

带下色黄，量多稠黏，如脓腥臭，阴痒，溲赤频数，头晕头重，腰酸乏力，舌质偏红，舌苔黄腻，脉象滑数无力，易黄汤主之。

浅注： 黄带一证，多由脾湿久蕴，郁蒸化热，损伤任、带二脉形成。张景岳认为妇人带下"色黄者属脾"（《景岳全书·卷之三十九人集·妇人规》）。傅青主指出："妇人有带下而色黄者，宛如黄茶浓汁，其气腥秽，所谓黄带是也……惟有热邪存于下焦之间，则津液不能化精，而反化湿也。夫湿者，土气也，实水之侵；热者，火之气，实木之生。水色本黑，火色本红，今湿于热合，欲化红而不能，欲返黑而不得，煎熬成汁，因变为黄色矣。此乃不从水火之化，而从湿化也。"（《傅青主女科歌括·女科上卷》）湿热下注，浸淫任、带二脉，二脉不固，故而带下量多，色黄腥臭，稠黏如脓，湿热腐蚀阴部，故而阴痒难忍，湿热旁渗州都，由是小溲短赤，脾湿而清阳不升，故而头晕头重，带脉环腰一周，束约诸经，带脉失束，故而腰酸乏力。舌质偏红、舌苔黄腻、脉象滑数无力，均为带脉太阴湿热之候。

治法： 健脾固肾，清热燥湿，止带除浊。

方药： 易黄汤（《傅青主女科》）加味：

炒山药 30g，炒芡实 30g，盐黄柏 6g，白果 10g，车前子 20g，（炒）土茯苓 20g，滑石 20g，樗皮 10g，甘草 6g。

上 9 味，以水 4 杯，煮取 1 杯，药滓再煮，取汁 1 杯，每日 2 次，温服。

方论： 傅青主指出："所以世人有以黄带为脾之湿热，单去治脾而不得痊者，是不知真水、真火合成丹邪、元邪，绕于任脉、胞胎之间，而化此黔色也，单治脾何能痊乎！法宜补任脉之虚，而清肾火之炎，则庶几矣。方用易黄汤……此不特治黄带方也，凡有带病者，均可治之，而治带之黄者，功更奇也，盖山药、芡实专补任脉之虚，又能利水，加白果引入任脉之中，更为便捷，所以奏功之速也。至于用黄柏、清肾中之火也，肾与任脉，相通亦相济，解肾中之火，即解任脉之热矣。(眉批) 凡带症多系脾湿，初病无热，但补脾土兼理冲任之气其病自愈，若湿久生热，必得清肾火而湿始有去路，方中黄柏、车前子妙，炒山药、芡实尤能清热生津。"（《傅青主女科歌括·女科上卷》）方中加滑石，助车前子以清热利水；加土茯苓、樗皮助黄柏清热燥湿，解毒祛湿，并止带除浊；甘草清热泻火，调和诸药，以防苦寒伤胃。

2. 带脉太阴湿毒证

带下黄绿如脓，量多，味腥臭，或带中挟血，阴内瘙痒，灼热肿痛，小便涩赤，或小腹作痛，舌红，苔黄，脉滑数。宜世补斋止带方加味。

"妇人经水闭，不利，脏坚癖不止，中有干血，下白物，矾石丸主之"。

"妇人阴寒，温阴中坐药，蛇床子散主之"。

浅注：脾主湿，主意。湿淫过盛，意欲冤结，郁而化火，与湿相搏，化为湿毒，伤及冲任，带脉失约，故而带下黄绿如脓，量多腥臭。湿热之毒伤及血络则带中夹血。湿毒侵蚀阴部，则阴中作痒，灼热肿痛。湿热之毒伤及州都，故而小腹作痛，便溺涩赤，尿痛，尿急，舌红，苔黄，脉来滑数，均为湿热之毒郁结不除之候。若妇人经水闭不利，脏坚癖不止，中有干血，下白物。经水闭塞，胞中有干血不去，郁为湿热，久久腐化，变为白带。治疗宜先去其胞宫之湿热，用矾石丸为坐药，纳入阴中，除湿热以去白带。此局部外用之法，但不能除去瘀血，所以此证在治疗时，须配合消瘀通经的内服中药以图根除为是。若子宫糜烂不可使用此丸。当须识此。

若"妇人阴寒，温阴中坐药，蛇床子散主之。"（《金匮要略·妇人杂病脉证并治第二十二》）此乃寒湿带下之治法，此文只云阴寒，以药测证，当有带下，阴内瘙痒，腰中重坠等症。病人只觉阴中冷，故用蛇床子散作为坐药，直接以逐阴中寒湿。如见他症，以法治之可也。

治法：清热解毒，利湿止带。

方药：世补斋止带方（《世补斋不谢方》）加味：

茵陈20g，金银花20g，蒲公英20g，茯苓20g，土茯苓30g，泽泻20g，赤芍15g，栀子10g，丹皮10g，炒车前子20g，猪苓10g，黄柏10g，川牛膝10g，樗皮10g，连翘20g，苍术15g。

上16味，以水5杯，煮取1杯半，药滓再煮，取汁1杯半，每日3次，温服。

方论：方中以大队清热解毒之品，解湿热之毒。又以丹皮、牛膝凉血化瘀，引药下行。另加苍术以醒脾运湿，复加樗皮以解湿火之毒。

【医案选粹】

黄带

案1. 佟某，女，30岁。造纸厂工人。1993年7月6日初诊。

经常工作于潮湿之地，患带证已经两个月余，迩来带下变黄色，多而稠黏，有腥味，阴部作痒，小便频数，大便不调，有时身感乏力、头晕、头重、腰坠，脉象滑数，舌苔黄腻，舌质淡红。

辨证治疗： 经常工作于潮湿之地，久而久之，引发湿热下趋，伤及带脉，带脉不固，故而带下腥臭，腰坠；湿热之邪浸淫会阴，故而阴痒；湿热扰于膀胱而小便频数；湿热盘踞，清阳不升而觉头晕头重；脉与舌象，均为太阴湿热之带之象。仿易黄汤意。

炒白术20g，云茯苓30g，泽泻20g，山药20g，芡实20g，白果20g，土茯苓40g，炒黄柏10g，滑石20g，樗皮10g，炒车前子30g，海螵蛸20g，川续断20g，丝瓜络10g，白茅根30g，甘草6g。

上药以水3杯，煮取1杯，药滓再煮，取汁1杯，每日2次，温服。

二诊： 7月9日。上药服3剂，带下显少，腰已不坠，上方既已显效，仍守上方化裁。

白术15g，苍术10g，黄柏10g，薏苡仁30g，云茯苓30g，泽泻20g，生山药20g，芡实20g，白果20g，土茯苓40g，樗皮10g，海螵蛸30g，车前子（炒）30g，白茅根30g，滑石20g，甘草6g。

上药以水3杯，煮取1杯，药滓再煮，取汁1杯，每日2次，温服。

三诊： 7月16日。上方连服6剂，黄带减轻大半，阴痒消失，身感轻松，头晕头重已不太甚，小便清长，大便已调。脉来较为冲和。病将瘳，药宜减量。

白术10g，黄柏3g，云茯苓15g，生山药15g，芡实15g，薏苡仁15g，土茯苓20g，木通6g，滑石10g，白茅根30g，生甘草6g。

上药煮服方法同上。

案2. 沈某，女，38岁，四月，宁波。

带下黄稠，胸腹闷胀，食无馨味，神倦乏力，腰背酸楚，小溲赤热，脉滑苔黄。脾虚不能运湿，湿蕴化热，下注成带。治拟清热化湿。

制苍术6g，猪苓6g，淡竹叶9g，制川柏4.5g，飞滑石（包）9g，萆薢9g，赤茯苓9g，白茯苓9g，炒薏苡仁9g，甘草梢4.5g，炙白鸡冠花15g，炙陈皮6g。

二诊： 前方服后，带下显减，腰背酸楚，胸腹胀闷，均不若前甚。使服二妙丸，每日9g，淡盐汤吞送。

按： 患者因土失健运，蕴湿化热，下注带脉，清浊混淆而成黄带。治用胃苓汤加减，清热化湿，实为因势利导，与虚寒带下之用温摄不同。

（引自《叶熙春医案》）

黄带兼淋血

律某，女，27岁，农民。2000年10月20日诊。患黄色带下，小便淋痛带血，已5个月，在当地用中西药治疗无效而来求治。其月经按期，舌润少苔脉缓。

辨证：黄带兼淋血。

湿热下注则带下色黄，热伤血络则淋痛见血。病属湿热，只顾消炎而不祛湿，故久治不愈。

治疗：舒肝清热，健脾利湿。

处方：白芍20g，当归10g，柴胡15g，黄柏10g，白术20g，云茯苓15g，丹皮10g，陈皮10g，半夏10g，小蓟30g，生地黄15g，枳壳10g、甘草5g。水煎服。

方意：此方以逍遥散加枳壳、陈、夏舒肝健脾，理气渗湿，以清带下病之源；加黄柏助柴胡以解湿热之毒；加生地黄、丹皮、小蓟以凉血止血。为标本兼顾之方。

疗效：连服4剂，带下淋痛均减轻，仍带有血丝，上方改生地黄20g，又服4剂，痛已消失，带下转白，已无血丝。乃去清凉之品，着重燥湿健脾，以防复发。处方：白芍15g，当归10g，柴胡12g，白术20g，苍术10g，云茯苓20g，生山药30g，陈皮10g，半夏10g，枳壳10g，甘草5g。又服4剂痊愈。

（引自《名医玄振一医案选》）

黄水淋漓

本症指临经期间，每有阴道流出黄水，质稀薄，点滴淋漓，具有秽臭味。一般多因胞宫受伤，湿热乘虚而侵入，蕴酿而成，每属于带下范围。

赵某，43岁，已婚，农民。

患者生3胎，小产3次，小产后胞宫受伤，时流黄水，气味秽臭。乃于1960年9月7日至17日来诊，共6次，服药12剂，症遂痊愈。

初诊：9月7日。经期超前，量少，约4日净。上月13日转，时流秽气黄水，迄今已3年余，子宫并有下垂感，腰酸肢软，舌质红，苔薄黄，脉细数。此因中气不足，带脉失约，湿热滞留，任脉不固，治拟补气升陷，健脾束带。

升麻2.4g，黄芪9g，巴戟肉9g，狗脊9g，焦白术6g，生地黄9g，黄柏9g，青蒿6g，樗白皮12g，白芍6g，金樱子9g，炒枳壳4.5g。

二诊：9月9日。服药后，流淌黄水稍减，气味仍然腥臭，小腹下垂感减轻，刻有心烦口燥，脉象细数，苔黄腻。带脉弛缓，湿热下注。治拟健脾束带，清理湿热。

焦白术6g，陈皮6g，赤茯苓9g，蛇床子12g，土茯苓12g，墓头回12g，白槿花9g，海螵蛸9g，炒枳壳4.5g，升麻2.4g，鸡冠花9g。

三诊：9月11日。服药后子宫下坠感已瘥，黄水亦减，前晚经水准期而来，现感腰膝酸楚，精力疲乏。经期中调气补肾为要。

川续断9g，杜仲9g，巴戟肉9g，狗脊9g，制香附9g，枳壳4.5g，怀山药9g，生地黄12g，青蒿6g，当归6g，陈皮6g。

四诊： 9 月 13 日。经水已净，胃口亦开，头目昏花，黄水又复淋漓，脉象滑数，苔黄而腻。湿热复盛。治拟清热利湿，并固带脉。

焦白术 6g，陈皮 6g，樗白皮 12g，五味子 4.5g，海螵蛸 9g，狗脊 9g，黄柏 9g，青蒿 6g，土茯苓 9g，焦山栀 9g，茯苓 6g。

五诊： 9 月 15 日。黄水已大减，日仅流出数滴，症已大好，惟精力疲乏，头目昏花，脉象虚数，舌苔黄腻。中气虚弱，湿热未清。治拟补气固带、清理湿浊。

黄芪 9g，党参 4.5g，焦白术 6g，陈皮 6g，白芍 6g，龙胆草 4.5g，土茯苓 12g，墓头回 12g，川黄柏 9g，蛇床子 9g，五味子 4.5g，白果（打）7 粒。

六诊： 9 月 17 日。上方服药后，黄水已止，腰酸肢软亦瘥，脉象虚而稍数，舌苔薄黄。湿热十去八九，及时调养。治拟补气固肾，兼清余邪。

党参 6g，杜仲 9g，续断 9g，狗脊 9g，巴戟天 9g，怀山药 9g，焦白术 6g，陈皮 6g，土茯苓 9g，黄柏 6g，白果（打）7 粒。

（引自《朱小南妇科经验选》）

三、赤带病类证

1. 带脉厥阴湿热证

带下色赤，量多，淋漓不断，浊黏而臭，小便短赤，烦躁易怒，胸闷乳胀，寐劣多梦，口苦咽干，舌红，苔黄腻，脉象滑数或弦滑，宜清肝止淋汤或龙胆泻肝汤主之。

浅注： 缪仲淳指出："赤带多因心肝二火，时炽不已，久而阴血渐虚，中气渐损，遂下赤带。"傅青主指出："妇人有带下而色红者，似血非血，淋沥不断，所谓赤带也……而今见火症，岂知路通于命门，而命门之火，出而烧之耶！不知带脉通于肾而肾气通于肝。妇人忧思伤脾，又加郁怒伤肝，于是肝经之郁火内炽，下克脾土，脾土不能运化，致湿热之气蕴于带脉之间；而肝不藏血，亦渗于带脉之内，皆由脾气受伤，运化无力，湿热之气随气下陷，同血俱下，所以似血非血之形象，现于其色也……治法须清肝火而扶脾气，则庶几可愈。方用清肝止淋汤。"（《傅青主女科歌括·女科上卷》）以上二者之述，深浅皆属中肯。此条乃厥阴之湿热，郁久化火，伤及任带二脉，湿火蕴结，下注色赤，量多淋漓不断，浊黏而臭，乃火之余气而变为腥臭也。肝为刚脏，体阴而用阳，肝血不足故烦躁而怒，寐劣多梦。肝之经腧循于胸胁，经腧血虚，故而胸闷乳胀。小便短赤以及口苦，咽干，舌红，苔黄腻，脉来弦滑或弦数，无不属肝与带脉湿热郁蒸之候。

治法： 泻肝清热，利湿止带。

方药： 清肝止淋方（《傅青主女科》）加减：

白芍 30g，当归 20g，生地黄 20g，阿胶珠 10g，丹皮 10g，黄柏 10g，牛膝 10g，香附 10g，黄芩 10g，龙胆草 6g，泽泻 20g，木通 10g，车前子（布包）30g。

上 13 味，以水 4 杯，煮取 1 杯，药滓再煮，取汁 1 杯，每日 3 次，温服。

方论： 傅青主指出："此方但主补肝之血，全不利脾之湿者，以赤带之为病，火重而湿轻也，夫火之所以旺者，由于血之衰，补血即足以制火，且水与血合而成赤带之症，竟不能辨其是湿非湿，则湿亦尽化而为血也。所以治血则湿亦除……此方之妙，妙在纯于治血，少加清火之味，故奏功独奇。"（《傅青主女科歌括·女科上卷》）今加龙胆草以泻肝胆之实火，除下焦湿热；加黄芩以泻火燥湿；加泽泻、木通、车前子以加强清利湿热从小便排出。诸药合用，泻中有补，清中有养，既可泻肝火，清湿热，又可养阴血，火、湿、热三者摒除，则诸症自愈矣。

【医案选粹】

赤带

卜某，42 岁，已婚，工人。1963 年 9 月初诊。

生育 3 胎，月经偏早。近 1 年来时有淡红色黏稠带下，并有头目眩晕，腰酸肢楚，胸胁闷胀，精神不舒。面色萎黄，眼泡稍有虚肿，纳谷不香，夜寐不安。问其带下色泽，答曰：略带淡红而未见脓液，虽稍有秽气，但并无腐败恶臭，且从未有血崩现象。问其房后有否见红，亦摇头否认。切脉细弦，舌质淡而苔微黄。肝经郁热，任带两脉虚弱。治用疏肝清热养血束带法。

香附炭 9g，合欢皮 9g，生地黄 12g，川黄柏 9g，白芷炭 3g，焦白术 6g，地榆炭 12g，土茯苓 9g，侧柏炭 9g，海螵蛸 9g，陈皮 6g。

调理 10 余日，带下已停，复用养血固肾药治疗其头眩腰酸等症状以后即未见发作。

（引自《朱小南妇科经验选》）

赤带

刘某，女，34 岁，农民。1973 年 3 月 4 日初诊。

患者素性寡言，每遇怫恽，常郁郁在怀，始感胁胀脘闷，渐至纳少形瘦。多因忧思伤脾，运化失职，复加郁怒伤肝，肝郁化热，血失所藏，夹湿下注带脉。症见阴道流色红似血非血之黏液，淋漓不断，脉弦细数，苔黄质红。治宜清肝扶脾，用清肝止淋汤加减。处方：

当归 12g，白芍 10g，丹皮 6g，牛膝 6g，阿胶 9g，生地黄 12g，香附 6g，黄柏 6g，白术 5g，大枣 10 枚。

3 月 10 日二诊：服上药 4 剂后，胁痛、脘闷、带下均减轻，仍服原方 4 剂。

3月20日三诊：连服上药后，诸症消失，带下痊愈。

按：本例带下，是肝经火盛又加忧思伤脾，运化失职，致湿热之气，侵于带脉，肝不藏血，渗于带脉，故下似血非血之物。故本病治疗之法，当以清肝扶脾为主。方中补肝之血，而少利脾之湿，以赤带之为病，火重而湿轻也。火之旺是由于血之衰，补血可足以制火，佐以清火之品。连服数剂，而告痊愈。

（引自《潘养之医案》）

2. 带脉少阴阴虚证

带下色赤，淋漓不断，心悸寐劣，心中烦热，大便干燥，头目眩晕，口渴少津，舌质红绛，少苔，脉象细数。保阴煎主之。

浅注：《灵枢·经别》指出："足少阴之正，至腘中，别走太阳而合，上至肾，当十四椎，出属带脉。"傅青主所谓：带脉通于肾即指此。足少阴肾，阴血亏虚，内热炽盛，带脉失约，遂下赤带，淋漓不断。肾之阴血亏虚，内热扰于心神，心肾失交，由是心中烦热，悸惕不安而少寐。阴虚，火热之气上熏头目，故而头目为之眩晕。阴虚血虚，津液亏虚，故而口渴便燥。舌质红绛，脉来细数，均属带脉少阴阴虚之证。

治法：滋阴清热，固肾止带。

方药：保阴煎（《沈氏尊生书》）：

生地黄30g，熟地黄30g，炒山药30g，当归10g，白芍10g，黄芩10g，黄柏10g，川续断20g，甘草10g。

上9味，以水4杯，煮取1杯，药滓再煮，取汁1杯，每日2次，温服。

方论：保阴煎一方，方中以生地黄、熟地黄滋补肾之真阴；当归、白芍滋阴和血以柔肝；二地、归、芍共奏滋补肝肾之功；炒山药性味甘淡，用以补脾固肾以止带下；川续断一药，补肝肾，壮筋骨，尤能止血；黄芩引地、芍上达于肺，清肺以除烦渴；黄柏清热燥湿，作用于下焦，既可除湿止带，又可坚阴固肾；甘草和中。全方补中有通，通中有补，共奏滋阴清热，固肾止带之效。

3. 带脉太阴气虚证

带下色赤，淋漓不断，清稀，量少，脘腹痞胀，不欲纳谷，精神萎靡，四肢倦怠，舌淡，苔白，脉来细缓无力，补中益气汤主之。

浅注：带脉与脾之关系甚为密切，带脉又发之于脾之募穴章门穴，此穴虽为肝经之穴，必得脾之元气以为滋养。脾与胃为气血生化之源，若脾失健运，中气乏亏，不能统血，脾之湿气与血相混，渗于带脉而为带下色赤，淋漓不断，清稀而量少。脾失运化，胃失和降，故而不欲纳谷，脘腹痞胀。脾之清气不升，而精神萎靡不振。脾阳不伸，而四肢为之倦怠。舌淡，苔白，脉象细缓无力，无不属带脉太阴气虚之候。

治法：补中益气，祛湿止带。

方药： 补中益气汤（《脾胃论》）加味：

黄芪 30g，党参 25g，炒白术 20g，当归 10g，陈皮 10g，甘草 10g，升麻 10g，柴胡 10g，云茯苓 20g，艾叶炭 10g，炮姜炭 10g。

上 11 味，以水 4 杯，煮取 1 杯，药滓再煮，取汁 1 杯，每日 2 次，温服。

方论： 脾胃为营卫气血生化之源，脾气不足失于统运，则气血为之亏虚。益气补中，调补脾胃，兼以固带祛湿为其总之治法。方中以补中益气汤为主，加云茯苓，助白术、陈皮以健脾利湿。加艾叶炭、炮姜炭以温中摄血，暖气血温经脉，气血双补，则气虚之带自愈。

四、赤白带病类证

1. 带脉太阴湿热证

带下赤白，量多，腥臭，少腹疼痛或坠胀，阴痒，脘腹痞满，不欲饮食，甚则腰痛，舌质偏红，苔黄腻垢。 脉滑数，宜胜湿丸加味。

浅注： 《医宗金鉴》指出："赤白带下时臭，乃湿热腐化也。"《济阴纲目》指出："若气平血少，血少生热，血不化红，遂成赤带，寒热交并，则赤白俱下。"又说："任脉自胞上过带脉，贯于脐上，故男子内结七疝，女子带下。带脉起于季胁章门，似束带状，今湿热冤结不散，故为病也。"脾之湿热郁结不散，下损带脉，湿热互结，故而脘腹痞满，不欲饮食；湿热下注，既损带脉，带脉失约，遂少腹疼痛，或坠胀，带下量多，腥臭难闻。带脉系于腰，带脉失束，故而腰痛。湿热浊带，浸淫阴部，故而瘙痒难忍。脉与舌象，亦均属带脉太阴湿热蕴结之候。

治法： 清热化湿，健脾止带。

方药： 胜湿丸（《女科指要》）加味：

炙苍术 20g，炒枳壳 15g，炮姜炭 10g，地榆炭 10g，白芍 15g，滑石 15g，甘草 10g，云茯苓 20g，海螵蛸 20g，龙骨 20g，牡蛎 20g，樗皮 10g。

上 12 味，以水 4 杯，煮取 1 杯，药滓再煮，取汁 1 杯，每日 2 次，温服。

方论： 胜湿丸一方，以苍术芳香之品为君，既可化湿，又可健脾；地榆与樗皮，以燥湿清热，凉血止血；白芍与滑石，可敛阴和营，清热利尿。枳壳可开胃宽肠，并助苍术以理气，消除痞满。炮姜炭辛温，协和诸药，不致苦寒败胃，亦可止血，加云茯苓以补脾渗湿；加海螵蛸、牡蛎、龙骨以收敛精气而止带，甘草调和诸药，共奏清热化湿、健脾止带之效。

【医案选粹】

赤白带

佟某，女，38 岁，商行职员。1999 年 5 月 5 日初诊。

初患白带未予理会，近因恼怒之后，又患赤白带下，且量多腥臭，伴腹痛下坠，腰痛，甚则脘痞，不欲食。脉滑数，舌质红，苔黄腻。

辨证治疗：带脉如束带，今湿热冤结不散，湿郁伤脾，热郁伤心，心脾两虚，带脉失束，湿热盘踞，久则赤白带下，量多腥臭，甚则腹痛下坠腰痛，脉象滑数，舌苔厚腻，显属带脉心脾湿热之候。治以清热祛湿、健脾止带。

炒苍术 15g，炒白术 15g，防风 10g，枳壳 15g，云茯苓 20g，土茯苓 30g，海螵蛸 20g，地榆炭 30g，白芍 10g，甘草 10g。

上药水煮 2 遍，取汁 2 杯，每日 2 次，温服。

二诊：5 月 10 日。上药服 5 剂，赤白带下十去其七，腹痛下坠及腰痛已瘥，脉仍滑数，苔黄见薄。诸证显退，仍守上方续进。

炒苍术 10g，炒白术 10g，炒枳壳 6g，云茯苓 20g，土茯苓 30g，海螵蛸 20g，地榆炭 20g，鲜藕节 30g，白芍 10g，甘草 10g。

上药水煮 2 遍，取汁 2 杯，每日 2 次，温服。

三诊：5 月 17 日。上药断续服药 5 剂，赤白带止，胸脘显宽，饮食可，脉来冲和似数，苔黄退。再拟健脾助运，以固带脉。

炒苍术 10g，炒白术 10g，炒枳壳 6g，陈皮 15g，半夏 15g，云茯苓 20g，川续断 20g，杜仲 20g，甘草 10g。

上药水煮 2 遍，取汁 2 杯，每日 2 次，温服。

2. 带脉太阴虚寒证

带下赤白，绵绵不断，形寒肢冷，面色苍老，腰酸腰痛，腹痛喜温，喜按。脉象沉紧，舌淡，苔薄白，宜鹤顶丸方。

浅注：唐容川指出："女科以妇人带下，皆归于脾。"可见带脉之病与太阴脾关系密切。《金匮要略》中之甘草干姜茯苓白术汤，名为肾着汤，虽名为肾着，实则温脾以疗下焦湿带之病。太阴虚寒，脾阳不振，失却统运之权，故而带下赤白，绵绵不断。脾阳不振，故而形寒肢冷，面色苍老，湿着肾府而腰酸腰痛；虚寒之气，停蓄于内，故而腹痛喜温喜按。脉与舌象，皆属太阴虚寒、带脉失约之征。

治法：温脾补虚，束带止浊。

方药：鹤顶丸：

当归 15g，制附子 10g，煅龙骨 20g，煅牡蛎 20g，吴茱萸 6g，赤石脂 15g，炮姜 6g，艾叶 10g，炒白术 15g，炒苍术 15g，云茯苓 20g，鹿角霜 10g，陈皮 10g，甘草 10g，川续断 20g。

上 15 味，以水 5 杯，文火久煮 2 遍，取汁 2 杯，每日 2 次，温服。

方论：方中以当归、苍术、白术补益脾之气血；制附子、干姜、吴茱萸、艾叶以温经益脾；云茯苓、赤石脂、煅龙骨、煅牡蛎、鹿角霜以固涩止带；川续断以止血，并强腰膝壮筋骨以疗腰酸腰痛；陈皮理气；甘草调和诸药。诸药合用，共奏温脾束带、扶阳祛寒、以止带浊之功。

3. 带脉厥阴气郁证

带下赤白，淋漓不断，乳胀胁痛，胸脘痞满，不欲饮食。少腹胀痛，精神萎靡不振。舌质偏红，舌苔薄白且腻，脉弦。宜玉仙散合苦楝丸加减。

浅注：《奇经八脉考·带脉》指出："带脉者，起于季胁足厥阴之章门穴，同足少阳循带脉穴，围身一周，如束带然。又与足少阳会于五枢、维道，凡八穴。"可见带脉发起于足厥阴肝经之章门穴与少阳胆经之带脉穴、五枢穴、维道穴交会，这表明带脉与肝经、胆经连接，经脉之气互通，关系甚为密切。除此之外带脉与肾之关系亦不无关联。《灵枢·经别》指出："足少阴之正至腘中，别走太阳之合，上至肾，当十四椎，出属带脉。"所以傅青主说："带脉通于肾。"分析上症，多由七情所伤，主症偏在厥阴气郁而致。肝气郁结，久郁化热，气滞失畅，故而带下赤白，淋漓不断，乳胀胁痛。肝郁伤及脾胃失和，故而胸脘痞满，不欲饮食，精神萎靡不振。气滞于肝络、带脉，故而少腹胀痛，脉与舌象，皆属肝郁化热，伤及带脉气郁不达之候。

治法：疏肝运脾，清热止带。

方药：玉仙散合苦楝丸（《济阴纲目》）加减：

柴胡 15g，制香附 15g，川楝子 15g，白术 15g，云茯苓 15g，白芍 15g，防风 10g，薄荷 6g，小茴香 10g，煅龙骨 15g，煅牡蛎 15g，甘草 10g。

上 12 味，以水 4 杯，煮取 1 杯，药滓再煮，取汁 1 杯，每日 2 次，温服。

方论：方中柴胡苦平微寒，主和解退热，疏肝开郁，为肝胆家之正药。香附亦肝药，主理气开郁。张山雷指出："香附辛味甚烈，香气颇浓，皆以气用事，故专治气结为病。"然肝郁气滞，三焦气机阻塞者，香附为必用之药。配柴胡以行肝胆之气，气行则郁必解也。川楝子味寒气降，承肝气之降而疏之导之，郁得解而痛亦必止，更有白芍以清热凉血，通络止痛。白术、云茯苓补脾之气，运脾之湿。更有防风助脾以胜其湿，所谓"风胜湿"也。小茴香芳香之品，既可醒脾，又可疏肝。更有薄荷一药，宣而通之，通其内外上下，助诸药以解其郁，通其络。煅龙牡以收涩固带。甘草调和诸药，使肝得疏，脾得运，郁得解，湿得除，热得清，而带得止矣。

【医案选粹】

赤白带

梁某，女，34 岁。1978 年 4 月 15 日初诊。

自述患赤白带下已 3 年余，伴有头痛，腰痛，四肢萎软无力，阴道瘙痒，形体消瘦，心慌气短，失眠。舌质淡白，舌尖红有少许芒刺，两尺脉沉数。

脾虚积湿，湿郁化热，湿热结于带脉，下注任脉，热伤胞宫之血，故赤白带下。久治不愈，脾虚累及肝肾，肝肾阴亏，精血淫溢，致使虚上加虚，日渐形体消瘦，倦怠无力；阴虚阳亢，故见头痛、腰痛；舌质淡白乃气血不足之象；舌尖红有芒刺，尺脉沉数，为阴虚内热之象。治宜清热利湿，佐以健脾益肾之法。

方药：

生地黄炭 10g，熟地黄炭 10g，贯众 10g，月季花 6g，鸡冠花 10g，苍术炭 15g，白术炭 15g，黄芩炭 6g，紫锦花 10g。

3 剂，每日 1 剂，水煎服。

4 月 19 日二诊：药后赤带消除，白带尚存，头痛减轻，精神好转。尺脉微数，舌质淡红，舌尖芒刺减少。原方加益肾利湿固涩之桑寄生 15g、泽泻 10g、赤石脂 4g。

4 月 22 日三诊：白带减少，阴痒减轻，精神好转，腰痛头痛消失，六脉微数。在二方中去利湿止带之品，加消食开胃、健脾升阳之药。方药：

山楂炭 20g，苍术炭 20g，生地黄炭 10g，熟地黄炭 10g，升麻 4g，砂仁 6g，红蔻 10g，赤石脂 4g，莲须 10g。

3 剂，每日 1 剂，水煎服。

4 月 26 日四诊：白带已止，阴痒消除。惟心慌气短，睡眠欠佳。此乃久病气血两虚，心脾失养所致。故于三诊方中，加琥珀 1.5g、朱砂 0.6g、附子 1.5g，以补心阳，宁心安神。

（引自《姜化甫医案》）

肝郁脾湿带下

杨某，女，24 岁，农民，于 2001 年 11 月 3 日初诊。素白带多，屡治无效，已年余，伴有腹痛、腰痛，月经有血块，每来七八天始过，口苦，食不振，嗳气，大便干，两三天一次，身乏力，苔白脉缓。

辨证：肝郁肾虚，脾湿下注而成白带。

白带属于带脉之病，其脉居于腰围一周，有如束带，故名带脉，有约束诸经脉，使不妄行的作用。此例不但有肝郁脾湿，且有肾虚之腰痛，故必肝肾脾综合治之。

治疗：舒肝壮肾，健脾渗湿。

处方：白芍 20g，当归 10g，柴胡 12g，白术 20g，云茯苓 20g，陈皮、半夏 10g，枳壳 10g，五灵脂 10g，延胡索 10g，川续断 20g，杜仲 10g，桑寄生 20g，枳壳 10g，甘草 5g，生姜 3 片。水煎服，3 剂。

方意：以归、芍、柴胡、枳壳舒肝养血，理气解郁；川续断、桑寄生、杜仲补肾壮腰；白术、云茯苓、陈皮、半夏、甘草、生姜健脾和胃，利湿化浊；延胡索、五灵脂活血化瘀，理气止痛。

疗效：服 1 剂，诸症好转；连服 3 剂，食欲进，大便利，口苦去，白带已甚少，腰腹已不痛；又服 3 剂，白带完全消失。上方加台参 30g，继服 3 剂，以防复发。

（引自《名医玄振一医案选》）

4. 带脉厥阴虚热证

赤白带下，淋漓不断，心中烦热，寐劣多梦，头目眩晕，面热潮红，或胸胁胀痛，或少腹隐痛，舌红，少苔，脉象细数。宜柴芩四物汤加味。

浅注： 七情郁结，五志化火，最易熏心伤肝，肝既伤，阴血必虚，虚而生热，热邪弥漫三焦，浸淫于带脉，热扰血络，故而赤白带下，淋漓不断。热扰心神由是心中烦热，寐劣多梦。虚火上炎，故而头目眩晕，面热潮红。肝之经络循于胁肋，虚热动经，郁滞不散，故而胸胁为之胀痛。带脉失却束约之能，故而少腹隐痛，舌红，少苔，脉细数，无一不属厥阴虚热，带脉失束之证。

治法： 清肝除热，养血和络，止痛清带。

方药： 柴芩四物汤方（《局方》）加味：

熟地黄 15g，生地黄 25g，当归 10g，川芎 10g，白芍 20g，柴胡 15g，黄芩 15g，旱莲草 20g，茜草根 10g，女贞子 10g，海螵蛸 20g，白薇 10g。

上 12 味，以水 4 杯，煮取 1 杯，药滓再煮，取汁 1 杯，每日 2 次，温服。

方论： 方中以四物汤补肝养血为主药；生地黄、旱莲草、女贞子、白薇，调补肝肾之阴血以除潮热；茜草根，以止血和络；海螵蛸以止带浊；柴胡、黄芩疏肝理气，清热解毒。诸药合用，共奏清肝除热、养血和络、止痛清带之效。

【医案选粹】

赤白带

封某，女，40 岁，市民。1998 年 7 月 3 日初诊。

与人生气着急，患赤白带下，淋漓不断，迄今已半月，心烦、不得安寐，并头目眩晕，胸胁撑胀，小腹痛，脉细数，舌红少苔。

情志郁结，心肝火胜，热邪扰动带脉，血热络破，赤白带下。治以清肝、和络、止带。

生地黄 30g，白芍 20g，当归 10g，川芎 6g，柴胡 6g，黄芩 10g，白薇 10g，茜根炭 10g，女贞子 10g，海螵蛸 20g，地榆炭 20g，桑叶 20g，川楝子 10g，五灵脂 10g，生甘草 10g。

上药以水 3 杯，煮取 1 杯，药滓再煮，取汁 1 杯，每日 2 次，温服。

二诊： 7 月 8 日。上药服 5 剂，赤白带下减却大半，胸胁显宽，小腹痛止，眩晕止，尚感心烦，寐意欠佳。心肝带脉之余热，尚未尽除。再宗上法续进。

生地黄 30g，白芍 20g，黄芩 10g，白薇 10g，麦冬 30g，玄参 20g，生甘草 10g，地榆炭 20g。

上药以水 3 杯，煮取 1 杯，药滓再煮，取汁 1 杯，每日 2 次，温服。

奇经八脉证治发挥

三诊：7 月 14 日。上药续服 5 剂，赤白带止，寐意转佳，再清余热，以善之。

生地黄 30g，白芍 20g，黄芩 5g，麦冬 30g，玄参 20g，生甘草 6g。

上药水煮 1 杯半，晚服 1 杯，早服半杯。

赤白带

马某，女，32 岁。四月，杭州。

冲任失调，每次经行愆期，湿火下注，带下赤白，腰酸两腿重滞，食少，神倦乏力，脉象弦滑，舌苔薄黄。二妙散加味。

炒苍术 6g，炒黄柏 4.5g，飞滑石（包）9g，炙樗白皮 9g，赤苓 12g，川草薢 9g，薏苡仁 12g，炙海螵蛸 12g，炒赤芍 6g，炙地榆 9g，炙侧柏叶 9g，丹皮 6g。

二诊：带下赤白已除，腰酸腿重不若前甚。胃气渐振，原法加减。

炒苍术 6g，炒白术 6g，炒丹参 9g，炒芡实 12g，炒薏苡仁 12g，炒白芍 6g，炙地榆 9g，川草薢 9g，赤茯苓 9g，陈皮 6g，炒当归 9g。

按：患者带下赤白，乃热盛于湿，故初方重在清热，结合化湿。二诊带下已净，又以健脾化湿而治其根源。

（引自《叶熙春医案》）

5. 带脉少阴血瘀证

带下赤白，似血非血，腰脊疼痛，少腹胀痛。脉涩，舌质紫黯，少苔。宜益母泽兰汤。

浅注：傅青主指出："带脉通于肾。"《脉经》谓："带脉左右绕脐腹腰痛。"说明带脉与少阴关系甚为密切，外感六淫，内伤七情，均可耗伤精血，损及带脉失束，尤以思欲无穷，意淫于外，伤肾气为甚。瘀血湿浊着而不去，下注而赤白带下，似血非血；停蓄于肾之外府而腰脊作痛；停蓄于少腹而胀痛不已。脉涩舌黯，均属肾与带脉血瘀之候。

治法：活血化瘀，调补带脉而补肾。

方药：益母泽兰汤加味：

益母草 15g，泽兰叶 15g，丹参 30g，当归 20g，生地黄 20g，白术 10g，桃仁 10g，甘草 10g，川续断 20g，海螵蛸 30g，鹿角霜 20g。

上 11 味，以水 4 杯，煮取 1 杯，药滓再煮取汁 1 杯，每日 2 次，温服。

方论：方中益母草辛苦微寒，为活血调经之佳品。泽兰叶亦调经化瘀之品，尚可行水利湿。李时珍谓："泽兰走血分，故能治水肿。"当归、生地黄以活血养血。丹参、桃仁活血祛瘀。白术补脾渗湿调补带脉。川续断以补肾壮筋骨。海螵蛸以固涩止带见长。鹿角霜大有温煦肾气、固涩止带之功。甘草调和诸药。诸药合用，共奏活血化瘀、补益肾气、固涩带脉之效。

【医案选粹】

赤白带下

陈某，女，39 岁，农民。2000 年 2 月 26 日初诊。

带下赤白，似血非血，量多，少腹阵痛，腰脊酸楚，大便偏干，小便黄。脉涩，舌质偏红，苔少。

带脉隶属于肾，出之于十四椎、章门，左右绕脐腹，脐腹及腰作痛，与肾伤精血有关，瘀血湿浊着而不去，故病少腹作痛，腰脊酸楚，湿浊下趋而病带下赤白，似血非血量多。治当活血化瘀，调补肾与带脉。

当归 20g，川芎 10g，益母草 15g，泽兰叶 10g，桃仁 6g，川续断 30g，白术 15g，生地黄炭 30g，海螵蛸 20g，鹿角霜 15g，生甘草 10g，灶中土（水泡澄清取水煎药）100g。

上药以水 3 杯，煮取 1 杯，药滓再煮，取汁 1 杯，每日 2 次，温服。

二诊： 上药连服 5 剂，带下十去其七，量少，腹痛止，大便调，但腰脊酸楚，尚未了了。上方既已显效，仍守上方加减予之。

当归 10g，川芎 6g，白术 15g，茯苓 20g，海螵蛸 20g，鹿角霜 15g，益母草 10g，泽兰叶 10g，生地黄炭 30g，生甘草 10g，灶心土 100g（水泡澄清，取水煎药）。

上药以灶中黄土水，煮 2 遍，取汁 2 杯，每日 2 次，温服。

三诊： 上药连服 4 剂，赤白带下全止，腰脊酸痛减轻大半。脉来冲和。再以健肾、固护带脉之药予之。

当归 10g，川芎 6g，白术 20g，云茯苓 20g，川续断 30g，鹿角胶（烊）10g，生甘草 10g。

上药水煮 2 遍，取汁 1 杯半，晚服 1 杯，早服半杯。

五、青带病类证

1. 带脉厥阴湿热证

带下青绿，或兼黄白，其味腥臭，胸闷胁痛，脘腹痞胀，不欲饮食，面色苍黄，精神萎靡，心中烦热，舌质黯红，苔黄腻，脉弦涩。 宜青主加减逍遥散。

浅注： 肝经湿热，损及带脉，带脉不束，故带下青绿，或兼黄白。其质为湿热浊气所化，故而性味腥臭。肝郁气滞，经腧不畅，故而胸闷胁痛，精神郁闷不乐。肝气横克于脾，脾失运化之权，故脘腹痞胀，不欲饮食，面色苍黄。木火灼心而烦热不已。此乃一派湿热之象。

傅青主指出："妇人有带下而色青者，甚则绿如绿豆汁，稠黏不断，其气腥臭，所谓青带也。夫青带乃肝经之湿热。肝属木，木色属青，带下流如绿豆汁，明明是肝木之病矣……肝之性既违，则肝之气必逆，气欲上升而湿欲下降，两相牵掣，以停住于中焦之间，而走于带脉，遂从阴器而出，其色青绿者，正以其乘肝木之气化也。逆轻者，热必轻而色青；逆重者，热必重而色绿。似乎治青易而治绿难，然而均无所难也。解肝木之火，利膀胱之水，则青绿之带病均去矣。方用加减逍遥散。"（《傅青主女科歌括·女科上卷》）

治法：泻肝清热，祛湿止带。

方药：加减逍遥散方（《傅青主女科》）：

茯苓 20g，白芍 20g，茵陈 20g，栀子 10g，柴胡 6g，陈皮 10g，甘草 10g。

上 10 味，以水 4 杯，煮取 1 杯，药滓再煮，取汁 1 杯，每日 2 次，温服。

方论：此方乃泻肝清热、祛湿止带之方。傅青主指出："水煎服，二剂而色淡，四剂而青绿之带绝，不必过剂矣。夫逍遥散之立法也，乃解肝郁之药耳，何以治青带若斯其神与，盖湿热留于肝经，因肝气之郁也，郁则必逆，逍遥散最能解肝之郁与逆。郁逆之气既解，则湿热难留，而又益之以茵陈之利湿，栀子之清热，肝气得清，而青绿之带又何自来，此方之所以奇而效捷也，倘仅以利湿清热治青带，而置肝气于不问，安有止带之日哉。"（《傅青主女科歌括·女科上卷》）

2. 带脉厥阴虚损证

青带淋漓，久延不止，腰酸坠痛，少腹胀满，头晕耳鸣，口干咽燥，两目昏花，舌质黯红，舌苔薄黄，脉象弦涩。宜苁蓉菟丝子丸调之。

浅注：肝郁既久，必病及肾，精血双亏，带脉失束，故而青带下注，淋漓不断，久延不止。腰为肾之外府，带脉系焉。肾精亏虚，由是腰酸坠痛，循系少腹而胀满。肝肾精血亏虚，不能滋荣于头目，故而头晕耳鸣，口干咽燥，两目昏花等症相继而作，脉与舌象，均为肝肾阴虚之候。

治法：补益肝肾，固护带脉。

方药：苁蓉菟丝子丸（《济阴纲目》）：

肉苁蓉 20g，菟丝子 20g，覆盆子 20g，当归 15g，白芍 15g，蛇床子 10g，川芎 10g，牡蛎 20g，海螵蛸 20g，防风 10g，黄芩 10g，五味子 6g，艾叶 10g。

上 13 味，以水 3 杯，文火煮取 1 杯，药滓再煮，取汁 1 杯，每日 2 次，温服。

方论：方中以肉苁蓉、菟丝子、当归、白芍、川芎、五味子补益肝肾之阴血；覆盆子、蛇床子为滋养收涩之品，补而兼固。黄芩、艾叶、牡蛎、海螵蛸、防风燥湿，胜湿。诸药合用，共奏补益肝肾、固护带脉之效。

【医案选粹】

青带

张某，女，51 岁，农民。于 2001 年 11 月 9 日初诊。白带多，已三四年，有时变绿色，有腥臭味，前阴作痒，夜晚痒甚，屡治无效。伴有胁胀、嗳气，少眠多梦，口苦干，食不振，腰骶部坠痛，消瘦乏力，苔白脉缓。

辨证：湿热带下，脾肾已虚。

此例白带，乃肝郁伤脾，脾不化湿而湿气下注而成。理应舒肝健脾，理气化湿。治疗不当，久而生热，致带下变色，味臭、阴痒；肝热上扰，心神不安而少眠多梦；病久及肾而腰骶骨痛。傅青主说："凡带证多系脾湿，初病无热，但补脾土，兼理冲任之气，其病自愈。若湿久生热，必得清肾火，而湿始有出路。"（《傅青主女科歌括·女科上卷》）按冲任二脉的功能，相当于肝肾二经功能的一部分，带脉功能相当于脾经功能的一部分。

治疗：舒肝健脾，清热利湿，补肾壮腰。

处方：白芍 20g，当归 10g，柴胡 15g，栀子 10g，白术 20g，云茯苓 20g，陈皮 10g，半夏 10g，川续断 20g，桑寄生 20g，杜仲 10g，甘草 5g，生姜 3 片。水煎服，4 剂。

方意：以归、芍、柴胡、栀子舒肝解郁，清热宁神；术、苓、陈、夏、甘草、生姜健脾利湿、和中调胃；川续断、杜仲、桑寄生补肾壮腰，以缓腰痛。乃肝肾脾同治之法。

疗效：连服 4 剂，诸症好转；继服 4 剂，白带已除，阴痒消失，入眠甚佳。方去栀子，加山药、芡实各 20g，以加强补肾健脾之力，也即大补任带二经之力。使任脉能总摄诸阴经，带脉能约束阴阳诸经，则全身经脉功能协调，可免带下崩漏之患了。

（引自《名医玄振一医案选》）

六、黑带病类证

1. 带脉少阴火热证

带下灰黑，黏垢腥臭，腹中疼痛，面赤苍老，心中烦热，咽干口渴，阴肿溲赤涩痛，舌绛少苔，脉弦数，利火汤主之。

浅注：阴虚而火胜，总属肾虚。肾与带脉蕴热灼液，由是带下灰黑，黏垢腥臭，腹中疼痛。阴虚火旺，扰动心神，心阴亏虚，故心中烦热，咽干口渴。毒热蕴结于下，留连不已，由是阴肿、溲赤、涩痛。久则气血不润而干涸，面赤色苍。脉与舌象，皆为火热伤阴之候。傅青主指出："夫黑带者，乃火热之极也……殊不知火极似水，乃假象也。其症必腹中疼痛，小便时如刀刺，阴门必发肿，面色必发红，日久必黄瘦，饮食必兼人，口中必热渴，饮以凉水，少觉宽快；此胃火太旺，与命门、膀胱、三焦之火合而熬煎，所以熬干而变为炭色，断是火热之极之变，而非少有寒气也……所以但成黑带之症，是火结于下而不炎于上也，治法惟以泄火为主，火热退而湿自除矣。"（《傅青主女科歌括·女科上卷》）

治法：清热泻火，渗湿利水。

方药：利火汤（《傅青主女科》）：

大黄 10g，白术 15g，茯苓 10g，王不留行 10g，黄连 10g，栀子 10g，知母 6g，石膏 25g，刘寄奴 10g，车前子（包）20g。

上 10 味，以水 4 杯，煮取 1 杯，药滓再煮，取汁 1 杯，每日 2 次，温服。

方论：利火汤一方，方中以大黄、黄连、栀子苦寒直折以泄火热之极。知母、石膏滋其津液，泻其火热。茯苓、白术、车前子以健脾渗湿。王不留行、刘寄奴以活血清热，消肿解毒。傅青主指出："今用黄连、石膏、栀子、知母一派寒凉之品，入于大黄之中，则迅速扫除，而又得王不留行与刘寄奴之利湿甚急，则湿与热俱无停住之机。佐白术以辅土，茯苓以渗湿，车前以利水，则火退水进，便成既济之卦矣。"

2. 带脉少阴阴亏证

带下其色赤黑相杂，腰脊酸痛而便燥，潮热颧红，头目眩晕，咽喉疼痛，心中烦热，夜寐不安，小便短少，舌质红绛，少苔，脉象细数。宜大补阴丸加减。

浅注：带脉隶属于肾系，肾阴亏虚，相火旺盛，灼伤带脉，带脉失约，故而带下色赤兼黑，腰脊酸痛。肾液虚，大肠失润，由是大便干燥，小便短少。肾阴虚，虚火上炎，故而潮热颧红，头目眩晕，咽喉疼痛等症，相继而发。热扰心神，故而心中烦热，夜寐不安。脉与舌象，均属阴虚火旺之候。

治法：滋阴降火。

方药：大补阴丸（《丹溪心法》）加减：

盐炒黄柏 12g，盐炒知母 12g，熟地黄 20g，制龟甲 10g，白芍 15g，茯苓 15g，泽泻 15g，生龙骨 15g，牡蛎 15g，海螵蛸 20g。

上 10 味，以水 4 杯，煮取 1 杯，药滓再煮，取汁 1 杯，每日 2 次，温服。

方论：大补阴丸一方，为滋阴降火之佳方。方中之药，均为滋阴降火，补肾填精之品。黄柏、知母泻火力强，泻火以保阴液，是属清源之用。熟地黄加白芍，大补肝肾之阴而生血。龟甲属血肉有情之品，精髓填补力大，是属培本之用。茯苓、泽泻用以通淋利水以泻伏热。龙骨、牡蛎用以滋阴潜阳，敛心安神，海螵蛸尤为收涩之品，为止带之良药。

【医案选粹】

黑带

徐某，女，34 岁。1965 年初诊。

患者每于经前两天，则感小腹疼痛发凉，手按则痛甚。经水量少，色黑有块，舌边紫，舌苔白腻，尺脉沉紧。证属寒湿伤及下焦，客于胞宫，血被寒滞所阻。故经前小腹疼痛发凉，经水量少，色黑有块。寒气生浊，则经水如黑豆汁样。苔白腻，舌边紫，尺脉沉紧，皆为寒湿内闭、气血瘀滞之象。治宜温经燥湿、理气化瘀。自拟苍归燥湿汤治之。方药：

当归10g，苍术炭15g，肉桂6g，干姜炭10g，台乌药5g，云茯苓10g，吴茱萸4g，红蔻6g。

3剂，每日1剂，水煎服。

二诊：服药3剂，腹痛减轻，血块成为条状。经量增加，经血淡红。脉象沉数，舌紫消失，舌苔白腻。此乃寒邪已祛，故于一诊方中去暖宫散寒之吴茱萸、肉桂，加山楂炭20g、青皮5g、香附6g，以行气化瘀止痛。

三诊：服上方3剂，腹痛已止，血条消失，苔腻已化。惟觉咽干口苦，尺脉微数。故于二诊方中去干姜炭，加乌梅6g，以清热、生津、止渴。

（引自《姜化甫医案》）

七、五色带病类证

1. 带脉脏虚证

带下五色不止，面色苍白，精神倦怠，周身畏冷，大便稀薄，小便清长。头目眩晕，腰脊酸软，步履维艰，舌淡苔白，脉沉无力者，胃风汤加味治之。

浅注： 女子带下，其色白、黄、赤、青、黑，五色杂见，并且气味腥臭者，称为五色带证。《诸病源候论·卷之三十七》指出："五脏俱虚损者，故其色随秽液而下，为带下五色。"《世医得效方·卷第十四》指出："五脏俱虚，五色并下……是皆血之为病也。"本条所指乃气血两虚，中气下陷，脾与带脉俱虚，血气不足，阳气不伸，故见面色苍白，精神倦怠，周身畏冷。脾失运化之职，故大便稀薄。脾虚及肾，肾失作强之职，精血不得充盈内脏，故症见头目眩晕，腰脊酸软，步履维艰，小便清长。脉与舌象均属脏虚带脉失束之证。

治法： 健脾补虚，固涩带脉。

方药： 胃风汤（《济阴纲目》）加味：

党参20g，茯苓20g，炒白术20g，炒苍术20g，肉桂3g，当归20g，川芎10g，炒白芍20g，薏苡仁30g，防风6g，黄芪20g，甘草10g，鹿角霜20g，海螵蛸30g，白果10g。

上15味，以水3杯，煮取1杯，药滓再煮，取汁1杯，每日2次，温服。

方论： 《女科指要》指出："风入胞门，遍传脏腑，乃致带下五色焉。人参扶元气，白术燥湿健脾，当归养血以荣脉，白芍敛营以养阴，茯苓渗伏结之湿，川芎行血中之气，肉桂暖血御风，薏米益脾以壮胃也。水煎温服，使脾胃内强，则外邪不复逗留，而脏腑之气自然肃清，何带致五色患哉。"今于方中更加苍术以运脾，黄芪以补脾与肺，防风吹脾以祛湿，鹿角霜温肾气而止带，海螵蛸以涩带止浊，更加白果温肺益气以止咳，涩平以止带浊。

【医案选粹】

五色带

蔡某，女，42岁，农民。1976年5月10日初诊。

带下白、红、青、黑等色，恐是癌症，服中西药近月，不见效果，特来门诊。刻下：面色苍白不华，精神萎靡不振，周身畏冷，头目眩晕，口不渴，不欲饮食，大便溏，小便清，腰膝酸楚乏力，脉象沉细，舌苔白。

辨证治疗： 带下多种颜色，中医称为五色带，并非癌症所为。此乃病久，气血不足，脾与带脉两虚之证，中气下陷波及于肾，肾虚精血不得充盈，形成脾、肾、带俱虚，而发五色之带。治以健脾益气、固涩止带。

党参20g，云茯苓30g，白术20g，苍术20g，薏苡仁30g，黄芪30g，桂枝15g，防风10g，当归15g，川芎15g，白果20g，海螵蛸30g，鹿角霜10g，甘草10g。

上14味，以水4大杯，煮取1杯，药滓再煮，取汁1杯，每日2次，温服。

二诊： 5月17日。上药服6剂，腰脊酸楚好转，饮食渐进，头目眩晕减轻，他症尚无起色，虽见效不大，亦佳象也，再守上方化裁。

党参30g，云茯苓30g，炒白术20g，制苍术20g，薏苡仁30g，黄芪30g，桂枝10g，防风10g，海螵蛸30g，当归10g，甘草10g，陈皮20g。

上药以水3大杯，煮取1杯，药滓再煮，取汁1杯，每日2次，温服。

三诊： 5月24日，上药连服7剂，带下十去其七，精神振作，周身畏冷已减大半，脉来不若前甚。上药既已显效，仍守上方再进。

党参20g，黄芪30g，炒白术20g，制苍术15g，桂枝10g，防风10g，云茯苓30g，泽泻20g，薏苡仁30g，陈皮20g，川续断20g，桑寄生20g，甘草10g。

上药以水3杯，煮取1杯，药滓再煮，取汁1杯，每日2次，温服。

四诊： 6月2日。上药断续服药6剂，带转黄色，今已全止，腰脊酸痛将瘥，脉来冲和。再予健脾补肾之方调之。

党参20g，黄芪30g，酸枣仁30g，白术15g，云茯苓20g，木香6g，泽泻20g，川续断30g，桑寄生20g，炒枳壳15g，甘草10g。

上药以水3杯，煮取1杯，药滓再煮，取汁1杯，每日2次，温服。

2. 带脉太少湿热证

带下五色，腥臭难闻，黏稠缠绵，少腹胀痛，溲浊涩痛，胃纳不香，舌苔黄腻，脉来滑数，地榆樗皮汤主之。

浅注： 《医宗金鉴》指出："若是内溃则所下之物，杂见五色，似乎脓血，若更有脏腐败气，则时下不止而多者，是危证也，其命必倾也。"湿热伤及带脉，带脉失司，脾失运化，肾失温化，互为影响，浊气下迫，形成五色带证。湿热久蕴，故而带下腥臭难闻，黏稠。湿热盘踞下焦，则少腹胀痛，溲浊涩痛。脾既被困，运化不畅，由是胃纳不香，舌苔黄腻等证，相继而发。

治法： 清热，利湿，解毒。

方药： 地榆樗皮汤：

地榆 20g，樗皮 20g，白芍 20g，黄柏 10g，苍术 20g，侧柏叶 10g，茯苓 20g，棕炭 10g，海螵蛸 20g，滑石 20g，薏苡仁 20g，蒲公英 20g，甘草 10g，鱼腥草 30g。

上 14 味，以水 3 杯，煮取 1 杯，药滓再煮，取汁 1 杯，每日 2 次，温服。

方论： 方以地榆、樗皮、黄柏、苍术、棕炭清热燥湿，止血消肿；以蒲公英、白芍、鱼腥草清热解毒；以茯苓、滑石清热利湿；以海螵蛸、薏苡仁、侧柏叶利湿止带，甘草调和诸药，共奏清热、利湿、解毒之效。

3. 带脉肾着证

肾着之病，其人身体重，腰中冷，如坐水中，形如水状，反不渴，小便自利，饮食如故，病属下焦，身劳汗出，衣里冷湿，久久得之，腰以下冷痛，腰重如带五千钱。 甘姜苓术汤主之。

浅注： 寒湿附着于肾脏之外府，并非肾的本脏自病。湿气过胜，故而身体重着，寒湿停蓄于腰部，故而腰中冷，如坐水中之状，寒冷不已。身劳汗出，衣里冷湿，久久得之，其病总有冷湿停居于肾之外府，所以腰以下感觉冷痛而沉重。

治法： 健运脾阳，散寒渗湿。

方药： 甘姜苓术汤（《金匮要略》）：

甘草 20g，白术 20g，茯苓 30g，干姜 30g。

上 4 味，以水 5 杯，煮取 3 杯，每日 3 次，温服，以腰中温暖为宜。

方论： 徐忠可指出："盖肾有邪则腰间带脉常病，故溶溶如坐水中……药以苓术甘草扶土渗湿为主，而以干姜一味温中去冷，谓肾之元不病，其病止在肾之外府，故治其外之寒湿，而自愈也，若用桂附则反伤肾之阴也。"尤在泾谓："治法不在温肾以散寒，而在燠土以胜水，甘姜苓术辛温甘淡，本非肾药，名肾着者，原其病也。"二者之论，甚属精辟，本方主要作用于健脾燥湿，如虚寒甚者，亦未尝不可加附子以温暖脾肾。

【医案选粹】

带下

丁某，女，44 岁。

带下年余，近半月来加重，色白清稀，绵绵不绝，头晕乏力，面色苍白，形寒肢冷，腰酸，舌胖苔白，脉小略滑。前医投补肾固督、化痰健脾之方，屡治乏效。此乃寒湿阻滞胞宫，药用茯苓、白术各 30g，干姜、甘草各 10g，苍术 20g，煎服 4 剂后，带下明显减少，腰痛、头晕好。前方加炒党参 30g，调治半月愈。（李笔怡治验）

腰痛（肾着证）

王某，女，39 岁，农村信用社职员。1982 年 4 月 10 日初诊。

患腰部冷痛，如坐水中，不欲饮食，精神疲倦，大便稀薄，小便清长，白带量不多。脉沉细，舌质淡、苔白。

寒湿着于脾肾，脾肾气血不足，故而精神疲倦，大便稀薄。寒湿伤之肾之外府，故腰部冷痛，治以温脾补肾之法调理。方用甘姜苓术汤加味。

干姜 10g，甘草 10g，白术 20g，茯苓 20g，菟丝子 30g，川续断 20g。

上药以水 3 杯，煮取 1 杯，药滓再煮，取汁 1 杯，每日 2 次，温服。

二诊： 4 月 20 日。上方断续服药 6 剂，食有香味，精神振作，腰部冷痛十去其七，脉来不若前甚。上方既已显效，仍守上方续服 6 剂。10 天后，告之愈。

病证等，治疗偏补阳而益于脉，带脉发起于章门穴，出第二肋
足痿、足冷，左右绕脉麻、腰痛等气。阴维，阳维，阳跷、跷下。皆脊柱
其治以结合阴经辨证论治。阴维发起于诸阳之会。阳维为病苦寒热，
主一身左右之阳气；而可运动。阴气紊乱，夜炊彻病治从小阴调补阴跷，阳跷主一身左右之阳
而主与病陵，其病多为失眠，足必痛证。邪气腰脊，培育古益之益。其肋单，调其阳跷。

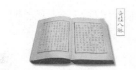

阴维病类证并治

一、阴维三阴寒证

1. 阴维太阴寒证

心胸痞痛，或腹满时痛，吐利益甚，口不渴，不欲食，畏寒肢厥，舌淡苔白，脉沉细。理中加附子汤主之。

浅注：《难经·二十八难》指出："阴维起于诸阴之交也。"所谓诸阴之交，阴维之郄曰筑宾，此穴属足少阴肾经，上行于足太阴，会于腹哀、大横。又与足太阴厥阴会于府舍、期门，又与任脉会于天突、廉泉。此乃阴维起于诸阴之交也。诸阴经主阴血用事，"阴血化于心少阴，阴气不利，故心痛也。"此又《难经》所谓"阴维为病苦心痛"矣。综合本条诸证分析，阴维病之苦于心胸痛，尤兼太阴脾经之症较为突出。太阴脾胃虚寒，中焦运化失司而郁滞，故而腹痞时痛，升降失常，故而吐利益甚，不欲食，无热证故口不渴，脾主四肢肌肉，脾阳不伸，故周身畏冷而肢厥。脉与舌象，均属阴维太阴寒证。

治法：补益脾胃，温中祛寒。

方药：理中汤加附子方：

人参20g，干姜10g，炒白术20g，甘草15g，制附子10g。

上5味，先煮附子半小时，后纳诸药，加水至3大杯，煮取1杯，药滓再煮，取汁1杯，每日3次，温服。

方论：阴维之脉起于少阴肾，行于三阴之交，其脉不温，偏太阴兼脾经虚寒为重，脾胃属土，有统血、运化、升降之能，今因其寒滞而失职，非补则虚证不去，非温则寒证不除，故以温补立法。方中人参甘温，补脾益气，以温补脾胃之阳为主；干姜辛热，温中扶阳；以白术燥湿健脾；三药一补一温一燥。甘草调和诸药。加附子一药，因附子辛温，通行十二经，为火药之尊，散寒逐湿，回阳为其特效，能引温暖之药达下焦，祛除在里之冷湿，所谓"益火之源，以消阴翳"。此方加之，不但助诸药以温暖脾胃，而且可温肾与阴维之脉。

程郊倩指出："阳之动始于温，温气得而谷精运，谷气升而中气赡，故名曰理中，实则燮理之功，予中焦之阳也。若胃阳虚即中气失宰，膻中无发宣之用，六腑无洒陈之功，犹如釜薪失焰，故下至清谷，上失滋荣，五脏凌夺，诸证之所由来也。参、术、甘草所以固中州，干姜辛以守中，必假之以燃釜薪而腾阳气……若水寒互胜，以当脾肾双温，附子之加，而命门益，土母温矣。"

【医案选粹】

腹痛吐利

王某，女，41 岁，农民。1978 年 8 月 13 日初诊。

下地拾棉花，回家途中遇雨，到家不久，感到腹满作痛，心下痞胀，恶心，须臾上吐下泻，吐出之食物有酸腐之味，下泻大多溏水，适值月经中期，周身畏冷肢厥，脉来沉弱，舌苔白薄。

辨证治疗： 经期被雨淋之，寒湿伤及营卫，脾胃虚寒作痛，其气上而为吐，下则为泻，尤其太阴脾经中寒突出，其证已伤及三阴之交，治当温中祛寒以益阴维之脉。方用理中汤加附子法。

党参 30g，干姜 10g，炒白术 15g，黑附子 10g，大枣 6 枚为引。

上药以水 3 杯，煮取 1 杯，药滓再煮，取汁 1 杯，每日 2 次，温服。每次服后，被覆使其温暖为宜。

上方连服 2 剂，病愈。

2. 阴维少阴寒证

心腹冷痛，四肢逆冷，恶寒蜷卧，下利清谷，神疲欲寐，脉沉细者，四逆汤为主。

若脉微欲绝者，宜四逆加人参汤。

浅注： 阴维脉，维络于诸阴经，主阴血用事，其脉起于足少阴经，循腹胸与任脉会于天突、廉泉。寒邪入于阴维与肾，阳气衰微，命门火衰不能温脾，导致脾肾阳衰，故而出现四肢逆冷，恶寒蜷卧，下利清谷，神疲欲寐，脉来沉细而微等一派全身虚寒的危险症状，治当温补维肾，回阳救逆为法。

若脉微欲绝者，乃阳衰寒盛、血气将竭之象，急当回阳复以救阴之法调之。

治法： 温补维肾，回阳救逆。

方药： ①四逆汤（《伤寒论》）：

甘草 12g，干姜 6g，附子 9g。

上 3 味，以水 4 杯，久煮，取汁 1 杯，药滓再煮，取汁 1 杯，每日 2 次，温服。

方药： ②四逆加人参汤（《伤寒论》）：

甘草 12g，干姜 6g，附子 9g，党参 10g。

上 4 味，以水 4 杯，药滓再煮，取汁 1 杯，每日 2 次，温服。

方论： 四逆汤一方，乃回阳救逆第一要方。方中附子辛热，通行十二经，其主要功效为补火回阳、散寒逐湿。《本经逢原·卷二》指出："附子禀雄壮之质，有斩关夺将之气，能引补气药行十二经，以追复散失之元阳；引补血药入血分，以滋养不足之真阴；引发散药开腠理，以驱逐在表之风寒；引温暖药达下焦，以祛除在里之冷湿。"正所谓"益火之源，以消阴翳"，大有回阳救逆之功矣。伍之干姜，温阳逐寒于里，达阳祛寒于四末。甘草补脾胃而调诸药，脾肾阳气回复，阴维自温，诸证必已。费晋卿指出："四逆汤为四肢厥而设，仲景立此方以治伤寒之少阴证。若太阴之胜腹痛下利，完谷不化，厥阴之恶寒不汗，四肢厥冷者亦宜之。盖阴惨之气深入于里，真阳欲绝，非此纯阳之品，不足以破阴气而发阳光。"

四逆加人参汤一方。以四逆汤温经回阳，加人参者以生津益血，主治阴阳两虚，最为合宜，临床凡是阳气不足，而又兼有亡血津枯之证者，皆可予服。

3. 阴维厥阴寒证

体虚感寒，心胸痹痛，手足厥寒，舌淡苔白，脉细欲绝者，当归四逆汤主之。

若心胸苦痛，胁下支满，食谷欲呕；或嘈杂吞酸；或头痛，干呕吐涎沫，手足逆冷，舌淡苔白，脉沉弦者，吴茱萸汤主之，若病者手足厥冷，少腹满，按之痛者，此冷结在膀胱。 灸关元、气海。

浅注：《难经·二十九难》谓："阳维维于阳，阴维维于阴，阴阳不能自相维，则怅然失志，溶溶不能自收持。阳维为病苦寒热，阴维为病苦心痛。"张洁古说："卫为阳主表，阳维受邪为病在表，故苦寒热；营为阴主里，阴维受邪为病在里，故苦心痛。"即言阴维受邪在里，其邪必在血虚有寒。人身藏血之处在肝、在心。病偏在厥阴，故心胸痹痛，亦阴维为病苦心痛。由于血虚寒郁，不能荣于脉中，而四肢失于温养，所以手足厥寒，脉细欲绝。郑重光说："手足厥冷，脉细欲绝，是厥阴伤寒之外证。当归四逆，是厥阴伤寒之表药耳。"治当温煦维营，疏通血脉。

若寒伤维营与厥阴，下焦浊阴之气，上乘于胸中清阳之位，必心胸苦痛。肝脉布于胁下，阴维之脉会于肝经之府舍、期门，寒气乘之，故胁下支满，肝木横逆，侮及中土，胃虚不能纳谷，寒则胃气上逆，由是食谷欲呕，嘈杂吐酸或干呕，吐涎沫。胃阳不得伸布，而手足逆冷。然而厥阴之脉又与督脉会于巅顶，所以阴寒之气又能随经上逆而为头痛。本条虽云维营、厥阴、胃寒，但总之本证以维营肝寒为本，胃寒为标。治当温维暖肝，和胃降逆。冷结关元，少腹痛，乃寒邪结聚所致，况小腹为厥阴经脉所属，《灵枢·经脉》："足厥阴之脉……循股阴入毛中，过阴器，抵少腹。"由此可知本证当是厥阴阳气衰微，阴邪偏盛，并病于阴维而发病，治当采用灸法以温经祛寒。

治法：温煦维营，疏通血脉。

方药：①当归四逆汤（《伤寒论》）：

当归10g，桂枝10g，白芍10g，细辛6g，甘草10g，通草10g，大枣（擘）

12 枚。

上 7 味，以水 3 杯，煮取 1 杯半，药滓再煮，取汁 1 杯半，每日 3 次，温服。

方药：②吴茱萸汤（《伤寒论》）：

吴茱萸 10g，党参 10g、生姜（切）18g、大枣（擘）12 枚。

上 4 味，以水 3 杯，煮取 1 杯，药滓再煮，取汁 1 杯，每日 3 次，温服。

方论：当归四逆汤一方，为治疗厥阴伤寒、手足厥寒、脉细欲绝之证。厥阴肝脏，主藏血，血含阳气，肝血充盈，内灌脏腑，外注经络，四肢得以温养。若血虚受寒，血亏阳虚，故而出现手足厥冷，脉细欲绝。治当温经散寒，暖其维营，通其血脉。本方以桂枝汤去姜加枣，更加当归、细辛、木通。以当归为君药，温补维营肝血，以桂枝、白芍温通血脉，养血和营，佐细辛以散寒，通血脉；通草宣通上下；大枣、甘草补脾气以调诸药。诸药共奏温煦维营、养血通脉之功。

吴茱萸汤一方，具温肝暖肾、温中补虚、降逆止呕之功。方中吴茱萸味辛性热，归肝肾脾胃经，中可温煦脾胃，下可暖其肝肾；伍党参温中补虚；生姜、大枣甘温降逆。肝肾脾胃均得温养，阳气升腾，浊阴得清，阴维之脉必温而无虞也。

关元穴，位脐下 3 寸，小肠募穴。足三阴，任脉之会。灸之主治少腹冷气、冷积作痛。气海穴，位于脐下，1 寸半宛中，灸之可治真气不足、脐下冷气作痛、四肢逆冷等。

【医案选粹】

角膜溃疡

蔡某，女，64 岁。眼痛干涩月余，胃病 20 余年，食后 2～3 小时即胃痛，呕吐清水，怕冷较甚，苔白滑，脉沉细。检查：左眼结膜轻度充血，角膜边缘新月样溃疡，染色阳性。诊断为左眼角膜溃疡。证属脾胃虚寒、浊阴上逆。治宜温中散寒、理气降逆。用吴茱萸汤加味：吴茱萸、党参、炒白术各 9g，炙甘草 3g，附子 6g，青皮、陈皮各 6g，生姜 9g，红枣 4 枚。煎服 3 剂，眼痛、流泪好转，胃痛呕恶减轻。检查左眼结膜充血减退，溃疡缩小。续服原方 7 剂，左眼充血已退，溃疡愈合，胃痛等症明显好转。后以健脾理气之药善后。

（姚芳蔚医案）

缩阳证

王某，男，44 岁。患者体质素健，三个月前睡卧寒湿地，引起腰疼阳痿，继则阴茎及阴囊向上挛缩，喜热怕冷，时急时缓，伴小腹寒冷拘急，甚觉痛苦，经中医多方诊治乏效。诊见舌淡红，苔白腻而滑，脉寸微尺弦，双侧睾丸大小如常，阴茎上缩。证属肾阳不足，寒湿内困。予金匮肾气丸改汤加蛇床子，连服 6 剂，病未减轻，反增痞满溏泻，纳呆口苦，舌苔腻更甚。后改吴茱萸汤加减：吴茱萸 25g，党参 15g，炒白芍 20g，炙甘草、干姜各 10g，大枣 5枚。水煎服。服药 3 剂，少腹寒冷拘急大减，囊缩已缓，痞满溏泻等症皆除。继服原方 3 剂，病去七八，腻苔全退，脉转弦滑。守方吴茱萸减为 15g，干姜易生姜，继服 3 剂，阳事能举，诸症霍然。

（李寿山医案）

二、阴维三阴热证

1. 阴维太阴热证

胸腹胀满，潮热，口干，大便燥结，按之痛甚，舌苔黄燥，脉象滑数者，小承气汤主之。

浅注： 仲景作《伤寒论》，旨在以六经为经，至于六经与奇经相关者，俱隐而论之。本条为小承气汤证，名为太阴阳明之病，实已包乎维脉之病矣，言其阴维之脉，发于少阴经之筑宾穴，入腹则首与府舍穴会合，府舍乃脾经穴，厥阴之脉亦会于此，次会于大横穴，又腹哀穴，此脉上络于胸，下入于腹；结于心肺，走胁而至于肩。由此看来，阴维之脉与太阴之脉关系甚为密切，病则互为影响，仲景以小承气汤荡涤太阴之热邪，太阴热却，焉有维脉之热不清之理。是仲景从六经为治法，实亦包乎奇经也。

治法： 轻泻热结。

方药： 小承气汤（《伤寒论》）：

大黄 12g，厚朴 10g，枳实 12g。

上 3 味，以水 3 杯，煮取 1 杯，药滓再煮，取汁 1 杯，每日 2 次，温服。

方论： 方以大黄之苦寒泻之，则热可去，邪可下，实可通。佐枳实、厚朴，一可化滞，一可泻满，微通其气，为微和之剂。

徐忠可曰："此大承气单去芒硝耳，和者缓也，无硝则势缓矣，谓稍有未硬，且微通其气，略解其热，缓以待之也。故亦曰微和胃气，非调胃之义也。"

2. 阴维少阴热证

心腹热痛，心中烦，不得卧，舌红少津，脉象细数，黄连阿胶汤主之。

若脘腹疼痛，泻利后重，手足逆冷，心悸不寐，舌质偏红，舌苔薄白，脉弦，四逆散主之。

若咽痛或咽喉肿痛，音哑，或不得言语，舌红少苔，脉细数者，桔梗汤、苦酒汤主之。

若胸痹，苦心痛，心悸气短，头目眩晕，精神委顿，甚则神魂无依，舌红少苔，脉弦数者，灵枢饮主之。

若热深厥深，心痛大动，烦躁不安，舌红少津，脉来细数，三甲复脉汤主之。

若妇人阴中痛，如有疮状，白蔹甘草汤主之。 若小便混浊，涩痛难忍，脉细数，宜八正散、萆薢分清饮。

浅注：阴维起于诸阴之交，其脉发于足少阴筑宾穴……上行入小腹，会足太阴、厥阴、少阴、阳明于府舍，上会足太阴于大横、腹哀，循胁肋会足厥阴于期门。上胸膈，挟咽，与任脉会于天突、廉泉，上至顶前而终，凡14穴。《难经》谓："阴维为病苦心痛"，从阴维脉之循行及发病，可以看出它与诸阴经之交的密切关系，阴维维于阴，而主血，血属于心，病则主心痛。本条是指少阴寒邪化热而成，热邪伤及阴维与心之脉，故病心腹热痛，肾水不足，心火有余，水不升火不降，心肾不交，故心中烦不得卧。舌红少津，脉细数，亦阴虚阳亢、心肾不交之证也，治当滋阴降火。

阴维之脉循腹上会于期门，此穴乃肝经募穴，又为足太阴、厥阴、阴维之会，所发之病偏重于阴维与肝脾二经，肝气郁结，阳郁在里，影响于脾，脾土壅滞不运，阳郁不能达于四肢，所以四肢厥冷；肝木有病，每易侮土，故见脘腹疼痛，或泻利后重，肝气郁而不畅故脉弦，观其舌象，质红，苔白，均属阳郁内热之厥证。治当透解郁热，疏肝理脾。

阴维之脉发于少阴之经，上至天都、廉泉，会于任脉，亦阴维、任脉之会穴。位当喉结上方，舌根之部，本条所云咽痛，并非虚火上炎，而是少阴客热，病情轻浅，仲景只用甘草汤，一味治之。徐忠可指出："甘草一味单行，最能和阴而清冲任之热……骤煎四两，顿服立愈，则其能清少阴客热可知，所以为咽痛专方也。"本方加桔梗一药为桔梗汤，服甘草汤，其病不解是肺气不宣，客热不解，变桔梗汤以开发肺气，肺气开发，客热自能透达。若咽喉肿疼，音哑或咽中生疮，其病亦阴火喉痛之类，取苦酒汤以敛疮消肿，利窍通声。若少阴客邪，郁聚咽嗌之间，或外邪袭之。郁而化火，而为咽痛者，可与半夏散及汤，以辛温开发法治之。

阴维之脉，起于诸阴之交，隶属于足少阴肾，阴维之脉能引少阴精血上归于心。《难经》所谓阴维为病苦心痛，若肾之精血不足，阴维之脉不能导引精血滋荣心脏，则易病心中大动，若其心中疼痛，神不守舍，神魂无依，心悸气短，精神委顿等症续而出之，所以调补肾与阴维之脉亦是治疗胸痹心病的又一法门。

阴维之脉，隶属于肝肾，热深厥深等，均为阴液耗损、内风扰动之象。《温病条辨》指出："肾水本虚，不能济肝，而后发痉，既痉而水难猝补，心之本体欲失，故憺憺然而大动也，甚则痛者，阴维为病主心痛，此证热久阴伤，八脉丽于肝肾，肝肾虚而累及阴维，故心痛。非如寒气客于心胸之心痛，可用温通。故以镇肾气补任脉通阴维之龟板止心痛，合入肝搜邪之二甲，相济成功也。"

妇人阴中痛，大多由于少阴阴虚、肝经湿热为因，治以清热解毒、凉血退热。若阴虚湿浊下注，涩痛难忍者。宜萆薢分清饮或八正散。

治法： 滋阴和阳，调补阴维。

方药： ①黄连阿胶汤（《伤寒论》）：

黄连 6g，黄芩 6g，白芍 6g，阿胶 10g，鸡子黄 2 枚。

上 5 味，先煮 3 味，取汁 2 杯，烊化阿胶，小冷，纳鸡子黄，搅令相得，每日 3 次，温服。

方药： ②四逆散（《伤寒论》）：

柴胡 10g，枳实 10g，甘草 10g，白芍 10g。

上 4 味，以水 3 杯，煮取 1 杯，药滓再煮，取汁 1 杯，每日 3 次，温服。

方药： ③桔梗汤（《伤寒论》）：

桔梗 10g，甘草 20g。

上药，水煮 2 遍，取汁 1 杯，每日 2 次，温服。

方药： ④灵枢饮：

生地黄 30g，熟地黄 30g，当归 20g，川芎 10g，白芍 20g，生龟甲 20g，川牛膝 20g，生龙骨 20g，生牡蛎 20g，淫羊藿 10g。

上 10 味，以水 4 杯，煮取 1 杯，药滓再煮，取汁 1 杯，每日 2～3 次，温服。

方药： ⑤三甲复脉汤（《温病条辨》）：

甘草 20g，生地黄 20g，白芍 20g，麦冬 15g，阿胶（烊化）10g，火麻仁 10g，生牡蛎 15g，鳖甲 20g，龟甲 30g。

上 9 味，先煮 8 味，取汁 2 杯，烊化阿胶，每日 3 次，温服。

方药： ⑥白蔹甘草汤：

白蔹 20g，甘草 20g。

上 2 味，水煮 2 遍，取汁 2 杯，每日 2 次，温服。

方药： ⑦萆薢分清饮（《医学心悟》）：

萆薢 15g，石菖蒲 10g，黄柏 10g，白术 10g，茯苓 10g，莲子心 6g，丹参 20g，车前子（包）30g。

上 8 味，以水 4 杯，煮取 1 杯，药滓再煮，取汁 1 杯，每日 2 次，温服。

方论： 黄连阿胶汤一方乃滋阴降火、调补阴维之方。柯琴指出："病在少阴而心中烦不得卧者，既不得用参甘以助阳，亦不得用大黄以伤胃，故用芩连以直折心火，用阿胶以滋肾阴，鸡子黄佐芩、连于泻心中补心血，芍药佐阿胶于补阴中敛阳气，斯则心肾交和，水升火降，是以扶阴泻阳之方，而变为滋阴和阳之剂也。"徐灵胎指出："芩连以直折心火，佐芍药以收敛神明，非得气血之属交合心肾，苦寒之味，安能使水升火降，阴火终不归，则少阴之热不除，鸡子黄入通于心，滋离宫之火，黑驴皮入通于肾，益坎宫之精，与阿井水相融成胶，配合作煎，是降火归源之剂，为心虚火之专方。"二者说理均属正确，想必水升火降，心肾交合，维脉安有不清之理哉。

四逆散一方，乃透解郁热，疏肝理脾之方。阴维之脉与肝脾郁而化热，阳气内郁，不达于四末，故而心烦热而不寐，脘腹痛而肢厥。方用柴胡、白芍疏肝解郁清热为主；佐枳实，泻脾气之壅滞，调中焦之运化，柴胡与枳实同用，加强了疏肝理气之功；芍药与甘草合，可缓急止痛，甘草又可调和诸药。诸药调和，共奏疏肝理脾、透热解郁、和中缓急之效。阴维为诸阴经之主，肝气疏，脾气和，热得发，厥得回，其主自安。

桔梗汤一方，乃泻火解毒、清咽利膈之方，仲景治少阴客热引发咽喉之方有四，除此有甘草汤、苦酒汤、半夏散及汤。少阴及阴维客热于咽喉，若病情轻浅，只用生甘草一味清火解毒。如火不清，毒不解，为肺气不宣，加桔梗为桔梗汤，以升提肺气，客热自能透达。况此汤内有甘草一味，甘草又为"最能和阴而清冲任之热"之品也。苦酒汤又为治咽喉溃烂之方，方以鸡子清润之品，有利窍通声之功；半夏解毒又靠苦酒摄之，劫涎敛疮。半夏散及汤一方，以辛散温发，以解少阴客邪于咽喉之郁热也。

萆薢分清饮一方，乃清热利湿之方。方中川萆薢利湿，分清化浊；石菖蒲化浊利窍；茯苓、白术补脾利湿；黄柏清热以坚肾阴；莲子心清心火；丹参以清热凉血通络；车前子养阴利尿。凡小便混浊，溲痛尿频等症属于湿热下注者，均可应用。

【医案选粹】

产后发热

应某，女，28 岁。素有贫血史，半月前分娩时大量流血，发热不退（37.9 ~ 38.8℃），曾用西药无效。头晕目眩，面色少华，心悸自汗，耳鸣腰酸，大便秘结，小溲黄赤，舌红绛，脉细数。证属阴虚火旺。治宜滋阴降火。处方：黄连 6g，肉桂 2.1g，黄芩 9g，白芍 9g，鸡子黄 2 枚，阿胶（烊化）9g。煎服 3 剂后热渐退尽。

按： 薛立斋曰："新产妇人，阴血暴亡，阳无所附而外热。"本例发热非有余之邪热，乃由阴虚生内热所致，故以黄连阿胶汤滋阴降火，并反佐肉桂以引火归原。

（李毅医案）

3. 阴维厥阴热证

湿热痢，里急后重，大便脓血，小便短赤，脘腹疼痛，心中烦热，渴欲饮水，舌红，苔黄腻，脉弦数，白头翁汤主之，痢下通治法亦主之。

浅注：《伤寒论》指出："热利下重者，白头翁汤主之。"又说："下利欲饮水者，以有热故也，白头翁汤主之。"肝经之期门，为肝之募穴，亦阴维脉、足太阴、足厥阴之交会处，病则互为影响，阴维之脉统乎三阴之阴血。此病不属一般痢疾，当为热毒深陷血分，为热毒之血痢，热毒熏灼于胃，积滞于肠，气滞不得畅通，必里急后重，他如口渴、舌红、苔黄、脉弦，均为里热炽盛之证，治疗当以清热解毒凉血，热毒得除，血痢自止。

治法：清热解毒，凉血治痢。

方药：①白头翁汤《伤寒论》：

白头翁20g，黄柏12g，黄连6g，秦皮12g。

上4味，以水4杯，煮取1杯，药滓再煮，取汁1杯，每日2次，温服。

方药：②痢下通治法（《石室秘录》）：

白芍30g，当归15g，炒莱菔子20g，枳壳20g，槟榔20g，甘草15g，车前子（包煎）30g。

上7味，以水4杯，煮取1杯，药滓再煮，取汁1杯，每日2次，温服。

方论：白头翁汤一方，为治疗热毒痢之主方。肝与大肠相通，病则互为影响。程郊倩说："下重者，厥阴经邪热下入于大肠之间，肝性急速，邪热甚则气滞壅塞，其恶浊之物急欲出而不得，即下重也。"方中以白头翁清热解毒、凉血治痢为主药，《神农本草经》言其能逐血止腹痛，陶弘景谓其能止毒痢，仲景用之以治厥阴热痢并为君药。黄连苦寒，能厚肠胃而清湿热之毒。黄柏泻下焦之火。秦皮味苦性寒，亦厥阴肝少阳胆经之药。四药合用，共奏清热解毒、凉血止痢之效。

余于临证亦喜用此方治疗痢疾，若其痢色白者，倍用当归；若其痢色红者，倍用白芍；若红白相杂，或但赤痢重者，重用此方，多则不过3剂则愈；若湿热毒属阿米巴毒痢者，可加鸦胆子包冲，其效如神。

【医案选粹】

痢疾

张某，男，39岁，船民，1962年7月22日初诊。

下痢4日，服合霉素、黄连粉等药无效。目前症见发烧，体温38.9℃，无汗，脐腹疼痛难忍，里急后重，大便脓血，每日10～20余次，其味腥臭，肛门坠胀灼痛。脉象弦数，舌质红绛，舌苔黄腻，腹部按之痛甚，精神疲惫。证属温热毒邪，蕴结肠中，秽恶之物，滞而难下。治以清热化湿、凉血解毒。根据《金匮要略》"热痢下重者，白头翁汤主之"调治。

处方：白头翁21g，黄连9g，黄柏15g，秦皮15g，白芍30g，金银花（一半炒炭）30g，滑石24g，槟榔24g，焦山楂24g。

上9味，以水4碗，煮取1碗，药滓再煮，取汁1碗，每日3次，温服。

治疗经过： 上药服 2 剂，肠鸣辘辘，泻下脓痢甚多，腹痛减轻大半，里急后重亦轻，体温恢复正常。上药既已显效，再予原方 2 剂续服，服后，腹痛止，按之柔软，大便日行 2～3 次，尚感下坠，脓血已止，肛门坠胀灼热之感解除。症状将瘥，缓步调和。

处方： 白头翁 9g，白芍 21g，金银花 15g，连翘 15g。

上 4 味，水煮 2 遍，每日 2 次，温服。连服 6 剂，诸症尽除。

（引自《经方临证录》）

痢疾（细菌性痢疾）

郝某，男，50 岁，农民，1969 年 9 月 21 日初诊。

赶集吃肉，喝酒，喝凉水，午后腹胀，夜半后痢下 5～6 次，经某医院检查为细菌性痢疾，服黄连素、四环素，维持治疗，迄今半月，竟痢下脓血，里急后重，肛门热痛，腹部疼痛拒按，小便短少，精神萎靡，不欲饮食，脉来弦数，舌红，苔黄腻。综观脉证，热毒蕴结肠中，伤及血络，以致脓血俱下。治以清热解毒，和络化滞。方守白头翁汤加减。

处方： 白头翁 21g，黄柏 9g，秦皮 9g，白芍 30g，炒莱菔子 21g，炒枳壳 15g，焦山楂 24g，甘草 9g，金银花（一半炒炭）30g。

上 9 味，以水 4 大杯，煮取 1 杯，药滓再煮，取汁 1 杯，每日 3 次，温服。

治疗经过： 连服 3 剂，脓血减半，里急后重、肛门热痛，亦减大半，仍按原方再进 26 日，脓血全止，里急后重、肛门热痛亦止，腹部按之柔软，痛减。唯大便如酱色。此大病已去，余热尚未尽除。方用：白芍 30g，焦山楂 24g，炒枳壳 15g，金银花 15g，滑石 15g。煎服方法同上。29 日，诸症皆除，脉来数而无力，黄腻舌苔减而未净，饮食尚少，嘱淡食或糜粥自养。停药观察 1 个星期，如无他症，不复来诊。

（引自《经方临证录》）

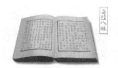

阳维病类证并治

一、阳维太阳类证

1. 阳维太阳表虚证

病人脏无他证，时发热自汗出而不愈者，此卫气不和也，先其时发汗则愈，宜桂枝汤。

若初服桂枝汤，反烦不解者，先刺风池、风府，却与桂枝汤则愈。

浅注： 阳维起于诸阳之会，其为病为苦其寒热，这里所指的并不是金门穴处，而是指阳维之脉所交会的穴位，主要在头部和肩胛部位，其发之证以寒热头痛为主。滑伯仁指出："阳维所发别于金门，以阳交为郄，与手足太阳及跷脉会于臑腧，与手足少阳会于天帘及会肩井，与足少阳会于阳白，上本神、临泣、正营、脑空，下至风池，与督脉会于风府、哑门——此阳维起于诸阳之会也。"本条言脏无他病时发热自汗出而不愈者，此汗乃贼风虚邪之汗，这种风邪的自汗是漫无止境、发而又发的。张仲景指出："此卫气不和也，先其时发汗则愈。"也就是在未有再发热自汗出之前予桂枝汤，通过调和营卫，达到"微似汗出"。只有桂枝汤才有这样调营和卫的功效。张洁古将桂枝汤作为调和阳维的主方，将桂枝列为阳维之药。是有其一定道理的。

若太阳病并阳维之病，予桂枝汤为对证之方，但服后反增烦而不解，此乃表邪太盛，邪正抗争，欲作汗而不能。这里的"烦"字，乃外有烦闷之形气，内无烦躁之根蒂也，并不是药不对证，而是病重药轻罢了，所以先刺风池、风府。此二穴乃阳维与太阳、少阳、督脉之会穴，刺之以泄经腧之风邪，以解头项之强痛，却予桂枝汤调和营卫而病始除。治法：解肌发表，调和营卫，温维祛邪。

方药： 桂枝汤（《伤寒论》）：

桂枝 10g，白芍 10g，甘草 10g，生姜 10g，大枣（擘）12 枚。

上药，以水 4 杯，煮取 1 杯半，药滓再煮，取汁 1 杯半，每日 3 次，温服。温服后，再服热稀粥 1 杯，被覆使温，取微微汗出。禁忌生冷、黏滑、肉面、五辛、酒、恶臭等物。

方论： 李时珍指出："阳维之脉，与手足三阳相维，而足太阳少阳，则始终相联附者，寒热之证，惟二经有之，故阳维为病亦苦寒热"（《奇经八脉考·二维为病》）。桂枝汤一方，方中主以桂枝，散风寒以解肌表，温维脉以通卫络；辅以白芍以敛阴和营，使桂枝辛散而不致耗阴；生姜助桂枝以散表邪；大枣助白芍以和营卫；甘草调和诸药为使。诸药共奏解肌发表、温维祛风、调和营卫之功。余于"督脉病类证并治"篇中言之，可参考。

2. 阳维太阳表实证

头痛，发热，身痛，腰痛，骨节疼痛，恶风，无汗而喘，脉浮紧，舌苔白薄。麻黄汤主之。

浅注：前条已言及阳维与太阳经络联属关系，本条言阳维太阳伤寒表实证的辨治方法。寒邪外束肌表，阳维与太阳经气失于畅通；束于上则为头痛，束于外则为发热，郁于经络筋脉则为身痛、腰痛、骨节疼痛。营卫之气被寒邪郁滞，卫气失于卫外之能则恶风。寒邪盛，腠理闭塞则无汗，肺主皮毛，肺气不得宣发则喘。阳气被郁于里而欲外达，外达不能，故脉阴阳俱紧。开发腠理，宣肺发汗为其治疗法则。

治法：发汗散寒，宣肺平喘。

方药：麻黄汤（《伤寒论》）：

麻黄10g，桂枝6g，杏仁10g，甘草6g。

上4味，以水3杯，煮取1杯（去上沫），药滓再煮，取汁1杯，每日3次，温服。

方论：麻黄汤一方，为驱寒、开发腠理的发汗峻剂。方中麻黄开发腠理而发汗，杏仁利肺气而治喘，桂枝助麻黄以发汗，甘草调和诸药。张隐庵说："麻黄，空细如毛，气味苦温，主通阳气达于肌表，又肺主皮毛，配杏仁以利肺气而通毛窍。甘草和中而发散，桂枝解肌以达表。复取微似汗者，俾膀胱之津液，随太阳之气运行肌表，由阳气之宣发，而后熏肤泽毛，若雾露之溉……化而为汗。"其言甚详。

【医案选粹】

受寒咳嗽

患者，男，66岁，1979年1月16日初诊。广州。

寒假到杭州时，已大雪3日，天气严寒，感冒咳嗽较剧。自购半夏露、复方枇杷露等成药服之，历5日而不效，咳且益剧，头痛，鼻塞，恶风寒，周身疼痛，舌苔薄白，脉仍浮紧，幸饮食尚可。余思：证，应用麻黄汤，但患者年事已高，且素体阳虚，不堪麻黄汤之猛汗为虑，乃处方时用苏叶、荆芥、防风等加化痰治咳之剂。服之3日，稍汗出而无效，将不能起床矣，不得已，仿桂枝加附子汤意。处下方：生麻黄4.5g，桂枝3g，杏仁9g，炮附子2g，炙甘草4.5g。服1剂，服后盖被而卧，汗出微湿衣，约半小时许朦胧入睡，夜半小便增多，恢复平日之次数。次日全身不痛，鼻窍开，咳松，停药竟愈。可见加减适当，并非猛汗伤正。

（引自张志民《伤寒论方运用法》）

二、阳维少阳类证

1. 阳维少阳半表证

口苦，咽干，目眩，往来寒热，胸胁苦满，默默不欲饮食，心烦喜呕，脉弦数，舌淡苔薄，小柴胡汤主之。

浅注：阳维起于诸阳之会，其脉发于足太阳之金门穴，上会于足少阳之阳交，为阳维之郄，抵少腹会足少阳之居髎，上会于臑会、天髎。上至肩井、风池、脑空、承灵、正营、目窗、临泣、阳白、本神。所谓"阳维起于诸阳之会"是指阳维之脉与少阳之经主要会于头及肩部各穴。阳维为病，苦寒热，与少阳为病往来寒热互为影响。张洁古指出："卫为阳，主表，阳维受邪为病在表，故苦寒热……服桂枝反烦不解，先刺风池、风府，却与桂枝汤。此二穴乃阳维之会也，谓桂枝后，尚自汗发热恶寒，其脉寸浮尺弱，而反烦，为病在阳维，故先针此二穴。"可见阳维经与少阳经的关系是十分密切的，但维脉的特点，是像网络一样联络各经之间，其主要作用是溢蓄气血，调节盛衰，维持二十经脉的环流。与少阳经并病则苦于寒热，胸胁胀满，心烦喜呕，及口苦，咽干，目眩等证并而发之，仲景以小柴胡汤，和解少阳，从阳枢达邪外出，谓调和阳维之脉也。

治法：和解少阳，调节阳维。

方药：小柴胡汤（《伤寒论》）：

柴胡15g，黄芩12g，党参12g，甘草10g，半夏12g，生姜（切）12g，大枣（劈）12枚。

上7味，以水6杯，煮取3杯，去滓再煎，取汁2杯半，每日3次，温服。

【医案选粹】

湿疟夹感冒

唐某，男，45岁，农民。1963年9月12日初诊。

每日夜间在田地看守庄稼，不避寒露。5日前，初感脘腹胀满，继而每日下午或傍晚时间，先觉浑身寒战，而后发热，约两小时乃止，唯恐患肺结核，X线透视示"心肺正常"，医与桑菊感冒片，服之无效。目前，面目浮肿，浑身疼痛，四肢沉重，胸脘痞闷，不欲饮食，口苦，心烦，干呕，傍晚寒热往来，舌苔白腻，中部黄灰，脉缓而无力，经化验室检查，未找到疟原虫，小便常规正常。治以小柴胡汤合平胃散意。

处方：柴胡9g，黄芩9g，半夏15g，甘草6g，苍术12g，陈皮12g，川厚朴9g，云茯苓18g，草果18g，薏苡仁20g，鲜生姜10片。

上 11 味，以水 3 碗，煮取 1 碗，药滓再煮，取汁 1 碗，2 碗药汁合和，下午 4～5 时温服 1 碗，近夜半时服 1 碗。

上方服 3 剂，面浮身痛十去其七，寒热未作，口苦、心烦、喜呕均止，胸脘较前宽舒，仍食无香味。续按原方加枳壳，连服 3 剂。因其间夹杂恼怒而病未显减，亦未加重。

处方： 柴胡 9g，黄芩 9g，半夏 15g，苍术 9g，陈皮 12g，川厚朴 9g，云茯苓 18g，薏苡仁 24g，枳壳 9g，炒莱菔子 18g。

上 10 味，以水 3 杯，煮取 1 杯，药滓再煮，取汁 1 杯，每日 2 次，温服。

四诊： 10 月 3 日。连服 3 剂，疏降得宜，胸脘宽舒而思食，周身疼痛已除，四肢略感乏力，再拟疏达之品，小方调之。

处方： 柴胡 6g，黄芩 6g，陈皮 6g，炒枳壳 6g，薏苡仁 9g，半夏 6g，云茯苓 9g。

上 7 味，以水 3 杯，久煮，取汁 1 杯，每日 2 次，温服。

（引自《朱小南妇科经验选》）

2. 阳维少阳热证

耳聋，面赤，胸满烦惊，小便不利，神昏谵语，一身尽重，不可转动，舌偏红，苔黄腻，脉弦滑，柴胡加龙骨牡蛎汤主之。

浅注： 风寒未解而化热，邪气内陷，热气弥漫一身，邪居少阳，阳明之界，热邪上蒸则耳聋、目赤。内陷于胸膈，扰其神明则胸满烦惊。三焦决渎不行则小便不利。津液内竭，胃热，则神昏谵语，一身尽重不可转侧，乃少阳郁陷不得枢转之故。其病虚实互见，表里错杂，所以仍用和解之法，加减处治。

张隐庵曰："此言少阳枢折于内不能出入者，须启生阳之气以达之，伤寒八九日，当阳明少阳主气之期，只借少阳之枢转以外出，若下之，则枢转有开合不得，开则胸满，合则烦惊。决渎有愆，则小便不利，阳明内热，则发谵语。一身尽重不可转侧者，少阳主枢，枢折而不能侧也。"

治法： 和解清热，祛邪镇惊。

方药： 柴胡加龙骨牡蛎汤加减（《伤寒论》）：

柴胡 20g，黄芩 10g，台参 10g，桂枝 10g，茯苓 10g，半夏 20g，大黄 10g，龙骨 30g，牡蛎 30g，生姜 10g，生赭石 20g。

上 11 味，以水 3 杯，煮取 1 杯，药滓再煮，取汁 1 杯，每日 3 次，温服。

方论： 柴胡加龙骨牡蛎汤一方，《伤寒论》中只是采取小柴胡汤的一半量，去甘草，加龙骨、牡蛎、桂枝、茯苓、大黄等以和解少阳，镇惊气而止烦扰。盖少阳之邪，相火弥漫，枢折而不能转侧，故有诸症之作。方中以柴胡、桂枝和解出表以缓解一身尽重，伍大黄，切如碁子大，只煮一两沸，大黄性味俱厚，入脾胃、大肠、肝、胆及三焦。稍煮一二沸，以取其气，清泄三焦并脾胃湿热郁结，而止其谵语。龙骨、牡蛎、代赭石，镇魂魄而止烦惊。茯苓通决渎而利水。姜、参益气生津。胆复中正，枢转得宜，则表里实，而错杂之邪，庶几尽解也。张隐庵指出："用小柴胡汤达伤寒之邪，仍从胸胁以外出，加龙骨、牡蛎启水中之生阳，以助少阳之气；用铅丹、桂枝、茯苓，以助心主之神，而达少阳之气。大黄清阳明之热，盖邪热清，而少阳之气转，生气升而少阳之枢续也。"

【医案选粹】

郁证

柴某，女，51岁，农民。1976年4月22日初诊。

七七已过，月经尚潮，超前错后不安。近来，性情转躁，家庭琐杂之事，无论大小见之无不嘟嘟噜噜，一日与二子着急，遂精神怫郁，而默默不语，似痴非痴，不欲饮食。某医按精神病治疗，旬日不瘥，转来门诊。审其所服之药，不外丹栀逍遥之类。目前症见精神痴呆，面色苍老，胸闷憋气，不欲饮食，喜静恶躁，每至夜半惊醒，心中惊悸，经久不安。又值经血淋漓，小便短黄，大便干燥。脉象弦长，舌苔黄腻，舌质偏红。证属肝郁气滞，相火弥漫，影响冲任不调，病尚未入癫狂之门，治以柴胡加龙骨牡蛎汤加减，疏肝解郁，调补冲任。

处方：柴胡12g，黄芩9g，云茯苓21g，半夏18g，龙骨30g，牡蛎30g，酸枣仁60g，竹茹15g，生大黄12g，代赭石24g，羚羊角粉2g。

上10味，以水3碗，煮取1碗，药滓再煮，取汁1碗，每日2次，温服，每服冲送羚羊角粉1g。

二诊：4月25日。连服3剂，夜寐转酣，惊悸未发。3日来，精神好转，饮食亦较前好，胸宇渐宽，仍有时憋气。

处方：柴胡12g，黄芩9g，云茯苓21g，半夏18g，龙骨30g，牡蛎30g，酸枣仁60g，竹茹15g，生大黄12g，代赭石24g，羚羊角粉2g。

上10味，以水3大碗，煮取1碗，药滓再煮，取汁1碗，每日2次，温服，每服冲送羚羊角粉1g。

三诊：4月29日。续服3剂，大便泻下四五次，小便已转清长，经血止，惊悸未发，胸宽气畅，脉转冲和，黄腻舌苔已退，唯舌质仍偏红，再拟滋益清潜之品轻调。

处方：石斛12g，天冬12g，白芍12g，竹茹12g，龙骨24g，牡蛎24g，云茯苓15g，酸枣仁18g，小草6g。

上9味，以水3碗，煮取1碗，药滓再煮，取汁1碗，每日2次，温服。忌生气、着急，怡情调养。

（引自《孙鲁川医案》）

3. 阳维少阳疟证

疟疾，憎寒壮热，发无定时，或间日一发，或每日一发，胸闷呕恶，头痛烦躁，舌边红赤，舌苔腻垢如积粉，脉弦数，达原饮主之。

浅注：瘟疠之邪，即疫毒秽浊之邪盘踞于阳维少阳之分，亦即膜原半表半里所发之证。《温热经纬·卷四》指出："膜原者，外通肌肉，内近胃腑，即三焦之门户，实一身之半表半里也。"疫毒之邪侵入膜原，邪正相争，故现憎寒壮热，发无定时，或每日一发，或间日一发之证。邪毒深入，导致头痛、呕恶、胸闷、烦躁、舌苔白厚一派秽浊之候。至于疟疾的种类，亦有多种，如先寒后热、寒重热轻，为寒疟；先热后寒、热重寒轻的为温疟；但热而不寒的为瘅疟；但寒不热的为牝疟；他如瘴疟、疫疟、劳疟、疟母等，可参考疟论之书以法治之。

治法：开达膜原，辟秽化浊，清热解毒。

方药：达原饮（《温疫论》）：

槟榔 10g，川厚朴 6g，草果 10g，知母 6g，白芍 6g，黄芩 6g，甘草 6g。

上 7 味，以水 2 杯，煮取 1 杯，午后温服。

方论：邪气盘踞半表半里之膜原，忌用汗法，胃不实亦不可攻下。热中有湿气，湿中有热气，单纯清热，片面燥湿，均为不可。方中川厚朴理气化浊，草果辟秽止呕，宣通伏邪，槟榔辛散湿气，化痰破结，三药气味辛烈，可直达膜原，逐邪外出。黄芩、白芍、知母清热泻火，滋阴解毒。甘草调和诸药，清热解毒。诸药和合，共奏开达膜原、辟秽化浊、清热解毒之功。吴又可指出："槟榔能消能磨，除伏邪，为疏利之药，又除岭南瘴气；厚朴破戾气所结；草果辛烈气雄，除伏邪盘踞；三味协力，直达其巢穴，使邪气溃败，速离膜原，是以为达原也。热伤津液，加知母以滋阴；热伤营气，加白芍以和血；黄芩清燥热之余；甘草为和中之用；以后四味，不过调和之剂。"（《温疫论·上卷》）其后吴坤安加注以申其说："如舌变黄燥色，乃疫邪入胃，加大黄下之。如变黑色，入里尤深，用承气下之。疫势甚者，其舌一日三变，由白变黄，由黄变黑，当数下之。"

【医案选粹】

湿疟

案 1. 某，舌白脘闷，寒起四末，渴喜热饮，此湿邪内蕴，脾阳不主宣达，而成湿疟。

厚朴一钱五分，杏仁一钱五分，草果仁一钱，半夏一钱五分，茯苓三钱，广陈皮一钱。

（引自《临证指南医案》）

案 2. 何某，劳倦伤气，遗泻伤阴，暑邪变疟，炽则烦冤最盛，分解使邪势轻，参术芪附，皆因闭邪气也。

草果仁，知母，淡黄芩，川贝母，青蒿，花粉。

（引自《临证指南医案》）

4. 阳维少阳痫证

猝然跌仆，不省人事，目上视，喉中发出羊马之声，手足抽搐，舌偏红，苔黄腻垢，脉弦数而滑，滚痰丸主之，定痫丸、白金丸亦主之。

浅注： 本条痫证，由于胆火生风，上蒙清窍，发为痫证，以致猝然跌仆，不省人事，目上视。痰热内蕴于肺，咽喉不利故而发病则喉中出羊马之声。胆火既盛，灼伤肝阴，肝主筋，发病则筋脉失养，强急而为抽搐。心阴不足，其炎于上，故而舌红。火与痰相搏，故苔黄腻，脉弦数而滑。若此证久久不除，形成实热老痰，治之尤难。无论病发新久，其治皆以荡涤痰热为要着。

治法： 清火豁痰，镇惊安神。

方药： 滚痰丸（《丹溪心法》）：

大黄200g，黄芩200g，礞石（砂罐纳之，加焰硝30g煅红，候冷）30g，沉香20g。

水泛为丸，每服6～9g，每日2服，温水送服。

方论： 滚痰丸一方，方中以礞石为主药，取其药性燥悍，与硝石同煅，能攻逐内蕴之痰结或实热老痰；佐以大黄苦寒，荡涤实热，泻火通便；黄芩清热泻火；又以沉香速速降气而为诸药开导。诸药和合，共奏清火豁痰、镇惊安神之效。

【医案选粹】

痫证

刘某，男，20岁，工人。1973年9月25日初诊。

初因心情不畅，突然神昏抽搐，轻则几分钟，长达1刻钟，每日发作1～2次，苏醒之后，精神萎靡，头脑胀痛。经某医院诊断为癫痫。予苯妥英钠药片，服7日，不显效果，求余诊治。患者自说："每次发病，先转腿肚，继之心口憋闷，有压抑之感，气至咽喉，即不能言语，神昏而抽搐。"脉象弦细而滑，苔黄而腻。

辨证治疗： 《难经·第二十九难》曰："阳维维于阳，阴维维于阴，阴阳不能自相维，则怅然失志，溶溶不能自收持。阳维为病苦寒热，阴维为病苦心痛。阴跷为病，阳缓而阴急，阳跷为病，阴缓而阳急。"由此可见，癫痫一症的发病变化与跷维之脉的关系，甚为密切。结合本病的脉证，属于癫邪。"癫则多由志愿不遂，气郁生痰，痰迷心窍，或因惊恐，神不守舍所致。"治以清心安神，豁痰开窍。方用黄连温胆汤加减。

处方： 黄连6g，半夏9g，云茯苓12g，陈皮9g，甘草3g，竹茹6g，枳实

12g，石菖蒲 9g，远志各 9g，全蝎 6g，胆南星 9g。水煎服。每次冲服白金丸 6g。

9 月 28 日二诊：上方连服 3 剂，抽搐辄止，精神较前好转，头脑胀痛不如前甚。上方既见效机，仍守原方加减续进。

处方：黄连 6g，半夏 9g，云茯苓 15g，陈皮 12g，甘草 3g，石菖蒲 6g，远志 3g，胆南星 6g，生龙骨 18g，牡蛎 18g，酸枣仁 30g。水煎服。

（引自《孙鲁川医案》）

三、阳维血痹、虚劳类证

1. 阳维血痹证

血痹，阴阳俱微，寒热不适，外证身体不仁，如风痹证，脉象细涩，黄芪桂枝五物汤主之。

浅注：《素问·五脏生成》指出："卧出而风吹之，血凝于肤者为痹。"仲景申其说，均不外说明血痹一证，本来是阴阳荣卫俱不足，邪入表皮血络而形成之血痹。人身最外一层为卫，卫为阳，主表，阳维之脉亦主表，即《难经》所谓"阳维、阴维者，维络于一身"，阳维为病苦寒热。张洁古说："卫为阳，主表，阳维受邪为病在表，故苦寒热。"均说明卫阳不足而血络又滞瘀，形成荣卫俱衰之证，类似风痹之身体不仁。又《内经》所谓荣气虚卫气不行，则为不仁之病。治当温煦阳维，以通血痹，方以黄芪桂枝五物汤主之。然而病之轻者，可针引阳气，引动卫阳之气，使正气得伸，其邪自却，病之重者非此汤不足以治也。

治法：温煦阳维，活络通痹。

方药：黄芪桂枝五物汤（《金匮要略》）：

黄芪 15g，白芍 15g，桂枝 15g，生姜（切）30g，大枣（去核）12 枚。

上 5 味，以水 3 杯，煮取 1 杯半，药滓再煮，取汁 1 杯半，每日 3 次，温服。忌食寒凉、黏滑、腥臭之品。

方论：黄芪桂枝五物汤一方，乃桂枝汤去甘草，倍生姜，加黄芪而成。此方以黄芪固护卫阳之气，为补气助阳之要药，既能实卫固表，又可温气举陷。《本草备要》谓："生用固表，无汗能发，有汗能止，温分肉，实腠理。"桂枝辛温，上行发表，通阳维以解风寒，横走四肢以温经通络，与黄芪配合，其力雄厚。更配生姜，助芪桂功在温阳通络，并和胃气以防呕逆。芍药大枣理血活血，由芪桂生姜载之行于卫络之间，而通其血痹，方虽五物，阴阳荣卫，形气俱不足者，均可调而通之。尤在泾指出："寸口关上微，尺中紧即阳不足而阴为痹之象，不仁者，肌体顽痹痛痒不觉，如风痹证而实非风也，黄芪桂枝五物汤，和营之滞，助卫之行，亦针引阳气之意。以脉阴阳俱微，故不可针而可药，经所谓阴阳形气俱不足者勿刺以针，而调以甘药也。"魏念庭指出："黄芪桂枝五物汤，在风痹可治，在血痹亦可治也。以黄芪为主，固表补中，佐以大枣，以桂枝治卫升阳，佐以生姜。以芍药入荣理血，共成厥美。五物而荣卫兼理，且表卫里营胃阳亦兼理矣，推之中风于皮肤肌肉者，亦兼理矣，故不必多求他法也。"

【医案选粹】

肢体麻木

陈某，男，农民。1979年10月3日初诊。

牧羊野外，不避寒暑，渴饮凉水，饥食干粮，游走于雾露之中，卧眠于晴空高坡，久患两腿酸楚疼痛，甚则麻木不仁，尤以膝下为甚，晚归每以热水洗烫，洗烫后，酸楚劳累之感虽减轻，反而感到瘙痒，搔之不得其解，服大活络丹、伸筋丹等，其病时轻时重。近来病进，予防己黄芪汤，病虽减而迟迟不愈，按其下肢，温度适中，阴陵泉处，静脉曲张，足跗小络，青红密布，重按益感酸痛，偶而有流火感。脉沉弦，舌质偏紫黯，苔薄白中夹黄腻。拟黄芪桂枝五物汤加减调之。

处方：黄芪30g，赤芍20g，桂枝9g，木通10g，红花10g，川牛膝10g。

上6味，以水3碗，煮取1碗，温服。次日早晨，以水2碗煮药滓，取汁1碗，食前温服。

二诊：10月7日。上药连服2剂，两腿酸楚、疼痛减轻，流火消失，瘙痒减轻，原方去木通，加鸡血藤30g续服。

三诊：10月12日。上药续服5剂，由于劳力过甚，病未减轻。

处方：黄芪30g，赤芍30g，鸡血藤30g，红花10g，川牛膝6g，当归10g，净地龙6g。

上7味，以水3碗，煮取1碗，药滓再煮，取汁1碗，每日2次，温服。

四诊：10月19日。服药6剂，诸症大减，唯觉下肢气力不足，拟补肝肾、养血、益气、活络之品调理。

处方：黄芪30g，桂枝6g，鸡血藤30g，川牛膝10g，山茱萸20g，川续断15g，杜仲15g，桑寄生15g，当归15g

上9味，以水3碗，煮取1碗，药滓再煮，取汁1碗，每日2次，温服。

2. 阳维虚劳证

虚劳里急，诸不足，如腹中拘急，悸惕不安，四肢酸痛，手足烦热，口燥咽干，汗出身冷，头目眩晕，面色㿠白，脉象细涩，黄芪建中汤主之。

浅注：丁德用指出："阳维者是阴阳之纲维也，而主持阴阳之脉。此条为阳维先虚，由阳虚而导致阴虚。"《伤寒论》指出："病人脏无他病，时发热自汗出而不愈者，此卫气不和也，先其时发汗则愈，宜桂枝汤。"又说："初服桂枝汤，反烦不解者，先刺风池、风府，却与桂枝汤则愈。"风池、风府二穴，乃督脉、阳维之会穴。本条之病理机制当首先是阳气先虚，而导致阴阳互不协调，形成寒热错综之证。阳气虚而不与阴气和，则阴偏于下，于是虚劳里急，腹中拘急，悸惕不安；阴气不与阳气和，虚阳亢上，故见手足烦热，口燥咽干，头目眩晕；血虚不能充肤泽毛，故见四肢酸痛，汗出身冷，面色㿠白。治以黄芪建中汤，以甘温建立中气，重加黄芪者以黄芪又可补阳维之气矣。

治法：温维补虚，和里缓急。

方药：黄芪建中汤（《金匮要略》）：

桂枝 10g，甘草 10g，白芍 20g，生姜 10g，大枣 12 枚，胶饴 30g，黄芪 10g。

上 7 味，以水 6 杯，煮取 3 杯，去滓，纳胶饴，更上微火消解，每日 3 次，温服。

方论：黄芪建中汤一方，推之基于桂枝汤，桂枝汤乃调和营卫之方，亦调和阳维之方。桂枝汤加胶饴之守，变调卫而为调营，亦桂枝汤啜粥之变法，不过亲表、亲里之分属也。因为本证是由阳维、卫气之阳虚而引发之阴虚，必须先以甘温之品振奋胃中之阳气，当胃中阳气来复，水谷精微敷布周身，因而偏寒偏热的症状也就随之消失。方中尤妙者，在黄芪一味，本品大有甘温之性，可温脾胃，可固卫气，实皮毛。所谓固卫气实皮毛，又非但可固身外之卫气，卫外之皮毛，亦可入脾胃之里，固胃中之卫气，实胃中之皮毛。由此可见黄芪一药，可固内外之卫气。即如此不亦可固其阳维之气乎。陈灵石谓："小建中者君以饴糖、甘草，本稼穑作甘之味以建中气，即《内经》所谓'精不足者补之以味'是也；又有桂、姜、枣之辛甘以宣上焦阳气，即《内经》所谓'辛甘发散为阳'是也……加黄芪者以其补虚塞空，实腠通络，尤有专长也。"

【医案选粹】

腹痛

付某，男，62 岁，农民。1982 年 10 月 11 日初诊。

大吐血后，中焦元气未复，形体渐渐消瘦，时时畏冷，四肢不温，面色㿠白，饮食乏味，中脘及环脐部不时隐约作痛，按之、熨之则痛止，小便清长，大便不调。脉细缓，舌淡，苔薄白。拟黄芪建中汤加减。

处方：黄芪 10g，桂枝 10g，白芍 15g，甘草 10g，炮姜炭 6g。

上 5 味，以水 4 杯，煮取 1 杯，药滓再煮，取汁 1 杯，每日 2 次，温服。忌食生冷、黏腻之品。

二诊：10 月 16 日。上药服 5 剂，腹痛有所减轻，他症尚无起色。虑其大吐血后，气血一时难复，遂于原方加参、归，以冀速复中元。

处方：黄芪 10g，桂枝 10g，白芍 15g，甘草 10g，炮姜炭 6g，当归 10g，

党参 10g，陈皮 10g。

上 8 味，以水 4 杯，煮取 1 杯，药滓再煮，取汁 1 杯，每日 3 次，温服。禁忌同上。

10 月 26 日。上药连服 9 剂，中焦元气渐复，腹痛止，饮食转香，四肢转温，脉来较前有力。调方如下：

处方：黄芪 6g，桂枝 5g，白芍 5g，甘草 5g，大枣（掰）3 枚，生姜 6 片，陈皮 5g，云茯苓 5g，当归 5g，党参 5g，白术 5g，炒枳壳 5g。

上 12 味，文火煮 2 遍，取汁 2 杯，每日 2 次，温服。禁忌同上。

3. 阴阳二维两虚证

营卫慄卑，精神疲惫，倦怠无力，或胸闷心痛，惊悸不安；或寒热不适，心中恶寒不足，脉象细微，八物汤主之，黄芪建中汤亦主之。

浅注：阴维阳维二脉，维络于周身，为阴阳之纲维，阴维脉维系着全身属于阴经的经脉，阳维脉维系着全身属于阳经的经脉。阴维之脉与阳维之脉如果不能相互维系，就会出现营卫不和的病象，如精神疲惫，倦怠乏力，寒热不适，失去意志，身体不能自控的阳维证；或胸闷心痛，惊悸不安，心中恶寒不足之阴维证。既有阳维病证，又有阴维病证，这种二维共病的现象，亦即为"阳维维于阳，阴维维于阴，阴阳不能自相维，则怅然失志，溶溶不能自收持。"叶霖指出："阳为卫，阳气不和，故寒热，阴血化于心少阴，阴气不利，故心痛也。"言简而意赅。

治法：调和营卫，益维补虚。

方药：八物汤（《三因方》）：

桂枝 10g，白芍 10g，甘草 10g，大枣（去核）12 枚，生姜 10g，当归 10g，川芎 10g，防风 10g，前胡 10g，云茯苓 10g。

上药以水 4 杯，煮取 1 杯半，药滓再煮，取汁 1 杯半，每日 3 次，温服。覆被使温，身微汗出则和。

方论：八物汤一方，乃调和营卫、益维补虚之方。历代名八物汤者，亦非一方，王海藏之八物汤，其方为川芎、当归、白芍、熟地黄、青木香、槟榔、延胡索、川楝子，为治痛经及血淋之方，与调维病无涉。王肯堂《证治准绳》八物汤为八物汤去人参，加黄芪，为治营卫俱虚、畏寒发汗之方，用于调维，又似是而非之方。《三因方》之八物汤方为桂枝、白芍、甘草、生姜、大枣、当归、川芎、前胡、防风、云茯苓，为治厥阴伤风，恶风而倦，自汗，小腹急痛，寒热如疟，骨节烦痛，其脉尺寸俱迟者之方。以上三方对比，惟《三因方》之八物汤治疗二维之病，较为合理，因此方以桂枝汤为基础。桂枝汤一方，为调营和卫之方，啜粥，覆被，重在益卫气，如不啜粥，不覆被，乃平调营卫之方，亦平调二维之方。治者制方，首言治厥阴伤风，由是加当归、川芎，并防风、茯苓，可疗厥阴之腹痛、寒热错杂之疟、血虚骨节烦痛之证。今移治二维之病，又非对的之方。余以为治二维之病，必以桂枝汤为法，重加黄芪助桂姜以益卫阳之阳维，重加当归助芍甘以补营阴之阴维。至于偏表偏里之治，当从权可也。

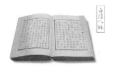

阴跷病类证并治

一、阴跷太阴类证

1. 阴跷太阴虚证

腹满而吐，食不下，时腹自痛，自利不渴，四肢倦怠，脉象沉弱，舌淡苔白，附子理中汤主之。

若兼头痛发热，身疼脉浮者，宜桂枝汤。

浅注： 阴跷之脉，起于跟中，过然谷穴后，同足少阴循内踝下照海穴，以交信穴为郄，直上循阴股入阴，上行腹胸，入缺盆出人迎，至咽咙，交贯冲脉，此阴跷之脉与太阴脾亦不无关系。《伤寒论·辨太阴病脉证并治》指出："太阴之为病，腹满而吐，食不下，自利益甚，时腹自疼"即概括了太阴病的主证，为里虚寒证，太阴属脾，主湿，阳气不振则从寒湿而化，脾司大腹，运化无权，寒湿不化，以致腹满，即《素问·至真要大论》所谓："诸湿肿满，皆属于脾。"虚寒之气与阴跷之脉互滞，其气上逆，为吐，而食亦不下。脾土虚寒，阳气忽通忽闭，所以腹痛时作时止。湿气弥漫所以不渴，脾阳不伸而四肢倦怠乏力。脉与舌象均属阴跷太阴虚寒之候，宜温运中阳，培土胜湿，温养阴跷。

治法： 温运中阳，温养阴跷。

方药： 附子理中汤加味：

党参20g，干姜10g，炒白术20g，甘草10g，附子10g，陈皮15g，砂仁10g，茯苓20g。

上8味，以水4杯，煮取1杯，药滓再煮，取汁1杯，每日2次，温服。每服后半小时许，饮热粥1杯。

方论： 附子理中汤一方，为太阴病之主方，仲景于《伤寒论》第159条指出："理中者，理中焦。"中焦由脾为主司，冲、任、阴维、阴跷之脉，皆由此过，与脾之关系甚为密切，脾与胃为表里，脾主升，胃主降，中气失守，升降无权，清浊混乱，以致吐利并作。方中以人参补中益气；干姜温散脾胃之寒；白术健运中土；甘草坐镇中州；更加附子之辛热，以助阳胜寒，兼温阴跷；陈皮、砂仁、云茯苓以理气、温中、渗湿，则清气自升，浊气自降，而吐利自平矣。方后注饮热粥1杯，其义为助药力以温中。桂枝汤之啜热粥，取其助药力外散。内外有别，其义则一。

本为太阴阴跷本证，若兼头痛发热，身痛脉浮，予桂枝汤，调和营卫，可兼乎内外，双相并调。

【医案选粹】

肺不张

杨某，女，6岁。患儿自断乳后身体羸弱。常因"肺部感染"而反复发热。23个月前因患百日咳合并肺炎住院，用多种抗生素和激素治疗无效。4个月前经X线检查诊为右侧中叶肺不张，中西药治疗无效。诊见张口抬肩，面色萎黄，口唇青紫，眼睑浮肿，咳嗽，喘急气促，鼻翼煽动，咳吐泡沫痰，神疲，食欲不振，四肢逆冷，舌质淡，苔白腻，脉滑数无力，指纹青紫至气关。此属久病成虚，胸阳不足，脾肾两亏，阴邪搏结致气机阻塞。治宜温中祛寒，健脾补气。拟附子理中汤加减：党参15g，炙甘草5g，紫菀12g，附子6g，白术6g，肉桂6g，炮姜6g。药后体温升至38.9℃，精神好转，咳嗽稍减。继服6剂，体温正常，食欲增，仅见偶尔咳嗽，改服附子理中丸善后。

（李道谍医案）

多寐

周某，女，23岁。近几年来嗜睡，每次持续5～10分钟，甚至鼾睡不醒，疲劳及经期更甚，诊见面色少华，神疲纳差，少气懒言，畏寒肢冷，便溏溺清，舌淡脉弱。证属脾肾阳虚。治宜温阳益气。处以理中汤加味：熟附子6g，肉桂5g，红参6g，白术10g，干姜5g，炙甘草3g。水煎服。连服5剂症减，原方继进而愈。

（黄守湖医案）

类风湿关节炎

杨某，女，43岁，患类风湿2年余，曾用激素治疗未见效。以脊椎关节疼痛为主，伴有周身关节游走窜痛，遇阴雨天和劳累后加重。面色㿠白，气短乏力，舌质淡，苔薄白，脉沉缓而滑。化验：血沉第1小时24毫米，第2小时86毫米，抗"O"800单位，类风湿因子阳性。证属阳虚气弱，风湿内侵。治当温阳益气，祛风除湿散寒。处方：红参15g，白术20g，黄芪50g，干姜15g，炙甘草10g，桂枝15g，防风15g，桑寄生25g。水煎服。连服16剂，脊椎和周身关节疼痛减轻。继以上方加麻黄15g，菟丝子20g，杜仲20g，连服42剂后，诸症悉除，复查类风湿因子阴性。

（苏广容医案）

2. 阴跷太阴虚劳证

困倦嗜卧，腹中拘急，悸衄，梦失精，四肢疼痛，手足烦热，咽干口燥，短气自汗或盗汗，面色苍老，夜不得眠，脉虚大者，黄芪建中汤主之。

浅注：太阴之脾，主司中焦之阴阳，阴阳互为维系，如失却维系之职，则会形成偏寒偏热的错杂现象，脾与跷维俱虚，故而出现困倦嗜卧。阳气不能充于四肢则疼痛不已。阴寒独行则里急，腹中疼痛。甚则梦遗失精。阴虚阳气偏亢则为悸惕不安，血衄，手足烦热，咽干口燥，甚则短气自汗，盗汗，面色苍白不润，阴阳不得调和故失眠。其脉虚大，按之若无，皆阴虚太阴虚劳之征也。治当甘温益其中气，调其跷维。若单是阴虚火旺之虚劳则非所宜。程云来云："里急腹中痛，四肢疼痛，手足烦热，脾虚也。悸，心虚也。衄，肝虚也。失精，肾虚也。咽干口燥，肺虚也。此五脏皆虚，而土为万物之母，故先建其脾土，使荣卫流行，则五脏不失权衡，而中气斯建矣。"

治法：甘温补虚，缓急止痛，和营卫，调阴跷。

主药：黄芪建中汤（《金匮要略》）加减：

桂枝 8g，白芍 18g，甘草 10g，黄芪 30g，生姜 6g，大枣 6 枚，饴糖 30g，茯苓 20g，干姜 3g，砂仁 6g。

上药以水 3 杯，煮取 1 杯，药滓再煮，取汁 1 杯，以药汁烊化饴糖，每日 2 次，温服。

方论：阴跷太阴虚劳，实为中阳虚寒，跷维不健，营卫不和。方中以饴糖与黄芪为主，温中补虚，和里以缓急，桂枝、干姜、云茯苓、大枣温阴跷与太阴脾以益阳气；芍药配甘草以养血止痛。诸药合和，以补虚止痛，调跷脉以和营卫。陈灵石指出："小建中者君以饴糖、甘草，本稼穑作甘之味以建中气，即《内经》所谓'精不足者，补之以味'是也。又有桂、姜、枣之辛甘以宣上焦阳气，即《内经》所谓'辛甘发散为阳'是也。夫气血生于中焦，中土虚则木邪肆，故芍药之苦泻，于土中泻木，使土木无忤，而精气以渐而复，加黄芪者，以其补虚塞空，实腠通络，尤有其长也。"

二、阴跷少阴类证

1. 阴跷少阴癫痫证

癫痫夜发，戌亥之时为多，阵发性发作，手足抽搐，目上视，喉发五畜之声，醒后并不发作。 脉弦滑。 发作时脉多伏而不显，六味地黄汤加制何首乌、酸枣仁、磁石、龙骨、牡蛎主之。

浅注：阴跷之脉乃足少阴之分支，阴跷为病，则阳缓而阴急，所谓缓急者，即阴跷脉发生病象，属阳的外侧表现弛缓；属阴的内侧表现拘急。这种缓急掣引多见于瘫痪，更多见于癫痫，如足内翻。人身卫气夜行于阴跷，跷脉失常，气行阻滞，神志失度，故而多癫痫夜发，阴跷属足少阴之别，故从少阴治之，滋濡少阴，溢蓄阴跷。

治法：滋阴补肾，调补阴跷，安神镇惊。

方药：六味地黄汤加味：

熟地黄 30g，山茱萸 20g，山药 20g，泽泻 20g，丹皮 10g，茯苓 30g，制何首乌 30g，酸枣仁 30g，磁石 20g，生龙骨 20g，生牡蛎 20g。

上药以水 4 杯。煮取 1 杯，药滓再煮，取汁 1 杯，每日 2 次，温服。

方论：本方所主诸症，皆属真阴之虚，虚火上僭，少阴阴跷不守而发之癫痫，方用熟地黄、山茱萸、山药、制何首乌滋肾填精以益跷脉，茯苓、泽泻、丹皮淡渗清泄以平虚火，酸枣仁安神，磁石、龙骨、牡蛎以潜阳镇惊，滋补而不留邪，降泄而不伤正。

2. 阴跷少阴阴虚证

心中烦热，不得眠，或咽干，喉肿，脉细数，舌红苔燥，黄连阿胶汤主之。

浅注：阴跷之脉乃少阴之别，发现阴虚阳亢的心中烦热，不得眠，或少阴虚火上炎之咽干，喉肿，都属少阴及阴跷阴虚化热之证。本证的心中烦热不得眠，与少阴心肾二经及阴跷脉的关系十分密切，肾属水，心属火，水升火降，心肾相交而安寐，肾水不足，心火亢盛，水不升，火不降，心肾失交，故不得眠。烦和不眠互为影响，心烦影响失眠；不得眠使心烦益甚，求得其眠，必先除却心烦，欲除去心烦，必先滋其肾阴以制心火，方取黄连阿胶汤，尤有其功。

治法：滋阴降火，安靖阴跷，除烦安神。

方药：黄连阿胶汤（《伤寒论》）：

黄连 10g，黄芩 10g，白芍 10g，阿胶 10g，鸡子黄 2 枚。

上 5 味，以水 4 杯，先煮 3 味，取汁 2 杯，纳胶烊尽，小冷，再入鸡子黄 2 枚，搅匀，每日 3 次，温服。

【医案选粹】

失眠

潘某，女。失眠多年，证见头晕而眩，面部生火，心烦，卧则更烦，不能安于枕席，口干易汗，耳鸣，腰酸，舌质红，少苔，脉细数，良由肾水不足，阴亏于下，心火上炎，阳亢于上，阳不入阴使然。用黄连阿胶汤加味。

黄连 6g，黄芩 9g，白芍 9g，上肉桂 1.5g，甘草 6g，龙骨 30g，牡蛎 30g，浮小麦 30g，阿胶（烊化）9g，鸡子黄 1 枚，搅匀和服。

（引自《经方应用》）

3. 阴跷少阴寒疝证

寒疝，腹痛里急，阴茎不举，手足逆冷，或小便不利，脉沉者，加味附子汤主之。

浅注：阴跷之脉与少阴关系十分密切，阴跷病可涉及少阴，少阴病亦可影响阴跷，二脉寒气互滞，里阳不足，生阳之气陷而不举，易于发生发作性寒疝之证，寒疝既发，必也腹痛里急，少阳阳气衰少，由是阴茎不举。阳气不能充达于四肢，所以手足逆冷。阳气不及州都，故而小便不利，其脉必衰而沉也。《诸病源候论·卷之二十二》认为疝"由阴气积于内，寒气结搏而不散，腑脏虚弱，故风邪冷气与正气相击，则腹痛里急，故云寒疝腹痛也。"

治法：温经散寒。

方药：加味附子汤：

制附子 15g，茯苓 20g，党参 15g，白术 20g，白芍 15g，小茴香 10g，肉桂 6g，当归 20g，胡芦巴 20g。

上药以水 4 杯，煮取 1 杯，药滓再煮，取汁 1 杯，每日 3 次，温服。

方论：加味附子汤一方，基于附子汤方，其用旨在温补元阳及阴跷之脉以散寒邪。方中附子有温壮元阳及阴跷虚寒之功，参、术、苓、芍不但可以回阳胜寒，而且可以逐水镇痛。从仲景用药规律来看，苓、术并用，善治水气，如苓桂术甘汤、真武汤，都是应用此二味以调治水气之病；附子与白术，又善治疗筋骨痹痛，如桂枝去桂加术汤、甘草附子汤以治风湿骨痛。人参与附子配伍，尤善回阳复脉。方中芍药可缓刚燥气胜之药性，以收刚柔相济之效。另外，芍药还可引阳刚之药入于里以散阴寒之气，配伍实为精密。方中更加当归以养血益气，肉桂助附子以温守少阴，煦其跷维。小茴香一药，古人认为得盐能入肾经，配附子更能助阳益火气，多适应于阳虚阴寒之寒疝之证。胡芦巴一药，主温肾阳、逐寒湿，尤为右肾命门之药，所以能助上药以壮元阳而回虚冷，主治疝气偏坠，精冷滑遗，以及宫寒不孕等证。柯韵伯认为附子汤："此大温大补之方，乃正治伤寒之药，为少阴固本御邪之剂也，与真武汤似同而实异，倍术附去姜加参，是温补以壮元阳，真武汤是温散而利肾水也。"

4. 阴跷少阴络阻证

阴急阳缓，胫直厥冷，五络不通，痹痛不已，甚则少腹及腰髋酸楚疼痛，脉沉弦者，大寄生汤主之。

浅注：阴跷之络，亦名阴络。阴络之病，阴络挛急而阳络缓和，阴跷之病属虚寒者，下肢厥冷而胫直，痹痛而步履维艰，阴跷为少阴之别，寒气上逆则腹痛，甚则腰髋酸楚疼痛。所谓五络不通者，乃指足少阴之络大钟。足太阴之络公孙。足厥阴之络蠡沟，阴跷之络照海，任脉之络屏翳，屏翳指尾翳、鸠尾。又：所谓络是指经气与络气交会的处所，是重要的络穴，它与一般的腧穴不同，它在生理上是经脉与经脉循环流注联络的枢纽。在治疗方面，又有其独特的主治证候及较高的疗效。《灵枢·经脉》篇指出："足太阴之别，名曰公孙，去本节之后一寸，别走阳明，其别者，入络肠胃，厥气上逆则霍乱，实则肠中切痛，虚则鼓胀，取之所别也；足少阴之别，名大钟，当踝后绕根，别走太阳，其别者，并经上走于心胞下，外贯腰脊，其病气逆则烦闷，实则癃闭，虚则腰痛，取之所别者也。足厥阴之别，名曰蠡沟。去内踝五寸别走少阳，其别者，经胫上睾结于茎，其病气逆则睾肿卒疝，实则挺长，虚则暴痒，取之所别也。任脉之别，名曰尾翳，下鸠尾，散于腹，实则腹皮痛，虚则痒瘙，取之所别也。"《灵枢·脉度》曰："跷脉者，少阴之别，起于然骨之后，上内踝之上，直上循阴股，入阴，上循胸里入缺盆，上出人迎之前，入頄属目内眦，合于太阳、阳跷而上行，气并相还则为濡目，气不营，则目不合。"所谓然骨之后，指足内踝下1寸，足少阴经的照海穴，此穴为阴跷脉之所主，共前四络之别，为之五络。五络不通，故诸多病作矣。

治法：补肝肾，壮阳回厥。

方药：大寄生汤：

桑寄生20g，肉桂6g，附子6g，甘草10g，干姜6g，赤芍10g，当归10g，牛膝10g，独活6g，鹿角胶6g，薏苡仁10g。

上药以水4杯，煮取1杯，药滓再煮，取汁1杯，每日2次，温服。

方论：大寄生汤以桑寄生一药为君，本品有补肝肾、壮筋骨之效，虽无燥湿之能，却有养血润筋之功，对于血不养筋之骨节痹痛，尤为适宜。肉桂、附子、鹿角胶入少阴，温阳跷尤有其功。甘草、干姜温中阳以达四末。上药假当归、牛膝、独活、赤芍、薏苡仁养血通络，引药下行。煦之以气，濡之以血，五络得通，胫温厥回，痹痛必已矣。

【医案选粹】

下肢痿痹

于某，男，42岁，农民。1967年10月20日诊。

在农村种地，白天去地里干活，晚上去陵地干零活，再加挖河，疏浚水道，1年前患下肢冷痛，久治不愈。近月以来，下肢痿痹加重，行走趔趄，有时站不稳，酸麻胀痛难忍，有时小腹痛，有下坠之感，腰脊及髋下酸楚疼痛，足踝经常冷痛，按如冰块，不欲饮食，精神倦怠，大便稀薄，小便清长，脉沉细，舌淡、苔白滑。

辨证治疗：寒湿凝聚下焦，肝肾阳气不得伸展，寒湿侵犯经络，筋骨久久失养，拘弛不已，故五络不通，形成痿痹，动转困难。甚则湿气上泛，脾运失调而不欲饮食，精神萎靡，大便溏薄，腰为肾府，肾气不得伸展而腰脊痛楚，肝主筋膜，筋膜失于濡润与通畅，故而髋下酸楚。肝肾气血双亏，阳气不达于下肢五络，而站立不稳，行走不利。脉证互参，证属少阴阴跷络阻痿痹之证。治以温煦肝肾，活络祛湿，温通奇经之品治之。

附子10g，肉桂6g，菟丝子4.5g，川续断30g，桑寄生30g，当归18g，熟地黄 30g，淫羊藿 20g，独活 12g，怀牛膝 30g，薏苡仁 30g，生姜 9g，鹿角胶（烊化）12g，鸡血藤 30g，大蜈蚣 3 条，陈皮 25g，甘草 12g。

上药以水 4 杯，文火久煮，取汁 1 杯，药滓再煮，取汁 1 杯，每日 2 次，温服。

二诊：10 月 25 日。上方服 5 剂，腰脊酸楚好转，他证亦有起色，再宗上法扩充。

附子 15g，肉桂 6g，菟丝子 45g，桑寄生 45g，川续断 30g，当归 18g，川芎 12g，黄芪 30g，熟地黄 30g，淫羊藿 25g，独活 15g，薏苡仁 30g，大蜈蚣 3 条，鸡血藤 60g，鹿角胶（烊化）12g，防己 20g，陈皮 30g，生姜 10 片，甘草 9g。

上药以水 4 杯，文火久煮，取汁 1 杯，药滓再煮，取汁 1 杯，每日 2 次，温服。

三诊：10 月 30 日。上方大队温煦肝肾经腧之剂并进，髋下跗踝酸楚疼痛，略显好转，而冰冷不瘥，行走依然困难，阴跷之络仍无反应，脉尚沉细。病来深远，而王道亦无近功矣，乃仍宗上方加减续进，但得一线生机则幸。

桑寄生 60g，附子 24g，干姜 12g，肉桂 6g，菟丝子 45g，当归 30g，大熟地 30g，豨莶草 30g，独活 15g，薏苡仁 45g，黄芪 30g，鸡血藤 60g，鹿角胶（烊化）12g，怀牛膝 20g，甘草 12g。

煮服方法同上。

另加：生硫黄细末，每次服 2g，每日服 2 次。

四诊：11 月 12 日。上药断续服药 7 剂，跗踝已显温煦，腰脊酸楚不若前甚，行走亦较为有力。综观之，寒湿阴霾之邪渐祛，阳气必有来复之望，况患者尚属壮年，继以上法续进，从其权宜。

桑寄生 60g，熟附子 24g，干姜 9g，桂枝 19g，菟丝子 45g，当归 30g，熟地黄 30g，豨莶草 30g，独活 12g，薏苡仁 45g，黄芪 30g，鸡血藤 60g，鹿角胶（烊化）12g，陈皮 24g，甘草 9g。

上药，煮服法同上。

生硫黄细末，仍照上法继服。

五诊：11 月 24 日。上药再断续服药 7 剂，跗踝转温，五络显温，行走更觉有力，可以单行 300 米，再行则感乏力，腰髋酸楚已瘥，寒湿将祛，阳气来复，其病愈大有希望，方药更当权变。

桑寄生 60g，附子 15g，干姜 6g，桂枝 12g，菟丝子 30g，当归 24g，黄芪 30g，豨莶草 24g，独活 9g，鸡血藤 60g，鹿角胶（烊化）12g，陈皮 24g，甘草 9g，红花 6g，牛膝 15g，薏苡仁 30g。

上药以水 4 杯，煮取 1 杯，药滓再煮，取汁 1 杯，每日 2 次，温服。

六诊：12 月 6 日。上药断续服 7 剂，行走有力，有时还可骑自行车，饮食增加，食欲亦感馨香，阴霾将已散尽，精神振作，跗踝屈伸自如，脉来冲和，再与补肾养肝、调补跷脉之法与之。

桑寄生 30g，桂枝 15g，菟丝子 30g，当归 18g，熟地黄 30g，鸡血藤 30g，川续断 30g，怀牛膝 18g，薏苡仁 30g，鹿角片（打细入煎）20g，陈皮 24g，半夏 24g，生甘草 9g，生姜 6 片。

上药以水 3 杯，煮取 1 杯，药滓再煮，取汁半杯，晚睡服 1 杯，早晨服半杯。

5. 阴跷少阴崩漏证

妇人月经不调，或量多如注，或量小淋漓不止，腹痛，唇爪无华，舌淡苔白，脉细弱者，胶艾汤加味主之。

浅注：阴跷之脉，为足少阴之别，其脉虽起于跟中，循少阴之脉上行，循阴股入阴，上循"交贯冲脉"，冲为血海，冲脉气血空虚，阴跷之脉失其所滋，跷与冲脉气血俱亏，气不摄血而崩漏如注，抑或血亏失荣而腹痛，滴漏不已，唇爪无华，舌淡苔白，脉细而弱之证，皆为其特征。温血、止血、养血、调补跷冲为治法，其病可瘥。

治法：养血止血，温肾，调补阴跷。

方药：胶艾汤（《金匮要略》）加味：

熟地黄 25g，当归 20g，川芎 20g，白芍 20g，艾叶炭 20g，甘草 10g，炮姜炭 10g，阿胶（烊化）10g，鹿角胶（烊化）10g。

上药先煮 7 味，煮 2 遍，取汁 2 杯，烊化阿胶、鹿角胶，每日 2 次，温服。

方论：胶艾汤一方为治妇女崩漏及安胎要方。今借以治疗血虚阴跷少阴崩漏之证。方中地、归、芎、芍即四物汤，有补血调经之功，白芍配甘草又为芍药甘草汤，有缓急止痛之效。阿胶、艾叶、炮姜炭、鹿角胶有补血止血、养血温宫，并调补冲任及阴跷脉之效。如兼气虚可加人参、黄芪补气摄血。如漏下不止可加杜仲炭、桑寄生、苎麻根等，疗效更佳。

【医案选粹】

白血病

郑某，女，27 岁。腹痛 8 天，恶心呕吐（呕吐物中有黯红血块），鼻衄，月经淋漓不断，四肢出现紫红色斑块。某医院化验：血红蛋白 68g/L，红细胞 3.1×10^{12}/L，白细胞 31.9×10^9/L；骨髓象：骨髓细胞明显活跃，髓母细胞分裂多见，百分比增高。诊断为白血病。诊见患者面色㿠白，语声低怯，气促自汗，时而呕吐腹痛，四肢皮下有点状及片状出血，月经淋漓不止，舌质淡黯少苔，两脉虚数无力。此属气血两虚，血不循经。治宜补气养血。方取芎归胶艾汤化裁：黄芪 50g，当归 18g，白芍 30g，阿胶（烊化）12g，生地黄、熟地黄各 30g，炙甘草 9g，侧柏叶 9g，仙鹤草 9g。5 剂。药后诸症悉减，唯股内侧见一大血斑，前方加浮小麦 15g，大枣 10 个，鹿角霜（冲服）25g。共服药 15 剂痊愈，后查血常规及骨髓象均正常。半年内追访两次，未见复发。

（郑延辰医案）

三、阴跷厥阴类证

1. 阴跷厥阴疝痛证

疝痛上及肾俞，下连阴囊，偏痛不已，并胁痛里急，急躁善怒，脉弦劲，舌红苔黄，柴胡疏肝散加味主之。

浅注：《奇经八脉考》指出："阴中痛，男子阴疝，女子漏下不止。""阴跷脉在尾闾前，阴囊下。"与肝经之脉环绕阴器，关系十分密切。其病多由肝气抑郁，络脉郁阻，气滞不宣，其疝牵及经脉而上及肾俞以下髋髎，甚则偏痛不已，胁痛里急。肝气郁勃，跷脉失养，由是急躁善怒，脉来弦劲，舌红苔黄续而发之。

治法：疏肝解郁，养血益跷。

方药：柴胡疏肝散加味：

柴胡 12g，陈皮 12g，白芍 20g，枳壳 10g，香附 20g，川芎 10g，当归 12g，甘草 10g，乌药 10g，黄连 10g，吴茱萸 6g，延胡索 10g，川楝子 10g，橘核 10g。

上 14 味，以水 4 杯，煮取 1 杯，药滓再煮，取汁 1 杯，每日 2 次，温服。

方论：方中以柴胡、白芍、黄连疏肝解郁清热为主药，配伍枳壳、陈皮、香附、乌药理气以破壅滞；当归、川芎、甘草以养肝血；延胡索、川楝子、吴茱萸以缓急止痛。肝气得疏，肝血得养，经气得通，跷脉自得其滋养，而疝痛可瘥。

2. 阴跷厥阴漏下证

经血漏下，淋漓不断，胁痛乳胀，心中烦热，头晕目眩，脉虚数，舌偏红，苔薄黄，奇效四物汤加减。

浅注：八脉隶乎肝肾，妇女之经带胎产，多与肝肾有关，肝气郁结，疏泄失度，血不归经则漏下不止。肝脉布于胁下，经络郁而不发，气火结聚则胁痛乳胀，甚则心中烦热。气火缘阴跷之脉上逆而为之头晕目眩。脉与舌象均属阴跷厥阴气郁漏下之候。

治法：清热解郁，养血止血。

方药：奇效四物汤（《济阴纲目》）加减。

白芍 20g，生地黄炭 20g，当归 10g，川芎 10g，黄芩 15g，柏叶炭 10g，阿胶珠 10g，薄荷 10g，小蓟炭 10g，甘草 6g，细柴胡 6g。

上药水煮 2 遍，取汁 2 杯，每日 2 次，温服。

方论：奇效四物汤加减一方，方中重用白芍配柴胡、薄荷以疏肝解郁清热为主；四物汤之地黄炒炭，养血益阴兼有止血之意；黄芩清弥漫之热；余药皆凉血止血之品。全方组成共达清热解郁、养血止血之效。

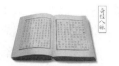

阳跷病类证并治

一、阳跷太阳类证

1. 阳跷太阳痉证

《金匮要略》指出："病者，身热足寒，颈项强急，恶寒，时头热，面赤目赤，独头动摇，卒口噤，背反张者，痉病也……脉沉迟，瓜蒌桂枝汤主之。"

浅注：阳跷之脉，是足太阳经的分支，其脉起于根中，出于外踝下足太阳申脉穴，当踝后绕跟，以仆参为本，上外踝，以跗阳为郄，直上循股外廉，循胁后，胛上会手太阳阳维于臑腧，上行肩膊外廉，会手阳明于巨骨，会手阳明、少阳于肩髃，上人迎夹口吻，会手足阳明、任脉于地仓。同足阳明上而行巨髎，复会任脉之承泣，至目内眦，与手足太阳、足阳明、阴跷五脉会于睛明穴，从睛明穴上行入发际，下耳后，入风池而终。

本条是论述痉痛的主证，其发病与跷脉的关系是十分密切的。这里所说的痉病，其原因主要由风邪所引发阳跷、太阳、阳明的综合痉病。《素问·至真要大论》谓："诸暴强直，皆属于风。"太阳主表，其脉自巅顶下项，行脊背之两旁，太阳感邪，故发热恶寒而见项背强直。颈为阳明之域，其脉挟口而行于面部，邪在阳明，故见面赤目赤，卒口噤，项强。风为阳邪，上先受之，其性主动，所发头热足寒，独头动摇，背反强，治疗当调和营卫，疏泄风邪。清热生津，柔润筋脉，综合调之。徐忠可指出："此为痉证有汗不恶寒者主方，太阳病其证备者，身热头痛汗出也，身体强，即背反张之互词，几几然，即颈项强之形状。脉反沉迟，谓阳症得阴脉，此痉脉之异于正伤寒也。"尤在泾指出："此证身体强几几然，脉反沉迟者，为风淫于外而津伤于内，故用桂枝则同，而一加葛根以助其散，一加瓜蒌根兼滋其内，则不同也。"

治法：调和营卫，清热，养阴，平痉。

方药：瓜蒌桂枝汤（《金匮要略》）：

瓜蒌根30g，桂枝6g，白芍6g，甘草6g，生姜6片，大枣12枚。

上药以水5杯，煮取1杯，药滓再煮，取汁1杯，每日3次，温服，啜热粥发其微汗。

方论：方中桂枝汤，调和营卫于太阳跷维。君以瓜蒌根（天花粉）味苦入阴之品，用之以生营血，益阴分之津液，以柔其筋脉，用量必大，方可济事，阴阳得以调和，正气充沛，则邪从微汗而解。喻嘉言指出："瓜蒌根味苦入阴，擅生津彻热之长者为君，和之桂枝汤和营卫，养筋脉而治其痉，乃变表法为和法也。"

【医案选粹】

痉证

金某，男，4岁。发热头痛，频繁呕吐，儿科以流脑收入院治疗，给予磺胺、抗生素及对证疗法。10余天后呈昏睡状态。神志不清，不吃不喝，并出现频频抽风。每日约抽10余次，抽时两眼上吊，角弓反张，牙关紧闭，四肢抽搐，每次约数分钟即自行缓解。给予输液打针，用各种镇静剂40多天效果不佳。一直处于昏迷状态，遂停西药，改用中药治疗。患儿发热比以前有所好转，但如不用退热药时体温仍然上升，易汗，唇干裂，舌上少津，脉数。治以银翘散加花粉，因吞咽困难用鼻饲灌入。每日1剂，并送下安宫牛黄丸半粒。经服上药3剂后，抽风次数逐渐减少，持续时间缩短，神志渐清，会哭，并能稍进饮食。继以上药加减化裁，减去安宫牛黄丸，每日1剂，体温降至正常，四肢抽搐虽减少但仍未痊愈。家属再三要求出院调治疗养。时过2月，患儿复来就诊治疗。抽风与出院时无甚差别。据家属叙述，2个月以来在外一直未停止过治疗。多以寒凉生津之品或以羚羊钩藤息风解痉之类治之，少有效验。患儿面色㿠白，唇舌色淡，精神疲惫，大便溏，手足不温。据此，为过用寒凉，挫伤阳气，不仅脾胃损伤，而且气阴皆虚，不能濡养经脉，抽风终难治愈。遂以瓜蒌桂枝汤治疗，连服5剂。10余日后复诊，抽搐次数显著减少，程度也轻。宗此方加白术、当归、党参等调治1个月痊愈。

（赵明锐医案）

2. 阳跷太阳目痛证

风中阳跷、太阳之经，目中赤痛，头痛，甚则目张不合，脉浮数，刺风池、风府，即与羚羊蝉花汤。

浅注：阳跷为足太阳经之别，又与足少阳经筋并行，其脉上至睛明，内连脑府。《灵枢·寒热病》篇指出："足太阳有通项入于脑者，正属本目，名曰眼系，头目苦痛，取之在项中两筋间入脑，乃别阴跷阳跷，阴阳相交，阳入阴，阴出阳，交于目内眦，阳气盛则瞋目，阴气盛则瞑目。"据取穴"在项中两筋间"的说法不一。一者是张景岳说："足太阳之脉，有通项入于脑者，即项中两筋间玉枕穴也。"一者陈璧琉说："足太阳膀胱经的循行，由头顶深入脑部，就分别属于阴跷阳跷二脉。"又说："足太阳膀胱经，有行到项部入络于脑的，此处正属于目之根。"一说跷脉在项中两筋间，为风府穴处入于脑。一说为《难经·二十八难》："阳跷脉者，起于跟中，循外踝上行，入风池。"

这样就不难看出，取之两筋间的穴位，即玉枕、风府、风池。关于三穴的主治，玉枕穴，主目痛如脱，不能远视，内连系急，头风痛不可忍，鼻塞不闻。风池穴，主洒淅寒热，目眩苦，偏正头痛，颈项如拔，目泪出，目内眦赤痛，目不明等。风府穴，主中风，舌缓不语，头痛，项急不得回顾，目妄视，头中百病等。从针师常用穴来说，一般多采用风府配风池。跷脉虽非终于风池，但风池穴为胆经之穴，由风邪引起之"目泪出，目内眦赤痛"，配此穴确能取到良好的效果。

又《素问·缪刺论》曰："邪客于足阳跷之脉"，令人目痛，从内眦始，刺外踝之下半寸所各二痏（申脉）。"《灵枢·热病》曰："目中赤痛，从内眦始，取之阴跷（交信）。"《针灸甲乙经》对于目病，其取穴之处，推之更加广泛。如目中赤痛取之阴跷，乃指跷脉所主之照海穴；目中痛不能视，取上星、**谚谑**、天牖、风池；青盲远视不能，取承光；目瞑、远视，取目窗；目赤痛，取天柱；目眩、头痛引目外眦，取颔厌；目不明，恶风，目泪出，内眦赤痛，取睛明；白膜覆瞳，取目窗；以下还有取承泣、四白、颧髎、水沟、承浆、龈交、上关、商阳、偏历、下廉、手五里、解溪等。针灸医师，必当细而究之，择善从之。

治法： 清热散风，明目止痛。

方药： 羚羊蝉花汤：

羚羊角粉（分冲）4g，蝉蜕15g，羌活6g，川芎6g，薄荷10g，菊花20g，桑叶20g，赤芍10g，红花10g，升麻5g。

上10味，先煮9味，取汁2杯，每日2次，温服，每服冲下羚羊角粉2g。

方论： 羚羊蝉花汤一方，乃清热解毒、散风消肿、明目止痛之方，方中羚羊角粉一药，其味咸寒。除有平肝息风、清热定惊之外，又主入督脉与脑，对于惊痫抽搐、高热神昏、目赤内障尤有捷效。《神农本草经》谓："主明目，目赤，头痛，非此不能疗。"蝉蜕一药，性味咸寒，其气清虚，非但可散风热，抑可除目昏障翳，及头风眩晕。伍桑叶、杭菊、薄荷，对于风热二表证，风火之目昏生翳，确有良好的治疗效果。此等药伍之于羚羊，对于太阳阳跷之目痛，其疗效更当益彰矣。川芎一药，辛散力强，上窜之力可达巅顶，对于头痛、目痛，疗效甚佳。《神农本草经》谓："主中风入脑头痛。"《名医别录》谓："主面上有风去来。"东垣谓："头痛必用川芎。"羌活亦辛散之品，主入太阳、督脉、阳跷，主治头痛、目赤、肤痒。与川芎虽属辛温之品，但用量小，伍于辛凉药中，取其气上达也。薄荷辛凉，主散风退热，解郁疏气，以清轻凉散，芬芳开郁，上清头目，下疏肝气，故为治疗头风、头痛、眼目赤痛之良药。桑叶、菊花，皆甘苦寒凉之品，凡感冒风热、头眩肿痛、目赤欲脱之症无不可疗。桃仁、红花于此方中，随药上行以活络消肿。升麻一药，载药上行，为方中之舟楫也。

【医案选粹】

头痛目赤

郑某，男，41岁，饭店经理。1983年6月7日初诊。

久患头痛头晕，久治未愈，素有饮酒吸烟之癖，近又感冒风热，头痛头晕甚，并两目红肿涩痛，昼夜不得睡眠，不欲食，但欲饮酒，大便干燥，小便黄短，脉来浮大而数，舌红少苔。

辨证治疗：久患头痛头晕，肝火内伏，又兼风热之袭，内外合邪而两目红赤涩痛，不得眠，不欲食，脉沉浮大而数，证兼太阳阳跷，治当清热散风，息风通便。

桑叶30g，菊花30g，蝉蜕10g，薄荷10g，赤芍30g，红花6g，川芎6g，生地黄30g，木贼草10g，黄芩10g，石斛30g，瓜蒌30g，甘草10g，羚羊角粉（分冲）6g。

上药以水4杯，煮取1杯半，药滓再煮，取汁1杯半、每日3次，温服。

三诊：6月17日。上药服后，两目红肿涩痛减却大半，头痛头晕已瘥，寐意好转，再宗上方化裁。

桑叶30g，菊花20g，蝉蜕15g，薄荷叶6g，赤芍、白芍各30g，生地黄30g，玄参20g，石斛30g，石膏30g，木贼草10g，大黄6g，甘草6g，瓜蒌15g。

上药以水3杯，煮取1杯，药滓再煮，取汁1杯，每日2次，温服。

6月30日，患者续服上药9剂，病愈。

3. 阳跷太阳痹痛证

腰胯及跗臁外侧痹痛，筋脉挛急，脚难屈伸，步履维艰，或麻木不仁，脉细弱，舌淡苔薄白者，独活寄生汤主之。

浅注：阳跷之脉，为足太阳经之别脉，其脉起于跟中，出于外踝下足太阳申脉穴，当踝后绕根，以仆参为本，上外踝上3寸，以跗阳为郄，又直上循股外廉，过少阳经居髎穴而上行。王启玄云："直阳之脉则太阳之脉，挟脊下行，贯臀至腘循腨，过外踝之后，条直而行者，故曰直阳之脉也，跷为阳跷所生，申脉穴也。"风寒湿三气中于其经而痹痛，久则气血两虚，肝肾不足，跷阳失养，而筋缩挛急，屈伸不利或麻木不仁者，治当祛痹邪、益气血、补肝肾、温通阳跷为法。

治法：祛风通痹，温通阳跷，补益肝肾。

方药：独活寄生汤（《千金方》）：

独活10g，桑寄生20g，杜仲10g，牛膝10g，细辛3g，秦艽10g，茯苓15g，肉桂3g，防风10g，川芎10g，党参10g，甘草10g，当归15g，白芍10g，生地黄20g。

上药以水3杯，煮取1杯，药滓再煮，取汁1杯，每日3次，温服。

方论： 独活寄生汤一方，乃祛风湿、止痹痛、益肝肾、补气血、营阳跷之方。方中以独活、肉桂、防风入阳跷太阳之经以祛风湿；秦艽、细辛祛风通络利筋骨；杜仲、桑寄生、牛膝补益肝肾而祛风湿；当归、川芎、生地黄、白芍养血和血以通血脉；党参、茯苓、甘草补益正气。诸药协力，使风邪得祛，阳跷得温，气血得充，肝肾得补，扶正祛邪，标本同治，则诸证得解。若腿膝踝冰冷而痛，可加重肉桂，添附子、鹿茸。若膝踝肿痛、肤热者，可去独活、肉桂，加防己、黄柏、木通。若腿膝酸楚乏力者，可加鹿角胶、肉苁蓉等。

二、阳跷少阳类证

1. 阳跷少阳中风证

中风脑病，头昏头痛，口㖞目斜，筋挛急，不得屈伸，阳缓阴急，足内翻，步履困难，脉弦滑，天麻钩藤饮主之。

浅注： 中风脑病，偏枯不遂，一般人们多认为是在阴虚阳亢，即肾阴虚、肝阳亢，甚至仅按现代脑血管疾病分析病情。其实，古人在跷脉病篇早有其病因之说。古人认为其病在跷脉，重点在脑府，表现于头目和四肢，而主要又在下肢。《灵枢·经筋》篇指出："足少阳之筋……颈维筋急，从左之右，右目不开，上过右角，并跷脉而行，左络于右，故伤左角，右足不用，命曰维筋相交。"充分说明跷脉与少阳经筋并而行之，在颈部左右交叉，所以左额角及脑府受伤，会引起右下肢偏瘫。这种病机变化证明，跷脉与经筋的关系是十分密切的。除此之外跷脉在目的交会，与跷脉上行至咽部、交贯冲脉都说明跷脉与筋脉的关系。其病"阳缓而阴急，阴缓而阳急"的挛急现象，以及口㖞目斜，腨筋挛急，屈伸不利，步履维艰，其足内翻都关系到跷脉的病变。单从脑部分析及治疗中风病是有一定的局限性的，往往脑部病变已可，而遗留了一系列的手足不遂、步履趔趄等，久久不得其瘳。而中医学提倡的是综合治疗方法，是把脑与跷脉、经筋以及与脏腑相关的方方面面综合分析，综合治疗。也就是把息风镇惊、滋阴潜阳、调和脏腑、活血化瘀、通经活络、强壮筋骨等治疗方法贯穿于整个过程中，各个时期又各有所侧重，通权达变，辨证论治，故而一般都能取得满意的治疗效果。

治法： 息风镇惊，通经活络。

方药： 天麻钩藤饮（《杂病证治新义》）：

天麻20g，钩藤30g，石决明20g，益母草20g，桑寄生20g，夜交藤20g，茯神15g，山栀子10g，黄芩10g，牛膝20g，杜仲20g。

上 11 味，以水 5 杯，煮取 1 杯，药滓再煮，取汁 1 杯，每日 2 次，温服。

方论： 天麻钩藤饮一方，乃息风镇惊、通经活络之方。方中天麻除用于肝胆风木之病外，更入督脉与脑，以息风定惊，主疗风热头痛，中风语謇，抽搐挛急等证；钩藤入肝胆，息风定惊，凡头目眩晕，属风火相煽者均可疗之。与天麻配伍，镇惊息风，缓解挛急则力大；石决明清脑而明目，栀子、黄芩清上焦弥漫之热；益母草以活络通经；牛膝、杜仲、桑寄生主补肝肾，益跷脉，壮筋骨，并通经活络，养血益气；夜交藤、茯神取其安神以定惊。

【医案选粹】

风中经络

刘某，男，56 岁，德州，1981 年 3 月 10 日初诊。

患有头目眩晕三四年之久，经常服益寿宁片、清眩丸维持治疗。昨天外出受风寒，今觉头痛、嘴笨、手麻、口喎眼斜、左半身不灵活、有时脚挛急。去某医院检查，血压不高，治疗未效，特转我处治之。

久有肝风内伏，今加外邪，内外合邪，发病风中经络，治当息风解表，内外兼顾。

天麻 20g，钩藤 40g，石决明 30g，桑叶 30g，蝉蜕 20g，桑寄生 30g，怀牛膝 30g，鸡血藤 30g，杜仲 20g，全蝎 10g，大蜈蚣 1 条，黄芩 10g，白芍 30g，栀子 10g，甘草 10g。

上药以水 4 杯，煮取 1 杯半，药滓再煮，取汁 1 杯半，每日 3 次，温服。

治疗经过： 上方服 3 剂后，头痛、嘴笨、口眼喎斜均愈，唯手麻、脚挛急未瘥，原方加重鸡血藤为 60g，大蜈蚣 2 条，又服 5 剂、痊愈。

2. 阳跷少阳失眠证

《金匮要略》指出："**虚劳虚烦不得眠，酸枣仁汤主之。**"

浅注： 清代李文曰："虚烦不得眠者，血虚生内热，而阴气不敛也。"阳气满，卫气不得入于肝胆，魂不得入于脏，魂不藏故虚烦而不眠。尤在泾指出："而魂既不归，客必有浊痰燥火乘间而袭其舍者，烦之所由作也。"

治法： 养血安跷，清热除烦。

方药： 酸枣仁汤（《金匮要略》）：

酸枣仁 30g，甘草 10g，知母 10g，茯苓 20g，川芎 10g。

上药水煮 2 遍，取汁 2 杯，每日 2 次，温服。

方论： 酸枣仁汤一方，以酸枣仁一药为君。《本草经疏》指出："酸枣仁得木之气而兼土化，故其实酸平，仁则兼甘，气味匀齐，其性无毒。"又说："专补肝胆以复醒脾，从其类也。"因其味酸，酸入肝胆，更配甘草一药，酸甘化阴，收敛虚阳之气，归于跷脉，藏之于肝胆。川芎条畅气血，与酸枣仁一酸收，一辛散，相反相成，发挥养血安神之效。茯苓配枣仁以安神魂。知母、甘草清热除烦。虚热除，虚烦止，眠睡自宁。罗谦甫曰："经云肝藏魂，人卧则血归于肝。"又曰："肝为罢极之本。"又曰："阳气者烦劳则张。罢极必伤肝，烦劳则精绝，肝伤精绝，则虚劳虚烦不得卧明矣。枣仁酸平，应少阳木化而治肝。极者宜收宜补，用酸枣仁至二升，以生心血，养肝血，所谓以酸收之，以酸补之是也，顾肝郁欲散，散以川芎之辛散，使辅枣仁通肝调荣；又所谓以辛补之也，肝急欲缓，缓以甘草之甘缓，使防川芎疏泄过急，此所谓以土葆之也。然终恐劳极则火发，伤阴阳旺，阳气不行于阴，而仍不得眠，故佐知母崇阴水以制火，茯苓利阳水以平阴，将水壮而魂自宁，火清而神且静矣。此治虚劳肝极之神方也。"

【医案选粹】

阳跷脉病重症失眠案

谢某，男，45 岁，1995 年 9 月 20 日初诊。

患失眠反复发作已 1 年，经西医诊断为脑神经衰弱，初服神衰果素片有效，数日后便无效，彻夜不寐。又服谷维素、艾司唑仑等药，可以强制入睡，然不服则不能入睡，服之次日头脑昏沉，身软乏力。近 2 周来，更发严重，非但整晚不能合眼，惧入床席，白日头昏脑胀，恶心，纳食乏味，右部胁肋作胀，询其素有肝炎病史，体质清癯。诊其脉缓大，舌质黯红，苔薄白。证属肝气失调，阳跷脉旺，卫不入阴所致。治宜调肝气，养阴以纳跷阳。处方：炒酸枣仁 30g，丹参 15g，柏子仁 10g，朱茯神 10g，知母 10g，香附 10g，川芎 10g，夜交藤 20g，甘草 6g。3 剂。

9 月 25 日二诊：患者谓服药殊效，入睡已香，惟觉口稍干，胁肋仍有胀感，脉大稍减，舌如前，仍用原方改知母 15g，5 剂。嘱可间日服 1 剂，以资巩固。10 日后来询，睡寐正常，精神亦佳。数月后因事操劳过度，曾有小发，服取原方仍效。

（朱祥麟医案）

3. 阳跷少阳癫证

发病如醉如痴，言语不序，喜笑无时，甚则惊恐气怯，脉弦滑，舌苔略黄，黄连温胆汤加味主之。

浅注： 阳跷脉的发病，主要表现在目的开合与足的行动，但重点在脑。与少阳经的关系主要表现于颈维相交。其病多起于志愿不遂，气郁生痰，痰火互滞，上干于脑，神不守舍，以致发病则如醉如痴，言语不序，喜笑无时，甚至有惊恐而发清窍不利，语次伦失。痰火内郁，不得发泄而脉弦，苔黄。

治法： 清心、化痰、开窍、安神。

方药： 黄连温胆汤加味：

黄连 6g，陈皮 15g，半夏 15g，云茯苓 20g，竹茹 10g，枳实 15g，甘草

10g，石菖蒲 10g，远志 10g，酸枣仁 30g，羚羊角粉（分冲）2g。

上方中前 10 味，水煮 2 遍，取汁 2 杯，每日 2 次，温服，每次兑羚羊角粉 1g。

方论：黄连温胆汤一方，方中黄连性味苦寒，主入心、肝、胆、胃、大肠五经，此方用之，清肝胆以明耳目。方中陈皮、枳实理气开郁。半夏、茯苓以降气化痰。酸枣仁、甘草以补虚扶正，养血安神。石菖蒲开窍化痰，借其芳香清冽之气，辟秽浊不正之邪，振奋清阳之气，开塞而省迷惑，大有提神通窍之功。远志通达心肾之气，故能安神，豁痰开窍，除邪气，安魂魄。羚羊角特有醒脑、息风、定惊之功，可清少阳、阳跷之痰火而疗癫痫。全方组成既不偏任温燥以劫液，又不偏用清润以助痰为其特长。

【医案选粹】

郁证

于某，女，33 岁。1995 年 5 月 10 日初诊。

恼怒之后，精神抑郁 1 个月余，精神恍惚，两胁支满，不思纳谷，四肢倦怠，喜叹息，有时喃喃自语，有时悲切落泪，寐劣多梦，脉象弦滑，舌质偏红，苔略黄腻。前在某医院诊断为精神分裂症、神经症等，服药无效。中医辨证，此属肝气郁滞、化火生痰、上蒙清窍之郁证。治宜疏肝理气、清热化痰，佐以通络开窍之法调之，方以正胆汤加味。

处方：柴胡 10g，陈皮 20g，半夏 20g，云茯苓 20g，甘草 10g，竹茹 10g，枳实 30g，代赭石 20g，瓜蒌 30g，石菖蒲 15g，远志 15g，胆南星 10g，黄连 10g，丝瓜络 20g。

上药以水 3 杯，煮取 1 杯，药渣再煮，取汁 1 杯，每日 3 次，温服。

上方连服 4 剂，大腑通畅，神态略清，叹息悲切与自语消失。

三、阳跷阳明类证

1. 阳跷阳明经证

阳跷、阳明经病面瘫，口眼㖞斜，甚则面部肌肉抽动，或阵发挛痛，加味牵正散主之。

浅注：阳跷之脉，起于跟中，出于外踝下申脉穴；上行会于阳明，夹口吻，上行巨髎，复会任脉于承泣穴；至目内眦之睛明穴，足阳明经亦行于面部夹口环唇。阳明内蓄痰浊，风寒干于其经，阻滞头面经络；经隧不利，筋肉失养，故见面瘫，口眼㖞斜。甚则面部肌肉抽动，或痉挛剧痛。

治法：祛风通络，消痰止痉。

方药：加味牵正散：

白附子、僵蚕、全蝎、蜈蚣、川芎、白芷各等份。

共为细末，每次服 3g，每日 2～3 次，温酒送下，亦可水煎服，剂量酌情加减。

方论： 加味牵正散一方，为祛风痰、通经络、止痉挛、消痰气之方。方中白附子一药，性味辛甘，主入胃经及阳跷之经，善祛风化痰、通络止痛，尤能升能散，为治风止痛之要药，而以偏于头面上部者为胜。全蝎、白僵蚕尤善化痰通络，祛风止痉。蜈蚣同全蝎，都是虫类，性善走窜，为治风之要药。川芎辛温，有活血搜风、行气止痛之功。张元素谓本品有"上行头目，下行血海"的评论，足以表明川芎之辛香走窜之性，发表作用不大，止痛之力尤强。白芷一药，辛可散风，芳香通窍，为疗风止痛之品。凡头、目、眉、齿等由风寒引起之疼痛，皆可用之，此方加之以为引经报使而用之。本方为散剂，散者发散之意，更用温酒调服以助药力，直达头面受病之所。

2. 阳跷阳明腑证

胸腹胀满，潮热谵语，大便燥结，不得卧，**必齘齿**，甚则脚挛急，大承气汤下之。

浅注： 本证由里热壅盛，故见胸腹胀满；胸腹为阳明经脉所过之处，热盛耗灼津液，阳跷与阳明之经筋失于濡养，神志被灼而昏愦，故潮热谵语，不得卧；津气不濡润筋脉，而脚挛急；手足阳明经脉入上下齿，阳明热盛已极，故齘齿，齘齿为牙关紧闭，严重时上下齿切切有声的现象。《灵枢·热病》云："热而痉者死，腰折瘛疭，齿噤齘也。"所以用大承气汤急下存阴，亦即"热淫于内，治以咸寒"。

治法： 峻下热结。

方药： 大承气汤（《伤寒论》）：

大黄 12g，川厚朴 15g，枳实 15g，芒硝 9g。

上 4 味，先煮二物，取汁 2 杯，去滓，内大黄，更煮 1 杯半，去滓，内芒硝，更上微火一二沸，分温再服，得下，余勿服。

方论： 阳明腑实，邪热炽盛，真阴欲竭，筋脉失养。方中大黄，苦寒泻热通便，荡涤肠胃，辅以芒硝泄热，软坚润燥。川厚朴、枳实行气散结，消痞除满，并助硝黄加速排泄积滞，由于本方有峻下热结、承顺胃气下行之功，故名承气。阳明积热得下，津气来复，阳明得清，阳跷得养，其病可愈。

四、阳跷脉虚类证

1. 阳跷气虚证

《灵枢·口问》云："上气不足者，脑为之不满，耳为之苦鸣，头为之苦倾，目为之眩"，杞菊地黄汤主之。

"中气不足，溲便为之变，肠为之苦鸣"，补中益气汤主之。"下气不足，乃为痿厥心悗"，肾气丸、二仙汤主之。

浅注：异乎寻常的奇病之邪，与一般疾病的致病因素不同，邪气盘踞之处，大都是由于正气不足，所以在上部的正气不足，就会出现脑虚不满，或耳中蝉鸣，或头部沉重不支而倾斜，或眼目昏眩。

在中部的正气不足，就会使大小便失常，或肠鸣不止的症状。

在下部的正气不足，就会出现四肢痿软无力或厥冷，或心胸满闷。

治法：补虚益气。

方药：①杞菊地黄汤：

枸杞子 20g，菊花 15g，山茱萸 20g，山药 10g，丹皮 10g，泽泻 20g，生地黄 30g，云茯苓 20g。

上药水煮 2 遍，取汁 2 杯，每日 2 次，温服。

方药：②补中益气汤：

黄芪 20g，甘草 10g，党参 20g，当归 15g，陈皮 20g，升麻 10g，柴胡 10g，白术 20g。

上药水煮 2 遍，取汁 2 杯，每日 2 次，温服。

方药：

③肾气丸（略）。

④二仙汤方：仙茅 20g，仙灵脾 15g，当归 10g，巴戟天 20g，黄柏 10g，知母 10g。

上药水煮 2 遍，取汁 2 杯，每日 2 次，温服。

方论：杞菊地黄汤一方，所主诸证，皆属真阴亏虚、虚火上炎所发，该方虽云肝、肾、脾俱补之方，实乃以补肝肾为主。肾主藏精，肝主藏血，肾主骨而生髓充脑。肝主筋，肝肾不足，脑为之不满，耳为之苦鸣，头为之苦倾，目为之眩。方用地黄填补肾阴，山茱萸、杭菊、枸杞子养肝肾之精以明目；茯苓、山药、泽泻淡渗利湿以泄虚火；丹皮清泄肝火。诸药合用，肝肾得养，脑髓得充，跷脉亦得以滋养。

补中益气汤，其主要功效为益气升阳、调补脾胃。然脾胃为营卫气血生化之源，如饮食劳倦，损伤脾胃，气血亏虚，在中部的正气不足，就会使二便失常，肠鸣泄泻不止，甚则久泻、久痢、脱肛、妇女阴挺下垂。方以黄芪为主补中益气；参、术、甘草益气健脾；陈皮理气和胃；当归以养脾血；升麻、柴胡以升提中阳之气。脾胃强健，中气自立。

二仙汤一方，主要功效，为温肾阳，益肾阴，泻肝火，壮筋骨。主治体倦乏力、腰酸腿软、下肢痿痹、筋惕肉瞤、阵发性面颊烘热、心烦自汗等症。方中以仙茅、淫羊藿、巴戟天温补肾阳；黄柏、知母滋肾保阴，当归温润血脉。肾之阴阳得补，血气得养，跷脉得滋，下气自足。

2. 阳跷络虚证

夫尊荣人，骨弱肌肤盛，重困疲劳，外证身体不仁，不知所苦，如微痹状，脉阴阳俱微，黄芪桂枝五物汤主之。

浅注： 但知享乐而不知锻炼身体之人，筋骨脆弱而肌肤丰满，实乃形盛于外而谦于内之人，稍一作劳而感疲倦，或只感疲倦而又说不出苦在何处，如何痛痒，如微痹之状的不仁之状，脉象又均见细微，均属于阳跷之络虚、卫阳之气行而不畅的缘故。《素问·邪气脏腑病形》谓："阴阳形气俱不足，勿取以针，而调以甘药也。"因此在治法上应根据"阳跷在肌肉之上"而采用调和营卫，温阳行气。使阳跷络脉充实通畅则病必已。

治法： 调和营卫，温阳行气。

方药： 黄芪桂枝五物汤（《金匮要略》）：

黄芪 30g，桂枝 20g，白芍 20g，生姜 30g，大枣 12 枚。

上药以水 3 杯，煮取 1 杯，药滓再煮，取汁 1 杯，每日 3 次，温服。

方论： 黄芪桂枝五物汤，方中重用黄芪以固卫气、实皮毛为君；臣桂枝治卫升阳，亦充实阳跷之要药也；佐芍药协芪桂至卫毛以理血络；生姜、大枣佐芪桂以调营卫。此方亦气行则血行之意矣。

【医案选粹】

低热

朱某，女，35 岁。1982 年 10 月 5 日初诊。

低热 2 年余，体温常在 37.5℃左右，偶尔达 38℃。伴有怯风怕冷，自汗津津，声低气短，纳谷不香，大便溏薄，周身乏力等。舌质淡红而胖，苔薄白，脉细缓无力。证属气虚身热。拟取甘温除热法。用黄芪桂枝五物汤加味。处方：黄芪 30g，桂枝 10g，白芍 10g，焦白术 10g，炙甘草 3g，生姜 3g，大枣 5 枚。煎服上方 12 剂后，症状基本消失。改用补中益气丸调服半月以善其后，随访至今未发。

（刘殿青医案）

颈椎病

张某，男，66 岁。1984 年 11 月 6 日初诊。1 个月前感觉左上肢发凉，左手指麻木，以四、五指明显，每当用手持物或上肢受压时症状加重。常因转颈而导致由肩臂至手指放射性麻木。素日神疲乏力，颈项板硬，头晕耳鸣，视物昏花，颈椎 X 线片示有 C_{5-6} 椎体前后缘增生，C_{5-6}、C_{6-7} 椎间隙略变窄，关节面有硬化现象。检查：左手握力差，左侧桡骨膜反射，肱二、肱三头肌腱反射较右侧低，左前臂尺侧痛温觉减退。舌质黯有瘀斑，脉弦细。此因气虚无力行血，经脉不利，不能荣养筋脉肌肤所致，治宜益气活血、温经通脉。处方：黄芪 30g，桂枝 12g，赤芍 12g，川芎 12g，丹参 30g，当归 12g，红花 9g，桃仁

12g，细辛 3g，片姜黄 12g。水煎服，每日 1 剂。11 月 10 日复诊：服药 5 剂，症状明显好转，唯持物时感觉手指麻木，舌脉同前。继服上方 24 剂，自觉症状消失。

（张洪斌医案）

不宁腿症

张某，女，31 岁，教师。1983 年 6 月 27 日初诊。

双下肢胀麻两个月余，每至夜间自感双小腿肌肉深部酸胀、麻木不适，似有蚁行感，双腿不得静，静则剧，痛苦非常，按摩或拳击腿部可使症状得以暂时缓解，以致经常彻夜不得安眠，需不时改变腿的位置或行走活动。白天神疲乏力，记忆力减退。曾服艾司唑仑、地巴唑等药治疗，不效。检查：面色无华，精神萎靡，舌质淡，苔薄白，脉细弱无力。证属气血营卫虚弱、肌肤筋脉失养。治宜益气养血、活血通脉。处方：黄芪 30g，桂枝 6g，赤芍 12g，当归 15g，川芎 9g，丹参 30g，牛膝 12g，酸枣仁 18g，鸡血藤 30g，大枣 5 枚，甘草 6g。水煎服，每日 1 剂。7 月 1 日复诊：服药 3 剂，症状大减，已能安卧，继进 6 剂，诸症得除。

（张洪斌医案）

脉学验专辑

"奇经八脉"是指在十二经脉之外的八道脉络，即督脉、任脉、冲脉、带脉、阴维脉、阳维脉、阴跷脉、阳跷脉的总称。它们与十二经脉不同，既不直属脏腑，又无表里配合关系，"别道奇行"，故称"奇经"。

其生理功能，主要是对十二经脉的气血运行起着溢蓄、调节的作用。

督脉：有总督、统率全身阳气之功，为"阳脉之海"。

任脉：有总任、妊养全身阴气之功，为"阴脉之海"。

冲脉：为十二经之海，有通受十二经脉气血的功能，为"血海"。

带脉：约束诸经。

阴维脉、阳维脉：维系全身阴经、阳经。

阴跷脉、阳跷脉：主肢体运动与眼睑开合。

奇经方药简编

孙朝宗 著

孙松生 孙梅生

刘政 孙震 协助整理

前　言

　　叶天士于《临证指南医案》中对奇经八脉之疾有了较多的认识，并提出了治疗奇经八脉之病的诸多治疗原则与方法，主要有辛香通络法、苦辛通降法、刚药通阳法、柔剂通阳法、介类潜阳法、血肉有情法等。这对后世治疗奇经之病，起到了一个指导性的作用，综观奇经八脉的用药宗旨，主要是通血络，补肝肾，填精髓，暖胞宫四个方面，而以调补肝肾为重点，这是因为奇经八脉与肝肾有着密切的关系，为奇经八脉的根源。叶天士之后，有沈金鳌《沈氏尊生书》卷十一奇经八脉门集有 80 余方，又有严西亭的《得配本草》，载有奇经药考，对于奇经八脉的治疗也有一定的指导意义。随着社会的发展，人们对奇经八脉的研究和认识越来越深入，针对它的治疗，也就逐渐丰富起来。

　　我们认为奇经辨证与六经辨证融为一体的辨证方法，可以体现出奇经辨证治疗的优越性与实用性。2010 年在每一经之首，遴选了前贤对某经方药的概述，下列该经的主药与主方，记录了前贤的学说和个人的一点认识与临证心得，而成《奇经方药简编》一书可供参考。并附奇经八脉"用药法度""历代名医奇经证治选例"，今再结合临床实践增补部分方药。

　　此书既已葳事，想错漏必多，谨作抛砖引玉而已，敬请同仁正之。尚望海内同仁继续深入探讨奇经八脉的辨证与治疗，以求充实和完善中医学的这一理论体系。

孙朝宗

2016 年 11 月

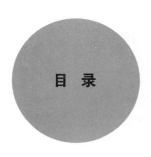

目　录

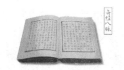

第一章　督脉

第一节　前贤对督脉方药的概述

《奇经八脉考》："督脉病，脊强而厥，宜用羌活，独活，防风，荆芥，细辛，藁本，黄连，附子，乌头，苍耳之类。"

《本草纲目》说：羊脊骨"补骨虚，通督脉，治腰痛，下痢"。又说"鹿茸补督脉之气，麋茸补督脉之血。"

《临证指南医案》："鹿茸壮督脉之阳，鹿胶补督脉之血。"

《得配本草》："苍耳子走督脉，羊脊骨，白果通督脉，细辛，附子，藁本主督脉为病，脊强而厥。"又说："鹿角霜通督脉之气舍，鹿角胶温督脉之血，鹿茸通督脉之精室，鹿含草，杞子补督脉之精血，黄芪兼治督脉为病，逆气里急。"

综上而观之，药如藁本，防风，羌活，细辛，荆芥，苍耳，独活，川乌，附片等能祛督脉之风寒湿邪；药如黄连，白果等能清除督脉痰热；药如鹿胶，鹿含草，枸杞子，羊脊骨，鹿茸，麋茸，故子，苁蓉等能补督脉精血；药如鹿角，鹿霜，巴戟天，菟丝，黄芪等能通补督脉阳气。

沈金鳌复结合前贤论述，提出治督脉病之成方。他说："治督脉病诸药要品及方四：

总治：羌活，荆芥，秦艽，细辛，黄连，附子。

苏合香丸（强厥）：白术，犀角，香附，朱砂，诃子，荜茇，冰片，木香，檀香，沉香，麝香，丁香，安息香，薰陆香，苏合香油。

藿香正气散（强厥）：大腹皮，茯苓，白芷，紫苏，厚朴，白术，陈皮，藿香，桔梗，甘草。

川芎茶调散（头重）：薄荷，川芎，荆芥，羌活，白芷，甘草，防风，细辛。每末二钱，食后清茶下。

白芷丸（头重）：白芷二两，萝卜汁浸，晒干为末，蜜丸，弹子大，每一丸细嚼，清茶或荆芥汤下。"（《杂病源流犀烛》）

按：观此原为治脏腑经络病之方药，亦能用治奇经八脉之病。要旨在辨证准确，乃不致有方药误投之失。如此，方能扩大临床治督脉病之用药范围。方药虽出自前贤，应用则全在医者之变通。

（引自《奇经证治条辨》朱祥麟．奇经证治条辨［M］．北京：中国中医药出版社，2012．）

第二节　督脉主药

一、鹿茸（附：鹿角、鹿角霜、鹿角胶）

性味： 性温，味甘、咸。

归经： 归督脉、任脉、冲脉、带脉、肾经、肝经、心经。

功效： 补精髓，壮元阳，温督脉、任脉、冲脉。

主治： 阳气虚弱，心悸，眩晕，阳痿漏精，督阳虚亏，脊背寒冷，腰脊痛。

选注： （1）《本经逢原》："鹿茸，甘温无毒。"又云："鹿是山兽属阳，性淫……"

（2）《临证指南医案》："鹿茸壮督脉之阳。"

按： 本品补益肝肾，生精益髓，温养督脉，强筋健骨，腰痛羸瘦，取其补火助阳。调理冲任，固摄带脉。角乃督脉所发，督为肾脏外垣，外垣既固，肾气内充，命门相火，不致妄动，气血精津，得以凝聚，扶阳固阴之力尤强。有补督脉之真阳，交通阳维之功。

鹿角： 性温，味咸。益气扶阳，强骨髓，续绝伤；治腰脊痛，心痛，脱精失血，疗疮痈。

选注： 《本经逢原》："鹿角生用，则散热行血，消肿辟邪；生角屑，治乳痈肿毒"。

鹿角霜： 鹿角煎胶之渣，功能比角力差，可代角以治脾胃虚寒，反胃呕逆，温中而不腻。

选注： （1）《得配本草》："鹿角霜通督脉之气舍。"

（2）《本经逢原》："鹿角霜，治火不生土，脾胃虚寒，食少便溏，反胃呕逆之疾，取温中而不黏滞也，煅灰行崩中积血。"

鹿角胶： 鹿角熬成，性味甘平，功以补虚羸，长肌增髓，强筋骨，生精血。

选注： 《本经逢原》："熬胶则益阳补骨，强精活血，总不出通督脉补命门之用，胶有缘合冲任之功。非龟鹿二胶不能达任脉，非当归地黄不能引入冲脉。"

按： 鹿茸一药，专入督脉，性味温柔，血肉有情之精品，通督脉之精室；

鹿角霜通督脉之气；鹿角胶温督脉之血；三味鹿药通用于督脉，凡督脉气血，经络之病用之多有奇效。

二、苍耳子

性味： 性温，味苦、辛。

归经： 督脉、肺经。

功效： 行督脉以温阳散风湿。

主治： 头风，目寒，鼻渊，风疹，风寒湿痹。

选注： （1）《得配本草》：主走督脉。

（2）《本经逢原》：治头痛，脑痛。

（3）《本草备要》：善发汗，散风湿，上通脑顶，治头痛目暗，肢挛疼痛，偏身瘙痒。

按： 苍耳子，为祛风疗湿之药，有疏散宣通之功，能上达巅顶，内通骨髓，入督脉，疗脑痛，目暗，头风，鼻渊。

三、藁本

性味： 性温，味辛。

归经： 督脉、冲脉、任脉、带脉、膀胱经。

功效： 入督脉，祛风燥湿，散寒止痛。

主治： 风寒头痛，巅顶头痛，大寒犯脑疼痛，妇人阴肿，疝瘕带下，腹痛。

选注： （1）《本经》：主妇人疝瘕，阴中寒，肿痛。

（2）《珍珠囊》：治太阳头痛，巅顶痛，大寒犯脑，痛连齿颊。

（3）《本经逢原》：头上巅顶痛，连齿颊痛，女人疝瘕，阴痛。督脉为病，脊强而厥。

按： 藁本一药，上行巅顶，外散达表；入督脉经络，疗大寒犯脑；下入冲脉、任脉、带脉，疗疝瘕，妇人阴中肿痛，带脉不束之带下诸证；以取其疏和之功。

四、细辛

性味： 性温，味辛。

归经： 督脉、冲脉、肺经、肾经。

功效： 走督脉，入冲脉。发汗祛风，化痰止痛。

主治： 督脉头痛，鼻寒，齿痛，痰咳。走督脉疗头痛脑动，明目。入冲脉疗血闭，妇人血淋腰痛。

选注： （1）《本经》：头痛脑动，百节拘挛。

（2）《别录》：风痫癫疾，下乳积，血不行。

（3）《药性论》：除齿痛，血闭，妇人血淋腰痛。

（4）《得配本草》：主督脉为病，脊强而厥。

（5）《汤液本草》：润肝燥，治督脉为病，脊强而厥。

按： 细辛一药，入肺、肾，以疗痰饮咳喘；入督脉以疗督脉为病，脊强而厥；更疗头痛脑动，百节挛急，疗癫痫；入冲脉以疗乳积，血气不行及妇人血淋，腰痛。

五、羌活

性味： 性温，味苦、辛。

归经： 督脉、膀胱经、肝经、肾经。

功效： 入督脉以搜风，发表，祛湿，止痛。

主治： 外感头痛，身痛，督脉颈项强痛，口面㖞斜，失音不语。

选注： （1）《脾胃论》：诸风掉眩，颈项难伸。

（2）《汤液本草》：治项强，腰脊痛。

（3）《本经逢原》：督脉为病，脊强而厥者，非此不能除。

按： 羌活一药，祛风，散湿，通痹尤为其常；入督脉以疗颈项强痛，口眼㖞斜，脊强而厥，眩晕，失音不语。

六、黄芪

性味： 性温，味甘。

归经： 督脉、阳维脉、冲脉、带脉、脾经、肺经。

功效： 入督脉及阳维脉，补中益元气，补气固表，祛毒生肌。

主治： 督脉为病，虚损羸瘦，脾虚泄泻，崩漏带下，痈疽内陷，便血脱肛，五痔鼠瘘。

选注： （1）《别录》：妇人子脏风邪气，五脏间恶血，丈夫虚损，五劳羸瘦，利阴气，益气，补气，助阳。

（2）《药性论》：主虚喘，肾衰耳聋，疗寒热，治发背，内补。

（3）《大明本草》：助气，壮筋骨。

（4）《得配本草》：黄芪主阳维为病，苦寒热，督脉为病，逆气内急。

按： 黄芪一药，主补气固表，补中益气；主督脉为病，逆气内急，主阳维之苦寒热；入冲脉疗崩漏；升举带脉以疗脏腑下垂，白带淋漓。

七、附子

性味： 性热，味辛。

归经： 主入督脉，通行十二经。

功效：入督脉，补火回阳，散寒逐湿，益火之源，以消阴翳，大有回阳救逆之功。更能补阳以配阴，而使阴从阳复。

主治：脾肾阳虚，真阳汩没，脉微欲绝，水肿，身冷肢厥。又主入督脉，以疗脊强而厥，头重高摇，背寒腰痛，不得俯仰。疗肾、脾、心诸脏阳气衰弱者。

选注：（1）《别录》：治腰脊风寒，脚气冷弱，心腹冷痛，坚肌骨，霍乱转筋，下痢赤白。

（2）《珍珠囊》：温暖脾胃，除脾湿肾寒，补下焦之阳虚。

（3）《得配本草》：主督脉，脊伤而厥。

按：附子一药，专入督脉，禀雄壮之质，能引补气药通行十二经，追复散失之元阳。能引补血药入于血分，以疗不足之真阴。又主入督脉以疗真阳汩没，脉微欲绝，头重头晕，背冷肢厥。《素问·骨空论》云：督脉为病，从少腹上冲心而痛，不得前后，为冲疝，女子为不孕，癃，痔，遗溺，嗌干……治在骨上，甚者在脐下营。《本草纲目》曰："督脉虽行于背，而别络自长强走任脉者，则由少腹直上，贯脐中，贯心，入喉，上颐，环唇，而入于目之内眦，故显此诸证。"

八、羊脊骨

性味：性温，味甘。

归经：督脉、肾经。

功效：温督补阳，补益肾肝。

主治：主督脉为病，肾气虚，阳气不足，虚劳羸瘦，腰膝酸软，头目眩晕，记忆能力差，健忘，妇人白带，白浊。

选注：（1）《得配本草》：通督脉。

（2）《本草纲目》：虚劳寒中羸瘦，补肾虚通督脉，治腰痛，下痢，肾虚腰痛，耳聋，白浊。

按：羊脊骨，禀西方坚劲之气，得火煅以济之，可消铜铁，误服铜铁者用之。调补督脉，可治腰痛，下肢痛楚。补督脉及肾以治羸瘦，下痢，耳聋，妇人白浊，白带等。

九、枸杞子

性味：性平，味甘。

归经：督脉、冲脉、脾经、肺经、肝经、肾经。

功效：补督脉，冲脉之精血。补肾益精，养肝明目。

主治：督脉虚亏，腰痛，膝痛。虚劳，脾肺津亏，精气亏虚，神萎，遗精，心肺客热，肺热咳嗽，头晕目暗，视力不足。

选注：（1）《得配本草》：补冲督之精血。

（2）《本经逢原》：峻补肝肾冲督之精血。

按：枸杞子一药，为调补肝肾以及督脉，冲脉之佳品，治疗虚劳微黄，头晕目糊，阳痿遗精，五内邪气，热中消渴，腰背痛楚，周痹。

十、狗脊

性味：性甘温，味苦。

归经：督脉、带脉、肝经、肾经。

功效：调补督脉，温养肝肾，强筋骨。

主治：腰酸，筋骨挛痛，脊骨痛楚，强直不得俯仰，寒湿痹痛以及妇人带下。

选注：（1）《本经》：主腰背强。

（2）《别录》：竖脊骨，关节重。

按：狗脊一药，强督脉之药，对于腰背脊骨疼痛，都有其疗效，又能收摄带脉，对于妇人白带有较好的治疗效果。

十一、猪骨髓

性味：性寒，味甘。

归经：督脉、肾经。

功效：调补虚劳，调补督脉，益骨髓。

主治：骨蒸劳热，脊热，肝肾阴虚，虚火上炎，盗汗，肺伤血络，咯血，吐血，烦热易饥，足膝痛热，仆损恶疮。

选注：（1）《图经本草》：涂小儿解颅，头疮及脐肿，眉疮，补骨髓，益虚劳。

（2）《本草纲目》：按丹溪治虚损补阴丸，多用猪脊髓和丸取其通肾俞，以骨入骨，以髓补髓也。

按：猪骨髓一药，以血肉有情之品，调补人身精气不足致奇经纲维失护。经云："形不足者，温之以气，精不足者，补之以味"。肾与命门不足，督脉失于维持，又当以血肉充养。肝肾阴虚，相火偏旺，乃真阴不足之象；骨蒸潮热，盗汗，损伤肺络，有时引发咯血，吐血。《丹溪心法》之大补阴丸，应用猪骨髓、龟板、地黄、知母、黄柏即是清泄相火而保真阴之方也。

十二、牛骨髓

性味：性温，味甘。

归经：督脉、冲脉、脾经、肾经。

功效：调补中气，续髓补肾，益于督冲。

主治：督脉亏空，冲脉不足，补中安五脏，精气不足，骨蒸劳热，相火偏旺，盗汗潮热，劳咳络破等。

选注：（1）《别录》：安五脏，平三焦，续绝伤，益气力，止泄。

（2）《千金翼方》：平胃气，通十二经。

（3）《本草纲目》：润肺补肾，泽肌悦面，理折伤擦损痛甚。

按：牛骨髓一药，入脾、肺、肝、肾经，能补中安五脏，续髓，补督脉、冲脉之亏耗，对于骨蒸潮热，相火偏旺，劳咳络破者，尤有疗效；更善于调补奇经八脉之纲维不足，《临证指南医案》于虚劳篇经常用之以调补奇经空亏之证。

十三、白果

性味：性平，味甘、涩。

归经：督脉、肺经。

功效：定喘，止带浊。

主治：咳嗽气喘，肾与督脉虚弱，白带，白浊淋漓不断，肾气虚，小便点滴，不能自止。

选注：（1）《本草纲目》：温肺益气，定喘，缩小便，止白带，白浊。

（2）《本经逢原》：定喘，止白浊，除痰。

（3）《得配本草》：通督脉。

按：白果一药，性善收涩，既能敛肺气而定喘，又可涩肠，治由肾与带脉弛缓而引发之小便难禁。

十四、冰片

性味：性寒，味辛、苦。

归经：督脉、肺经、心经、肝经。

功效：清督脉火，明目，止痛。

主治：督脉惊痫痰迷，中暑昏迷，喉痹咽肿，口疮，目翳，霍乱。

选注：（1）《汤液本草》：散心热。

（2）《本草纲目》：疗喉痹，通诸窍，散郁火。

（3）《新修本草》：主心腹邪气，耳聋，明目。

按：冰片一药，清督脉之热，辛香善窜，通窍。治惊痫痰迷，喉痹，多配丸散用之。

十五、蔓荆子

性味：苦、辛、平。

归经： 督脉、膀胱经、胃经、肝经。

功效： 疏散风热，清利头目。

主治： 头风头痛，目赤肿痛，风湿痹痛，筋骨寒热，脑鸣，头风，头沉痛重。

选注： （1）《本经》：主筋骨中寒热，湿痹拘挛，明目，坚齿，利九窍，去百虫……

（2）《别录》：风头痛，脑鸣，目泪出，益气，令人光泽脂致。

（3）《大明本草》：利关节，目赤，治癫疾。

（4）《本草备要》：治痹痛拘挛，头痛脑鸣，目赤齿痛。

（5）《汤液本草》：搜肝风。

（6）《本草纲目》：体轻而浮，上升而散，故所主者皆头面风虚之证。

按： 蔓荆子一药，体轻而浮，功能疏风，凉血，利窍，凡血热之邪，用此凉之散之止痛，及湿痹拘挛之邪，无不相宜。

十六、荆芥

性味： 辛温。

归经： 督脉、阳维脉、肺经、肝经。

功效： 入督脉，祛风散寒，止头痛，一身关节疼痛，疮肿寒热，透疹，炒炭入血分止血。

主治： 头痛、风湿痹痛，督脉阳亏，脊背寒冷，感冒风寒，产后发热，咽喉肿痛，瘰疬生疮，头项强痛，大头瘟。

选注： （1）《本经》：主寒热，瘰疬生疮。

（2）《本草纲目》：散风热，清头目，利咽喉，治项强……吐血，衄血，下血，血痢，崩中，痔漏。

（3）《本草求真》：荆芥辛温而苦，芳香而散，气味轻扬，入肝经散风邪。

按： 荆芥一药为辛散督脉阳维之药，入肝经气分驱散风邪。风在皮里膜外而见肌肤灼热，头目眩晕，身背疼痛者，用此治无不效。常与防风同用，入肌肤宜宣散耳。入肝经通利血脉，疗疮疡痛肿等。靡不借其轻扬以为宣泄也。

十七、仙茅

性味： 辛热有毒。

归经： 督脉、肾经、肝经。

功效： 解补命门阳道，暖腰膝，除寒湿。

主治： 腰膝痹痛、挛急、阳痿、精冷、痿痹不能行。

选注： （1）《开宝本草》：主心腹冷气不能食，腰脚风冷挛痹不能行，丈夫虚劳，老人失溺，男子益阳道。

（2）《本草纲目》：仙茅性热，补三焦命门为也，惟阳弱精寒，禀赋素性者宜之。

（3）《本草从新》：助命门，益阳道，治腰膝冷痛不能行。

（4）《本草正义》：补阳温肾之专药，故亦能祛除寒湿，与巴戟天、仙灵脾相类，而猛烈又过之。

按：仙茅一药，入督脉、肾经、肝经。功效温肾壮阳，祛寒除湿。本品辛热性猛，能补命门之火而兴阳道，适应于肾阳不足，命门火衰而致阴痿精寒，又能温脾土，增进饮食，除寒湿而暖腰膝。

十八、独活

性味：辛、苦、微温。

归经：督脉、太阳经、肝经。

功效：祛风祛湿，止痛，能通达周身血脉以止身痛。

主治：风寒头痛，伏风头痛，两足湿痹，腰膝酸痛等症。常与防风、秦艽、桑寄生、杜仲、当归配伍，治风湿冷痹，腰膝作痛，皮肤苦痒，挛痛不止。

选注：（1）《本经》：主风寒所击，止金疮痛，奔豚痫痉，女子疝瘕。

（2）《别录》：疗诸贼风，百节痛风，无问新久。

（3）《本经逢原》：升中有降，能通达周身而散风胜湿。与细辛同用，以治厥阴头痛、目眩，又治少阴伏风头痛……

按：独活一药，为辛苦通络之品，上升下达。上通督脉太阳之经，有疏散宣通之功，上达巅顶以疗头风，及少阴头痛，通督髓以疗督脉脑风；下通肝经、肾经以疗周身风痹，关节酸痛。与羌活同用，其效益见显著。

十九、羚羊角

性味：咸寒。

归经：督脉、太阳经、肝经。

功效：入督脉以镇惊，入肝经以息风，清热解毒。

主治：癫痫，中风，惊风，发痉。因清热功能强，故多用于热证，也常用于肝火炽盛所引起之头痛、头晕、目赤羞明等证。有同犀角之功，对温热病、壮热神昏、谵语躁狂等证有显著疗效。

选注：（1）《本经》：主明目，起阴，益气，去恶血注下。

（2）《别录》：除邪气，惊梦，狂越僻谬，疗伤寒时气寒热，热在肌肤，湿风注毒伏在骨间及食噎不通。

（3）《本草衍义补遗》：主惊梦狂越，心神不宁，小儿热惊，清心解毒，明目益气。

(4)《本草纲目》：入厥阴肝经，肝开窍于目，能医治目暗障翳，小儿惊痫……

按： 羚羊角一药，入督脉，入肝经，善清督脉及肝经之火，为凉肝息风镇惊之要药，凡高热神昏，谵语惊厥，非此不能息。肝火上冲，目赤头痛，非此不能平。在温病中，往往与犀角配伍，一则平肝息风，一则清热凉血，为治逆转手足厥阴之良剂。

二十、白僵蚕

性味： 咸、辛、平。

归经： 督脉、肝经、肺经。

功能： 入督脉以解痉、散结、祛风。

主治： 督脉风痉、挛痉，痰喘发痉，头痛，头晕，颈项强痛，齿痛，目痛，咽痛，皮肤风疹，瘰疬，慢惊风，肝风头痛，小儿夜啼等。

选注： （1）《本经》：主小儿惊痫、夜啼。

（2）《本草纲目》：散风痰结核，瘰疬，头风齿痛，皮肤风疹，丹毒作痒，痰瘀症结，妇人乳汁不通，散结，停经等。

（3）《别录》：女子崩中赤白，产后腹中痛，灭诸疮瘢痕。为末治疔肿，拔根极效。

（4）《甄权》：治口噤，发汗，治疮灭痕。

按： 白僵蚕为治风病发痉之药，功能祛风化痰，散结行经，凡头风齿痛，惊痫抽搐，喉痹瘰疬等病，疗效极好。由于僵蚕善能息风，多用于小儿惊风，痰喘发痉，且常与蝉蜕为用，其功更捷已。

二十一、玳瑁

性味： 甘、寒。

归经： 督脉、肝经、心经。

功效： 平肝镇惊、清热解毒。

主治： 中风痉挛，急惊风，阳亢，壮热，神昏，谵语，解毒，镇惊，化痰。

选注： （1）《日华诸家本草》：止惊痫。

（2）《本草拾遗》：解岭南百药毒。

（3）《图经本草》：磨汁服，解蛊毒。

（4）《本草纲目》：解痘毒，镇心神，急惊客忤，伤寒热结狂言。又云："解毒清热之功，同于犀角"。

按： 玳瑁气味咸寒，质坚体重，功能近于犀角，有镇惊安神解痉之功能。

清烦热而疗心风，止惊痫而泻肝火，古方至宝丹。与犀角同用，为治肝阳上亢之良药，亦可治高热神昏，疗效很高，入药以生用为宜。

二十二、天麻

性味： 甘、微温。

归经： 走督脉，入肝经。

功效： 息风镇痉，止头痛、头晕。

主治： 痉挛瘈疭，头痛，头晕，目眩，肢体麻木，手足不遂，小儿风痫惊气，疗大人风眩，风热言语不利，健忘语多恍惚，失志善惊等。

选注： （1）《本经》：杀……蛊毒恶气。

（2）《药性本草》：治语多恍惚，善惊失志。

（3）《开宝本草》：主诸风湿痹，四肢拘挛，小儿风痫惊悸，诸风麻痹不仁，风热头痛，风热言语不利。

（4）《珍珠囊》：风虚眩晕头痛。

（5）《用药法象》：其用有四，疗大人风热头痛，小儿风痫惊悸，诸风麻木不仁，风热语言不遂等证。

（6）《本草正义》：盖天麻之质厚重坚实，而明亮光润，富于汁液，故能平静镇定，养液以息内风，古名定风草，能治虚风，岂同逛言，今多治血虚眩晕，小儿热痰风惊，皆有良效。

按： 天麻为治眩晕头痛之要药，诸风掉眩，皆厥阴督脉之病。凡风热头痛或风痫惊悸，皆可借天麻定惊息风之力以疗之。天麻除治头痛、头晕、惊痫之外，更能利腰膝，强筋力，虚实之用，亦随证施治矣。

二十三、全蝎

性味： 辛平、有毒。

归经： 督脉、肝经。

功效： 息风镇痉、解疮肿毒，尾功尤捷。

主治： 急惊风，慢惊风，破伤风痉挛抽搐，角弓反张，中风口眼㖞斜，半身不遂，疮疡肿痛，痔疮发痒，语涩，手足抽掣等症。

选注： （1）《开宝本草》：治诸风瘾疹，及半身不遂，口眼㖞斜，语涩，手足抽搐。

（2）《本草衍义》：大人小儿通用，惊风尤不可阙。

（3）《本草纲目》：小儿惊痫抽搐，大人疟疾，耳聋，疝气，诸风疮，女人带下，阴脱。

（4）《本草会编》：破伤风以全蝎防风主之。

（5）《本草从新》：治诸风掉眩，惊痫搐掣，口眼㖞斜……厥阴风木之病。

按： 全蝎为督脉厥阴肝经之药，凡督脉厥阴肝经诸风之症，俱以用之，中风抽搐，惊风挛急，尤不可阙。

二十四、钩藤

性味： 甘、微苦、寒。

归经： 蹻脉、督脉、肝经、心包经。

功效： 清热，平肝，镇痉，通络。

主治： 头目眩晕、小儿惊痫，抽搐痉挛，麻疹，风湿痰热，高热神昏，目赤，心烦热。

选注： （1）《别录》：治小儿寒热，十二惊痫。

（2）《药性本草》：治小儿惊啼、瘈疭热甚，客忤胎气。

（3）《本草纲目》：大人头旋目眩，平肝风，除心热，小儿内钩腹痛，发斑疹。又云："钩藤，手足厥阴药也"。足厥阴主风，手厥阴为火，癫痫眩晕，皆肝风相火之病，钩藤通心包于肝木，风静火熄，则诸证皆除。

（4）《备要》：治风热、定惊。

按： 钩藤一药，通心包于肝木，为手足厥阴之药，足厥阴主风，手厥阴主火，惊风抽搐，头目眩晕，都属风火相煽之病。钩藤功能平肝清热，息风镇惊，药证相对，颇著殊效。

二十五、蜈蚣

性味： 辛、温、有毒。

归经： 肝经、蹻脉。

功效： 止痉挛，解疮毒、蛇毒，祛风。

主治： 小儿惊风、抽搐痉挛、脐风口噤，角弓反张。丹毒瘰疬，外疡痈疽，恶疮蛇咬。

选注： （1）《本经》：主鬼疰蛊毒，噉诸蛇虫毒，温疟，去三虫。

（2）《别录》：疗心腹寒热积聚、坠胎，去恶血。

（3）《纲目》：小儿惊痫风搐，脐风口噤，丹毒，秃疮，瘰疬，便毒，痔漏，蛇伤。

（4）《本草从新》：治脐风撮口、痉痫、瘰疬、蛇癥、疮甲、杀虫坠胎。

按： 蜈蚣与蝎，都是虫类，性善走窜，为治肝经、蹻脉之风药。凡小儿惊痫、脐风、破伤风诸症，都有优越的疗效。蜈蚣不独疗风，且能散结攻毒，去恶血，化痰涎，以治瘰疬、肿毒及蛇毒咬伤，功效亦好。对血虚痉挛，小儿慢惊，都在所忌，并能坠胎，孕妇禁用。

第三节　督脉主方

一、桂枝羌活汤（《奇经八脉证治方论》）

桂枝 12g，白芍 12g，甘草 10g，羌活 10g，独活 6g，防风 6g，生姜 10g，大枣 6 枚（破）。

上药水煮 2 遍，取汁 2 杯，日分 2 次温服。

功效：温通督脉，调和营卫。

主治：督脉虚寒之头项强痛，脊背恶寒，体重节痛，难以转侧，舌淡苔薄，脉象浮紧。

方义：桂枝羌活汤，乃桂枝汤加羌活、独活、防风组成。风为阳邪，湿为阴邪，风湿合而伤人之督脉、阳维脉，故而体重节痛，脊背恶寒，难以转动。风湿之邪，伤人卫阳，治以桂枝汤，调和营卫，并督脉，阳维；加羌活助桂枝汤以祛湿止痛。《本经逢原》指出："治足太阳风湿相搏，一身尽痛，头痛，肢节疼，目赤肤痒，乃却乱反正之主帅，督脉为病，脊强而厥者，非此不能除。"防风一药，主散风化湿。《本草备要》指出："散头目滞气，经络中留湿，上焦风邪，脊痛项强，周身尽痛。"《脾胃论》说：防风乃"风药中之润剂也。"总之，本方是在桂枝汤调和营卫的基础上，略加羌活、独活、防风，亦属发散督脉、阳维风湿之剂。

二、川芎茶调散（《太平惠民和剂局方》）

川芎、荆芥（去梗）各四两，白芷、羌活、甘草（炙）各二两，细辛（去芦）一两，防风（去芦）一两半，薄荷叶（不见火）八两。

上为细末，每服二钱，每日二次，食后清茶调下。

功效：温散督脉，散风止痛。

主治：风邪循风府而上，则为脑风，本方为治风邪头痛的主要方剂，风邪循经上犯督脑，甚则鼻塞或恶寒发热，舌苔白薄，脉浮者。

方义：风邪循经上犯督脉之头目，阻遏清阳之气，故见头痛目眩，所谓："伤于风者，上先受之"，邪正相争，故而头痛，鼻塞，恶寒发热。若风邪留而不去，则为头风。方中川芎主治少阳、厥阴之头痛；羌活主治督脉太阳经头痛；白芷主治阳明经头痛；其他如细辛、薄荷、荆芥穗、防风均可散上部之风邪；甘草调和诸药；茶叶苦寒，清上降下，可监制上药过于温燥，使升中有降，均为佐使之药。诸药共奏疏散督脉以及三阳之风邪，止其头痛之功。

三、苍耳子散（《济生方》）

辛夷仁半两，苍耳子两钱半，香白芷一两，薄荷叶半钱。

上晒干，为细末，每服两钱，食后用葱，清茶调下。

功效： 走督脉以散风寒，通鼻窍。

主治： 督脉受邪，风邪上攻之鼻塞，或鼻渊，症见：流涕，前额头痛或头晕，目眩等。

方义： 风邪郁结愈久，上扰清窍，以致清阳不升，督脉，阳明之络郁滞，浊阴上逆所致。苍耳子上通脑顶，专散督脉之风邪，而治鼻渊之头痛；白芷辛香上行阳明头面，通窍以祛风，尤善治头目鼻齿诸痛；辛夷通九窍兼散风邪；薄荷以宣透见长，清利头目；葱白升阳通气，清升浊降，其病可愈。

四、温督解凝汤（《孙朝宗临证试效方》）

当归 30g，川芎 20g，狗脊 30g，鸡血藤 30g，红花 10g，大熟地 30g，鹿角胶 20g（烊化），黄酒 30ml（兑冲）。

上药以水 5 杯，煮取一杯，药滓再煮，煮取一杯，二杯药汁合，再煮开加鹿角胶烊化，日分二次温服，每服兑黄酒 30ml。

功效： 温通督脉，活血通经。

主治： 督脉寒冷引发之脊背寒冷；或项，胸，腰椎骨质增生引起之颈项僵硬，疼痛不适，胸背不舒，腰痛，下肢畏冷窜痛，头痛，头晕以及风湿痹痛等症。

方义： 方中当归、川芎甘温而润，活血搜风，行气以止痛；狗脊温养肝肾，通督脉以强壮筋骨，并以坚脊，利俯仰以强腰系；鸡血藤、红花以甘平养血通行经络，活络化瘀；大熟地滋肾养肝，补血益精，填骨髓，壮督脉，壮筋骨；肾主骨，肝主筋，非熟地不足以作强。鹿性属阳，能壮元阳，补精髓，通督脉，调冲任，强筋骨，壮腰膝，暖寒凝，以疗腰脊寒冷，此处用之以温通督脉，化寒凝为主。又可主治腰脊劳损（如骨质增生）。腰着沉重者，可加白术；因白术可祛湿邪，又有"化腰间死血"之功。

五、鹿跷汤（《孙朝宗临证试效方》）

大熟地 30g，鹿角胶 20g（烊化），狗脊 30g，怀牛膝 20g，淫羊藿 20g，杜仲 30g，桑寄生 30g。

上 7 味，先煮 6 味，以水 5 杯，煮取 1 杯半，药滓再煮，取汁 1 杯，药汁二杯合，烊化鹿角胶尽，日分 2 次温服。

功效： 温煦奇经，调补肝肾。

主治： 精气暗耗，四肢痿软，肾阳亏虚，波及奇经而病痿楚，行走艰难者。

方义： 方中以熟地之甘温，大补精血，填骨髓以为滋补肝肾之上品；鹿角胶长于强筋骨，壮腰系补督脉，生精血，以行太阳督脉，大补奇经；有虚者补之，损者培之，绝者续之，怯者强之，寒者温之之功；狗脊善行脊里，温煦督肾；杜仲善行腰之两侧；淫羊藿善补肾阳；怀牛膝善引血下行；四药相合，补肝肾、壮筋骨之力堪称绝配。桑寄生一药，除补肝肾之功外，亦补益宗气，凡痿楚之证，大都胸部有紧束之感，投桑寄生一药无不取效。气虚易消瘦者加黄芪、白术；血虚面色苍白者加当归；兼湿热者，肢体疼楚或浮虚似肿胀者加苍术、防己、薏米。《类证治裁》指出："肝肾阴虚，足热枯痿者，填精髓。肾督阳虚，脊软腿酸者，壮筋骨，太阳督脉虚，形俯痿废者，理腰脊，衰年足软肌麻，跷维不用者，以温行流畅奇络。"

六、仙方活命饮（《校注妇人良方》）

白芷、贝母、防风、赤芍药、当归尾、甘草节、皂角刺（炒）、穿山甲（炙）、天花粉、乳香、没药各一钱，金银花、陈皮各三钱。

用酒一大碗，煎五、七沸服。

功效：入督脉以清热解毒，消肿止痛。

主治：膏粱为患，毒气内结，发病为百会疽、透脑疽、玉枕疽、脑铄、天柱疽、佛顶疽之焮热疼痛，壮热，大渴，口苦，便燥，脉洪数，舌红苔燥者。

方义：仙方活命饮一方，为疮痈、疽家之总方。痈疽肿毒乃毒热内郁，气血壅阻而成；热毒盛，气血滞，疼痛为甚。方中金银花清热解毒以消痈；佐以芍、乳、没，活血散瘀止痛；陈皮理气；白芷、防风通行营卫，疏风散结以消肿；天花粉、贝母清热散结；穿山甲、皂角刺解毒透络，消肿溃坚；甘草清热解毒。脓未成服之可消散，脓成者可使之溃，以酒引者，达病所以活血通络。他如黄连解毒汤等，均可化裁用之。

七、生铁落饮（《医学心悟》）加减

胆南星6g，橘红6g，远志6g，菖蒲6g，连翘10g，茯神6g，天冬10g，麦冬10g，贝母10g，元参10g，丹参10g，双钩藤15g，朱砂（研末）2g，生铁落200g。

上14味药，先煮生铁落1小时，再煮余下12味，取汁两杯，日服2次，每次1杯，每服药时，兑冲朱砂1g。

功效：入督脉以清热豁痰，镇惊安神。

主治：大人癫疾，小儿风痫，猝然昏仆，不省人事，手足抽搐，躁动不安，或静而昏倦，如醉如痴。

方义：《素问》云：有病怒狂者，治以生铁落为饮。《本草从新》谓："铁，重，坠痰镇惊，辛，平，有毒，镇心平肝，定惊疗狂。"天冬、麦冬、元参、丹参养阴活血。贝母、胆星、橘红、远志、菖蒲豁痰开窍；茯神、连翘安神祛痰；钩藤、朱砂息风定惊安神。

351
第一章 督脉

八、首乌天麻羚羊角汤（《奇经八脉证治方论》）

天麻 10g，何首乌 10g，双钩藤 15g，石菖蒲 6g，远志 6g，酸枣仁 10g，胆南星 6g，羚羊角粉 1g（冲）。

上 7 味，水煮 2 遍，取汁 2 杯，日分 2 次温服。每服冲羚羊角粉 1g。

功效： 调节督脉以清热镇惊，豁痰安神。

主治： 小儿风痫，猝然昏仆，不知人事，手足抽搐，两目上视，喉发五畜之声。

方义： 首乌天麻羚羊角汤乃清热镇惊，祛痰醒神之方。方中何首乌养血通便；天麻息风定惊；羚羊角平肝息风，尤能入督脉、脑海，以平风痫，即《局方发挥》所治："惊梦狂越，心神不宁，小儿卒热惊搐。" 双钩藤息风平肝；菖蒲、远志醒神开窍；胆南星清热，攻下积热；酸枣仁柔肝胆而安神。刚柔相济之方也。

九、九味羌活汤

羌活 6g，防风 6g，苍术 6g，细辛 2g，川芎 2g，白芷 3g，生地黄 3g，黄芩 3g，甘草 3g。

上九味，分量宜斟酌，水煮服，服后米粥压之，以取微汗为佳。

功效： 宣发督脉、阳维，发汗祛湿，兼清里热。

主治： 外感风寒湿邪，恶寒发热，无汗头痛，肢体酸痛，口苦微温，舌苔白，脉浮。

方义： 九味羌活汤一方，入督脉、阳维，以及太阳之经。方中羌活发散风寒，祛风胜湿，宣痹止痛，为主药；防风、苍术助羌活以祛寒、胜湿、止痛为辅药；细辛、川芎、白芷散寒祛风，并行气活血、宣痹以止头身之痛；生姜、葱白助主药以散风寒；生地、黄芩清泄里热，并防伤津；甘草调和诸药，共成发汗祛湿、兼清里热之剂。

十、镇肝熄风汤

怀牛膝 30g，生赭石 30g，生龙骨 15g，生牡蛎 15g，生龟板 15g，生杭芍 15g，玄参 15g，天冬 15g，川楝子 6g，生麦芽 6g，茵陈 6g，甘草 4g。

上药以水三大杯，煮取一杯，药滓再煮，取汁一杯，日分 2 次温服。

功效： 入肝经、督脉，镇肝息风。

主治： 肝阳上亢，头目眩晕，目胀耳鸣，脑中热痛，心中烦热，面色如醉，噫气，或肢体拘挛，口眼㖞斜，颠仆，昏不知人，移时而醒，脉弦长有力。

方义：《素问·调经论》所谓："气之与血，并走于上，则为大厥"。即指此意。脉弦长有力，为肝阳上亢之象，故治宜镇摄亢阳，并养肝肾。方中重用怀牛膝引血下行，折其阳亢，并滋养肝肾；代赭石降气，平肝潜阳；龙骨、牡蛎潜阳降逆；龟板、玄参、天冬、白芍以养阴熄风；茵陈、川楝子、麦芽以清泄肝阳之余，条达肝气之郁滞，有利于肝阳平降；甘草调和诸药；诸药合用，以成镇肝息风之剂。

十一、藁本汤（《孙朝宗临证试效方》）

藁本10g，苍耳子10g，麻黄6g，细辛3g，川芎10g，当归10g。

上药水煮二遍，取汁2杯，日分2次温服。

功效： 走督脉，温阳散风，活络止痛。

主治： 脑风头痛，巅顶痛不可忍，颈项背寒怯冷，脑户寒冷等。

方义： 风邪循经上干，着于头脑者为头痛，深入则为督脉脑风。方中藁本一药，辛、苦、温，无毒，性升属阳，为督脉以及太阳经寒郁经中，头项巅顶痛及大寒犯脑，连齿颊疼痛之专药，又可入督脉以疗脊强而厥。苍耳子主治头风脑痛，风湿痹痛，此药气味善通巅顶连脑，能走督脉。麻黄、细辛皆辛温上浮。麻黄又专破寒实头痛，细辛又专入督脉可疗脊强而厥。川芎、当归辛窜上行，实为温血、养血为其特长，佐于风药之中，以资散风而不伤血、伤阴。前贤有云："风邪上受，头痛不已，如鸟巢高巅，宜射而去之。"此之谓也。

十二、斑龙丸（《医统方》）加味

鹿茸50g，鹿角胶100g，鹿角霜100g，柏子仁100g，胡桃肉150g，补骨脂50g，菟丝子150g，大熟地150g，茯苓50g，韭菜子50g。

上药共为细末，炼蜜为丸，每丸10g，日服2次，每次1丸，淡盐水送服。

功效： 益督脉而振痿，温补肾阳。

主治： 督脉与肾气损亏，腰脊酸软，阳痿不举，神衰倦怠，脉沉细。

方义： 斑龙丸乃补肾壮阳，益督脉，振奋痿证之方。方中鹿茸、鹿角胶、鹿角霜冠于方中之首，峻补命门之火以通督脉；尤以鹿茸效力最强，善补督脉之阳；鹿角胶、鹿角霜效力较逊，善补督脉之气血；大熟地尤善大补肾之精血；菟丝子、补骨脂、韭菜子、胡桃肉补肾固精以疗百损；柏子仁调补心肾以益神志；茯苓淡渗引药入于少阴肾，为方中灵动之品。本方对于肾气耗伤所致之督脉腰脊酸软，阳痿神疲之证，尤有良好的治疗作用。

十三、参茸固本丸（《验方集》）

人参10g，鹿茸10g，黄芪10g，白术10g，熟地15g，当归10g，白芍10g，甘草10g，枸杞子15g，巴戟天15g，肉苁蓉15g，菟丝子15g，山药10g，茯神10g，桂心10g，小茴香10g，牛膝10g，陈皮10g。

上药共为细末，炼蜜为丸，每丸10g，日服2次，每次1丸，淡盐水送服。

功效: 温肾阳,补督脉,补百损。

主治: 肾阳久虚,督脉亏空,诸虚百损。头晕,头重,脊背畏冷,脉沉细。

方义: 方中鹿茸一药为血肉有情之品,善养人身及督脉之阳气,峻补命门之火,通督脉兼调冲任,壮筋骨以补髓,益精气以养血,具有虚者补之、损者培之、绝者续之、怯者强之、寒者温之之功;凡真阳式微,精血不足之证,用之皆宜。鹿茸性味温柔,即《内经》所谓"形不足者,温之以气;精不足者,补之以味"也。参、芪、术、草性皆甘平,重在补脾肺之气,补气以生血,为治虚证之要品,亦鼓舞脾胃之元气见长。归、地、白芍长于补血、养血、活络。枸杞子、巴戟天、肉苁蓉、菟丝子、牛膝皆为温肾益督脉之要药,功能壮阳益精。小茴香、桂心重在暖下焦之气。山药、茯神甘补淡利,清其诸药之热而淡渗之。陈皮理气化滞。组方法度谨严,峻补而灵动见长。

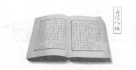

第二章　任脉

第一节　前贤对任脉方药的概述

《本草纲目》：丹砂"可以安胎"，又说：丹参"能破宿血，补新血，安生胎，落死胎，止崩中带下，调经脉。"按：此说未明指丹砂、丹参入任脉，若就任主胞胎而论，似可当之。朱砂可解热毒而安胎，因其有毒，用之宜慎。

《傅青主女科》："山药，芡实专补任脉之虚，又能利水，加白果引入任脉之中。"

《临证指南医案》："龟性阴，走任脉"。

《得配本草》："龟板通任脉。"又说："丹参益冲任；王不留行通冲任二脉；茴香，秋葵子，马鞭草入奇脉；泽兰调病伤八脉"。

沈金鳌说："经云：'男子内结七疝，女子带下瘕聚'，皆原结阴之故耳。若经又云：'脉者九丸横于寸口者，为任脉'，此脉已为阴气所袭，故动苦少腹绕脐下，引横骨阴中切痛，宜夺命丹：吴萸一斤（一分酒浸，一分醋浸，一分童便浸，一分白汤浸，并焙干）泽泻二两酒面糊丸，空心盐汤下。此方兼治奔豚，疝气，上冲小腹引痛。

捏金散：延胡索，川楝肉，全蝎，茴香，每末二钱，酒服。此方亦治奔豚疝气上冲，及小肠气脐腹大痛。

又苦腹中有气，如指上抢心，拘急不得俯仰也，宜木香顺气散：木香，香附，槟榔，青皮，陈皮，厚朴，苍术，枳壳，砂仁，炙草。

和气汤：木香，紫苏，槟榔，陈皮，半夏，香附，青皮，甘草，乳香，没药。"（《杂病源流犀烛》）

朱小南认为入任脉药：

补任脉之气：鹿茸，覆盆子，紫河车；

补任脉之血：龟板，丹参；

固任脉：白果。（《朱小南妇科经验集》）

（引自《奇经证治条辨》）

第二节　任脉主药

一、龟板（附：龟板胶）

性味： 性寒，味咸。

归经： 任脉、冲脉、肾经、肝经、心经、脾经。

功效： 补冲任，补阴，补血，益肾，健骨。

主治： 劳热骨蒸，阴虚盗汗，腰脊酸软，血枯神疲，梦遗久咳，小儿软骨，崩漏失血，任脉亏虚，经热，月经不调。

选注： （1）《别录》：惊恚气，心腹痛，不可久立，骨中寒热，女子阴疮。

（2）《得配本草》：龟板走任脉，调补任脉亏虚。

（3）《本草纲目》：治腰膝酸痛，补心、肾，主难产，癥瘕，崩漏。

（4）《局方发挥》：下甲补阴，主阴血不足，续筋骨，劳倦及四肢无气力。

（5）《本草备要》：滋阴益智，治阴血不足，劳热骨蒸，久嗽咳疟，崩漏，五痔难产。

按： 龟板一药，补任脉，兼补冲脉，调肝肾之阴虚，主肾虚盗汗，乃阴中至阴之物，且行水火既济之义，《千金翼方》枕中丹，丹溪大补阴丸，并猪脊髓治阴虚劳热。《本草纲目》谓："补心，补肾，补血，皆以养阴也。"功能主治小儿囟门不合。可知龟板对于任脉亏虚，肾气不足者，其疗效甚为显著。《本经逢原》谓：龟为水中之物，其黄色者出于山中，名秦龟可入药，本北方之气而生，主治任脉漏下赤白，阴虚精弱，腰脚酸软。妊娠禁用，以其无阳生之力。

龟板胶： 用龟板煎熬而成，有益任脉，补肝肾之阴血，并有止血之功能，著名方剂有龟鹿二仙胶（龟板胶，鹿角胶，人参，枸杞子），能大补精髓，益气养神，有阴阳平补的功效。

二、山药

性味： 性平，味甘。

归经： 任脉、脾经、胃经、肺经、肾经。

功效： 补任脉，补脾胃，止泻痢。

主治： 补任脉，强阴气，除烦热，偏重调补脾胃，食欲不振，盗汗消渴，脾虚泄泻，久痢遗精，身体虚弱，消瘦。

选注： （1）《别录》：主头面游风，头风眼眩，腰痛，虚羸，充五脏，除烦热，补中气。

（2）《药性论》：补五劳七伤，镇心神，安魂魄，补心气不足，开达心窍。

（3）《大明本草》：强筋骨，主泄精，健忘。

（4）《本草备要》：固肠胃，润皮毛，化痰涎，止泻，治虚损劳伤，健忘遗精。生捣敷痈疮，消肿硬。

按：山药一药，调补任脉，傅青主谓："山药，芡实专补任脉之虚，又能利水，加白果引入任脉之中。"又补任脉，强阴，除烦热，强筋骨，补治五劳七伤，补心神，安魂魄，补脾，主治盗汗，疗消渴，补中益气力。

三、芡实

性味：性平，味甘、涩。

归经：任脉、脾经、肾经。

功效：益肾固精，健脾祛湿，补任脉之虚亏。

主治：脾虚泄泻，遗精遗尿，腰膝酸痛，调任带，治赤白带下。

选注：（1）《本草备要》：补脾去湿，治泄泻，带浊，涩精。

（2）《本草纲目》：止渴益肾，治小便不禁，遗精，白浊，带下。

（3）《医学求真录》：味甘补脾，味涩固肾，故遗带，小便不禁可愈。

按：芡实一药。傅青主谓："山药，芡实专补任脉之虚，又能利水，加白果引入任脉之中。"其功效益肾固精，健脾祛湿，既补任脉之亏虚，又可顾及带脉失约之赤白带下，白浊，以及肾亏而膀胱又失气化之能而导致的小便不禁。由此看来，大凡肝肾气虚，血虚都会影响任、冲、督、带脉的正常功能。肝肾的功能主要在下焦，冲、任、督、带的根源也主要在下焦，治疗时，不能但言任脉不及，还必须结合各个脏器的功能，综合辨证治疗为是。

四、紫丹参

性味：性寒，味微苦。

归经：任脉、冲脉、心经、肝经。

功效：通冲任二脉，活血通经，破癥除瘕。

主治：冲任气血瘀滞，月经不调，闭经，疮痈肿毒，腰脊痛，关节作痛，血邪心烦，瘿赘肿毒，产后恶露不下等。

选注：（1）《别录》：养血，去心腹痼疾结气，腰脊强，脚痹，除风邪留热，久服利人。

（2）《得配本草》：益冲任。

（3）《本草纲目》：活血，通心包络，治疝痛。

（4）《大明本草》：通利关节。治冷热劳，热湿狂闷，破宿血，生新血，安生胎，落死胎，止血崩带下，调妇人经脉不匀，血邪心烦等。

按：紫丹参一药益冲任。任脉为阴脉之海，冲为经脉之海，又为血海，其脉与任脉皆起于少腹之内胞中，其主治与月经不调、经闭有关，又与任脉之安胎、落胎有关。其又入心肝二经，如冷热之劳，破血，生血，血崩带下，血邪心烦，心腹痼疾结气，风邪留热，关节痛，血痹等，无不以丹参治之。

五、王不留行

性味：性平，味甘、苦。

归经：冲脉、任脉、肝经、胃经。

功效：行血通经，通冲任之脉以下乳。

主治：痈肿疮疬，除风痹内寒，行冲任下乳，妇人难产，以及女子月经不调。

选注：（1）《别录》：止心烦鼻衄，痈疽恶疮，瘘乳，妇人难产。

（2）《珍珠囊》：下乳汁。

（3）《药性论》：治风毒，通血脉。

（4）《得配本草》：通冲任二脉。

（5）《大明本草》：游风，风疹，妇人经血不匀，发背。

按：李时珍指出："王不留行能走血分，乃阳明冲任之药。"上能通乳汁，下能通经闭，盖其性行而不住，走而不守，善利血脉，凡痈疽肿毒，服之能消肿止痛，对于乳痈之证尤为重要之品，因乳汁与阴血同源，血气郁滞，则易形成乳闭，血气通行而乳汁遂下，乳汁畅流，血脉通行，又何患痈之难消。因通行于冲任二脉，凡妇人经行不匀，妇人难产，发背，都有治疗作用。其性平，味甘苦，凡心血过热心烦，以及游风，风疹，风毒，都借此走而不守之力而祛之。

六、小茴香

性味：性温，味辛、香。

归经：冲脉、任脉、肝经、肾经、脾经、胃经。

功效：温冲任二脉，温中散寒，理气止痛。

主治：小肠疝气，气胀痞满，胃气虚寒引起之呕吐呃逆，腹部冷痛，睾丸肿痛，肿大，痛不可忍者。

选注：（1）《得配本草》：入奇经冲脉，任脉。

（2）《本草备要》：理气开胃，治寒疝。

（3）《新修本草》：主膈气，消食，滋食味。

（4）《大明本草》：健脾，开胃气，温肠，杀虫肉毒。

（5）《本草拾遗》：治小儿气胀，霍乱吐逆，腹冷不能食，两胁痞满。

按：小茴香入奇经，主要是指冲任二脉。《素问·骨空论》篇指出："任脉为病，男子内结七疝，女子带下瘕聚。"又说："其女子不孕，癃痔遗溺嗌干。"所说病证都当任脉循行部位，因其起于胞中，下出会阴，上达喉嗌，故主男女生殖器官以及肛门，尿道，咽喉部的病证。任脉与冲脉关系十分密切，冲为血海，任主胞胎，二者相资，故能有子。任者又名为妊，主妊养，在妇科病证中甚为重要，故特须注重冲任二脉。

七、冬葵子

性味：性寒，味甘。

归经：任脉、大肠经、小肠经。

功效：调节任脉，下乳，利尿通淋浊。

主治：小便不利，淋沥涩痛，大便干燥。入任脉主妊娠水肿，乳汁不通，通膀胱与肾，可治肾与膀胱结石。

选注：（1）《本经》：主五癃，利小便。

（2）《别录》：疗妇人乳难内闭，肿痛。

（3）《本草纲目》：通大便，消水气，滑胎，治痢。

按：冬葵子一药，性寒质滑利，为润下通窍之品，既可通大便，又可通小便；大便干燥者，可用此药滑利之性而润下，若小便癃闭者，可用此药滑利之性以通小便。入任脉可催乳，消肿。因该药具润滑下行之力，临床无论肾结石，尿道结石，膀胱结石均可应用。忌用于便溏以及滑胎者。

八、马鞭草

性味：性寒，味微苦。

归经：冲脉、任脉、肝经、脾经。

功效：调节冲任二脉，通行血气，利水消肿，调经血。

主治：女子月经不通，或月经不匀，癥瘕，血瘕，久疟，血气郁滞之肚胀不消，男女下部䘌疮，阴中疼痛，并能行水气胀满不消。

选注：（1）《别录》：治下部䘌疮。

（2）《得配本草》：入奇经冲任。

（3）《本草拾遗》：癥瘕，血瘕，久疟，破血杀虫。

（4）《大明本草》：治妇人血气肚胀，月经不匀，通月经。

按：马鞭草一药，非但专入肝脾，亦入奇经冲任二脉，因本品微寒，寒能清热，苦而下降，为凉血行血之品，兼利水湿，可治血气郁滞之肚胀不消。入肝脾可以祛疟疾痞块，血癥，血瘕。行冲任之脉，有凉血行血之功，对于妇人月经不调，癥瘕积聚也有良好的治疗效果。朱丹溪谓："又治金疮，行血治血。"《品汇》谓："通月经，破癥瘕。"黄宫绣谓："凉血解热，污浊者破而行之，靡不瘥也。"张璐谓："此药色赤，入肝经血分，故治妇人血气腹胀，月经不匀，通经散瘕治金疮，行血活血，生捣汁饮治喉痹痈肿，捣敷下部治湿疮，阴肿……"

九、泽兰叶

性味：性温，味苦。

归经：冲脉、任脉、脾经、肝经。

功效：行血祛瘀，疗疮疡，乳痈肿块，大腹水肿。

主治：冲任不调，妇人月经不调，痛经与经闭，产后恶露不尽，大腹水肿，产后小腹作痛，腰痛，拘挛作痛；有破瘀血，消癥瘕之功，故可治产后血虚水肿，及产后胸腹胀满等症。

选注：（1）《本经》：治乳妇内衄，中风余疾，大腹水肿，骨节中水气。

（2）《别录》：产后金疮内塞。

（3）《药性论》：产后腹痛，频产血气衰冷，成劳瘦羸，妇人血淋腰痛。

（4）《本经逢原》：专治产后血败，流入腰股，破瘀消癥，除水肿。

（5）《本草纲目》：走血分，治水肿，涂痈毒，破瘀血，为妇科要药。

（6）《大明本草》：产前产后百病，通九窍，利关节，养血气，破宿血，消癥，鼻衄，头风，目赤，妇人劳瘦，丈夫面黄。

按：泽兰叶一药，主入任、冲二经脉，亦为肝经血分之药，其气清香，能和肝气而和营血，更能调补任冲二脉，以疗月经不调，产后瘀血以及乳内衄血。通九窍，利关节，专治骨节中积有水气。在上焦又专治鼻衄，头风，目赤，妇人羸瘦，丈夫面黄。《证治准绳》有泽兰汤（泽兰，当归，白芍，甘草）治月经不调。《医学心悟》亦有泽兰汤（泽兰，生地，白芍，甘草，生姜，大枣，桂心）治产后胸腹满，恶露不行。

十、覆盆子

性味：性微温，味甘、酸。

归经：任脉、肝经、肾经。

功效：固肾涩精，缩便，补肝血明目。

主治：调补任脉，小便频多，遗尿，遗精，阳痿精亏，有益下封藏之功，补而兼固，补任脉之气。

选注：（1）《别录》：益气轻身，令发不白。

（2）《药性论》：阴痿能令坚长，女子食之有子。

（3）《本草通元》：起阳治痿，固精摄尿，强肾无燥热之偏，固精无凝。

按：覆盆子一药，主调补任脉之气虚，为滋养收涩之品，补而兼固，益下封藏，治遗精，遗尿，阳痿；补虚续绝，强阴健阳，安和五脏，温中益气。

十一、紫河车

性味：性温，味甘、咸。

归经：任脉、肺经、肝经、肾经。

功效： 温肾阳，逐寒湿，调补任脉之气，益气补血，补任脉之气。

主治： 肺、肝、肾亏虚之骨蒸盗汗，咳嗽气喘，体弱羸瘦，劳伤虚损，恍惚失志，膀胱虚冷，腹内诸病以及女子下元虚惫无子。

选注：（1）《本草拾遗》：气血羸瘦，妇人劳损，面黯皮黑。

（2）《日用本草》：治男子女子一切虚劳，益气补精。

（3）《本草通元》：男女虚损劳极，下元虚惫，不能生育。

（4）《本草从新》：一切虚劳损极，恍惚失志，癫痫病，由膀胱虚者，尤宜用。

（5）《朱小南妇科经验集》：补任脉之气虚。

按： 紫河车一药，非但入肺、肝、肾，更入任脉，既补任脉之气，又补任脉之血。本品乃血肉有情之药，张石顽谓："禀受精血结孕之余液，得母之气血居多，故能峻补营血，用以治骨蒸劳羸，喘咳虚劳之疾，是补之以味也。"朱丹溪谓："治虚劳当以骨蒸药佐之，气虚加补气药，血虚加补血药，以侧柏叶，乌药叶，俱酒洒，九蒸九曝同之为丸，大能补益，名补肾丸。"所以杨时泰说："诚善于用紫河车也。"

附： 初生脐带。张璐指出："脐带者，人之命蒂也，用以煅末，入朱砂少许，蜜水调服，以解本婴之胎毒与内伤……"

十二、干地黄

性味： 甘、寒。

归经： 任脉、冲脉、心经、肝经、肾经、小肠经。

功效： 补阴、凉血。

主治： 虚劳贫血，阴虚内热，咯血，吐血，崩漏，心神不安，烦躁失眠，清热生津，热病邪热，舌绛口渴，消渴，骨蒸劳热，咳嗽，鼻衄。

选注：（1）《别录》：治妇人崩中血不止，鼻衄吐血。

（2）《本草求真》：甘苦大寒，力专清热泻火，凉血消瘀，崩中带下，审其证果因于热成者，无不因此用之。

（3）《本经》：主伤中，逐血痹，填骨髓，长肌肉，除寒热积聚，疗折跌绝伤，生者尤良。

（4）《日华诸家本草》：心肺损，吐血，衄血，妇人崩中血晕。

（5）《珍珠囊》：凉血，生血，补肾水真阴。

（6）《本草逢原》：干地黄心紫通心，中黄入脾，皮黑归肾，味厚气薄，内专凉血滋阴，外润皮肤荣泽，虚而有热者，宜加用之。

按： 干地黄甘寒，以滋阴养血为用，补肾水真阴不足，治少阴、任脉、血虚火旺，有水火交济之功，为补肾要药，益阴上品，故凉血、补血皆效。是以肾虚阴亏，虚劳内损、心烦不安诸证，均可应用。李时珍谓"姜汁浸者不腻膈，酒制不伤胃。"

十三、熟地黄

性味：苦、微温。

归经：任脉、冲脉、心经、肝经、肾经。

功效：补血益精，滋肾养肝，补任脉、冲脉；生精血，黑须发，填骨髓，长肌肉。

主治：任冲亏虚，血虚衰弱，阴虚劳损，怔忡心悸，头晕目暗，气短喘促，肺虚咯血，崩中漏下。

选注：（1）《珍珠囊》：主补气血，滋肾水，益真阴，去脐腹急痛。

（2）《本草纲目》：填骨髓，长肌肉，生精血，补五脏内伤不足，通血脉，利耳目，黑须发，男子五劳七伤，女子伤中胞漏，月经不调，胎产百病。

（3）《本草备要》：补肝肾，养血，滋阴，为补血之上济。

（4）《本草正》：阴虚而神散者，非熟地之守，不足以聚之；阴虚而火升者，非熟地之甘，不足以缓之。

按：熟地黄系生地黄蒸制而成，性温和，补冲任，其功用不仅补血滋阴，而且益肾填精，所以肾水干涸，阴虚血虚者，熟地最为相宜，所有不足者，补之以味，熟地足以当之。性黏碍胃，较生地为甚，故处方时，每以砂仁拌用，或以生姜汁以防腻膈。

十四、何首乌

性味：苦、涩、微温，制熟则味兼甘。

归经：任脉、冲脉、肝经、肾经。

功效：制熟则补冲任，补肝，补肾，益精血。生用通经，解疮毒。

主治：阴虚血枯，遗精眩晕，腰酸膝痛，崩漏下血，疮痈痹疬，虚疟便秘，头面风疮。

选注：（1）《开宝本草》：治瘰疬，消痈肿，疗头面风疮，治五痔，止心痛，益血气，黑须发，悦颜色，久服长筋骨，益精髓，延年不老，亦治妇人产后及带下诸疾。

（2）《日华诸家本草》：久服令人有子，治腹脏一切宿疾，冷气肠风。

（3）《本草纲目》：此物气温味苦涩，苦补肾，温补肝，涩能收敛精气，所以能益血益肝，固精益气，健筋骨，乌须发，为滋补良药，不寒不燥，功在地黄、天门冬诸药之上。

（4）《本草备要》：补肝肾、涩精、养血去风，为滋补良药。气血大和，则劳瘦风虚，崩带疮痔，瘰疬痈肿，诸病自已。止恶疟。

按： 首乌一药，生熟不同，补任冲、益肾肝。李时珍说："此物气温，味苦涩，苦补肾，温补肝，功在地黄、天门冬之上。"可知其补肝肾、益阴血之功。但用者以熟者为多；生用疗瘰疬、久疟、肠燥便秘。

十五、桑椹子

性味： 甘、寒。

归经： 冲脉、心经、肝经、肾经。

功效： 滋阴补血，调补任冲，明目。

主治： 烦躁失眠，耳聋目昏，须发早白，肠枯便秘，腰痛膝弱，筋骨不利，消渴津少，口干舌燥，阳亢眩晕。

选注： （1）《新修本草》：单食止消渴。

（2）《本草纲目》：捣汁饮，解中酒毒。酿酒服，利下水，消肿。

（3）《本草经疏》：桑椹者，桑之精华所结也。其味甘，其气寒，其色初丹后紫，味厚于气，合而论之，苦寒益血而除热，其为凉血、补血、益阴之药无疑也。

（4）《本草求真》：除热养阴……乌须黑发。

（5）《随息居饮食谱》：滋肝肾，充血液，止消渴，利关节，解酒毒，祛除风湿，聪耳明目，安魂镇魄。

按： 桑椹子一药，为调补任脉、冲脉、心、肝、肾之佳品也。桑椹有黑白二种，其味甘酸，气微凉，功能补任冲，益肝肾、养阴血，与制首乌同功。首乌能养血敛精，桑椹能养血祛风；首乌经制后，补益尤胜，桑椹浸酒服，善理风热。普济方更用桑皮、桑椹、糯米酿酒饮，以治水肿胀满，殊有研究之价值。

十六、桑螵蛸

性味： 甘、咸、平。

归经： 任脉、冲脉、肝经、肾经。

功效： 调补冲任之阳气，固精缩尿。

主治： 阳痿，遗精，早泄，遗尿、小便不禁，心神恍惚，健忘多梦，白浊，疲瘁食减，精神不足，头目眩晕等。

选注： （1）《本经》：主伤中、疝瘕、阴痿、益精、生子、女子经闭、腰痛、通五淋、利小便水道。

（2）《别录》：疗男子虚损、五脏气微，梦寐失精，遗溺。

（3）《药性本草》：炒熟空心食之，止小便利。又云："男子身衰精自出，及虚而小便利，加而用之。"

（4）《本草纲目》：桑螵蛸，肝肾命门之药，功专收涩，故男子虚损，肾衰阳痿，梦中失精，遗尿白浊多用之。

按： 桑螵蛸一药，调补冲任，亦调补肝肾，益精气、壮阳固精，所以能治头眩、健忘、阳痿、遗精、遗尿、小便不禁，及女子腰痛、带下之病。临床应用配龙骨、牡蛎治遗精；配龙牡、龟板、覆盆子治小便过多；配海狗补肾治阳痿。总之，壮阳、收敛，为本药之特效。

十七、女贞子

性味： 甘、苦、凉。

归经： 任脉、肝经、肾经。

功效： 滋补任脉，滋肾益肝，乌须黑发。

主治： 任脉不通或不畅，少腹痛，阴中切痛，虚劳衰弱，眩晕耳鸣，心悸失眠，目昏不明，遗精腰痛，肝肾不足之白发、目昏。

选注： （1）《本经》：味苦平，主补中，安五脏，养精神，除百病。

（2）《本草纲目》：强阴健腰膝，变白发、明目。

（3）《本草经疏》：女贞实禀天地至阴之气，故其木凌冬不雕……应是甘寒凉血益血之药，气薄味厚，入足少阴经……经曰："精不足者，补之以味也"。盖肾本寒，因虚则热而软，此药气味俱阴，正入肾除热补精之要品。

（4）《本草备要》：益肝肾，安五脏，强腰膝，明耳目，乌须发，补风虚，除百病。

按： 女贞子一药，补而不燥不腻，通任脉，疗少腹痛及阴中切痛，气平不寒不热，益肝肾之阴，为清补之品，适用于阴虚劳热、肝肾不足之证。简便方二至丸中女贞子、墨旱莲共用以治虚热心中烦，头晕耳鸣，为治阴虚血燥之良药。

十八、旱莲草

性味： 甘、酸、寒。

归经： 任脉、冲脉、肝经、肾经。

功效： 滋补任脉，益肾阴，益肝止血，通小肠，补肾，乌须黑发，排脓。

主治： 吐血，衄血，下血，尿血，妇人崩漏。

选注： （1）《新修本草》：血痢、针灸疮发、洪血不可止者，敷之立已。汁涂眉发，生速而繁。

（2）《本草纲目》：乌髭发、益肾阴。

（3）《本草从新》：甘酸而寒、汁黑补肾……止血，固齿，功善益血，止血凉血。

（4）《唐本草》：血痢、针灸疮发、洪血不可止者，敷之立已。汁涂眉发，生速而繁。

（5）《大明本草》：止血排脓，通小肠，敷一切疮疡。

（6）《本草备要》：补肾补血、黑发乌髭。

按： 旱莲草一药，性味酸寒，色黑入肾滋阴，通补任脉，止腹痛，乌发固齿，并能凉血止血，用治一切失血之症；古人认为它还有通肠排脓以治血痢之功，功效尤捷。

十九、胡桃

性味： 甘、温。

归经： 任脉、冲脉、肺经、肾经。

功效： 益调冲任，补肾，补益命门，利三焦，敛肺温肺，定喘。

主治： 任脉上气有音而咳喘，肺虚劳嗽，肾虚腰痛，脚痛，虚寒而喘，以及腹痛，疝气，血痢肠风。

选注： （1）《开宝本草》：食之令人肥健、润肌、黑须发。多食利小便，去五痔……

（2）《食疗本草》：通润血脉。

（3）《图解本草》：同破故纸蜜丸服，补下焦。

（4）《本草纲目》：补气益血，润燥化痰，益命门，利三焦，温肺润肠，治虚寒咳嗽，腰痛、脚重疼痛。

（5）《本草求真》：胡桃味甘气热，皮涩肉润汁黑，味甘则三焦可利，汁黑则能入肾命门，皮涩则气可敛而喘可定，肉润则肺得滋而肠可补，气热则食不敢多……养血去皮用，敛涩连皮用。

按： 胡桃一药，甘润而温，主治任脉上气有音者，即气上逆呼吸不利而喘咳，又可治肾气亏损，腰痛脚弱无力等症；敛肺气而定喘，仁肉既可补肾润肺，皮涩又能收敛肾气，故可治肺肾不足之胸满喘急不能睡卧，如人参胡桃汤。

二十、冬虫夏草

性味： 甘、温。

归经： 任脉、肺经、肾经。

功效： 滋补任脉，补肺补肾，止血化痰。

主治： 苦腹中有气如指上抢心痛，胸腹拘急而不能俯仰；滋肺阴用治劳嗽痰血、盗汗；补肾气以治阳痿、遗精。

选注： （1）《本草从新》：保肺益肾，止血化痰，已劳嗽。

（2）《本草纲目拾遗》：以酒浸数枚啖之，治腰膝间痛楚，有益肾气之功。

（3）《本草问答》：生于冬至，盛阳气也，夏至入土，阳入阴也。其生苗者，则是阳入阴之象，至灵之品也。故欲补下焦之阳，则单用根，若益上焦之阴，则兼用苗，总显其冬夏令之气化而已。

（4）《四川通志》：性温暖，补精益髓。

（5）《甘园小识》：以酒浸数枚治腰痛，膝痛楚，有益肾气。

按：冬虫夏草一药，调补任脉以疗咳喘，胸腹拘急，此得阴阳之全气，阴中有阳，阳中有阴，一阳一阴互为之根，所以能保肺阴，已劳嗽，益命门，疗阳痿，与鸭蒸之，为疗虚损之佳品。唐容川先生云："补下焦之阳用根，益上焦之阴用苗，以其得冬夏二令之气化也。"

第三节　任脉主方

一、桂枝茯苓丸（《金匮要略》）

桂枝，茯苓，丹皮，桃仁，芍药各等份。

上五味，末之，炼蜜为丸，如兔屎大，每日食前一丸，不知加至三丸。

功效：通化任脉，冲脉，活血化瘀，缓消癥块。

主治：冲任气血瘀滞，妇人小腹有癥块，按之痛，腹挛急，或妇人血瘀经闭，经行腹胀痛，或妊娠宿有癥块，或胞衣不下，或死胎不下，或产后恶露不下，而有腹痛拒按者。

方义：本方为祛瘀消癥，通化冲任二脉之要药。方用桂枝温通血脉；芍药行血中之滞；桃仁、丹皮破血祛瘀，消癥散结；茯苓淡渗下行，与桂枝同用，能入阴通阳；炼蜜为丸，目的在缓缓消之，磨之，化之。诸药合用，以奏活血化瘀，缓消癥块之效。本方还可用治疗子宫内膜炎引起的月经不调，痛经，不孕症等；亦可治疗体积不大的子宫肌瘤和卵巢囊肿等。

附：（1）夺命丸《妇人良方》：此方即桂枝茯苓丸方，言治妇人小产，子死腹中，其人憎寒，手指、唇、爪甲青白、面黄黑。胎上抢心闷绝欲死。

（2）夺命丹《杂病源流犀烛》：吴萸1斤，1分酒浸，1分醋浸，1分童便浸，1分白汤浸，并焙干。泽泻2两面糊丸，空心盐汤下。本方治奔豚，疝气，上冲小腹引痛。

（3）捏金散：方出同上，元胡，川楝子，全虫，茴香，每味2钱，酒服此方亦治奔豚，疝气上冲，及小肠气脐腹大痛。

二、少腹逐瘀汤（《医林改错》）

小茴香3g，干姜3g，元胡3g，没药6g，当归9g，川芎6g，官桂3g，赤芍6g，蒲黄9g，五灵脂6g。

上药水煮2遍，取汁2杯，每日分2次温服。

功效：调补冲任，活血化瘀。

主治： 少腹瘀血积块作痛，腰酸，月经不调，色紫或黑，慢性盆腔炎，肿瘤，胞阻不孕。

方义： 少腹逐瘀汤为行血化瘀，调补冲任之临床常用方，其对妇科多种疾病，如冲任虚寒之瘀血内阻的痛经、闭经、子宫肌瘤、盆腔炎等，均有良好的疗效。冲任气血失调，瘀阻胞宫导致疼痛者居多。本方取《金匮要略》温经汤之意合失笑散化裁而成。方中小茴香、干姜、官桂温经散寒，通达下焦气血；元胡、没药活血散瘀，消肿止痛；蒲黄、五灵脂活血祛瘀，散结止痛；蒲黄生用，重在祛瘀；五灵脂炒用，重在止痛不损胃气。当归、川芎乃血中之气药，佐以赤芍活血行气，散滞调经。全方调补冲任二脉，温经散寒，活血祛瘀，消肿止痛，良方也。

三、温经汤（《金匮要略》）

吴茱萸三两，当归、川芎、芍药、人参、桂枝、阿胶、牡丹皮（去心）、生姜、甘草各二两，半夏半升，麦门冬一升（去心）。

上药以水一斗，煮取三升，分三次温服。

功效： 调补冲、任虚寒，养血祛瘀。

主治： 冲任虚寒，瘀血阻滞，月经不调或前后不定，傍晚发热，手心烦热，唇口干燥，小腹冷痛，或久不怀孕。

方义： 冲任虚寒，瘀血阻滞而成病。冲为血海，任主胞胎，二者同起小腹；冲、任血凝气滞，故小腹冷痛，月经不调，或久不受孕。瘀血不去，新血不生，血气虚故唇口干燥，手心烦热，傍晚身发热，为血虚，阴虚之象；证属冲任失调，瘀血内阻。治疗当温经散寒与养血祛瘀并用，使血温得行，血行瘀消，则诸证可瘳。方中吴茱萸入冲脉；桂枝入阳维，并温下焦；二者温经散寒通脉。当归、川芎活血祛瘀、养血调经；阿胶、芍药、麦冬养血益阴；丹皮可助桂枝、川芎祛瘀通经，并退热；参、姜、枣、半夏益气和胃，以滋生化之源；甘草和药。共奏温经通脉，养血祛瘀之效。

四、三层茴香丸（《证治准绳》）

大茴香，川楝子，沙参，木香各50g。

上药为末，饭糊为丸，每服10g，空腹盐汤送下，此为第一层。服完照前方法加荜茇30g，槟榔15g，服法同前，此为第二层。再不愈，服第三层，即二方加茯苓100g，附子30g为丸，服法同前，此方虽数十年之久，其囊肿如斗可根除。

功效： 调温冲任二脉，祛寒湿，温肝脉。

主治： 肝脉失束，冲任不温，发为癫疝，证见阴囊肿大，不痒不痛，重坠难忍，年过40岁多发，治之尤为不易。

方义： 三层茴香丸中大茴香入奇经以冲任为主，主治寒湿之邪侵及肝脉与冲、任二脉，诸脉失束，发为癫疝，所用之药亦多辛香流动之品，所谓三层者，亦当视其轻重择而用之。

陈修园治疝统治法： 以二陈汤为主，加猪苓、泽泻、白术、桂枝、小茴香、木通、川楝子。如外寒重加干姜、附子。热重加黄柏、知母。小便如膏加石菖蒲、萆薢。气上冲去白术，加肉桂、吴茱萸、当归。阴囊肿大如水晶加薏苡仁、桑白皮。痛不可忍，恐瘀血酿脓外溃，加桃仁、红花、乳香。顽麻不痛加川芎、槟榔。痒加刺蒺藜。

五、紫苏安胎汤（《孙朝宗临证试效方》）

紫苏 15g，陈皮 15g，炒白术 15g，砂仁 10g，大腹皮 15g，生姜 6g（切）。

上 6 味水煮 2 遍，取汁 2 杯，日分 2 次温服。忌食荤腥及寒凉之品。

功效： 调和冲任，温中理气，和中安胎。

主治： 妊娠恶阻，呕吐，胸闷，脘腹痛胀，畏寒肢冷，不欲饮食，头重目眩，懒动嗜卧，脉弦滑，舌淡苔白薄者。

方义： 紫苏安胎汤适用于阴气过盛，冲任上壅，气不下行之恶阻。此类患者大多是由于体质素虚又偏食寒凉所引发。脾胃既虚，肌腠失于卫固，因而又似兼外感之形。治之之法则须和胃温中必稍用和卫之品，方属对的方法。方中以紫苏一药为君，因紫苏一药，有微微发汗，调和卫气之功，而且又可理气宽中，解郁止呕，开胃下食；陈皮理气和胃，化滞下痰；白术能补脾益气，化湿利水；《医学求真录》云："白术既能实脾燥湿，复能缓脾生津，且其性最温，服则能以健食消谷，为脾脏补气第一要药。"脾健则运化正常，何呕吐之有。砂仁壳气淡味清，功效较砂仁为弱，一般只用之于胸脘痞满，取其宽中和胃，以止呕逆；大腹皮质轻味辛，尤善行气化滞，宽中除满，佐于紫苏、白术之中以行气为用；生姜为和胃止呕之佳品；诸药合剂，共奏调和冲任之气，和中安胎之效。

六、安妊饮（《孙朝宗临证试效方》）

桑叶 30g，竹茹 20g，丝瓜络 20g，酸枣仁 15g，生姜 6g。

上 5 味水煮 2 遍，取汁 2 杯，日分 2 次温服。忌食荤腥及燥热之品。

功效： 安和胎妊，和中降逆。

主治： 恶阻。即妊娠反应：呕吐酸苦，头晕目眩，胎动不安，心中烦热，卧寐不安者。

方义： 安妊饮一方，首三味桑叶、竹茹、丝瓜络乃取自王孟英安胎之方。王孟英云："黄芩但宜于血热之体，若血虚有火者，余以竹茹，桑叶，丝瓜络为君，随证辅以他药，极有效，盖三物皆养血清热而熄内风，物之坚莫如竹皮……实为诸血证之要药。桑叶蚕食之以成丝，丝瓜络质韧子坚，且包络维系之形，且皆色青入肝，肝虚而胎系不守者，胜于阿胶四物多矣，惜未有发明者也。"然恶阻一证，所谓火动而逆，恶心呕吐，心烦，头晕者，究之实乃冲任胆气虚火上逆而为病也。胆主枢，枢机不利治之之法，又必调转枢机而胆气安和。能使胆气安和者，又何患虚火上逆而不降之；方中桑叶、竹茹性皆清凉，得秋金之气，行肺气而转胆枢；丝瓜络亦清凉降火之品，惟酸枣仁一药，为肝胆家之正品，安和胆枢之要药，且补中益肝气，肝、胆、脾疏降一气贯之，皆枣仁一药之功也；生姜专主畅胃气而开痰下食，亦为呕家之圣药；若但胃气虚弱，食欲不振，逆气上冲，浊气不降，清气不升，亦属冲脉上逆之形，因冲脉与胃关系十分密切，可稍加党参、白术、砂仁壳等；若兼脾肺气虚，水湿停蓄中焦，呕吐痰涎者，可加陈皮、茯苓等。

七、全生白术散（《全生指迷方》）

白术 30g，茯苓皮、大腹皮、陈皮、生姜皮各 15g。

上 5 味共研细末，每服 9g，米汤或温水送下。亦可按一般用量改为汤剂，水煎服。

功效：调补任脉，健脾利水。

主治：妇女妊娠期间，面目四肢浮肿，或兼见泄泻、腹胀等症者。

方义：妊娠水肿，名子肿，此证由脾虚不能制水，水湿泛滥所致，本方即五皮饮去桑皮加白术，以崇土制水，使水不至泛滥；苓、腹、陈、姜四皮利滞气，导水湿，为利尿消肿的轻剂，标本兼治。

八、生姜鲫鱼汤（《孙朝宗临证试效方》）

鲫鱼（大小不拘，去鳞肚）250g，生姜 20g，大枣 8 枚。

上药以水 800～1000ml，同煮鱼肉如烂泥为度，取汁 400～500ml，加少许味精，胡椒粉，香菜。早晚分 2 次温服。

功效：温煦冲任，健脾利水。

主治：妊娠水肿。

方义：《本经逢原》指出："鲫鱼甘温无毒……诸鱼性动属火，惟鲫鱼属土，有调胃肠之功。"观乎夏季雨水积于田间沟渠，旬月即有鲫鱼生于其中，乡人呼之为土鱼，是知此鱼本土气而生，性温味甘，故有健脾利水之功。余早年应用鲤鱼治妊娠水肿，远远不如鲫鱼取效快。该方配生姜、大枣；胡椒、味精、香菜，不过为佐料而已，以矫其鱼腥味；生姜辛温，功能散寒，和胃止呕；大枣调和脾胃；诸药合用，不但可以健脾利水，还可调胃中营卫；所以不加参、芪、术、草，恐味之厚腻，或滋补太过，不若应用味之辛甘平淡而乐于饮也。

九、寿胎丸（《医学衷中参西录》）

菟丝子 30g，桑寄生 30g，川续断 30g，阿胶 15g。

上 4 味，先煮 3 味，取汁 2 大杯，以药汁烊化阿胶尽，日分 2 次温服。

功效：调补任督以护胎。

主治：怀妊数月，若腰酸腰痛，有下堕之感，恐将滑胎。

方义：方中川续断主入带脉；菟丝子能大补肾气，肾旺自能荫胎；桑寄生根不着土，寄生树上，又复隆冬，茂盛雪地水天之际，叶翠子红，亦善吸空中气化之物，且其寄生树上，亦犹胎之寄母腹中，气类相盛，大能使胎气强壮，故《本经》云其能安胎；川断不但能强带脉约束，亦为补肾之药，而其节之断处，皆有筋骨相连，大有连属维系之意；阿胶乃驴皮所熬成，驴历十二月始生，较他物独迟，以其迟可挽流产之速，自当有效。

十、人参麦冬散（《妇科心得》）

人参 10g，麦冬 20g，生地 15g，竹茹 10g，黄芩 10g，甘草 6g，知母 10g，茯苓 10g。

上药水煮 2 遍，取汁 2 杯，日分 2 次温服。

功效：调补任脉，养阴生津，滋补心肾。

主治：烦热不安，手足心热，午后热甚，口苦咽干，小便频数，大便干燥，脉细数，舌红少津。

方义：人参麦冬散主疗妊娠子烦。方中人参、麦冬益气养阴生津为主药；生地黄助麦冬以滋心肾之阴，兼润肺清热除烦；白芍、知母滋阴泄火，兼有除却骨蒸欲发之效；茯苓利水安神；黄芩、竹茹清热以除烦，并安和胆气；甘草调和诸药。全方奏清热养阴，除烦安神之效。肺气得清，心神得安，肾阴得滋，冲任之脉自然安靖而无虞也。若肝气过盛加栀子、丹皮。若心悸胆怯，加生枣仁安和胆气。

十一、安奠二天汤（《傅青主女科》）

人参 20g，熟地黄 30g，炒白术 25g，炒山药 15g，山萸肉 15g，杜仲炭 10g，枸杞子 10g，炒扁豆 15g，甘草 10g。

上药水煮 2 遍，取汁 2 杯，日分 2 次温服。忌食生冷，油腻，黏滑之品。

功效：固护冲任带脉，补肾固胎。

主治：妊娠感寒，寒气内入或肾阳不足，寒从内生，小腹冷痛，喜温之熨之，胎动不安，有欲堕之感，心悸不安者。

方义：安奠二天汤一方，主治妊娠胞阻之证。《傅青主女科》指出："妊娠少腹作痛，胎动不安，如有下堕之状，人只知带脉无力也，谁知是脾肾之亏乎，夫胞胎虽系于带脉，实关系脾肾。脾肾亏损则带脉无力，胞胎则无以胜任矣……补先后二天之脾与肾，正所以固胞胎之气与血……非大用参，术，熟地补阴补阳之品，断不能挽回于顷刻。"

十二、生化汤（《傅青主女科》）加减

当归 15g，川芎 10g，桃仁 10g，炮姜 6g，甘草 10g，芥穗炭 10g，红花 10g。

上药水煮 2 遍，取汁 2 杯，日分 2 次温服。

功效：调节任脉，活血化瘀，温经止痛。

主治：产后恶露不断，腹痛拒按，或恶露不下，腹痛甚，舌质紫黯，脉来弦细而涩。

方义：生化汤一方，乃治产后恶露证之主方，亦为活血化瘀之良方，尤为妇人产后常用之方。但药性偏温，应以产后瘀阻而兼血虚有寒者为宜。方中当归、川芎以活血养血；桃仁、红花以活血化瘀；炮姜以暖宫止血；芥穗炭以助炮姜止血散瘀；若恶露已行而腹部小痛者，可减去破血之桃仁；若属血寒小腹冷痛者，可加肉桂以温经散寒。《血证论》指出："既产之后，身痛腰痛，恶血不尽，阻滞其气，故作痛也，盖离经之血必须下行不留，斯气无阻滞，自不作痛，又能生长新血。若瘀血不去，则新血不生，且多痛楚，以归芎失笑散及生化汤治之。"《成方便读》指出："夫产后气血大虚，固当培补，然有败血不去，则新血亦无由而生，故见腹中疼痛之证，又不可不以祛瘀为首务也。方中当归补血，养血；甘草补中，川芎理血中之气，桃仁行血中之瘀，炮姜色黑入营，助归草以生新，佐桃仁以化旧。"

若恶露色紫，有味，面颊红润，口干舌红，脉细数，应加用清热解毒之品。若气虚恶露不止，小腹坠痛，神衰，气短，脉细无力，又可用补中益气汤，养血止血，调补冲任以益胞宫。

十三、补气通脬饮（《女科辑要》）加味

黄芪 30g，麦冬 12g，白通草 12g，王不留行 15g。

上 4 味，水煮 2 遍，取汁 2 杯，日分 2 次温服。

功效：通补冲任二脉，补肺，运脾，通利膀胱。

主治：妇人产后，冲任二脉不调，肺脾气虚，小便不通，小腹胀满，神衰肢倦，汗出气短，舌淡苔白，脉细弱。

方义：补气通脬饮一方，方中重用黄芪以补脾肺之气，肺气利则治节有权，脾气行则水气得制。麦冬养肺脾之阴，通草以甘淡利尿，方中加王不留行一药，因王不留行一药有入冲任二脉之能，更能利水，并兼能通乳。

十四、固脬汤（《张氏医通》）加味

桑螵蛸 30g，菟丝子 30g，熟附子 30g，小茴香 10g，覆盆子 20g，益智仁 15g，芡实 20g。

上 7 味药，文火水煮 2 遍，取汁 2 杯，日分 2 次温服。

功效：调其冲任与督脉，温补肾阳以化气州都。

主治：妇人产后小便频数或失禁，腰脊畏冷。治宜温补肾阳，调其冲任，化气州都。

方义：固脬汤一方，为补肾固脬之良方。方中桑螵蛸、小茴香、熟附子通督脉与肾以温补肾阳，气化州都，固涩缩尿；菟丝子补肾气，益精气；覆盆子为滋养收涩之药，补而兼固，有益下封藏之功；益智仁性辛温气香，益脾胃而和中，温肾阳而暖下，治夜多小便，尤有其功；芡实一药，性甘平，有益脾止泻，固肾益精之功，适用于小便不禁，遗尿遗精等症；诸药合和，尤适用于妇人产后小便不禁之证。

十五、黄芪桂枝五物汤（《金匮要略》）

黄芪三两，芍药三两，桂枝三两，生姜六两，大枣十二枚。

上五味，以水六升，煮取二升，温服七合，日三服。

功效：化瘀通络，调补奇经。

主治：产后周身关节疼痛，四肢酸楚，或麻木，头晕，心悸，脉细无力，舌淡红，少苔。

方义：产后必血虚，而筋脉失于濡养，再兼外风袭扰，故而周身关节作痛；血既虚不能上荣，故而头晕；血气不足，心失所养，故而心中悸惕不安。治当养血益气，化瘀通络，调补奇经；方用黄芪桂枝五物汤，益气温经，和营卫以通痹。方中黄芪、芍药补气养血活络；桂枝汤调和营卫。对于产后血虚，血痹身痛等证，有良好的治疗作用。

十六、艾附暖冲汤（《孙朝宗临证试效方》）

艾叶 20g，熟附片 6g，补骨脂 6g，肉桂 6g，熟地 30g，菟丝子 20g，蛇床子 20g，云茯苓 20g，小茴香 10g，干姜 6g，甘草 6g。

上药水煮 2 遍，取汁 2 杯，日分 2 次温服。

功效：温冲任之虚寒，补脾及命门之火。

主治：妇人产后阴冷及小腹冷痛，腰脊不温，面浮跗肿，大便溏薄，脉细弱，舌淡。

方义：妇人阴冷，命火不及也，冲任失于温暖，连及小腹寒冷，此理气固然，冲任二脉，关乎命门元气。艾附暖冲汤，以艾叶为君，此味温煦而香，暖气血而温经脉，逐寒而止阴冷；附子、补骨脂、肉桂温补命门之火；配熟地以济之，又大补阴血。菟丝子、小茴香，一温督脉腰脊，一温冲任小腹；苓、桂、香、草温健脾阳并蛇床子以能祛湿。《名医别录》谓蛇床子能："令妇人子脏热，男子阴强，久服令人有子。"诸药合剂，以达温补肾阳，温煦冲任之效。

十七、和气汤（《杂病源流犀烛》）

木香6g，紫苏6g，槟榔6g，陈皮10g，半夏10g，香附6g，青皮6g，甘草10g，乳香6g，没药6g。

上药水煮2遍，取汁2杯，日分2次温服。忌食腥荤黏腻之品。

功效： 调和冲任，宽中理气止痛。

主治： 冲任不调，气逆里急，胸脘满闷，胀痛等证。

方义： 和气汤一方，主治冲任气逆里急，上壅胸脘痞闷作痛。《沈氏尊生书》于和气汤下，只注："治虚痞，气痛"五字。方中木香理气止痛；紫苏理气宽中，解郁止呕；槟榔下气，除痰癖；香附、青皮解郁；乳香、没药和络止痛；陈皮、半夏、甘草理气和中。以上中药大都入冲任之脉。全方共奏调和冲任，理气止痛之效。其他或气滞瘕聚，血络瘀阻，月经不调，或胸脘满闷，腹胀腹痛，胃呆不食等，均可以和气汤调之。

十八、当归生姜羊肉汤（《金匮要略》）

当归60g，生姜30g，鲜羊肉500g。

上3味以水2000ml，煮取1500ml，每服500ml，日3服。

若寒多加生姜至50g，痛而多呕者加橘皮60g、白术30g。

功效： 调补冲任虚寒，养血调肝止痛。

主治： 此冲任肝气郁滞，引起厥阴寒疝作痛，逆气内急。

方义： 当归生姜羊肉汤一方，乃调补冲任、养血补虚、温肝治络、散寒之剂。本证寒疝，偏重血虚，与肝之经络有关，肝主藏血，冲脉隶属于肝，气血凝泣，故用当归、生姜温煦肝经之虚寒，补肝血以和络。羊肉乃血肉有情之品，补虚生血，益气温经。《内经》所谓："形不足者，温之以气；精不足者，补之以味。"既补形又补精，两全其美。

十九、胶艾汤（《金匮要略》）加减

川芎6g，阿胶10g，甘草10g，艾叶15g，当归10g，白芍10g，熟地20g，桑寄生15g，菟丝子20g。

上9味，先煮8味，煮2遍，取汁2杯，以药汁烊化阿胶尽，兑黄酒50ml，日分2次温服。

功效： 固补冲任，益气安胎。

主治： 妊娠胞阻，小腹作痛，绵绵不止，喜温喜按，心悸不安，甚则胎动不安，舌淡，苔薄，脉细弱。

方义： 胶艾汤主要是固补冲任，益气安胎。冲为血海，任主胞胎，冲任虚损，胞胎虚弱，治必益气安胎。方中芎、归、地、芍调血调补冲任；甘草、芍药又可缓急止痛；阿胶与艾叶同用，有养血补血，暖宫之效；方中重用桑寄生、菟丝子以增强固护胎元之功。

二十、三圣温海汤（《孙朝宗临证试效方》）

当归30g，制何首乌30g，柏子仁20g。

上3味以水3杯，煮取1杯，药滓再煮，取汁1杯，日分2次温服。

功效： 温血补血，调补血海。

主治： 妇人产后发热汗出，头目眩晕，心悸寐劣，舌质偏红，苔薄，脉细无力。

方义： 三圣温海汤通过补血温血，生血，调血以达到调补血海之功，治疗产后血虚发热等疾。方中以当归一药为主，其味辛甘苦而润，辛温又兼能行气，有治一切风、一切劳之功；主入下焦，温煦血海，兼暖带脉虚冷；凡妇人月经不调，血虚经闭，胎产诸虚都可用为主药。制何首乌主补肝肾，益精气，补精血，补血而不腻滞。柏子仁性味甘平，入心脾益血养心，敛血止汗，入心养神，入肾定志；若心神虚怯，惊悸怔忡，用之无不应验；用于产后血虚引发诸证尤善。

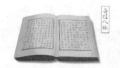

第三章　冲脉

第一节　前贤对冲脉方药的概述

《得配本草》：木香，当归，黄柏，白术，芦荟，槟榔，吴茱萸，主冲脉为病，逆气里急。

又载： 巴戟天，香附入冲脉，川芎，黄芩，鳖甲行冲脉，鹿衔草，枸杞子补冲督之精血，甘草和冲脉之逆，王不留行通冲任二脉，丹参益冲任，泽兰调经入八脉，茴香，秋葵子，马鞭草入奇经八脉。

《汤液本草》：冲脉为病，逆气里急，宜此（按指吴茱萸）主之。

《本草纲目》卷四十八·寒号虫引李仲南说："五灵脂治崩中非止治血之药，乃去风之剂。风动物也。冲任经虚，被风伤袭营血，以致崩中暴下，与荆芥，防风治崩义同。方悟古人见识深奥如此。此亦一说，但未及肝血虚滞，亦自生风之意。"按此论：崩中非肝血虚生风，乃冲任病风，故治在冲任，可为一说。

李时珍："血生于心包，藏于肝，属于冲任，红花汁与之同类。故能行男子血脉，通女子经水。多则行血，少则养血。"

又： 紫石英"女子血海虚寒不孕者宜之"。白芍"能治血海而入于九地之下，后至厥阴。"按此紫石英，白芍，红花皆入血海冲脉。

吴鞠通："归，茴补冲脉"（《温病条辨·下焦篇·湿温》）。

陈修园："鹿茸入冲，任，督三脉，大能补血，非无情之草木所可比也"（《女科要旨》）。

沈金鳌：治冲病诸药要品及十三方。

冲逆宜降气泄热： 陈皮，当归，沉香，木香，吴茱萸，黄芪，地黄，槟榔，白术，川黄连，黄芩，黄柏，知母。

理中汤（寒逆）： 人参，白术，炮姜，炙甘草。

加味补阴丸（火逆）： 黄柏，知母各四两，牛膝，杜仲，巴戟天，熟地，山萸各三两，苁蓉，茯苓，枸杞子，远志，山药，鹿茸，龟板各二两。蜜丸，盐汤下八九十丸，此方补阴虚，泻阴火。

五苓散 （右动）：猪苓，泽泻，白术，茯苓，桂枝。

防风白术牡蛎汤 （左动）：防风，白术，牡蛎粉等份，每末二钱，酒或米饮下，日二、三服。

甘李根汤 （上动）：李根皮五钱，桂枝半钱，当归，白芍，茯苓，黄芩各一钱，半夏，甘草各五分，姜三片。

大橘皮汤 （下动）：陈皮三钱，竹茹二钱，人参，甘草各一钱，姜五片，枣三枚。

按：以上脐周动气本于《难经》经义，方药治法参究仲景。

调中益气汤 （厥逆）：黄芪二钱，人参，苍术，炙甘草各一钱，陈皮，升麻，柴胡各四分，木香二分。水煎服。

补中益气汤 （内伤）：黄芪，人参，当归，白术，陈皮，甘草，升麻，柴胡。

升阳泻热汤 （气冲）：柴胡，陈皮，升麻，赤苓，枳壳，香附，甘草，白芍。

神功丸 （内伤）：当归，黄连，藿香叶，兰香叶，木香，升麻，生地，甘草，砂仁。

生脉散 （燥热）：人参，麦冬，五味子。

四苓散 （燥热）：茯苓，猪苓，白术，泽泻。

按：以上方药乃取冲脉逆犯脏腑证候，治疗须将冲脉与脏腑相结合，此种论治方法，可为奇经证治之参考。

茯苓五味子汤 （气逆）：茯苓，五味子各二钱，肉桂，甘草各一钱（《杂病源流犀烛》）。

朱小南认为入冲脉药：补冲脉之气：吴茱萸，巴戟天，枸杞子，甘草，鹿衔草，鹿茸，紫河车，肉苁蓉，紫石英，杜仲。固冲脉：山药，莲子。降冲脉之逆：木香，槟榔。补冲脉之血：当归，鳖甲，丹参，川芎。《朱小南妇科经验集》

（引自《奇经证治条辨》）

第二节　冲脉主药

一、当归

性味：性温，味甘、辛、苦。

归经：冲脉、带脉、心经、肝经、脾经。

功效：调补冲脉，带脉；补血，活血；润燥，滑肠。

主治：调补冲脉，带脉之不足，月经不调，崩中漏下，经络不通，痹痛，痈疽疮疡，跌打损伤，肠燥便秘。

选注：（1）《本经》：妇人漏下，寒热洗洗在皮肤中，诸恶疮疡。

（2）《别录》：温中止痛，除客血内塞，补五脏，生肌肉。

（3）《药性论》：女子沥血，腰痛，崩中。

（4）《汤液本草》：冲脉为病，气逆里急，带脉为病，腹痛，腰溶溶如坐水中。

（5）《本草从新》：治虚劳寒热咳逆上气，心腹肢节诸痛，痿痹癥瘕，痈疽疮疡，冲脉为病，逆气里急，带脉为病，腹痛，腰溶溶如坐水中，及妇人诸不足一切血证。

按：当归补血，又能活血，为血病之要药，更入冲脉，凡妇人月经不调，血虚经闭，胎产诸证，都用为主药；又入带脉与督脉，凡带证，腹痛，腰痛，当归临证更不可少。而外科亦多应用，对于肿疡期的散血消肿，溃疡期的养血生肌，都有着很好的治疗作用。王好古指出："入手少阴，以其心生血也，入足太阴，以期脾裹血也，入足厥阴，以其肝藏血也。"当归甘温而润，辛香善于行走，疏通经腧，与理气药配合，治气血凝滞之证；与祛风药配合，善治湿痹疼痛之证；且能滑肠通便，用治血虚，调补冲脉，以治冲脉气逆里急，崩中漏下，用治带脉以治腹痛，腰痛，溶溶如坐水中之证。

二、鳖甲

性味：性寒，味咸。

归经：冲脉、肝经、肺经、脾经。

功效：主入冲脉，补阴，退热，散结。

主治：骨蒸盗汗，久疟成母，虚劳咳嗽，病后虚热，月经不调，并可软坚，消痞，散结，破癥瘕，以及妇人冲脉郁结，经血不调，难产。

选注：（1）《本经》：去心腹癥瘕坚积，寒热，去痞息肉，阴蚀，痔恶血。

（2）《别录》：疗温疟，血瘕，腰痛，小儿胁下痞。

（3）《药性论》：宿食癥块，痃癖冷瘕，劳瘦，骨蒸，妇人漏下五色，下瘀血。

（4）《局方发挥》：补阴补气，入冲脉。

（5）《大明本草》：去血气，破癥结，恶血堕胎。

（6）《本草纲目》：除老疟疟母，阴毒腹痛，妇人经脉不通，难产，产后阴脱，丈夫阴疮，石淋。

（7）《本草备要》：劳瘦骨蒸，温疟疟母，肿痛胁坚，血瘕痔漏，经阻难产，肠痈疮肿，惊痫斑疹，厥阴血分血证。

按：鳖甲味咸气平，益阴除热，软坚散结为优，在奇经范围之内，主要入冲脉，冲脉者，为血海，亦为十二经之海，在妇科病中，有破癥消痕之功，如月经不调，经闭，产难，妇人漏下五色，痃癖，冷痕，劳瘦，骨蒸，产后阴脱，痔漏恶血等证。入内脏肝，肺，脾，亦主阴血为事，如劳热骨蒸，羸瘦，阴虚血热，瘀血停积成痞，脾肝之积的老疟疟母，肝脾肿大之积块都有良好的治疗作用。

鳖甲与龟板所主之证大略相近，皆治阴经血分之病，鳖甲走肝益肾以除骨蒸之热；而龟板通心入肾以滋阴。鳖甲清热为胜，龟板益阴为强，二者往往同用。鳖甲善通血脉，能破瘀散结，以治癥瘕疟母；龟板能补血止血，可治经产崩漏，临床有相反相成之功。

三、炒白术

性味： 性温，味甘、苦。

归经： 冲脉、带脉、脾经、胃经。

功效： 补脾益气，化湿利水，止汗安胎。主冲脉为病，气逆里急。主带脉为病，带下淋漓。

主治： 脾虚泄泻，痰食水肿，胸腹胀满。能破腰间死血，疗妇人癥瘕，痃癖。妊娠气弱，胎气不安。

选注： （1）《本经》：风寒湿痹，死肌痉疸，止汗，除热，消食。

（2）《大明本草》：主五劳七伤，补腰膝，长肌肉，治冷气痃癖气块，妇人冷，癥瘕。

按： 炒白术一药，性苦温而胜湿，性又甘温而有香气，有甘香缓脾、醒脾之功。黄宫绣谓："白术缘何专补脾气？盖以脾苦湿……白术既能燥湿实脾，复能缓脾生津……为脾脏补气第一要药也。"因脾恶湿，喜运化，故吐泄，痞满，痰饮，水肿等证，应用之，取效为佳。脾与冲脉关系密切，冲脉的盛衰与中焦水谷之气密切相关，所以治疗由冲脉虚亏引发之妇人经血不调，血痕，经血如水，血浊，白淫，白带等证，处方无不用白术以为主要。

四、吴茱萸

性味： 性温，味辛。

归经： 冲脉、肝经、肾经、脾经、胃经。

功效： 温中理气开郁，下气消痞止呕。

主治： 胃寒呕吐，吞酸嘈杂，心腹痛冷，脾虚泄泻，脘腹胀满，寒疝腹痛，冲脉逆气里急。

选注： （1）《本经》：除寒湿痹，咳逆上气，破积聚寒热。

（2）《药性论》：霍乱转筋，产后心痛，肠风痔疾，杀三虫。

（3）《得配本草》：主冲脉气逆里急。

（4）《本经逢原》：主冲脉为病，气逆里急。

（5）《大明本草》：下产后余血，治肾气脚肿痛通关节，起阳健脾。

（6）《本草纲目》：开郁化滞，厥阴痰涎头痛，阴毒腹痛，疝气血痢，喉舌口疮。

（7）《本草经疏》：吴茱萸辛温，暖脾胃而散寒邪，则中自温，气自下，而诸证悉除。

按： 吴茱萸一药，主冲脉为病，逆气里急，温中开郁，暖脾开胃，运降胃气，化阴凝而为阳和。下产后瘀血心痛，并破积聚寒热。张仲景用四逆汤以附子为主温其肾阳。理中丸重用干姜为主以温脾。吴茱萸汤用吴茱萸为主治干呕，吐涎沫，头痛，乃治厥阴为病，为肝经之主药。能入肝经以祛邪，化阴凝为阳和，降上中之滞气，并能疗脾肾之疾。如四神丸以治脾肾阳虚。该药辛温，并非只治脾胃阴寒，吐泻。其病属热者，也可与清热泻火药配伍应用，如丹溪左金丸，是与黄连配用。治吐酸胁痛，《太平惠民和剂局方》有戊己丸，是与黄连、白芍同用，以治下痢腹痛。

五、肉苁蓉

性味： 性温，味甘、咸。

归经： 冲脉、任脉、肾经。

功效： 益精气，补肾阳，暖冲任二脉。

主治： 遗精阳痿，大便燥秘，小便余沥涩痛。入冲脉疗妇人癥瘕，治女人血崩，女子带下阴痛，腰膝冷痛。

选注： （1）《本经》：五劳七伤，除茎中寒热作痛，强阴益精气，多子，妇人癥瘕。

（2）《药性论》：益髓悦颜色，延年，壮阳，疗血崩。

（3）《大明本草》：男子绝阳不兴，女子绝阴不产，润五脏，长肌肉，暖腰膝，男子滑精，遗精，女子带下阴痛。

（4）《本草备要》：治五劳七伤，绝阳不兴，绝阴不产，腰膝冷痛，妇人崩带，峻补男子精血。

按： 肉苁蓉一药，以补肾为主，主疗肾虚阳痿，为温肾壮阳之品，有益精髓，生精血之功。入冲任二脉，主疗女子绝阴不产，带下阴痛，以及妇人癥瘕。

六、紫石英

性味： 性温，味甘。

归经： 冲脉、任脉、心经、肝经。

主治： 咳痰而喘，心悸怔忡，宫冷绝孕，疗上气心腹痛，寒热邪气互结，补心气不足，定惊安神，定魂魄。

选注：（1）《本经》：主心腹咳逆邪气，补不足，女子风寒在子宫，绝孕十年无子。

（2）《别录》：补心气不足，定惊悸，安魂魄，填下焦，止消渴，除胃中久寒，散痈肿，令人悦泽。

（3）《本草纲目》：女子血海虚寒不孕者宜之。

（4）《本草从新》：重以去怯，温以去枯，心神不安，肝血不足，女子血海寒，不孕者宜之。

按：紫石英色赤入血分，质重而下达。李时珍指出："手少阳、足厥阴血分药也，上能镇心，重以去怯也，下能益肝，湿以去枯也，心生血，肝藏血，其性暖而补，故心神不安，肝血不足及女子血海虚寒不孕者宜之。"白石英功用相近，《本草纲目》因其色白，强调为："手太阴，阳明气分之药也，治痿痹肺痈枯燥之病。"要之，一以入肝为主，一以入肺为用。

七、芦荟

性味：性寒，味苦。

归经：冲脉、肝经、脾经、胃经、大肠经。

功效：调通冲脉，泄热通便，杀虫，通经。

主治：小儿高热惊痫，疳积，大便秘结，妇人经血不调，或经闭不行，治妇人血热经期超前。

选注：（1）《药性论》：单用杀疳蛔，吹鼻杀脑疳，除鼻痒。

（2）《开宝本草》：风热烦闷，胸膈间热气，明目，镇心，小儿癫痫惊风，疗五疳，杀三虫，对痔病疮瘘有疗效。

按：芦荟肝经药，能清肝热，杀三虫，通便，疗癫痫狂越，疗妇人经血偏热，热扰血海者。

八、莲子

性味：性平，味甘。

归经：冲脉、心经、脾经、肾经。

功效：调补冲脉，益脾养心，止泻固经。

主治：脾虚泄泻，遗精，滑精，崩漏带下，久痢下血，心悸失眠，女子赤白浊。

选注：（1）《食疗本草》：主五脏不足，伤中，入十二经脉血气。

（2）《本草纲目》：交心肾，厚肠胃，固精气，强筋骨，补虚劳，利耳目，除寒湿，止脾泻久痢，赤白浊，女子带下，崩中，诸血证。

按：莲子一药，清心热，厚肠胃，固肾气，疗遗精，治便泄，升脱肛，入冲脉，固崩漏，治带下。

九、红花

性味：性温，味辛。

归经：冲脉、心经、肝经。

功效：调补冲脉，活血散瘀。

主治：瘀血凝滞，经行困难，经闭腹痛，跌打损伤，关节酸痛，多用破血，少用养血，养血通络，通达冲脉以助经行。

选注：（1）《脾胃论》：行血，治产后血晕昏迷。

（2）《本草拾遗》：治诸瘖，吐血。

（3）《本草纲目》：活血润燥，止痛，散肿，通经。

（4）《开宝本草》：产后血晕口噤，腹内恶血不尽绞痛，胎死腹中，并酒煮服，并主蛊毒。

按：红花主要作用为活血通经。李时珍认为："行男子血脉，通女子经水，多则行血，少则养血。用于冲脉则以行血化瘀为是。"

十、杜仲

性味：性温，味甘。

归经：冲脉、督脉、肝经、肾经。

功效：补肝肾，壮筋骨，通冲脉，督脉。

主治：腰膝酸痛，筋骨痿软，妇人腰重，腰痛，胎动不安以及胎堕流产。

选注：（1）《本经》：主膝腰痛，筋骨痿软。孕妇腰痛，除阴下湿痒，小便余沥。

（2）《药性论》：肾冷腰痛，人虚身强直。

（3）《大明本草》：治肾劳，腰脊挛。

（4）《汤液本草》：润肾燥，补肝经风虚。

（5）《本草备要》：阴下湿痒，小便余沥，胎漏胎堕。

按：杜仲功能补肝滋肾，充肾强骨，充肝健筋，入肝补肾，子令母实也。入冲脉而疗妇人腰重，有保胎防堕之功。入督脉以补肾，强腰系。

十一、川芎

性味：性温，味辛。

归经：冲脉、肝经、胆经、心包经。

功效：调理冲任，活血搜风，行气止痛。

主治：冲任不调之月经不调，经来腹痛。头风，头痛，寒痹筋挛，疮疡肿痛。

选注：（1）《本经》：主中风入脑头痛，寒痹，筋挛，妇人血闭无子。

（2）《别录》：除脑中冷动，游风，泪出，忽忽如醉，胸腹胁痛。

（3）《药性论》：半身不遂，胞衣不下。

（4）《珍珠囊》：能散肝经之风，疗少阳，厥阴头痛，血虚头痛之圣药也。

（5）《大明本草》：一切风，一切气，一切劳损，一切血，补五劳壮筋骨。破癥结宿血，养新血。

按：川芎一药主辛窜，有上行头目，下行血海之功，止痛力强。李东垣谓："头痛必用川芎。"以表证头痛为宜。张元素又说："血虚头痛之圣药。"又为妇科之主要之药，以活血为用，多应用于月经不调，经闭，痛经，产后血阻，腹中块痛等。

十二、香附

性味：性平，味苦。

归经：冲脉、肝经、三焦经。

功效：调补冲任，理气开郁，调经止痛。

主治：腹痛，胃脘痛，胸胁痞满，痈疽疮疡，月经不调，经行腹痛，为妇科主要用药之品。

选注：（1）《别录》：除胸中热，充皮毛，久服令人益气长须眉。

（2）《脾胃论》：治一切气，霍乱吐泻腹痛，肾气膀胱冷气。

（3）《图经本草》：治心腹中客热，常日忧愁不乐，心忪少气。

（4）《本经逢原》：开郁气，消痰食，行血气，止诸痛，胎前崩漏。

（5）《本草纲目》：散时气寒疫，利三焦，解六郁，消食积聚，痰饮痞满，跗肿腹胀，止心，腹，肢，头，目，齿，耳诸痛，痈疽疮疡，妇人崩漏带下，胎前产后百病。

按：香附一药，味辛甚强，而香气浓厚，均以气用事，专治气结之证。为足厥阴肝经以及手少阳三焦经之药，一旦肝气怫郁，影响三焦游行出入，因而可见胸胁胀满，脘腹痞闷。疏通冲脉，以疗月经不调，经行腹痛，香附亦多应用之。本品辛香，尤善开郁行气，气行则郁解，气通则痛亦止。临床常用之方有香附芎归汤，艾附丸，良附丸，青囊丸等。

十三、沉香

性味：性温，味辛。

归经：冲脉、脾经、胃经、肾经。

功效：降气，纳冲，纳肾，调中止痛。

主治：降冲脉之逆，脘腹痛，气闷，呃逆，呕吐，泄泻，逆气喘咳。

选注：（1）《别录》：去恶气。

（2）《珍珠囊》：补右肾命门。

（3）《新修本草》：主心腹痛，霍乱中恶。

（4）《大明本草》：调中，补五脏，壮阳，暖腰膝。

（5）《本草备要》：下气堕痰涎，能降能升，理中气，治心腹痛。

按：沉香性温而香，体重而沉，以降气为主，主降冲脉之逆，清阳明之浊，解脾湿，湿浊之胸闷，痞闷，腹胀，吐逆，泄泻。亦治肾寒咳逆。但降多升少，用之宜慎。

十四、巴戟天

性味：性温，味甘、辛。

归经：冲脉、肾经。

功效：温煦冲脉，温肾壮阳。

主治：温冲脉以疗子宫虚冷，月经不调，腰脊痛，阳痿，早泄。

选注：（1）《本经》：主大风邪气，阴痿不起，强筋骨，疗湿痹。

（2）《别录》：主头面游风，小腹及阴中引痛，益精。

（3）《本草纲目》：治脚气，去风疾，补血海。

按：巴戟天一药，入冲脉与肾。益精，健骨，壮阳；主阳痿遗精，腰脊痛楚；配杜仲、川断治风湿痹痛。配菟丝子、肉苁蓉以壮阳。主下焦为用可补冲脉、肾虚。

十五、黄柏

性味：性寒，味苦。

归经：冲脉、肾经、膀胱经。

功效：调节冲脉，清热泻火，燥湿解毒。

主治：温热病，伤寒赤痢，湿热黄疸，小儿淋闭，湿毒热疮，两足痿软，冲脉带下，劳热骨蒸。

选注：（1）《本经》：主五脏肠胃中结热，黄疸肠痔，女子漏下赤白，阴伤蚀疮。

（2）《大明本草》：安心除劳，治骨蒸，洗肝明目，多泪，口干心热，杀疳虫，治蛔，鼻衄，肠风下血，急热肿痛。

（3）《本草备要》：疗下焦虚，骨蒸劳热，消渴，便秘，黄疸水肿，热痢，痔血肠风，漏下赤白，诸疮痒疹，头疮，口疮。

按：黄柏一药，为肾脏之药，主泄热而坚肾阴，入冲脉主治女子漏下赤白以及湿热郁结下焦，女子阴部肿痛。配苍术以治湿热足痿；配知母以治劳热骨蒸。配芡实、白果治妇人黄带。

十六、黄芩

性味： 性寒，味苦。

功效： 冲脉、心经、肺经、肝经、胆经、大肠经。

功效： 调节任脉，清热泻火。

主治： 温病身热，呕吐烦渴，下痢泄泻，肺火痰热，目赤，疮疡，热毒骨蒸，女子血闭，胎动不安。

选注： （1）《本经》：治诸黄疸，肠澼泻痢，逐水下血闭，恶疮疽蚀。

（2）《别录》：疗痰热，胃中热，女子血闭，淋漏下血。

（3）《大明本草》：下气，主天行热疾，疗疮排脓，治乳痈发背。

（4）《本草通元》：黄芩得柴胡退热，得芍药治下痢，得桑皮治肺火，得白术而安胎。

按： 黄芩一药清热燥湿，善于治疗湿热所致诸疾。长于清肺热，治疗肺热咳嗽。亦善清热安胎，疗女子乳痈，血闭不行，胎动不安。

十七、木香

性味： 性温，味辛、苦。

归经： 冲脉、肺经、肝经、脾经。

功效： 调节任脉，行气止痛。

主治： 气滞腹胀，胃痛，呕吐，腹痛，肠鸣，泄泻，痢疾。

选注： （1）《药性论》：九种心痛，疝癖癥块，壅气上冲，女子血气腹痛。

（2）《大明本草》：治心腹一切气，健脾消食，安胎。

按： 木香为芳香理气之药，胃肠消化不良用为主药，治腹痛，主冲脉为病，逆气里急，上逆呕吐，又主女子血气腹痛，亦能安胎。

十八、荷叶

性味： 苦、平。

归经： 冲脉、肝经、脾经、胃经。

功效： 清热解暑，升发清阳。

主治： 头胀，目昏，中暑身热，血淋，下血，产后崩中，胸闷不畅，跌打损伤。

选注： （1）《本草拾遗》治血胀腹痛，产后胎衣不下，酒煮服之。

（2）《本草纲目》生发元气，助脾胃，涩精浊。散瘀血……治下血、血淋、崩漏、产后恶血、损伤败血。

按： 荷叶一药，升发清阳之气，可清热解暑，治头目昏胀，胸闷不畅，血淋，崩中，胎衣不下等。

十九、郁金

性味：辛、苦、凉。

归经：冲脉、心经、肺经、肝经。

功效：入冲脉疗气逆里急，行肝气，利肺气，凉血，破瘀止痛。

主治：疗气滞血瘀之胸腹作痛，肋胁作满，月经不调，经前腹痛，或胃气痛，湿温病浊蒙蔽，胸闷痞胀，神志不清等证。

选注：（1）《新修本草》：主血积，下气，生肌，止血，破恶血，血淋，尿血，金疮。

（2）《药性本草》：单用治妇人宿血气心痛，冷气结聚，温醋磨服之。

（3）《本草纲目》：治气血心腹痛，产后败血，冲心欲死，失心狂癫。蛊毒。

（4）《本草经疏》：本属血分之药，其治诸血之证，此药能降气，气降则火降，性入血分，故能下降火气，使血不妄行。

（5）《本草备要》：行气解郁，凉血败瘀。治吐衄，妇人经脉逆行，痘毒入心。

按：郁金辛凉之品，主入冲脉，以治气逆而里急。本为血分之药，以治诸血证，正调血分之上品，属内热者，此药能降气，气降则火降，使血不妄行；凉血去瘀为用，凡气滞血瘀之胸闷、脘痞、经停经痛，尤为常用之品。

二十、鸡血藤

性味：苦、微甘、温。

归经：冲脉、肝经、肾经。

功效：补血、行血、安冲、舒筋活络。

主治：血虚经闭，经停腹痛里急，肢节酸痛，麻痹不仁，腰膝疼痛，筋骨麻木，风湿痹痛，妇人赤白带下，中风半身不遂，行走困难，上肢不举等。

选注：《纲目拾遗》：壮筋骨，已酸痛，和酒服，治老人气血虚弱，手足麻木，瘫痪，妇人经血不调，赤白带下，妇人干血劳，及子宫虚冷不受孕者。

附鸡血藤胶：取鲜藤取汁熬胶，色如猩红成块，主治同上，功效轻胜。

按：鸡血藤的主要功能是补血、行血、调补冲脉，所以用治血虚的月经不调，恒与四物汤伍用，更能通经活络，对腰膝酸痛，筋骨麻木，风寒湿痹等症，恃为要药。尤适用于劳伤气血、筋骨不利之症。本品用汁熬胶，功胜于藤。赵学敏用鸡血藤胶治疗风痛湿痹，有患在上部，饱食后服，患在下部，空心酒服之法。

二十一、益母草

性味： 辛、微苦、微寒。

归经： 冲脉、任脉、心经、肝经。

功效： 行血祛瘀，滋补冲任，消水解毒。

主治： 冲任气盛，月经不调，经前腹胀，经来过多，产后瘀血不行，肿毒疮疡，捣汁服治浮肿，还可应用于跌打损伤。

选注： （1）《本经》：益母草，主瘾疹。子，明目益精，除水气。

（2）《别录》：子疗血逆，大热头痛心中烦。

（3）《大明》：茺蔚子治产后血胀。

（4）《本草纲目》：茎主活血破瘀，调经解毒，治胎漏难产，胎衣不下，血晕血风，血痛，崩中漏下，尿血，泻血，打仆内损瘀血。子主活血，养肝，调女人经脉，崩中下血，产前胎后诸病。

按： 益母草一药，调冲任、降冲逆甚良，其根、茎、叶、花、实皆入药；厥阴血分风热，明目益精，调妇人经脉，治疗肝热目疾，单用子尤良；女人胎产诸病，则叶、子并用为良。统治妇人瘀阻经痛，产后恶阻，以及折伤内损有瘀血，颇称可靠。

二十二、丹参

性味： 苦、微寒。

归经： 冲任、心经、心包经。

功效： 调补冲任、活血祛瘀、清热除烦。

主治： 冲任不调，气逆里急，月经不调，经闭瘀积，关节作痛。热病伤营、心烦躁动，风寒湿痹，腰痛，腿痛，关节痹麻，心腹刺痛，瘀血癥瘕，疮疽作痛。

选注： （1）《本经》：主心腹邪气，肠鸣幽幽如流水，寒热结聚，破癥瘕，止烦满，益气。

（2）《别录》：养血，去心腹痼疾，结气，腰痛，脊强，脚痹，除风邪留热。

（3）《日华诸家本草》：养神定志，通利关脉，治冷热骨劳疼痛，四肢不遂，头疼赤眼，热温狂闷，破宿血，生新血，安生胎，落死胎，止血崩带下，调妇人经脉不匀，血邪心烦，恶疮疥癣，排脓止痛，生肌长肉。

（4）《重庆堂随笔》：丹参降而行血，血热而滞者宜之，故为调经之要药……。

按： 丹参一药，调补冲脉、任脉，治气逆而里急，安和冲任，亦妇科调经、活血通络之品。《妇人明理论》说："一味丹参，功同四物，能补血活血。"其实丹参为苦寒之品，功能凉血行血，血热而滞者宜之，有参之名，无参之用，用于女人则为通经之品，用于外科则为凉血治痈之品。

二十三、苏木

性味： 甘、咸、平。

归经： 冲脉、心经、肝经、脾经。

功效： 调补冲脉、行血去瘀、止痛消肿。

主治： 冲脉郁阻，气逆里急，月经不调，产后瘀血，经闭腹痛，气虚崩漏，腰脊疼痛，女人气血郁滞，男女中风，肢体麻木，痈肿及跌打损伤，产后败血，赤白痢疾。

选注： （1）《唐本草》：破血，产后血胀闷欲死者，水者五两取浓汁服。

（2）《大明本草》：女人血气心腹作痛，月经不调如蓐劳。排脓止痛，消痈肿，跌仆瘀血，女人失音血噤，赤白痢。

（3）《新修本草》：破血，产后血胀闷欲死。

（4）《海药本草》：虚劳血癖气壅滞，产后恶漏不安，心腹痛，及经络不通。

（5）《日华诸家本草》：妇人血气心腹痛，月经不调及蓐劳，排脓止痛，消痈肿、仆损瘀血。

（6）《本草纲目》：苏方木乃三阴经血分药，少用则和血，多用则破血。

按： 苏木一药，调冲脉，为妇科调经之品。张元素认为"苏木发散表里风气，宜与防风应用。"近人用治风疹瘙痒之证，即取其祛风和血之功。临床应用宜从李时珍"少用则和血，多用则破血"之说。

二十四、水蛭

性味： 咸、苦、平、有毒。

归经： 冲脉、肝经、膀胱经。

功效： 破血逐瘀，通经祛癥。

主治： 癥瘕积聚，折伤瘀结，月经不来，或月经不调，无子；利水道，治少腹满，心腹胀痛，二经不通；配伍虻虫、桃仁、大黄为抵当汤治少腹硬块胀满及经水不利。

选注： （1）《本经》：主逐恶血瘀血、月闭，破血癥积聚。无子，利水道。

（2）《别录》：坠胎。

（3）《本草拾遗》：咂赤白游疹及痈肿毒肿。

（4）《本草衍义》：治折伤跌仆蓄血。

（5）《本草经百种录》：凡人身瘀血方阻，尚有生气者乃治，阻于久则无生气而难治。盖血既离经与正气全不相属，投之轻药则拒而不纳，药过峻又能伤未败之血，故治之极难。水蛭最喜食人之血而性又迟缓，迟缓则生血不伤，善入则坚积而破，借其力以攻积之滞，自有利而无害也。

按：水蛭即马蟥，性善吸血，为治血病专药，功专破血癥，适应于血滞经闭，瘀血结聚，跌打损伤等症。攻力虽猛，但不伤正气。张锡纯认为可使瘀血默然消于无形。

二十五、䗪虫

性味：咸、寒、有毒。

归经：冲脉、肝经。

功效：破血逐瘀，散癥结，疗折伤。

主治：血滞经闭，癥瘕积聚，跌打损伤，木舌肿痛等证，疗折伤瘀血功效尤良。

选注：（1）《本经》：主心腹寒热洗洗，血积癥结，破坚下血闭等。

（2）《本草衍义》：乳脉不行，研一枚，水半合，滤清之后服之。

（3）《本草纲目》：行产后血积，折伤瘀血，治重舌木舌，口疮，小儿腹痛夜啼。

（4）《本草从新》：主折伤，补接甚妙，煎含而木舌冰消，水服而乳浆立至。

按：䗪虫一药，主入冲脉，可破少腹里急之癥瘕；性味咸寒，入血软坚。《金匮要略》：大黄䗪虫丸治妇人经闭，干血虚劳之证，以其有破坚下血之功。鳖甲煎丸用本品，亦取其消瘕散结之功。

二十六、花蕊石

性味：酸、涩、平。

归经：冲脉、肝经。

功效：止血。

主治：吐血、咯血，妇人血晕恶血，外治金疮出血。

选注：（1）《嘉祐本草》：妇人血晕……金疮出血。

（2）《本草纲目》：治一切失血伤损，内漏……。

（3）《本草从新》：峃入肝经血分，能化瘀血为水，止金疮出血，下死胎胞衣……。

按：花蕊石一药，主要作用为止血，可止内溢之血，又能止外伤之血，能下死胎，落胞衣，可止妇人血晕。

二十七、路路通

性味：苦平，微涩。

归经：冲脉，肝经。

功效：利水通络。

主治：月经不调、冲脉不畅，风湿痹痛，经络拘急，小便不利，腰痛，周身痹痛等。

选注：《纲目拾遗》：辟瘴去瘟，舒经络拘挛，周身痹痛，手脚及腰痛。

按：路路通功能通经络，利水道，借其通力之性，祛逐经络之留滞，并有除湿消热之功，为调经络理痹之品，如月经过多及孕妇忌服。

第三节　冲脉主方

一、奔豚汤（《金匮要略》）

甘草、川芎、当归各二两，半夏四两，黄芩二两，生葛五两，芍药二两，生姜四两，甘李根白皮一升。

上九味，以水二斗，煮取五升，药滓再煮，温服一升，日三夜一服。

功效：降冲脉而止痛，疏肝清热。

主治：冲脉与厥阴之奔豚气上冲胸，腹痛，往来寒热。但以腹部的疼痛尤为严重，这是奔豚病的特有症状。总由肝气上逆，冲脉之气上逆而发。

方义：奔豚汤一方，主治冲脉与肝气之奔豚，此为肝气热，冲脉上逆里急，肝气郁结，化火上气所致，治当疏散，清热，降冲脉。方用半夏、生姜、葛根以疏而散之，肝气上冲其势迫急，以甘草一药，甘而缓之；然而肝又为藏血之脏，肝气既郁则血亦郁之，故而方中又以当归、川芎、白芍和血止痛；肝气传胆，化为火邪，故以黄芩一味直折而清之；李根白皮大寒，主消渴，止心烦逆，伍之于诸药，以清热降冲以治奔豚。全方共奏疏肝清热，降冲止痛之效。尤在泾指出："此奔豚气之发有肝邪者，往来寒热肝脏有邪，而气通于少阳也，肝欲散，以姜、夏，生葛散之；肝苦急，以甘草缓之；芎、归，芍药理其血；芩，李根下其气；桂，苓为奔豚主药，而不用者，病不由肾发也。"甚有卓见。

二、大营煎（《景岳全书》）加减

熟地黄30g，当归20g，杜仲20g，枸杞子20g，肉桂6g，怀牛膝10g，甘草10g，炒白术20g，炮姜6g，熟附子10g，党参10g，炒艾叶10g。

上药，文火久煮两遍，取汁2杯，日分2次温服。

功效：调补冲任，温经扶阳。

主治：冲脉少阴虚寒，月经后错，量少不畅，腰背酸楚，小腹堕痛，喜温喜按，面萎，头晕，气短，肢冷，小便清，大便溏，脉细弱，舌淡苔白。

方义： 大营煎一方，主治冲脉少阴虚寒证。冲脉者，又名血海，女子心系胞，为月经之本源，冲脉又隶属于肾，肾脉之下行也，名曰太冲。若肾阳不足，阴寒内生，阳气不能温煦血海，冲任二脉失调，便会导致月经后错。方中熟地、当归补血养血，充养血海；枸杞、杜仲主调补肝肾，强壮腰系，益补冲脉；肉桂温补肾阳以散寒；附子协肉桂达下焦以祛寒湿；艾叶性温而香，温通经脉而暖气血，调补血海；炒白术补脾益气，燥湿利水，为脾脏补气第一要药；党参大补元气；甘草取中和之气。脾胃之气奠定，下焦阴寒之气必散，阴气散，阳气复，冲脉、肾气温煦和谐，其病必瘳。

三、当归地黄饮（《景岳全书》）加味

熟地 30g，炒山药 20g，杜仲 20g，怀牛膝 20g，枸杞子 20g，陈皮 10g，甘草 10g，制首乌 20g，当归 20g，菟丝子 20g。

上药水煮 2 遍，取汁 2 杯，日分 2 次温服。忌食生冷清滑之品。

功效： 补肾调冲，养血调经。

主治： 冲任少阴血虚，月经偏少，其色淡，头晕耳鸣，腰脊痛楚，下肢痿软，足跟疼痛，脉沉细，舌淡红，苔薄白。

方义： 当归地黄饮一方，主治冲任少阴血虚。冲脉隶属于肾，任脉亦隶属于肾，肾脏的盛衰直接会影响冲任脉血海的盈亏，今肾虚精血不足，不能充盈血海，血海亏空，故而月经偏少；肾主骨，主藏精，生髓充脑，肾虚故而头晕、耳鸣；腰为肾府，肾血亏虚，由是腰脊疼痛；肾不荫踵，故而足跟疼痛，脉来沉细。当归地黄饮中大熟地一味，能补血滋阴，更能补肾填髓；当归补血生血，为血中之气药，与熟地合用，尤可补血生血；制首乌一药，有补肝益肾益其精血之功，用此品与当归、熟地合，大有补肝肾，填血海之功；更辅以杜仲、枸杞子、怀牛膝、菟丝子以强腰系，壮筋骨，通经腧，以起痿弱；山药、陈皮、甘草健脾和胃，结合上药以资化源，并使诸药补而不滞，此处方之巧妙处，不可轻而忽之。

四、桃红四物汤（《医宗金鉴》）加味

当归 20g，熟地 20g，川芎 10g，白芍 20g，桃仁 10g，红花 10g，制香附 20g，乌药 10g，元胡 10g，五灵脂 10g。

上 10 味，水煮 2 遍，取汁 2 杯，日分 2 次温服。

功效： 疏肝调冲，活血化瘀。

主治： 冲脉厥阴瘀血，经血过多，夹有瘀血块，小腹作痛，血块下后而痛减，胁痛，乳胀，脉弦，舌色紫黯，有瘀血斑痕。

方义： 肝郁久而化热、化火，由肝郁气滞而致血瘀，血海充盈失调；肝藏血，冲为血海，血海既然失调，月经则不循常道，因而超前错后无定；瘀血阻

于胞宫，经失畅通，因而小腹作痛；肝之经络布于两胁，经络瘀痹而胁痛，甚则乳胀；此乃肝与冲脉瘀血之证。桃红四物汤中地黄入肾，壮水补阴；白芍入肝，敛阴益血；当归、川芎辛香，温润，能养血而行血中之气；桃仁、红花佐地、归、芎、芍以活血化瘀；加香附、乌药重在疏肝理气，通经活络，并疗胁痛乳胀；加元胡、五灵脂旨在活血止痛。

五、血府逐瘀汤（《医林改错》）加减

当归15g，川芎10g，赤芍15g，生地20g，桃仁10g，红花10g，柴胡10g，枳壳10g，牛膝10g，丹参30g，郁金10g，乌药10g，香附10g，益母草10g，泽兰叶10g。

上药水煮2遍，取汁2杯，日分2次温服。

功效：调冲止痛，活血祛瘀。

主治：血府逐瘀汤，主治冲脉与肝气瘀滞。经期腹痛，行而不畅，腹痛拒按，胸胁胀痛，或乳胀，心下痞满，不欲饮食，舌质偏紫黯，有瘀斑，脉弦涩或沉弦。

方义：血府逐瘀汤为活血祛瘀，行气止痛之良方，尤善调妇科经血之病。方中川芎、当归、桃仁、红花、赤芍以养血，活血，祛瘀；牛膝祛瘀主通血脉，引血下行；柴胡疏肝解郁；枳壳以行气滞；生地凉血，配当归可养血润燥，俾瘀去而不伤阴血；甘草调和诸药。方中加丹参以加强活血化瘀之力；加乌药以解郁止痛，助柴胡以调肝气，助枳壳以理中气，助牛膝以理下焦气滞血瘀；加香附、郁金以行气调经；益母草与泽兰叶皆为厥阴肝经血分之药，性略温而清香，能疏达肝气，和其营血，为妇人调经之要药；诸药合用，可疏肝行气以活血，调补血海以通经。

六、调肝汤（《傅青主女科》）加味

当归20g，白芍20g，山萸肉20g，巴戟天20g，山药20g，甘草10g，熟地20g，川断20g，阿胶10g（烊化）。

上9味，先煮8味2遍，取汁2杯，烊化阿胶尽，日分2次温服。

功效：调补肾肝，养血安冲。

主治：经尽或经后，小腹隐约作痛，腰脊痛楚，下肢痿弱，头目眩晕，甚则心悸怔忡，月经血淡红，其量或多或少，脉象沉弦或沉细，舌质淡红，苔薄白。

方义：调肝汤一方，主治少阴厥阴冲脉血虚证。肝肾阴血亏虚，冲脉亦必空亏，经血必也虚少，血海空乏，小腹隐约作痛。腰为肾府，伏冲之脉贯于脊里，精血不足，故而腰脊痛楚，下肢痿弱。脑为髓海，肾精不能上荣，故而头目眩晕。心失所养而心悸。调肝汤方中之熟地、山药、阿胶大有滋补肾中真阴

之功，亦调补冲任之无上佳品；当归、白芍以养血柔肝，亦肝家之正品；山萸肉、巴戟天不但能补肝之阴血，而且还可调补肾气，填补冲任；川续断可补肝肾，又可通行经络以疗腰脊痛楚，下肢乏力，其功近于杜仲。傅青主在调肝汤方后注云："此方平调肝气，亦能转逆气，又善止郁痛，经后之证，以此方调之最佳，不特治经后腹痛之证也。"

七、归肾丸（《景岳全书》）加味

熟地 30g，山萸肉 20g，生山药 20g，云茯苓 20g，当归 15g，枸杞子 20g，杜仲 20g，菟丝子 20g，制首乌 20g，鸡血藤 30g。

上 10 味，水煮 2 遍，取汁 2 杯，日分 2 次温服。

功效：养血调冲，滋补肝肾。

主治：体质虚弱，月经量少，渐渐停经，腰脊疼痛，下肢痿弱，头晕耳鸣，舌淡红，少苔，脉细弱。

方义：归肾丸主治冲脉肾虚经闭证。妇人肾气虚弱，肾之精血不足，无力生发与充养血海，血海亏虚，冲任失调，形成经少或经闭；冲任亏虚，血海无血，亦能造成经闭。肾与冲任久虚，经腧失养故腰脊作痛，下肢痿软。肾之精气不能上荣于脑，故而头目眩晕，耳鸣。归肾丸以六味地黄丸为基础，方中熟地大补精血为主药；辅以当归、山萸肉、枸杞子大补肝肾之血气；制首乌，鸡血藤，生血养血；尤其制首乌一药，大有补肾肝，益精血之功；《本草纲目》指出："此药气温味苦涩，苦补肾，温补肝，能收敛精气，所以能养血益肝，固精益肾，此药气温味苦涩，温补肝肾，健筋骨，乌须发，为滋补良药，不寒不燥，功在地黄，天门冬诸药之上。"诸药合用以奏滋补肝肾，养血调冲之效。

八、温海汤加味（《孙朝宗临证试效方》）

当归 30g，制首乌 30g，柏子仁 15g，附子 6g，肉桂 6g，小茴香 6g，桃仁 10g，党参 10g，炒白术 10g，生姜 3 片。

上药水煮 2 遍，取汁 2 杯，日分 2 次温服。

功效：温煦血海，大补肾阳。

主治：冲脉少阴寒凝血闭，腰腹寒冷，面色苍青，羸瘦萎黄，肢倦神衰，但欲卧，带下稀薄，便溏，脉迟缓，舌质淡白，苔薄白。

方义：温海汤一方，主治冲脉少阴寒凝经闭证。少阴寒化，无论内因外因，无不使肾府气血凝泣，血海虚冷。下焦畏冷，主司在肾，肾与血海凝泣，故而经闭；肾阳亏虚，无不影响带脉，带脉寒化，故带下稀薄；肾阳既虚，不能温土，脾失温运，故面色苍青，萎黄羸瘦，四肢倦怠，精神萎靡；肾为胃关，肾虚关疏，以致大便溏薄。温海汤为温肾、温血海之方，以当归为主药，当归性味甘温，辛香而润，故有治一切风，一切气，一切劳之功，主入下焦，温煦血海，暖其带脉虚冷，凡妇人经血不调，血虚经闭，胎产诸多虚证，都以本品为主；制首乌入肝肾，益精血，补血而不滞腻，补肝肾又不偏燥，为养血补血之良药；柏子仁性味甘平，主入心脾，益血补心，敛血止汗，入心养神，入肾定志，为补少阴心肾之良药；附子、肉桂、小茴香主温暖下焦；参、术、生姜补中以益生化之源；诸药合用，肾阳得补，血海得温，其经自调也。

九、苍附导痰丸（《叶天士女科》）

制苍术 15g，炒香附 15g，云茯苓 15g，半夏 15g，枳壳 10g，制南星 6g，陈皮 15g，甘草 10g，生姜 6g。

上药水煮 2 遍，取汁 2 杯，日分 2 次温服。忌食生冷黏滑之品。

功效： 安谧冲任，祛湿导痰。

主治： 体胖痰盛，胸脘痞胀，恶心，不欲饮食，白带如注，身倦怠，四肢沉重，乏力，脉缓，舌淡，苔厚。

方义： 苍附导痰丸一方，主治痰湿困脾所致的月经不调，重在燥湿化痰。方中苍术尤善燥湿运脾；南星、半夏、茯苓为佐；惟南星一药，苦辛而烈，善能开泄，为手足太阴之药，虽曰："治痰功同半夏"，然半夏辛散，专理脾胃痰湿，但守而不走，而南星走而不守，功为搜风祛痰，燥湿通络；所以南星之用，多属风痰、湿痰入于脏腑经络所引起之体胖痰多，胸脘痞满，时时呕恶等证。方中配合香附、枳壳以行气开郁，开胃宽肠；甘草、生姜、陈皮以和胃，调中健脾；脾气健运，湿浊得除，太阴冲脉自调，则经血自来无虞也。

十、举元煎（《景岳全书》）加味

党参 30g，黄芪 30g，炒白术 20g，炮姜炭 10g，升麻 10g，甘草 10g，酸枣仁 30g，熟地炭 30g，茜根炭 20g。

上 9 味，水煮 2 遍，取汁 2 杯，日分 2 次温服。

功效： 调补冲任，补中益气。

主治： 冲任太阴气虚崩漏。经血淋漓不断，色淡稀薄，面浮跗肿，气滞神萎，倦怠乏力，纳谷不香，脘腹痞胀，大便溏薄，脉来细弱，舌淡苔白。

方义： 举元煎一方，主治冲任太阴气虚崩漏证。方中参、芪、术、草大补脾气以益生化之源；伍升麻、炮姜炭以温中，升阳，止血，益气；熟地炭大补精血兼止血以固冲任；茜根炭既有止血之能，又有化瘀之功，既止血又不留瘀；酸枣仁有醒脾益气之功；诸药治于一炉，共奏温运中阳，以益其气，调补冲任以固其崩脱。

十一、甘麦大枣汤（《金匮要略》）加味

小麦 20g，甘草 10g，大枣 10 枚（开），生地 20g，白芍 10g，酸枣仁 15g，柏子仁 10g，麦冬 15g，龙牡各 15g，远志 10g。

上 11 味，水煮 2 遍，取汁 2 杯，日分 2 次温服。

功效： 滋补血海，清热养阴，安神定志，和中缓急。

主治： 绝经后，精神恍惚，卧寐不安，易惊易恐，或言语不序，忧思过度，心阴受损，虚火热盛，心神失守，或悲伤欲哭，如有神灵，喜怒无常，心烦，口渴，咽燥，甚则二便不爽。

主义： 甘麦大枣汤加味一方，为养心血，安魂魄，滋益清补之良方。方中小麦微寒，主养心之阴血，《内经》所谓："心病者，宜食麦。"生甘草轻清以缓中，大枣甘平，为补脾胃之正品，《内经》指出："阴气者，静则神藏，躁则消亡。"即指心阴亏，心血失养之候。方中加生地、麦冬以滋养心血，生津润燥，助小麦以疗心热；加白芍以滋补肝脾之阴；柏仁、枣仁、远志滋补心肝以安神定志；加龙牡以收敛精气，潜纳浮阳，益肾镇惊。诸药合用，以达清热养阴，安神定志，和中缓急，滋补血海之功。

十二、六味地黄汤合左归饮加减方（《小儿药证直诀》《景岳全书》）

熟地 30g，山萸肉 30g，枸杞子 20g，山药 20g，云茯苓 20g，白芍 20g，麦冬 15g，钩藤 30g，桑寄生 20g，丹皮 10g，川续断 20g。

上 11 味，水煮 2 遍，取汁 2 杯，日分 2 次温服。忌食辛辣之品。

功效： 补肾益冲，滋阴潜阳。

主治： 绝经前后，不时发热汗出，面色潮红，头晕头痛，腰脊酸痛，心中烦躁，夜寐不安，耳鸣，口干，胃纳不香，小便黄，大便秘结，或月经滴漏量少，色红或紫，脉弦数无力，舌红少苔。

方义： 六味地黄汤合左归饮一方，主治绝经前后，少阴阴虚诸疾。足少阴肾，主骨，主藏精，冲脉血海系之，肾阴已虚，血海不得滋养，虚阳上浮而现面色潮红，不时发热汗出；脑为髓海，肾之阴精亏虚，髓海不足，故见头痛头晕；腰为肾府，肾虚则腰脊痛楚；心火鸱张故见心中烦热，夜寐不安，或耳鸣，汗出，口干；冲脉又隶属于阳明，病则不能安谷，则胃纳不香；小便黄短，大便干燥，皆为少阴阴虚，冲脉阴虚之候；治以六味地黄汤合左归饮。方中以熟地为主，甘温滋肾以填补真阴；山萸肉、枸杞以滋阴血；茯苓、山药既补脾益气，亦滋补肝肾之阴血；白芍以敛阴平肝；丹皮以清热凉血，以治血中伏火；麦冬以滋阴生津；钩藤甘寒以平肝定惊；桑寄生、川续断以补肝肾，强筋骨；诸药合剂，共达滋阴潜阳，滋补肝肾，调补血海之功。

十三、调中益气汤（《脾胃论》）

黄芪 3g，人参、甘草、苍术各 1.5g，柴胡、陈皮各 3g，升麻 0.2g，木香 0.5g。

上锉麻豆大，都作一服，水两大杯，煎至 1 杯，去渣，宿食消尽服之。

功效： 调中益气，以降冲脉之逆。

主治： 肢节烦痛，身重心烦，口淡口渴，不思饮食，小便频数，大便结滞，或便后脓血，胸闷不舒，咽膈不利，痰嗽稠黏，口中唾沫，食入反出，耳鸣耳闭，目中流火，热壅头目，视物昏花，卧睡不安，脉象洪缓而弦，重按滞涩。

方义： 黄芪、人参、甘草甘温益气；柴胡、升麻从阴引阳，一以治少阳清升之气不足，一以治脾胃不和谷气下流；苍术运脾燥湿；陈皮健胃调中；更加少量木香运转肠机，促进清升浊降而病除。

十四、清经汤（《傅青主女科》）

粉丹皮 10g，地骨皮 10g，白芍 10g，黄柏 10g，青蒿 6g，茯苓 10g，细生地 20g，炙龟板 10g，茅根 20g，藕节 20g。

上 10 味以水 4 杯，文火煮取 1 杯，药滓再煮，取汁 1 杯，日分 2 次温服。

功效： 滋阴固冲，清热凉血。

主治： 冲脉少阴实热，月经超前，量多色紫，有腥味，心烦意乱，口干口渴，小便色黄，大便燥结，脉滑数。

方义： 方中以丹皮、黄柏清热泻火凉血而坚肾阴；青蒿清宣血中之郁热；生地、白芍清血热以滋肾阴，又可益脾生津以降火，水升火降，口干口渴可止，心烦可瘳；茯苓与生地以养阴宁心；龟板补阴益血，安谧冲任二脉；龟板乃至阴之物，其味咸寒，入心肾肝脾四经，得水火既济之义。茅根性凉，既能清热滋阴，又可凉血止血；藕节涩平无毒，功能止血活血，凉血化瘀；方中加此三味，既不失清热、凉血、养血之效，亦不失补益血海之功矣。

十五、丹栀逍遥散（《医统》）加味

丹皮 10g，炒栀子 10g，柴胡 12g，当归 10g，白术 10g，茯苓 10g，白芍 10g，煨姜 6g，甘草 10g，生地炭 20g，薄荷 6g。

上药以水 4 杯，煮取 1 杯，药滓再煮，取汁 1 杯，日分 2 次温服。

功效： 清热安冲，解郁疏肝。

主治： 冲脉厥阴郁热证，月经先期，经血时多时少，色紫有瘀，乳胀，胁痛，腹痛，烦躁，苔黄，脉弦滑。

方义： 方中柴胡疏肝解郁以治致病之因；当归、白芍养血和营以疏肝；茯苓、白术、甘草、煨姜以畅其脾、和其中；巧佐薄荷同柴胡以条达肝气；丹皮

一药凉血，清热，散瘀。《本草纲目》指出："此药有和血，生血，凉血，治血中伏火，除烦热之效。"栀子一药有泄火，清热，凉血解毒之功，其气轻清上行清心热，亦可随下行之药以解血热之毒；更加生地炭一药，凉血，养血，并可止血。诸药合用，共奏疏肝解郁，清热安冲之效。

十六、启宫丸（《医方集解》）加味

炒白术 15g，半夏 15g，炒香附 15g，炒神曲 10g，茯苓 20g，陈皮 15g，川芎 10g，甘草 10g，苍术 15g，海螵蛸 20g，炒枣仁 15g，当归 15g，泽兰叶 10g。

上药以水 4 杯，煮取 1 杯，药滓再煮，取汁 1 杯，日分 2 次温服。

功效： 祛痰破滞，健脾理冲任。

主治： 冲脉太阴痰阻证。妇人素体肥胖，月经数月一行，色淡红，白带如注，脘腹胀满，心悸气短，精神委靡，久久不孕，口淡乏味，不欲饮食，脉缓或滑。

方义： 方中苍术、白术、陈皮、半夏用之以燥湿除痰为主；茯苓、酸枣仁醒脾渗湿，安神定志；香附、神曲以理气化滞；海螵蛸味咸涩，主涩精固带，主治女子赤白带下；当归、川芎、泽兰为活血化瘀之品，亦调冲通任束带之品，久不受孕者，用之尤良。《医方集解》指出："启宫丸治子宫脂满，不能孕育，妇人肥盛不孕者。以子宫脂满壅塞，故不能受孕也。此足太阴厥阴之药也，陈、半、白术燥湿以除痰，香附、神曲理气消滞，川芎散郁活血，壅者通，塞者启，苓、草祛湿和中，助其生气矣。肥而不孕多由痰盛，故以二陈为君，而加气血药也。"

十七、定经汤（《傅青主女科》）加味

菟丝子 20g，白芍 20g，当归 20g，熟地 30g，山药 15g，茯苓 15g，柴胡 10g，芥穗炭 6g，川续断 20g，淫羊藿 10g，甘草 10g，阿胶 10g（烊化）。

上 12 味，先煮 11 味 2 遍，取汁 2 杯，烊化阿胶尽，日分 2 次温服。

功效： 温煦肾气，调补冲任。

主治： 月经前后不定，量少质稀，小腹空痛，腰背坠痛，耳鸣眩晕，舌淡苔薄白，脉沉无力。

方义： 定经汤主治肾虚，冲任不调。冲任隶属于肾，肾脏气血不足，冲任皆失所养，经血先后不定；肾虚府空，经脉失养，故而腰坠痛；髓海空乏，故头目眩晕；肾开窍于耳，耳鸣乃肾气不达于上也；此皆肾与冲任不足之象。定经汤中熟地，山药大补肾中精血；当归，白芍，菟丝子可补血生血，又可益阴固阳；茯苓健脾利湿；柴胡，芥穗非但可以止血化瘀，抑或可以疏发肝之条达，以防蛮补之壅滞；加川续断壮筋骨，补肝肾，亦补其肾与冲任之气；加阿胶以补冲任之血；加淫羊藿以补冲任与少阴阴中之阳气也；诸药合用，以温煦

肾气，调补冲任也。

十八、固气汤（《傅青主女科》）加味

人参 30g，白术 20g，熟地 20g，当归 15g，茯苓 20g，甘草 10g，杜仲炭 20g，山萸肉 20g，远志 10g，五味子 6g，熟附子片 6g，炮姜炭 10g，川续断 20g，海螵蛸 20g。

上 14 味以水 5 杯，文火煮取 1 杯，药滓再煮，取汁 1 杯，日分 2 次温服。

功效： 温固冲脉，补肾助阳。

主治： 主治冲任少阴阳虚崩漏证。妇人经血淋漓，经血不断，腰背酸痛，少腹冷痛，喜温喜按，周身畏冷，小便清长，大便溏，舌淡苔薄，脉象沉细。

方义： 冲任二脉，皆隶属于肾，肾气阳气亏损，无力封藏，冲任不固，因之血下淋漓，欲断不断，形成漏证。固气汤乃傅青主用治崩漏得力之方，所谓："此方固气而兼补血，已去之血，可以速生，将脱之血，可以尽摄，凡气虚而崩漏者，此方最可通治，非仅治小产之崩，其最妙者，不去止血，而止血之味，含于补气之中也。"加附子补肾回阳，散逐寒湿。前贤谓附子"能引补气药行十二经，引温暖药达下焦，以祛除在里之冷湿"，又所谓"益火之源，以消阴翳"。川续断主入肝肾，以疗腰膝酸痛，下肢痿痹，胎漏崩带；杜仲补肾，通血脉；炮姜炭温守之力为优，能引药入于血分，而温经止血；海螵蛸温涩，功专收敛，内服尤善止血固崩，又善于入带脉而疗带证；此四味配于固气汤中，大大增强了补肾助阳，温固冲任之功。

十九、补中益气汤（《脾胃论》）

黄芪 20g，党参 15g，炒白术 20g，当归 10g，陈皮 10g，柴胡 10g，升麻 10g，甘草 10g。

上 8 味，水煮 2 遍，取汁 2 杯，日分 2 次温服。

功效： 调补冲海，补中益气。

主治： 经后发热，神疲少气，四肢酸楚，脘腹痞闷，不欲饮食，心悸，眩晕，汗出，舌质偏红，苔薄白，脉象细缓。

方义： 补中益气汤主治冲脉太阴气虚发热证。方中黄芪主入肺脾之脏；当归主冲脉为病，逆气里急，带脉为病，腹满，腰溶溶如坐水中；白术主冲脉为病，逆气里急，脐腹痛；甘草缓带脉之急。脾胃者，营卫气血生化之源。脾胃损伤，气血虚损，则易发热；冲脉亦隶于脾，脾主统血，血虚亦易发热，精神疲倦，少气懒言；气虚则卫外不固，故而自汗出；脾失运化，而脘腹痞胀。脾血不足，无上奉心，故而心悸，头目眩晕；脉与舌象，无不为太阴冲脉气虚发热之候。补中益气汤中黄芪为主，补中益气、升阳、固表、止汗；参、术、甘草益气健脾；陈皮理气和中；当归养血；升麻、柴胡以升提下陷之阳气。诸药

合用，使中气充足，脾胃健运，则发热自除。又脾主统血与健运，冲为血海以调经，脾之统运旺盛，血海自得滋养。本方不言调冲，只言健脾，其实调补冲海之法，寓于补中益气之中矣。

二十、归脾汤（《济生方》）

白术 10g，云茯苓 10g，黄芪 10g，龙眼肉 12g，酸枣仁 10g，党参 10g，木香 10g，甘草 10g，当归 10g，远志 10g，生姜 6 片，大枣 6 枚（擘）。

上 12 味文火久煮，取汁 1 杯，药滓再煮，取汁 1 杯，日分 2 次温服。

功效：健脾补冲，益气补血。

主治：冲任太阴血虚证。断经前后，心悸寐劣，神疲乏力，面色萎黄，四肢畏冷，面浮跗肿，白带如注，舌淡苔白，脉细无力。

方义：方中黄芪、党参为主药，补气健脾；佐以当归，龙眼肉养血和营，益气养血；白术、木香健脾理气；云茯苓、远志、枣仁养心安神；甘草、大枣、生姜以和胃益脾，以资化源。如此则气旺血充，血海得养，其病则愈也。

归脾汤

二十一、天王补心丹（《摄生秘剖》）

生地 30g，五味子 5g，当归 10g，天冬 10g，麦冬 10g，柏子仁 10g，酸枣仁 10g，党参 10g，丹参 10g，元参 10g，茯苓 10g，远志 10g，桔梗 10g。

上 13 味以水 4 杯，文火煮取 1 杯，药滓再煮，取汁 1 杯，日分 2 次温服，忌生葱、大蒜、萝卜、酒鱼及腥臭之品（或服成药：天王补心丹）。

功效：养血补冲，滋阴清热，宁心安神。

主治：冲脉少阴，心肾两虚证，尤其是妇人绝经前后，烦躁不安，心悸寐劣，头昏健忘，精神不振，口干，汗出，小便黄，大便秘结，舌质偏红，少苔。

方义：冲脉隶属少阴，肾与心阴亏血少，心失所养，心中烦躁，不得安宁。少阴水火不济，心肾不交，神不守舍，而浮动于上，由是寐劣多梦，易惊健忘，头昏神委；少阴血海并虚，阳气漂荡，以致不时汗出，肾脏阴血不足，不能濡润州都，由是小便少，大便燥。综而观之，一派虚火之象。方中以生地凉血，滋阴清热，使心神不为虚火所困，为方中之主药；元参、天冬、麦冬助生地以滋阴清热；当归、丹参补血养心，心血足而心神自安；参、苓、柏仁、远志以益志宁心，安神；更有五味子、枣仁敛气而安神，桔梗上行，共达养血补冲、滋阴清热、宁心安神之效。

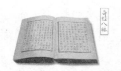

第四章　带脉

第一节　前贤对带脉方药的概述

《得配本草》：当归主带脉为病，腹满，腰溶溶若坐水中。又说：白芍主带脉腹痛。川续断，艾，龙骨主带脉为病。其中艾治带脉病，腹满，溶溶如坐水中。升麻，甘草缓带脉之急。

沈金鳌扩充王海藏、李时珍之论，列治带病诸药要品及九方说：

血崩久而成枯：四物汤。崩者涩剂，收：白芍，白垩，艾叶，黄芩。血闭久而成竭：四物汤。闭者破剂，通：三棱，牛膝，桃仁，红花，黄芪，鲮鲤甲炙，肉桂。

破血三法初治：四物汤加红兰花，调肉桂，黄芪。次治：四物汤加红兰花，调鲮鲤甲，桃仁，肉桂，童便，酒煮尤佳。三治：四物汤加红兰花，调没药散。四物汤春加川芎，风胜也；夏加白芍，火胜也；秋加当归，金胜也；冬旺水胜，又加熟地以益之。若血旺必无服四物之理。以其血衰而烦，以此补之，故加熟地也。既可服四物。知其血衰之甚也，故加用之耳。

丁香脾积丸（腹满）：三棱，莪术，青皮，丁香，木香，醋煮高良姜，巴豆霜，皂荚烧存性；百草霜少许。糊丸，麻子大，白汤下二三十丸。

壮本丹（腰冷）：酒杜仲，盐补骨脂，茴香各一两，酒苁蓉，酒巴戟，青盐各五钱，每用猪腰子二个劈开，入药末五钱，扎好，纸包煨熟，以黄酒一顿送下。

秘传带下方（带下）：青葙子，菟丝子各二钱，棉子肉炒令烟尽四钱。共为细末，分作十服，清晨将壮生鸡蛋一个，挖一小孔，入药在内，搅和黄白中，将纸封孔，饭上蒸熟，以黄酒食之。轻者八九服，重者一二十服，无不效。如赤带，每料加熟石膏一钱，愈后再服丸药以补之。

加味龙虎散（阴袭）：苍术一两，全蝎三钱，草乌，附子各二钱，天麻三钱，每末一钱空心酒调下，此方兼治风寒腰痛，筋骨拳挛。

速效散（邪客）：川楝肉，巴豆五粒同炒，去豆，盐炒茴香，蜜炒补骨脂各一两。每服末一钱，热酒下。

牡蛎泽泻散（水气）：牡蛎，泽泻，瓜蒌根，蜀漆，葶苈，商陆根，海藻。

肾着汤（肾着）：白术二钱半，炮姜，赤苓各钱半，炙草五分。
　　渗湿汤（腰重）：茯苓，猪苓，白术，泽泻，苍术，陈皮，黄连，山栀，秦艽，防己，葛根。
　　独活汤（腰重）：当归，连翘各钱半，羌活，独活，防风，泽泻，肉桂各一钱，防己，黄柏，大黄，甘草各五分，桃仁留尖九粒，酒水各半煎。此方兼治闪挫劳役，腰痛如折。（《杂病源流犀烛》）
　　按：肾着汤（《金匮要略》），渗湿汤（《三因方》），独活汤（《东垣试效方》）皆治腰重腰痛，湿邪痹着带脉之证。
　　朱小南认为入带脉药为：升提带脉：升麻，五味子。固托带脉：龙骨，牡蛎，乌贼骨，椿根皮。止带脉疼痛：白芍，甘草。温带脉之寒：艾叶，干姜。清带脉之湿热：黄芩，黄柏，白芷炭，车前子。补带脉之阴：当归，熟地。（《朱小南妇科经验集》）。

（引自《奇经证治条辨》）

第二节　带脉主药

一、白术

　　性味：性温，味苦、甘。
　　归经：带脉、冲脉、脾经、胃经。
　　功效：调补带、冲，补气安胎，健脾燥湿，利水止汗。
　　主治：妊娠脾虚带弱之胎气不安；脾虚带弱之泄泻，带下；脾虚不能运化之脘腹痞满，食欲不振，痰饮水肿；脾虚气弱之自汗，乏力。
　　选注：（1）《别录》：主大风在身面，眩晕，头痛，消痰水，逐皮间风水结痛，利腰脐间血，暖胃消谷。
　　（2）《珍珠囊》：除湿益气，补中补阳，消痰逐水，生津止渴，止泻痢，消足胫湿肿……佐黄芩安胎清热。
　　（3）《本经逢原》：生用除湿益燥、消痰利水，治风寒湿痹、死肌痉疸、散腰脐间血及冲脉为病、逆气里急之功；制熟则有和中补气、止渴生津、止汗除热、进饮食、安胎之效。
　　按：白术性苦温胜湿，补脾益气，燥湿利水，为治疗带证之主药。既能燥湿实脾，又能运脾生津。功近苍术，苍术宽中发散胜于白术，白术补中除湿又胜于苍术。言调补带脉、冲脉之功则同矣。

二、白芍

　　性味：性微寒，味苦、酸。

归经：带脉、阳维、肝经、脾经、肺经。

功效：疗阳维寒热，带脉腹痛，敛阴平肝，和血止痛。

主治：血虚肝旺，眩晕，腹痛，胁痛，痢下赤白，月经不调。阳维寒热证，带脉腹痛。

选注：（1）《本经》：邪气腹痛，破血痹，破坚积。疝痛，寒热疝气。

（2）《别录》：通顺血脉，散恶血，逐贼血，时行寒热，腹痛，腰痛。

（3）《大明本草》：女人一切痛，胎前产后诸疾，治风补劳，退热除烦。

（4）《汤液本草》：治脾虚中满，腹痞，胁痛，固腠理，收阴气。

（5）《本草备要》：白芍泻肝火，安脾肺，缓中止痛，益气除烦，敛汗安胎，血虚疝痛，经闭，肠风，痈肿，目赤，行血中之滞。

按：白芍一药，主入肝，脾，肺，带脉，阳维诸经。白芍有敛阴平肝，和血止痛之功，对于血虚肝旺，眩晕，胁痛，痢下均有良好的治疗作用。白芍入带脉，对于带下腹痛以及妇女月经不调，也有良效。白芍与当归（当归，入带脉）配合寒温互用，亦治冲脉为病，逆气里急，更治虚劳寒热，对妇人有养血，生血，敛血养阴之功。白芍配甘草，正和《内经》所谓："肝苦急，急食甘以缓"之义，况甘草有和冲脉之逆，又能缓带脉之急之功。

三、川续断

性味：微温，味苦。

归经：带脉、肝经、肾经。

功效：入带脉，补益肝肾，通利血脉。

主治：温煦带脉以治腰膝酸痛，足膝痿痹，关节不利，筋骨折伤，胎漏崩带，遗精尿多，主带脉为病，带多腹痛，腹坠痛。

选注：（1）《别录》：妇人崩中漏血，金疮血内漏生肌肉。

（2）《本经》：主伤寒，补不足，金疮痈疡，跌打损伤，续筋骨，妇女乳难，久服益气力。

（3）《本经逢原》：主带脉为病，理筋骨，治崩带，血痢。

（4）《本草备要》：补肝肾，理筋骨，治崩带，血痢。

（5）《大明本草》：助气，补五劳七伤，破癥结瘀血，治肿毒肠风痔瘘乳痈瘰疬，妇产前产后一切病，胎漏，子宫冷，缩小便，止遗精，尿血。

按：续断一药，主腰膝酸痛，筋骨打伤，有续筋骨之功用，调补肝肾功能亏虚，补五劳七伤以及金疮肿疡，肠风痔瘘。调补带脉，破癥结瘀血，妇女产前胎后诸不足，胎漏，子宫冷，乳痈瘰疬，白带过多，腹痛，腹坠痛，功效近于杜仲，但杜仲补力较强，续断通脉尤胜。杨时泰说："续断之行，寓于补中，即补之以宣。"

四、艾叶

性味： 微温，味苦。

归经： 带脉、冲脉、任脉、肝经、脾经、肾经。

功效： 燠休带，冲，任。温气血，散寒湿。

主治： 赤白带下，月经不调，经行腹痛，崩漏下血，胎动不安，怀孕漏血，久不怀孕，衄血，痔血，散风寒，开郁气。

选注： （1）《别录》：灸百病，止吐血，下痢，妇人漏血，和阴气，使人有子。

（2）《药性论》：主崩血，肠痔血，止腹痛，安胎，醋酒作煎治癣甚良，治心腹一切冷气，鬼气。

（3）《本草纲目》：温中逐冷除湿。

（4）《汤液本草》：治带脉为病，腹胀满，腰溶溶如坐水中。

（5）《本草从新》：温中开郁，调经安胎，治吐衄崩带，腹痛冷痢，血痢，霍乱转筋，杀虫治癣，以之灸火，能透诸经而除百病。

按： 艾叶性味温煦而香，暖气而温经脉，逐寒湿而止冷痛。入带脉，任脉，冲脉治逆气里急，腹痛衄痢。《本草纲目》认为是经带之剂，故为妇科要药。综观之治，总不离乎下焦虚寒，如寒冷腹痛，经寒不调，都以散寒为功。且能止血，多用于虚寒性崩漏，所谓温经止血，与炮姜同义。着肤火灸，热气内注，通筋骨，温煦燠休之功，为针灸必用之品。

五、龙骨

性味： 性微寒，味甘、涩。

归经： 带脉、冲脉、任脉、肝经、胆经、心经、肾经。

功效： 安冲任，潜阳镇惊，固涩止汗。

主治： 止带下不敛，湿气脱肛，遗精滑精，震颤失眠，自汗盗汗，怀孕胎漏，心腹烦满，肠痛，喘息，癥瘕坚积，小儿惊气不安，心神纷纭，肝阳上冲眩晕。

选注： （1）《本经》：女子漏下，癥瘕坚结，小儿热气惊痫。

（2）《别录》：心腹烦满恚怒，气伏心下喘息，夜寐自惊，缩小便，养精神，安魂魄，小儿泄精等。

（3）《药性论》：逐邪气，安心神，止夜梦鬼交，女子崩中带下。

（4）《大明本草》：怀孕漏胎，止肠风，下血，鼻红吐血。

（5）《本草纲目》：益肾镇惊，止阴疟，收湿脱肛，生肌敛疮。

按： 龙骨一药，入带脉以主收敛带下淋漓。入冲脉以主调经止血，入任脉以主怀孕胎漏。入心以主安神除烦。入肝以主潜阳，入胆以收惊安魂魄。入肾以主遗精泄漏。

六、牡蛎

性味： 性平，微寒，味咸。

归经： 带脉、冲脉、任脉、肝经、胆经、肾经。

功效： 平肝潜阳，收敛固涩，软坚散结，清热化痰。

主治： 肝阳头痛，心悸怔忡，遗精滑泄，瘰疬结核，自汗盗汗，入带脉治带下淋漓，崩中漏下。

选注： （1）《本经》：温疟，惊恚怒气，除鼠瘘，女子带下赤白。

（2）《别录》：除留热在关节营卫，虚热去来不定，烦满心痛，心胁下痞满，疗遗精，止大小便，喉痹咳嗽，止汗止渴除老血。

（3）《新修本草》：男子虚劳，补肾安神，小儿惊痫。

（4）《汤液本草》：去胁下坚满，瘰疬，一切疮。

（5）《本草纲目》：化痰软坚，清热除湿，止心脾气痛，赤白带浊，消疝瘕，瘿疾结核。

（6）《本草备要》：咸以软坚化痰，消瘰疬结核，老血疝瘕，遗精崩带，虚劳烦热，固大小肠，敛汗，赤白带下。

按： 牡蛎一药，味咸性寒，咸能软坚，寒能清热，而具镇惊固涩之效，为益阴潜阳，固精敛汗之品。入带脉，可收赤白带浊。牡蛎性涩，亦为崩中漏下治之良使。更善消除痰核，瘰疬之品。王好古谓："牡蛎入足少阴，咸为软坚之剂，以柴胡引之能去胁下之硬。以茶引之，能消项上结核。以大黄引之，能消股间肿。以地黄为使，为益精收涩，止小便。"入冲任之脉，可调经漏不止，又可疗带下赤白。

牡蛎与龙骨，皆具滋阴潜阳，固精敛汗，效能有所近似，故于虚弱滑脱之证，二药往往同用。但龙骨镇惊，功胜牡蛎，牡蛎则软坚消核又胜于龙骨。

七、升麻

性味： 性微寒，味甘、苦。

归经： 带脉、脾经、胃经、肺经、大肠经。

功效： 缓带脉急，升清提阳，清热解毒。

主治： 斑疹痘毒，疮疡丹毒，咽疼口疮，久泻脱肛。入带脉，主治妇女崩漏，带脉缓弱，小腹下坠，子宫下垂。

选注： （1）《本经》：解百毒，杀百精老物殃鬼，辟瘟疫，瘴气，蛊毒入口皆吐出，中恶腹痛，时气毒疬，喉痛口疮。

（2）《珍珠囊》：治阳明头痛，补脾胃，去皮肤风邪，解肌肉间风热。疗肺痿，咳吐脓血，能发浮汗。

（3）《本草备要》：治时气毒疬，久泻脱肛，目赤，口疮，痘疮斑疹，风热疮毒。

（4）《本草纲目》：消斑疹，行瘀血，治阳陷眩晕，胸胁虚痛，久泄，下痢后重，遗浊带下崩中，血淋，足寒阴痿。

按： 升麻一药，《本经》谓其功为解毒，兼有透发的治疗作用。金元以后，发现升麻一药又有升阳举清之力，遂都认为是一味升提之品。可证古方，就是借其升提之功。所谓入带脉，用升麻、柴胡，柴胡左迁，升麻右迁，二药如一约带，一齐提升少腹，子宫及脏腑下垂。补中益气汤用此二药，升陷汤亦应用此二药。

八、三棱

性味： 性平，味苦。

归经： 带脉、冲脉、肝经、脾经。

功效： 破血祛瘀，行气止痛，消积。

主治： 食积坚痛，积聚结块，血瘀腹痛，积块疮硬，痛经，月经不通。

选注： （1）《本草纲目》：下乳汁。

（2）《汤液本草》：通肝经积血。

（3）《大明本草》：治气胀，破积气，妇人血脉不调，产后腹痛，血晕。

（4）《开宝本草》：老癖癥瘕，产后恶血血结，通月经，堕胎，止痛利气。

按： 三棱的功能不外是活血祛瘀，治疗不离血阻积聚。王好古谓："破血中之气，三棱，莪术治积块疮硬者，乃坚者消之也。"李时珍认为："破气散结，功近香附而力峻。"实乃香附以行气为主；三棱以破血为任，多用于妇人月经不调，冲带气血郁滞，产后恶血不尽。

九、莪术

性味： 性温，味苦、辛。

归经： 带脉、冲脉、肝经。

功效： 破血祛瘀，行气止痛。

主治： 经闭，痛经，积滞腹痛，积聚结块。

选注： （1）《汤液本草》：通肝经聚血。

（2）《本草经疏》：主积聚诸气，为最灵之药。

（3）《本草通元》：专走肝家，破积聚恶血，疏痰食作痛。

（4）《大明本草》：治一切气开胃消食。通月经，消瘀血，下血及内损瘀血。

（5）《开宝本草》：主心腹痛，中恶痊忤鬼气，霍乱冷气，吐酸水，又疗妇人血气结积，丈夫奔豚。

（6）《本草备要》：消瘀通经，开胃化食，解毒止痛，治心腹诸痛，冷气吞酸，奔豚痃癖。

按： 莪术一药入冲脉，带脉，有行气，破血，消积之功，对于妇人冲带不畅之闭经，痛经，有一定的治疗效果。专通肝经之药，对于腹中瘀血作痛，妇人血气结积以及食积坚痛，积聚块痛，都有良好的治疗作用。

十、牛膝

性味： 性平，味苦、酸。

归经： 冲脉、带脉、肝经、肾经。

功效： 调补冲脉，带脉，补肝肾，强筋骨，活血通经，引血下行，利尿通淋。

主治： 经闭不行，瘀结腹痛，淋病尿血，带脉失束，腰脊酸痛，肢节不利，折伤闪挫。

选注： （1）《本经》：寒湿痿痹，四肢拘挛，膝痛不可屈伸，逐血气，折伤，伤热火烂，堕胎。

（2）《别录》：补中续绝，益精，利阴气，填骨髓，止发白，除脑中痛，腰脊痛，妇人月水不通，血结。

（3）《本草备要》：益肝肾，强筋骨，治腰膝骨痛，足痿筋挛，散恶血，破癥结，小腹诸痛，淋带尿血，经闭难产。

按： 牛膝一药，性善下行，走而能补。李时珍认为："牛膝所主之病，得酒则能补肝肾，生用则能去恶血。"牛膝有川、淮之分，川产者宣通关节，活血通经，下行至足跟；淮产者偏补肝肾。二者都适应于瘀阻血滞，经脉不利，孕妇不可服，恐有堕胎之虞。

另有土牛膝，功专泻火解毒，能通淋利水，疗喉痹疮毒，而破血之力尤胜。

十一、桃仁

性味： 性平，味苦、甘。

归经： 冲脉、带脉、心经、肾经。

功效： 通带脉，破血，行瘀，润肠。

主治： 痛经，经闭，血滞腹痛，积聚结块，便秘，肠痈，带脉不束而发白带白淫，白物满溢等。

选注： （1）《本经》：瘀血经闭，癥瘕邪气。

（2）《别录》：消心下坚硬，通月水，止腹痛。

（3）《珍珠囊》：治血结，血秘，血燥，破蓄血，通润大肠。

（4）《本草从新》：治热入血室，血燥血痞，发热如狂。

（5）《本草纲目》：主血滞，风痹，骨蒸，肝疟，寒热，产后血病。

按： 桃仁乃肝经血分药。《奇经八脉考》云："冲任二脉，循腹胁，夹脐旁，传流于气冲，属于带脉，络于督脉……固诸经上下往来，遗热于带脉之间，客热郁抑，白物满溢，随溲而下，绵绵不绝，是为白带……淫意于外，发为筋痿，即为白淫。"此所谓带脉之病也。临床又为祛瘀之良药，如瘀血经闭，痛经，产后瘀阻块痛，跌打损伤之瘀血作痛，为妇科临证之主要药品。

十二、海螵蛸

性味： 性温，味微咸。

归经： 带脉、冲脉、肝经、肾经。

功效： 入带脉，止血，涩精，固带。

主治： 崩漏，赤白带下，女子血枯，癥瘕，遗精滑泄，阴囊湿肿，阴蚀肿痛，消疟，治瘿，胃酸过多，外伤止血等。

选注： （1）《本经》：主女子赤白带，漏下，血闭，阴蚀肿痛，无子。

（2）《别录》：腹痛环脐，丈夫阴肿，令人有子。

（3）《本草纲目》：主女子血枯，唾血，下血，痘疮臭烂，丈夫阴疮。烧存性，酒服疗妇人小户嫁痛。同鸡子黄涂治小儿重舌，鹅口疮。

按： 海螵蛸咸而涩专收敛，内服止血，涩精固带，治胃酸，外用止血生肌。入带脉，治赤白带下，经闭腹痛，令人有子。入冲治脐周痛，月经不调，女子血枯，以及疟，瘿等证。

十三、椿根皮

性味： 性寒，味苦、涩。

归经： 带脉、冲脉、胃经、大肠经。

功效： 止赤白带，燥湿清热，涩肠固下。

主治： 赤白带下，久痢便血，月经过多，女子血崩，下血腹痛，祛肺胃陈积之痰，赤白久痢。外洗疥疮湿癣。

选注： （1）《唐本草》：主治疳䘌，樗根优良。

（2）《本草拾遗》：去口鼻疳虫，杀蛔虫，赤白久痢。

（3）《大明本草》：止女子血崩，产后血不止，赤带，肠风。

（4）《局方发挥》：治赤白浊，赤白带，遗精，燥下湿气，去肺胃积痰。

按： 椿樗二物，功用相近，为燥湿清热药，主收敛，能止血止泻，适应于赤白久痢，产后血崩，赤白带下。

十四、干姜

性味： 性温，味辛。

归经： 带脉、冲脉、任脉、心经、肺经、脾经、胃经、肾经、大肠经。

功效： 温中，回阳，止白带，温肺化饮。

主治： 厥逆亡阳，脉微肢冷，脾胃虚寒，中寒腹痛，腰肾痛冷，肠澼下痢，寒饮咳喘，形寒背冷，白带下注。

选注： （1）《本经》：主胸满咳逆，温中止血，逐风湿痹。

（2）《药性论》：治腰肾间冷痛，通四肢关节，开脏腑，宣经络。

（3）《珍珠囊》：其用有四，通心助阳一也。去脏腑沉寒痼冷二也。发诸经之气三也。治感寒腹痛四也。

（4）《汤液本草》：主心下寒痞，目睛久赤。

（5）《大明本草》：消痰下气，治转筋吐泻，腹胀反胃干呕，开胃消宿食。

按：干姜主温太阴之阴，主收敛，为温中散寒之专药。主治里寒之证。干姜与五味子，治寒嗽，既温肺又敛肺。干姜与白术治吐泻，既温脾又健脾。干姜与附子，功能回阳。古人云，有附子无姜不热之说。干姜与高良姜治心腹冷痛。李杲说："干姜生辛炮苦，阳也。生则逐寒邪而发表，炮则除胃冷而守中。"入带脉以治白带下注，腰冷如坐水中。入冲任以疗阴虚失血，腹中冷。

十五、五味子

性味：性温，味酸。

归经：带脉、冲任、肺经、肾经。

功效：敛肺滋肾，生津敛汗，宁心安神，涩精止泻，调补冲，任，带。

主治：肺肾不足之久咳虚喘；热伤气阴之津伤口渴，自汗盗汗；脾肾虚寒之遗精滑精，久泻不止；心肾阴血亏虚之虚烦心悸，失眠多梦。

选注：（1）《本经》：益气，咳逆上气，劳伤羸瘦，补不足，强阴，益男子精。

（2）《别录》：养五脏，除热，生阴中肌。

（3）《脾胃论》：生津止渴，补元气不足，收耗散之气，瞳子散大。

（4）《大明本草》：明目，暖水脏，壮筋骨，痃癖，奔豚，除烦热，止渴。

（5）《本草备要》：收敛肺气而滋肾水，益气生津，补虚明目，强阴涩精，退热敛汗，宁嗽定喘，除烦渴，消水肿，解酒毒。

按：五味子一药，味酸性温，为补肺益肾，调补带脉，任脉，冲脉之药，上能敛肺气而止久咳，下能固肾精而止滑遗。如女子经病，带证与血崩，应用五味子益之收之。

十六、白芷

性味：性温，味辛、香。

归经：带脉、肺经、胃经、大肠经。

功效：发表散风，排脓，消肿止痛，燥湿止带。

主治：感冒头痛，头胀鼻渊，齿痛，眉棱骨痛，面皯疵瘢，疮痍疥癣，腰痛血崩，赤白带下，痈肿疮疡，血闭阴肿。

选注：（1）《本经》：主女人漏下赤白，血闭阴肿，寒热之头风，侵目泪出，长肌肤，润泽颜色，可作面脂。

（2）《珍珠囊》：解阳明头痛。肺经风热，头面皮肤风痹血崩。

（3）《药性论》：能蚀脓，止心腹血刺痛，女人沥血，腰痛血崩。

（4）《大明本草》：治目赤胬肉，去面皯，补胎漏，补新血，乳痈发背瘰疬病，肠风痔瘘，止痛排脓。

（5）《本草纲目》：治鼻渊，鼻衄，齿痛，眉棱骨痛，妇人血风眩运，反胃，吐食，解砒毒蛇伤，刀剑金疮。

按：白芷一药，辛可散风，温可除湿，芳香通窍，为疗风止痛之品。能排脓生肌，治头，目，眉，齿诸疾。入带脉，冲脉可疗妇人漏下，赤白带下，及阴肿之属于寒湿瘀垢者。因香气颇浓，可疗鼻渊，又可疗妇人乳痈等。

十七、车前子

性味：性寒，味甘。

归经：带脉、肝经、肾经、小肠经。

功效：利水通淋，清热明目，清肺化痰，止泻，治带。

主治：小便不利，溺赤淋沥，溲少涩痛，泄泻下痢，目赤肿痛，除湿热，白带，黄带，令人有子。

选注：（1）《别录》：男子伤中，女子淋沥不欲食，强阴益精。

（2）《药性论》：去风毒，肝中风热，毒风冲眼，赤痛障翳，脑痛泪出。

按：车前子一药，有通利小便，清泄湿热，明目之功效。入带脉可疗妇人湿热带下。另有止咳化痰之功。

十八、白垩

性味：性温，味苦，无毒。

归经：带脉、冲脉、脾经、肾经。

功效：温肾祛冷，燥湿暖脾，化癥瘕，止带，止咳，止呕，止泻。

主治：女子癥瘕，月闭积聚，反胃呕吐，卒暴咳嗽，水泄不化，衄血不止，风赤烂眼，痱子瘙痒，臁疮水湿不干。

选注：（1）《本经》：阴肿痛，漏下无子，泄痢。

（2）《别录》：疗女子血结，涩肠止痢。

（3）《药性论》：治鼻红，吐血，痔漏，泄精，男子水脏冷，女子子宫冷。

（4）《本草纲目》：诸土皆能胜湿补脾，而白垩土则兼入气分。

按：白垩一药，乃胜湿健脾温肾之药，对于反胃，呕吐，泄泻均有良效，入带脉，冲脉，可胜湿祛浊止带，亦可调妇人经水，女子血结，暖女子宫冷，男子水脏冷。

十九、苍术

性味：辛、苦、温。

归经： 带脉、脾经、胃经。

功效： 健脾燥湿，祛风湿。

主治： 腹满腰溶溶如坐水中，赤白带下，腰痛，腹胀腹泻，消化不良，呕恶烦闷，关节疼痛。尚可治眼科外障，青盲，雀目等症。

选注： （1）《本经》：主治风寒，死肌，湿痹作痛，痉疸，作煎饵。

（2）《别录》：主头痛，消痰水，逐皮间风，水肿，除心下结痛……暖胃消谷嗜食。

（3）《药性本草》：主火风痛痹，心腹胀满，水肿胀满。

（4）《珍珠囊》：明目，暖水脏。

（5）《用药法象》：除湿发汗，健胃安脾，治痿要药。

（6）《本草纲目》：治湿痰流饮……及脾湿下流浊沥，带下赤白，滑泻，肠风。

（7）《本草图解》：宽中发汗，其功胜于白术。补中除湿，其力不及白术。大抵卑监之土，宜与白术以培之；敦阜之土，宜与苍术以平之。

（8）《本草崇原》：白术性优，苍术性劣，凡补脾用白术，凡运脾用苍术。

按： 苍术一药，带脉之药。其味辛散，性温而燥，芳香之气，尤为雄厚，外可解风湿之邪，内可化湿浊之郁。可解脾胃之湿困，又可治四时不正之气。

二十、薏苡仁

性味： 甘、淡而寒。

归经： 带脉、脾经、胃经、肺经。

功效： 利水渗湿，止带下，通利关节，除痹，缓和拘挛，健脾止泻，清热排脓。

主治： 湿热带下，腹满腹胀，腰痛如坐水中，皮肉筋骨痹痛，身热身痛，汗多自利，胸腹白疹，肺痈、肺痿、肠痈。炒熟用于脾虚有湿的泄泻证等。

选注： （1）《本经》：主筋急拘挛，不可屈伸，久风湿痹、下气。

（2）《别录》：除筋骨中邪气不仁、利肠胃，消水肿、令人能食。

（3）《药性本草》：治肺痿，肺气积脓血，咳嗽涕唾，上气，煎服破毒肿。

（4）《食疗本草》：去干湿脚气。

（5）《本草纲目》：健脾益胃，补肺清热，去风湿痹，炊饮食冷气，煎饮利小便热淋。

（6）《本草求真》：薏苡仁书载上清肺热，下理脾湿，以其色白入肺，性寒泻热，其味入脾，味淡渗湿故也。

（7）《本草备要》：补脾胃，通行水。

按： 薏苡仁性淡，利水渗湿，为疗带下、健脾要药。用治肺痈、肠痈，能排脓消肿，用治水肿脚气，可治风湿痹痛，能通利关节。黄宫绣说："薏苡仁上清肺热，下理脾湿"，确为经验之谈。

二十一、赤小豆

性味： 甘、酸、平。

归经： 带脉、心经、小肠经、督脉、冲脉、任脉。

功效： 止带，行水，消肿，解毒，排脓。

主治： 赤白带下，腹满腰痛，月经不调，左右绕脐痛，白浊，筋痿，水肿胀满，脚气浮肿，小便不利，黄疸泻痢，疔痈肿毒。

选注： （1）《本经》：主下水肿、排痈肿脓血。

（2）《别录》：利小便，下腹胀满。

（3）《药性本草》：治热毒、散恶血。捣末同鸡子白涂一切热毒痈肿。煮汁，洗小儿黄烂疮，不过三度。

（4）《本草纲目》：和鲤鱼、蠡鱼、鲫鱼、黄雌鸡煮食，并能利水肿。

（5）《本草求真》：赤小豆甘酸色赤，心之谷也。其性下行，入阴，通小肠，而利有形之病，故与桑白皮为利水除湿之剂。

（6）《本草备要》：行水散血，消肿排脓，清热解毒，治泻利脚气，敷一切疮疽，通乳下胎。

按： 赤小豆一药，入奇经带、督、冲、任四脉，主带脉寒热，赤血带下以及月经不调，腹满腹痛。其性下行，有清热利湿、行血消肿之功，内能清下焦湿热以及疗皮肤红肿作痛。

二十二、扁豆

性味： 甘、微温。

归经： 带脉、胃经、脾经。

功效： 调补带脉，和中下气。

主治： 虚寒白带，腹痛，腰冷，腰痛如坐水中，月经不调，白物淫衍，女子绵绵而下，下元虚冷，身重如带五千钱。脾胃虚弱，泄泻，暑湿腹痛，霍乱，烦渴，解酒毒，解河豚鱼毒，带浊。

选注： （1）《别录》：和中、下气。

（2）《新修本草》：疗霍乱吐泻不止。

（3）《图经本草》：治女子带下。

（4）《本草纲目》：止泻利、清暑、暖脾胃除湿热。

（5）《本草求真》：盖缘脾喜甘，扁豆得味之甘，故能益脾，脾得香而能舒，扁豆禀气芬芳，故能于脾而克舒也，脾苦湿而喜燥，扁豆得性之温，故能于脾而克燥也。

（6）《药品化义》：味甘平而不甜，气清香而不窜，性温和而色微黄，与脾性最和。

（7）《苏颂》：行风气，治女子带下。

附：扁豆壳：性凉，与扁豆同主泄泻。

扁豆花：主带下诸证，泻痢脓血。

按：扁豆一药，治白带之要品，性温和，理脾湿，功能消暑湿之毒气，适应于暑湿烦闷，吐泻不止，或慢性腹泻，食物中毒，并治醉酒之呕吐，及女子带下等症。

二十三、橘皮

性味：辛、苦、温。

归经：带脉、脾经、肺经。

功效：调理带脉，理气健脾，燥湿化痰。

主治：湿热带下、腹满腹胀、反胃吐呕、心腹气痛、不思饮食，咳嗽痰多，胸中瘕热气逆，吐泻霍乱，水停心下气逆，时吐清水，嘈杂不安，女子带下气逆等。

选注：（1）《本经》：主胸中瘕热逆气，利水谷，久服去臭下气。

（2）《别录》：下气，止咳嗽，止呕，治气冲胸中，吐逆霍乱，疗脾不能消谷。

（3）《药性本草》：清痰涎，治气，止咳嗽，开胃。

（4）《本草纲目》：橘皮苦，能泻能燥，辛能散，温能和，其治百病，总是取其理气燥湿之功，从补药则补，同泻药则泻，同升药则升，同降药则降，脾乃元气之母，肺乃摄气之签，故橘皮乃为二经气分之药，但从所配而补泻升降。疗呕哕反胃嘈杂，时吐清水。

（5）《本草从新》：调中快膈，导滞消痰，定喘止咳，利水破癥，宣通五脏，统治百病，皆取其理气燥湿之功。

按：橘皮一药，能燥湿，带脉痰湿之气可燥之。橘皮理气，亦理带脉之滞而疗腹痛瘕气，理气健脾而通达五脏六腑，化郁气，消宿食，疗霍乱，补而不滞，泻而不峻，乃理气之上品也。

二十四、青皮

性味：苦、辛、温。

归经：带脉、肝经、脾经。

功效：疏肝破气，散积破结。

主治：带脉气滞腹痛腹满，胸胁胀痛，胃脘胀满或胀闷作痛，积滞不化，疝气，乳胀，久疟，祛痰化湿，水肿，肺气郁滞，咳嗽吐痰，喉痒。

选注：（1）《本经》：主胸中痰热逆气，利水谷，心腹气痛，久服去臭，下气，通神。

（2）《别录》：下气，止呕逆，治气冲脑中，吐逆霍乱，主脾不能消谷，止泻，除膀胱留热，停水起淋，利小便，去寸白虫。

（3）《纲目》：疗呕哕反胃，嘈杂，时吐清水，痰痞疟疟，大肠闭塞，女人乳痈，入食料，解鱼腥毒，治胸膈气逆，胁痛，小腹疝气，泻肺气。

（4）《本草从新》：调中快膈，导滞化痰，止咳定喘，利水破癥，宣通五脏，统治百病，皆取其理气燥湿之功。

（5）《图经本草》：主气滞下食，破积结及膈气。

（6）《珍珠囊》：破癥……散气滞，治左胁肝气郁滞。

（7）《本草衍义补遗》：青皮乃肝胆二经气分之药，故人多怒、胁下有郁滞、疝气用之。

按：性味苦辛，主行带脉气滞腹满作痛。疏肝止痛，破气散结。疗胸闷胃胀，气滞不化，疝气，乳胀，胁痛，久疟。

二十五、乌药

性味：辛、温。

归经：带脉、肺经、脾经、胃经、肾经。

功效：妇人血气痛，胸脘痞闷，心腹胀痛，反胃吐食，白带下注，疝气，痛经，小便频数，小儿虫痛。

选注：（1）《本草拾遗》：主中恶心腹痛，蛊毒，宿食不化，膀胱肾间冷气攻冲背膂，妇人血气，小儿腹中诸虫。

（2）《大明本草》：除一切冷，霍乱……

（3）《本草纲目》：中气脚气，疝气气厥，头痛，肿胀喘急，止小便频数及白浊。

按：乌药辛温而香，能散诸气，为理气止痛之药，开郁散结，能理月经不调，带下，又治脬气不足。

二十六、黄连

性味：苦、寒。

归经：督脉、冲脉、带脉、心经、肝经、胆经、胃经、大肠经。

功能：清热，退蒸，燥湿，解毒。

主治：潮热盗汗，肺热咳嗽，热痢腹痛，心烦呕吐，目赤肿痛，湿温诸症，胸闷口干，痈肿疮毒，久泻脓血，妇人阴中热痛，燥痒。

选注：（1）《本经》：主热气目痛，眦伤泪出，明目，肠澼，腹痛下痢，妇人阴中肿痛。

（2）《别录》：止消渴……调胃厚肠……疗口疮。

（3）《珍珠囊》：其用有六：泻心脏火一也；去中焦燥热二也；诸疮必用

三也；去风湿四也；清赤眼暴发五也；止中部见血六也。

（4）《本草衍义补遗》：去中焦湿热而泻心火，若脾胃气虚不能转运者，佐以龙胆草则大泻肝胆之火。下痢胃热禁口者，以黄连人参汤终日呷之；如吐，再强饮，但得一呷下咽便好。

（5）《纲目》：五脏六腑皆有火。平则治，动作病，黄连为治火之主药，治目及痢为要药。

（6）《本草从新》：治热毒诸痢，痞满嘈杂，腹痛，心痛，伏梁目痛眦伤，痈疽疥癣，酒毒，明目定惊，止呕解毒，除疳杀蛔。

按： 黄连一药，苦寒败火之品，主治妇人阴中肿毒，赤带黄带淋漓。左金丸配吴茱萸治肝胃气痛。李时珍说："一冷一热、阴阳相济"，最得制方之妙。又主治目痛，痈肿，口舌生疮，湿疮瘙痒之症等。

二十七、牡丹皮

性味： 辛苦、微寒。

归经： 冲脉、带脉、心经、肝经。

功效： 清热凉血，活血行瘀，续筋骨，除风痹。

主治： 月经不调，赤白带下，潮热无汗，血热妄行，吐衄便血，疮疡肿痛，痈疮，损伤瘀血，斑疹发热，癥坚瘀血，产后冷热余疾。

选注： （1）《本经》：主寒热：中风瘛疭，惊痫邪气，除癥坚瘀血，留舍肠胃，安五脏，疗痈疮。

（2）《大明本草》：通关腠血脉，排脓，消仆损瘀血，续筋骨，除风痹，治胎下胞产后一切冷热血气。

（3）《药性本草》：女子经脉不通、血沥腰痛。

（4）《珍珠囊》：治无汗之骨蒸，衄血吐血。

（5）《本草纲目》：和血，生血，凉血，治血中伏火，除烦热。

（6）《本草经疏》：通血脉中壅滞，与桂枝同，特桂枝气温，故所通者血脉中寒滞，丹皮气寒，故所通者，血脉中结热。

按： 牡丹皮一药，入冲任督带，督脉脊热，以牡丹皮凉之，冲任血气瘀热者，以丹皮之凉通之，带脉之赤白带下以牡丹皮平之。善清血热，不善活血，善祛瘀热，又善凉血除蒸，如心火炽盛，肠胃积热，疮痈肿毒，丹皮无不平之除之。

二十八、地骨皮

性味： 甘、淡、寒。

归经： 冲脉、带脉、肺经、肾经。

功效： 清降肺火，退骨蒸虚热。

主治：肺热咳嗽，心烦口渴，吐血，尿血，咯血，衄血，骨蒸潮热，肾火旺盛，去胞中火，女子阴中肿痛，血热崩冲，劳热等。

选注：（1）《食疗本草》：去骨热消渴。

（2）《用药法象》：治传尸有汗之骨蒸。

（3）《汤液本草》：泻肾火，除肺中伏火，去胞中火，退热。

（4）《本草纲目》：去下焦肝肾虚热。

按：本品是枸杞之根，性味苦寒，既能降肺火，又能退虚热，适用于骨蒸盗汗，肺热咳嗽，心烦口渴，吐血衄血等症。尤适用于女子阴中肿痛，经脉不调等证。

二十九、白薇

性味：苦、寒。

归经：冲脉、带脉、任脉、肝经、胃经。

功效：清热凉血，散结气，生肌止痛，解毒。

主治：妇人血虚而厥，产后烦乱，亦治外感发热，疟疾发热，喘咳，疮肿，痈毒，汤火灼伤，瘰疬瘿瘤，女子阴中肿痛，带下赤白，跌打损伤，刀箭伤痛，面上疱疮，肠风痔漏，血痢。

选注：（1）《本经》：主暴中风，身热肢满，忽忽不知人，寒热酸痛，温疟洗洗，发作有时。

（2）《别录》：治惊邪风邪痉病，杀火毒。

（3）《本草纲目》：治风温邪热多眠及热淋遗尿，解狼毒、毒肿。

（4）《本草必用》：凡天行热病后，余热未清，及温疟，瘅疟，久而不解者，必属阴虚。除疟邪药中、类中风除热药中，俱宜加用。

（5）《重庆堂随笔》：白薇凉降，清血热，为女科要药，温热证邪，入血分者亦宜用之。

（6）《大明本草》：治发背瘰疬，面上疱疮，肠风痔漏、血痢、刀箭疮、仆损、生肌止痛。

按：白薇一药，主治冲带之病。如月经不调、赤白带下、女子阴中肿痛、少腹热痛等。又治疮疡肿痛、痈肿，内服外用因病而施，未脓可消，已脓可拔，脓尽可敛，奏效颇佳。而对孕妇者，慎用。

三十、苎麻根

性味：甘、寒。

归经：任脉、冲脉、带脉、肝经、心经。

功效：利尿安胎，清热解毒。

主治：胎动不安，产后心中烦热，淋病尿血，胎漏下血，疮痛丹毒，天行热病，腹痛，腰痛。

选注：（1）《别录》：安胎，贴热丹毒。

（2）《大明本草》：治心膈热，漏胎下血，产前后心烦，天行热疾，大渴大狂，服金石药入心中热，毒箭蚊虫咬。

按：苎麻根一药，为安胎之佳品。临床应用于妊娠，胎动不安及胎漏下血，确有良好效果。而对带淋之病，以及疮疡丹毒之病，应用亦多。成方苎根汤（小品方，苎麻根，地黄，当归，芍药，阿胶，甘草）专治胎动不安，腰痛下血。

三十一、刘寄奴

性味：苦、温。

归经：冲脉、带脉、心经、脾经。

功效：破血，通经，消胀止痛。

主治：月经不调或经闭不通，以及产后瘀阻；腹痛，腰疼痛，赤白带下，淋漓不断。

选注：（1）《别录》：下血止痛，治产后余疾，止金疮血。

（2）《大明本草》：心腹痛，下气，水胀血气，通妇人经脉癥结，止霍乱水泄。

（3）《纲目》：小儿尿床，或研末服。

（4）《新修本草》：破血，下胀，多服令人下利。

（5）《日华诸家本草》：心腹痛，下气，水胀，血气，通妇人经脉。

按：刘寄奴一药，妇人之药，主调通经脉、瘀血，以及赤白带下，产后瘀阻，内服则行血，外用则止血，尤适应于跌打损伤之疾。

三十二、黑芥穗

性味：苦、温。

归经：冲脉、任脉、带脉、心经、胃经。

功效：温守而敛，能入血分，止血。

主治：芥穗炒炭则失却发散之力，转而为敛入血分而止血。用于吐血、衄血、崩漏下血不止、月经过多、大便下血、痔漏下血、肠胃下血及咯血者。

按：芥穗炒黑为黑芥穗，其发散之力已减，温守之力独优。引炭药入血分，能凝血，故能温经止血。凡吐血、衄血、下血等症，属于有阴无阳，见血脱色白而夭不泽，脉濡肢冷现象者，则宜用之。

三十三、百草霜

性味：辛、温。

归经：带脉、任脉、冲脉、心经、肺经。

功效：止血，化积。

主治：吐血，衄血，崩冲带下赤白，肠风下血，痔漏下血，产前产后下血，咽候口舌出血，诸疮出血，血淋出血，血痢下血，小便尿血等。

选注：（1）《本草纲目》：止上下诸血，妇女崩中漏下，赤白带下，胎前产后诸病，伤寒阳毒发狂，黄疸疟疾，噎膈，咽喉口舌一切诸疮。

（2）《本草经疏》：用涂金疮，止血生肌。又云："虽能止血，无益肠胃，治标则可，治本则非，故不宜多用。"

（3）《本草备要》：止血、消积、治诸血病。

按：百草霜，色黑质轻，入带脉、冲脉、任脉、心、肺诸经。能治上焦血分之疾，以治诸出血证，取其色黑凝结之力，为一味止血之品。更有化积止泻作用，用治泻痢，亦取其散瘀化积之功。外治口舌诸疮，取其辛散轻扬作用，但非治本之品。

第三节　带脉主方

一、丁香脾积丸（《沈氏尊生书》）

三棱，莪术，青皮，丁香，木香，醋煮高良姜，巴豆霜，皂角炭，百草霜。

共为细末，汤糊为丸，麻子大，白汤送下二三十丸，日二服。

功效：疏肝健脾，行气消积，燥湿止带。

主治：肝郁痞胀腹痛，积聚结块，瘀血腹痛，痰郁乳胀，腰背痛楚，月经通行不畅，或闭经，痛经，赤白带下，绵绵不断，面浮跗肿，四肢不温，或带下如痰涎，味腥臭，脉沉缓，舌淡，苔腻。

方义：丁香脾积丸主治肝脾气滞，积聚结块，胸腹胁肋肢胀，血气郁滞，中脘痞滞，腹中痛。肝脾气滞不化，影响带脉失束，而发赤白带下，绵绵不断，经行不畅或闭经，痛经，面浮跗肿，四肢不温，或痰郁乳胀等证。

二、胜湿丸（《妇科指要》）加减

炙苍术20g，炒枳壳15g，炮姜炭15g，地榆炭10g，白芍15g，滑石15g，甘草10g，云苓20g，海螵蛸20g，龙骨20g，牡蛎20g，椿根白皮10g。

上药水煮2遍，取汁2杯，日分2次温服。

功效：清热化湿，健脾止带。

主治：带下赤白，量多腥臭，少腹痛坠，腰痛，阴痒，脘腹痞满，不欲食，舌红苔腻，脉滑数。

方义：胜湿丸一方，以清热化湿止带为优。赤白带下，有腥味乃湿热腐化而成。《济阴纲目》指出："论带下由营伤冲任，若气平血少，血少生热，血不化红，遂成赤带，寒热交并则赤白带下……任脉自胞上过带脉，贯于脐上，故男子内结七疝，女子带下，带脉起于季胁章门，似束带状，今湿热蕴结不散，故为病也。"脾之湿热郁结不散，下损带脉，湿热互结，故脘腹痞满，不欲饮食；湿热下注即损带脉，带脉失约，遂少腹疼痛，坠胀；带脉系于督与腰脊，带脉失束故而腰痛；湿着阴部而阴痒；胜湿丸方中苍术芳香化湿健脾；地榆、椿根皮以燥湿清热，凉血止血；白芍与滑石敛阴和营，清热利尿；枳壳开胃宽肠，并助苍术以理气，消除痞满；炮姜炭辛温，协和诸药，不致苦寒败胃，亦可止血；加云苓以补脾渗湿；加海螵蛸、龙骨、牡蛎以收敛精气而止带下；甘草调和诸药。共奏清热化湿，健脾止带之效。

三、清肝止淋汤（《傅青主女科》）加减

白芍 30g，当归 20g，生地 20g，阿胶珠 10g，丹皮 10g，黄柏 10g，牛膝 10g，香附 10g，黄芩 10g，龙胆草 10g，泽泻 20g，木通 10g，车前子 30g（布包）。

上 13 味，水煮 2 遍，取汁 2 杯，日分 2 次温服。

功效： 调节带脉，泻肝清热，利湿止带。

主治： 带下色赤，量多，淋漓不断，浊黏而臭，小便短赤，烦躁，胸闷，乳胀，口苦，咽干，舌红，苔黄，脉象滑数。

方义： 清肝止淋汤，主治带脉厥阴湿热赤带。对于此方《傅青主女科》指出："此方但主补肝之血，全不利脾之湿者，以赤带之为病，火重而湿轻也，夫火之所以旺者，由于血之裹，补血即足以制火，但水与血合而成赤带之证，竟不能辨其是湿非湿，则湿亦尽化而为血也，所以治血则湿亦除……此方之妙，妙在纯于治血，少加清火之味，故奏效独奇。"今加龙胆以泻肝胆之实火，除下焦湿热；加黄芩以泻火燥湿；加泽泻，木通，车前子以清利湿热从小便出；全方泻中有补，清中有养，既可泻肝火，清湿热，又可养阴血；火、湿、热三者并除，则诸证必已。

四、鹤顶丸（《女科准绳》）

当归 15g，制附子 10g，煅龙骨 20g，煅牡蛎 20g，吴茱萸 6g，赤石脂 15g，炮姜 6g，艾叶 10g，炒白术 20g，炙苍术 20g，云茯苓 20g，鹿角霜 10g，陈皮 10g，甘草 10g，川续断 20g。

上 15 味，水煮 2 遍，取汁 2 杯，日分 2 次温服。

功效： 束带止浊，温脾补虚。

主治： 带下赤白，绵绵不断，形寒肢冷，面色苍老，腰酸痛，腹痛喜按，脉沉紧，舌淡苔薄。

方义： 主治带脉太阴虚寒证。太阴虚寒，脾阳不振，失却统运之权，故而带下赤白，形寒肢冷；带脉发起于十四椎，湿着肾与督脉，故而腰痛酸楚；虚寒停蓄于里，故而腹痛喜暖喜按；脉证互勘，实属带脉失约，太阴虚寒之证。方中

重用当归、苍术、白术补益脾之气血；附子、干姜、吴茱萸、艾叶以温经益脾；云苓、赤石脂、煅龙牡、鹿角霜以固涩止带；川断止血，强腰系，壮筋骨，以疗腰酸腰痛；陈皮理气；甘草调和诸药。共奏温脾束带，扶阳祛寒，以止带浊之功。

五、玉仙散合苦楝丸（《济阴纲目》）加减

柴胡15g，香附15g，川楝子15g，白术15g，云茯苓15g，白芍15g，防风10g，薄荷6g，小茴香10g，煅龙牡各15g，甘草10g。

上药水煮2遍，取汁2杯，日分2次温服。

功效：清热止带，疏肝运脾。

主治：带下赤白，淋漓不断，乳胀胁痛，胸脘痞满，不欲饮食，少腹胀痛，精神萎靡，舌红，苔白腻，脉弦。

方义：本方主治带脉厥阴气郁赤白带下之证。《奇经八脉考》指出："带脉者起季胁足厥阴之章门穴，同足少阳循带脉穴围身一周如束带。又与足少阳会于五枢，维道，凡八穴。"表明带脉与肝胆二经连接，经脉之气互通，关系密切。带脉"当十四椎，出属带脉"说明带脉与肾督关系密切。傅青主说："带脉通于肾。"方中柴胡疏肝开郁为肝胆家正药；香附理气开郁；川楝子承肝气之降而疏导；白芍清热凉血，通络止痛；白术、云苓运脾之湿；防风以风胜湿；小茴香醒脾疏肝；薄荷宣而通之，助诸药以解其郁，通其络；煅龙牡收涩固带；甘草调和诸药；使肝气疏，脾得运，郁得解，湿得除，热得清，其带必解。

六、益母泽兰汤（《孙朝宗临证试效方》）

益母草15g，泽兰叶15g，丹参30g，当归20g，生地20g，白术10g，桃仁10g，甘草10g，川续断20g，海螵蛸30g，鹿角霜20g。

上药水煮2遍，取汁2杯，日分2次温服。

功效：调补带脉而补肾，活血化瘀。

主治：赤白带下，似血非血，腰脊疼痛，脉涩，舌质紫黯，少苔。

方义：此方治带脉兼少阴血瘀证。《傅青主女科》谓："带脉通于肾。"妇人思欲无穷，意淫于外，伤其肾气，瘀血湿浊，着而不去，下注而赤白带下，似血非血；蓄于肾，故腰脊作痛；蓄积于少腹则胀痛不已；脉涩舌黯，均属带脉，肾之血瘀之候。方中益母草活血调经；泽兰叶调经化瘀，尚可行水利湿；当归、生地以养血；丹参、桃仁以活血祛瘀；白术补脾燥湿，调补带脉；川续断补腰肾，壮筋骨；海螵蛸以固涩止带见长；鹿角霜大有温煦肾气，固涩止带之功；甘草调和诸药；以奏活血化瘀，补益肾气，固涩止带之效。

七、青主加减逍遥散（《傅青主女科》）

茯苓20g，白芍20g，茵陈20g，栀子10g，柴胡6g，陈皮10g，甘草10g。

上药水煮 2 遍，取汁 2 杯，日分 2 次温服。

功效：祛湿止青绿带，泻肝清热。

主治：带下青绿，其味腥臭，胸脘胀痛，面青神萎，心中烦热，舌质黯红，苔灰腻，脉弦涩。

方义：本方主治厥阴湿热，青绿带下。肝经湿热，损及带脉，故带下青绿，腥臭，胸胁痛，神郁不乐。傅青主谓："二剂而色淡，四剂而青绿之带绝，不必过剂矣。"方中逍遥散主解肝郁，疏肝健脾，清泻肝热；茵陈利湿，清热解毒；栀子泻火解毒，清热利湿；诸药共奏疏肝健脾，泻火解毒，清热利湿之功。青绿之带必瘳矣。

八、苁蓉菟丝子丸（《济阴纲目》）

肉苁蓉 20g，菟丝子 20g，覆盆子 20g，当归 10g，白芍 15g，蛇床子 10g，川芎 10g，牡蛎 20g，海螵蛸 20g，防风 10g，黄芩 10g，五味子 6g，艾叶 10g。

上药水煮 2 遍，取汁 2 杯，日分 2 次温服。

功效：固护带脉，补益肝肾。

主治：青带淋漓不断，腰酸坠痛，小腹胀满，头晕目花，耳鸣耳聋，口干咽燥，舌黯苔黄。

方义：本方主治肝郁青带。肝病久必及肾，腰为肾之外府，带脉系焉，肾病及带，带脉失约，故而青带下注；肝与肾精血亏虚，不能滋荣头目，故头晕耳鸣，口干咽燥，两目昏花；苁蓉菟丝子丸，方中以肉苁蓉、菟丝子、当归、白芍、五味子补益肝肾之阴血；覆盆子、蛇床子为滋养收涩之品，补而兼固；黄芩、艾叶、牡蛎、海螵蛸、防风以燥湿。诸药合用，共奏补益肝肾，固护带脉之效。

九、大补阴丸（《丹溪心法》）加减

盐炒黄柏 12g，盐炒知母 12g，熟地 20g，炙龟板 20g，白芍 15g，茯苓 15g，泽泻 15g，生龙骨 15g，生牡蛎 15g，海螵蛸 20g。

上 10 味，文火久煮 2 遍，取汁 2 杯，日分 2 次温服。

功效：调理带脉，滋阴降火。

主治：带下赤黑相杂，潮热颧红，头目眩晕，咽痛，心中烦热，夜寐不安，腰痛便燥，小便短少，舌质红绛，少苔，脉象细数。

方义：带脉隶属于肾，肾阴亏虚，相火旺盛，灼伤带脉失束，故而带下色赤兼黑，腰脊酸痛；肾阴亏大肠失润而便燥；肾阴既亏，虚火上炎，故潮热颧红，心烦不寐，头目眩晕，咽喉疼痛相继而发。大补阴丸一方，为滋阴降火，补肾填精之剂。黄柏、知母泻火力强，泻火以保阴液，属清源之用；熟地、白芍大补肝肾之阴而生血；龟板一药，血肉之品，填补肾精以培本；茯苓、泽泻通淋利水以泻伏火；龙骨、牡蛎以滋阴潜阳，敛心安神；海螵蛸收涩止带。

十、胃风汤（《济阴纲目》）加味

党参 20g，茯苓 20g，炒白术 20g，炒苍术 20g，肉桂 3g，当归 20g，川芎 10g，炒白芍 20g，薏米 30g，防风 6g，黄芪 20g，甘草 10g，鹿角霜 20g，海螵蛸 30g，白果 10g。

上药水煮 2 遍，取汁 2 杯，日分 2 次温服。

功效： 固涩带脉，健脾补虚。

主治： 带下五色不止，面色苍白，神疲畏冷，大便稀溏，小便清长，头目眩晕，腰脊酸软，步履维艰，舌淡苔白，脉沉无力。

方义： 本方主治五色带。女子带下白、黄、赤、青、黑五色杂见，并气味腥臭，称为五色带。《女科指要》指出："风入胞门，遍传五脏六腑，乃致带下五色焉。人参扶元气，白术燥湿健脾，当归养血以荣脉，白芍敛营以养阴，茯苓渗伏结之湿，川芎行血中之气，肉桂暖血御风，苡米益脾以壮胃也。水煎温服，使脾胃内强，则外邪不复逗留，而脏腑之气自然肃清，何带致五色患哉。"今于方中更加苍术以运脾，黄芪以补脾肺，防风吹脾以祛湿，鹿角霜温肾气而止带，更加白果温肺益气，涩平以止带浊。

十一、地榆樗皮汤（《奇经八脉证治方论》）

地榆 20g，樗皮 20g，白芍 20g，黄柏 10g，苍术 20g，侧柏叶 10g，云茯苓 20g，棕炭 20g，海螵蛸 20g，滑石 10g，薏苡米 20g，蒲公英 20g，甘草 10g，鱼腥草 20g。

上药水煮 2 遍，取汁 2 杯，日分 2 次温服。

功效： 清热排湿解毒，固精止血止带。

主治： 带下五色，腥臭黏稠，少腹胀痛，溲浊涩痛，胃纳不香，心烦不安，舌苔黄腻，脉来滑数。

方义： 本方主治带脉太阴少阴湿热毒证。《医宗金鉴》指出："若是内溃，则所下之物杂见五色，似乎脓血。若更有脏腐败气，则时下不止而多者，是危证也。"湿热伤及带脉，带脉失司，脾失运化，肾失悭化，互为影响，浊气下迫，形成五色带证。方以地榆、樗皮、黄柏、苍术、棕炭健脾燥湿，清热渗湿，泻火解毒，凉血止血，杀虫止带；蒲公英、白芍、鱼腥草清热解毒，排脓利带；茯苓、滑石健脾安神，清热利湿；海螵蛸、薏苡米、侧柏叶收敛止血，收湿敛疮，清热排脓，固精止带；甘草调和诸药；共奏清热利湿，解毒止带之效。

十二、壮本丹（《沈氏尊生书》）

酒杜仲，盐补骨脂，茴香各一两，酒苁蓉，酒巴戟，青盐各五钱，每用猪腰子二个劈开，入药末五钱，扎好纸包煨熟，以黄酒送下。

功效： 温煦带脉，治肾虚寒病。

主治： 带下色白，虚冷及肾虚寒冷，腰脊疼痛。

方义： 壮本丹一方，温补带脉，壮精骨，补元阳不足，养丹田，利二便，并治肾虚腰冷。

十三、加味龙虎散（《东医宝鉴》）

苍术一两，全蝎三钱，草乌，附子各二钱，天麻三钱。

上药共为细末，每服一钱，空心黄酒调下。

功效： 温煦带脉，阴袭腰痛。

主治： 带脉虚冷，白带淋漓不断，风寒腰冷作痛。

方义： 加味龙虎散一方，性味温煦，主治带脉虚冷，白带过多，并治风寒腰冷腰痛，筋骨挛急。

十四、速效散《（袖珍方》）

川楝肉（巴豆五粒同炒去豆），盐炒茴香，蜜炒补骨脂各一两。

上药共为细末，每服一钱，热酒下。

功能： 调补带脉，益肾。

主治： 虚寒性带脉不利，白带多，或淋漓不断，肾湿腰痛，虚冷泄泻。

方义： 速效散一方，主入带脉与肾，主治带脉阳气衰，白带淋漓，虚冷泄泻。补肾中之阳气，以疗肾虚腰痛，下肢痿软无力，小便频数等。

十五、牡蛎泽泻散（《伤寒论》）

牡蛎，泽泻，蜀漆（暖水洗去腥），炒葶苈子，商陆根（炒），海藻（洗去咸），瓜蒌根各等份。

上7味，各捣，下筛为散，更于臼中治之，白饮和服方寸匕，日三服，利小便，止后服。

功效： 重病后，下焦气化失常，水气不行，带下不止。

主治： 调补带脉，重病愈后，腰以下有水气，湿热壅滞，水气不行，停留作肿，脾虚腹胀，膀胱不泻，膝胫足跗皆肿胀，脉来沉数有力。

方义：《金匮要略》指出："诸有水者，腰以下肿，当利小便；腰以上肿，发汗乃愈。"因病在下在里，所以用牡蛎泽泻散以攻逐利下，但其力猛峻，以实肿为宜，虚肿不可用。细分牡蛎咸而走肾，同渗药则下走水道；泽泻利水入肾，泻膀胱之火，渗湿热之要药；瓜蒌根解烦渴而行津液，导肿气；蜀漆能破其澼，为祛痰逐水必用之药；葶苈子利小便而消肿，可去十种水气；商陆苦寒，专利水气，治肿满；海藻咸而润下，使邪气从小便而出。

十六、肾着汤（《金匮要略》）

甘草 20g，白术 20g，茯苓 30g，干姜 10g。

上 4 味以水 5 杯，煮取 1 杯半，药滓再煮，取汁 1 杯半，日分 3 次温服，每次 1 杯，以腰中以下暖和为宜。

功效： 调补带脉，肾着。

主治： 身体重，腰中冷，如坐水中，形肿如水状，身劳汗出，衣里冷湿，久久得之，腰下冷痛，腰重如带五千钱沉重。

方义： 肾着汤主治带脉之肾着病。肾着病之因，主要是寒湿附着于肾脏之外府，并非肾脏本病，湿气过重，故而身重；寒湿侵于腰部，故腰冷，如坐水中，寒冷不已。其病冷湿，居肾外府，所以腰以下感到冷痛、沉重。徐忠可谓："盖肾有邪则腰间带脉常病，如溶溶如坐水中……药以苓、术、甘草扶土胜湿为主，而以干姜一味温中去冷，谓肾之元不病，其病在肾之外府。故治其外之寒湿而自愈也。"尤在泾又谓："治法不在温肾以散寒，而在燠土以胜水，甘姜苓术辛温甘淡，本非肾药，名肾着者，原其病也。"

十七、渗湿汤（《三因方》）

苍术 20g，白术 20g，甘草 20g，干姜 20g，茯苓 30g，陈皮 30g，丁香 6g。

上药以水 4 杯，煮取 1 杯，药滓再煮，取汁 1 杯，日分 2 次温服。

功效： 调理带脉，健脾化湿，渗淡止带。

主治： 坐卧湿地，或为雨露所袭，身重、脚弱、关节重疼、发热恶寒，或小便秘涩，大便飧泄，或汗出衣里，湿渍得之。腿膝或肿，小便利，反不渴。

方义： 渗湿汤一方，为健脾化湿止带之剂。方中苍术、白术均为芳香醒脾之药，苍白二术既可入冲脉又可入带脉，以清冲之虚热，渗带脉之湿浊；干姜与丁香可补脾之阳气，云苓又渗淡利湿，陈皮以理中焦之气滞，甘草和其营卫。全方共达健脾化湿，渗淡止带之功。

十八、完带汤《傅青主女科》

炒白术 25g，炒山药 20g，党参 15g，白芍 15g，制苍术 15g，陈皮 15g，炒黑芥穗 6g，柴胡 6g，甘草 10g，车前子 20g。

上 10 味以水 4 杯，煮取 1 杯，药滓再煮，取汁 1 杯，日分 2 次温服。

功效： 调补带脉，健脾益气，除湿止带。

主治： 带下色白如蛋清，连绵不断，面浮跗肿，四肢不温，精神疲倦，纳少便稀，舌淡，苔薄白。

方义： 大凡带下之病，总不外乎湿邪为病。脾失健运，水湿停聚，是产生白带之因。完带汤一方，主治脾虚肝郁，湿浊下注。方中白术、山药、党参以补中健脾；白术燥湿，佐苍术、陈皮燥湿理气；车前子利水渗湿；柴胡、白芍疏肝解郁；黑芥穗以收涩止带；甘草调和诸药。此乃肝脾同治之法。

十九、内补丸（《妇科切要》）加减

鹿角霜20g，菟丝子20g，沙苑子15g，桑螵蛸20g，肉苁蓉20g，熟附子10g，肉桂6g，黄芪30g，白术20g，白蒺藜10g，紫菀10g，海螵蛸30g。

上药以水4杯，煮取1杯，药滓再煮，取汁1杯，日分2次温服。

功效：温补肾阳，除湿止带。

主治：带下清冷，绵绵不断，腰腹冷痛，小便清长，大便溏薄，脉沉迟，舌淡苔白。

方义：内补丸一方，主治带脉少阴虚寒证。方中鹿角霜性味甘平，以治脾肾虚寒，白带下注；肉苁蓉、沙苑子、附子、肉桂以补肾壮阳，益精止带；白蒺藜以行气疏肝；紫菀温肺；桑螵蛸、海螵蛸收敛精气，祛湿止带；黄芪、白术补脾肺之气。共奏温补肾阳，除湿止带之效。

二十、易黄汤（《傅青主女科》）加味

炒山药30g，炒芡实30g，盐黄柏6g，白果仁10g，车前子20g，土茯苓20g，滑石20g，樗皮10g，甘草10g。

上药以水3杯，煮取1杯，药滓再煮，取汁1杯，日分2次温服。

功效：调节带脉，健脾固肾，清热燥湿，止带除浊。

主治：带下色黄，稠黏腥臭，阴痒溲赤，腰酸痛，舌红，苔黄腻，脉象滑数无力。

方义：易黄汤用山药、芡实补任脉之虚，又能利水；加白果引入任脉之中；至于用黄柏，乃清肾中之火也；凡带脉多属脾虚，久则生热，方用黄柏、车前子妙；加滑石助车前子以清热利水；加土茯苓、樗皮助黄柏清热燥湿、解毒；甘草清热泻火，以防苦寒伤胃。

二十一、止带汤（《世补斋不谢方》）加味

茵陈20g，银花20g，蒲公英20g，茯苓20g，土茯苓30g，泽泻20g，赤芍15g，栀子10g，丹皮10g，炒车前子20g，猪苓10g，黄柏10g，川牛膝10g，樗皮10g，连翘20g，苍术15g。

上16味以水5杯，煮取1杯半，药滓再煮，取汁1杯半，日分3次温服。

功效：清热解毒，利湿止带。

主治：带下黄绿如脓，量多味秽，或带中夹血，阴痒，灼热肿痛，小便涩赤。或小腹作痛，舌红苔黄，脉滑数。

方义：止带汤一方，主治带脉太阴湿毒。脾湿，湿淫过度，意欲郁结，郁

而化火，化为湿毒，伤及冲任，带脉失约，故而带下黄绿如脓，味秽臭。伤及血络而带中夹血。湿毒侵蚀阴部，则阴中作痒，灼热肿痛。湿热之毒伤及州都，故小腹作痛，便溺涩赤，尿痛，尿急。脉证互勘，均为湿热之毒郁结不除之候。方中以大队清热之品以解毒；又以牛膝、丹皮凉血化瘀，引药下行；另加苍术以醒脾运湿；复加樗皮以解湿火之毒。

二十二、保阴煎（《沈氏尊生书》）

生地30g，熟地30g，山药30g，当归10g，白芍10g，黄芩10g，黄柏10g，川续断20g，甘草10g。

上药以水3杯，煮取1杯，药滓再煮，取汁1杯，日分2次温服。

功效：固肾止带，滋阴清热。

主治：带下色赤，淋漓不断，头目眩晕，口渴少津，心悸寐劣，心中烦热，大便干燥，舌红少苔，脉细数。

方义：《奇经八脉考》引《灵枢》：足少阴之正，至腘中，别走太阳而合，上主肾，当十四椎，出属带脉。带脉通于肾，肾阴亏虚，内热鸱张，带脉失却约束之权，即赤白带下；内热神昏，心中烦热不安，寐劣多梦，头目为之眩晕；阴虚津亏故口渴便燥。保阴煎一方，方中以生熟二地，填补肾中真阴；当归、白芍补脾固肾止带；川断补肝肾，壮筋骨，尤能止血；黄芩引地、芍上达清肺以止烦渴；黄柏坚阴，清热……可除湿止带；甘草调和诸药；共达清热，固肾，止带之效。

二十三、利火汤（《傅青主女科》）

大黄10g，白术15g，茯苓15g，王不留行10g，黄连10g，栀子10g，知母6g，石膏25g，刘寄奴10g，车前子20g（包）。

上药以水3杯，煮取1杯，药滓再煮，取汁1杯，日分2次温服。

功效：清热泻火，渗湿止带。

主治：带下灰黑，黏垢腥臭，腹中疼痛，面色苍老，心中烦热，咽干口渴，阴肿溲赤涩痛，舌绛少苔，脉弦数。

方义：利火汤一方，傅青主指出："今用黄连、石膏、栀子、知母一派寒凉之品，入于大黄之中，则迅速扫除，而又得王不留行与刘寄奴之利湿甚急，则湿与热俱无停住之机，佐白术以辅土，茯苓以渗湿，车前子以利水，便成既济之卦矣。"

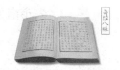

第五章 阴维脉

第一节 前贤对阴维脉方药的概述

张洁古说："阴维为病苦心痛，治在三阴之交。太阴证则理中汤；少阴证则四逆汤；厥阴证则当归四逆，吴茱萸汤主之"。

李时珍说：阴维为病苦心痛，"凡热痛兼少阴及任脉者，金铃散，延胡索散；兼厥阴者，失笑散；兼太阴者，承气汤主之。若营血内伤，兼夫任，冲，手厥阴者，则宜四物汤，养营汤，妙香散之类。因病药之，如此阴阳虚实，庶乎不差矣。"（《奇经八脉考》）

沈金鳌据张洁古、李时珍意，综合条列治疗阴维病方药：

理中汤（阴维）：人参，白术，甘草，干姜。

当归四逆汤（阴维）：当归，桂枝，白芍，细辛，甘草，通草，大枣。

吴茱萸汤（阴维）：吴萸，人参，姜，枣。

金铃散（阴维）：金铃子，延胡索各一两，每末二钱，酒下。痛止，与枳术丸去其余邪。

延胡索散（阴维）：延胡索，当归，蒲黄，赤芍，官桂各一钱，姜黄，木香，乳香，没药各七分，炙草五分，姜三片。此方兼治妇人血结胸，心腹作痛连腰胁脊膂，上下攻刺，甚作抽搐。

失笑散（阴维）：蒲黄，五灵脂。

承气汤（阴维）：大黄，芒硝，枳实，厚朴。

养荣汤（阴维）：当归，白芍，生地，熟地，赤苓，山栀，麦冬，陈皮各一钱，人参，甘草各五分，枣二枚，乌梅一个。

四物汤（阴维）：川芎，当归，白芍，熟地各一钱二分半，一方：春倍川芎，夏倍芍药，秋倍熟地，冬倍当归；春加防风，夏加黄芩，秋加天冬，冬加桂枝。

妙香散（阴维）：麝香一钱，另研，煨木香二两半，山药（姜汁炙），茯苓，茯神，黄芪，远志（去心，炒）各一两，人参，桔梗，炙甘草各半两，朱砂（另研）三钱。为细末，每服二钱，温酒调下。（《杂病源流犀烛》）

朱小南谓阴维主药：当归，川芎。（《朱小南妇科经验集》）

（引自《奇经证治条辨》）

第二节　阴维主药

一、延胡索

性味：性温，味辛、苦。

归经：阴维、冲脉、肺经、肝经、脾经。

主治：通阴维脉与冲脉，治妇人血结胸痛，心腹作痛连腰胁脊臂，上下攻刺，甚作抽搐等。

选注：（1）《汤液本草》：治心气小腹痛，有神效。

（2）《本草纲目》：活血利气，止痛，通小便。

（3）《本草从新》：除风痹，治上下内外诸痛。

（4）《大明本草》：除风治气，止暴腹痛，落胎，破癥癖。

（5）《开宝本草》：月经不调，腹中结痛，崩中淋露，产后血痛，跌打损伤。

按：延胡索一药，通阴维脉，亦通冲脉，在延胡索散中主治妇人气凝血滞腹痛。在愈痛散中主治胃脘作痛。入冲脉以疗经带胎产诸多痛证。《本草纲目》指出："延胡索能行血中气滞，气中血滞，故专治一身上下诸痛。"在临床治疗不论是气是血，积而不散者，都能通达畅行。于气血凝滞，胸腹疼痛，经滞腹痛之证，功效优良。

二、金铃子

性味：性寒，味苦，有小毒。

归经：阴维、肝经、心经、小肠经。

功效：调阴维，行气止痛。

主治：入阴维通肝气。治妇人经行腹痛，胁痛，胸痹心痛，破肝气之热以及疝气腹痛等。

选注：（1）《脾胃论》：上下部腹痛。

（2）《珍珠囊》：热厥暴痛，非此不能除。

（3）《本草纲目》：治诸疝虫痔。

（4）《本草备要》：能入肝舒筋，能导小肠、膀胱之热，利小便，治疝痛。

按：苦楝子，方名金铃子，主入阴维之脉以治疼痛发热者，亦可入冲脉以疗肝火内郁，胸胁疼痛，既能泄气分之热，亦能行血分之滞。该药在苦楝丸中治奔豚疝气。于金铃子散中可治胃脘腹痛。金铃子又有利湿之功，能导湿热之结，为后人治疝痛专药。盖疝多由于湿热下注，虫亦由湿热而郁结，其药为止痛之品，极为优越。李东垣以止上下部腹痛为治。张洁古治热厥暴痛而用金铃子散。张石顽盛赞此方，认为功胜失笑散，而无腥秽之患。

三、蒲黄

性味： 性平，味甘。

归经： 阴维脉、冲脉、肝经、脾经、心包经。

功效： 调理冲脉，祛瘀止血，行气止痛。

主治： 阴维之气滞腹痛，妇人产后恶露不行，月经不调以及肝脾气滞腹痛，胁痛。

选注： （1）《本经》：心腹膀胱寒热，利小便，止血，清瘀血。

（2）《药性论》：治痢血鼻衄，吐血，尿血，泻血，通经络，止女子崩中。

（3）《本草纲目》：凉血，活血，止心腹诸痛。

（4）《大明本草》：妇人带下，月候不匀，血气心腹痛，妊妇堕胎，血晕，血癥，儿枕急痛，下乳，止泄精。

（5）《本草备要》：生用性滑，行血消瘀，通经脉，去心腹膀胱寒热，仆打损伤，疮疖诸肿。炒黑性涩，止一切血，崩带泄精。

按： 蒲黄一药，其性甘平，入阴维脉，冲脉。阴维脉维络一身之阴，主营血。血者主心，故心痛；蒲黄性通，性平，与五灵脂配合，主止痛，故凡腹痛，胸痛一切痛证，均可采用此方治之。其特点，有生用行血，炒用止血之功能。《本草备要》之说最为明白："生用性滑，行血消瘀，通经脉……炒黑性涩，止一切血，崩滞泄精。"黑神散治瘀血刺痛。五黑散治崩漏下血。蒲黄一药，单用者《肘后方》治痔疮出血。《产宝方》治产后下血。《简便方》治耳中出血。可知其止血功效。

四、五灵脂

性味： 性温，味甘，腥。

归经： 阴维脉、冲脉、肝经。

功效： 行血止痛，通瘀。

主治： 由阴维脉，冲脉引起之经闭，痛经，崩漏腹痛，又疗心腹冷痛，心胸瘀血作痛等。

选注： （1）《开宝本草》：心腹冷痛，小儿五疳，通利气脉，女子经闭。

（2）《局方发挥》：凡血崩过多者，半炒半生；酒服能行血止血，治血气刺痛。

（3）《本草纲目》：治崩中非止治血之药，乃去风之剂……冲任经虚，被风伤袭营血，以致崩中暴下，与荆芥，防风治崩义同……

按： 五灵脂一药，入冲脉，阴维脉，肝经血分。能通利血脉，引血消瘀；凡血滞疼痛之证，用之止痛，效果甚佳。如失笑散，治血滞经闭，以及产后恶露不下，腹痛等都有良好效果。

五、阿胶

性味： 性平，味甘。

归经： 阴维脉、冲脉、肺经、肝经、肾经。

功效： 补血止血，滋阴润肺。

主治： 阴维、冲脉热病伤阴，咯血，阴虚血虚，崩漏下血，止血安胎气，虚劳咳喘。

选注： （1）《本经》：心腹内崩，劳极如疟，腰腹痛，女子下血，安胎。

（2）《别录》：丈夫小腹痛，虚劳羸瘦，阴气不足。养肝气。

（3）《本草纲目》：疗吐血，衄血，血淋尿血，女人血痛血枯，经不调，无子，崩中带下，胎前产后诸病，虚劳咳喘，肺痿唾脓血，除风润燥，化痰，清肺，利小便。

（4）《本草备要》：治虚劳咳嗽，肺痿吐脓，吐血，衄血，血淋，血痔，肠风下血，经血不调，崩带动胎。

按： 阿胶一药，不但入阴维之脉，而且又可入冲任之脉。为补血养血之要药，阴虚血虚无不相宜，又善止血，可疗吐血，衄血，尿血。又能润肺，以疗肺痿咳嗽。能与清热息风药同用以治热病伤阴劫液重证。本品一般不当炒用。如清肺可用蛤粉炒。如止血可用蒲黄炒。《注解伤寒论》指出："阴不足者，补之以味，阿胶之甘，以补阴血。"黄宫绣指出："阿胶气味俱阴，能入肝经养血，复入肾经滋水。"杨士瀛指出："阿胶乃大肠要药，有热毒留滞者，则能疏导。"

六、白蔹根

性味： 性平，味苦。

归经： 阴维脉、冲脉、心经、脾经、肝经、胃经。

功效： 清阴维及冲脉之热，解毒。

主治： 主阴维冲任之热，阴中痛，如有疮状。《奇经八脉考》指出："诊得阴维脉沉大而实者，其脉如贯珠者，男子而胁下实，腰中痛。女子阴中痛，如有疮状"。

选注： （1）《本经》：主痈肿疽疮，散结气，女子阴中肿痛，带下赤白。

（2）《本草纲目》：解狼毒之毒。

按： 本药功能清热解毒，生肌止痛，多用于疮疡痈疽，未脓可消，已脓可除。尤能治女子内热阴中肿痛，如有疮状。并可治赤白带下。

七、朱砂

性味： 性寒，味甘。

归经： 阴维、心经。

功效： 清阴维之热，清镇少阴君火。

主治： 阴维热证，心神不宁，心悸怔忡，惊痫癫狂，健忘失眠，镇心定惊，辟邪清肝。

选注：（1）《本经》：养精神，安魂魄，益气明目。

（2）《别录》：通血脉，止烦满，消渴，除中恶腹痛。

（3）《本草纲目》：治惊痫，解胎毒，痘毒。

（4）《本草从新》：泻心经邪热，镇心定惊，辟邪清肝，下死胎。

按： 朱砂一药，入心与阴维之脉。阴维热证，心神不安，怔忡，用朱砂以清之。朱砂本性寒而质重，寒可清热，重可镇怯，为清镇少阴君火之药。叶天士指出："丹砂色赤质重，可以镇心火。"心主神明，为神之舍，火不妄炎，心血得养，阴维之热自静。本品配合龙骨之类，可养心气；同当归、丹参之类心血亦得养；同黄连、地黄可以清心火；同麦冬、太子参可以清养心之气血。本药只可生用。服用之量宜轻宜少，如拌茯苓可名茯神，有安神之功。此药不可火煅，煅则可以杀人，切记切记。

八、麦门冬

性味： 性寒，味微苦。

归经： 阴维、心经、肺经、胃经。

功效： 轻清阴维，滋阴生津，补肺脾。

主治： 阴维热病伤津，虚劳咳嗽，心烦口渴，吐血，咯血，病后虚羸。

选注：（1）《本经》：心腹结气，伤中伤饱，胃络脉绝，气短。

（2）《别录》：虚劳客热，口干燥渴，强阴益精，消谷调中，保神定肺气，安五脏。

（3）《大明本草》：治五劳七伤，安魂定魄，定肺痿吐脓，时疾热狂。

（4）《药物学纲要》：治胃火偏盛，阴液渐枯，热病伤阴，病后虚羸，秋燥，肺胃液耗。

按： 麦门冬一药，为滋补阴维之药，性味甘寒清润，滋燥泽枯为用，适应于阴虚内热，津液亏耗，肺热劳咳，心阴不足等证。又入手太阴，手少阴，止烦解渴，止嗽清痰，清心降火，滋肾助元。如《医通》：二冬膏治干咳劳嗽；生脉散中以治伤暑，口渴，多汗，病危脉绝。养胃汤中以治胃热液枯。清燥救肺汤中以疗肺虚咳血等症。

九、大黄

性味： 性寒，味苦。

归经： 阴维、脾经、胃经、肝经、心包经、大肠经。

功效： 清降阴维，破积行瘀，泻热通便。

主治： 阴维亏虚，津气耗损，大便秘结，腹痛胀，胸下痞坚，积滞下痢。热毒疮痛，妇人经闭瘀血停滞不通，湿热黄疸，目赤口疮。

选注： （1）《本经》：下瘀血血闭，寒热，破癥瘕积聚，留饮宿食，荡涤肠胃，安和五脏，推利水谷。

（2）《别录》：除痰实，肠间结热，女子血闭腹胀，小腹痛，诸老血留结。

（3）《药性论》：通女子经候。

（4）《大明本草》：通宣一切气，调血脉，利关节。

（5）《本草从新》：发热谵语，下痢赤白，腹痛里急，黄疸，水肿癥瘕积聚。心腹痞满，二便不通，吐血，衄血，血中伏火。

按： 大黄一药，清降阴维，泻热通肠，破积行瘀，破癥结，泻火通燥结为优，因其苦寒，为泻火破积之主药。成无己谓："热淫所胜，以苦泻之。大黄之苦，以荡涤瘀热，下燥结泄胃胀。"张仲景用三承气汤，虽有缓急之用，其治胃实则同。桃仁承气汤，大黄䗪虫丸，都用之清瘀热之结。而又可以用于寒实之证，如《千金翼方》三物备急丸配干姜，巴豆，治心腹诸痛。大黄附子汤配附子，以治冷积证。在上之证，如凉膈散即疗上中焦之热结。古人有"用下必生用，在上非酒不至"。

十、草薢

性味： 性平，味苦，平。

归经： 阴维、肝经、胃经。

功效： 清降阴维，利水化浊。

主治： 阴维湿热，小便浑浊，淋沥涩痛，腰膝痹痛，赤白带下，通络止痛。

选注： （1）《本经》：主腰背痛强，风寒湿痹及气分热。

（2）《药性论》：治冷气痛痹，腰腿瘫痪不遂，手足惊挛。

（3）《本草纲目》：治白浊，茎中痛，痔瘘坏疮。

按： 草薢一药，性味淡薄，清阴维，分清化浊，有利水化湿，通利关节之功。如关节肿痛，腰膝疼痛，小便浑浊，女子带下疗效优良。

十一、淫羊藿

性味： 性温，味辛、甘。

归经： 阴维、冲脉、任脉、肝经、肾经。

功效： 温维脉，冲任之脉，补肝肾阳气。

主治： 阴维，冲、任虚寒，阳痿阴痿，虚寒痿痹，神疲，健忘，腰膝无力。

选注： （1）《本经》：主阴痿绝伤，茎中痛，利小便益气力，强志。

（2）《别录》：强筋骨，治瘰疬赤痛，下部有疮。

（3）《本草纲目》：能益精气，乃手足阳明三焦命门药也。

（4）《大明本草》：一切劳风冷气，四肢不仁，补腰膝，强心力。

按： 淫羊藿一药，能调补阴维脉，冲脉，任脉阳气不足，有发郁动情之功，治男子阳弱不生，女子阴弱不育。本药属阳性药。在灵枢饮中，能调补肾中精气，营血。灵枢饮大部药物为滋补阴血，在这群阴药中，投入一味淫羊藿，在补肾中精血之中，能激发肾中一点阳气，从阴维脉引气血上达于心，心肾温和，阴维、冲任得养，而病必瘳之。

十二、天冬

性味： 性寒，味甘、苦。

归经： 阴维、肺经、肾经。

功效： 滋补阴维，清热生津。

主治： 由阴维阴亏引发肺肾虚热，虚劳咳喘，肺痿，吐血，热病口渴，津枯便秘。

选注： （1）《别录》：保定肺气，去寒热，养肌肤，利小便。

（2）《汤液本草》：去心病心痛，足下热而痛。

（3）《本草从新》：治肺痿肺痈，吐脓血痰喘，虚劳骨蒸。

（4）《大明本草》：镇心，润五脏，补五劳七伤，吐血，消痰，去风热烦闷。

按： 天冬一药，滋补阴维，清肺滋肾。用上焦，能清心热，除肺火而化痰热。用于下焦，滋阴益肾，润燥通便。

十三、乳香

性味： 辛、苦、温。

归经： 冲脉、任脉、阴维脉、心经、肝经。

功效： 活血定痛，伸筋，外用消肿、止痛、生肌。

主治： 经闭、经痛，妇人胎前产后诸痛，血气不畅，腰膝疼痛，跌打损伤，血滞疼痛，癫痫，胃脘痛由于瘀血者，肌肉肿痛，大肠泻澼，诸疮，霍乱。

选注： （1）《日华诸家本草》：止霍乱、冲恶中邪气，心腹痛痊气，煎膏止痛长肉。

（2）《珍珠囊》：定诸经之痛。

（3）《本草纲目》：消痈疽诸毒，托里护心，活血定痛伸筋，治妇人产难折伤。

（4）《本草求真》：因血气逆则凝而不通，以致心腹绞痛，毒因气滞则血聚而不散，以致痛楚异常。乳香窜入心，既能使血宣通而筋自伸，复能入肾温补，使气与血互相通活，脾气不令血阻，血亦不被气碍，故云功能生血。究皆行气活血之品耳……是以书载乳香功能活血调气，托里护心、生肌止痛，治心腹诸痛，口噤耳聋，肿痛折伤。

（5）《本草备要》：伸筋，活血止痛，亦治癫痫。

按： 乳香一药，入冲脉气逆，入任脉腹痛，入阴维之脉而腹里寒痛。治血滞气逆而痛，为痈疽、跌伤之要药。内服有活血止痛之功，外用有和营舒筋功能。

十四、没药

性味： 苦、平。

归经： 冲脉、任脉、阴维脉、肝经。

功能： 散血祛瘀，消肿定痛，止痛生肌。

主治： 经闭，经痛。月经行而不畅，少腹疼痛，产前产后诸症。寒湿痹痛、腰脊痹痛，下肢肿痹，跌打损伤，气血瘀阻，外用消肿，金疮杖疮，诸恶疮痔漏。治血积血痛心痛，配元胡、热酒服之尤良。

选注： （1）《开宝本草》：破血止痛，疗金疮杖疮，诸恶疮痔漏等。

（2）《海药本草》：堕胎，及产后心腹血气痛，并入丸散服之。

（3）《药性本草》：凡金刀所伤，打损跕跌，坠马，筋骨疼痛，心腹血瘀者，并宜研烂，热酒调服。

（4）《本草纲目》：散血消肿，定痛生肌。又云："乳香活血，没药散血，皆能止痛消肿生肌，故二药相并而用。"

（5）《本草求真》：诸书亦载能补心、胆与肝，盖诸瘀血不除则新血安生，乳香气味辛温，既能行气活血，又有没药之苦以破其瘀，则推陈致新，自有补益之妙。是以古方乳香必与没药兼施，谓其可止疼痛，义有此也……。

按： 没药一药，性苦平，对于妇人经闭、痛经、少腹疼痛、经行不畅、产前产后诸证，用之取效尤良。又对跌打损伤、金疮、杖疮，均有消肿解毒之功。尤对经络不通达而疼痛者，尤有疗效。

十五、败酱草

性味： 苦、寒。

归经： 冲脉、阴维脉、胃经、大肠经、肝经。

功效：清热解毒，破血消肿，排脓，解疮疖。

主治：产后瘀积发热疼痛如锥刺者，下痢赤白，痈疽肿毒，肠痈腹痛，血气心腹痛，丹毒、赤眼障膜，胬肉，聤耳、疥癣等。

选注：（1）《本经》：主暴热火疮，赤气疥瘙疽痔，马鞍热气不散。

（2）《别录》：除痈肿浮肿，结热风痹不足，产后疾痛。

（3）《本草纲目》：败酱乃手足阳明厥阴药也，善排脓破血，故仲景治痈及左方妇人科皆用之。

（4）《本草从新》：解毒排脓、治痈肿、破凝血，疗产后诸病。

（5）《大明本草》：血气心腹痛，破癥结，催生落胞，血晕，鼻衄，吐血，赤白带下，赤眼障膜，胬肉，聤耳疮疖，疥癣，丹毒，排脓补瘘。

按：败酱草一药，入冲脉以疗瘀血发热，逆气里急，入阴维脉以疗血气，心腹疼痛。功能清热破结、破瘀排脓，所以仲景的苡仁附子败酱汤以治腹痈有脓之证。

十六、月季花

性味：甘、温。

归经：冲脉、任脉、阴维脉、肝经。

功效：活血消肿，调经止痛。

主治：肝郁不舒，经脉阻滞，月经不调，经闭，痛经，又治瘰疬未破、产前产后诸多病症。

选注：《纲目》：活血消肿解毒。

按：月季花为冲脉之药，疗逆气里急、任脉之腹痛，阴维脉之苦心痛。甘温通利，为活血通经之药，治月经不调，以其月月开放，不失经常之义，又能消肿解毒。张石顽用治热敷肿疡，淡氏方用月季花、沉香、芫花入鲫鱼腹中，煮熟食之以治瘰疬未破……。

十七、姜黄

性味：苦、辛、温。

归经：冲脉、任脉、阴维脉、脾经、肝经。

功效：行血通络，散风利气，除风热，消痈肿。

主治：月经不调，痛经，闭经，产后败血，攻心疼痛，心腹积滞，风痹臂痛，跌打损伤，癥结血块疼痛等。

选注：（1）《唐本草》：主心腹结积疰忤，止暴风痛，下气破血，消痈肿，功力烈于郁金。

（2）《大明本草》：治癥结血块，通月经，治跌仆瘀血，止暴风痛、冷气、下食。

（3）《本草纲目》：治风痹臂痛。

（4）《新修本草》：心腹结气，下气破血……。

（5）《嘉祐本草》：祛邪辟恶，治气胀，产后败血攻心。

按： 姜黄为行血利气之品，具通利筋脉之功。入冲脉以治气逆里急，入任脉以治腹痛，入阴维脉以行营阴；主胸中痛，胁下支满，女子阴中痛，如有疮痏。又用于风湿痹痛，手臂酸痛，及跌打损伤等。

十八、血竭

性味： 甘、咸、平。

归经： 冲脉、阴维脉、心包经、肝经。

功效： 活血止痛，祛五脏邪气，补虚。

主治： 逆气里急，腹痛，月经不调，经闭，停经，心腹卒痛，妇人血气痛，少腹气滞作痛，脓疮出血，内伤血聚，心包不足，肝血不足，小儿惊痫，敛疮。

选注： （1）《新修本草》：疗心腹卒痛，金疮出血，破积血止痛，生肌，去五脏六腑邪气。

（2）《海药本草》：伤折打损，一切疼痛，血气搅刺，内伤血聚，宜酒服之。

（3）《日华诸家本草》：敷一切恶疮疥癣久不合者。

（4）《本草求真》：血竭味甘，虽能和血、收口、止痛、生肌、破瘀、故凡跌仆损伤，血气刺痛，内伤血聚，并宜同酒服之。

（5）《本草纲目》：散滞血诸痛，妇人血气，小儿瘈疭。

（6）《本草备要》：和血、敛疮，专除血痛，散瘀生新，为和血之圣药，治内伤血聚，金疮折跌，疮口不敛，止痛生肌，性急，不可多使引脓。

按： 血竭一药，行冲脉而疗里急，通阴维而疗胸腹气血郁滞作痛。内服活血散瘀止痛，凡月经不调、闭经、产后腹痛无不用之。外用可敛疮、生肌、收口，尤为外科伤科方中之要药。

第三节　阴维主方

一、附子理中丸（《太平惠民和剂局方》）

党参20g，干姜8g，炒白术20g，甘草10g，附子6g。

上药文火久煮2遍，取汁2杯，日分2次温服。

功效： 补脾益维，温中祛寒。

主治： 阴维太阴寒证。胸闷痞痛，腹满时痛，吐利益甚，口不渴，不欲食，畏寒肢冷，舌淡苔薄，脉沉细，或缓而无力。

方义：《难经·二十八难》谓："阴维起于诸阴之交。"所谓诸阴之交，阴维之郄曰筑宾，此穴属少阴肾经，上行于足太阴，会于腹哀，大横。又与足太阴厥阴会于府舍，期门。又与任脉会于天突，廉泉。此乃阴维起于诸阴之交也。诸阴经以阴血用事。阴血化于心少阴，阴气不利故心痛。此又《难经》所谓"阴维为病苦心痛"矣。综合分析：阴维病之苦心痛，尤兼太阴脾经之证较为突出。《奇经八脉考》指出："兼太阴者，理中汤主之。"脾胃属土，有统血、运化、升降之能，今因寒滞失职，非温补虚寒不除。方中党参补脾益气。干姜温中扶阳。白术燥湿健脾，三药一补一温一燥，甘草调和诸药。附子为火药之尊，散寒逐湿，补命门回阳为特点，能引温暖之药达下焦，祛在里之冷湿，此方中加之，不但助诸药以温暖脾胃，而且可温肾与阴维之脉。程郊倩指出："阳之动，始于温，温气得而谷精运，谷气升而中气赡，故名曰理中，实则燮理之功，予中焦之阳也。若胃阳虚即中气失宰，膻中无发宣之用，六腑无洒陈之功，犹如釜薪失焰，故下至清谷，上失滋荣，五脏凌夺，诸证之所来由也。参，术，甘草所以固中州，干姜辛以守中，必借之以焰，釜薪而腾阳气……若水寒互胜，以当脾肾双补，附子之加，而命门益，土母温矣。"

二、延胡索散（《济阴纲目》）加味

延胡索，炒蒲黄，赤芍，当归，肉桂各15g，片姜黄，制乳香，制没药，木香各9g，炙甘草6g。

共为粗末，每服15g，用黄酒50ml送服，日2服或3服。

功效：行气破瘀，阴维气滞。

主治：妇人七情伤感，气滞血瘀，心腹作痛，或连腰胁，或连背臂，上下攻刺，及月经不调，一切气血疼痛之证。

方义：延胡索散，主治七情悲伤，气滞血瘀，阴维气滞之证。方中之延胡索，性温味辛苦，主要功能为行气，活血，止痛。《本草纲目》："延胡索能行血中之气滞，气中血滞，故专治一身上下诸痛。"所以不论是血是气，散而不散者，都能畅达通行，而用于气血凝滞，胸脘疼痛，经滞腹痛之证，最为相宜。且药力持久，功效优良。其他诸药，都相辅而行气，活血，止痛之效。又行气止痛于阴维气血郁滞、经带、产后诸证。

三、小承气汤（《伤寒论》）

大黄四两，厚朴二两，枳实三枚。

上三味，以水四升，煮取一升二合，分温再服。

功效：清泻热结，存津益维。

主治：阴维太阴热证。胸腹胀满，潮热，口干，大便燥结，按之痛甚，舌苔黄燥，脉来滑数。

方义：仲景作《伤寒杂病论》旨在以六经为纲，至于六经与奇经相关者，俱隐而论之。小承气汤证在六经论治名为阳明腑证；在奇经八脉论治名为阴维太阴热证。言其阴维之脉，发于少阴经之筑宾穴，入腹则首与府舍穴会合，府舍乃脾经穴，厥阴之脉亦会于此，次会于大横穴，又腹哀穴，此脉上络于胸，下入于腹，结于心肺，走胁而至肩由此看来，阴维之脉与太阴之脉关系甚为密切，病则互为影响。仲景以小承气汤荡涤太阴之热邪，方以大黄之苦寒泻之，则热可去，实邪可下，可通；佐枳实、厚朴，一可化滞，一可除满，微通其气，亦为微和之剂。太阴热却，焉有维脉之热不清之理。是仲景从六经为治，实亦包乎奇经之治也。

四、黄连阿胶汤（《伤寒论》）

黄连四两，黄芩二两，白芍二两，阿胶三两，鸡子黄2枚。

上五味，以水六升，先煮三味，取二升，烊化阿胶尽，小冷，纳鸡子黄，搅令相得，温服七合，日三服。

功效：调补阴维，滋阴和阳。

主治：阴维为病，心腹热痛，心中烦，不得卧，舌红少津，脉象细数。

方义：黄连阿胶汤，主治阴维少阴热证。阴维之脉起于诸阴之交，其脉起于少阴经筑宾穴，上行入小腹，会足太阴、厥阴、少阴、阳明于府舍，上会足太阴大横、腹哀，循肋胁会足厥阴之期门。上胸膈，夹咽与任脉会于天突、廉泉，上至顶前而终。阴维维于阴，而主血，血属心，病则主心痛。本条是指少阴寒证化热而成，邪热伤及阴维与心，病则主心腹热痛，肾水不足，心火有余，水不升，火不降，故心中烦，不得卧，舌红少津，脉细数，治当调其阴维，滋阴降火。方中用芩、连以直折心火；用阿胶以滋肾阴；鸡子黄佐芩、连泻心火，补心血；芍药、阿胶于补阴中敛收阳气；水升火降，形成滋阴和阳之剂。

五、四逆散（《伤寒论》）

柴胡，枳实（破，水渍，炙干），甘草（炙干），芍药。

上四味，各十分，捣筛，白饮和服方寸匕，日三服。

功效：清调阴维，透解郁热。

主治：阴维为病，心胸疼痛，腹痛泻利后重，手足逆冷，心悸不寐，舌质偏红，舌苔薄白，脉弦。

方义：四逆散一方主治阴维虚热，透解郁热之方。阴维之脉循腹上会期门，此穴为肝募穴，又为足太阴、厥阴、阴维之会。所发之病偏于阴维与肝脾二经，肝气郁结，阳郁在里，影响脾之运化，阳郁不能达于四肢，故四肢逆冷；肝木侮土，故脘腹痛，泻利后重，心悸不寐。本方乃清其阴维，复解郁热之方。方中柴胡、白芍疏肝解郁清热；枳实泻脾气之壅滞；芍药、甘草缓急止痛；阴维为诸阴之主，肝气疏，脾气和，热得发，厥得回，其主自安矣。

六、桔梗汤（《伤寒论》）

桔梗一两，甘草二两。

上二味，以水三升，煮取一升，分温再服。

功效： 泻火阴维，清咽利膈。

主治： 阴维阴亏，咽痛或咽喉肿痛，音哑，或不得言语，涩痛，舌红少苔，脉细数。

方义： 阴维之脉发于少阴之经，上至天突、廉泉，会于任脉，亦阴维、任脉之会穴，位当喉结上方，舌根之部。《伤寒论》311条所云咽痛是客热中于少阴经络，病情轻浅，仲景先用甘草汤治之，其病不除是肺气不宣，客热未解。加桔梗一药为桔梗汤，将甘草汤的清热解毒升华为桔梗汤的升提肺气，排脓除痰，如此则客气自能透达；咽痛可除。桔梗汤乃泻阴维之火，解毒之方，此方内甘草为"最能和阴而清冲任热"之品。

另，苦酒汤敛疮消肿，利窍通声，亦疗咽喉疼，咽中生疮，咽喉溃烂，证属阴火咽痛；半夏散及汤，辛温宣发，治疗外邪侵袭，少阴客寒而为咽痛者；方中桔梗消痰开结，桂枝通阳治喉痹，甘草缓痛；客寒中于咽部，凉药敛邪，用之久久不效者，改用此方以通阳散结，必得佳效。

七、灵枢饮（《孙朝宗临证试效方》）

生地30g，熟地30g，当归20g，川芎10g，白芍20g，生龟板20g，川牛膝20g，生龙骨20g，生牡蛎20g，淫羊藿10g。

上10味，以水4杯，煮取1杯，药渣再煮，取汁1杯，日分2~3次温服。

主治： 阴维病，胸痹，苦心痛，气短心悸，头目眩晕，精神委顿，甚则神魂无依，舌红少苔，脉弦数。

方义： 灵枢饮一方，乃治阴维、少阴热证之方。阴维为病苦心痛，若胸痹心痛，心悸，头目眩晕，精神委顿，神魂无依等证者，非调补心肾不为功也。方中龟板、二地填补真阴，以安足少阴肾；佐归、芎、白芍以滋养少阴心血；更佐龙牡以收敛精气；牛膝以活血通痹；惟仙灵脾一点真火，斡旋于少阴心肾之间，并温煦冲任，以增强心力，益其精气，为方中灵动枢运之品；以达交合心肾之效。又按：少阴心肾，介乎厥阴、太阴之间，为三阴经之枢纽，少阴以灵气为本，以神气为用，方以二地培其真阴，以龟板灵动之品，安宅于肾中以为固本之用。神灵者，虽曰灵为阴，神为阳，实则分之为二，合则为一也。阴维之脉起于诸阴之交。能导引少阴精血，上归于心，以滋荣心脏，否则易病心中憺憺大动，苦其心中痛，所以调补少阴心肾与阴维之脉，亦是治疗胸痹的另一法门。

八、白蔹甘草汤（《孙朝宗临证试效方》）

白蔹20g，甘草20g。

上2味，水煮二遍，取汁2杯，日分2次温服。

功效： 阴维阴亏，清热解毒。

主治： 阴维为病，妇人阴中痛，如有疮状，脉细数。

方义： 白蔹甘草汤一方，主治阴维阴亏，妇人阴中痛，如有疮状。方中白蔹性味苦平，主入心、肝二经。《本经》谓："主疗痈肿疽疮，散结气，止痛，除女子阴中肿疮，带下赤白。"甘草一药，"最能和阴而清冲任之热。"甘草又可泄火，调和诸药，二药作用于妇女阴肿，及阴中痛，如有疮状，疗效可靠。若阴虚尤甚者，可加丹皮、龟板等。

九、白头翁汤（《伤寒论》）

白头翁二两，黄柏，黄连，秦皮各三两。

上四味，以水七升，煮取二升，去滓，温服一升。不愈，更服一升。

功效： 清热，凉血，解阴维毒痢。

主治： 湿热痢疾，里急后重，大便脓血，小便短赤，脘腹疼痛，心中烦热，渴欲饮水，舌红，苔黄腻，脉弦数。

方义： 《伤寒论》指出："热利下重者，白头翁汤主之。"又说："下利欲饮水者，以有热故也。白头翁汤主之。"阴维脉统乎三阴之阴血，与太阴、厥阴交会，病则互为影响。此病不属一般痢疾，热毒深陷血分，为热毒之血痢，热毒熏灼于胃，积滞于肠，气滞不得畅通，必里急后重。其他如口渴，舌红，苔黄，脉弦，均为里热炽盛之征。此方为治疗热毒痢之主方。方中以白头翁清热解毒，凉血清痢为主；黄连苦寒，厚肠胃而清湿热之毒；黄柏泄下焦之火；秦皮味苦性寒，亦肝胆经之药；四药合用，共奏清热解毒，凉血止痢之效。

十、痢下通治法（《石室秘录》）

白芍30g，当归15g，炒莱菔子20g，枳壳20g，槟榔20g，甘草15g，车前子30g（布包）。

上7味，水煮2遍，取汁2杯，日分2次温服。

功效： 清阴维，利湿热。

主治： 清阴维，湿热痢疾，里急后重，脘腹疼痛，心烦，小便短赤，口渴，舌红，苔黄腻，脉象弦数。

方义： 治痢通治法，既清阴维之热，亦利湿热之痢。《石室秘录》于方后解之谓："此方之奇而妙者，全在用白芍、当归，盖水泻最忌当归之滑，而痢疾最喜其滑也。芍药味酸，入肝以平木，使木不敢再侵脾土。又有枳壳、槟榔，消逐其湿热之邪，又加车前，分利其水湿，而又不耗真阴之水，所以功胜于茯苓也。尤奇者，在用莱菔子一味，世多不解，盖莱菔子辛辣，而能逐邪祛湿，且又能上下通达，消食利气，使气行于血分之中，助归、芍以生新血而祛荡其败瘀也。稍加甘草以和中，则无过烈之患，其奏效之神奇，实有妙理耳。"

余于临床亦喜用此方治疗痢疾，若其痢疾色白者，倍用当归；若其痢疾色红者，倍用白芍。若红白痢相杂或但有痢之重者，重用此方，多则不过3剂则愈，若湿热毒痢，属疫毒痢者，可加鸦胆子，桂圆肉包紧，一包放鸦胆子6～8粒，用上药冲服，每服一包，其效更佳。

十一、四逆汤（《伤寒论》）

甘草12g，干姜6g，附子6g。

上药以水4杯久煮，取汁1杯，药渣再煮，取汁1杯，一日分2次温服。

功效： 温补肾阳，阴维，冲脉，任脉。

主治： 阴维少阴寒证。心腹冷痛，四肢逆冷，恶寒蜷卧，下利清谷，神疲欲寐，脉象沉细。

方义： 阴维脉维络于诸阴经，以阴为事。其脉起于足少阴经。循腹胸与任脉会于天突，廉泉。寒邪入于阴维与肾，命门火衰不能温脾，故而出现四肢逆冷，恶寒蜷卧等证。治当温补阴维与肾。方中附子辛温，能补火回阳，散寒逐湿；伍之干姜，温阳逐寒于里，达阳祛寒于四肢；甘草补脾胃而调和诸药。脾肾阳气回复，阴维得温，诸证必瘳也。

十二、当归四逆汤（《伤寒论》）

当归10g，桂枝10g，白芍10g，细辛6g，甘草10g，通草10g，大枣12枚（擘）。

上7味以水3杯，煮取1杯半，药渣再煮，取汁1杯半，日分3次温服。

功效： 温煦维营，疏通血脉。

主治： 阴维厥阴寒证。体虚感寒，心胸痹痛，手足厥寒，舌淡苔白，脉细欲绝者。

方义： 李时珍云："盖阴维之脉，虽交三阴而行，实与任脉同归。兼少阴及任脉者，四逆汤。兼厥阴者，当归四逆汤。"阳维维于阳，阴维维于阴，营为阴主里，阴维受邪为病在里，故苦心痛，而其邪必在血虚有寒。人身藏血之处在肝、在心，病偏厥阴，故心胸痹痛，亦阴维为病苦心痛。血虚寒郁，不能荣于脉中，四肢失于温养，所以手足厥寒，脉细欲绝。此证以维营肝寒为主，治当温煦阴维以暖肝。本方以桂枝汤去姜加枣，更加当归、细辛、通草。以当归为君，温补维营肝血；以桂枝、白芍温通血脉，养血和营；佐细辛以散寒通血脉；通草宣通上下；大枣、甘草补脾气以调诸药；共奏温煦营维，养血通脉之功。

十三、吴茱萸汤（《伤寒论》）

吴茱萸 10g，党参 10g，生姜 10g，大枣 12 枚（擘）。

上四味，以水七升，煮取二升，去滓，温服七合，日三服。

功效： 温肝暖肾，温中降逆，调补阴维冲脉。

主治： 肝、肾、脾胃阴寒，心胸苦痛，胁下支满，食欲呕或嘈杂吞酸，或头痛，干呕，吐涎沫，手足逆冷，舌淡苔白，脉沉弦。

方义： 厥阴伤寒，伤其阴维，下焦浊阴之气，上乘胸中清阳之位，必心胸苦痛。肝络布于胁下，阴维之脉会于肝经之府舍，期门，故胁下支满。肝木横逆，侮及中土，胃虚不能纳谷，寒则胃气上逆，由是食谷欲呕，嘈杂吐酸或干呕，吐涎沫，脾胃阳气不能伸布，而手足逆冷。厥阴之脉与督脉会于巅顶，厥寒之气，随上而为头痛，本条虽云维阴，胃寒。但本在维营肝寒，标在胃寒，治当温肝暖肾，温中降逆，调补阴维冲任。吴茱萸汤具温肝暖肾，温中补虚，降逆止呕之功。方中吴茱萸味辛性热，归经肝、肾、脾、胃，中可温煦脾胃，下可暖其肝肾；伍党参温中补虚；生姜、大枣甘温降逆。肝、肾、脾胃均得温养，阳气升腾，浊阴得降，阴维之脉必温而无虞也。

十四、金铃子散（《素问病机气宜保命集》）

金铃子，延胡索各 30g。

共为细末，每服 6~9g，温酒或温水调下。

功效： 疏肝泻热，行气止痛，调其阴维，冲脉。

主治： 肝与阴维气滞，兼夹肝火所致的心腹胸胁诸痛，妇人经行腹痛，或疝气疼痛，舌红苔黄，脉弦或数者。

方义： 本方为疏肝调维，泻热止痛之方。肝火内郁，气机失调，肝气不疏，气滞血行不畅，则为心腹胸胁诸痛及疝气，妇女痛经等证。此舌红苔黄，脉弦或数，乃肝火内郁之象。故方中主用金铃子（即川楝子）泻肝火，凉阴维，行气滞，以解除肝经及阴维之热；辅以延胡索活血化瘀，行气止痛，以助金铃子增强行气止痛之功。二药配伍，相得益彰，使肝火，阴维得清，气畅血行，则诸证自止。

十五、失笑散（《和济局方》）

蒲黄（炒），五灵脂（酒研）各等份。

共研细末，每服 6g，日服 2 次，或黄酒或醋、水各半同煎，连渣热服。现代用法：上药各 9g，纱袋包入汤剂，水煎服。

功效： 疏肝与阴维之滞瘀。

主治： 瘀血内阻引起的月经不调，小腹急痛，产后恶露不行，以及心气痛，胃脘痛等。

方义： 以上诸证，皆是肝与阴维瘀血阻滞为其主因。方中五灵脂味甘性温而气浊，入阴维及肝经血分，以活血、散瘀、止痛。凡一切瘀血气滞作痛之证，都有良效。蒲黄甘缓不峻，性平无寒热之偏，入肝、心包、阴维诸经。生用性滑，长于行血，炒香可以醒脾；炒炭又专止血；在此微炒，仍以行血化瘀为用。如气滞甚者，可加制香附，或合金铃子散以增强理气止痛之效。若血虚有滞者的月经不调，可合四物汤同用，以加强养血调经的作用。

十六、四物汤（《和济局方》）加减

川芎 10g，当归 10g，白芍 10g，熟地 10g。

上方以水 2 杯，煮取 1 杯，药渣再煮，取汁 1 杯，日分 2 次温服。

主治： 阴维亏虚，产后发痉，头项强痛，四肢抽搐，甚则脊背强直，脉细弱，或伏而不着。

方义： 四物汤主以滋补阴维阴血，用于营血虚弱，肝失所养，阴维、冲、任空虚。方中熟地甘温，以滋阴养血，填精；当归补血益阴维而养肝，和血调经；佐白芍以合营养肝；川芎活血以行滞。本方补中有通，补而不滞。

十七、妙香散（《苏沈良方》）

麝香（另研）3g，煨木香 7.5g，山药（姜汁炙）、茯苓、茯神、黄芪、远志（去心炒）各 30g，人参、桔梗、炙甘草各 15g，朱砂（另研）9g。

共研细末，每服 6g，温酒调下。

功效： 通窍安神，补脾益气。

主治： 心悸怔忡，失眠健忘，神志昏迷，心胸作痛，脘腹胀满，脉来虚数。

方义： 阴维之脉，维络于诸阴之脉，阴维亏虚，湿痰阻络，蒙蔽心窍而心胸作痛，神志昏迷。心脾两虚，气血不足，而心悸怔忡，失眠健忘，腹胀腹痛。方中麝香以醒神开窍；朱砂以镇惊安神；木香以理气开郁；山药、茯苓、茯神、远志以健脾祛其痰湿；人参以益气；甘草以和中。诸药共奏通窍安神，补脾益气之功，心脾得复，阴维满溢而病瘥。

十八、三甲复脉汤（《温病条辨》）

甘草 20g，生地 20g，白芍 20g，麦冬 20g，火麻仁 10g，生牡蛎 15g，龟板

30g，鳖甲 20g，阿胶 10g。

上 9 味，久煮 8 味，取汁 3 杯，烊化阿胶尽，日分 3 次温服。

功效：滋补阴维，潜阳息风。

主治：阴维亏虚，热深厥深，心痛大动，躁烦不安，舌红少津，脉象细数。

方义：阴维之脉隶属于肝肾，热深厥深等证均为阴液耗损，内风扰动之象。三甲复脉汤，治以息风，息风又必介类潜镇不为功也。方中以生地、白芍、麦冬滋阴；阿胶、麻子仁以养血；生牡蛎以固涩清热；龟板乃阴中至阴之物，且得水火既济之义，主入心、肝、肾、脾四经，尤能调补任脉、冲脉、阴维之脉，此处用之以补阴益血，滋阴潜阳；鳖甲主入肝脾，主补阴，退热，散结；甘草调和诸药；使全方共奏滋补阴维，潜阳息风之效。

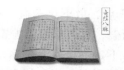

第六章　阳维脉

第一节　前贤对阳维脉方药的概述

《得配本草》："黄芪主阳维为病苦寒热。"又说："白芍主阳维寒热。""桂枝走阳维。"按此黄芪益阳维以实卫固表，是治奇经虚证之寒热。桂枝、白芍解肌发汗，是治邪犯阳维而兼太阳表证之寒热。

沈金鳌总结前人治阳维方药谓：

桂枝汤（阳维）：桂枝，白芍，甘草，姜，枣。

麻黄汤（阳维）：麻黄，桂枝，杏仁，炙甘草。

黄芪建中汤（阳维）：桂枝，甘草，芍药，大枣，生姜，饴糖，黄芪。

八物汤（阳维）：人参，茯苓，白术，甘草，川芎，当归，白芍，地黄。（《杂病源流犀烛》）

按：八物汤治营卫卑慄而病寒热说出自《本草纲目》。沈氏所举乃八珍汤，应为《三因方》之八物汤，详见本章证治条辨中。

（引自《奇经证治条辨》）

第二节　阳维主药

一、桂枝

性味：性温，味辛、甘。

归经：阳维、肺经、心经、膀胱经。

功效：温煦阳维，解肌温经通脉。

主治：阳维阳气衰减，感冒风邪，头项强痛，恶寒，身痛，关节疼痛，咳喘痰饮，经闭腹痛。

选注：（1）《别录》：主心痛，胁痛，肠风，温经，通脉，止烦出汗。

（2）《药性论》：去冷风疼痛。

（3）《珍珠囊》：去伤风头痛，开腠理，解表，去皮肤风湿。

（4）《局方发挥》：横行于臂，治痛风。

（5）《本草备要》：解肌，调营卫，无汗能发，有汗能止。

（6）《注解伤寒论》：泄奔豚，散下焦蓄血，利肺气。

按：桂枝一药，性辛甘而温，可入阳维，振奋周身之阳气，上行发表以解风寒，横走四肢，温通经络。下走下焦以泄奔豚，散下焦之蓄血。温肺气以止咳喘，散痰饮，入膀胱以疗小便不通。配合甘草，可疗心悸。配杏仁，厚朴可下气止咳。与麻黄，附子合可温经止痛。与当归，白芍可温经止痛。与白芍可调和营卫。与茯苓，白术合，能通阳利水而化痰饮。以上诸多治疗配合，势必都靠桂枝以行阳维，在振奋卫阳的基础上得以取效的。

二、麻黄

性味：性温，味辛，微苦。

归经：阳维、心经、肺经、大肠经、膀胱经。

功效：阳维阳气不足所引发之伤风恶寒，头身疼痛，发热无汗，咳嗽气短，风水水肿，风疹。

选注：（1）《本经》：主中风伤寒头痛，发表汗出，温疟，祛邪热气，止咳逆上气，除寒热，破坚积聚。

（2）《别录》：主五脏邪气，缓急风胁痛，止好唾，解肌，通腠理，泄邪恶气，消赤黑斑毒。

（3）《药性论》：治身上毒风疹痹，皮肉不仁，山岚瘴气。

（4）《珍珠囊》：去营中寒邪，泄卫中风热。

（5）《大明本草》：通九窍，调血脉，开毛孔皮肤。

（6）《本草纲目》：散赤目肿痛，水肿，风水产后血滞。

按：麻黄一药，通阳维，振奋阳气，以辛温发汗，止咳平喘为主。在配合应用上，亦能发挥其各种不同的作用。如麻黄走阳维，配桂枝通阳维以主解风寒，发汗散表；配干姜以温经散寒化饮；配杏仁以止咳平喘；配白术以渗湿利尿；配附子以温经散寒，止风痹身痛；配石膏又可泄肺中之热；麻黄根节，反能止汗，为其特长。

三、柴胡

性味：性微寒，味苦，平。

归经：阳维、带脉、肝经、胆经、心经、三焦经。

功效：走阳维，升带脉。和解退热，疏肝开郁。

主治：阳维通少阳，治寒热往来，伤寒疟证，头眩，呕吐，胸闷胁痛，经血不调，中气下降。

选注（1）《本经》：主心腹肠胃中结气，饮食积聚，寒热邪气。

（2）《别录》：除伤寒，心下烦热，诸痰热结实，胸中邪逆，五脏间游气，大肠停积水胀及湿痹拘挛。

（3）《珍珠囊》：除虚劳，散肌热，去早晨潮热，寒热往来。黄疸，妇人产前产后诸热。心中痞。胸胁痛。

（4）《本草纲目》：治阳气下陷，平肝胆三焦，包络相火及头痛眩晕，目昏赤痛障翳，耳聋鸣，诸疟及肥气寒热。妇人热入血室。经水不调。小儿痘疹余热。五疳羸热。

按： 李时珍曰："阳维之脉，与手足三阳相维，而足太阳、少阳则始终相附者，寒热之证，惟二经有之。故阳维为病，亦苦寒热。盖卫气昼行于阳，夜行于阴，阴虚则内热，阳虚则外寒。邪气在经，内与阴争而恶寒，外与阳争而发热。则寒热在表而兼太阳证者，有汗当用桂枝，无汗当用麻黄。寒热之在半表半里而兼少阳证者，当用小柴胡汤加减治之。"从《奇经八脉考》的这一论点看，阳维主寒热，寒热往来见于少阳，又必有头痛在侧，胸胁胀满，默不欲饮食，心烦喜呕等证，简而言之，必用柴胡之类方，方可愈之。

四、秫米

性味： 性寒，味甘。

归经： 阳维、肺经、大肠经。

功效： 调和阳维，和胃安寐。

主治： 阳维不足，脾虚胃弱，食欲不振，夜寐不安。

选注： （1）《别录》：主寒热，利大肠，疗漆疮。

（2）《食疗本草》：疗筋骨挛急，杀疮疥毒热，生捣和蛋清敷疮肿良。

（3）《本草纲目》：治肺疟及阳盛阴虚，夜不得眠，及食鹅鸭成癥，妊娠下黄汁。

按： 秫米一药的功能，调和阳维而主寒热，养脾和胃。《内经》云："胃不和则卧不安，以半夏秫米汤主之。"其治夜不得眠者，以和其胃所以安其眠矣。

五、半夏

性味： 性温，味辛。

归经： 阳维、脾经、胃经。

功效： 调补阳维，和胃化痰。

主治： 调补阳维之虚，以治胃寒呕吐，咳嗽痰多，痰饮咳逆，胸痹，寒湿痛，外疡，痈肿痛。

选注： （1）《本经》：治伤寒寒热，心下坚，胸胀咳逆，头眩，咽喉肿痛，肠鸣，下气，止汗。

（2）《别录》：消心腹胸膈痰热满结。咳嗽上气，心下结痛，坚痞，时气呕逆。

（3）《药性论》：消痰涎，下肺气，开胃健脾，止呕吐，去胸中痰满，除瘤瘿气，生者摩痈肿。

（4）《珍珠囊》：治寒痰寒饮和胃气，除脾湿，治痰厥头痛。

（5）《大明本草》：治吐食反胃，霍乱转筋，肠腹冷，痰疟。

（6）《本草纲目》：半夏能主痰饮腹胀者，为其体滑而味辛性温也。

按： 半夏一药，味辛性滑，主入阳维以疗脾胃寒热之变，脾为生痰之源，胃为安谷之脏，痰湿恋脾，阳维气滞，半夏能燥湿化痰以行阳维之气，胃气不和又有半夏以和胃降逆，所以半夏主要功能为行阳维之气以祛痰止呕。《内经》半夏秫米汤以调脾和胃。脾胃之气调和而夜寐得安矣。《金匮要略》有小半夏汤以治痰饮呕吐。二陈汤治一切痰饮之病，咳逆胀气，呕吐恶心，头目眩晕心悸；俱恃半夏之功矣。

六、常山

性味： 苦、辛、寒，有毒。

归经： 阳维、肝经、肺经。

功效： 截疟，涌吐痰涎。

主治： 寒热往来，日疟，间日疟，新久疟疾，如温疟、瘅疟、牝疟、瘴疟、疫疟、劳疟、疟母等。老痰积饮，胸中痰结，吐逆，水胀，洒洒恶寒，身汗出畏冷，瘿瘤，瘰疬等。

选注： （1）《本经》：主伤寒寒热、热发温疟鬼毒，胸中痰结吐逆。

（2）《别录》：疗鬼蛊往来、寒热水胀、洒洒恶寒、鼠瘘。

（3）《药性本草》：治诸疟、吐痰涎。

（4）《本草纲目》：常山、蜀漆，有劫痰、劫疟之功。须在发散表邪，及提出阳分之后，用之得宜，神效立见，用失其法，真气必伤。又云："常山、蜀漆生用则上行必吐，酒蒸炒熟用则气稍缓。少用亦不至吐也。"

按： 常山为截疟要药，兼有解热作用，不论新久诸疟，均有疗效。古今治疟诸方，往往采用本品。局方常山饮治痰疟，外台知母鳖甲汤治温疟、七宝饮治湿疟等，均有疗效。

七、青蒿

性味： 苦、寒。

归经： 冲脉、阳维脉、肝经、胆经。

功能： 清热，凉血，除蒸。

主治： 产后发热、疟疾劳热、癥瘕寒热、温病暑热。风疹疥癣、留热在骨、冷热痢疾、鬼气尸疰犹留、妇人血气，腹内胀满等。

选注： （1）《本经》：主疥瘙痂痒恶疮，杀虱、治温热在骨节间，明目。

（2）《本草纲目》：治疟疾寒热。

（3）《本草经疏》：香气先入脾，宜于血虚有热之人，蓐劳虚热，非此不除。

（4）《本草正义》：能散风火，善解暑热，气味芬芳，则宣利血滞而清血热，尤有专长。

按：青蒿与柴胡功用相近，能入阳维、少阳、厥阴血分，去肝胆肾经伏热，为清热凉血退蒸之良药，与柴胡不同者，青蒿能治风疹瘙痒，而无升清提阳之功，其叶则清热解肌，用治潮热盗汗。鳖血拌炒为良，或用其子亦良。

八、草果

性味：辛温。

归经：阳维脉、脾经、胃经。

功效：燥湿去痰，温中止寒，化积消脂，解酒毒。

主治：寒湿疟疾、痰饮胸满、心腹疼痛，反胃呕吐，瘴疠，妇人恶阻，白带下注，噎膈，伤暑，吐利。

选注：（1）《别录》：温中，心腹痛，呕吐，去口臭气。

（2）《开宝本草》：下气，止霍乱一切冷气，消酒毒。

（3）《本草纲目》：治瘴疠寒疟，伤暑呕证泻痢，噎膈反胃，痞满吐酸，痰饮积聚，妇人恶阻带下，除寒燥湿，开郁破气，杀鱼肉毒气……。

按：草果猛而浊，为辛燥之品，善破瘴疠之气，化脾胃之浊，古人多为治疟之物。如《温疫论》之达原饮（槟榔、厚朴、草果仁、知母、芍药、黄芩、甘草）治温疫初起，先憎寒而后发热，之后但热而不恶寒，舌苔白厚者。《养生主方》：驱疾汤（常山、草果、知母、贝母）治疟疾，均为常用有效之方剂。

九、藿香

性味：辛甘、微温。

归经：阳维脉、肺经、脾经、胃经。

功效：发表解暑，化湿醒脾。

主治：暑邪寒热，头痛胸闷，胃呆苔腻，呕恶腹满，霍乱，水气毒肿，心腹胀痛。

选注：（1）《别录》：风水毒肿、去恶气、止霍乱、心腹痛。

（2）《图经本草》：脾胃吐逆为要药。

（3）《珍珠囊》：助胃气、开胃口，进饮食。

（4）《汤液本草》：温中快气、肺虚有寒、上壅热、饮酒口臭，煎汤漱。

（5）《本草正义》：藿香芳香而不嫌其猛烈，温煦而不偏于湿热，能祛除阴霾湿邪，而助脾胃正气，为湿困脾阳，倦怠无力，饮食不甘，舌苔浊垢者最捷之药。又云："藿香虽不燥烈，然究是以气用事，惟舌有浊垢而漾漾欲泛者，最佳。若舌燥光滑，津液不布者，咸非所宜。"

（6）《本草备要》：去恶气进饮食，治霍乱吐泻，腹绞痛。

按： 藿香一药，治呕为长，为吐逆之药。藿香虽不燥烈，而是以气用事，舌苔浊垢漾漾欲泛者，用之最佳，藿香叶有宣发之力，开清化浊，并用治疗脑漏、鼻渊者亦佳。夏用清暑辟浊，代茶饮之，可作为夏令消暑之饮料。

十、络石藤

性味： 苦、微温。

归经： 阳维、心经、肝经。

功效： 祛风通络，舒筋除湿，凉血清痈。

主治： 关节不利，肌肉痹痛，脚膝酸痛，足膝痿痹，痈疮肿毒，筋脉拘挛，喉痹肿塞，喘息不利。

选注： （1）《本经》：主祛风、活死肌、痈肿不消，喘息不通等。

（2）《别录》：主腰髋痛、坚筋骨、利关节。

（3）《本草纲目》：络石性质耐久，气味平和，神农外之上品。李当之称为药中之君，其功主筋骨关节风热痈肿。

（4）《要药分剂》：络石之功，专于疏筋活络，凡病人筋骨拘挛、不易屈伸者，服之无不获效。

按： 络石藤性味，本经为苦温，别录为微寒。李时珍谓："微酸不苦，性质耐久，气味平和，其功主筋骨关节。"应用于筋骨拘挛酸痛，肌肉痹痛，又治咽喉肿痛。

十一、葱白

性味： 辛、温。

归经： 阳维脉、肺经、胃经。

功效： 发表散寒，通阳，通鼻窍，利关节，调和营卫。

主治： 感冒头痛，恶寒发热，鼻塞咳嗽，下利腹痛，小便不利，闷胀，面目肿胀，伤寒寒热。

选注： （1）《本经》：主伤寒寒热、出汗、中风、面目肿。

（2）《日华诸家本草》：治心腹痛。

（3）《本草从新》：辛温通窍，发汗解肌，通上阳气，仲景白通汤、通脉四逆汤并加以通脉回阳。若面赤而格阳于上者，尤须用之。

（4）《药品化义》：辛温，通窍，专主发散，凡一切表邪之证，大能发汗逐邪、疏通关节，益风寒湿之气，感于皮肤经络之间，而未深入脏腑之内，宜速去之，开发毛窍，放邪气出去，则营卫通畅。

按：葱白外能散寒发汗、内可通阳止痛，且能下乳利水，外敷疮毒。伤寒论治少阴病下利，用葱白、干姜、附子以散阴回阳，葱白通阳止利。李时珍所谓外应皮毛内合阳明，即取其发散、通阳之功。

第三节　阳维主方

一、柴胡加龙骨牡蛎汤（《伤寒论》）加减

柴胡 20g，黄芩 10g，台参 10g，桂枝 10g，茯苓 10g，半夏 20g，大黄 10g，龙骨 30g，牡蛎 30g，赭石 20g，生姜 10g。

上 11 味，水煮 2 遍，取汁 3 杯，日分 3 次温服。

功效：调和阳维，和解清热，祛邪镇惊。

主治：阳维少阳热证。耳聋面赤，胸满烦惊，小便不利，神昏谵语，一身尽重，不可转侧，舌质偏红，苔黄腻，脉弦滑。

方义：柴胡加龙牡汤加减一方，主治阳维少阳热证。阳维感受伤寒未解而化热，证见少阳之胸满烦惊，小便不利，或神昏谵语，一身尽重，不可转侧。邪气内陷，热气弥漫一身，故一身尽重不可转侧；热邪上蒸，故耳聋目赤；内陷胸膈，扰其神明故胸满烦惊；三焦决渎不行，故小便不利。津气郁结，胃热则神昏谵语；此乃少阳郁滞不得枢转之故。其病虚实互见，表里错杂。柴胡加龙牡汤加减，采用小柴胡汤一半去甘草，加龙牡、桂枝、茯苓、大黄等。方中柴胡、桂枝、茯苓、大黄等，以和解少阳，镇惊气而止烦扰；柴胡、桂枝和解出表，以缓解一身尽重；大黄入脾胃、大肠、肝、胆、三焦，清泄三焦并脾胃湿热郁结而止谵语；龙、牡、赭石镇魂魄而止烦惊；茯苓决渎而利水；姜、参益气以生津。阳维枢转中正，错杂之证，庶几尽解也。

二、滚痰丸（《丹溪心法附余》）加减

大黄 200g，黄芩 200g，礞石 30g（砂罐内之加焰硝 30g 煅红候冷），天竺黄 100g，沉香 20g。

水泛为丸，每服 6~9g，日 2 服，温水送服。

功效：调节阳维，清火豁痰，镇惊安神。

主治：治阳维少阳痫证。猝然跌仆，不省人事，目上视，喉发牛马之声，手足抽搐，舌红苔黄腻垢，脉弦数而滑。

方义：滚痰丸一方，主治阳维少阳痫证，本证由于胆火生风，上蒙清窍，以致猝然跌仆，不省人事，目上视，痰热内蕴于肺，咽喉不利而发牛马之声。内热灼伤肝阴，筋脉失养，而发强急抽搐。心阴不足而心火炎上故舌红，火痰

互搏故苔黄而腻垢，脉弦数而滑。治用滚痰丸荡涤痰热为要着。方中以礞石为主药，取其能攻逐内蕴之痰结或实热老痰，并能平肝定惊；配以天竺黄加强清热豁痰，凉心定惊的强度；佐以大黄荡涤实热，泻火通便；黄芩清热泻火；又以沉香速速降气，为诸药以开导。诸药和合，共奏清火豁痰，镇惊安神，调节阳维之效。

三、八物汤（《三因方》）加减

桂枝 10g，白芍 10g，甘草 10g，生姜 10g，黄芪 30g，防风 10g，当归 20g，川芎 10g，大枣 12 枚。

上药水煮 2 遍，取汁 2 杯，日分 2 次温服。被覆使温，身微汗出则和。

功效：调补阳维。

主治：营卫卑慄，精神疲惫，倦怠无力，或胸闷心痛，惊悸不安，或寒热不适，心中恶寒不足，脉象细微。

方义：八物汤加减一方，乃调补阴阳二维之方，亦调和营卫之方。为治厥阴伤寒，恶风而倦，自汗，小腹急痛，寒热如疟，骨节烦痛之剂。此方基于桂枝汤加黄芪、防风、当归、川芎组成。桂枝汤调和营卫，啜粥覆被，重在益卫气，若不啜、覆，乃为平调营卫之剂，即平调二维之剂，只是力量微弱。八物汤加减方中，重加黄芪、防风助桂、姜以益卫阳之阳维；重加当归、川芎助芍、甘以补营阴之阴维。如此治疗二维之病，更近乎合理，临床效果更好。

四、葱豉汤

葱白（连须）5 条，淡豆豉 30g。

上二味，以水三杯，煮取一杯，一服取汁，苦汗不出，再剂顿服之。

功效：调补阳维，解表散寒。

主治：外感风寒，症见微恶风寒，或见微热，头痛，无汗，鼻塞流涕，喷嚏，舌苔白薄，脉浮。

方义：外感风寒轻症，寒热不甚，鼻塞喷嚏，只需微发其汗，病邪自可外达。治宜解表散寒之法。葱白辛温，疏畅肌表以散风寒为主药。辅以豆豉之辛甘，以宣散表邪，葱豉配伍，有解表散寒之作用。

本方药性平和，虽辛温而不燥，虽发散而不烈，且无过汗伤津之弊，用治外感风寒轻症，颇为适宜。

五、香苏散

香附子、紫苏叶各 120g，陈皮 60g，甘草 30g。

用法：为末，每次服 5g，亦可水煎服，用量按原方比例酌减（原方为粗末，每服三钱，水一盏，煎七分，去滓，热服，不拘时候，日三服。若作细末，只服二钱，约6g，入盐点服）。

功效：调理阳维，疏散风寒，理气和中。

主治：外感风寒，内有气滞。症见形寒身热，头痛无汗，胸脘痞闷，不思饮食，舌苔白薄，脉浮。

方义：本方证治乃为风寒犯表，肝胃气滞所致。风寒犯表，故形寒身热，头痛无汗，肝胃气滞，故胸脘痞闷，不思饮食。治当外散肌表风寒，内解肝胃气滞。方中苏叶，辛温芳香，疏散风寒，兼以理气和中为主药；香附疏解肝胃气滞为辅药；甘草调和诸药为相为使，共奏疏风散寒，理气和中之效。

本方亦可用于肝气郁结，脾胃气痛而兼外感风寒者。本方加葱白、豆豉，名香苏豆豉汤，发汗解表之力尤强，用于表寒较重而内有气滞者。

六、香薷散

香薷240g，白扁豆（微炒）、厚朴（姜制）各120g。

用法：研为粗末，每9g，水一盏，入酒一分，煎七分去滓，水中沉冷，连服二剂，随病不拘时。如水煎服，按原方酌减用之。

功效：调和阳维，解表散寒，化湿和中。

主治：暑月乘凉饮凉，外感于寒，内伤于湿所致恶寒发热，头重头痛，无汗，胸闷，或四肢倦怠，腹痛吐泻，舌苔白腻，脉浮。

方义：香薷饮一方，治宜外散肌表之寒郁，内化脾胃之湿滞。方中香薷辛温芳香，解表散寒，兼能祛暑化湿。厚朴辛苦而温，行气宽中，化湿滞。白扁豆健脾和中，兼能利湿消暑。酒能温行血脉。香薷本有化湿之性，今得厚朴、白扁豆为伍，不但能解散风寒，且能加强化湿和中之力。共奏散寒解表，化湿和中之剂。

本方也可与葱豉汤合用，可加强解表散寒之力，以治本方证寒邪甚而兼鼻塞流涕者。

七、柴葛解肌汤

柴胡9g，葛根9g，甘草3g，黄芩9g，芍药3g，羌活3g，白芷3g，桔梗3g，石膏30g。

上药以水三杯，煮取一杯，药滓再煎，取汁一杯，日分2次温服。

功效：调和阳维，辛凉解肌，兼祛里热。

主治：感冒风寒，寒郁化热，恶寒轻，身热重，头痛，肢楚，目痛鼻干，心烦不眠，眼眶痛，舌苔薄黄，脉浮略洪。

方义：柴葛解肌汤以治寒郁肌表化热所致。治当辛凉解肌，兼清里热。方用葛根、柴胡解肌退热为主；羌活、白芷解肌表，并宣痹痛；黄芩、石膏清泄里热；白芍、甘草以化阴，和营泄热；桔梗利肺气；生姜、大枣，调和营卫，和中；共奏辛凉解肌，兼清里热之功。

八、桂枝汤（《伤寒论》）

桂枝 10g，白芍 10g，甘草 10g，生姜 10g，大枣 12 枚（擘）。

上药以水 4 杯，煮取 1 杯半，药渣再煮，取汁 1 杯半，日分 3 次温服。温服后须臾，再服热粥 1 杯，被覆使温，取微微汗出。忌食生冷、黏滑、肉面、五辛、酒、腥臭之品。

功效： 补益阳维，调和营卫。

主治： 阳维发病，头痛发热，汗出恶风，啬啬恶寒，淅淅恶风，翕翕发热，鼻鸣干呕等症。

方义： 桂枝汤一方主治阳维太阳表虚证。阳维起于诸阳之会，其发病为苦其寒热。李时珍指出："阳维之脉，与手足三阳相维，而足太阳、少阳，则始终相联附者，寒热之证，惟二经有之，故阳维为病亦苦寒热。"方中主以桂枝通阳维，散风寒以解表，温维脉以通卫络；白芍敛阴合营；生姜助桂枝以散表邪；大枣助白芍以和营；甘草调和诸药为使。以达调和阳维，解肌发表，温维络，祛风邪，并调和营卫之功。

九、麻黄汤（《伤寒论》）

麻黄 10g，桂枝 8g，杏仁 10g，甘草 6g。

上 4 味以水 3 杯，煮取 1 杯（去上沫），药渣再煮，取汁 1 杯，日分 3 次温服。

功效： 调补阳维，宣肺发汗。

主治： 阳维太阳表实证。头痛发热，身痛腰痛，骨节疼痛，恶风无汗而喘，脉浮紧，舌苔白腻。

方义： 麻黄汤一方主治阳维并太阳表实之证。寒邪外束肌表，阳维经气失于畅通，束于上为头痛，束于外则发热，郁于经络则为身疼，腰痛，骨节疼痛。卫气失于卫外之能则恶寒，腠理闭塞则无汗，肺气不宣则发喘，阳气被郁于里，而欲外达，故脉阴阳俱紧。方中麻黄一药为开发腠理，驱寒发汗峻剂；杏仁利肺气而治喘；桂枝助麻黄以发汗；甘草调和诸药，组方法度严谨。

十、小柴胡汤（《伤寒论》）

柴胡 15g，黄芩 12g，党参 12g，甘草 10g，半夏 12g，生姜 10g，大枣 12 枚（擘）。

上 7 味以水 5 杯，煮取 3 杯，去渣再煎，取汁 2 杯半，日分 3 次温服。

奇经方药简编

功效：调节阳维，和解少阳。

　　主治：阳维与少阳半表半里之证。口苦，咽干，目眩，往来寒热，胸胁苦满，默默不欲饮食，心烦喜呕，脉弦数，舌淡苔薄。

　　方义：阳维为病苦寒热，与少阳为病，往来寒热互为影响。小柴胡汤为和解少阳机枢，通达阳维之方。邪犯少阳、阳维之经，邪正相争，故苦其寒热，有口苦、咽干、目眩。胆与心相通，熏及心神故心烦。少阳经布于胁下，经气郁滞故胸胁苦满。影响脾胃升降，故不欲食而喜呕。方中柴胡以清少阳之邪，并疏通气机之郁滞；黄芩助柴胡以清少阳之邪热；参、夏、姜、枣为佐，意在扶正，防邪深入；甘草为使，调和诸药，扶正达邪，安内攘外，使里不受邪而和，还表以作解也。

十一、达原饮（《温疫论》）加减

　　槟榔10g，川朴6g，草果10g，知母6g，黄芩6g，白芍6g，甘草6g。

　　上7味，以水3杯，煮取1杯，药渣再煮，取汁1杯，日分2次温服。

　　功效：调节阳维，开达膜原以清热解毒。

　　主治：阳维少阳疟证。憎寒壮热，发无定时，一日一发或二日一发，胸闷呕恶，头痛烦躁，舌红苔腻垢，脉弦数。

　　方义：达原饮一方，主治阳维少阳疟证。疫毒秽浊之邪盘踞于阳维少阴之分，亦及膜原半表半里所发之证。疫毒之邪侵入膜原，邪正相争，故见憎寒壮热发无定时，一日一发或二日一发；邪毒深入，导致头痛、呕恶、胸闷、烦躁，舌苔厚腻，一派秽浊之候；邪气盘踞半里半表之膜原，忌用汗法；胃不实，亦不可攻下。方中川朴理气化浊；草果辟秽止呕，宣达伏邪；槟榔辛散湿气，化痰破结；三药气味辛烈，可直达膜原，逐邪外出。黄芩、白芍、知母清热泻火，滋阴解毒；甘草既可调和诸药，又助清热解毒；诸药和合，共奏开达膜原，辟秽化浊，清热解毒之功。

十二、黄芪建中汤（《金匮要略》）

　　黄芪15g，桂枝10g，甘草10g，白芍10g，生姜10，胶饴30g。

　　上7味先煮6味，药渣再煮，取汁2杯，烊化胶饴，日分2次温服。

　　功效：温补阳维，和里缓急。

　　主治：阳维虚劳里急，诸不足。悸惕不安，四肢酸痛，足烦热，口燥咽干，汗出身冷，头目眩晕，面色㿠白，脉象细涩。

　　方义：本方乃阳维先虚，由阳虚而导致阴虚。阴阳互不协调，形成寒热错杂之证。阳气虚不与阴气和，则阴虚偏于下，于是虚劳里急，腹中拘急，悸惕不安；阴气不与阳气和，虚阳上亢，故见手足烦热，口燥咽干，头目眩晕。血虚不能充肤泽毛，故见四肢酸痛，汗出身冷，面色㿠白。黄芪建中汤基于桂枝汤，桂枝汤乃调和阳维之方，因为本证是由阳维之虚而引发阴虚，必以温振胃中阳气，胃中阳气来复，水谷精微敷布周身，因而偏寒偏热的症状也就随之消失。方中之妙在黄芪一药，性甘温，温脾胃，固卫气，实皮毛，非但固身外之卫气，亦可入胃之里，固胃中之卫气。这里所谓卫气，亦表里阳维之气也。

奇经方药简编

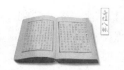

第七章　阴跷脉

第一节　前贤对阴跷脉方药的概述

《得配本草》："肉桂通阴跷"。

《杂病源流犀烛》："甘草干姜汤：（阴跷）甘草，干姜。"又谓嵩崖治"夜发癫痫属阴跷者，用四物汤加柴胡，瓜蒌，半夏，南星，黄柏，知母，远志，枣仁，菖蒲"。

《续名医类案》："古人论虚痫之症……夜发责之阴跷虚损，用六味丸加鹿角胶，或用紫河车，当归，人参"。又说：癫痫因"阴跷而兼阴维虚损，则于六味丸加鹿胶，鹿茸，人参，故纸，当归，河车，紫石英"。

《朱小南妇科经验集》：阴跷药：肉桂。又谓穿山甲、虎骨入阴阳两跷。

按： 观上药入少阴滋阴养血或温阳者，能通补阴跷。而涤痰降火通络之药能入阴跷祛其邪气。其义与《内经》补虚泻实颇合，而又具体落实了阴跷用药之内容。

（引自《奇经证治条辨》）

第二节　阴跷主药

一、肉桂

性味： 性大热，味甘、辛。

归经： 阴跷、肝经、肾经、心经、脾经、胃经。

功效： 温煦阴跷，补火助阳，散寒止痛，温通经脉，引火归原。

主治： 阴跷阳虚，肾阳不足，心腹冷痛，脏寒久泻，肺寒喘咳，寒痹腰痛，阴疽内陷。

选注： （1）《别录》：利肝肺气，心腹寒热、冷疾，头痛腰痛，温中，坚骨节，通血脉，理疏不足。

（2）《珍珠囊》：补下焦不足，治沉寒痼冷之病，去营卫中虚寒，表虚自汗。

（3）《汤液本草》：补命门不足，益火消阴。

（4）《本草纲目》：治寒痹风瘴，阴盛失血，泻痢惊痫。

（5）《本经逢原》：气味俱厚，益火消阴，大补阳气，下焦火不足者益之。

（6）《本草备要》：消阴，治沉寒痼冷，腹中冷痛，对脾虚恶食，湿盛泄泻。

按：肉桂一药，性大热，味辛甘，主补火，入阴跷主疗阴跷阳虚，沉寒痼冷，《脾胃论》指出："气之薄者，桂枝也，气之厚者，肉桂也，气薄则发泄，桂枝上行而发表，气厚则发热，肉桂下行而补肾。"桂枝长于发表，多用于外表风寒；肉桂善除阴寒，多用于内虚阳衰；临床肉桂常与附子同用，肉桂性缓，能补命门之火，或引火归原；附子性烈，能回阳救逆；阳气将绝或亡阳诸证多用附子，不用肉桂，因附子还入督脉，附子与肉桂都能温补命门之火。肉桂与附、姜温热药同用，又能益火消阴。

二、补骨脂

性味：性温，味辛。

归经：阴跷、脾经、肾经、心包经。

功效：温补阴跷，补肾益阳。

主治：阴跷阳衰，肾虚阳痿，腰膝冷痛，虚冷泄泻，遗精早泄，小便频数。

选注：（1）《药性论》：男子腰痛膝冷，囊湿，逐诸冷顽痹，止小便，腹中冷。

（2）《大明本草》：兴阳事，明耳目。

（3）《本草备要》：壮元阳，缩小便，腰膝冷痛，肾虚泄泻。

（4）《开宝本草》：主治五劳七伤，风虚冷，骨髓伤败，肾冷精流及妇人血气堕胎。

按：补骨脂一药，调补阴跷以振奋肾中之阳，补肾火以温运脾土，为脾肾阳虚之要药，如脾之阳虚而溏泄，肾之寒冷而精流，为必用之品。但其补肾阳之力，胜于补脾之用。如二神丸中用补骨脂以补肾中阳气，又用肉豆蔻以补脾之阳气，为治脾肾虚冷，或五更泄泻之良剂。又如补骨脂丸（补骨脂，菟丝子，胡桃肉）以治腰膝冷痛，阳痿早泄。《本草纲目》所谓："通命门，暖丹田，敛精神。"为调补阴跷之至言也。

三、穿山甲

性味：微寒，味咸。

归经：阴跷、阳跷、肝经、肾经。

功效：调补阴跷、阳跷，祛风通经，消肿，下乳。

主治：调补阴跷之络，祛风湿而通痹痛，治筋骨拘挛，以及妇人经闭不行，乳汁不通，痈疽发背，瘰疬疮疡。

选注：（1）《别录》：五邪惊啼悲伤，烧灰，酒服方寸匕。

（2）《药性论》：烧灰敷恶疮，又治山岚瘴疟。

（3）《本草从新》：善窜，专能行散，通经络达病所。

（4）《本草备要》：治风湿冷痹，通经下乳，消肿溃痈，止痛排脓。

（5）《本草纲目》：除痰疟寒热，风痹强直疼痛，通经脉，下乳汁，消痈肿，排脓血，通窍杀虫。

按：穿山甲一药，善调补阴跷之络，性善走窜，功能搜风通络，攻坚排脓，散血消肿，既能消痈疽于将成之际，又能托疮疡于将溃之候，为外科常用之药，又可疏通经络，消乳痈，下乳汁。又可疗经闭不通，如山甲散（《妇科大全》方：穿山甲，鳖甲，赤芍，大黄，干漆，桂心，川芎，芫花，当归，麝香）以治经闭腹中疼痛。

四、千年健

性味：辛温、微甘。

归经：阴跷、肝经、肾经。

功效：祛风湿，壮筋骨，通经络，止痛。

主治：风寒湿痹，筋骨疼痛，指挛麻木，肢节酸痛。

选注：《纲目拾遗》：壮筋骨，风气痛，老年最宜。

按：千年健在临床上主要应用于风湿痹痛、肢节酸痛、关节痛，以及手足拘挛麻木等证。确有祛风通络、强壮筋骨之功。

五、伸筋草

性味：苦辛、温。无毒。

归经：阴跷、肝经、肾经。

功效：祛风通络。

主治：风湿痹痛、皮肤不仁、筋骨不利、四肢酸痛、脚膝久痛、麻木不仁等。

选注：《本草拾遗》：久患风痹、脚膝冷痛、皮肤不仁、气力衰弱。久服去风血风瘙，酒浸良。

按：伸筋草为民间俗名，文献少见记载，原药标本经生物学家初步鉴定，即系石松一种。

临床常用于风湿痹痛、皮肤不仁、四肢关节酸痛、屈伸不利等证，颇有疗效。

六、松节

性味： 苦、温。

归经： 阴跷、肝肾经。

功效： 祛风燥湿。

主治： 风湿痹痛，关节酸痛。

选注： （1）《别录》：百节久风风虚，脚痹疼痛。

（2）《本草衍义补遗》：炒焦，治骨节间痛，能燥血中之湿。

（3）《本草纲目》：筋骨间风湿诸病宜之。

按： 松节具有祛风燥湿之效，一般用于风湿痹症、关节酸痛、筋骨不利等。

七、五加皮

性味： 辛、温。

归经： 阴跷、肝经、肾经。

功效： 散风湿，强筋骨。

主治： 腰膝酸痛，下肢萎弱，骨节拘挛，风湿痹痛，皮水肿满，心腹痛，疝气。

选注： （1）《本经》：主心腹疝气，益气疗躄，小儿三岁不能行、疽疮阴蚀。

（2）《别录》：男子阳痿、囊下湿、小儿余沥、妇人阴痒及腰脊痛，两腿痛痹……补中益气坚筋骨，强志意。

（3）《本草经疏》：经云："伤于湿者，下先受之"。又云："地之湿气、感则害人皮肤筋脉"。肝肾居下而主筋骨，故风寒之邪多自二经先受。此药辛能散风，温能除寒，苦能燥湿，二脏得其气而诸症皆瘥。又湿气浸淫，则五脏筋骨缓纵，湿气留中，则虚羸气乏。湿邪既去，则中焦治而筋骨自坚，气日益而中自补也。

按： 五加皮为祛风强筋之药，具有镇痛作用，与通利药同用，则祛风除湿，与强壮药同用，则坚骨强筋。因此，对风湿痹痛、足膝酸痛，以及水肿囊湿诸病，均可采用。

八、木瓜

性味： 酸、温。

归经： 阴跷、肝经、脾经、肺经。

功效： 舒筋活络，和胃化湿。

主治： 霍乱转筋，筋挛足痿，腰膝酸重，关节不利，脚气浮肿，吐泻，脚气冲心。

选注： （1）《别录》：主湿痹脚气，霍乱大吐下，转筋不止。

（2）《本草拾遗》：强筋骨，下冷气，止呕吐，心膈痰唾，消食，止水利后渴不止，作饮服之。

（3）《汤液本草》：去湿和胃。

（4）《本经疏证》：霍乱大吐下则中气溃败，心液暴亡，筋失所养，而绞旋收引焉……木瓜所以收合血液之余，宣布筋骸之养也。

（5）《本草从新》：和脾理胃，敛肺伐肝，化食，止渴，气脱能收，气滞能和，调营卫，利筋骨，去湿热，利水胀，治霍乱转筋，腰膝无力。

按： 木瓜酸涩而温，和胃化湿，疏肝舒筋而活络，主霍乱吐下，转筋不止，脚气湿痹，腰膝酸痛等证。凡霍乱，不论湿或热，均可应用。

九、蚕砂

性味： 甘辛、平。

归经： 阴跷、肝经、脾经、胃经。

功效： 燥湿去风。

主治： 风湿痹痛，霍乱吐利，转筋腹痛，湿温身痛，风痹红疹。

选注： （1）《别录》：主肠鸣，热中消渴，风痹瘾疹。

（2）《本草拾遗》：炒令黄，袋盛浸酒，治风缓诸节不随，皮肤顽痹，腹内宿冷，冷血瘀血，脚膝疼冷。袋盛热熨之，主偏风筋骨瘫痪，手足不随，皮肤顽痹……。

按： 蚕砂一药，化胃中湿浊，主疗风湿痹痛，腰腿作痛，霍乱转筋，腹痛，配伍酒以疗瘫痪等。

第三节　阴跷主方

一、大寄生汤（《奇经八脉证治方论》）

桑寄生 20g，肉桂 6g，附子 6g，甘草 6g，干姜 6g，赤芍 10g，当归 10g，牛膝 15g，独活 6g，薏米 10g，鹿角胶 10g（烊化）。

上 11 味药，先煮 10 味两遍，取汁 2 杯，烊化鹿角胶尽，日分 2 次温服。

功效： 调补阴跷，补养肾而回阳。

主治： 阴跷少阴络阻证，阴急阳缓，胫直厥冷，五络不通，痹痛不已，甚则少腹及腰髋酸楚疼痛，脉沉弦者。

方义： 阴跷之络，亦名阴络。阴跷之病属虚寒者，下肢厥冷而胫直，步履维艰。阴跷为少阴之别，寒气上逆则腹痛，甚则腰髋酸楚疼痛。所谓五络不通者，是指少阴之络大钟穴，太阴之络公孙，厥阴之络蠡沟，阴跷之络照海，任脉之络屏翳。大寄生汤以桑寄生为君，本品有调补阴跷补肝肾，壮筋骨之效，虽无燥湿之能，却有养血润筋之功，对于血不养筋之骨节痹痛，尤为适宜；肉桂、附子、鹿角胶入少阴，温阴跷尤有其功；甘草、干姜、温中阳以达四末；上药又借当归、牛膝、独活、赤芍、薏米养血通络，引药下行；煦之以气，濡之以血，五络得通，胫温厥回，痹痛必愈矣。

二、奇效四物汤（《济阴纲目》）加减

白芍 20g，生地炭 20g，当归 10g，川芎 10g，黄芩 10g，柏叶炭 10g，阿胶珠 10g，薄荷 10g，小蓟炭 10g，甘草 6g，柴胡 6g。

上 11 味，先煮 10 味 2 遍，取汁 2 杯，烊化阿胶尽，日分 2 次温服。

功效：调节阴跷，养血止血。

主治：阴跷厥阴漏下证。其证淋漓不断，胁痛乳胀，心中烦热，头晕目眩，脉虚数，舌红，苔薄黄。

方义：奇效四物汤一方，为调节阴跷之病方，方中重用白芍配柴胡、薄荷以疏肝解郁清热为主；四物汤之地黄炒炭，养血益阴，兼有止血之意；黄芩清弥漫之热；余药皆凉血、止血之品。全方共达清养阴跷，清热解郁，养血止血之效。

三、健步饮（《孙朝宗临证试效方》）

金钗石斛 30g，麦冬 20g，生地 30g，元参 20g，龙牡各 20g，白芍 20g，狗脊 30g，鸡血藤 30g，怀牛膝 20g。

上 10 味，以水 4 杯，煮取 1 杯，药滓再煮，取汁 1 杯，日分 2 次温服。

功效：调补阴跷，滋补肺胃，濡润筋骨。

主治：下肢痿软，步行困难，身热烦躁，咽干口燥，心烦不寐，便燥溲赤，脉象细数，舌红少津者。

方义：《素问》指出："肺热叶焦则生痿躄"。盖肺主华盖，为五脏之长，肺热则津气伤，津气伤不能治节于周身，筋脉松弛，而形成痿证。

方以石斛为君，以石斛养胃阴，斡旋于中州滋润水谷之海，濡宗筋以灌溉筋骨，生肺阴以洒陈五脏六腑、四肢百骸、经筋脉络。麦冬、生地、元参、白芍佐石斛，使五脏皆禀受于水谷精微。龙牡二药，收涩精气而利关节。鸡血藤、怀牛膝皆为血药，可补血、生血、养血、活血，通经络而壮筋骨。唯狗脊一药，功能补肝肾，通督脉，对于病后阴伤骨痿者，尤为上品。

四、冷络消毒饮

忍冬藤 30g，丹参 30g，生地 30g，桑枝 30g，蝉蜕 10g，丝瓜络 20g，天虫 10g，木通 10g。

上药以水 3 杯，文火煮取 1 杯，药渣再煎，取汁 1 杯，日分 2 次温服。

功效： 滋补阴跷，通经活络，清热解毒。

主治： 风热留连经络，肢体筋脉挛急，流火游走不定，或中风半身不遂，热郁脉络者，或热痹肢体疼痛者。

方义： 临床见有肢体痛热，筋脉拘挛或流火游走不定等证。治之采用养血益阴、宣通经络、清热解毒之法，方用忍冬藤为君药，以忍冬藤性寒、味甘平，气味略含芳香，可清风热，可解面中之毒，更有通络之效，可治由血燥所引起之筋络不利之症；更配丹参、生地凉血养阴、活血通络；桑为箕星之精，尤善清通脉络；蝉蜕以搜里络、兼达卫络，合而用之，里里外外，皆可清肃；更佐丝瓜络以清之；木通以泄之；其方以治络搜风于外，清热解毒于内，络脉自得清宁而诸证必愈。

五、甘草干姜汤（《伤寒论》）

炙甘草四两，干姜二两。

功效： 辛甘化阳以复阳气。

主治： 汗出心烦，微恶寒，脚挛急，咽中干，吐逆，头晕，目眩，汗不出，腹里拘急，身虽有热，反欲拳蜷不展。

方义： 本方取甘草之甘，干姜之辛，辛甘合用，为理中汤一半，重在温复中焦、冲脉、胃脘之阳气，中阳复，而厥自愈。

病经官等治分阴阳证……主于脉带脉发于奇门六四身一周手足诸脉象陷周围新

足瘼由证，左右受脉痛，腋痛气，阴绒，阴收，偏冲，偏下，带着等，阴维起于诸阴之交，阴维为病苦心痛，阴绒正气失调收结合诸阴经辨证论治……

编其治必结合阴经辨证论疗，阳绒失起于诸阳之会，阳维为病苦寒热，阳绒正气失调收结合诸阳经辨证论疗……

证主一周左右之阴气，而同运动，阴阳协发于手阴，阴气紊乱，夜发癫痫，治从为阴调补阴跷，阳跷主一身左右之阳……

而与阳健，其病多为失眠，食发癫痫，非气辨阴，治疗当益气、血，补肺肾，调其阳跷。

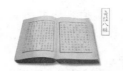

第八章　阳跷脉

第一节　前贤对阳跷脉方药的概述

《得配本草》："防己入阳跷"，"穿山甲，虎骨入阴阳二跷。"

《灵枢经》用半夏秫米汤治阳跷不寐，则半夏，秫米亦入阳跷。

沈金鳌为嵩崖治阳跷癫痫，用升阳汤（连节麻黄，防风，苍术，炙甘草）。又举治阳跷方药：

桂枝汤（阳跷）：桂枝，白芍，甘草，姜，枣。

麻黄汤（阳跷）：麻黄，桂枝，甘草，杏仁。

承气汤（阳跷）：大黄，厚朴，枳实。

半夏汤（阳跷）：长流水八升，扬万遍，取其清五升煮之，炊以苇薪，火沸，置秫米一升，治半夏五合，徐炊令至一升半，去其滓，饮汁一小杯，日三稍益，以知为度。故其病新发者，覆杯则卧，汗出则已，久者三饮而已。（《杂病源流犀烛》）

黄锦芳说："虚痫之症，昼发责之阳跷虚损，用十补汤加益智仁。"又说：癫痫"若阳跷而兼阳维虚损，则于补中益气汤加桂枝，益智。"（《续名医类案》）

按：上述药如半夏祛痰，秫米益气，防己祛湿，麻黄、防风宣发郁阳，十补汤、补中益气汤疗虚损等，或泻其有余，或补其不足，与《内经》治则殊合，而具体充实了阳跷用药内容。

（引自《奇经证治条辨》）

第二节　阳跷主药

一、防己

性味：性寒，味辛、苦。

归经：阳跷、膀胱经、脾经、肺经。

功效：利阳跷，去风利水，清热消肿。

主治：通利阳跷以祛湿痹痛，脚气浮肿，风水肿胀，小便淋沥涩痛。

选注：（1）《本经》：风寒湿疟，热气诸痫，除邪，利大小便。

（2）《别录》：疗水肿、风肿，去膀胱热，伤寒热邪气，中风手脚挛急，通腠理，利九窍，散痈肿恶结，疥癣虫毒。

（3）《药性论》：治湿风，口面㖞斜，手足拘挛，散留痰，肺气喘嗽。

（4）《珍珠囊》：治中下湿热肿，通行十二经。

（5）《本草纲目》：治男子肢节中风，毒风不语，散结气痈肿，温疟风水肿，去膀胱热。

按：防己一药，通利阳跷以祛风止痛，凡经络有湿热壅滞不通关节酸痛等证，均可治之。木防己为广防己，偏于祛风。汉防己为上防己、粉防己，偏于利水，临床及药房多用汉防己。经方：防己茯苓汤（防己，茯苓，黄芪，桂枝，甘草）治四肢浮肿。己椒苈黄丸（防己，椒目，葶苈，大黄）治腹胀水肿。防己汤（《千金翼方》方：防己，白术，生姜，桂心，茯苓，川乌，人参）治关节酸痛。

二、酸枣仁

性味：性平，味酸。

归经：阳跷、心经、肝经、胆经、脾经。

功效：滋补阳跷，安神养心。

主治：滋补阳跷，以疗神疲失眠，惊悸健忘心虚不足，头眩虚汗，心血不足，虚烦不寐，敛汗。

选注：（1）《别录》：烦心不得眠，虚汗烦渴，补中益肝气。

（2）《本草纲目》：其仁甘而润，故熟用疗胆虚不眠，烦渴虚汗之证，生用疗胆热好眠。

（3）《本草备要》：专补肝胆，炒熟酸而香，亦能醒脾，除烦止渴，敛汗宁心，疗胆虚不眠。

按：酸枣仁一药，滋补阳跷以疗神疲失眠，味酸性收，故其主疗一在阳跷，一在心肝。盖心主血，血虚则不能养心，神无以守舍。肝藏血，血虚则不能涵木，魂难以安归。内经说："心苦缓，急食酸以收之。肝苦急，食酸泻之。"故酸枣仁味酸能养心益肝，故为治虚烦不得眠之要药。酸枣仁一药，生用多入阳跷肝胆，炒熟用，多入心脾，酸味变香苦也。仲景用酸枣仁汤，其中枣仁即是生用，以酸入肝胆以安寐也。后人言："生用治好眠，熟用治不寐"悖也，皆以生用为妙。

三、蝉蜕

性味：性寒，味甘、咸。

归经：阳跷、肺经、肝经。

功效：轻清阳跷，清热，宣肺，定惊。

主治：轻清阳跷以疗风热，退翳障，解痉挛，透疹，疗小儿夜啼、小儿惊痫，治头风眩晕。

选注：（1）《别录》：小儿惊痫，妇人生子不下，烧灰水服，治久痢。

（2）《药性论》：小儿壮热惊痫，止渴。

（3）《本草拾遗》：研末1钱，井华水服，治哑病。

（4）《本草衍义》：除目昏障翳，治小儿疮疹出不快甚良。

（5）《本草纲目》：治头风眩晕，皮肤风热，痘疹作痒，破伤风及疗肿毒疮，大人失音，小儿噤风天吊，惊哭夜啼，阴肿。

按：蝉蜕一药，性寒味甘咸，轻清阳跷以疗目昏眩晕，其气轻虚，又能入肺开发肺气，又能入肝平肝，散风清热，息风定惊，惊风痉挛。蝉蜕疗破伤风，不论内服外用，皆有功效，与胖大海同用可疗声哑。

附：白术、当归——见冲脉主药条。

半夏、秫米——见阳维主药条。

四、威灵仙

性味：辛、温。

归经：阳跷、膀胱经。

功效：祛风除湿，通络止痛。

主治：风寒湿痹，关节不利，肌肉麻痹，腰膝酸痛，女人气血滞痛，久积癥瘕。

选注：（1）《开宝本草》：主诸风，宣通五脏，去腹内冷积、心腹痰水，久积癥瘕，痃癖气块，膀胱宿脓恶心，腰膝冷痛，疗折伤。

（2）《本草图解》：搜逐诸风，宣通五脏，消痰水，破坚积。丹溪曰："威灵仙痛风之要药也，其性好走，通十二经，朝服暮效。壮实者殊有奇功……。

（3）《本草备要》：宣通五脏，通行十二经络，治中风痛风，头风顽痹、癥瘕积聚、痰水宿脓、黄疸浮肿、风湿痰气，一切冷疼。

按：威灵仙一药，入阳跷，性急善走，有辛散温通之力，可驱在表之风，又可化在里之湿，通经活络，可导可宣，为痛风之要药。治风寒湿痹、关节不利、肌肉麻痹、筋骨酸痛及妇人气血滞痛诸病。

五、秦艽

性味：甘、辛、温。

归经：阳跷、肝经、胃经、胆经。

功效：除风湿，退虚热，活血止痛。

主治：感冒骨痛，风湿痹痛，潮热骨蒸，湿热黄疸，疗酒毒，去头风。

选注：（1）《本经》：寒热邪气，寒湿风痹，肢节痛，利便，下水。

（2）《别录》：疗风无问新久，通身挛急。

（3）《大明本草》：传尸骨蒸，活疳及时气。

（4）《纲目》：治胃热，虚劳发热。

（5）《本经》：主寒热邪气，寒湿风痹，肢节痛，下水，利小便。

（6）《药性本草》：疗酒黄疸，解酒毒，去头风。

（7）《药效分剂》：感受风寒发热，遍身疼痛，必以秦艽治之以具能散结除邪，并能养胎。

按： 秦艽化湿通络，活血止痛，外可解表，内可除骨蒸，对黄疸有一定疗效。

六、豨莶草

性味： 苦、寒，有小毒。

归经： 阳跷、肝经。

功效： 祛风湿，利筋骨。

主治： 风湿痹痛，四肢麻痹，腰膝无力，半身不遂，湿热疮疡，风疹湿挛；除诸恶性疮毒。

选注：（1）《本草纲目》：治肝肾风气、四肢麻痹、骨疼膝弱、风湿诸疮。

（2）《本草从新》：生寒、熟温。又云："长于理风湿，毕竟是燥血之品，恃之为补，非是。"

按： 豨莶草一药，祛风通络，止痛理痹，能化湿热，又利筋骨，为祛风要药。在临床上主要用于风湿痹痛、半身不遂、四肢麻痹以及风疹湿痒。

七、白蒺藜

性味： 辛、苦、温。

归经： 阳跷、肝经。

功效： 舒肝理郁，祛风明目，开结平肝。

主治： 头目眩晕，头风头痛，肝郁气结，目赤多泪，身体风痒，癥结，喉痹，诸风疬疡。疗吐脓，益精神，明目。

选注：（1）《本经》：主治恶血，破癥瘕积聚，喉痹，乳难。

（2）《别录》：身体风痒，头痛，咳逆伤肺，肺痿，止烦下气，小儿头疮、痈肿阴㿗，可作磨粉。

（3）《大明本草》：治奔豚肾气，肺气胸膈满，催生堕胎，益精，疗水脏冷，小便多，止遗泄精，溺尿肿痛。

（4）《本草备要》：泄肺气而散肝风，益精，明目。治虚劳腰痛，遗精带下，乳闭，癥瘕痔漏。

（5）《药性本草》：治诸风疬疡。

（6）《图解本草》：古方皆用有刺者，治风明目最良。

（7）《本草纲目》：古方补肾治风皆用刺蒺藜，后世补肾多用沙苑蒺藜。

（8）《本草求真》：质轻色白，辛温微苦，可治遗精，腰疼劳作……宣散肝经风热，目赤肿痛，白癜，瘙痒，服此尤效。

按：白蒺藜平肝息风，开郁散结，常用于头风、头痛、肝郁气结，乳闭不通，又治目赤多泪，身体风痒等。

八、白花蛇

性味：甘、平。

归经：阳维脉，肝经。

功效：祛风湿，攻毒定惊。

主治：疬风癫疾，风湿痹痛，半身不遂，关节不利，筋脉拘挛，惊痫抽搐，小儿风热，疥癣，瘙痒。

选注：（1）《开宝本草》：中风湿痹不仁、筋骨拘挛、口面㖞斜，半身不遂，骨节疼痛，脚弱不能自立，暴风瘙痒，大风疥癞。

（2）《本草纲目》：通治诸风、截惊定搐，治风湿瘫痪，破伤风，小儿风热，急慢惊风，瘰疬，漏疾，杨梅疮，痘疮倒陷。

（3）《本草备要》：宣祛风湿，透骨搜风，截惊定搐，治风湿瘫痪，大风疥癞。

按：白花蛇一药，透骨搜风，攻毒定惊，用治疬风顽痹，惊痫抽搐，与一般祛风通络药不同。凡风毒壅于血分之病，非此不除，故称为截风要药。

九、天仙藤

性味：苦、温。

归经：阳跷、心经、脾经、肺经、肾经。

功效：利气活血，祛风化湿。

主治：妊娠水肿、四肢酸楚，关节不利，风湿痹痛，心腹诸痛，痰注臂痛。

选注：（1）《纲目》：利气活血，治心腹痛。

（2）《本草备要》：治风劳腹痛，妊娠水肿。

按：天仙藤一药，味苦性温，入阳跷以活血通络，治骨节痹痛，又可利水消肿，用于妊娠水肿。

第三节　阳跷主方

一、升阳汤（《杂病源流犀烛》）

麻黄 10g，防风 10g，苍术 10g，甘草 10g。

上药水煮 2 遍，取汁 2 杯，日分 2 次温服。

功效：调补阳跷，健脾和胃。

主治：阳跷虚损，气血不足，伤寒恶风，头痛，脾胃虚弱而引发元神不足，昼间发生虚性瘛疭，癫仆等证。

方义：方中麻黄通阳跷与阳维以振兴阳气；防风、苍术、甘草调和脾胃之阳气。阳跷与脾胃中之阳气和则病愈。

二、瓜蒌桂枝汤（《金匮要略》）

瓜蒌根二两，桂枝三两，芍药三两，甘草二两，生姜三两，大枣 12 枚。

上六味，以水九升，煮取三升，分温三服，微取汗。汗不出，食顷啜热粥发之。

功效：调补阳跷，和营卫以止痉。

主治：阳跷太阳痉证。证见身热足寒，身体强几几然，恶寒，时头热，面赤目赤，独头动摇，卒口噤，背反张，脉反沉迟。

方义：瓜蒌桂枝汤一方，是治阳跷太阳痉证之方。本方论述的痉证，是因风湿袭络，而见身体强几几然。从本证的脉反沉迟，可以反映出阳跷虚，阴津不足，所以要用瓜蒌桂枝汤，调补阳跷，通过调补阳跷而达到营卫和谐。方中桂枝汤调和营卫于太阳阳跷；瓜蒌根入阴之品，益阴分之津液以柔其筋脉；阴阳得以调和，正气充沛，则邪从微汗而解。喻嘉言指出："瓜蒌根味苦入阴，擅生津彻热，合桂枝汤以和营卫，养筋脉而治其痉，乃变表法为和法也。"魏念庭谓此证："乃风邪挟湿气中于太阳之本证也，兼乎湿邪中太阳，则濡滞之象。"尤在泾谓："此证身体强然，脉反沉迟者，为风淫于外而津伤于内，故用桂枝则同，一加葛根以助其散，一加瓜蒌根兼滋其内，则不同也。"

三、羚羊蝉花汤（《孙朝宗临证试效方》）

羚羊角粉 4g（分冲），蝉蜕 15g，羌活 6g，川芎 6g，薄荷 10g，菊花 20g，桑叶 20g，赤芍 10g，红花 10g，升麻 5g。

上 10 味，先煮 9 味，取汁 2 杯，日分 2 次温服，每服冲服羚羊角粉 2g。

功效：轻清阳跷风热，明目止痛。

主治：阳跷太阳目痛证，风中阳跷太阳之经，目中赤痛，头痛，甚则目张不合，脉浮数。

方义：羚羊蝉花汤一方乃轻清阳跷风热，明目止痛之方。方中羚羊角粉，其味咸寒，除有平肝息风，清热定惊之外，又主入督脉与脑，对于目赤内障，尤有捷效；蝉蜕性味咸寒，其气清虚，非但可散风热，抑可除目昏障翳，及头风眩晕；伍桑、菊、薄荷，对于风热之表证及风火之目昏生翳，确有良好的疗效；川芎辛散力强，上窜之力可达巅顶，对于头痛，目痛有一定疗效；羌活辛散，主入阳跷、督脉、太阳，主治头痛，目赤，肤痒；川芎、羌活虽属辛温，但用量较小，伍于辛凉药用，取其气以上达；薄荷清凉芬芳，上行头目，下行疏肝，故为治疗头痛，头风，眼目头痛之良药；桃仁、红花于此方中，随药上行以活络消肿；升麻载药上行为方中之舟楫。

四、独活寄生汤（《千金翼方》）

独活 10g，寄生 20g，杜仲 10g，牛膝 10g，细辛 3g，秦艽 10g，茯苓 15g，肉桂 3g，防风 10g，川芎 10g，党参 10g，甘草 10g，当归 15g，白芍 10g，干地黄 20g。

上药水煮 2 遍，取汁 2 杯，日分 2 次温服。

功效：温通阳跷，祛风通痹。

主治：阳跷太阳痹痛证。腰胯及胻膁外侧痹痛，筋脉挛急，脚屈难伸，步履维艰。或麻木不仁，脉细弱，舌淡苔白薄。

方义：独活寄生汤乃阳跷太阳痹痛之方。风寒湿三气中于其经而痹痛，久则气血两虚，肾肝不足，阳跷失养，而筋缩挛急，屈伸不利，或麻木不仁者，治当温煦阳跷，益气血，补肝肾，以祛痹邪。独活寄生汤方中以独活、肉桂、防风入阳跷以祛湿；秦艽、细辛祛风通络利筋骨；杜仲、寄生、牛膝补益肝肾并祛风湿；当归、川芎、地黄、白芍养血和血以通血脉；参、苓、甘草补益正气。诸药合力，使风湿之邪得祛，阳跷得温，气血得充，肝肾得补，则诸证得解。

五、天麻钩藤饮（《杂病证治新义》）

天麻 20g，钩藤 30g，石决明 20g，益母草 20g，桑寄生 20g，夜交藤 20g，茯神 15g，栀子 10g，黄芩 10g，牛膝 20g，杜仲 20g。

上 11 味，水煮 2 遍，取汁 2 杯，日分 2 次温服。

功效：调节阳跷，息风通络。

主治：阳跷少阳中风证，中风脑病，头昏头痛，口㖞目斜，筋挛急，不得屈伸，步履困难，脉弦滑。

方义：对于天麻钩藤饮之治，古人在跷脉病篇，早有其病因之说，古人认为其病在跷脉，重点在脑府，表现于头目和四肢，而重要又在下肢。方中天麻除用于肝胆风木之病外，更入督脉与脑，主疗风热头痛，中风语謇，抽搐挛急等证；钩藤入肝胆，息风定惊，头目眩晕；石决明清脑而明目；栀、芩清上焦弥漫之热；益母草活络通经；牛膝、杜仲、桑寄生补肝肾，益跷脉，壮筋骨，并通经活络，养血益气；夜交藤、茯神取其安神以定惊。

六、右归饮

熟地黄 8～50g，山药 6g，山茱萸 3g，枸杞子 6g，甘草 5g，杜仲 6g，肉桂 4g，制附子 7g。

上药以水 3 杯，煮取 1 杯，药滓再煮，取汁 1 杯，日分 2 次温服。

功效： 调补阳跷，温肾益精。

主治： 阳跷不足，肾阳亏损，气怯神疲，腰痛膝酸，肢冷，舌淡苔白，脉沉细，或阴盛格阳，真寒假热。

方义： 右归饮一方，阳跷之药，元气所系。肾阳虚乏，阴寒内盛，故见气怯神疲，腰痛膝酸，腹痛，肢冷，舌淡，脉沉细。治宜培补肾之元阳、阳跷之弱。方用熟地为主，甘温填精，于阴中求阳。附子、肉桂温补肾阳而祛寒；山茱萸、枸杞子以养肝血；甘草补中养脾；杜仲补肾，以上诸药，有补跷益肾阳之功。

七、申如汤（《孙朝宗临证试效方》）

鸡血藤 30g，防己 20g，威灵仙 20g，牛膝 20g，木瓜 20g，炒穿山甲 10g，山萸肉 20g，熟地 20g，鹿角胶 10g。

上药以水 3 杯，煮取 1 杯，药滓再煮，取汁 1 杯，日分 2 次温服。

功效： 调补阳跷，通经活络，养血、散风、止痛。

主治： 足跟疼痛。

方义： 足跟作痛，不外有二：一者感风寒风湿，瘀于足跟之邪，经络不通为痛，其疼为掣痛，步履维艰；二者，肾不荫踵也，年老者，其痛以酸楚疼痛为突出。方中以鸡血藤、防己、威灵仙活血以祛风，以熟地、萸肉、鹿角胶以养血补肾。炒穿山甲、牛膝、木瓜引药下行以通经止痛。威灵仙、防己，通膀胱及阳跷之主药。山萸肉、熟地补肾亦通补阴跷之药。

若足跟之局部湿热肿痛者，此方去熟地、鹿角胶，加木通降火以利关节。

八、十补汤（《易简方》）

人参 10g，茯苓 12g，川芎 6g，肉桂 3g，当归 10g，白芍 10g，白术 10g，熟地 15g，甘草 10g，黄芪 10g，益智仁 10g。

上 11 味以水 4 杯，文火久煮，取汁 1 杯，药滓再煮，取汁 1 杯，日分 2 次温服。

功效： 调节阳跷，健脾补肾。

主治：阳跷虚损，卫气痹阻，腰背疼痛，冷气腹痛，泄泻。

方义：十补汤一方，主治阳跷虚证。阳跷乃足太阳经之别脉，行于腰脊，阳跷络脉受损，卫气痹阻，则皮肤涩痛，麻木，汗出，恶风寒。甚则阳跷虚损，失却矫健之职，脉气紊乱，影响脑府元神之气，则于昼间发生癫痫，僵仆，羊鸣，瘈疭之证。十补汤乃调补阳跷虚损之方，方中参、苓、术、草、黄芪、肉桂以调补阳跷及脾肾亏损；当归、白芍、熟地、益智仁以调补阴气。使阳跷卫阳之气与阴分之气合，荣卫和则病愈。

九、酸枣仁汤（《金匮要略》）

酸枣仁 30g，甘草 10g，知母 10g，茯苓 20g，川芎 10g。

上药水煮 2 遍，取汁 2 杯，日分 2 次温服。

功效：安跷脉以养血，清热以除烦。

主治：虚劳虚烦不得眠。

方义："气生于阳，阳气满不得入于阴，阴气虚，故曰不得瞑。"所谓阳气满，卫气不得入于肝胆，魂不入脏，魂不藏故虚烦不眠。酸枣仁汤养血虚而敛阴气。《本草经疏》谓："酸枣仁得木之气而兼土化，故其实酸平，仁则兼甘，气味匀齐，其性无毒。"又说："专补肝胆以复醒脾，从其类也。"配甘草，酸甘化阴，收敛虚阳之气，归于跷脉，藏之肝胆。川芎调气血，与酸枣仁一酸收，一辛散，相反相成，发挥养血安神之效。茯苓配枣仁以安神魂。知母、甘草清热除烦，虚热除，虚烦止，眠睡自宁。

十、黄连温胆汤（《六因条辨》）加味

黄连 6g，陈皮 15g，半夏 15g，云茯苓 15g，甘草 10g，竹茹 10g，枳实 20g，节菖蒲 20g，远志 10g，酸枣仁 30g，羚羊角粉 2g（分冲）。

上药水煮 2 遍，取汁 2 杯，日分 2 次温服。每次兑冲羚羊角粉 1g。

功效：调节阳跷，化痰开窍。

主治：阳跷少阳癫证。发病如醉如痴，言语不序，喜笑无时，甚则惊恐气怯，舌苔黄腻，脉弦滑。

方义：阳跷脉的发病，主要表现在目的开合与足的行动，但重点在脑。方中黄连性味甘寒，主入心、肝、胆、肾、大肠，此方用之，清肝胆以明目；陈皮、枳实理气开郁；半夏、茯苓降气化痰；枣仁、甘草以补虚扶正，养血安神；石菖蒲开窍化痰，借其芳香清洌之气，辟秽浊不正之邪，振奋清阳之气，开窍而省迷惑，大有提神通窍之功；远志通达心肾之气，故能安神，豁痰，除邪气，安魂魄；羚羊角特有醒脑、息风、定惊之功，可清彻阳跷少阳之痰火而疗癫痫。全方组成既不偏任温燥以劫液，又不偏用清润以助痰为其专长。

十一、二仙汤（上海曙光医院方）

仙茅 20g，仙灵脾 20g，当归 10g，巴戟天 15g，黄柏 10g，知母 10g。

上药水煮 2 遍，取汁 2 杯，日分 2 次温服。

功效： 温补阳跷，补益肾精。

主治： 阳跷脉"下气不足，则乃为痿厥心闷"即在下部的正气不足，就会现四肢痿软无力，或心胸满闷。

方义：《灵枢·口问》云："上气不足，脑为之不满，耳为之苦鸣，头为之苦倾，目为之眩。"治以杞菊地黄汤。"中气不足，溲便为之变，肠为之苦鸣"治以补中益气汤。"下气不足，则乃为痿厥心悗"，治以二仙汤、肾气丸。异乎寻常的奇经之病，与一般病的致病因素不同，邪气盘踞之处，大都是由于正气不足。所以在下部的正气不足就会出现四肢痿软，心胸满闷。二仙汤的主要功效为温肾阳，益肾阴，泄肝火，壮筋骨。主治体倦乏力，腰酸腿软，下肢痿痹，筋惕肉瞤，阵发性面颊烘热，心烦自汗等。方中以仙茅、仙灵脾、巴戟天温补肾阳；黄柏、知母滋肾保阴；当归温润血脉；肾之阴阳得补，血气得养，跷脉得滋而下气自足。

附：用药法度

1. 督脉药 督脉主阳，其药物以鹿茸为代表，所谓"鹿性阳，入督脉"。诸如鹿角胶，鹿角霜以及牛、羊、猪脊髓等均有通阳作用，也是叶氏所称的"直入奇经"之品。督脉病，多从足少阴，足太阳论治。足少阴以其脏（肾）为主，足太阳以其经（头项背）为主，因此两经有关之药亦为督脉所用。叶氏所称的通阳刚药大多入太阳如附子、肉桂、干姜、川椒、桂枝、细辛、藁本等都属此类，而通阳柔剂，则多肾经药，其成方有斑龙丸。叶氏说："余以柔剂阳药，通奇脉不滞，且血肉有情；栽培身内之精血。"

2. 任脉药 任脉主阴，其药物以龟甲为代表，所谓"龟性阴，走任脉"。诸如鳖甲、阿胶、鱼胶、淡菜、蚌水等均同类，即所称"血肉填阴"。其他知母、黄柏、玄参、生地等降肾火药也参用，其成方有大补阴丸。"任主胞胎"，紫河车、紫石英、艾叶等暖宫药均属之。又可归入冲脉，叶氏医案说："河车血肉温养，同石英收镇冲脉"。

3. 冲脉药 冲任并提，用药多互相结合，冲为血海，运行于全身，其病为"冲疝""逆急"，故其用药多以利气通络为主，如延胡索、川楝子、香附、郁金、降香、茺蔚子、台乌、桃仁、当归、青皮、吴萸、青葱、小茴香一类均是。

4. 带脉药 带脉主腰腹，其病有腹满、腰楚、带下、淋浊等；用药以固摄下焦为主，如五味子、山药、湖莲肉、芡实、金樱子、覆盆子、桑螵蛸等。

叶氏曾说，淋浊等病"当以任督冲带调理，亦如女子之崩漏带下"。《得配本草》将当归、白芍、川断、龙骨、艾、升麻、甘草都入带脉。

5. 阳跷、阴跷药　阳跷从足太阳分出，阴跷从足少阴分出，当与足太阳，足少阴用药相类。《杂病源流犀烛》对病症昼发（属阳跷），用"升阳汤"，其药物有麻黄、防风、苍术、炙甘草；病症夜发（属阴跷），用四物汤加延胡索、瓜蒌、半夏、南星、知母、黄柏、远志、枣仁、菖蒲等，其选药即从升阳，养阴考虑。叶氏对"阳跷不交于阴"的病症也是以益肾阴为主。《得配本草》谓穿山甲、虎骨"入阴阳二跷"，防己"入阳跷"，肉桂"通阴跷，督脉"当是指其祛风湿，强筋骨等作用，主治肢体病，故属跷脉。

6. 阳维、阴维药　两维"维络于身"，"阳维为病苦寒热，阴维为病苦心痛"，其用药，叶氏主要是从和络着手。如例案中，鹿角霜是通络兼入奇经的要药，小茴香、当归、桂枝、沙苑、蒺藜等均主调肝肾以和络。《得配本草》载：桂枝，白芍，黄芪均主阳维为病苦寒热。叶氏就曾以当归桂枝汤治慢性寒热，说："寒热时作，经岁不痊，且产后病起，阳维为病明矣。"可知"经岁不痊"的久病，是诊断维脉病，也是络病的一种依据；治疗维络之病，自当重在和络。

总的看来，八脉用药，可分，但不能尽分，其中与肝肾的关系最为密切。叶氏医案曾说，"凡冲气攻痛，从背而上者系督脉主病，治在少阴（肾）；从腹而上者，治在厥阴（肝），系冲，任主病，或填补阳明（脾胃），此治病之宗旨也。"这可说是关于八脉用药的大法。八脉用药，如枸杞子、沙苑、蒺藜、小茴香、桑寄生、杜仲、肉桂、细辛、艾、牛膝、续断、生熟地黄、黑芝麻、穞豆衣、桑椹、菟丝子、何首乌、柏子仁、山茱萸、女贞、旱莲、锁阳、覆盆子、磁石、龙骨、牡蛎、鹿茸、鹿角、龟板、鳖甲、阿胶、河车、人乳等，都入肝肾二经；巴戟天、肉苁蓉、补骨脂、莲肉、五味、远志、金樱子等入肾经；紫石英、当归、延胡索、白芍、香附等入肝经（各书记载略有出入）。这样，从肝肾论治，就成为八脉用药的要领。其中参合应用，变法甚多，如叶氏说："人参同阴药则补阴，茯苓入阳明，能引阴药入于至阴之乡；河车血肉温养，同石英收镇冲脉，兼与包固大气之散越。五味酸收，领其气液；枸杞温润，同沙苑之松灵入肝络。参方中之药应乎取味。况肝肾之病，同一治也。"

"八脉隶乎肝肾"的立论，在古代文献上有没有根据呢？

《难经·二十七难》论督脉行于脊里，上入于脑；任脉行于胸膛正中，上至咽喉；冲脉，行于腹旁，夹脐上行，至胸中而散；带脉起于季胁，回身一周，阳跷脉起于跟中，循外踝上行，入风池；阴跷脉亦起于跟中，循内踝上行，至咽喉，交贯冲脉；阳维起于"诸阳会"（当指头肩部交会穴）；阴维起于"诸阴交"（当指腹部交会穴）。仅从《难经》的记载，尚难以看出八脉与肝肾的关系，这应当进一步从《内经》所论及各经之间的交会关系来考察。

奇经八脉与肝的关系，主要是通过任督脉的联系。在小腹部，脾、肝、肾三经都与任脉交会，其中肝经尤为密切。除三阴共同交会于关元、中极穴外，又交会于曲骨穴。在头部，肝经则与督脉交会于巅顶，这是叶氏创立"厥阴之阳"理论的依据。

任脉是"诸阴之海"，督脉是"诸阳之海"，冲脉、阴跷、阴维都与任脉相通，带脉、阳跷、阳维都与督脉相通。肝与八脉的联系可理解成这样一种关系：

$$肝经\begin{cases}头——督、带、阳跷、阳维 \\ 腹——任、冲、阴跷、阴维\end{cases}$$

奇经八脉与肾的关系，可以从足太阳，足少阴两经的联系来说明，《素问·骨空论》篇记载，督脉与足太阳经相通，络于肾；又与足少阴经相通，属于肾。此外，带脉是从督脉、足太阳、足少阴经别分出，阳跷、阳维也与足太阳相通；任脉、冲脉、阴跷、阴维则与足少阴经相通。这样，八脉都与肾相联系，其关系可示意如下：

$$肾\begin{cases}足太阳——督、带、阳跷、阳维 \\ 足少阴——任、冲、阴跷、阴维\end{cases}$$

肝脏，肾脏位于胁和腰部，其经络联系则着重在少腹，此即《难经》所说，"脐下，肾间动气"是"十二经之根本"的部位。后人的三焦分部，因而以肝、肾属下焦，而脾属中焦，心、肺属上焦，叶氏所说的"八脉隶乎肝肾"，可说是结合这几方面的关系所作出的概括。

以上对奇经八脉的辨证用药，结合叶氏医案作了初步的探讨。八脉用药主要是从通血络，暖胞官，填精髓，调肝肾这几方面着手，就脏腑而论则以肝肾为主，三焦分部则属下焦。这一部位与妇科关系最密切，但其重要意义并不限于诊治妇科疾病而已。

（引自《奇经八脉考校注》王罗珍．奇经八脉考校注［M］．上海：上海科学技术出版社，1990）

奇经八脉

奇经八脉病表解

孙朝宗

宋清英 著

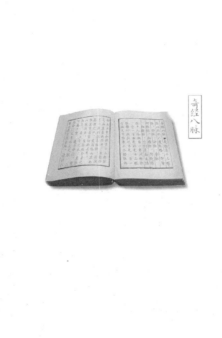

奇经八脉

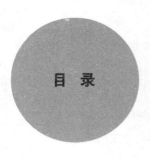

目 录

病经用偏渗等治疗偏补阴血以温补诸经，督脉发起于胸口气，四肢第一阴

一堂痛，右迫左迫绕脐腹，脐痛与胁痛，阴从，顺冲脉下行诸阴之交，阴维若病莅脉

其治必结合阴经辨证论疗，阴维失壮于诸阳之会，阳维为病装素，阴维正壮与脚

羊一身左右之阴与参枝，阴气参枝，夜咳癫痫，治沃小阴偏补阴丝，阳疏壮一身左右之阴

差从，其病多朱观，仅比病征，恒主痹阻，治疗当益气血，肚筋节，调其阴阳

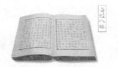

阴维病篇

病机： 阴维之脉，虽交三阴而行，实与任脉同归，故心痛多属少阴、厥阴、任脉之气上冲而然，暴痛无热，久痛无寒，按之少止者为虚，不可按近者为实。所以阴维为病苦心痛也。

寒痛
- 兼少阴及任脉
  - 症状：脉细微，但欲寐，手足厥逆，无热恶寒，下利清谷。
  - 治法：温煦肾阳以逐寒邪。
  - 处方：四逆汤。
- 兼厥阴及任脉
  - 症状：手足厥寒，脉细欲绝。
  - 治法：养血散寒，温通经脉。
  - 处方：当归四逆汤。
- 兼太阴及任脉
  - 症状：腹满而吐，自利益甚，腹痛。
  - 治法：温中祛寒，调补脾胃。
  - 处方：理中汤。

热痛
- 兼少阴及任脉
  - 症状：脉数，舌红，心腹痛，胁痛等。
  - 治法：行气止痛破瘀。
  - 处方：金铃子散，元胡索散。
- 兼厥阴及任脉
  - 症状：心气痛，胃痛，小腹痛，癥瘕。
  - 治法：疏肝理气，活血化瘀。
  - 处方：失笑散。
- 兼太阴及任脉
  - 症状：腹满，潮热，口干，大便燥结。
  - 治法：清热破结。
  - 处方：小承气汤。

阴维痰厥证
- 症状：痰气郁滞、失音、僵仆、羊鸣、癫痫等。
- 治法：燥湿行气，消减顽痰。
- 处方：导痰汤，指迷茯苓丸。

阴维胸痹心痛证
- 症状：心中大动，神魂无依，心悸气短。
- 治法：调补阴维，以疗心痛。
- 处方：灵枢饮。

寒实证
├ 邪生少阴
│ ├ 症状：胸中痛，气短，邪在少阴任脉。
│ ├ 治法：调营卫、止痛。
│ └ 处方：桂枝汤加味。
└ 邪在厥阴
　├ 症状：女子阴中痛，如有疮状。
　├ 治法：解毒止痛。
　└ 处方：白蔹甘草汤。

飞扬之脉，令人腰痛
├ 症状：筋脉肿痛，恐惧悲伤。
├ 治法：刺飞扬筑宾，搜风止痛。
└ 处方：申如汤，冷络消毒饮。

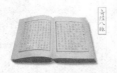

阳维病篇

病机：阳维为病苦寒热。阳维之脉，与手足三阳相维，而足太阳、少阳，则始终相联附着，寒热之证惟二经有之。故阳维为病苦寒热。盖卫气昼行于阳，夜行于阴，阴虚则内热，阳虚则外寒，邪气在经，内于阴争则恶寒，外于阳争则发热。

苦寒热
- 兼太阳证
  - 症状：脉浮，头项强痛，恶寒，发热。
  - 治法：解肌发表，调和营卫。
  - 处方：有汗与桂枝汤，无汗与麻黄汤。
- 兼少阳证
  - 症状：往来寒热，心烦喜呕，胸闷，不欲食。
  - 治法：和解少阳。
  - 处方：小柴胡汤。
- 兼阳明证
  - 症状：表有热，里有邪，发热，口渴。
  - 治法：清热生津。
  - 处方：白虎汤。

营卫惵卑证
- 症状：心悸心痛，寒热不适，虚劳里急。汗出身冷，眩晕，脉细涩。
- 治法：和里缓急以调阳维。
- 处方：黄芪建中汤，八物汤。

阳维眩晕证
- 症状：眩晕欲倒，如立舟车之上，脉来空浮。
- 治法：引火归原，填补真阴。
- 处方：金匮肾气丸加鹿角胶。

阳维癫痫证
- 症状：癫痫、羊鸣、瘈疭、失音不语、肌肉痹痒。
- 治法：清热化痰、和胃除烦。
- 处方：黄连温胆汤加菖蒲、远志、龙骨、牡蛎。

阳维腰痛证
- 症状：痛处之脉，突然怒张、发肿。
- 治法：通血脉，消肿止痛。刺阳交穴。
- 处方：健步饮。

肉里之脉，令人腰痛，咳则令人拘急，应刺肉里之脉（绝骨穴）。

经闭、痛经等，治疗偏补阳血以益冲脉。带脉发故于季门穴，曲身一周，主约束诸脉，系胞固胎，病足痿、白浊、左右绕脐痛、腰痛、气冲痛下、肾痛等。阴维起于诸阴之交，阴维为病苦其治法结合阴经辨证论治。阳维起于诸阳之会，阳维为病苦主一月左右之阴气，而可运动。阴跷发于小阴，阴与春起，夜发癫痫，诸从小阴调补阴跷，阳跷主一月左右之阳而与跷脉，其病多为不寐，属火痫证。阳气痈阻，治宜出益气和血，状肾骨，调其阳跷。

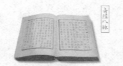

阴跷病篇

病机：阴跷脉的病证多表现在头目和四肢，主要在下肢，而重点又在脑。张洁古指出："阴跷在肌肉之下，阴脉所行，通贯五脏，主持诸里，故名为阴跷之络。

一、阴急而阳缓 { 症状：下肢内侧感到拘急疼痛。
治法：补血养血，温经通络。
处方：鸡血藤汤加防己、独活。

二、阴跷癫痫证 { 症状：志愿不遂，气郁生痰，痰迷心窍。
治法：豁痰开窍，通络醒神。
处方：指迷茯苓丸。

三、阴厥胫直，五统不通。

少阴之络大钟
太阴之络公孙
厥阴之络蠡沟
阴跷之络照海
任脉之络屏翳 } 发病 { 腰脊痹痛，气逆烦闷（实则气虚，虚则腰痛）。
霍乱、肠中痛，或膨胀。
睾肿、卒疝，虚则暴痒。
四肢懈惰，癫痫。
实则皮肤痛，虚则瘙痒。

四、目中赤痛，取之阴跷。

目内眦赤痛，这是二跷脉与太阳脉交会处，针刺照海穴，此乃阴跷之起，刺之以泻其实热。方药可选杞菊地黄丸或知柏地黄丸以消肿明目。

五、瞑目与瞋目

卫气留止 { 卫气留滞于阴跷而盛满，未能行于阳分——瞑目。
卫气留滞于阳跷而盛满，未能行于阴分——瞋目。

病经闭，脘腹胀痛等诸脉脘腹胀一周，主约束诸脉。带脉失起于季胁约束诸脉脘腹胀一周，主约束诸脉。

冲脉起于季胁，约束诸脉，阴挺，阴吹，阴中痛下、肾著等。阴维为病苦心痛，阳维为病苦寒热，阴维起于诸阴之交，阳维为病苦寒热，阳维起于诸阳之会，阳维为病苦寒热，阴维立于诸阴调补阴跷，阳跷主一身左右之阳

足痿血痹，左右缓脾痛，膝痛与腰痛与

其治宜结合阴经辨证论治，阴

主一身左右之阴气，而可运动，阴跷起于足下阴，阴跷起于足下阴气素乱，夜安癫狂，治从少阴调补阴跷，阳跷主一身左右之阳

而司缩睑，其病多为失眠，昼数啼泣，治疗当益气血，壮脾胃，调其阴跷

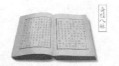

阳跷病篇

病机：跷，捷疾也，是人行走之机要，动足之所由。阳跷为病，阴缓而阳急，即下肢外侧感到拘急疼痛。而下肢内侧感到弛缓而无疼痛，这就是阳跷之为病。

阳跷风痫证 {
症状：猝然昏倒，手足抽搐，喉发五畜之声。
治法：豁痰开窍。
处方：导痰汤加菖蒲、远志、朱砂。
}

阳跷不瞑 {
症状：阳跷盛满，不瞑。
治法：养阴潜阳。
处方：半夏秫米汤。
}

会阴之脉令人腰痛 {
症状：腰痛汗出多，伤津欲饮。
治法：疏筋活络，养血止痛。
处方：针刺承筋穴出血。
}

腰痛不可举 {
症状：腰背疼痛，动举困难。
治法：散风通络。
处方：针申脉、仆参二穴。
}

缪刺阳跷脉 {
症状：阳跷目痛，从内眦始。
治法：左病刺右，右病刺左。
处方：申脉穴。
}

足膝、内踝、左右绕膝痛，腰痛、与阴挺、阴户肿下，肾器等，阴维为病苦心痛，阴跷为病于力之阴，阳与表乱，孩发癫痫，治从下阴调补阳跷，阳跷主一身左右之阴气，而可运动，阴跷发于力之阴，阳与表乱，孩发癫痫，治从下阴调补阴跷，阳跷主一身左右之阴

其治按结合阴经辨证论治，阳维为病苦寒热，阳维起于诸阳之会，阳维为病苦寒热，孩发癫痫，治从下阴调补阴跷，阳跷主一身左右之

西单一周，主约束诸脉，督脉发起于下，

与跷任，主病多为头痛，除失眠证，邪气痹阻，治疗也益气血，壮筋骨，调节阴阳，

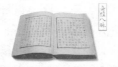

冲脉病篇

病机：冲脉为病，逆气而里急。气上冲，腹内拘急，或疼痛。冲为血海，又为十二经之海，此脉以阴血为本，以阳气冲动为用，冲脉隶属于肾。

奔豚气
- 欲作奔豚
  - 症状：下焦虚寒，其气上冲，脐下悸动。
  - 治法：通阳利水，补土降逆。
  - 处方：苓桂术甘汤。
- 少阴奔豚
  - 症状：大汗、心阳虚，阴寒上冲胸咽。
  - 治法：调和营卫，降逆平冲。
  - 处方：桂枝加桂汤。
- 肝气奔豚
  - 症状：胸胁满，呃逆，寒热往来。
  - 治法：疏肝清热，降逆止痛。
  - 处方：奔豚汤。

秋冬，胃脉四道为冲所逆
- 症状：厥逆，咽不得息而喘有音。
- 治法：调中益气，开郁。
- 处方：调中益气汤加吴茱萸。

凡逆气
- ①上冲，里急，燥热——补中益气汤加柏、连、知母以泻冲脉。
- ②肾火旺兼冲、督、任——用柏、连、知母，以泻冲脉。
- ③气逆，膈咽不利，大便硬——升阳泻热汤以通腑。
- ④厥、麻、妄闻、妄见——神功丸养阴清热。

痿证
- 湿热痿证
  - 症状：四肢软痿、麻木、湿热，两足奇热。
  - 治法：清热化湿。
  - 处方：虎潜丸，二妙丸。
- 精枯成痿
  - 症状：精气久亏，筋骨痿软，乏力、脉涩。
  - 治法：补精益髓，强壮筋骨。
  - 处方：二妙四物汤，十全大补丸。

脐之动气

动气在右：肺脏衰，不可汗。误汗则口渴，鼻衄，烦燥、欲饮。方与五苓散。不可下，误下则伤津，鼻燥咽干，眩晕、心悸，方与竹叶汤。

动气在左：肝脏衰，不可汗，误汗则眩晕，筋肉跳动。先与防风白术牡蛎汤。不可下，下之则腹中拘急，不欲食，身有汗而欲蜷。方与小建中汤。

动气在上：心脏衰，不可汗，汗之则逆气上冲，直达心端。方与李根汤。不可下，下之，身外冷，身内热，方与竹叶汤。

动气在下：肾脏衰，不可汗，汗之则汗不出。心烦，骨痛，眩晕，怕冷，食不下，与陈皮汤。不可下，下之则中满，头晕，食不化，完谷不化，心下痞。方与小建中汤、甘草泻心汤。

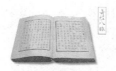

任脉病篇

病机： 任脉为阴脉之海。《素问》曰："任脉为病，男子内结七疝，女子带下瘕聚。"《灵枢》曰："任脉之别，名曰尾翳，下鸠尾，散于腹，实则腹皮痛，虚则痒搔。"

七疝

寒疝
- 症状：阴囊清冷，结硬如石，控睾丸痛。
- 治法：暖经散寒。
- 处方：吴茱萸汤加附子等。

水疝
- 症状：阴囊肿痛如水晶，痒搔，内有水，出黄水。
- 治法：通阳利水。
- 处方：五苓散，禹公散。

筋疝
- 症状：阴茎肿大疼痛，流水，出小便，下疳。
- 治法：清热泻火，解表。
- 处方：龙胆泻肝汤，黄连解毒汤等。

血疝
- 症状：小腹旁肿痛如黄瓜，甚则溃破。
- 治法：消肿止痛。
- 处方：荆防败毒散。

气疝
- 症状：其痛上连肾俞，下及阴囊，偏坠而痛。
- 治法：疏肝，散寒，止痛。
- 处方：天台乌药散加味。

狐疝
- 症状：卧则入少腹，立则下入阴囊。
- 治法：益气升举。
- 处方：补中益气汤，酒煮当归丸。

癩疝
- 症状：阴囊肿大如斗，不痛，不痒。
- 治法：消肿止痛。
- 处方：三层茴香丸。

癥瘕
  癥
    症状：癥积癥块坚实，固定不移，痛而拒按。
    治法：破积消癥，活血散瘀。
    处方：桂枝茯苓丸。
    若癥积日久，大便黑，如狂。破血逐瘀，宜抵当丸。
    若气血瘀久，积块渐大，状如怀子，宜少腹逐瘀汤。

  瘕
    症状：气滞瘕证，腹胀满，瘕聚不硬，推之移走。
    治法：疏气导滞。
    处方：大七气汤。
    若食积，胸脘痞满，疼痛，大便秘结，泛恶吞酸。
    治以化积导滞，宜枳实导滞丸或金铃子散。

少腹绕脐痛
  脉来细实，动若少腹绕脐痛。或阴中痛。
  治以温阳化气。
  关元穴补之，或与十全大补丸。

任脉别络曰：实则腹皮痛，虚则痒搔。
          实则与四物汤加重白芍。
          虚则与四物汤。

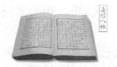

督脉病篇

病机：督脉乃阳脉之海，督脉为病脊强而厥。实则脊强反折，虚则头重高摇之。脑为髓之海，髓海的病证大都属于督脉髓海的病变。

痉厥
- 症状：身热足寒，颈项强急，恶寒头痛，头热面赤，目赤，独头动摇，卒口噤，背反张者。
- 治法：辛湿发汗，活络止痛。
- 处方：羌活、独活、防风、荆芥、细辛、藁本、黄连、大黄、附子、乌头、苍耳子之类。

头重高摇

肝风内动
虚阳上僭
- 症状：头痛，头摇，眩晕，震颤，耳鸣，失聪，脉弦。
- 治法：平肝息风，清热安神。
- 处方：天麻钩藤饮。

痰湿壅遏
蒙闭清阳
- 症状：头重如蒙，心烦呕吐，身重，脉缓，苔腻。
- 治法：化痰息风，理脾化湿。
- 处方：半夏白术天麻汤。

中气不足
清阳不升
- 症状：头痛眩晕，疲倦少神，面苍白，四肢无力，脉弱。
- 治法：升清降浊。
- 处方：补中益气汤。

髓海不足
脑转耳鸣
- 症状：耳鸣，命门火衰，眩晕欲倒，脉浮而空。
- 治法：引火归原，兼补真阴。
- 处方：金匮肾气汤（丸）。

癫证

痰火发病
- 症状：心情恐怖，胸胁满闷，脉弦滑。
- 治法：清心化痰，安神。
- 处方：黄连温胆汤合左金丸加味。

心经蓄热
- 症状：心情不安，烦躁，鼻出热气，舌红苔黄。
- 治法：清心泻热，安神育阴。
- 处方：万氏牛黄清心丸，生铁落饮。

言语失伦
- 症状：神志不定，有时欢笑，不避亲疏，脉虚弱。
- 治法：养心安神，定志。
- 处方：定志丸加味。

元气亏虚
- 症状：癫病经久神志不定，有时昏迷。
- 治法：通窍安神。
- 处方：归脾汤，枕中丹等。

痫证

痫证暴发
- 症状：猝然晕倒，神昏抽搐，口发五畜之声，口吐涎沫，醒后一如平人。
- 治法：开窍醒神，息风定惊。
- 处方：二陈汤加味，生铁落饮。

胆火生风
- 症状：直视吐沫，神志不清，热痰阻络。
- 治法：清火豁痰，镇心安神。
- 处方：安神丸，滚痰丸。

怒触即发
- 症状：猝发痫，咬牙错齿，叫呼，遗尿，昏愦不识人。
- 治法：镇惊安神，息风通络。
- 处方：急针人中穴。方与生铁落饮，四七汤。

痫证神衰
- 症状：发作无常，痫发日久，脉骨无力，神疲，脉滑。
- 治法：养心安神，益智醒神。
- 处方：人参琥珀丸，六味地黄丸加味。

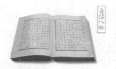

带脉病篇

病机： 带脉起于少腹之侧，季胁之下，环身一周，络腰而过。带脉总束诸脉，不使妄行，如人束带而前垂。带脉为病，腹满，腰溶溶如坐水中。诸经上下往来，遗热于带脉，客热郁抑，白物满溢，随溲而下，绵绵不绝，是为白带。

白带
├─ 脾虚白带
│ ├─ 症状：白如蛋清，面色苍白，肢倦神疲，面浮腿肿，便溏，舌淡脉缓。
│ ├─ 治法：健脾益气，升阳除湿。
│ └─ 处方：完带汤。
├─ 肾虚白带
│ ├─ 症状：带下清冷如水，腹痛，腰痛，小腹冷，舌淡苔白。
│ ├─ 治法：温补肾阳，除湿止带。
│ └─ 处方：内补丸。
├─ 风冷白带
│ ├─ 症状：白带清稀，面色苍白，畏冷，腹痛，小便清长，舌淡苔白。
│ ├─ 治法：温经散寒，祛湿止带。
│ └─ 处方：加味吴茱萸汤。
└─ 痰湿白带
   ├─ 症状：带下如痰涎，有腥味，神疲，眩晕，胸腹胀，痰多泛恶，苔白腻，脉眩滑。
   ├─ 治法：健脾胜湿，化气利水。
   └─ 处方：胃苓汤。

赤白带
　　湿热赤白带下
　　　症状：带下赤白，黏腻腥秽，少腹坠，
　　　　　疼痛，心烦，胸腔痞闷，阴户瘙痒。
　　　治法：清热化湿。
　　　处方：胜湿丸。

　　血瘀赤白带下
　　　症状：带下带白，腹痛，舌紫苔黄腻，脉来
　　　　　弦涩。
　　　治法：活血化瘀。
　　　处方：桃仁散。

　　气郁赤白带下
　　　症状：郁结化火，胸胁胀痛，乳胀，不欲食，
　　　　　少腹胀痛，苔腻脉弦。
　　　治法：疏肝和脾，凉血泻火。
　　　处方：丹栀逍遥散。

　　虚热赤白带下
　　　症状：带下赤白量大，面色不华，神疲眩晕，
　　　　　颧红烦热，心悸，脉虚数。
　　　治法：补阴血，除虚热。
　　　处方：柴胡四物汤加味。

白淫
　　郁火白淫
　　　症状：白淫时下如浆，烦躁潮热，苔质红，苔白，脉
　　　　　弦数。
　　　治法：疏肝解郁，清热养阴。
　　　处方：丹栀逍遥散。

　　肾虚白淫
　　　症状：性欲冲动，黏液下注，不时发作，眩晕，颧红，
　　　　　烦热，腿软，舌中光剥，脉细数。
　　　治法：补肾益气，固涩下元。
　　　处方：固精丸。

腹下水气
　　症状：大病差后，下焦气化失常，水气不行，腰下肿。
　　治法：攻逐利水。
　　处方：牡蛎泽泻散。

肾着病
　　症状：身重腰冷如坐水中，身劳汗出，衣里冷湿，久久得之。
　　治法：温阳除湿。
　　处方：甘姜苓术汤。

奇经八脉

学验专辑

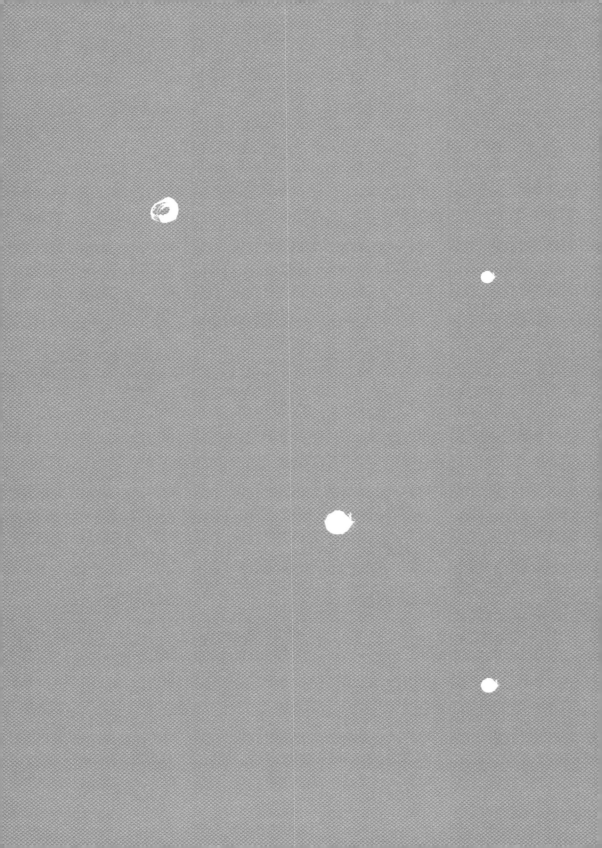